瘢痕全书

瘢痕的形成、缓解、修复、预防和治疗

The Scar Book

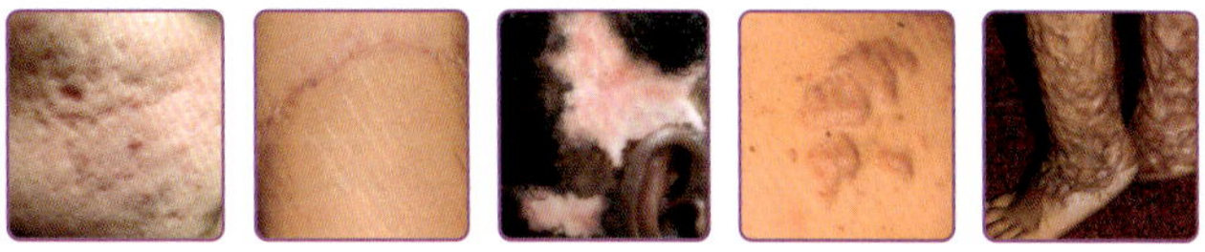

Formation, Mitigation, Rehabilitation, and Prevention

［美］安德鲁·C. 克拉科夫斯基　主编
［美］彼得·R. 舒马克　主编
翟晓梅　主译

河南科学技术出版社
·郑州·

Andrew C. Krakowski · Peter R. Shumaker
The Scar Book: formation, mitigation, rehabilitation, and prevention
ISBN：9781496322388

备案号：豫著许可备字 -2020-A-0024

图书在版编目（CIP）数据

瘢痕全书：瘢痕的形成、缓解、修复、预防和治疗 /（美）安德鲁 · C. 克拉科夫斯基（Andrew C. Krakowski），（美）彼得 · R. 舒马克（Peter R. Shumaker）主编；翟晓梅主译 .—郑州：河南科学技术出版社，2021.1
ISBN 978-7-5725-0092-3

Ⅰ. ①瘢… Ⅱ. ①安… ②彼… ③翟… Ⅲ. ①瘢疤 – 防治②瘢疤 – 诊疗 Ⅳ. ① R364

中国版本图书馆 CIP 数据核字（2020）第 177288 号

出版发行：河南科学技术出版社
地址：郑州市郑东新区祥盛街27号　邮编：450016
电话：（0371）65788890　65788629
网址：www.hnstp.cn
策划编辑：李喜婷
责任编辑：李　林
责任校对：崔春娟
封面设计：张　伟
责任印制：朱　飞
印　　刷：河南瑞之光印刷股份有限公司
经　　销：全国新华书店
开　　本：889 mm × 1194 mm　1/16　印张：23.5　字数：644千字
版　　次：2021年1月第1版　2021年1月第1次印刷
定　　价：260.00元

如发现印、装质量问题，影响阅读，请与出版社联系并调换。

主编

〔美〕安德鲁·C. 克拉科夫斯基（Andrew C. Krakowski）

医学博士，儿童瘢痕治疗和矫正项目（STAR）创始人兼主任，

宾夕法尼亚州 Dermone 公司首席医学家

〔美〕彼得·R. 舒马克（Peter R. Shumaker）

博士，美国海军上尉，加州圣地亚哥海军医疗中心皮肤科主任，

马里兰州国防医科大学皮肤病学临床副教授

主　译　翟晓梅

副主译　王琪影

译　者（按姓氏笔画排序）

马富廉　郑州大学第二附属医院

王若昕　美国罗切斯特地区医院 Hilton 诊疗中心

王琪影　郑州大学第一附属医院

刘中阳　郑州大学第一附属医院

赵高峰　郑州大学第一附属医院

郭建军　郑州大学第一附属医院

彭　倩　郑州大学第一附属医院

韩　笑　自由执业医师

翟晓梅　郑州大学第一附属医院

其他参编人员

Murad Alam, MD, MSCI
Professor of Dermatology, Otolaryngology, and Surgery
Chief, Section of Cutaneous and Aesthetic Surgery
Northwestern University
Chicago, Illinois

Elizabeth Allen
Trustee and Principal Tutor for the Charity
The British Association of Skin Camouflage（BASC）
Chester, Cheshire, Great Britain

Saeid Amini Nik, MSc, MD, PhD
Assistant Professor
Department of Surgery
University of Toronto
Junior Scientist, Sunnybrook Research Institute
Toronto, Canada

R. Rox Anderson, MD
Director, Wellman Center for Photomedicine
Massachusetts General Hospital
Boston, Massachusetts

Peter Angelos, MD, PhD
MacLean Center for Clinical Medical Ethics
University of Chicago
Chicago, Illinois

Andrew Basnett, MD
Lieutenant Commander
United States Navy
Department of Dermatology
Naval Medical Center
San Diego, California

Thomas Beachkofsky, MD, FAAD
Major
United States Air Force
Staff Dermatologist
Wilford Hall Ambulatory Surgical Center
JBSA–Lackland, Texas
Assistant Professor of Dermatology
Uniformed Service University of the Health Sciences
Bethesda, Maryland

Joanna G. Bolton, MD, FAAD
ASDS Cosmetic Dermatologic Surgery Fellow
Cosmetic Laser Dermatology
San Diego, California

Carrick Burns, MD
Lieutenant Commander
United States Navy
Department of Dermatology
Naval Medical Center
San Diego, California

Marsha Chaffins, MD
Department of Dermatology and Pathology
Henry Ford Hospital
Detroit, Michigan

Henry Hin Lee Chan, MD, PhD, FRCP
Division of Dermatology
Department of Medicine
The University of Hong Kong
Dermatology & Laser Centre
Hong Kong, Peoples Republic of China

Sydney R. Coleman, MD
Department of Plastic Surgery
University of Pittsburgh
Pittsburgh, Pennsylvania
Department of Plastic Surgery

New York University
New York, New York
Private Practice
Tribeca Plastic Surgery
New York, New York

Dawn Cragg, MBE, CPCP
Member of the British Empire
Comite International d' Esthetique et de Cosmetologie (CIDESCO)
Confederation of International Beauty Therapy and Cosmetology (CIBTAC)
British Association of Skin Camouflage (BASC)
Nottinghamshire, Retford, United Kingdom

Paul Diegidio, MD
Division of Plastic Surgery
University of North Carolina
Chapel Hill, North Carolina

Jie Ding, MD, PhD
Division of Plastic and Reconstructive Surgery and Critical Care
Department of Surgery
University of Alberta
Edmonton, Alberta, Canada

Reinhard Dolp, MD
Sunnybrook Research Institute
Institute of Medical Science, University of Toronto
Toronto, Canada

Matthias B. Donelan, MD
Chief of Staff
Shriner's Hospital for Children
Visiting Surgeon, Massachusetts General Hospital
Associate Clinical Professor of Surgery, Harvard Medical School
Boston, Massachusetts

Dominik Duscher, MD
Division of Plastic and Reconstructive Surgery
Department of Surgery
Stanford University School of Medicine
Stanford, California

Nicole Fett, MD, MSCE
Assistant Professor of Dermatology
Center for Health and Healing
Department of Dermatology
Oregon Health and Sciences University
Portland, Oregon

Commander
United States Navy
Chairman
Department of Otolaryngology
Naval Medical Center
San Diego, California

Gerd G. Gauglitz, MD, MMS
Department of Dermatology and Allergy
Ludwig-Maximilian University
Munich, Germany

Mitchel P. Goldman, MD
Volunteer Clinical Professor of Dermatology
University of California, San Diego
Medical Director, West Dermatology
San Diego, California

Lawrence J. Gottlieb, MD
MacLean Center for Clinical Medical Ethics
University of Chicago
Chicago, Illinois

Kendra Grim, MD
Assistant Professor of Anesthesiology
The Mayo Clinic
Rochester, Minnesota

Geoffrey C. Gurtner, MD, FACS
Johnson & Johnson Professor of Surgery
Division of Plastic and Reconstructive Surgery
Department of Surgery
Stanford University School of Medicine
Stanford, California
Chad Hivnor, MD, FAAD
Colonel
United States Air Force Reserve
Staff Dermatologist
Wilford Hall Ambulatory Surgical Center
JBSA-Lackland, Texas
Assistant Professor of Dermatology
Uniformed Services University of the Health Sciences
Bethesda, Maryland

Michael Sung-Min Hu, MD, MPH, MS
Hagey Laboratory for Pediatric Regenerative Medicine
Department of Surgery
Division of Plastic and Reconstructive Surgery
Stanford University School of Medicine
Institute for Stem Cell Biology and Regenerative Medicine
Stanford University
Stanford, California
Department of Surgery
John A. Burns School of Medicine
University of Hawai'i
Honolulu, Hawai'i

C. Scott Hultman, MD, MBA, FACS
Ethel and James Valone Distinguished Professor
Chief, Division of Plastic Surgery
University of North Carolina
Chapel Hill, North Carolina

Isaac B. James, MD
Resident
Department of Plastic Surgery
University of Pittsburgh
Pittsburgh, Pennsylvania

William James, MD
Perelman School of Medicine
University of Pennsylvania Department of Dermatology
Philadelphia, Pennsylvania

J. Daniel Jensen, MD
Division of Mohs Surgery
Scripps Clinic
La Jolla, California

Marc Jeschke, MD, PhD, FACS, FCCM, FRCS (C)
Professor, University of Toronto
Department of Surgery, Division of Plastic Surgery, Department of Immunology
Director, Ross Tilley Burn Centre, Sunnybrook Health Sciences Centre
Chair in Burn Research
Senior Scientist, Sunnybrook Research Institute
Toronto, Canada

Andrew C. Krakowski, MD
Founder and Director; Scar Treatment and Revision (S.T.A.R.) Institute
Chief Medical Officer
DermOne, LLC
West Conshohocken, Pennsylvania

Tripp Leavitt, BS
Hagey Laboratory for Pediatric Regenerative Medicine
Department of Surgery
Division of Plastic and Reconstructive Surgery
Stanford University School of Medicine
Stanford, California
Boston University School of Medicine
Boston, Massachusetts

Kachiu C. Lee, MD
Wellman Center for Photomedicine
Massachusetts General Hospital
Boston, Massachusetts

Benjamin Levi, MD
Director
Burn/Wound and Regenerative Medicine Laboratory
Assistant Professor of Plastic Surgery
University of Michigan Health Systems
Ann Arbor, Michigan

Michael T. Longaker, MD, MBA, FACS
Deane P. and Louise Mitchell Professor of Surgery
Division of Plastic and Reconstructive Surgery
Department of Surgery
Stanford University School of Medicine
Hagey Laboratory for Pediatric Regenerative Medicine
Institute for Stem Cell Biology and Regenerative Medicine
Stanford University
Stanford, California

H. Peter Lorenz, MD
Hagey Laboratory for Pediatric Regenerative Medicine
Division of Plastic and Reconstructive Surgery
Department of Surgery
Stanford University School of Medicine
Stanford, California

Walter Meyer III, MD
Shriners Hospitals for Children
Galveston, Texas
Department of Psychiatry and Behavioral Sciences
University of Texas Medical Branch
Galveston, Texas

Michael E. Nemergut, MD, PhD
Assistant Professor Anesthesiology
Pediatrics and Adolescent Medicine
The Mayo Clinic
Rochester, Minnesota

Tuyet A. Nguyen, MD
Albert Einstein College of Medicine
Bronx, New York
Rady Children's Hospital
San Diego, California

Jonathan Niszczak, MS, OTR/L
Clinical Care Specialist
Burn Rehabilitation & Plastic Surgery
Bio Med Sciences, Inc.

Rei Ogawa, MD, PhD, FACS
Professor and Chief
Department of Plastic, Reconstructive and Aesthetic Surgery
Nippon Medical School Hospital
Tokyo, Japan

Keith Olsen, MD, PhD
Center for Health and Healing
Department of Dermatology
Oregon Health and Science University
Portland, Oregon

David Ozog, MD
Department of Dermatology
Henry Ford Hospital
Detroit, Michigan

Jane Petro, MD, FACS, FAACS
Professor of Surgery
New York Medical College
Valhalla, New York

Julian Poetschke, MD
Department of Dermatology and Allergy
Ludwig-Maximilian University

Munich, Germany

Bruce M. Potenza, MD, FACS, FCCM
Chief, Department of Surgery
Phoenix VA Health Care System
Phoenix, Arizona

Molly Powers, MD
Department of Dermatology
Henry Ford Hospital
Detroit, Michigan

Markus Reinholz, MD
Department of Dermatology and Allergy
Ludwig-Maximilian University
Munich, Germany

Hans-Oliver Rennenkampff, MD
Director of Plastic, Aesthetic, and Burn Surgery
Klinikum Leverkusen gGmbH
Leverkusen, Germany

Laura Rosenberg, PhD
Shriners Hospitals for Children
Galveston, Texas
Department of Psychiatry and Behavioral Sciences
University of Texas Medical Branch
Galveston, Texas

Marta Rosenberg, PhD
Shriners Hospitals for Children
Galveston, Texas
Department of Psychiatry and Behavioral Sciences
University of Texas Medical Branch
Galveston, Texas

E. Victor Ross, MD
Director
Laser and Cosmetic Dermatology
Scripps Clinic
San Diego, California

J. Peter Rubin, MD, FACS
Chair, Department of Plastic Surgery
UPMC Endowed Professor of Plastic Surgery
Professor of Bioengineering
University of Pittsburgh
Pittsburgh, Pennsylvania

Ashley Rudnick, BS
Miami Dermatology and Laser Institute
Miami, Florida

Michael A. Serghiou, OTR, MBA
Clinical Care Specialist
Burn Rehabilitation & Plastic Surgery
Bio Med Sciences, Inc.
Previously, Administrative Director
Shriners Hospital for Children
Galveston, Texas

Baddr A. Shakhsheer, MD
MacLean Center for Clinical Medical Ethics
University of Chicago
Chicago, Illinois

Peter R. Shumaker, MD, FAAD, FACMS
Captain, United States Navy
Chairman, Dermatology
Naval Medical Center
San Diego, California
Clinical Associate Professor of Dermatology
Uniformed Services University of the Health Sciences
Bethesda, Maryland

Mark Siegler, MD, MACP
Lindy Bergman Distinguished Service Professor of Medicine and Surgery
Director
MacLean Center for Clinical Medical Ethics

Executive Director
The Bucksbaum Institute for Clinical Excellence
University of Chicago
Chicago, Illinois

Puneet Singh, MD
MacLean Center for Clinical Medical Ethics
University of Chicago
Chicago, Illinois

Mayer Tenenhaus, MD, FACS
Clinical Professor, Plastic and Reconstructive Surgery
University of California at San Diego Medical Center
San Diego, California

Edward E. Tredget, MD, MSc, FRCSC
Division of Plastic and Reconstructive Surgery and Critical Care
Department of Surgery
University of Alberta
Edmonton, Alberta, Canada

Nathan Uebelhoer, DO
Commander
United States Navy （Retired）
Private Practice

Jill S. Waibel, MD
Miami Dermatology & Laser Institute
Assistant Professor （Voluntary）
Miller School of Medicine
University of Miami
Chief of Dermatology
Baptist Hospital
Miami, Florida

Fiona Wood, FRACS, AM
Director of the Burns Service of Western Australia, Fiona Stanley and Perth New Children's Hospitals, Western Australia
Winthrop Professor of Surgery
Director of the Burn Injury Research Unit
University of Western Australia
Perth, Australia

Chi Keung Yeung, MD, FRCP
Division of Dermatology
Department of Medicine
The University of Hong Kong
Dermatology & Laser Centre
Hong Kong, Peoples Republic of China

Lisa A. Zaleski-Larsen, DO, FAAD
Cosmetic Dermatologic Surgeon
West Dermatology
San Diego, California

致我的母亲 Carol、我的父亲 Frank 和我的妹妹 Lauren，感谢你们鼓励我关心别人，并教我如何以身作则。一路前行，我对所有可能已经造成的伤害道歉。

致我的最爱 Carlisle，致我最大的希望 Nathaniel 和 Fames……你们是我的生命。感谢你们的支持与包容，我对你们的爱超乎想象，比天空还要广袤与纯净。

致高中时我最好的朋友 Mike Gill，我在每位患者身上都感受到你的存在，并由此我成了一个更好的人。

Andrew C.Krakowski

致我的妻子 Patrice 和我的儿子 Tim、Jack 和 Garret，感谢你们在我做劳而无功的事情时，用你们始终如一的爱支持我并给了我巨大的力量，你们是我最大的成就。

致我的父母 Randy 和 Claire，我身上每一处谦卑、智慧和怜悯都有你们的痕迹。

致我的兄弟 Jeremy、 Scott 和 Erik，你们棒极了，谁知道我什么时候会再写一本书。

致我的祖父 Herbert M. Giffin 博士——我从医之路的启蒙者，您的南太平洋传奇激发了我对海军医学的兴趣。

致所有我有幸诊疗过的人，你们不断鼓励我做得更多。

Peter R. Shumaker

前言

本书是合作的结晶。没有几种疾病像瘢痕与纤维化一样，影响世界范围内的众多人口，并且没有特定的医疗手段阻止它的形成或者将其完全治愈。有关瘢痕形成的新的病理机制及治疗方法每年都会涌现，但以我们的观点，瘢痕管理的进展因瘢痕发生位置及形成机制的差异而受限。因此，《瘢痕全书：瘢痕的形成、缓解、修复、预防和治疗》的首要目标就是综合汇集众多不同的观点，形成一种可利用的资源。收集世界范围内众多一流专家关于瘢痕形成、治疗和研究的最新进展，并汇编成册是一项艰巨的工作。

《瘢痕全书：瘢痕的形成、缓解、修复、预防和治疗》的撰稿人来自 4 大洲的 7 个不同国家，至少涵盖了 10 个不同的专业，遍及整个治疗领域。他们中有思想领袖和发明家，学院和学术团体的前任、现任或候任主席，学术机构领导，多产作者和研究员。许多人在各自领域中已负盛名，但在其他领域可能还鲜为人知。由于涉及不同的知识领域，我们互相学习、合作，碰撞出思想的火花、取得理想的效果，并且通过综合方法获得最佳的治疗途径。无论你是烧伤研究中心的一员，希望为烧伤研究贡献自己的一份力量，还是一名临床医生，希望缓解痤疮瘢痕带给患者的困扰，我们都希望本书能够为你提供新的视角，助你前行。

8 年前，我们急切地开始应用激光治疗瘢痕。正如许多医学发现一样，激光可以帮助外伤瘢痕恢复正常的结构与功能、重塑外伤瘢痕，使其改善至更具功能和美观的状态，这在很大程度上也是偶然发现。目前，常用于瘢痕治疗的大多数激光器最初都是为其他用途（大多是美容目的）而设计的，用于瘢痕治疗是一些敏锐的观察者（其中几位是本书的撰稿人）将观察结果转化为实际应用，由此开辟出一个令人激动的新的研究领域，也激发我们的职业生涯转入一个新阶段。当然，激光治疗只是瘢痕治疗的一小部分，但也是我们一直渴望与同行进行交流并为患者带来益处的一部分。

这本著作分为概述、形成、缓解、修复和预防五个部分，每一部分都从不同的方面强调了创面愈合、瘢痕治疗和研究。第一部分：概述。通过对以往的创伤修复、重建、瘢痕管理等知识的了解与总结，帮助我们认识与掌握目前面临的问题。瘢痕与瘢痕样病变多种多样，对其病理形成机制相似性与差异性的认识毫无疑问会影响治疗与预防的效果。本部分描述了一些有助于指导患者和医者基于目前对瘢痕的认知做出医疗决策的伦理原则，这些原则也有助于因新的发现而做出新的决定。

瘢痕的形成阐述了从皮肤侵入性损伤开始，到发展成为正常、增生性和萎缩性瘢痕的生物学过程。引入瘢痕缓解措施有助于进行干预而加速创口愈合。

瘢痕修复包含的章节数量最多，并从各种角度回顾了当前瘢痕治疗领域的现状。“缓解”和“修复”这两个词似乎有相似的含义。在文中，缓解主要讲述的是致力于可能有助于减轻瘢痕形成的方法，修复主要讲述的是用于改善和管理瘢痕及许多后遗症的治疗。

瘢痕的修复包括内科治疗和程序化干预的步骤，但并非严格分类。本书涉及的内科治疗主要指非手术治疗（不涉及“冷冻”），包括各种微创治疗，如病灶内注射、激光和放疗。尽管在瘢痕治疗方面出现了效果良好的新治疗手段，但手术切除瘢痕仍然是瘢痕综合治疗的基础，由于疼痛和瘙痒可能会对瘢痕患者的生活质量产生巨大的影响，因此需要特别关注。鉴于激光治疗和自体脂肪移植在瘢痕治疗方面的巨大前景，突出强调了激光治疗和自体脂肪移植，进一步阐明其作用机制有助于研究未来新的治疗途径。由于大多数医生采用综合治疗技术，并且从不同的角度治疗疾患，所以治疗会有一定程度的重叠（甚至可能是相互矛盾的）。瘢痕修复包括整合瘢痕治疗组合的方式和皮肤类型的章节，大体阐述了萎缩性痤疮瘢痕的一般性状，而诸如皮肤断裂纹和继发炎性痤疮形成的瘢痕，值得进行专题讨论。

瘢痕修复章节中提供的多种治疗方式和涉及的范围提醒我们不需要也不应该在处理身体和美容方面不理想的瘢痕时采用单一的治疗方法。本书既有章节描述综合治疗方案（如身体和职业）的巨大价值，以及对创伤后的心理社会方面的隐性伤痕恢复的考虑，也有章节介绍了瘢痕文饰和医学文身是重建的重要辅助手段。编者们从跨学科合作的实践环境中受益匪浅，并认识到学科联合协同作用的潜力。因此，我们列入了一些章节重点介绍了我们自己（以及我们的同事）在军事和儿科领域的经验。本书的最后一章详细阐述了将新的瘢痕治疗融合到临床实践中的一些实用方法。

正如多位作者所指出的那样，创口愈合的最终目标是组织再生，而不是瘢痕修复。最后一部分为“预防”。在目前的知识状态下，预防瘢痕的唯一方法是避免严重创伤，和学习如何治疗瘢痕同样重要的是学习如何避免产生瘢痕或避免加重现有的瘢痕。最后一部分讲述“预防”，反映了人们通过正在进行的研究，为最终找到再生治疗的途径感到乐观。人类在胎儿发育早期可进行再生性愈合，但这种能力却在成长中逐渐消失。通过研究人类胎儿伤口愈合和其他物种的再生能力找出诱导再生愈合的线索，未来的进展毫无疑问依赖于目前正在进行的瘢痕相关研究。将瘢痕治疗的理念运用到实际的临床工作中，我们将得到无尽的益处。瘢痕，无论其起源或面积的大小，都会对受其影响的患者造成身体和精神上的伤害。我们目前已经拥有一系列有效的治疗设备和技术，并且几乎每次治疗都有可能逐步改善患者的病情。虽然这些干预措施并不完善，但随着创新步伐的加快，未来会有更好的治疗方法。瘢痕无处不在的特性也为专业人员及其他学科的各行专家提供了充足的研究素材。我们共同努力，分享知识，使患者得到更好的治疗是创作本书的初衷。

Peter R. Shumaker

Andrew C. Krakowski

中文版前言

一次偶然的机会，见到了 Andrew C. Krakowski MD，［儿童瘢痕治疗和矫正项目（STAR）创始人兼主任］及 Peter R. Shumaker MD（美国海军医疗中心皮肤科主任）合著的 The Scar Book: Formation, Mitigation, Rehabilitation, and Prevention（《瘢痕全书：瘢痕的形成、缓解、修复、预防和治疗》），一眼就被它的精美图片、丰富内容所吸引。经河南科学技术出版社的共同不懈努力，征得原出版社同意，将本书介绍到中国，以期能帮助到有志于瘢痕研究与治疗领域的医生。

作为一名长期从事瘢痕研究与治疗的整形外科医生，我惊叹于《瘢痕全书：瘢痕的形成、缓解、修复、预防和治疗》内容的全面性和细致性。第一，本书对瘢痕治疗进展及历史的成就的描述，了解历史，才能更好地面对未来。第二，本书对瘢痕的新治疗方法的介绍，如瘢痕的激光治疗，尤其是激光辅助的药物治疗，这些方法拓展了瘢痕治疗手段，甚至可能引发革命性的进步。第三，书中对瘢痕修饰进行了描述。瘢痕的文饰与遮盖也是治疗的重要组成部分，这开阔了我们的视野，“当无能为力之时，就接受它”，从哲学思考角度给了我们全新的看待瘢痕的视角。第四，瘢痕还具有司法的用途，从古代的身份识别到现代的虐待证据，始终贯穿于我们的生活，这提醒我们作为医生可能应该承担更多的社会责任，有可能你会是揭示虐待的证人，可能会对社会的公平与进步贡献自己的一份力量。第五，也是给我印象最为深刻的，是瘢痕对人们社会生活的影响，这可能会解释为什么我们的患者会对某些细小的、医生认为完全可以接受的瘢痕耿耿于怀，而同时有些巨大瘢痕的患者反而不以为意，充分描述了瘢痕对人们社会生活活动的影响。

本书分为概述、形成、缓解、修复和预防五个部分，共 28 章。

第一部分是概述，包括第一到第四章，回顾了瘢痕的历史，介绍了瘢痕在全球的影响、瘢痕相关的纤维化疾病及瘢痕治疗所涉及的伦理考量，重点从社会、心理等多方面概述瘢痕，描述了指导患者和医者基于目前对瘢痕的认知做出医疗决策的一些伦理原则。这有助于读者对瘢痕有全面的了解，并有助于做出符合医学伦理的医疗决策。

第二部分是瘢痕的形成，为第五到第七章，从瘢痕发生的病理基础和形态学分类，到瘢痕的细胞和分子基础，以及对瘢痕的生物力学介绍，讲述了最新的基础研究成果，有助于我们更好地了解瘢痕发生的机制。

第三部分是瘢痕的缓解，包括第八、第九两章，主要介绍如何从创面开始就采取措施预防瘢痕的发生。

第四部分是瘢痕的修复，为第十到第二十五章，共 16 章，是全书的重点内容，对瘢痕的治疗进行了全面而详尽的描述。包括对瘢痕引起的瘙痒及疼痛的处理、手术修复瘢痕的方法、激光及激光辅助的药物治疗、脂肪移植在瘢痕治疗中的应用、痤疮瘢痕的治疗、瘢痕的肤色管理及瘢痕文饰、瘢痕的多模式综合治疗等。内容丰富而有趣，尤其是激光治疗，书中有具体的激光器名称及详细的治疗参数设置，对开展激光瘢痕治疗的医生很有帮助；书中对痤疮瘢痕、萎缩性瘢痕、皮肤断裂纹（如妊娠纹）及色素脱失性瘢痕的治疗也进行了详细的描述。针对瘢痕的多模式综合治疗，指出尽管在瘢痕治疗方面出现了效果良好的非手术微创治疗手段，如病灶内注射、激光和放疗等，但手术切除瘢痕仍然是瘢痕综合治疗的基础，由于疼痛和瘙痒可能会对瘢痕患者的生活质量产生巨大影响，因此需要特别关注。书中还介绍了创伤后心理社会方面的隐性伤痕恢复的考虑，介绍了作为重建重要辅助手段的瘢痕文饰和医学文身，并重点介绍了作者在军事和儿科领域获得的经验，这给我们提供了很好的借鉴。

第五部分是瘢痕的预防，包括第二十六到第二十八章，预防瘢痕的发生就是最好的瘢痕治疗手段，瘢痕的预防是瘢痕研究的重要方面。此部分介绍了胎儿创面的愈合，展望了即将出现的瘢痕治疗、修复和预防措施，对烧伤后增生性瘢痕的定性与定量评估方法进行了全面而详细的描述，介绍了临床瘢痕研究的方法。

由涉及不同的知识领域的专家合作碰撞出的思想火花凝聚成了《瘢痕全书：瘢痕的形成、缓解、修复、预防和治疗》。本书撰稿人来自德国、加拿大、英国、澳大利亚、日本、中国等7个不同国家与地区，以美国瘢痕研究专家为主，至少涵盖了整形、皮肤、激光、文饰等10个不同的专业，遍及整个治疗领域。他们中有思想领袖和发明家，学院和学术团体的前任、现任或候任主席，学术机构领导，多产作者和调查员。许多人在各自领域中已负盛名。本书内容丰富、逻辑清晰、语言优美、清晰明了，并有许多精美的插图，是近年来瘢痕领域难得一见的学术著作，无论你是公立医院整形外科或者烧伤中心的一员，希望为烧伤研究贡献自己的一份力量，还是一名私人诊所的医生，希望缓解痤疮瘢痕带给患者的困扰，本书都能够提供新的视角，必能助你前行。

本书的翻译对我们也是一个学习与提高的过程，翻译组的全体成员多次对一处名称、一个参数等反复核对，对新的治疗手段名称反复讨论，多次修改，历经两年，近十余次反复统稿修改，终于完成出版。感谢刘林嶓主任从本书开始翻译，就给予不断的鼓励与帮助；感谢河南科学技术出版社李喜婷总编帮助我们把此书引入中国，使我们有机会将它介绍给中国读者；感谢李林编辑每个章节、每句话直至每个标点符号都仔细的审核，使本书能尽量完整显示原著；感谢在本书的翻译过程中所有给予我们帮助的人！为翻译组全体医生的认真与努力而感到自豪！因水平有限，若有错误疏漏之处，真诚欢迎广大读者批评指正。

译者

2020 年 8 月

鸣谢

在这个领域工作的巨大乐趣之一就是有机会与各种各样的优秀同事合作。

感谢包括 Nathan Uebelhoer，Jill Waibel，Vic Ross，Rox Anderson，Matthias Donelan，Chad Hivnor 和 David Ozog 在内的激光瘢痕治疗先驱（还有很多），感谢他们的启发、指导和友谊。Vic Ross 和 Lawrence Eichenfield 分别在圣地亚哥海军医疗中心和圣地亚哥 Rady 儿童医院的皮肤科成立了世界级的激光诊所。他们首先教会我们用光来治疗，我们也希望本书之光能帮助别人，照亮道路。

我们有幸在皮肤科和皮肤科手术方面拥有许多其他有才能的导师，其中包括 Hugh Greenway, Mitch Goldman, Abel Torres, Bill James, Jim Steger, Neil Gibbs, Bruce Feldman, Moise Levy, Lucia Diaz, Sheila Friedlander, Brian Jiang, Magdalene Dohil, Kristen Kelly 和 Iris Rubin.

这本书的出版是一个巨大的里程碑。非常感谢 Wolters Kluwer 的专业人员，他们帮助成就了这本书。

策划编辑：Rebecca Gaertner

责任编辑：Kristina Oberle

协调编辑：John Larkin

产品经理：Alicia Jackson

发行经理：Samson Premkumar Charly

责任印制：Beth Welsh

设计：Elaine Kasmer

市场部经理：Rachel Mante Leung

医学和高级实践出版副总裁：Lisa McAllister

全球出版副总裁：Jayne Marks

致我们的参编作者：愿你们注入这本书的心血、汗水和眼泪可以启发下一代医生、科学家，使与瘢痕相关的疾病成为过去。

来自 Andrew Krakowski：

致我的东海岸导师 Bernard Kaplan 和 Albert Yan……谢谢你们让我与合适的人相遇，并激励我成为终身“学习者”。

致我的西海岸导师 Larry Eichenfield 和 Sheila Friedlander……感谢你们力排众议的信任。我们的临床风格相似并不是一种意外，这是我不会改变的选择。

致我的朋友和同事 Peter Shumaker（我的合作作者）和 Nathan Uebelhoer……我非常感谢你们开放的教学理念，感谢你们创建了“创伤皮肤病学”领域，并慷慨地邀请我一起参与。

来自 Peter Shumaker：

多学科合作是我服务于美国海军近 20 年的收获，也是本书的一大主题。对于这项工作，我特别感谢支持我的领导及圣地亚哥海军医疗中心皮肤科和其他部门（面部整形、整形外科、理疗和康复科、物理治疗 / 作业治疗、步态 / 支具，以及 C5 /C.A.R.E. 项目）的同事参与患者的修复治疗。特别感谢：Lilia Levin，Doug Winstanley，John Trafeli，Mike Yablonsky，Tom Landers，Johannah Valentine，Adam Perry，Valerie Tokarz，Craig Salt，Curtis Gaball，Michelle Arnold，Trent Douglas，Kat Gallus，Eamon O'Reilly，Bob Sheu，Eric Hofmeister，Leo Kroonen，Brian Fitzgerald，Marilynn Wyatt，Jennifer Town，Marie Manuel，Tae Harris，Robin Caballa 和 Trisha Buckley。

我职业生涯中最有价值的工作之一就是在越南河内的国家烧伤研究所和岘港综合医院与尊敬的同行们关于多学科烧伤瘢痕管理进行充分的交流。感谢 Nguyen Gia Tien 少将、Vu Quang Vinh 上校、Hoang Thanh Tuan 上尉、Tong Tan Hai 上尉、Pham Tran Xuan Anh、Do Van Hung、Nguyen Quoc Viet、Nguyen Duy Khanh，以及他们身边的工作人员、领导及信任我们团队并接受我们团队医治的数百名患者。感谢 Lumenis 公司为我们提供了剥脱性点阵激光技术，并特别感谢 Nguyen Phuong Hoa 女士和卫生事务专员办公室的其他优秀员工，他们的努力使一切都变得顺利。

最后，谢谢所有在这里提到的和没有提到的人们！

Peter R. Shumaker
Andrew C. Krakowski

目录

第一部分 概述

第一章　瘢痕管理的历史回顾

JANE A. PETRO 编
翟晓梅　译

核心观点：

1. 即使在伤口愈合和组织损伤处理上有了新的进展，瘢痕依然是创伤、感染等组织损伤愈合的必然产物。瘢痕也可来自有意的纹饰，或是成就的象征。
2. 经过战争，医疗技术在保护、修复及重建损伤个体上取得了历史性的进展。
3. 得益于战场急救的巨大进步，现代战争导致的严重创伤的成活概率大大增加，这给伤口处理、瘢痕治疗以及康复带来了巨大的挑战。
4. 瘢痕是伤害的证据，是重要的司法鉴定特征，同时也是畸形的烙印。

瘢痕是一段故事，儿童时代的跌落、成年时的争斗、意外、欺凌，都会留下它们的印迹。在现代，普外科手术切口瘢痕已经从巨大的英雄式切口（越大越好）瘢痕，转变成了仔细设计的、微创的瘢痕。曾经是伟大外科医生的标志的巨大瘢痕变成了现代几乎不可见的微小瘢痕。与战伤相关的医疗进步在现代医学史上占据了重要的一页。由现代武器造成的爆炸伤、烧伤、子弹伤等复合损伤给修复带来了新的挑战。从古代的伤口到创伤幸存后留下的巨大瘢痕，瘢痕的历史不仅是人类生命力的体现，更是医疗奇迹的见证。

瘢痕愈合不是组织再生，而是纤维组织生成和胶原蛋白沉积。为什么蜥蜴能够重新长出一条尾巴和其他器官而人类器官却无法再生，这是进化之谜。现代实验室的再生模型是墨西哥蝾螈（图1-1），这个濒临灭绝的物种可再生出神经系统及四肢。已知哺乳动物也具有特定的再生能力，如鹿角每年都脱落再生一次。人类组织也可以再生，如子宫内膜、肝脏、肾脏、指甲及小部分的手指和足趾。总体上讲，不管是单纯的皮肤损伤还是皮肤、肌肉、骨骼的复合损伤，人类瘢痕组织都是组织损伤修复的桥梁。

与组织再生相比，瘢痕修复的优势是什么？伤口愈合所需要的能量消耗可以体现。单纯的股骨骨折，卧床患者通常需要 6 kcal/d（受伤前需要 2.5 kcal/d）的能量[1]。烧伤，作为通过大量瘢痕组织形成来愈合的创伤，则需要更多的能量消耗[2]。在 19 世纪末之前，即使是大于 20% 面积的烧伤和战时截肢通常都是致命的。1950年后，较大面积的烧伤修复才得以实现。如果不是针对个体，而是针对物种而言，瘢痕修复与组织再生相比，在严重损伤后修复所需要的时间及能量要求上，具有进化的优势。

随着对伤口愈合这一复杂的生物学过程的进一步了解，创伤愈合及脊椎动物再生机制浮出水面。通过基因调控甚至在一种小鼠上重建了其再生能力。Lin28a 基因，在成年脊椎动物中表达沉默，但在幼鼠中可以被开启表达从而使其具备了再生能力[3]。另外一个物种，非洲刺毛鼠，可以在全层皮肤损伤后无瘢痕愈合。尽管有条例限制干细胞的临床试验，但对干细胞再生的研究已经相当广泛，并应用到了临床实践。Lin28a 和 Lin28 基因的鉴定及其在干细胞再生中的作用得到了阐明[4]，这些研究为人类将来的组织愈合提供了基础。

如果现有的在基因调控、胚胎愈合、干细胞应用方面的潜在应用得以完全实现的话，瘢痕就将成为历史而不复存在。瘢痕的管理建立在损伤

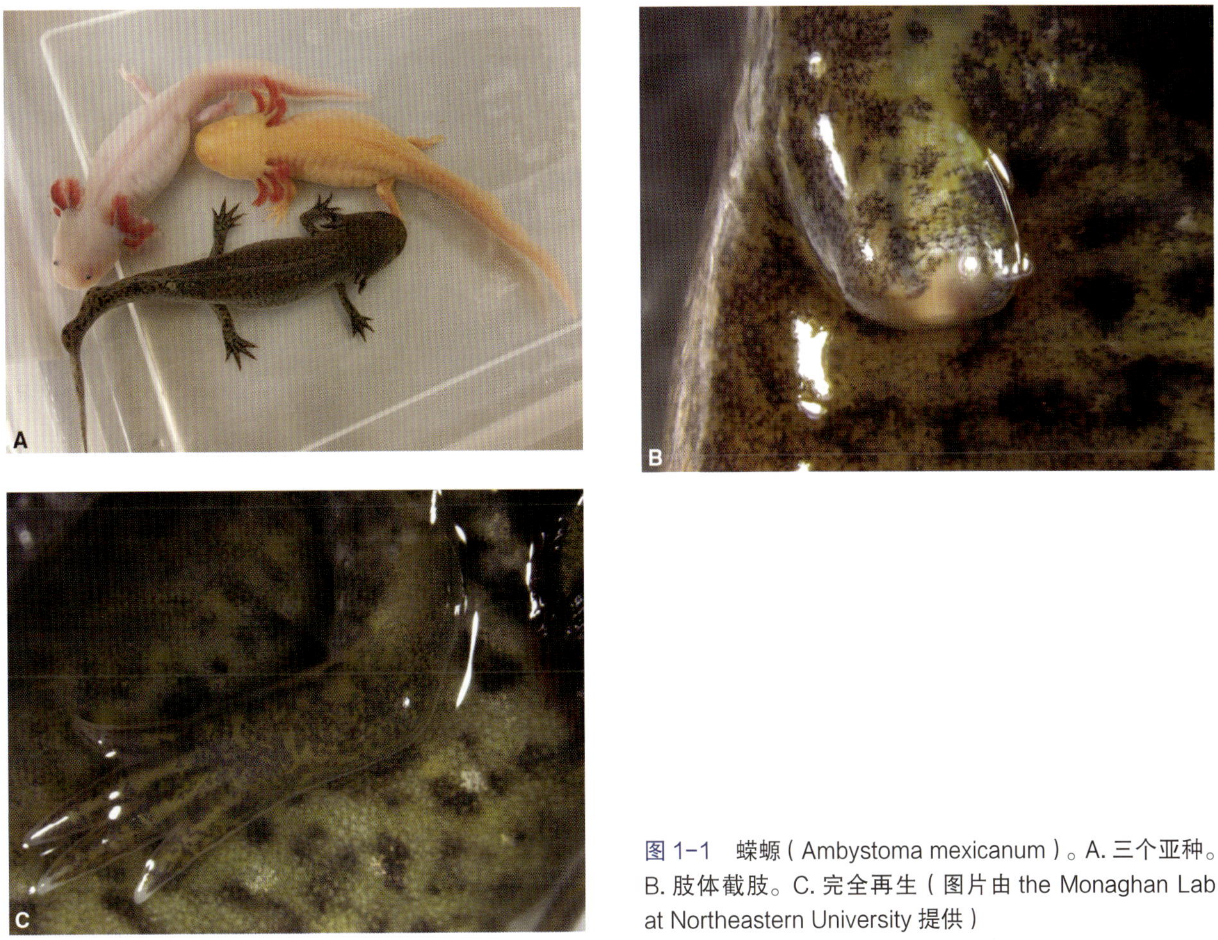

图 1-1 蝾螈(Ambystoma mexicanum)。A. 三个亚种。B. 肢体截肢。C. 完全再生(图片由 the Monaghan Lab at Northeastern University 提供)

预防、理想的创面愈合及瘢痕形成后的针对性治疗上。本章将回顾瘢痕治疗的历史进展，瘢痕在医学、法律及文化上的意义。很多人都为伤口处理、瘢痕诊断和治疗做出了贡献，此章节不一一介绍。表 1-1 是按年代排序的伤口处理及瘢痕治疗的重要事件概览。相比陈述事件本身，更着重表达我对近 60 年关键人物及事件的看法。更多的重要研究进展将在各个章节中分别阐述。

损伤导致的瘢痕及鉴别

早期人类历史文献记录了多种多样的伤口处理方法。Guido Manjo 在他的伤口处理百科全书《手部损伤修复》一书中，阐明了几种致命性损伤及非致命性损伤[5]。其中一例是哥伦布时代前，在巴塔哥尼亚，箭头穿过了胸骨的致命伤；另外一例是箭头射进了胫骨，并被包裹固定。这两例都是成功愈合的证据。致命性损伤，即使在最早的时代，足够幸运的话，也有存活的机会。化石记录表明，致命的颅骨骨折与致伤武器（位于肱骨）共同存在于一男性类人猿体内，并且这个骨折已经愈合，说明损伤并没有立即致命[6]。

Manjo 详细描述了古中国、印度、阿拉伯、希腊及罗马文化中对损伤机制的认识，以及采用与创伤完全不相干如莎草纸等物品进行伤口处理的治疗细节。在更多关注于创伤的同时，Manjo 摘录了古埃及希腊化时期的关于通过瘢痕识别身份的文字描述[5]：Charetos，右手小指一条瘢痕；Maron 是 Omnephreus 最大的儿子，40 岁，前额部有瘢痕，他的弟弟 Omnophresu，与其同父，没有标记。

这些描述出现在与合同相关的文件记录中，作为在没有名字的时代签名的标识。应用包括瘢痕在内的身体特征来表明身份的方法持续了很多年代。在 19 世纪后期，法国警官 Bertillon 发明了一套以其名字命名的 Bertillon 身份识别系统，

表 1-1 创面愈合与瘢痕管理的历史性发现

人物	国家	提出时间	生卒年	成就
Heironimus Brunschwig	德国	1497	1450—1512	提出仔细缝合面部创伤以减少感染
Leonardo Botallo	意大利	1560	1519—1587	推荐枪击伤伤口不用热油冲洗
Ambroise Paré	法国	1575	1510—1590	①强烈建议伤口敷料用蛋黄、松节油、玫瑰油；②写有第一部战伤处理指南；③收集文献资料“Les Oeuvers”，是战伤外科的“加农炮”
Gaspare Tagliacozzi	意大利	1597	1545—1599	应用“远位皮瓣”并书写详细指南
Wihelm Fabry von Hildend	德国	1614	1560—1624	将烧伤分为三类，推荐压迫疗法以防止瘢痕挛缩
Cesare Magati	意大利	1637	1579—1647	“伤口是自然愈合而非医生或药物之功”
Gentleman’s Magazine	英国	1794		出版描述印度医生 Sushruta 用皮瓣（额部皮瓣）进行鼻再造一书
Fraincois Chopart	法国	1799		首次描述带蒂皮瓣用于唇部修复
Humphrey Davey 爵士	英国	1799	1778—1829	发现“笑气”，但用作聚会游乐，而非全麻
Guiseppe Baronio	意大利	1804	1758—1811	通过对羊的动物实验手术，证实皮肤移植是可行的
Dominique Jean Larrey	法国	1812	1766—1842	①提出根据军衔级别进行标准化医疗处理；②飞行急救车
Jean-Louis Alibert	法国	1806	1768—1873	清楚记述瘢痕疙瘩是瘢痕的一种特定类型
Joseph C. Carpue	法国	1816	1764—1846	促进皮瓣应用，影响 von Graef, Delpech 等人
Astley Cooper	英国	1817	1768—1841	首次描述成功皮肤移植
Johann Frederick Dieffenbach	普鲁士	1827	1794—1847	书写组织移植与再生，整形外科的奠基人
Ernst Carl Friedrish Blasius	德国	1833	1802—1875	鼻唇沟皮瓣
John Mason Warren	美国	1840	1811—1867	首次文献记录全厚皮片移植
William T. G. Morton	美国	1846	1819—1868	推进乙醚麻醉广泛应用
James Young Simpson	英格兰	1847	1811—1870	在聚会上首次使用氯仿，几天后用于分娩助产
Oliver Wendell Holmes	美国	1855	1809—1894	通过用氯酸钙认真洗手，产褥热发生率由 10% 降低到 3%
Louis Pasteur	法国	1857	1822—1895	发现细菌在发酵及疾病中的作用
Ignaz Semmelweis	匈牙利	1861	1818—1865	认识医源性疾病传播，加强推广洗手
Karl Langer	澳大利亚	1861	1819—1887	提倡使用石炭酸消毒，要求更换手术衣，发现慢性溃疡采用皮片移植后不发生挛缩
Paul Bert	法国	1865	1833—1886	首次描述自体移植、同种移植、异种移植
Joseph Lister	英国	1867	1827—1912	消毒，提倡使用石炭酸，要求更换手术衣
Jaques Louis Reverdin	法国	1869	1842—1928	极小面积的断层皮肤移植（颗粒植皮）
Johann Friedrich von Esmarch		1870	1823—1908	标准战伤医疗处理、分类，病情严重优先，而非高级别军衔优先
George Lawson	英国	1870	1831—1903	首次临床应用全厚皮片移植
Louis Zxavier Ollier	法国	1872	1830—1900	成功大块皮肤移植（2~4 cm），减少瘢痕
Bernard Rudolph von Langenbeck	德国	1874	1819—1888	双蒂转移皮瓣
John Reissberg Wolfe	苏格兰	1875	1824—1904	推广皮肤移植包括真皮移植，不含脂肪移植

续表

人物	国家	提出时间	生卒年	成就
Carl Thiersch	德国	1886	1822—1895	第一次临床描述断层皮片切取及移植，推荐水杨酸替代石炭酸用作消毒
Harold Gilles	新西兰	1917	1881—1960	负责第一家专注于面部损伤修复的医院，被称为首位现代整形医生
Vilray Papin Blair	美国	1920	1871—1975	发明切取断层皮瓣的专用手术刀
Ivan Magill	爱尔兰	1921	1888—1986	① Gilles 的同事，发明了专用于头面部手术的安全麻醉方法；②发明了用于喉镜和闭路麻醉系统的气管内插管、Magill 钳
Graham Humby	英国	1934	1909—1970	发明可设定皮片厚度的取皮刀
Earl C. Padgett	美国	1937	1893—1946	发明了取皮鼓——第一个可靠的、可调取皮厚度的工具
Harry M. Brown	美国	1948	1914—1948	发明了可调取皮厚度的电动取皮刀

这个系统记录详细的人体测量数据，附加照片、瘢痕及出生印迹等作为识别特定个体的一部分。在美国，1887 年，军队及司法系统也采用了此系统。1888 年 12 月，外科医生总监要求“所有新入伍或再次服役的士兵均要在左小腿外侧、腓骨小头下方 4 英寸处进行免疫接种” 。凭借这种接种疫苗形成的瘢痕就可以从人群中识别出这类士兵。其他的人体识别特征主要用来识别行为卑劣者或者罪犯，防止不合格的人员入伍。1889 年，美国军队采用了标准的身份识别卡片（图 1–2，图 1–3），身体的纹饰也作为一项识别内容。早期通过详细描述（仔细测量“身体高度，上肢平伸长度，头颅的宽度与长度，双耳，左足，中指与小指和左前臂”）任何能被识别的标记及位置，甚至人的高度的身份识别方法已被弃用。1891 年，因注射感染引发的暂时功能障碍发生率较高，在腿部注射疫苗的方法被停用[7]。

19 世纪后半期，个人身份识别方法进展缓慢。太平天国运动（1851—1864）期间，中国军队运用木质雕刻牌标明身份[8]。美国内战时期（1861—1865），战士或将写有名字、地址的字条用别针别在大衣上，或写在背包上。直到 1870 年普法战争，军队开始应用胸牌，也称 “狗牌”，是因为在同一时间，柏林要求在狗身上悬挂标牌。1907 年，英国将身份卡片更换为身份磁牌，包括名字、军衔及所属军团等信息。胸牌后来在第二次世界大战以及越南战争中用于寻找失踪的士兵[9]，胸牌在现在或稍后一段时间仍会作为身份识别的一个组成部分而保留。1991 年，海湾战争中，美国国防部已经开始将 DNA 测试用于身份识别[10]，同样，瘢痕作为个体特征，也可以用作身份识别的补充。

除了身份识别，瘢痕在某些文化中还起装饰作用，在撒哈拉以南的非洲地区尤为普遍。近期就有相关的医疗文献综述[11]。作者注意到运用不同的操作方法，包括特定的工具与物质可以控制和预测瘢痕的效果。图 1–4 是种族瘢痕标识的例子。Kelman Cohen 在他早期对异常瘢痕的研究中，认为研究故意划伤将有助于理解意外创伤中伤口愈合机制；并由此在一次整形外科会议上，他提出关于种族划痕如何防止瘢痕疙瘩的生成问题（与 K.Cohen 博士在 1978 年、 1979 年整形外科年会的会话）。

关于瘢痕文字记载的历史回顾

瘢痕文字记载始于古老的史密斯纸草文稿（the Smith Papyrus），但其医学意义起始于过去的两个世纪。“正常”瘢痕是在理想条件下愈合的瘢痕。这要求伤口清洁、边缘整齐、一期愈合。伤口边缘不整、污染、组织缺损和（或）二期愈合均会导致明显瘢痕。另外，不可接受的瘢痕可能来自微不足道的损伤（某些人群意外抓伤、粉刺），也可能来自仔细设计的手术切口。瘢痕疙

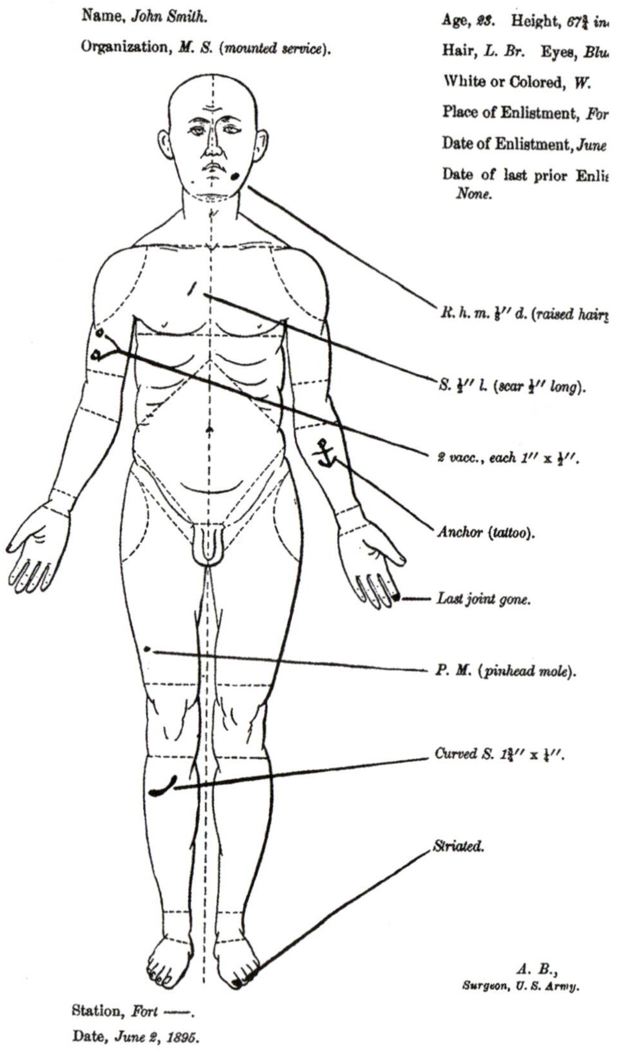

图 1-2 美国军队 1889 年采用的身份识别卡，显示身体前面，并有姓名、所属军团、身高、头发和眼睛颜色等，还标识各种标记、瘢痕、纹饰等

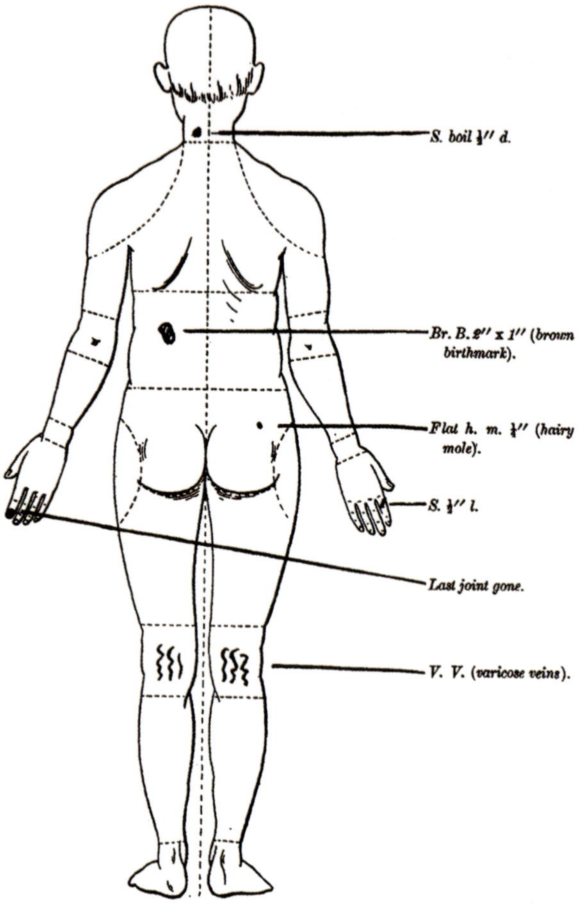

图 1-3 美国军队 1889 年采用的身份识别卡，显示身体后面，标识各种标记、瘢痕、其他创伤

瘩一直被认为常见于某些特定的解剖区域，如胸骨及三角肌处，并认为在黑色人种中更为普遍。病理性瘢痕被描述为正常、萎缩、增生或瘢痕疙瘩。这几种情况甚至可在同一瘢痕处见到。病理性瘢痕是医学研究关注的焦点，尤其是导致关节挛缩的瘢痕疙瘩或增生性瘢痕。

法国皮肤科医生 Jean-Louis-Marc Alibert 最早描述异常瘢痕，在 1806 年最早的几篇皮肤病文章中，他描述了特定的瘢痕[12]。Alibert[13] 按照植物学分类，将皮肤病分为家族性、种属性和物种性。后来，在 1817 年出版的论文中，他将其中一种命名为蟹足肿［cheloide，瘢痕疙瘩 keloide 一词来源于 cheloide，所以瘢痕疙瘩又称

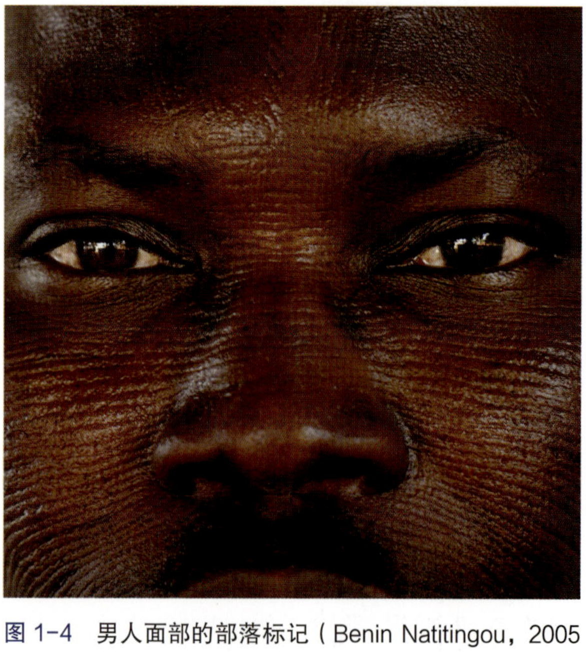

图 1-4 男人面部的部落标记（Benin Natitingou，2005 年 4 月 20 日）。划痕是成人、英俊的一种表现形式，以及村庄、部落、种族的符号（图片于 2016 年 11 月 11 日由 http://www.jmclajot.net/. 获得，Jean-Clajot 摄影，经许可使用）

蟹足肿（译者著）]（图 1–5）。在早期文献中，大家最关注的是瘢痕色素沉着明显或发红，超出损伤边界生长。表面发红并隆起，但是局限在损伤范围内，并随时间延长而改善的增生性瘢痕，并没有清晰的文献记载。在医疗文献中，增生性瘢痕与瘢痕疙瘩一直混淆。19 世纪末期之前，绝大部分的瘢痕文献描述的瘢痕要么与手术伤口奇迹愈合和个案报道有关，要么与皮肤病描述相关。直到 19 世纪末期，真正的瘢痕临床医学开始出现。

除了瘢痕的描述，有关治疗瘢痕的文献于 19 世纪开始出现。最早的手术治疗方法，如 Tagliacozzi 的远位皮瓣和印度皮瓣，最初并不用于瘢痕修复，而是重建缺失的器官，主要用于鼻子的修复。皮瓣用于烧伤后关节瘢痕挛缩畸形修复始于德国和法国。Edward Zeis（1807—1868）

QUELQUES RECHERCHES

SUR LA CHÉLOÏDE,

PAR J. L. ALIBERT.

Ces recherches ont pour objet de faire connaître une tumeur cutanée, qui n'a été encore indiquée ni décrite par aucun observateur. C'est celle que j'avais d'abord désignée sous le nom *cancroïde*, dans les cours de clinique que je fais tous les ans à l'hôpital Saint-Louis. Mais, depuis cette époque, j'ai jugé que ce nom avait trop d'analogie avec celui de *cancer*, dont on se sert communément pour exprimer un genre d'affection tout-à-fait différent de celui qui m'occupe : ce qui pourrait entraîner de la confusion dans la science. J'ai préféré, dès-lors, signaler cette tumeur par le titre de *chéloïde*, à cause des prolongemens particuliers qu'elle projette dans ses parties latérales, et qui ressemblent assez bien aux pattes d'une écrévisse. Qu'on se représente un crâbe ou quelque autre insecte de mer, muni de plusieurs pieds, qui s'enfoncent dans la substance de la peau, on aura une idée de cette végétation aussi bizarre qu'extraordinaire. Les premiers observateurs ont agi avec sagesse, en donnant aux diverses altérations morbifiques qu'ils ont eu occasion de découvrir, des dénominations analogues aux choses qu'elles représentent : on est beaucoup mieux entendu, toutes les fois qu'on parle par images. En attendant que des faits plus nombreux nous éclairent davantage sur la nature de la chéloïde, je vais exposer ses principaux phénomènes.

Par un double rapport, la chéloïde semble se lier à la dartre et au cancer des tégumens : elle forme en quelque sorte un genre intermédiaire; ce qu'il y a de positif, c'est qu'il s'opère très-souvent, à la surface de cette tumeur, une desquammation épidermoïque, qui a la plus frappante

图 1–5　Alibert 将一种特定瘢痕命名为瘢痕疙瘩的论文首页

是德国外科及眼科医生，以及医疗文献收集者，他 1813 年出版的《手部损伤修复》被认为是第一部整形外科综合性教材。随后，他收集文献，在莱比锡出版了两部整形外科领域的相关指南，即 1863 年出版的 *Die Literatur und Geschichte der plastische Chirurgie* 以及 1864 年的修订版。这些重要的文献被 Frank McDowell 翻译成英文——*Zeis Index and History of Plastic Surgery 900 bc to 1863 ad*[14]。

像整形外科对瘢痕和对缺损同样感兴趣一样，在 Zeis 整形外科学著作出版同期，普鲁士 Johann Friedrich Dieffenbach（1794—1847）描述了在面部应用皮瓣修复鼻缺损（侧方移位皮瓣）[15]，被认为是最早的面部整形手术之一。

数百位美国医生来到欧洲接受医疗技术的培训，这是表明受过良好教育的一个组成部分。1831 年宾夕法尼亚医生 Thomas Mutter，与 Guillaume Dupuytren（1777—1835）一起在巴黎的 de la Pitie 医院接受普通外科培训学习，Thomas Mutter 培训了一年。可能是因为关注 Zeis and Dieffenbach 的著作，以及另一位皮瓣专家 von Langenbeck，他们两人同时写作，公开发表文章并进行外科实践，Thomas Mutter 着重于手术技巧。在法国与德国学者之间，对于皮瓣是上面提及的法国医生还是德国医生谁先用于此类手术有不同意见。很多人都知道 Dieffenbach 曾经访问德国并与 Lisfrank 一起工作（1790—1847），在那儿，Mutter 可能接受了德国与法国两国学者的见解与知识。通过文献学习和直接带教，Mutter 返回宾夕法尼亚后运用在巴黎学习的技巧进行实践，后来他像其在欧洲的导师们一样出名[16]。

从巴黎返回 10 年之后，Mutter[17] 发表了一例他治疗颈部烧伤瘢痕的成功案例（图 1–6）。在这篇文章中，他描述了遇到的面部“怪物”（针对任何畸形，尤其是面部畸形的普通术语），并且讲述女患者在烹饪时衣物着火，引起烧伤。这种类型的严重烧伤在发展中国家仍可以见到（图 1–7）。Mutter 描述了他自己面对这种畸形的惊恐，决定用背部未烧伤处皮肤转移皮瓣修复畸形。他详细描述了术前准备，包括多次术前访问与检查，与患者交流手术细节，按摩手术区域，建立

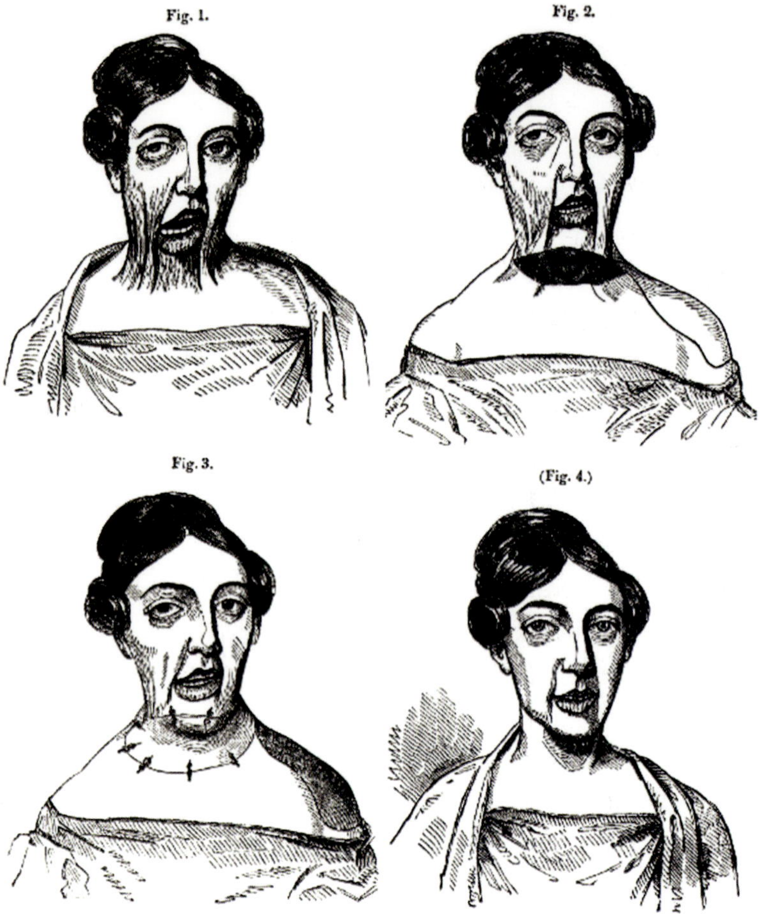

图 1-6 Mutter 的病例：颈部瘢痕挛缩松解及背部皮瓣转移修复（1843 年 7 月发表。Cases of Deformity From Burns Successfully Treated by Plastic Operations. Philadelphia, PA: Merrihew & Thompson Printers.）

医患双方对手术成功的信心与渴望。手术在一个露天剧场进行，有许多观摩者，没有采取麻醉。首先切开瘢痕，松解挛缩，在背部形成皮瓣并旋转修复缺损，缝合封闭两处创面。除去术后的短暂感染，手术无疑是成功的。他的文章得到了广泛的关注，包括来自欧洲的报道 [18]，这提升了他在宾夕法尼亚的名气。Mutter 继续此项手术操作但并未再发表序列病例报道。在 19 世纪余下的年代里偶见零星报道，直到 20 世纪，Sir Harold Gillies 在第一次世界大战后利用此技术开始重建外科工作，皮瓣转移修复才成为标准化操作。

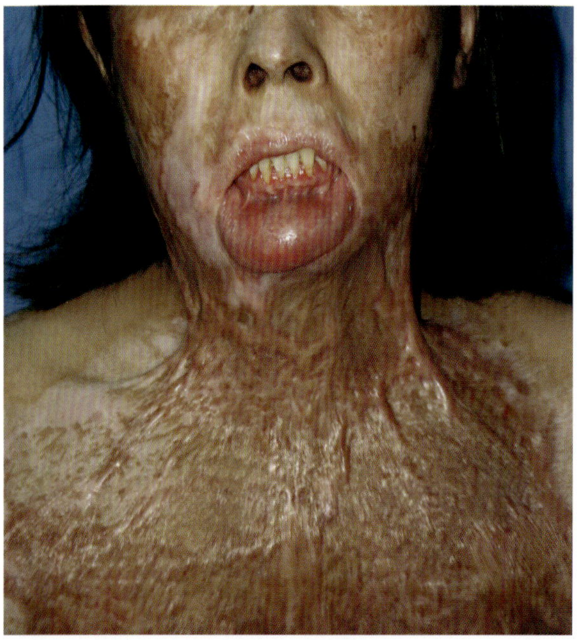

图 1-7 烫伤后颈部瘢痕挛缩畸形（照片由 Peter R. Shumaker, MD 提供）

Zeis Index 1863 年版列出了 44 项在医疗文献中出现的与瘢痕相关的报道。在该系列第二卷 *Patterson Index* 中，文献数量增加 [19]，1864—1920 年间，有 227 篇有关瘢痕疙瘩的文献，38 篇有关瘢痕文献，72 篇有关瘢痕癌文章，以及 71 篇有关瘢痕治疗文章。这些文献关注对不同种类瘢痕的认识、非手术治疗方法（放射治疗、化学腐蚀、压迫治疗、电疗）治疗瘢痕、手术方法（皮肤移植、皮瓣、松弛切口、针刺）治疗瘢痕。

Patterson Index 里最全面的关于瘢痕的文献是 1893 年 John Collins Warren, Jr. 所著的 *Hypertrophies and degenerations of Cicatrices and*

Cicatricial Tissue[20]，这篇文章延续了 Warren 在波士顿作为外科医生和创新者的传统。John Collins Warren 是 John Warren（外科医生、哈佛医学院的创始人）的曾孙，他的孙子也是哈佛大学的外科教授，是第一位在全麻下实施手术的外科医生（1848 年）。Jonathan Mason Warren 的儿子 John Collins Warren, Jr. 被认为是他那个时代最伟大的唇腭裂修复医生，被 Dieffenbach 报道是首位发表关于手术操作论文的作者[21]。他与 Lister 关系密切，是外科无菌术的早期倡导者之一，1889 年，在麻省总医院实施了第一台腹腔内手术。

Warren 关于瘢痕的文章被认为是最早的“现代观点”的综述性文章。他详细描述了多种有关瘢痕的认识：瘢痕组织形成、非典型的卷曲的纤维组织的存在、显微镜下的表现及血管密度随时间的变化、一期愈合与二期愈合的伤口区别、瘢痕疙瘩与增生性瘢痕的区别、瘢痕的组织学改变、瘢痕的挛缩，以及少年时代形成的瘢痕如何随时间而变化。Warren 还报告了三例疼痛性的手术切口瘢痕，证明瘢痕内神经瘤的存在，在整篇文章中，他引用了其他作者的英语、德语以及法语文献。

Warren 也讨论了瘢痕疙瘩和他治疗耳垂瘢痕疙瘩的个人经验，重申压迫疗法是瘢痕疙瘩治疗的一部分。他讨论了一篇文献报道的应用刃厚皮片移植成功治疗烧伤后增生性瘢痕的方法，并得出结论“应用皮肤移植治疗瘢痕相对以往的手术治疗方法开辟了一片新的沃土，虽然篇幅有限，但我仍然要提及它”。在 19 世纪末，有关瘢痕形成、瘢痕种类及范围、手术治疗方法及非手术治疗方法的选择，其中许多沿用到了今天。

伤口愈合与瘢痕形成的基础生物学研究开始于 20 世纪。研究涉及瘢痕形成与降解的各个方面，包括各类瘢痕组织中，胶原蛋白的生化组成与比例，成纤维细胞的作用，生长因子、DNA、RNA 的详尽研究，并将研究扩展到皮肤移植、皮瓣，甚至四肢及面部移植，这些研究加深了我们对瘢痕的理解，提高了我们治疗瘢痕的能力。这些专题超出了本章范围，将在以后章节中详细阐述（参见第五章、第六章和第十二章）。

战伤瘢痕

渴望外科训练者应该到战场上去

——希波克拉底

在《伊利亚特》中，荷马描写了将近 150 处不同的伤口，包括进出口的不同位置、不同的武器（剑、箭、长矛）、内部损伤及致命伤与非致命伤的不同之处。对这些伤口的治疗在许多保存的希腊器皿上得到很好的阐述（图 1-8）。希腊和罗马的将军出征，一般有私人医生陪同；但是一般军人，就像在希腊器皿描绘图像所显示的，是相互治疗。图 1-9 显示的有关伤口的插图是对火药发明前“受伤男人”的很好的描绘。

从 1400—1600 年，有关伤口的描绘发生了很多变化。火药的出现改变了损伤的性质，战争创伤形成大量瘢痕，这促使外科医生正式进入军队并服务于军队士兵，而不仅仅是服务于军官。Ambroise Paré（1510—1590）是最早的军医之一，是第一位军队外科医生，自 1536 年开始，为几

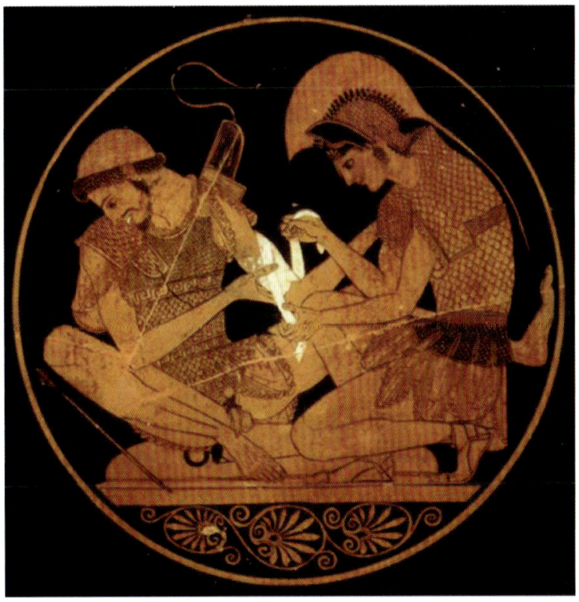

图 1-8 柏林国家博物馆收藏的大约公元前 500 年的红色陶制人物酒杯上，描绘阿喀琉斯正在治疗普特洛克勒斯的伤口

来源：https://upload.wikimedia.org/wikipedia/commons/b/ba/Akhilleus_Patroklos_Antikensammlung_Berlin_F2278.jpg. Accessed November 11，2016.

任法国国王服务近30年。Paré 似乎是一位敏锐的观察者，他写道，用热油灌注在新鲜火器创伤伤口上，还不如用蛋黄、松节油、玫瑰油涂抹伤口并简单包扎效果好[22]，他也注明他的方法减轻了患者的痛苦，减少了组织损伤。他建议在截肢术中对动脉进行结扎而不是用烙铁烧灼。这种枪伤伤口处理方法违背了当时的通常做法，但是有助于伤口愈合而非有害的方法。众所周知，Paré 还发明了上肢及下肢假肢，还有由金、玻璃、陶瓷和银为成分制成的义眼[23,24]。

瘢痕的裂解是维生素C缺乏症（俗称坏血病）的一个信号特征，坏血病是舰队航海的一大阻碍。Vasco da Gama 在1499年去往印度之旅中，损失了2/3的团队成员。1740年左右，英国去往南海的探险队损失了1 300名海员（出发时是2 000名）和7艘船中的6艘。Richard Walter，这次航海中的牧师，描述道："皮肤像墨水一样黑，溃疡、呼吸困难、四肢开裂、牙齿松动脱落并且大量的黏液样组织从口中涌出，很快这些涌出物腐烂并散发出难闻的气味。"[25]据估计，1500—1800年，坏血病大概导致200万海员死亡。坏血病影响海军战斗力的例子比比皆是，包括1588年，英国舰队击败西班牙的无敌舰队[26]。James Lind（1716—1794），英国海军军医，柑橘类水果可以预防及治疗坏血病这一事实的发现者。他最著名的是成功治愈12名坏血病海员的临床试验，并于1753年首次发表这一成果。这一神话被 Michael Bartholomew 通过阅读 Lind 的工作笔记而彻底揭穿[27]。历史研究证明，坏血病持续影响维多利亚中产阶级和 the Scott 探险队直到20世纪初[28]。

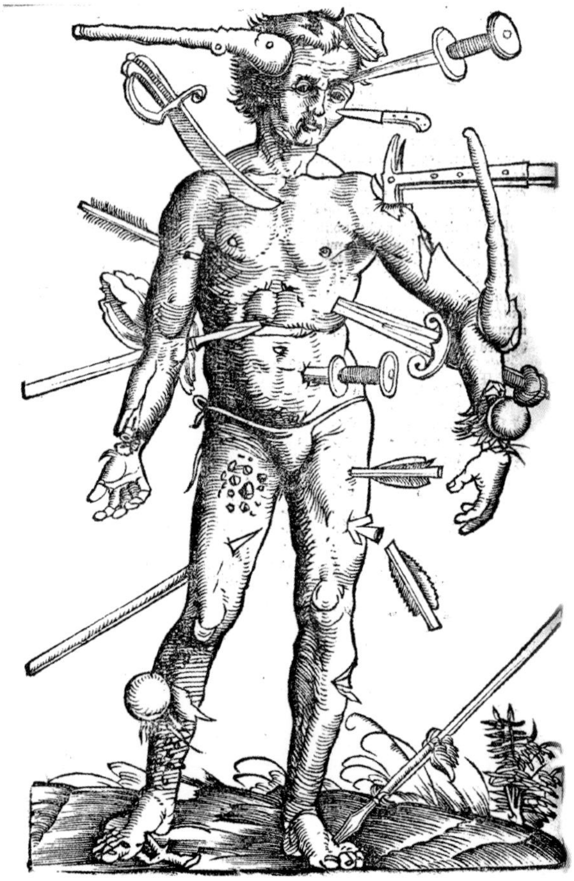

图 1-9 Hans von Gersdorff（1455—1529）的外科手册
来源：https://upload.wikimedia.org/wikipedia/commons/7/73/Gersdorff_p21v.jpg. Accessed November 11, 2016.

19世纪的陆地战争有很高的士兵死亡率，不管是直接的损伤还是饥饿、疾病导致。Minard 图表（图 1-10）是第一个用图表描述多变量的成功范例。它描绘了法国军队进出俄国期间士兵数量减少的程度，地理位置变化，后撤时温度变化，沿途的重要地点。Dominique Jean Larrey，出色的自传作家，拿破仑军队外科主任，记录了医疗队面对的恶劣条件[29]。医疗设备的滞后导致急救困难，Larrey 曾用自己的衣服作为绷带。在维特博斯克战斗期间，他自己在24 h做了11台肩部截肢手术，9例患者存活，2例死于痢疾。稍后，在博罗季诺战斗中，他报告在24 h内做了200台不同类型的截肢手术。Larrey 描述了官僚阻碍、管理不严（普遍的贪污、偷窃、抢劫等）和其他阻碍创伤救治工作的因素。Larrey 进一步说明，几乎所有的外伤都死于饥饿。Larrey 发明了新型的移动飞行急救车，建设了一支训练有素的医疗急救队伍，在前线实施医疗救护，这为随后的军队外科的建立搭设了平台。

在19世纪的诸多战争中，美国内战（1861—1865）生存下来的人，每13人中就有一位被截肢（胳膊或腿）[30]。在战争中，医疗技术获得了进步，包括将图片附加到文字记录，护士队伍的组织与建立，接近前线的麻醉应用，利用吗啡或威士忌缓解疼痛，对特定创伤的标准化治疗的建立，建立多种卫生措施以防止痢疾、伤寒或其他

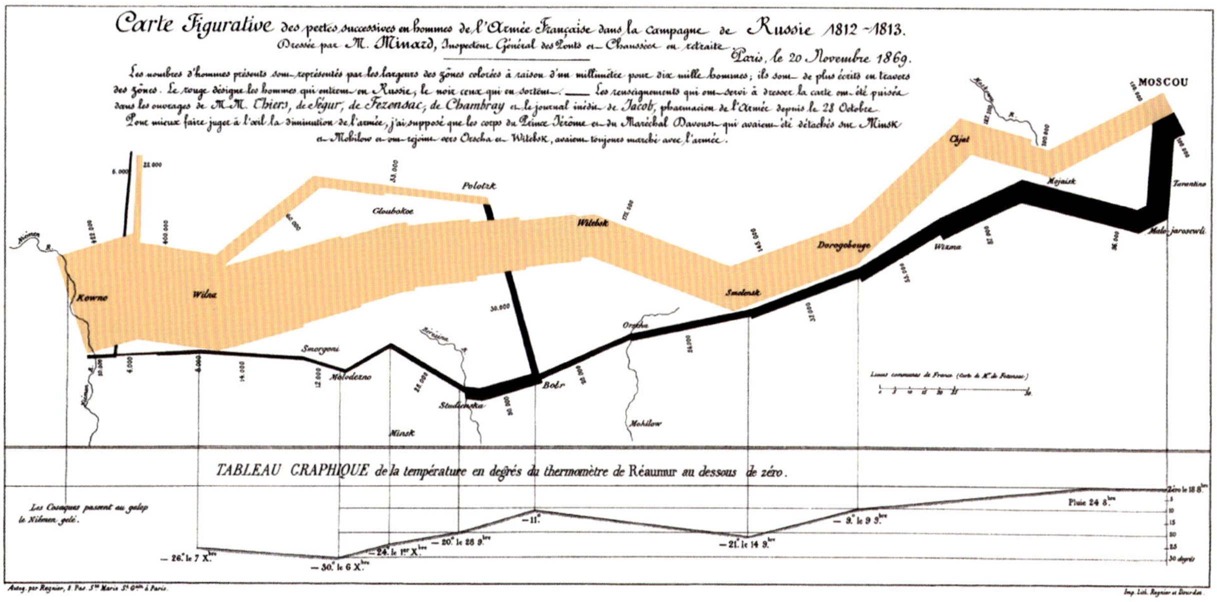

图 1-10　Charles Minard 的 1869 图表，显示 1812 年俄国战争拿破仑军队人数、行军路线、返程途中温度变化。图表尺寸：62 cm × 30 cm

来源：https://commons.wikimedia.org/wiki /Commons:Reusing_content_outside_Wikimedia. Accessed November 11，2016.

感染的发生。William A. Hammond，联合军队的外科医生总指挥，创立了一套分诊、疏散系统，设计了清洁并通风良好的手术室，将野战医院的伤者死亡率由 40% 降低到战争后期的 8%[31]。在战争的后几个月，建立了“退伍兵之家”，也就是现在的退伍军人管理系统的前身，退伍军人可以优先获得社会福利和支持。

随着麻醉的引入，无菌手术方法的采用，以及对感染的认识进一步深入，军队医学的下一个大跨越发展时期就是第一次世界大战。美国建立了正式的医疗、外科、护理、牙医和保障人员队伍，并建立形成了医疗用品及设备供应系统。设计并建立了战地医院，并于 1910 年建立了永久性的特定单元。杰出的美国医生 George Crile, Harvey Cushing, William C. Gorgas,William Welch 和 William Mayo 都参加了医疗预备队。每个军队配备 500 张床位的 50 个基地医院，以及与红十字会合作设立的 8 个 250 张床位的海军基地医院[32]。正是这段时期，开启了整形外科的修复重建时代。

1917 年，英国在英格兰的 Sidcup 成立了一支以 Harold Gillies 爵士（1882—1960）为队长的医疗队，专门治疗面部损伤与畸形，在皇后医院利用皮肤、皮瓣、骨移植及赝复假体等进行重建手术。这个医疗队的活动取得了巨大的进展，不仅仅是在瘢痕与畸形的治疗上，在麻醉方法上也取得了巨大的进步。Harold Gillies 先生被认为是现代整形外科之父。然而，他的工作离不开 Ivan Magill 爵士（1888—1986）的支持，他是全科医师，在战争前发明了喉镜、纤维支气管镜、产钳和封闭的气道传送系统。Ivan Magill 先生被认为是现代麻醉学之父，在医院工作期间，参与超过 5 000 名患者的治疗，麻醉台数超过 11 000 台，没有一名患者因为单纯的麻醉的原因而死亡。

有效的急救、伤患的安全转运、恰当的医疗护理，这些能力的提升使先前的致命伤者得以存活，医生需面对更为复杂的缝合、潜在组织损伤后的重建及功能的恢复，因而也带来了一系列的新挑战。抗生素的使用、医疗及外科技术的不断进步，使得严重复合战伤的死亡率大大下降，给组织器官重建及瘢痕治疗带来更大的挑战。目前，救治能力在持续提升，设计精巧的创伤包（内含止血带和止血敷料）、直升机快速转运到流动医疗单元及在 24 h 内运送伤患到更高级别医院的能力，这些进步进一步提高了战场的生存率（超过 90%）[33]。

瘢痕治疗的历史回顾——手术治疗与非手术治疗

减少外伤导致的瘢痕形成仍遵循伤口处理的一般原则：控制出血、去除异物、清洗伤口、修整创缘、必要时放置引流以及适当的包扎。在无菌术及麻醉引入之前，很少有针对瘢痕的干预措施的文字记载。因为瘢痕不能从其他的皮肤病理改变清晰地区分出来，长期慢性的治疗指南很难推荐。由此，手术及非手术的干预措施仍局限于自 Alibert 时代对瘢痕疙瘩的认识。Alibert 在 1816 年发表的论文[13]中推荐采用硫、醋酸铅、樟脑和鸦片来治疗瘢痕疙瘩。Linares 在他瘢痕文献的综述中[34]，将瘢痕的首次手术治疗归功于 Robert Druit（1814—1883），对烧伤引起的瘢痕，Druit[35]讨论了将瘢痕削除并烧灼创面的必要性，同时也赞成 Jacques M. Delpech（1777—1832）将瘢痕彻底去除的观点。其他的特定手术方式没有讨论，但提及将大面积的瘢痕切除，用皮瓣覆盖创面。Druit 的书读起来非常有趣，是那个时代标准外科实习的百科全书。尽管 Linares 指出 Druit 所指的是特定的瘢痕疙瘩，但 Druit 自己的文章并没有特指哪类瘢痕，以后综述对 Druit 文献的引用也并未澄清此点。

John Da Costa （1863—1933） 在他 1894 年出版的 *A Manual of Modern Surgery* 一书中[36]，明确指出，“瘢痕疙瘩在以下情况下无须手术：瘢痕疙瘩仅在针眼处复发。相信它随着时间而变化，或者仅需要弹力加压。”依据是 Da Costa 教授对天花导致的小瘢痕的治疗方法。1990 年之后，一篇关于瘢痕疙瘩和增生性瘢痕的综述指出，“手术治疗瘢痕疙瘩一直被降低为二线治疗方法，针对类固醇注射治疗或对压迫治疗反应不佳的瘢痕或要求缩小体积的巨大瘢痕，通常推荐手术治疗联合其他治疗[37]。”

对增生性瘢痕与瘢痕疙瘩区别的关注一直在治疗的效果上。1969 年的一篇文章，回顾了哥伦比亚医院 1932—1958 年所有的瘢痕切除病例，340 例临床诊断为瘢痕疙瘩病例。Cosman 等人发现组织学表现不是瘢痕疙瘩的病例，83% 手术效果良好；而组织学证实为瘢痕疙瘩的病例，只有 53% 术后效果良好[38]。这篇文章对参与形成瘢痕疙瘩的因素做了很出色的阐述，但得出结论说先前文献所说的激素水平、异物存留、遗传因素、人种等因素是不正确的。他们同样回顾了对病变的治疗，推荐了大量的治疗方法，认为原来许多诊断是瘢痕疙瘩的病例，其实是其他的皮肤病变[39]。瘢痕疙瘩与增生性瘢痕的区别仍然是很大程度上依赖临床表现。瘢痕疙瘩超出了原有的损伤边界而增生性瘢痕局限于原有的损伤范围之内，可合并间断性疼痛，历经发红、增生隆起，最终在两年左右萎缩。

压迫治疗持续被推荐用于增生性瘢痕和瘢痕疙瘩治疗。在 1898 年，澳大利亚 Herman Lawrence 医生推荐在瘢痕疙瘩表面持续加压数月[40]。这个个案报道并没有说明多大压力及持续时间。伤口愈合中压迫治疗的文字记载始于“史密斯纸草文稿”（公元前 1600），经常出现在后续的伤口治疗指南中。1924 年，Vilray Blair 研究了压力对伤口愈合的影响[41]，James Barrett Brown 和 Frank McDowell 在他们 1944 年合著的有关烧伤愈合一书中指出，缺少适当的压力，所移植的皮片及供区不能良好愈合。他们指出，烧伤创面可无菌加压包扎[42]。第一例利用压力治疗烧伤瘢痕的临床记录来自德州圣安东尼奥市布鲁克军队医院的 Paul Silverstein，他记录下肢慢性溃疡患者皮片移植后，穿弹力袜一侧下肢创面比对侧未穿弹力袜的下肢创面愈合好。来自加尔维斯顿 Shriner 烧伤学院的 Duane Larson 医生，应用加压夹板治疗瘢痕，取得了相似的效果，Larson 后来与 Jobst 学院合作生产弹力加压套，用于烧伤后瘢痕的治疗。他们 1971 年的结果报道使压迫治疗成为预防与治疗烧伤后瘢痕的常规治疗方法[43]。近期的临床研究并没有发现弹力套应用与治疗效果之间的相关性[44]，似乎看起来弹力套并没有达到最好的效果，较高的花费与较低患者依从性仍是突出的问题[45]。

硅酮凝胶与贴片在瘢痕治疗中的应用，早在许多年前就已经提出。Robinson 于 1935 年建议将硅酮贴片用于治疗难治性溃疡；1954年，硅酮被加到皮肤润肤蜜中用于治疗皮肤角化[46]；因为它的惰性特征，也被用于软组织填充，或制备成固体的成型鼻软骨假体及耳郭软骨假体；与各种材料混合注射治疗萎缩性瘢痕，在20世纪早期相当流行。在一篇综述[47]中将硅酮与其他的合成材料进行比较，过去所用的现在不可被接受的材料有赛璐珞、石蜡、各种金属、木心、乳胶、硫化橡胶、马来乳胶，看起来似乎早期的临床医生用尽了地球上的所有东西。Brown and Ohlwiler比较了合成的高分子化合物、硅酮、卤化碳（特氟龙）、聚乙烯醇等，发现硅酮作为液态、凝胶状及固态应用时，更具有优势，它取代了同时期的所有先前使用的材料。1981年，牛胶原蛋白进入临床应用，现在大量的注射填充材料替代了硅酮。

Frank J. Gerow（1929—1993），因硅胶乳房假体应用及流行而被铭记的医生，在1967年与人合著的一篇文章中，介绍了硅酮在烧伤创面中的应用，推荐将液态硅酮涂抹于手部新鲜烧伤创面。运用含硅酮的辅料、夹板等，结合在液态医用级硅酮中的手部创面浸泡，29例患者的50只手Ⅱ度及Ⅲ度创面，愈合后形成的瘢痕柔软，获得了满意的效果[48]。

20世纪80年代，推荐在瘢痕治疗中使用硅酮凝胶及硅酮贴片，随之有多篇文章发表[49,50]，副作用很少有报道。在1973年，对硅酮贴片的研究发现在供皮区新鲜创面使用硅酮贴片可显著缓解疼痛，但几天后几乎都伴随假单胞杆菌感染[51]，提醒硅酮贴片只能用于愈合后创面。

硅酮凝胶或贴片仍被推荐应用于瘢痕治疗，市售的数百款硅酮产品更加提升了这项技术的应用。1995年，Reiffel指出，用贴片封闭伤口花费少，所形成的瘢痕轻微。在一系列的患者治疗后，他声明这是有效的，包括瘢痕修复病例[52]，这在后来的临床研究中得到证实[53]。究竟是压力、封闭、湿润、再血管化，还是压力导致的相关的微循环改变影响了瘢痕生成，目前仍不清楚。

瘢痕内注射及放射治疗

1908年，关于乳突炎术后继发耳后瘢痕疙瘩的治疗的个案报道引起关注，文章提及多种治疗方法的选择。这些方法包括：烯丙基硫脲注射、切除、切除后皮肤移植或放射治疗。患者更愿意选择X线放射治疗[54]。另一例报道是1909年，采用X线治疗烧伤后面部瘢痕疙瘩（很可能是增生性瘢痕），只是提及“进行了两周治疗”但没有提及剂量，同时也采用了瘢痕内注射烯丙基硫脲并取得了相似的效果[55]。

Ferdinand Ritter von Hebra（1816—1880）首先报道在狼疮病变和陈旧性瘢痕周边注射烯丙基硫脲，目前通常被推荐应用于顺势治疗。烯丙基硫脲是从深色芥末中提取的芥末油，在19世纪90年代后期及20世纪初，烯丙基硫脲广泛用于治疗烧伤瘢痕、掌筋膜炎、象皮病、血吸虫病、牛皮癣及其他疾病，并有大量文献报道。最近，它在化学工业中被用作弱溶剂，在相纸中用来降低光感度。医疗上，它的基本应用是顺势疗法。烯丙基硫脲用作抗挛缩治疗首先由Paul Gerson Unna（1850—1929）提出，他也发明了乌纳糊靴（Unna Boot），一种治疗下肢静脉溃疡的医用绷带。Sinclair Tousey（1818—1887）首先将烯丙基硫脲用于瘢痕疙瘩治疗，并倡导进行瘢痕内注射，可获得比全身注射更好的疗效[56]，在实际中相比瘢痕疙瘩，他更多应用于增生性瘢痕，同时他也是电疗和X线治疗瘢痕的倡导者[56]。

Patterson Index[19]列出了54篇有关瘢痕疙瘩治疗的文献，13篇是关于特定射线或者X线治疗。除放射治疗外，该指南所包括的从1860—1920期间的其他治疗方法有切除、电针电解，麦角碱、烯丙基硫脲、甲状腺粉剂提取物注射，干冰皮肤涂抹（液氮冷冻治疗），胃蛋白酶注射。在*Leuz Index*中，涵盖了1921—1964年间的文献，也有将近100个类似的推荐应用[57]。放射治疗、胃蛋白酶－盐酸注射、冷冻疗法、电流干燥技术，甚至有一例采用甲状旁腺切除术治疗巨大瘢痕疙瘩的报道[58]。

应用类固醇治疗瘢痕疙瘩的首次报道出现在

1950年，并观察到直接涂抹可导致皮肤变薄[59]。随后一项临床试验发现经皮肤涂抹或者瘢痕内注射并无效果[60]。1954年，Merton L. Griswold（1904—2000）对13例增生性瘢痕进行了瘢痕内类固醇注射，发现瘢痕停止增生，但没有明显的萎缩[61]；这一结果与1956年Gustav Asboe-Hansen（1917—1989）的结果相矛盾，他对疫苗接种处的瘢痕疙瘩进行瘢痕内类固醇注射，发现85%的瘢痕疙瘩出现了萎缩[62]。Murray，一位丹麦皮肤学家，于1963年首次报道在手术切除瘢痕疙瘩同时注射类固醇激素是有益的[63]。然而，他的系列研究没有对照组，在手术切除同时采用泼尼松注射；部分在瘢痕内注射，部分在瘢痕周边注射，还有部分接受了放射治疗。

大量报道显示，曲安奈德瘢痕内注射治疗增生性瘢痕或瘢痕疙瘩是有效的，同时可能会伴有以下并发症：组织萎缩、毛细血管扩张、色素脱失甚至库欣综合征[64]。Ketchum和他的同事们推荐采用不超过120 mg的小剂量注射，间隔四周后重复注射。随后有大量的文献报道，使得类固醇瘢痕内注射成了标准的治疗方法，同时期的文献报道似乎都得出相似的结论：类固醇注射是瘢痕的主要治疗方法[65-68]。除了类固醇激素外，局部或瘢痕内注射用药还包括：博来霉素、5-氟尿嘧啶、维拉帕米、类视黄醇、干扰素和钙通道拮抗剂，单独或联合手术治疗（参见第十章和第十六章）。这些文献也讨论了压迫治疗、放射治疗、硅酮凝胶或贴片治疗，都表明相对于增生性瘢痕，瘢痕疙瘩更难处理。同期的文献报道没有揭示瘢痕疙瘩的明确病因，只有临床观察，缺少有说服力的直接的证据：如胶原蛋白含量、生化组成、生长因子变化等。

另一个有确定疗效的正在发展中的治疗方法是激光治疗，这将在其他章节中详加探讨（参见第十三章和第十四章）。这个当代的创新会替代或丰富过去100多年的治疗方法。

瘢痕干预

防止瘢痕形成的最好方法是避免损伤。令人惊叹的机动车设计减少了机械故障导致的意外损伤。美国总统约翰逊1966年签署了“机动车辆安全法案”，对高速机动车辆进行全方位管理[69]，这是第一个也是最大的一个由美国联邦政府调整的工业产业。挡风玻璃和仪表盘设计、安全带、安全气囊、儿童安全座椅，这些设计显著降低了创伤程度及死亡率。机动车量数目和行驶里程迅速上升的同时，交通事故损伤及死亡率下降了80%[70]，很少有人了解医务人员在其中的贡献。例如，1930年在医务人员倡议下汽车安全玻璃的安装[71]。就像循证医学是医疗决策的基础，车辆设计改进、全球范围内安全带的应用、杜绝危险驾驶及其他措施的应用，有效地减少了交通伤亡。同样的，预防烧伤措施如减少儿童服装及用品的可燃物含量[72]、热水器温度调节[73]和强制安装烟雾报警器[74]等的实施，在过去50年间降低了烧伤的发生率。所有这些都是医务人员倡导实施的。

切口瘢痕的管理强调适当正确的伤口处理、去除异物、仔细对合创缘包括深层组织的对合。感染伤口更容易形成异常瘢痕，但没有证据表明对简单的非咬伤手部[75]或其他部位的伤口[76]，预防性应用抗生素会有益。张力在伤口异常愈合中的作用广为接受，以至于文献很少提及（参见第七章）。Warren在他关于瘢痕的论著中认为“瘢痕的独有特征是挛缩……当伤口边缘因这样或那样的原因收缩时，增生挛缩就开始了，大量的新生组织生成是为了覆盖组织缺损而过度增生的结果”[20]。Warren没有引用澳大利亚解剖学家Karl Langer（1819—1887）的工作，Langer在1861年描述了“皮肤张力线”[77]，他用锥子在尸体上形成圆形刺伤，这样沿张力线方向就形成了椭圆形状，后来他又切除一块圆形皮肤，对原来的工作进行了修正。张力线成了皮肤切口选择的指导，沿张力线方向的手术切口会形成最小的瘢痕（图1-11A）。随后的修正是在活体皮肤上进行的研究，而非像Langer在僵硬的尸体上进行。

Albert Borges（1919—1990）写了一篇关于理想手术切口的完整文章[78]，文章记述直到1941年，英格兰的Cox提出了MD论点，才修正了Langer线的微小错误，尤其是在头面部，他将其称为“Antirelaxed皮肤张力线”，他认为“获

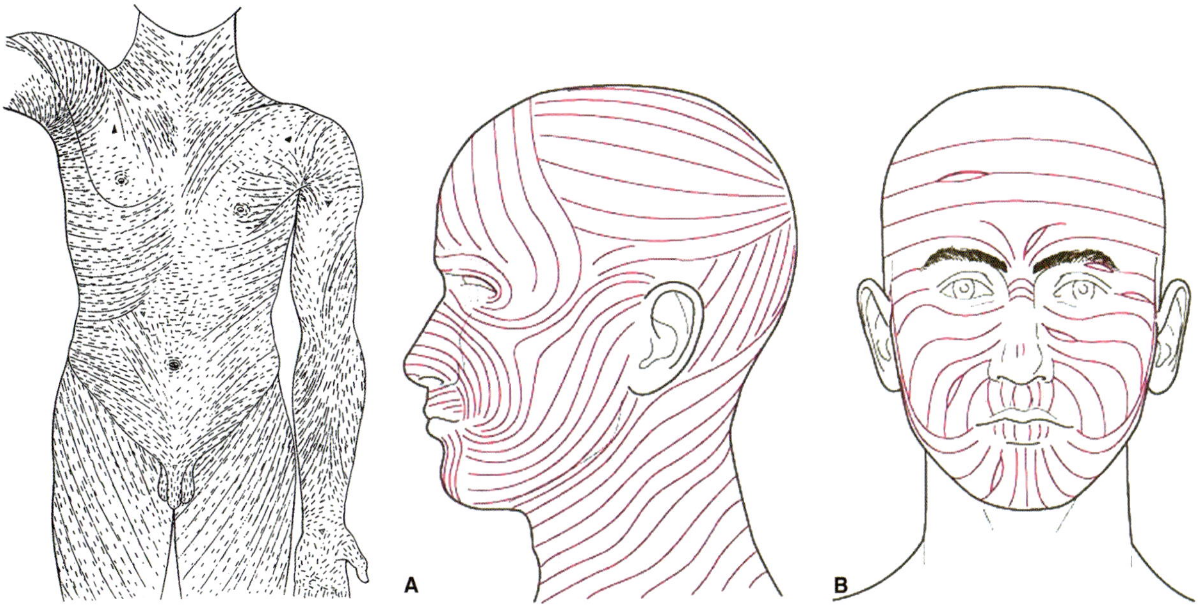

图 1-11 A. 朗罕氏线显示皮肤张力线（来源：Langer C, Kopsch Fr. Rauber’s Lehrbuch der Anatomie des Menschen. Leipzig, Germany: Georg Thieme, 1908:825.） B. Kraissl 线（经 iKnowlege 许可使用。来源：http://clinicalgate.com/face-and scalp/. Accessed November 11，2016.）

得微小线状瘢痕的决定性因素不是缝合方法，而是切口方向与皮纹的关系，与皮纹完全一致的切口将留下最细小的瘢痕”。稍后 Leonard Rubin（1912—2001）在面部皮纹线的基础上又做出了修正[79]。Cornelius J Kraissl （1902—1999）仔细研究了老年人面部皱纹，证实皮下肌肉组织在优化切口线中的作用。见图 1-11B 头面部 Kraissl 线[80]。

理解了皮肤的张力线原则及正常与异常瘢痕的关系，就不难理解 Z 成形术和 W 成形术，如果按照此方法切开改型，增生性瘢痕（瘢痕疙瘩大部分并非如此）的挛缩线会被打断，通过周围皮肤的旋转缝合，使瘢痕得到松解。Borges 在 1985 年论文中很好地描述了 Z 成形和 W 成形的演变[81]，许多作者认为是法国口腔医生 Michel Serré （1799—1849）在 1835 年实施的一次手术中首次应用 Z 成形术，并于 1842 年进行了报道[82]。按照 Borges 的观点，Serré 所做的口部粘连畸形松解并没有采用两个易位的皮瓣，而是应用唇部皮瓣的旋转修复创面。第一例真正的 Z 成形术是美国解剖学家及外科医生 William E. Horner（1793—1853）于 1837 年进行的用于修复睑外翻的手术。根据关于这次手术的零散报道及详细描述，在此基础上，Stewart Leroy McCurdy（1859—1931）于 1913 年在“Z 成形：颈部、唇部、眼睑及跨关节部位瘢痕挛缩松解整形手术”一文中提出了 Z 成形的基本原理[83]（图 1-12）。这使得 Z 成形成为瘢痕修复中最常用的技术之一（参见第十二章）。

当无能为力时，隐藏瘢痕

当瘢痕看起来不易去除，又无过多的医疗手段可以干预时，用化妆或纹饰掩饰瘢痕是可取的（参见第二十章和第二十一章）。George Burchett （1872—1953）在他的回忆录描述了 Harold Gillies 先生为掩饰枪伤瘢痕而做的色素纹饰，并称其为“纹饰之王”，并介绍了为掩盖瘢痕而实施的文眉术。他也记述了在 19 世纪末及 20 世纪初，澳大利亚和德国上流人群在面部纹饰形成瘢痕，使它看起来像决斗形成的[84]。

今天纹饰已经相当普遍，并被年轻人视为身体艺术的一部分，在 16~25 岁人群中大约占 20%~40%[85]。美容纹饰已经扩展到永久性装饰，

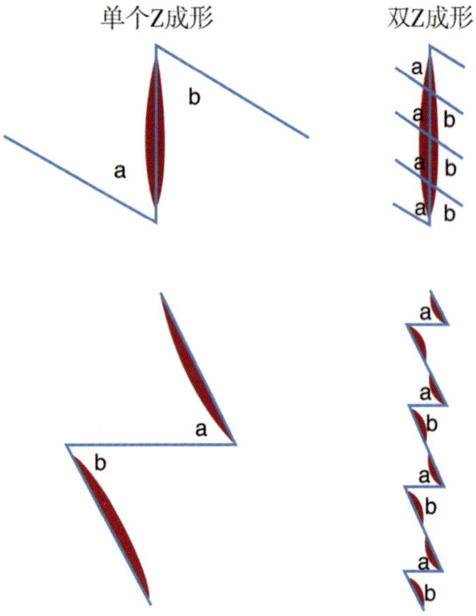

图 1-12　单个和双 Z 成形
来源：Open source, http://america.pink/images/4/8/9/1/5/8/3/en/2-z-plasty.jpg. Accessed November 11, 2016.

如重建乳房的乳头乳晕纹饰。图 1-13 显示的是为遮盖腹部整形术后脐周瘢痕所设计的文身。

个体瘢痕的独特历史

我们已经探讨过瘢痕在个体身份识别中的作用，瘢痕具有法律上的价值。仔细地描述及图片记录在家庭暴力、儿童虐待等案件中是必要的。当评估创伤时，创伤性质、时间、修复和影响因素是决定治疗方法的重要因素，瘢痕修复也是如此。愈合过程是否正常，什么原因导致了病理性瘢痕形成，或者仅仅是正常的瘢痕。当评估瘢痕时，须知瘢痕是独特的，需全面了解它的病史。所有的早期切口在正常愈合过程都不雅观，除非有重要部位的严重变形（如唇周或眉部红色横行瘢痕），不建议早期修复，修复的时机和修复方法一样重要。一个微不足道的瘢痕可能造成很大的压力，而你一点都不满意的瘢痕对某些患者来说根本就不在意。当患者要求去除瘢痕时，谨慎的医生应该不仅仅考虑瘢痕本身，还应考虑患者的情感因素及心理需求。要依据瘢痕情况，个体化选择治疗工具与方法、实施措施等（参见第四章），主要目的是避免患者不切实际的期望。

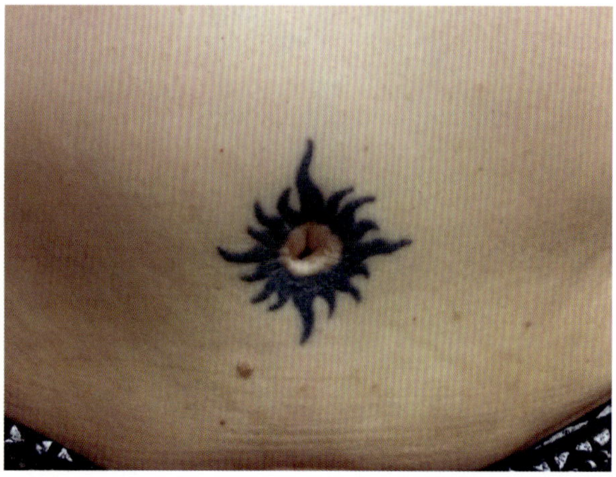

图 1-13　纹饰掩盖脐周瘢痕（照片经 Dr. Sharon DeChiara 许可使用）

瘢痕可能是民事或刑事诉讼的证据，谁引起的创伤？致伤原因是什么？后果是什么？对治疗不当的案例，前期可能并不关注瘢痕问题，直到刑事诉讼审判时，瘢痕作为创伤的基本表现，会被重新检查审视。在这些情况下，法庭会要求证词写明瘢痕是由外伤冲突导致还是其他原因引起。

眼部整形术后 25% 患者对瘢痕外观不满意[86]，对瘢痕不满意的病例在激光文身去除术[87]及隆胸术中[88]也相当常见。文献记录中第一例与瘢痕相关的诉讼始于 1879 年，*Boston Medical and Surgical Journal* 记录了一个医生的抱怨：“在我们的法律下，我对所有的这些病例都有疏忽，难看的瘢痕、未完全恢复原状的乳房与肢体，以及所有的不完美……没有任何道德力量可以阻止瘢痕挛缩，就像不让树木长成森林一样[89]。”阅读文献发现，大量医疗纠纷“疏忽”案例从 19 世纪 30 年代开始出现，医生因为致死性或者非致死性的“疏忽”而被拘留或关进监狱。在当今的法律环境下，随着微创手术的进展和公众对医疗奇迹的期盼，治疗瘢痕或者控制瘢痕发展要求的不仅仅是医生的专业技能，还有和患者清晰沟通的能力，如不能保证瘢痕治疗效果的告知并取得患者的理解与同意。

瘢痕烙印

瘢痕赋予人个体特征，尤其是面部瘢痕。“刀疤脸”曾经是电影里劫匪的代号。面部瘢痕与缺陷在文学作品、戏剧、电影（《歌剧魅影》《蝙蝠侠》《科学怪人》《猛鬼街》《变形黑侠》《狮子王》等）中总是与犯罪和邪恶相关。一个例外是哈利·波特前额部的闪电状瘢痕，但即使如此，也是邪恶巫师导致的。肤色和面部五官在种族、文化和社会交往中扮演重要角色，明显的器官畸形会带来严重影响。

文学作品常常用面部瘢痕作为人物特征的体现。瘢痕可以是过去英雄气概的体现（《澳大利亚决斗明星》）、《神圣的烙印》（正如“该隐的印记”）。瘢痕也经常在现实社会中用作罪犯的标记，像霍桑《红字》中海斯特·白兰胸部的A的烙印、塞万提斯关于奴隶脸上烙印的笔记。

1953年，法国MacGregor和他的同事们仔细研究了历史上四个人的面部瘢痕和畸形并对他们的父母、家族和整个社区进行了纵向分析[90]，MacGregor是一位儿童社会工作者、精神病学家、人类学家、心理学家，他发现中度及重度瘢痕畸形在不同个体呈现不一样的反应，反应的严重程度并非一定与瘢痕的畸形程度相关，一部分瘢痕较轻的患者觉得他们的瘢痕畸形非常明显，心理治疗几乎无效，后果通常很难预测。MacGregor将社会工作者、精神病学家、心理学家引入烧伤及患者医疗团队，这产生了相当大的影响（参见第二十四章）。

情感与心理对瘢痕的影响（其他的皮肤疾病也是如此）是一个需要持续研究的课题。创伤后的压力失调，身体镜像问题，不适当的社会认知等都需要加以考虑。最近，一本手术指南用了一个章节，引用56篇文献讨论面部瘢痕导致的心理变化[91]；一篇关于皮肤及其疾病在精神和宗教信仰层面内容的文章，探索了宗教信仰和人物在理解、对待以及治疗皮肤疾病（以及瘢痕）方面所扮演的历史性角色，以及这些病变对个人身份认知及社会文化包容的影响[92]。

19世纪外貌与犯罪的关系在进化论和拉马克学说之间有冲突。科学家提出的人类可以退化并且人性减退的观点使种族划分和犯罪学概念变得有趣，并是社会注释的一种形式。文学人物，如Jekyll/Hyde dichotomy、吸血鬼，甚至Dorian Gray被“科学的”［包括Benedict Morel（1809—1973）法国心理学家，Cesare Lombroso（1835—1909）意大利医生和犯罪学家］研究证实为具有犯罪特征。查理·狄更斯的小说，尤其是《荒芜小屋》中的人物，经常折射出这种观点：人们最好的和最坏的特征都可以从面容反映出来。

面容可反映退化的人性，这并非社会及心理学家的主流观点。然而，当代研究证实，面容确实对人的第一印象有深刻的影响，例如性格、可靠程度、诚实还是有罪等。研究证实，呆板的面容过分地影响了对人整体的判断，包括工作雇用、投票、法庭判决甚至婚恋等，然而，这种最初的负面印象可能很少能够通过进一步的信息而改变[93]。

基于认识到某些特征会对社会特征和行为后果产生负面影响，人们研究对监狱犯人实施整形美容手术所能获得的益处，并将手术作为刑法康复的一个组成部分。1965年英国哥伦比亚Edward Lewison发表了对450例患者随访长达10年的病例研究，这些省监狱的囚犯患者因各种不同的面部畸形包括瘢痕接受了矫正手术。他报告，手术后囚犯之间的相互行为举止得到很大提升，但被释放后，并没有继续随访下去[94]。在德州监狱系统内1982—1984年间253例接受整形手术的囚犯，3年后再次犯罪的比例比未接受手术的囚犯降低一半[95]。这些研究项目证实，整形手术像其他项目如工作技能培训、教育人们改变对囚犯态度等一样，均有益于罪犯改造，但因经费削减及隐私保护等，使得研究中断。最近的评论是“体貌特征会对人的可信程度、罪行判定及严重程度有显著影响。错误的基于体貌特征的判定将使可能对民众造成威胁的罪犯免罪，同时使无辜者被认定有罪[96]。”

瘢痕——虐待与酷刑的证据

在美国，医生关于虐待和酷刑的身体证据方面的记录，已经成为为民事和刑事案件及寻求庇护者建立有效诉讼的次要专业证据。儿科医生 C. Henry Kempe（1922—1984）首次描述的“受虐儿童综合征”[97] 增加了对儿童遭受欺辱及家庭暴力在社会各阶层和种族普遍存在的认识。非意外死亡的发生率仍很高。一项研究发现，四年间儿科创伤就诊病例，与欺辱相关的占创伤总数的 7.5%，并且死亡率比同类高 6 倍[98]，绝大部分报告为颅脑损伤、腹腔脏器损伤、骨折，烙铁、烟头或其他加热过的物体烧伤。Mandatory 的报告指出，疑似儿童虐待存在于北美、欧洲、澳大利亚、南非、巴西。儿童虐待与家庭配偶间虐待高度相关。

成人的虐待病例强调在施虐者缺席情况下，给受害者提供安全和逃跑信息。不论成人还是儿童，与致伤原因描述不相符的切伤与擦伤、手腕与足踝部捆绑伤、眼周乌青、反复的急诊就诊，以及生殖器及肛门部位的不寻常损伤都可能是虐待的线索。

因为对寻求庇护者的法律及人道义务，美国在主要城市开设了许多医疗人权机构，提供一些有关评价技能培训、证明文件要求和医疗建议的课程。这些项目一部分由国际人权组织管理（https://healthright.org/），一部分由医院组织管理，包括西奈（https://mountsinaihumanrights.com/human-rights-clinic/）、康奈尔（http://www.wcchr.com/），哥伦比亚（http://psclub.columbia.edu/clubs-organizations/human-rights-initiative），以及纽约 Montefiore 的居民社会医学项目。国际标准由联合国人权委员会制定，称《伊斯坦布尔协议》，对调查有效性、酷刑和其他残酷的、非人道的、歧视性的或惩罚性对待的记录提供了用来评价的模板。完整的文件可在网上查看（http://physiciansforhumanrights.org/issues/torture/international-torture.html#sthash.lWkkUifI.dpufP。2015 年 11 月 15 日）

酷刑的形式根据国家和地区而不同。丹麦回顾了 154 例病例，亚洲（包括阿富汗、巴基斯坦）难民挤压伤常见；电击伤更常见于中东和北部非洲。总的来说，性侵发生于 78% 的女性及 25% 的男性[99]。瑞典难民营的数据相似，几乎 100% 的难民曾被拳头、棍子或警棒击伤。被电棒击伤发生在叙利亚和伊朗。悬挂、刺伤、烧伤在其他地区各有不同[100]。人权医疗诊所报告瘢痕在评价损伤中的作用：来自 13 个国家 87 位受难者，87% 有可见的瘢痕，直径 0.1~19 cm 不等。68 例有多处瘢痕。15 处为烧伤瘢痕。几乎半数的人权医疗机构报告指出，特定的瘢痕不是酷刑造成的，更像是一种警示标志[101]，在另外的一个系列研究中，瘢痕位于头颈部者占 69%，生殖器者占 10%，烧伤瘢痕占 6%[102]。

无论什么情况，瘢痕与损伤机制之间的关系在鉴定可信度上非常重要。《伊斯坦布尔协议》提出，瘢痕按照以下五点记录：

（1）瘢痕是否与所报告的外伤相符。

（2）是否由所报告的外伤引起，但并非特定性的，是否有其他可能性。

（3）是否与其他可能的原因相一致。

（4）这种创伤是否只可能由某些可能性因素引起。

（5）是否能够诊断不是由其他原因引起的。

特定的瘢痕是酷刑的标记。“电车条痕”或者平行的条状是鞭打导致。瘢痕形状（如钝器伤、锐器伤或热烧伤）与致伤原因相对应。瘢痕的大小可以进行三维的测量。毛发和汗腺的缺失，或者色素的变化提示损伤波及深层皮肤组织。瘢痕是如何揭示损伤时施暴者与受难者的位置的[103]，这些都是非常重要的法庭证据，需要仔细认真记录。

瘢痕的定性评价也同样用于对患者受伤真实性的评估，在其他法医鉴定中也很有帮助。高质量的适当光线的瘢痕照片，与历史记录一起，可作为个案证据——个体庇护请求的裁定证据、刑事案件或医疗纠纷证据。

结论

瘢痕非常有趣，有经验的观察者受伤在采集病史前就可以从中获取大量信息，包括瘢痕形成时间、损伤治疗方法；了解患者病史，就会使瘢痕诊断更为清晰，如果被问到应该怎么做以及如何治疗瘢痕时就更为明确。小的瘢痕可能引发大问题，可怕的明显的瘢痕有时可能根本不是问题；

即使医疗技术进入再生及无瘢痕愈合时代，也并非每个患者都能够享受此项技术，所以瘢痕将会继续作为历史的鲜活证据而存在。

扫码看参考文献

第二章　瘢痕在全球的影响

MAYER TENENHAUS, HANS-OLIVER RENNENKAMPFF，BRUCE POTENZA　编
王琪影　译

核心观点

1. 瘢痕的意义　瘢痕形成是创面过度愈合的结果，最终通过促进创面收缩和表皮细胞再生而增加瘢痕组织愈合的强度。毫无疑问，瘢痕是创伤的必然产物，机体可以直接受益于瘢痕愈合，迅速有效地闭合创面可保护机体免受进一步的创伤和损害，其重要性不言而喻。从进化的角度来看，创面愈合延迟可使机体易受伤害。因此，理想的愈合是缓慢耗能无瘢痕愈合和快速有一定程度的永久瘢痕愈合之间的一种平衡。
2. 瘢痕的特征与分类　瘢痕常见的类型有普通瘢痕、萎缩性瘢痕、病理性瘢痕（包括增生性瘢痕和瘢痕疙瘩）三种。它们在组织病理、临床表现、分布、进展和消退方面存在区别。
3. 对社会和个体的影响　瘢痕的影响是显而易见的，无论对个体还是对社会，个性、文化、心理和社会影响及偏见都在瘢痕认知上扮演重要角色。社会经济和财政方面的挑战就像是瘢痕对个体和社会的影响一样，不能被过分夸大。

毫无疑问，瘢痕是创伤的必然结果，机体可以直接受益于瘢痕愈合。迅速有效地闭合创面可保护机体免受进一步的创伤和损害，其重要性不言而喻。从进化的角度来看，创面愈合延迟可使机体易受伤害。因此，理想的愈合是缓慢耗能无瘢痕愈合和快速有一定程度的永久瘢痕愈合之间的一种平衡。

在平衡建立时，瘢痕的形成是功能和美学优化的结果，对机体产生积极的影响。可以说纯粹的再生是创面最高质量的修复，目前这还是一个需要努力的方向，但遗憾的是在高级生命体中再生很少实现。创口愈合是遗传效率、能量需求、成本、效益和进化多方综合作用的结果。

瘢痕的影响

瘢痕作为一种病理性改变对全球的综合影响仍不明确。目前报道往往集中在特定的患者，通常描述如烧伤和创伤，或复杂手术形成的并发症。这些报道通常局限于单个或多个机构和一个地区或者类似的经济区域，对瘢痕相关问题的全面描述基于有限数据的估计和推测。烧伤是引起创伤相关瘢痕的最重要原因之一。在高收入国家，关于烧伤发病率的数据随着正式数据库的建立而显著提高；但遗憾的是，中、低收入国家只能提供有限的流行病学数据。因此，即使在具有代表性的人群中，全球范围内烧伤的实际发生率仍依赖于从有限的临床数据推断出来。更为复杂的是烧伤和相关创面处理水平迥异。发达国家通常采用早期的切痂和自体移植治疗深部和全层损伤，并特别关注患者关键部位的活动性、耐磨性和美观，发达且资金充足的地区通常为遭受损伤的患者提供辅助的物理治疗和作业治疗（无论是保守治疗还是手术治疗），以确保患者获得最佳的远期疗效。

发展中国家在许多方面上在向这些专业治疗

努力。当患者寻求从当地初级保健系统转诊，在等待安全处置、转运时，从基础的治疗到能够提供烧伤高水平专业治疗，患者往往需要等待很长时间。这可能会延误治疗，这样的延误常常导致创口愈合时间延迟。此外，某些应该手术的烧伤患者采用了非手术治疗，这种炎性阶段延长的不良治疗，导致创口缓慢和不良愈合，二者被认为是病理性瘢痕形成的主要原因。在许多烧伤患者中，非手术治疗较深度的烧伤，特别是关节、颈部和手指的烧伤，可能导致这些部位瘢痕化、挛缩和功能丧失。瘢痕是长期存在的，除非经过医学治疗或手术矫正，否则瘢痕可从美观问题发展到溃烂、挛缩甚至功能丧失，造成患者终身残疾。

与瘢痕新发病例的发生率相比，瘢痕的患病率（目前受影响的所有患者的累计总数）更为准确；正如我们已知的烧伤数据，主要来自发达国家，而欠发达国家的数据明显不足。在发达国家估计有 1 亿人因外科手术、烧伤和外伤而产生瘢痕[1]，其中 1 100 万名患者来自择期手术，而 2 500 万人来自外伤。91% 的术后患者有改善切口愈合质量的愿望[2]，15% 的患者不满意创口愈合或认为瘢痕过于明显而影响美观。

瘢痕可引起多个系统的系列问题，有相当一部分瘢痕可对应引起相关疾病（参见第三章）。腹部手术后形成的瘢痕组织会导致粘连，发生肠梗阻、女性不孕和慢性疼痛等并发症。Ten Broek 等[3]的 Meta 分析报道了腹部和盆腔手术发生的术后粘连。粘连性小肠梗阻（SBO）的发生率为 2.4%，儿童发生率为 4.2%，下消化道手术后发生率为 3.2%，上消化道手术后发生率为 1.2%，泌尿外科手术后发生率为 1.5%，腹腔镜手术后发生率为 1.4%。SBO 平均住院时间为 7.8 天，医院死亡率为 2.5%。慢性腹痛的发生率为 40%，其中 57% 是接受腹部再探查的患者，粘连被确定为引发疼痛的因素。

瘢痕邻近神经组织的纤维化可导致感觉或运动功能的改变。骨科关节损伤出现的瘢痕（关节纤维化），可导致活动障碍和感觉减退。慢性瘢痕可能会转化为被称作 Marjolin 溃疡的鳞状细胞癌[4]，这可能与包括烧伤、静脉瘀血、外伤、压疮和藏毛囊肿的慢性炎症过程有关[5]。除了瘢痕组织本身，继发症状如疼痛、炎症、瘙痒、溃疡和运动障碍，也可给患者造成困扰。挛缩可使运动受限或引起运动疼痛，导致患者主动锻炼减少（参见第十九章）。瘢痕可沿张力线溃破并形成难愈性创口。瘢痕的外观会不同程度地影响患者，其影响程度取决于瘢痕部位和患者应对瘢痕的能力。

理想状态下创伤修复更类似于再生，而不是修复（参见第二十七章）。机体实现再生，创口愈合不受瘢痕影响。它们有能力生长新的组织，这些组织在功能上和外观上等同于损伤前的组织。再生愈合主要出现在低等脊椎动物和早期哺乳动物胚胎中，维持再生愈合的能力随着高等脊椎动物的进化而消失。例如，蜥蜴（尾巴再生）、蝾螈（肢体再生）或斑马鱼，它们的创伤愈合没有瘢痕组织或功能丧失[6]。据记载，人类胎儿的无瘢痕愈合在某种程度上类似于这种再生过程（参见第二十七章）。遗憾的是，在孕中期末，再生愈合能力便已消失，通常正常的创口愈合可形成瘢痕。

瘢痕形成的过程是修复性创口愈合过程的延伸。最终瘢痕组织通过创口收缩和表皮细胞再生促进创口的强韧。这种创口具有加强宿主炎症反应以加速闭合的能力，但其后果是容易形成异常的瘢痕组织（参见第六章）。也许为了加快创口愈合的速度，因此在再生和修复创口愈合之间达到了一个新的平衡，从而形成一个比通常创口要小的瘢痕。

瘢痕带来的心理社会影响是多方面的，包括焦虑、社交恐惧和自卑、抑郁和创伤后应激障碍（PTSD）（参见第二十四章）。这些症状是难以量化和治疗的，即使患者的瘢痕组织相似但影响也因人而异，患者的适应性和应对能力可以帮助减轻瘢痕造成的心理社会问题。许多人认为，明显可见的瘢痕是困扰患者的主要问题。

创口愈合

了解正常的创口愈合过程对我们了解瘢痕组织的发展至关重要，随后的章节会对此进行深入的讨论。简言之，创口愈合复杂，通常被描述为一个连续的过程，包括三个不同但重叠的阶段，炎症、增殖、成熟或重塑[7]。

炎症阶段包括创面止血和局部创口清创两个不同的过程。创面止血通过血管收缩和凝血级联的激活最终形成纤维蛋白凝块而完成。随后释放的细胞因子和趋化因子聚集巨噬细胞和中性粒细胞在创口床吞噬坏死组织，这一过程通常在伤后3~4天发生。

第二阶段是创口床成熟后创口愈合的增殖，创口床如果不受阻碍，持续大约10天，释放多种刺激生长因子，包括血管内皮生长因子、血小板衍生生长因子和转化生长因子β，通过血管生成和肉芽组织的建立和沉积，产生具有新生血管的细胞外基质（ECM）替代物。成纤维细胞的迁移和激活促进创口床中由黏多糖、蛋白多糖和胶原组成的新的ECM。ECM不仅是支持结构，而且是细胞迁移、表皮细胞再生整合的关键成分。传统理论认为，表皮再生由创口边缘和附件中相邻角质形成细胞如滤泡真皮芽的迁移引起，正常生理创口收缩闭合由肌成纤维细胞介导发生，线状损伤的创口由边缘并拢，而较大的损伤则是周向收缩。

成熟和重塑是创口愈合的最后阶段，其特点为ECM排列、Ⅲ型胶原结构的重塑，以及衰老细胞的凋亡。4个月时成熟瘢痕的强度约为基线的80%，大部分重建在伤后12~18个月之间完成。这种正常的愈合过程是以修复为主而不是再生机制进行的。创口床的改变可能改变这一过程，导致非调节性愈合，从而导致增生性瘢痕形成，如创口的严重程度、细菌定植计数、上皮再生时间和机械应力向量等因素都可能在瘢痕形成过程中起作用（参见第七章、第八章和第九章）[8]。

瘢痕的特点

如何客观全面地描述瘢痕的存在和作用，瘢痕仅仅是瘢痕的组织学存在吗？人们应该仅仅考虑视觉上明显隆起和颜色改变的瘢痕吗？瘢痕可引起疼痛和感觉异常，但可能不隆起、挛缩或显而易见。很显然这些都应该考虑到。功能方面也可能受到影响，如闭合性骨折或感染导致的肌腱粘连。当然瘢痕不仅仅是皮肤问题，必须考虑术后子宫瘢痕及其灾难性破裂或异位妊娠的风险，或心肌梗死后瘢痕和动脉瘤形成，以全面理解瘢痕带来的挑战和后果。

不同个体、文化或观察者对外形缺陷的描述迥异，应该如何衡量这些影响呢？某些人群的看法和我们的评估有不同吗？儿童的比例更高吗？某些文化或者特定性别或经济地位的个人是否或多或少地受到畸形或功能丧失的影响？经济、政治和社会因素对这些会有一定影响，对医疗、重建和康复会产生各自的成本效益。

如果我们很难确定瘢痕的构成，从临床、心理、经济、文化、身体等方面考虑，那么很容易认识到准确评估瘢痕的整体影响非常困难。毫无疑问，世界各地有无数的人因各种原因而受伤，损伤可能与糖尿病和血管疾病、创伤或外科手术、恶性肿瘤、放射及自身免疫性疾病相关；或者由压力、感染、特发性或遗传性原因引起，其代价对于社会和个人而言都是令人震惊的。

瘢痕问题带来的挑战不是最近才出现的（参见第一章）。所有文化和文明都经历过战争、感染和创伤的悲剧，也许我们能获得的最早文献来源于埃及象形文字，它记录了美索不达米亚和埃及人试图改善创口愈合的情况。圣经中引用了大量Linares、Pare、Lister及其他许多人的论述[9]。

瘢痕的分类

瘢痕的表现各不相同，从一个简单的裂伤或手术切除后简单、柔软、扁平、苍白和无症状的线状瘢痕，到伴随疼痛和瘙痒症状的隆起，坚硬、色素沉着、红斑性的肿物（参见第五章）。一个线性皮肤损伤其最佳外观是简单平坦的线状瘢痕，有通常正常的色素沉着，这代表近乎完美的愈合过程。如果在创口上施加侧向张力，瘢痕可能会拉宽扩大。色素沉着的发生和瘢痕变薄是很常见的，长时间处于炎症阶段的线状瘢痕可能成为增生性瘢痕。

瘢痕有普通瘢痕、萎缩性瘢痕和病理性瘢痕（包括增生性瘢痕和瘢痕疙瘩）三种常见的类型。它们的组织病理、临床表现、分布、进化和退化是不同的。

普通瘢痕由皮肤损伤引起，可在较短的时间内愈合，创口愈合的炎症过程和纤维增生期短。这些瘢痕趋于扁平或只是轻度凸起，无痛，颜色与周围皮肤相近，随着时间的推移消退，逐渐融合在周围组织中。线状瘢痕扁平而狭窄，并遵循皮肤损伤的愈合过程。广泛的瘢痕长度或宽度拉伸，通常是在重塑过程由局部应力造成的。

萎缩性瘢痕发生于真皮和皮下组织出现局部缺失或失去完整性时，如腹部妊娠纹或条纹，见于怀孕或创伤、肥胖，没有表皮损伤；或伴有严重创伤或炎症的凹陷瘢痕，如痤疮和水痘（参见第十七章）。

增生性瘢痕通常发生于创口边界内，与瘢痕疙瘩不同，与长期的炎症阶段有关。瘢痕隆起、变宽，伴有疼痛、瘙痒，呈现典型的红斑、紫罗兰色、色素沉着的外观，然后逐渐变成正常的颜色。这种瘢痕发生的平均时间是创面上皮化 4 周后。热损伤患者增生性瘢痕发病率明显高于手术、创伤或其他原因患者。在烧伤患者中，开始出现增生性瘢痕的平均时间为伤后 15 周。有进展期（生长和伴有症状）和退化期（消退）。许多因素，如机械应力、炎症程度、损伤深度、移植类型、治疗方法及遗传因素等均与增生性瘢痕有关。部分增生性瘢痕可能在受伤后的 1.5~2 年才能稳定。增生性瘢痕如果改变了皮肤的机械应力线，这些瘢痕可能会挛缩，并导致关节特定区域运动的严重受限。控制增生性瘢痕生长的方法有穿压力衣、用硅胶覆盖、注射类固醇、使用外用药物和激光治疗（参见第九章、第十章和第十三章）[10]。在细胞水平上，有针对靶向炎症介质和上皮－间质相互作用从而改变生理环境的理论方法[11]。

瘢痕疙瘩是一种特殊的瘢痕形式，临床特征是瘢痕扩展到创口的原始边界之外。它们往往隆起并伴色素沉着、瘙痒和疼痛。与增生性瘢痕不同，瘢痕疙瘩可能在损伤后 12 个月开始发展；与增生性瘢痕相比，萎缩的可能性较小。瘢痕疙瘩与增生性瘢痕的不同在于组织学上混乱的胶原纤维排列，胶原交联不齐导致不稳定性瘢痕，其胶原纤维较厚，Ⅲ型胶原、硫酸软骨素和黏多糖密度较高[12]。与增生性瘢痕相比，瘢痕疙瘩在水平和垂直方向上生长更多。瘢痕疙瘩中肥大细胞增多，组胺产生增多并伴瘙痒[13]。

文献综述

我们浏览了几个网站已发表的文献，以期对瘢痕进行深入了解，并对其整体影响进行客观评价，结果发现文献很少，也有别人同样注意到了这种情况[14]。考虑到它的发病率，我们刚开始对这一点很难理解，但是鉴于瘢痕这个问题非常具有挑战性，或许这并不那么令人惊讶。最常见的文献是关于烧伤后病理性瘢痕进展的，因为与其他类型的损伤或手术相比病理性瘢痕是烧伤后更常见的并发症。

围绕瘢痕形成的争论在某种程度上取决于它发生的原因。例如，手术后瘢痕经常使用疼痛、瘙痒量表进行主观描述，而烧伤瘢痕往往描述挛缩、溃疡和其他对生活质量有更大影响的方面[15]。2003 年，Bombaro 等人对烧伤患者中增生性瘢痕的发病进行了回顾性分析[16]，他们最初调查的 110 例患者中，只有 30 例白人患者没有增生性瘢痕的记录，发病率为 73%。他认为，人们对增生性瘢痕还缺乏准确的认识，尚需要进行进一步深入的研究以更好地统计这一关键数据。

德国 Mirastschijski 等人在 2013 年回顾了他们当地医疗保险提供的烧伤急性期及随后的早期康复和重建的治疗成本[17]。在他们的文章中，重建和康复治疗的总费用约是急性治疗费用的 4.4 倍。值得注意的是，96% 的费用不是来自医院，而是后续的治疗费用，包括物理治疗、作业治疗，以及辅助用物，如压力衣、硅酮、夹板和处方药（参见第十九章）。用 2006 年的数据推测，全球这个成本将达到惊人的 2 450 亿欧元。如果考虑到心理治疗、生产力下降及其他相关的社会成本，这些费用将达到难以想象的程度（参见第二十四章）。

Deitch 报道，在烧伤的 59 名儿童和 41 名成人中，发现 26% 的烧伤创面发展为增生性瘢痕。更重要的是，如果烧伤创面愈合时间为 14 ~21 天，增生性瘢痕发生率为 33%；如果烧伤创面愈合时间超过 21 天，增生性瘢痕发生率升高为

78%[18]。1990 年，Spurr 发表了一项回顾性研究，比较了烧伤中心 1968 年和 1984 年 5 岁以下儿童的增生性瘢痕发病率，发现两个研究小组中发生增生性瘢痕的概率为 50%[19]，危险因素有女性、年轻人群、颈部和上肢烧伤、1 次以上手术、网状皮片移植、烧伤的严重程度和较长的愈合时间[20]。他们对儿童烧伤幸存者与对照的非烧伤组比较，身体图像测量表明两组之间不存在差异[21]。Gangemi 等对 703 例烧伤患者进行了分析，发现 540 例（77%）有瘢痕形成[22]，其中 310 例（44%）为增生性瘢痕，198 例（28%）伴有瘢痕挛缩，34 例（5%）无瘢痕挛缩。增生性瘢痕最初见于再上皮化后 23 天，持续 15 个月。多因素分析显示，性别（女性）、年龄（年轻）、烧伤部位（面部、颈部、躯干前部和上肢）、手术次数及所使用的植皮类型（网状）为增生性瘢痕形成的好发因素。全层烧伤是发生瘢痕增生挛缩的一个危险因素，在这些瘢痕中，38% 的病例 2 年内成为普通的瘢痕，24% 的病例持续增生多年。

烧伤后增生性瘢痕发病率为 32%~94%。在美国，这些瘢痕的治疗费用估计超过 40 亿美元（2005 年）[23]。对三个荷兰烧伤中心收治的 1 798 例患者随访 10 年发现，其中 13% 需要手术修复。手术修复的病因包括手臂烧伤、火和火焰烧伤、急性期手术干预的次数和较大的烧伤面积。大多数需要一次以上的修复手术，多见于烧伤后 2 年内。需要修复的常见部位是手、头和颈部。手术最重要的指征是瘢痕挛缩（72%）和其他瘢痕问题，如不稳定性瘢痕、过度增生、色素沉着、瘢痕突出等，以及其他指征（28%）。修复最常用的技术是切除瘢痕组织或切除加植皮术。每名患者重建手术的平均医疗费用为 8 342 欧元，以美元计算为 9 273 美元（2014 年）[24]。

如前所述，人们尚未完全意识到烧伤带来的全面影响。2004 年，约有 1 100 万烧伤患者需要就医，有 30 万患者死亡，其中 90% 发生在低收入国家，因为难以及时获得治疗包括外科治疗[25]。延时的炎症反应，保守治疗深Ⅱ度和全层深度烧伤患者常可导致病理性瘢痕形成。烧伤损伤占成人（15~59 岁）伤残调整生命年（disability-adjusted life years，DALYs，从发病到死亡所损失的全部健康年。包括因早亡所致的寿命损失年和疾病所致伤残引起的寿命损失年两部分，经常用于测量疾病负担）的 17%。

发展中国家 5 岁以下的儿童烧伤占总烧伤的 52%[26]。病因与发达国家相似，主要原因是意外烫伤。1~4 岁儿童住院率高于年龄较大的儿童和成人。在美国，故意烧伤占烧伤总数的 5%[27]。在印度，2001 年自焚或烧伤袭击占女性烧伤致死的 65%[28]。

增生性瘢痕在本质上是动态变化的，导致其定义进一步复杂化。增生性瘢痕形成经历了发育和成熟的几个阶段，从增殖活跃的生长阶段开始，经历一个可能发生挛缩使临床表现复杂化的中间阶段，最后是退化阶段，这些阶段进展的速度和程度不同，取决于多个因素，如年龄、性别、病因和累及部位。病理性瘢痕在男女双方似乎表现为相同的患病率，然而治愈女性增生性瘢痕比治愈男性更为复杂（不同的文献可能有不同的观点）。同样，据报道，女性瘢痕疙瘩的发病率较高。这些差异是由于病理生理学原因，还是可能仅仅是寻求医学关注增加所致，目前尚无定论。瘢痕疙瘩发病的平均年龄是 10~30 岁，需要注意的是，极端年龄的人很少发生。Borsini 等发现增生性瘢痕更常见于年龄较小的患者，他们的瘢痕发展与成人相比时间更长[29]。与此相反，老年患者瘢痕形成往往更为迅速。增生性瘢痕与烧伤面积、感染和愈合延迟有直接关系。值得注意的是，火焰引起的烧伤与电或烫伤相比，更易发生增生性瘢痕。

烧伤仅是病理性瘢痕的一个致病因素，遗传因素、家族倾向和种族特征长期以来被证明是病理性瘢痕形成的危险因素。一般认为，深色皮肤人形成瘢痕疙瘩的风险最高。据报道，深色皮肤人瘢痕疙瘩的发病率是浅色皮肤人的 15 倍[30]。此外，黑人患者发展为瘢痕疙瘩的风险与拉美裔和亚裔患者相比增加 1 倍[31,32]。随机抽样显示，有 16% 的黑人有瘢痕疙瘩。白种人和白化患者很少发生[33]。与印度或马来西亚人相比，中国人更容易形成瘢痕疙瘩[30]。

Lim 等报道，每年在全世界范围内有 2 亿皮肤切口，在美国大约有 17 万瘢痕修复手术[34]。

据报道，仅在中国香港，每年就有 35 万次针对有问题瘢痕的修复手术，有超过 40% 的患者存在瘙痒和疼痛[35,36]。Li Tsang[35] 等人在 2005 年对 2003 年 5~12 月在整形外科和创伤外科住院进行非烧伤相关整形手术后 30 天形成增生性瘢痕的患者进行研究[36]，发现增生性瘢痕的发病率为 70%，烧伤患者瘢痕增生的发病率远远超过这个数值。与其他发表的认为老年患者发生增生性瘢痕的可能性非常低（主要原因是老年患者代谢率下降和皮肤张力减退[37]）的报道不同，Li Tsang 等人报道，老人发病率相对较高。这不仅意味着老人发病率增加，而且表明在年轻中国人群中问题可能更为严重。值得注意的是，虽然这项研究是客观且有依据的，但是是在术后早期进行的。长期随访将有助于阐明瘢痕在人群中的总体和长期影响，当然术后创口的患者人数远远超过热损伤的患者数量。瘢痕疙瘩不是前瞻性研究课题，在一定诱因下发生于损伤后 6 个月至 2 年，这凸显了在大多数研究中随访期不足的事实[38]。

有关唇裂修复术后增生性瘢痕的发生率报道并不多见，发生率为 1%~50%。唇腭裂是最常见的先天性畸形，需要手术矫正，每 10 万新生儿中有 79.1 人患病[39]。1990 年 6 月至 2005 年 6 月，洛杉矶儿童医院的一位外科医生对初次唇裂单一手术修复患者的 186 张图表进行了回顾分析，发现其中 25% 出现了增生性瘢痕。深色皮肤患者的发病率高，但没有性别差异[40]。

有面部创伤和瘢痕的患者可能有明显的负面社会和功能影响。耶鲁大学对 8~45 岁的健康人群进行了一项回顾性研究，研究对象都有≥ 3 cm 的面部裂伤和（或）面部骨折，需要在 6 个月至 2 年内进行手术干预。这些人的生活满意度显著降低，对身体形象的负面印象更高，创伤后应激障碍、酗酒的发生率也更高，抑郁症状增多。作者还指出其失业率、婚姻问题、酗酒、犯罪率显著上升，吸引力较低[41]。不幸的是，这些发现并不是唯一的，心理学家、精神病医生和其他领域研究者的临床经验也支持此结论[42–45]。Hoogewerf 等人报道，患者面部瘢痕严重程度评级不一定和患者的自尊和抑郁症状相关[46]。在热损伤患者的研究中也发现了这一点，作者的结论是应该在患者住院期间进行常规的心理检查，以便识别患者的风险并优化他们的治疗。

人口统计学方面的研究发现，近年来高收入国家的伤害发生率有所下降，尽管其下降速度慢于疾病发病率。这与低收入国家和中等收入国家不同。低收入国家和中等收入国家受伤和死亡的人数都在迅速增加。在美洲、欧洲和东地中海 15~44 岁的男性中，超过 30% 的死亡或残疾（伤残调整生命年）由伤害引起[47]。

展望

在过去的几十年中，瘢痕治疗的理念（如本书其他章节所描述）已经更新，但在当前的医学教育课程中，新的理念常常被忽视。对瘢痕病理生理学的深入了解和不断进步的治疗策略改变了临床治疗，并为医患双方提供了新的机会和选择。瘢痕治疗的新理念在世界各地的大会上包括从全国组织修复学会会议到全球康复会议，从烧伤会议到集中于特定的器官病理学会议，如肝、肾疾病的内科医学会上都有报道、讨论和宣传；虽然一般是在较小的会议中，但也在逐步进步。专业机构如瘢痕俱乐部、一年一度的圣地亚哥海军医疗中心峰会的 C.A.R.E（Comprehensive Advanced Restorative Effort）、烧伤整形修复的专科兴趣组（Burn Plastic and Reconstructive Special Interest Group）已经认识到这个问题，鼓励集中这一领域的专家进一步讨论新的实验研究结果和临床结果。虽然目前几乎还没有真正的教育平台，但更加全球化的方案肯定会出现。

几十年前，由于创口治疗的需要和人手短缺，所以产生了经过专科培训的创口治疗师出现，这些治疗师改善了创口护理，提高了患者的治疗效果，降低了成本。同样可以考虑在瘢痕治疗中培训有资格认证的专业人员以改善瘢痕患者的预后。瘢痕治疗课程对这些人员来说是一个培训平台。这种认证的出现不仅可以有专业人员改善患者的治疗和预后，而且可以强化异常或普通皮肤瘢痕的概念，将瘢痕作为一种与肝硬化或肾纤维化相类似的疾病。这一战略为保险公司提高患者赔付金额奠定基础，未来将成立专门的瘢痕治疗中心，该中心将招募认证过的专家进一步改善瘢痕治疗。

我们对瘢痕的感知是多方面的，反映了我们的文化和教育背景。在希腊神话中，奥德修斯作为一个勇敢的团队成员，在其孩童时代因追捕野猪受伤形成瘢痕，这是战斗成功的必备标志，后来在回到伊萨卡岛时那个瘢痕证实了他的身份。在战争和运动中产生的瘢痕通常被视为勇气和荣誉的标志，在击剑和军事方面的确如此[48–50]。据报道，一个人的勇气可以通过脸颊上的瘢痕来判断[51,52]。

在电影和好莱坞的视觉世界中经常会出现瘢痕。在电影中可以看到所有的皮肤状况，自电影创始以来，瘢痕就很流行。增生性瘢痕易于复制，即使在经典的黑白影片中，所产生的阴影也很容易被看到，栩栩如生且有临床代表性，但往往比较夸张，很容易与真正的瘢痕区别开来。影片中瘢痕是用来区分和建立人物性格，有时是反映或增强人物偏见或感伤情绪的。

在过去经典的黑白电影人物描写中，皮肤瘢痕累累的角色往往代表邪恶，而被喜爱的主角的皮肤则被描绘得平滑无瑕疵。突出的瘢痕通常与暴力、犯罪、战争、酷刑和恐怖联系在一起。即使在今天，像《狮子王》这样的现代动画仍然存在这一特征，剧中的邪恶角色“刀疤”拥有一张伤痕累累的脸。恐怖电影（如《科学怪人》）总是使用严重伤痕累累的皮肤来表达恐吓、疏远和不同。在古典希腊和罗马时代，伤痕累累的皮肤与战胜邪恶相关。即使在今天的一些电影中（如《洛奇》），瘢痕仍反映了一个角色经受的考验和痛苦。

与男性不同的是，在影视剧中，当女性从善良变为邪恶时，往往被描绘出现瘢痕和毁容等。这些艺术的广度和文化渗透可以证明瘢痕对人们的生理和心理效应具有相当的影响。

我们作为临床治疗专家，在进行干预时必须综合考虑所有因素。艺术家作为榜样，同样可以产生积极的影响。经济、就业和文化敏感性无疑起到了一定作用。目前，只有极少数知名演员不掩饰自己的瘢痕，他们有可能作为严重皮肤瘢痕患者的积极榜样。即使在语言文字上，也常常无法将情感伤疤和身体畸形的伤疤区分开来。

治疗时机

瘢痕治疗需要综合考虑多种临床因素和患者的偏好（参见第四章）。瘢痕部位、症状、功能损害严重程度和患者的自卑感是要考虑的四个基本因素。它们位于“高暴露”的部位吗？它们是否位于关节或压力区域，如手掌或足底？有哪些伴随症状（如疼痛、瘙痒、挛缩、感觉过敏）？关节、皮肤节段、颈部或手指的功能受损程度如何？患者对别人如何看待自己瘢痕的反应是什么？患者对瘢痕部位的总体关注是什么？

我们有理由期望在创口愈合，瘢痕形成、改善和改变治疗管理方面取得持续的进展。预防措施（包括改善工作条件、安全措施、操作和工作效率）有助于继续减少灾难性事故和创伤的发生。这些进步在减少残疾和管理成本方面发挥的作用是无法描述的。生物制品和生物合成物的使用是否会减少损伤后的畸形，是否可降低成本和提高患者受益？不断发展的激光治疗和细胞、基因、干细胞治疗，化疗、外科手术和康复工作能否为改善所有患者的生活质量提供策略？毫无疑问，这是一项艰巨而极其重要的工作。

扫码看参考文献

第三章　与瘢痕和纤维化相关的疾病

KEITH OLSEN，WILLIAM JAMES，NICOLE FETT　编
王琪影　译

核心观点

1. 许多疾病伴有瘢痕样改变。
2. 与创伤引起的瘢痕相比，瘢痕样病变通常具有不同的致病途径。
3. 了解瘢痕和瘢痕样病变致病途径的异同可能有助于我们治疗、修复、预防瘢痕和瘢痕样病变。

本章的目的是熟悉临床、组织学或临床和组织学上类似瘢痕的疾病。根据导致瘢痕样病变的潜在致病机制对这些疾病进行分组（表 3–1）。致病机制包括硬化症、纤维性病变、炎性疾病、获得性沉积疾病、遗传或代谢改变、通过药物或毒素诱导、放射诱导、肿瘤和感染。通过对每类疾病进行描述，以此提供病变的概述、流行病学、潜在致病机制、潜在致病机制与正常瘢痕形成机制的差异以及治疗方案。 如果需要更多信息，参考文献包含最新的综述文章。

硬化症：局限性硬化病、硬化性苔藓、系统性硬化病

导致硬化症发生的条件是胶原纤维组织增生而成纤维细胞没有相应增加。

硬化症的发病机制与瘢痕形成的不同之处有以下方面：硬化症似乎不依靠外部创伤来引发硬化。正常的伤口愈合会导致血管增生，但是血管增生在硬化症中却被阻止[1]。尽管中性粒细胞在正常伤口愈合中起着重要作用，但在硬化症中却是缺乏的，早期炎性浸润主要由淋巴细胞和血浆介导[1]。在硬化症的发展中没有上皮化阶段，而是直接从炎症转变为纤维组织。此外，在硬化症中持续存在肌成纤维细胞，其在正常伤口愈合中通常凋亡。有证据表明，硬化症中的成纤维细胞产生自身转化生长因子 TGF-β，其加强了非调节性硬化[2]。

局限性硬化病

局限性硬化病是一种罕见的自身免疫性疾病，发生在皮肤和皮下组织，临床表现多样[3]。在白人和女性中更常见，而在儿童和成人中患病率相当，估计发病率为（0.4~2.7）/ 10 万人[3]。其五种临床亚型表现为：局限（表皮和深层病变）、线性（表皮和深层病变）、泛发性（为两个或两个以上体表区域出现直径大于 3 cm 的四个或更多个斑块，并伴有表皮和深层病变）、混合变性（局限和线性，或线性和泛发性组合）和弥漫性（硬化跨越表皮和皮下组织，并涉及除手指和足趾以外的所有体表区域）。局限性硬化病的特征是具有“活动期”（当患者发生新的病变，现有病变扩大或在临床检查中有炎症的迹象）和“破坏期”或“消退期”（没有新的病变产生，病灶大小稳定，并且在临床检查中没有炎症的迹象）。所有局限性硬化病亚型都存在临床上类似于瘢痕的硬化斑块，并且周围伴有不同程度的炎症（图 3–1）。

组织病理学上，早期病变包括由浆细胞和淋巴细胞组成的血管周围浸润以及胶原沉积增加（图 3–2）。 在晚期病变中，炎性浸润减轻，真皮和皮下脂肪被厚而苍白的硬化胶原束代替（图

表 3-1 瘢痕样病变的致病机制

硬化症
· 局限性硬化病
· 系统性硬化病

纤维性病变
· 掌腱膜挛缩
· 阴茎硬结
· 结节性筋膜炎
· 跖腱膜纤维瘤病
· 指关节垫
· 指间关节周围胶原沉积症
· 箍趾病（又称自发性断趾病）

炎症性疾病
· 嗜酸性粒细胞性筋膜炎
· 硬化病样 GVHD（移植物抗宿主病）
· 扁平苔藓 / 前额纤维化脱发
· 恶性萎缩性丘疹病
· 变形性结节病
· 盘状红斑狼疮
· 大疱性表皮松解症
· 脂性硬皮病
· 新生儿皮下脂肪坏死
· 新生儿硬肿症

获得性沉积障碍
· 硬化病
· 硬化性黏液水肿

遗传 / 代谢
· 早衰
· 卟啉症
· 先天性结缔组织发育不全综合征
· 类脂蛋白沉积症
· 大疱性表皮松解症（交界性，营养不良型，综合性）
· 少年玻璃体纤维瘤病
· 成人早衰症
· 僵硬性皮肤综合征
· 骨膜增生厚皮症

药物 / 毒素 / 辐射诱导
· 博来霉素
· 紫杉烷类
· 肾源性系统性纤维化
· 继发于色氨酸的嗜酸性粒细胞性肌痛
· 油毒综合征
· 慢性放射性皮炎
· 喷他佐辛
· 维生素 K 硬化症
· 口腔黏膜下纤维化

肿瘤
· 硬斑病样型基底细胞癌
· 皮肤纤维瘤
· 隆凸性皮肤纤维肉瘤
· 皮肤肌纤维瘤
· 皮样瘤
· 婴儿纤维瘤病（弥漫性和点状）
· 结缔组织痣
· 颈部纤维瘤病
· 血管纤维瘤
· 硬化性纤维瘤（Cowden's 相关）

· 感染
瘢痕疙瘩性芽生菌病

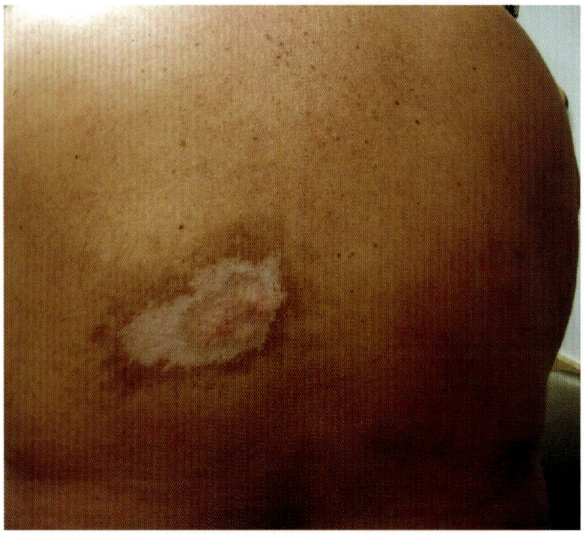

图 3-1 伴有周围色素沉着过度的局限性硬化病

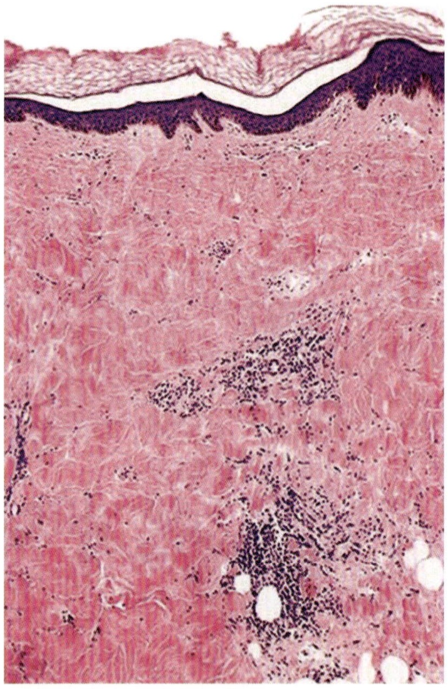

图 3-2 局限性硬化病早期组织学表现——血管周围淋巴细胞浸润，伴随着胶原沉积增加以及脂肪和附件结构的消失

3-3），皮肤附属器和血管被胶原蛋白替代。

目前局限性硬化病的发病机制尚未明确。患者可能与其他自身免疫疾病一样具有家族聚集的潜在遗传易感性，特定人类白细胞抗原（HLA）亚型被认定为诱发因素[4,5]；一些因素已被推测为疾病发病因素之一，包括莱姆病、外伤、放射线、药物和病毒感染[6]；自身抗体也可能是发病机制的一部分，患者常有抗核抗体（ANAs）、

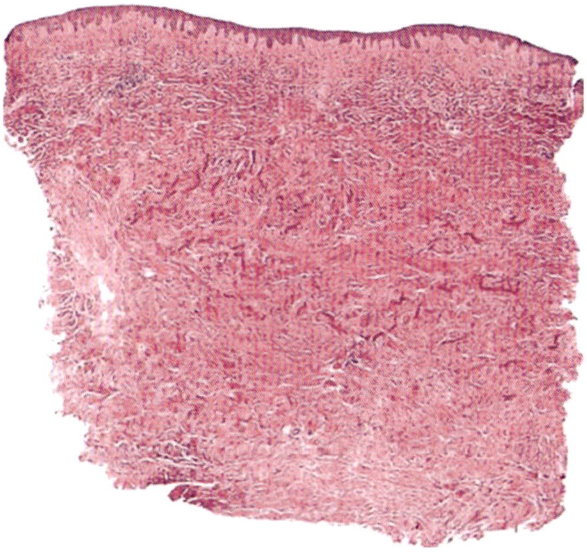

图 3-3　局限性硬化病晚期组织学——增加的真皮胶原蛋白伴随着血管、附件和脂肪的消失

单链 DNA 抗体、抗组蛋白单克隆抗体、类风湿因子和抗拓扑异构酶Ⅱ α 抗体阳性[3]。硬化通过环境暴露或自身抗体引起的血管损伤引发，内皮损伤导致细胞因子的释放，进而导致血管细胞黏附分子 1（VCAM-1）、细胞间黏附分子 1（ICAM-1）和 E- 选择素的表达增加[3]。结果是发生以 Th1 细胞、白细胞介素（IL）-2、干扰素 γ（IFN-γ）和肿瘤坏死因子 α（TNF-α）为特征的初始炎症反应[7]。促纤维化的细胞因子如 IL-4 和 IL-6 和 TGF-P 被表达，并募集嗜酸性粒细胞、$CD4^+$ T 细胞和巨噬细胞[3]。IL-6 的表达被认为是将 $Th1^+$ 环境转变为 Th17 环境，最终形成以 IL-4 和 IL-13 为特征的 $Th2^+$ 环境[7]。这种促硬化环境可导致胶原蛋白、纤连蛋白和蛋白多糖的增加及蛋白酶的减少。

对于局限性硬化病的治疗取决于亚型和分期[6]。通常采用局部免疫抑制剂或光疗法治疗活动性局限性硬化病。全身性免疫抑制剂治疗活动性线性硬化病，而光疗或全身免疫抑制剂治疗活动性泛发性和弥漫性硬化病。对于破坏期硬化病的治疗缺乏有效数据。有用填充物、激光和脂肪移植手术以纠正挛缩和畸形的病例报道[8-18]。

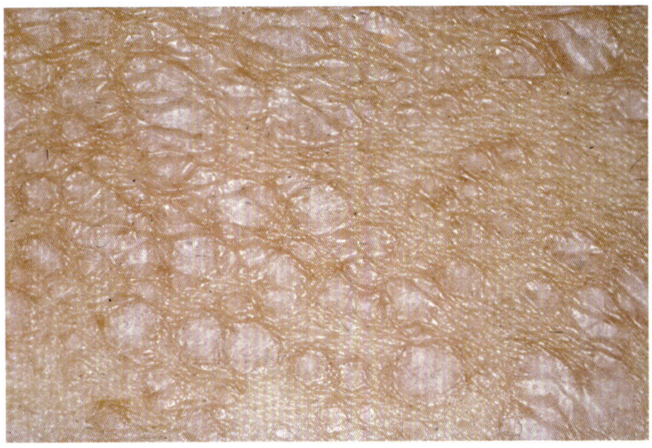

图 3-4　硬化性萎缩性苔藓（LSA）——表皮萎缩的白色硬化斑

硬化性苔藓

硬化性苔藓（LS）是一种罕见的硬化性疾病，常发生于肛门生殖器皮肤。LS 通常发生于局限性硬化病患者，可能是局限性硬化病的变异。女性比男性更常见，并具有两个高发病期（青春期前儿童和绝经后妇女）[19]。与正常人相比 LS 患者更可能有其他自身免疫性疾病史，如白癜风和自身免疫性甲状腺炎和其他自身免疫疾病的家族史[19]。LS 呈现白色硬化斑块，典型部位是肛门生殖器皮肤（图 3-4）。硬化的程度可能严重到导致功能障碍，包括排尿困难、便秘和性功能障碍。该病发病机制迄今尚未阐明，遗传因素（特别是与 HLA 的关联）、自身免疫（抗胞外基质 1 的抗体）、激素水平和局部反复刺激被认为是致病因素[19]。与 LS 相关的慢性炎症导致外阴上皮内瘤样病变（VIN），增加了肛门生殖器鳞状细胞癌（SCC）发生的风险。LS 患者应密切监测这种潜在的并发症[20,21]。通常用高效外用类固醇治疗。已证实坚持外用类固醇维持治疗可以降低 VIN 和 SCC 发生的风险[22]。

系统性硬化病

系统性硬化病是一种罕见的皮肤和内脏器官自身免疫性硬化症，估计患病率为（150~300）/100 万人[23]。在临床上可细分为两种不同的表型：局限性皮肤系统性硬化病（LcSScl）和弥漫性皮

表 3-2 自身抗体及相关问题

自身抗体	相关诊断	相关并发症
抗核抗体（ANA）	系统性红斑狼疮（SLE） 皮肌炎 多发性肌炎 干燥综合征 系统性硬化病 混合性结缔组织病 自身免疫性肝炎	
抗着丝点抗体	局限性皮肤系统性硬化病	肺动脉高压，食管运动障碍，雷诺现象
抗拓扑异构酶 I（抗 Scl-70）	弥漫性皮肤系统性硬化病	肺纤维化
抗 RNA 聚合酶Ⅲ	弥漫性皮肤系统性硬化病	肾脏危象

肤系统性硬化病（DcSScl）[24]。这两种表型的共有特征是雷诺现象、ANA 阳性、甲襞毛细血管改变（早期扩张和出血，晚期甲襞毛细血管脱落和不规则树枝状血管）、指端硬化和发生间质性肺病的风险增高。表型亚群中皮肤硬化、自身抗体和其他器官受损在以下方面有所不同。LcSScl 患者有肘关节和膝关节远端的硬化，头部和颈部也可能受累。DcSScl 患者的硬化可以延伸到肘关节和膝关节的近端。LcSScl 患者更可能表达抗着丝点抗体，而 DcSScl 患者更可能表达抗 Scl-70（也称抗拓扑异构酶）抗体和抗 RNA 聚合酶Ⅲ抗体（表 3-2）。LcSScl 患者更容易发生孤立性肺动脉高压（即肺动脉硬化），而 DcSScl 患者可能是由于肾小球弓状动脉和小叶内动脉硬化而更可能发生肾脏危象[25]。发生在系统性硬化病中的器官硬化发病率高，死亡率也高。

系统性硬化病的病理生理学非常复杂且未完全明确。在众多因素中，人们认为遗传因素（HLA Ⅱ类基因区域中的多态性，IRF5，CD247，BANK1，STAT4，TNFSF4，BLK，C8orf13，IL-23R 和 TBX21 基因）[26,27] 和环境因素（暴露于乙烯基氯化物、二氧化硅粉尘和有机溶剂，药物如博来霉素、喷他佐辛、可卡因和病毒）[27] 引发最初针对血管的炎症反应。内皮细胞损伤导致细胞黏附分子（VCAM，ICAM，E-选择素）与趋化因子（CCL 2、5、7、17、22、27，CXCL8）的上调、血小板的募集和活化、毛细血管通透性的改变和血管收缩（通过内皮素 -1）[2,28]。细胞黏附分子和趋化因子招募表达 CD45、HLA-DR 和 IL-2 受体并且分泌纤维化细胞因子和趋化因子（IL-1、IL-2、IL -4、IL -5、IL -6、IL -8、IL -12、IL -13、IL -17、TNF-α 和 IFN-α 和 IFN-γ）的血管周围 $CD3^+$ 和 $CD4^+$ 单核细胞[2,7,26,29]。这些损伤性 T 细胞限制了特异性寡克隆 T 细胞扩增[2]。系统性硬化病的最终特征是 Th1 至 Th2 细胞因子平衡的改变，且有利于 Th2 细胞因子[2]。这些细胞因子的产生导致炎症；成纤维细胞和肌成纤维细胞的募集和活化，产生胶原 1、3、6、7，纤连蛋白和黏多糖（GAGs）而导致纤维化[30]。多信号导致系统性硬化病中胶原蛋白、纤连蛋白和 GAGs 过表达，涉及 SMAD 依赖性和 SMAD 非依赖性通路的 TGF-β 信号通路、血小板衍生生长因子受体（PDGFRc）、经典 Wnt 信号传导、音猬因子（SHH）信号传导、Notch 信号传导中的畸变、微小 RNA 信号（尤其是 miR29 和 miR29a）、组蛋白修饰[30,31] 和转录因子（SP1，SMAD3，ETS1，早期生长反应基因 1，CCAAT 结合因子，SP3，CCAAT / 增强子结合蛋白质，Y 盒结合蛋白 1，c-KROX 和 FLI-1）[2]。此外，B 细胞功能不全可能通过产生致病性自身抗体和分泌直接刺激成纤维细胞的 IL-6 来促进纤维化[2]。

纤维性病变：掌腱膜挛缩症、阴茎硬结症、跖腱膜纤维瘤病、指节垫、指间关节周围胶原沉积症、结节性筋膜炎、籂趾病

纤维性病变组织学上是胶原纤维增加伴随成纤维细胞增加。

纤维性病变和瘢痕形成有几个相似之处。创伤已经涉及纤维性病变的发展，纤维性病变和瘢痕都有成纤维细胞和肌成纤维细胞的增殖，以及 TGF-β、纤维粘连蛋白和热休克蛋白 47 信号的改变[32]。在纤维性病变中纤维化途径似乎延长，并且成纤维细胞和肌成纤维细胞持续存在。纤维性病变似乎与遗传易感性、代谢紊乱（糖尿病）和环境暴露（烟草和酒精滥用）紧密相关。与正常的伤口愈合相比，掌腱膜挛缩症（DP）和 Bart-Pumphrey 综合征中见到的关节突垫均表现出连接蛋白 26 表达异常。最近在结节性筋膜炎中发现 MYH9-USP6 融合基因可能会进一步提高我们对纤维性病变的认识。

掌腱膜挛缩症

掌腱膜挛缩（DP）是手掌腱膜筋膜中的一种相对常见的纤维增生性疾病，最终会导致手指屈曲挛缩（图 3-5）。DP 在北欧血统的男性中最常见[33]。DP的发展分为三个阶段：①增殖阶段，在这期间成纤维细胞聚集在筋膜纤维内；②进展阶段，成纤维细胞沿着张力线排列并分化成肌成纤维细胞；③退化阶段，胶原形成占优势[33]。

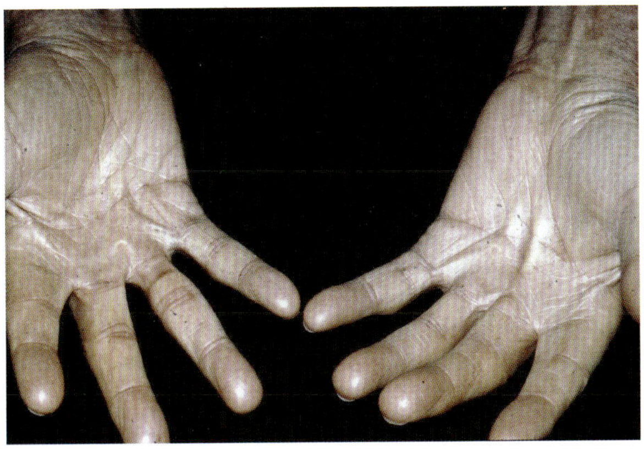

图 3-5　掌腱膜挛缩——伴有相关手指挛缩的皮下手掌挛缩线

DP 的发病机制尚未完全明确，可能是由于遗传因素和环境因素的相互作用。遗传因素被认为在疾病发展中起着重要作用，据估计丹麦人群的遗传率高达 80%[33,34]。全基因组关联研究揭示了 Wnt 通路（Wnt4，Wnt2，Wnt7B，RSPO2）内基因的相关突变[35]。HLA 相关性包括 HLA DrB3，HLA A1 B8 Dr3，HLA DRB1 * 15[33]；继发于基因中单核苷酸多态性（SNP）TGF-β 信号的基因特异性转录因子 Zf9；位于线粒体 16s 核糖体 RNA 区域内的异质性突变已经被报道[33]。已经发现影响 Wnt 和 β-联蛋白信号传导的 miRNA 表达的变化[33,36]，此外连接蛋白 26、30 和 43 缺乏下调已被证明[32]。相关的环境因素包括吸烟、糖尿病和酒精使用[33,36]。通过这些遗传和环境变化或尚未描述的其他机制导致免疫系统发生变化，包括形成自身抗体胶原 1~4、自体反应性 T 细胞以及涉及伤口愈合和纤维化的分子途径的严重调节异常，包括 TGF-β、IL-1、β-成纤维细胞生长因子（FGF）、PDGF 的上调；胶原蛋白、骨膜素、生腱蛋白、β-联蛋白、$\alpha_5\beta_1$、纤连蛋白和蛋白多糖 4 的增加和基质金属蛋白酶（MMPs）调节异常[33]。DP 通常用注射来自梭状芽孢杆菌的胶原酶治疗，顽固性病例应用手术进行治疗。

阴茎硬结症

阴茎硬结症（PD）是由阴茎白膜纤维化引起，可导致阴茎弯曲。据估计 PD 会影响多达 9% 的男性，随着年龄的增长发病率也会增加[37]。PD 始于一个活动期，在此期间患者勃起疼痛，并且发展为阴茎渐进性弯曲。静止期的平均时间为 18 个月，在静止期阴茎畸形保持稳定，但疼痛消退[37]。发病机制推测为阴茎受到微小创伤后，白膜内微小出血导致的创伤愈合异常[37,38]，并且微小出血产生的纤维蛋白能够募集产生炎性细胞因子（TGF-β，PDGF，FGF，IL-1，TNF-α，纤溶酶原激活物抑制剂 -1）的炎性细胞和血小板，引起氧化应激并最终导致胶原过度沉积[38]。

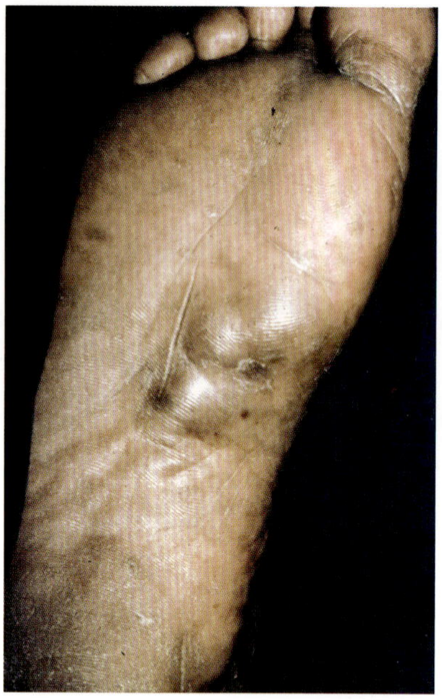

图 3-6 跖腱膜纤维瘤病——皮下足底结节

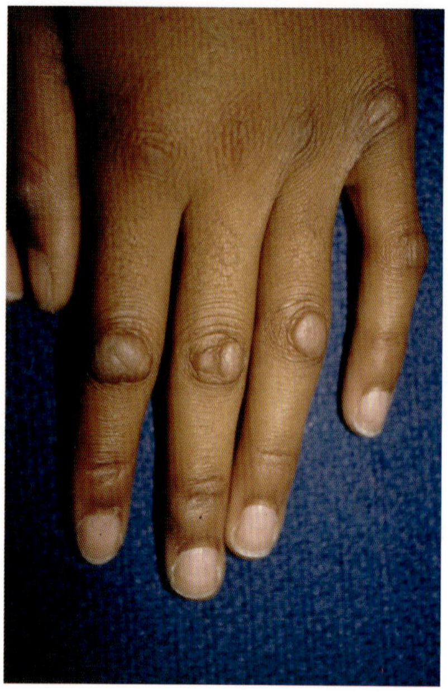

图 3-7 指节垫——伸肌指间关节上的肤色结节

调节胶原降解、骨化和肌成纤维细胞分化的基因表达模式在 DP 和 PD 中已经显示出相似性[39]。在 10%~40%的患者中 DP 和 PD 共存。PD 通常用注射来自梭状芽孢杆菌的胶原酶治疗，难治性病例应用手术进行治疗。

跖腱膜纤维瘤病

跖腱膜纤维瘤病（Ledderhose 病）是在足底腱膜的非负重内侧带内发生浅表胶原结节（图 3-6）[40,41]。与 DP 相似，它与糖尿病、酒精过量使用以及男性相关[40,41]。跖腱膜纤维瘤病通常与 DP 和 PD 共存。发病机制尚未阐明，推测与 DP 相似。跖腱膜纤维瘤病除非出现疼痛，否则不需治疗。如果结节疼痛或限制活动，可保守治疗，包括抗炎、注射可的松、物理治疗和矫形器治疗。对于难治性病例，放疗、手术和体外震波治疗可供选择，但复发率较高[40]。

指节垫

指节垫是通常出现在 15~30 岁患者的伸肌近端指间关节（PIP）处的无症状结节（图 3-7）[42]。指节垫与其他体表纤维瘤病协同发生，其发病机制尚不清楚。指节垫是巴－普二氏综合征（由 GJB2 基因中的常染色体显性突变引起的指节垫、白甲症、掌跖角化症和耳聋）的皮肤表现。组织学上结节由成纤维细胞和胶原蛋白组成。由于指节垫无症状且所在部位难以治疗，通常不需治疗。

指间关节周围胶原沉积症

指间关节周围胶原沉积症（PDD）是 PIPs 关节周围皮肤的无症状增厚[43]。在青少年男性中最为常见，并且被认为是由于强迫行为、工作或运动而导致对侧面手指的反复摩擦造成的。发病机制不明，易被误认为炎性关节炎。PDD 无痛且无炎症反应，且所涉及的关节活动无障碍，手部 X 光片可以区分 PDD 和原发性骨膜病[43]。组织病理学上，PDD 表皮增厚，成纤维细胞增多，真皮中胶原沉积增多。尽管避免重复性创伤可能会减慢 PDD 进展，但目前尚无可靠的治疗方法。

结节性筋膜炎

结节性筋膜炎也称假性肉瘤性筋膜炎，是一种快速生长、伴有疼痛的良性筋膜肿瘤，最常见于年轻人[41,44]。通常发生在上肢（好发于前臂）、躯干、头部和颈部，下肢很少受累。儿童可能更常见于头颈部[45]。发病机制尚未完全了解，不过MYH9–USP6融合基因与此病相关已见报道[46]。MYH9是一种非成熟肌球蛋白Ⅱ类基因，分布在成纤维细胞、内皮细胞、巨噬细胞和白细胞中[46]，MYH9编码参与细胞运动、塑形和分裂[46]。USP6是参与细胞内运输、蛋白质转化、细胞转化和炎症信号转导的去泛素化酶（deubiquitinating enzyme）[46]。组织病理学观察病变由成纤维细胞和肌成纤维细胞组成，并且常见有丝分裂。可自发消退，切除可治愈，估计局部复发率为2%[41]。

箍趾病

箍趾病又称自发性断趾病，是因非洲裔患者第五趾周围形成纤维带，并最终导致动脉狭窄、骨吸收和自体离断而命名[47,48]。很少涉及第五趾以外的其他趾，在非洲人后裔中最常见，但也发生在亚洲、南美洲、中美洲和美国[47,48]，发病率最高的是尼日利亚[48]。发病机制不明，自身免疫疾病、遗传疾病、传染病与其无相关性。组织病理学显示角化过度，棘皮病，T细胞淋巴细胞浸润、成纤维细胞和胶原蛋白增多[47]。如果发现及时，可以给予纤维带注射类固醇或切除以保留所涉及的足趾。

获得性沉积障碍紊乱症：硬化病和硬化性黏液水肿

硬化病和硬化性黏液水肿不同于正常瘢痕，它们是由活化的成纤维细胞沉积过量的胶原和黏多糖（GAGs）而形成。

硬化病

硬化病的特征是胶原蛋白束增加和黏多糖沉积引起的皮肤木质样硬结。硬化病有三种临床亚型：①继发于糖尿病的硬化病；②继发于感染的硬化病；③继发于单克隆丙球蛋白病的硬化病[49]。继发于糖尿病的硬化病最常见于长期站立的男

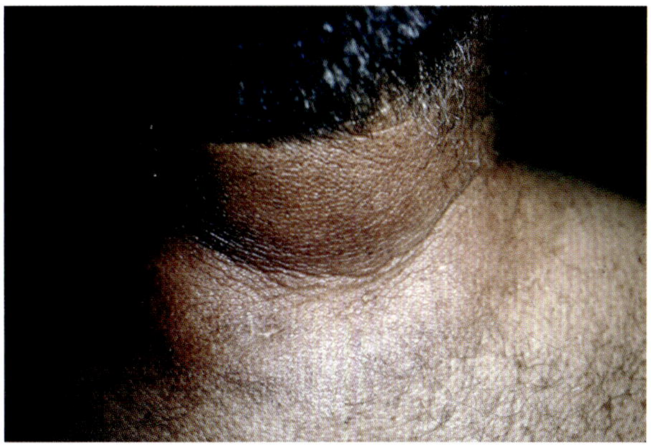

图 3-8　硬化病——后颈和上背部坚硬、增厚的皮肤

性，伴有微血管病变的控制不良的糖尿病，疾病的发作是缓慢的、渐进的和慢性的。后颈部、上背部和胸部是最好发部位（图3–8）。继发于感染的硬化病可以继发于任何发热性疾病，但最常见的是链球菌感染。虽然可能涉及躯干、上肢和口咽部，但发作突然且最常涉及头部和颈部，继发于感染的硬化病通常会在数月内自行消退。继发于单克隆丙球蛋白（通常为IgG和IgA）病的硬化病最常见于颈部、上背部和胸部，尽管头颈部受累也有报道，但发病缓，进展慢，且往往对治疗无效[49]。三种亚型的组织病理学检查结果相同，包括正常表皮、正常数目的成纤维细胞和由于胶原蛋白束的增加以及黏多糖的沉积所致的真皮增厚。硬化病的病理生理学尚未完全阐明，据推测在继发于糖尿病的硬化病中，真皮胶原的非酶促糖基化可潜在地激活成纤维细胞，导致胶原和黏多糖增加[50]。继发于单克隆丙球蛋白病的硬化病是由异常蛋白刺激成纤维细胞所致。

硬化性黏液水肿

硬化性黏液水肿，也称为黏液水肿性苔藓，是一种罕见的与单克隆丙球蛋白相关，且通常是IgG相关的黏蛋白增多症。不足10%的患者会导致明显的骨髓瘤。表现为面部（导致狮面样外观）、耳部、手背部和躯干（导致沙皮征）2~3 mm的坚硬、蜡样光泽肤色的丘疹（图3–9）[51,52]。该疾病经常发生系统性累及，可能包括吞咽困难、肌病、关节炎、腕管综合征、中枢神经系统破坏

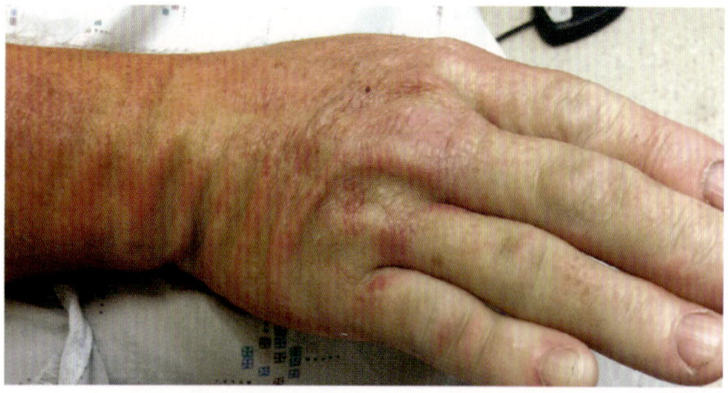

图 3-9 硬化性黏液水肿——红斑水肿斑块。皮肤隆起导致褶皱增加，称沙皮征

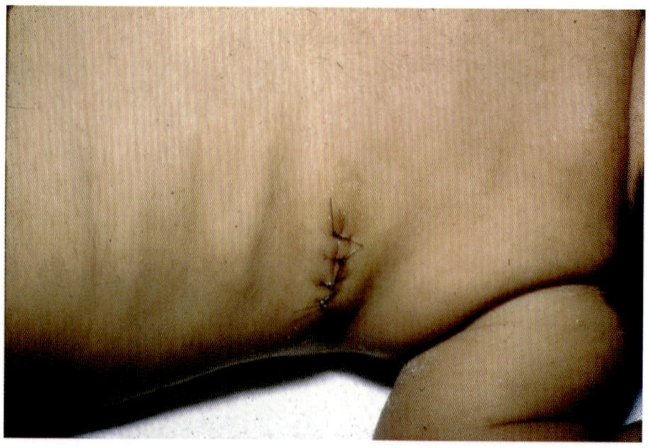

图 3-10 新生儿皮下脂肪坏死——躯干部皮下硬化斑块

（脑病、昏迷、中风、癫痫、精神病）、阻塞性或限制性肺病、心脏传导阻滞、心包积液和心肌病[51,52]。组织病理学上，丘疹显示成纤维细胞数量、黏多糖和胶原增加。发病机制尚不清楚，据推测单克隆丙球蛋白病通过增加 IL-1、TNF 和 TGF-β 促进疾病发生，其刺激成纤维细胞以产生更多的黏多糖和胶原蛋白。但异常蛋白本身不足以刺激成纤维细胞，异常蛋白水平与疾病严重程度无关。硬化性黏液水肿可用静脉注射免疫球蛋白、沙利度胺或抗骨髓瘤药物治疗。

炎症性疾病：新生儿硬肿症、新生儿皮下脂肪坏死、大疱性表皮松解症、扁平苔藓、盘状红斑狼疮、脂性硬皮病、嗜酸性筋膜炎、硬化病移植物抗宿主病、变形性结节病

在炎症性疾病中产生皮肤增厚的机制尚不清楚，可能是蛋白水解酶的释放或细胞因子途径诱导成纤维细胞活化中间分子的组合联合作用，也可能与嗜酸性筋膜炎（EF）和硬化病移植物抗宿主病（GVHD）的硬化障碍同时发生。

新生儿硬肿症

新生儿硬肿症是小叶性脂膜炎的罕见亚型。新生儿硬肿症发生在早产儿和重症新生儿臀部、大腿和躯干上，表现为坚硬、冰凉、斑点状和暗紫色“束缚”斑块。组织学上表现为皮下脂肪层内有小叶炎性浸润，脂肪组织细胞内有针状晶体。发病机制尚不清楚[53]。可能与成纤维细胞的增多或活化无关，而是继发于皮下脂肪的炎症。换血疗法可降低新生儿硬肿症和脓毒血症的死亡率，此外就是支持治疗。

新生儿皮下脂肪坏死

新生儿皮下脂肪坏死（SCFN）是一种自限性小叶性脂膜炎，发生于足月儿出生的第一周内[54]。SCFN 表现为躯干、臀部和四肢骨性突出表面的坚硬、活动、红色或紫红色结节和斑块，并可在数周到数月内消失（图 3-10）[54]。发生 SCFN 的危险因素包括出生窒息、低温、先兆子痫、妊娠糖尿病、孕产妇使用可卡因和胎粪吸入。组织病理学显示脂肪细胞坏死的小叶脂膜炎以及脂肪细胞内放射状排列的针状裂隙。由于应用低温疗法以防止缺氧性脑病的增多，SCFN 发病率可能会增加。SCFN 中的炎性细胞由淋巴细胞、组织细胞、巨细胞、吞噬细胞和嗜酸性粒细胞组成。发生 SCFN 的新生儿有高钙血症风险。发病机制尚不清楚，据推测是由于在缺氧时血液分流从而导致脂肪冷却，由于其饱和脂肪酸浓度较高而导致脂肪结晶，从而形成肉芽肿性炎[54]。

获得性大疱性表皮松解症

获得性大疱性表皮松解症（EBA）是一种罕见的自身免疫性水疱病，估计发生率为 0.5 例 /

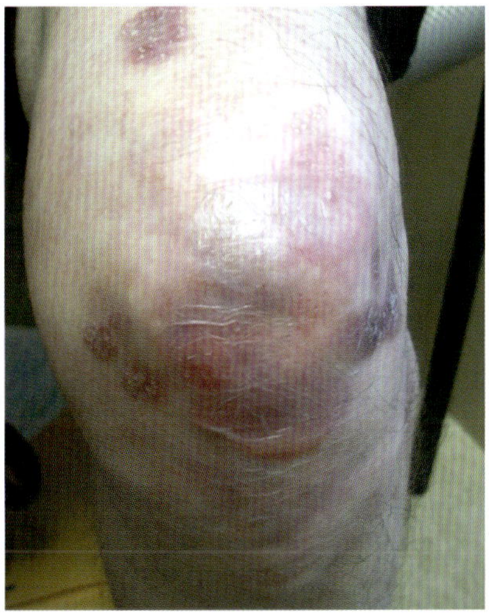

图 3-11　获得性大疱性表皮松解症（EBA）——伴有周围粟粒硬化斑块的膝关节伸肌上的张力性大疱

（百万·年）[55]。EBA 是由针对Ⅶ型胶原的自身抗体引起的，该胶原是基底膜真皮内的锚定纤维。EBA 有两种主要临床亚型：经典型（非炎性 EBA）和炎性 EBA（包括大疱性类天疱疮样 EBA、黏膜类天疱疮样 EBA、IgA 大疱性皮肤病样 EBA 和局限性瘢痕性类天疱疮样 EBA）。经典型是最常见的亚型，表现为摩擦区域（手背、肘部、膝盖、腰部和臀部）皮肤质脆、糜烂和张力性水疱，最终以瘢痕和粟粒样愈合（图 3-11），黏膜表面也可能受累。可以通过传统苏木精和伊红染色对 EBA 张力性水疱的活检（显示表皮下水疱），针对病灶周边皮肤的直接免疫荧光活检（显示 IgG 沿着基底膜区域的线性沉积），在裂开皮肤上的间接免疫荧光活检（显示裂口真皮侧线性沉积）以及针对Ⅶ型胶原抗体的 ELISA 来进行诊断。EBA 与炎症性肠病有关，可能继发于肠壁内Ⅶ型胶原，已发现炎症性肠病患者表达抗Ⅶ胶原抗体[55]。因为其非炎症性质，抵抗直接针对淋巴细胞的治疗通常对典型的 EBA 难以奏效[55]。抗 CD20 抗体利妥昔单抗清除自体反应性抗体，已被证明用于治疗顽固性 EBA 是有效的[55]。

EBA 中的瘢痕被认为是因为自体抗体靶向透明板的蛋白质引起。自身免疫性水疱病具有针对桥粒和半桥粒的抗体（两者都位于透明板上方），导致无法愈合并形成瘢痕。EBA 中的瘢痕可能由Ⅶ型胶原的功能异常（被自身抗体结合所致）介导。在 Coll-Al 基因敲除动物模型中，伤口愈合延迟的两个主要机制：①由于角质形成细胞迁移改变而导致表皮细胞再生延迟；②由于真皮成纤维细胞迁移改变造成的肉芽组织成熟受到破坏[56]。Coll-Al 的丢失导致层粘连蛋白 332 沉积和 $\alpha_6\beta_4$ 表达的改变，这两者在角质形成细胞迁移，真皮 - 表皮交界区的重组以及半桥粒的重建中发挥不可或缺的作用[56]。这些发现表明Ⅶ型胶原、层粘连蛋白 332 和 $\alpha_6\beta_4$ 在伤口愈合过程中发挥不可或缺的作用，并因此产生瘢痕。

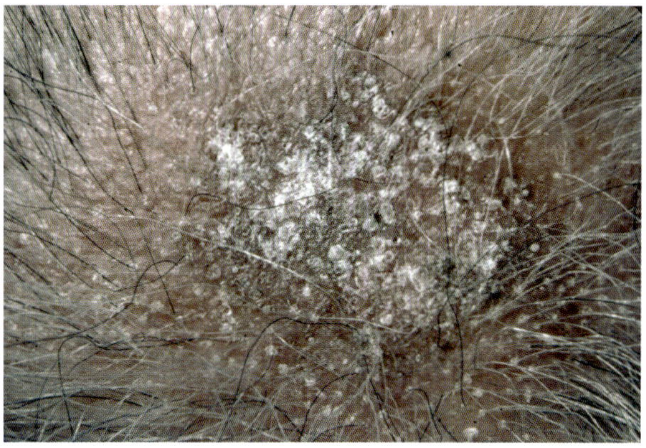

图 3-12　毛发扁平苔藓——毛囊周围红斑和鳞屑，伴有滤泡孔和脱发

毛发扁平苔藓

毛发扁平苔藓（LPP）是一种罕见的原发性淋巴细胞性瘢痕性脱发症，有经典 LPP、额部纤维化脱发（FFA）和 Graham-Little-Piccardi-Lasseur 综合征（GLPLS）三种临床表型[57]。经典 LPP 的特征是毛囊周围性红斑、鳞屑和脓疱，导致瘢痕脱发（图 3-12）。FFA 呈现为瘢痕脱发带，涉及颞部和额部头皮，并且经常导致眉毛脱落。GLPLS 是经典 LPP 与腋窝和腹股沟的非瘢痕性脱发以及面部、躯干或四肢基于毛囊的苔藓样丘疹的组合。组织病理学显示炎症密集的淋巴细胞界面带延伸至毛囊漏斗部和峡部、坏死性角质形成细胞和基底膜的空泡变性。疾病的晚期表现为毛囊周围纤维化、真皮内的垂直纤维化束代替毛囊以及皮脂腺单位的丧失。发病机制仍不清楚，该疾病最常影响的是绝经后妇女，而自体反

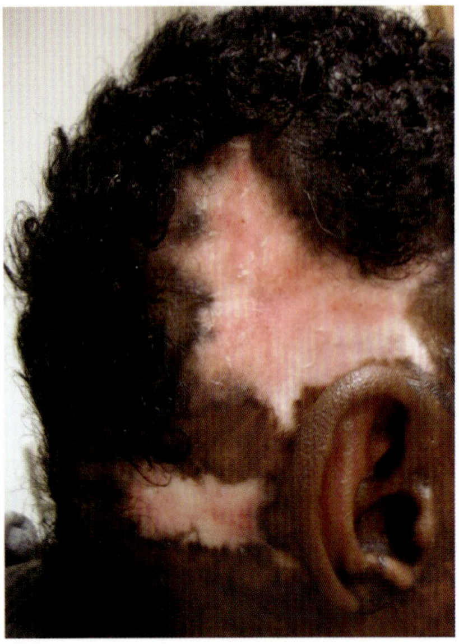

图 3-13 盘状红斑狼疮（DLE）——红斑鳞状硬化斑块，右侧顶部头皮周围有色素沉着

应性淋巴细胞的发育被认为与药物、病毒、激素平衡改变、局部用药和其他暴露等触发因素有关。对 LPP 的治疗旨在预防进一步的脱发，一线治疗包括局部和病变内应用类固醇。

据推测，由于炎症浸润以及滤泡隆突的免疫功能丧失，导致瘢痕性脱发并形成瘢痕[57]。瘢痕性脱发在毛囊漏斗和峡部周围（毛囊隆起的位置，是滤泡内多能干细胞的来源）有炎症[57]。炎症会消耗多能干细胞，导致不可逆的脱发。其他推测包括丧失过氧化物酶体增殖物激活受体（PPAR-γ，导致脂质积聚和毛囊皮脂腺单位内的相关炎症反应）和 CD200 的丢失（这使得滤泡更容易发生炎症反应）[57]。

盘状红斑狼疮

盘状红斑狼疮（DLE）是慢性皮肤红斑狼疮的一种亚型，是最常见的皮肤红斑狼疮（CLE）。DLE 患者也可能伴有系统性红斑狼疮（SLE），因此应同时筛查 SLE。DLE 通常累及头部和颈部。DLE 的活动期出现红色鳞状斑块，损伤期包括皮脂腺单位永久丧失的色素缺失和色素沉着斑块（图 3-13）。CLE 的发病机制尚未完全阐明，可能是由于多种因素的相互作用，包括遗传倾向［IFN-κ、酪氨酸激酶（TYK2）、干扰素调节因子 5（IRF5）］和细胞毒性 T 淋巴细胞相关蛋白 4 的多态性、紫外线照射［增加 IFN-α、TNF-α、IL-6、IL-1 和 Ro52，并使 DNA 抗细胞质核酸酶如三种主要修复核酸外切酶 1（TREX1）的降解］、感染（EB 病毒，巨细胞病毒）、药物（光敏药物如特比萘芬、钙拮抗药、氢氯噻嗪和免疫调节剂如 IFN-α 和 TNF-α 抑制剂）、激素、调节细胞凋亡和免疫系统失调［IFN-γ、IL-6、IL-10、趋化因子配体 9（CXCL9）、CXCL10、CXCL11 增加，C1q、C1r、C1s 不足以及中性粒细胞胞外降解］[58]。DLE 愈合遗留瘢痕，而其他形式的 CLE 通常愈合后不遗留瘢痕，这种差异可能是由于 DLE 中基底层内的细胞凋亡，而其他形式的 CLE 中所见的是基底层上方细胞凋亡。DLE 患者应避免日晒，可以使用防晒剂、防紫外线用品、局部用类固醇和免疫调节剂、病灶内类固醇进行治疗，难治性病例可以使用全身性免疫调节剂和免疫抑制剂如甲状腺素、氨甲蝶呤（甲氨蝶呤）、吗替麦考酚酯、阿维 A 和沙利度胺进行治疗[58]。

脂性硬皮病

脂性硬皮病是局限于小腿的硬化性脂膜炎，被认为是慢性静脉功能不全的晚期阶段。脂性硬皮病通常发生在中年，女性比男性更常见，并且在肥胖、高血压和长期慢性静脉功能不全患者中最常见[59]。急性期的特征为硬化性红斑或紫红色疼痛斑块。在慢性期其特征是色素沉着过度的结合斑块。小腿边缘的皮肤呈倒立的香槟瓶形状（图 3-14）。组织病理学上，急性期的特征是炎性细胞较少浸润，皮下脂肪内间隔增厚和纤维化，脂吞噬变化和脂肪细胞坏死。慢性期不伴有炎症，间隔进行性纤维化，真皮和皮下组织中有透明线状胶原纤维沉积[59]。虽然脂性硬皮病患者皮肤成纤维细胞增生较多，I 型前胶原 mRNA 表达水平高于正常对照组的真皮成纤维细胞，但是其发病机制尚不清楚[59]。猜测致病机制包括白细胞在功能不全的静脉内阻滞导致组织降解酶的产生，内皮细胞损伤和纤维蛋白沉积，功能不全的静脉内

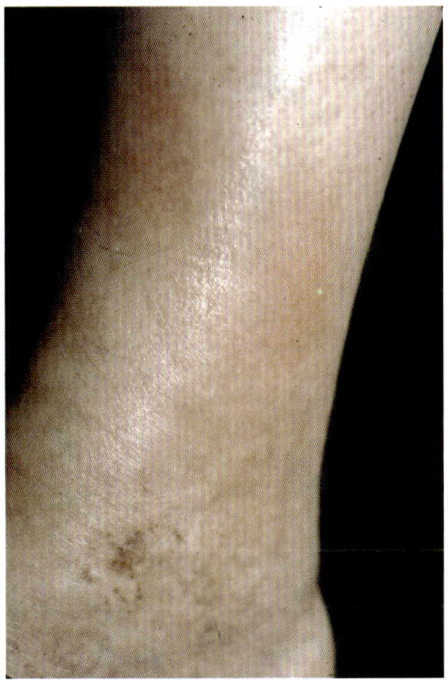

图 3-14 脂性硬皮病——左侧小腿红色坚硬皮下斑块

微血栓导致组织缺氧和 TGF-β 上调以及 MMPs 的局部改变[59]。最近有学者提出了慢性静脉疾病的遗传易感性，参与血管和淋巴发育的转录因子 FOXC2 中的 SNP 与静脉曲张、痔疮和静脉瓣膜衰竭相关，并且 HFE 基因中的多态性将静脉溃疡风险增加七倍。MMPs、血管内皮生长因子和胶原蛋白表达的改变也被认为是静脉疾病的致病机制[60]。脂肪皮肤硬化症最好每天坚持使用压力袜。

嗜酸性细胞性筋膜炎

嗜酸性细胞性筋膜炎（EF）是一种非常罕见的，发生于下肢网状真皮、皮下脂肪和躯干、四肢筋膜的自体炎症性疾病，常伴有周围嗜酸性粒细胞增多、炎症标志物升高和高球蛋白血症[61,62]。患者通常表现为手和手指，足和足趾的双侧疼痛和非凹陷性水肿。

水肿可导致皮下纤维化。筋膜纤维化可能会导致手足活动严重受限。EF 由于缺乏指端硬化、面部受累和雷诺现象而与系统性硬化病有所区别。因为 EF 的炎症和纤维化位于深部真皮、皮下组织和筋膜，因此需要对肌肉进行楔形活检以了解特征性组织学变化。EF 中的表皮和真皮浅层通常不存在，但真皮和皮下脂肪可能被透明胶原所取代，筋膜增厚并伴单核细胞和嗜酸性粒细胞浸润。EF 的发病机制尚不完全清楚，EF 成纤维细胞可能被 TGF-β 激活，使胶原蛋白增加[62]。已发现 EF 患者的 MMP-13（通常降解胶原蛋白）水平降低，金属蛋白酶组织抑制剂 1（TIMP1，其抑制 MMP-1）、IL-5 增加[62,63]。EF 与正常的伤口愈合不同，绝大多数病例不是由于创伤所致，纤维化很深并且不涉及表皮，出现水肿期，并且外周嗜酸性粒细胞增多很常见。EF 的治疗主要是使用糖皮质激素，最近的数据表明早期（6个月内）接受系统性糖皮质激素治疗的患者，尤其是甲泼尼龙（甲基强的松龙）冲击治疗和免疫抑制剂治疗效果最好[61]。

慢性移植物抗宿主病

慢性移植物抗宿主病（cGVHD）是同种异体造血干细胞移植（allo-HSCT）常见且常致命的后遗症。估计 cGVHD 在 allo-HSCT 受者中发生率为 30% ~65%，5 年死亡率接近 50%。[65] cGVHD 是一种多态性疾病，可影响皮肤、指甲、黏膜、胃肠道、肝脏、肺、肌肉、筋膜和骨髓。硬化性 GVHD 是 cGVHD 的一个亚型。具有皮肤特征的硬化 GVHD 患者在临床和组织学上与硬化病、系统性硬化病或嗜酸性筋膜炎相似。发生 cGVHD 的危险因素包括先前的急性 GVHD（aGVHD）、HLA 的差异、供体和受体的年龄增加、外周血干细胞用于移植、移植物未去除 T 细胞、男性患者接受女性移植、病毒感染和高强度的预处理方案[65]。在这些危险因素中，使用外周造血干细胞进行移植并且移植物未去除 T 细胞与发生硬化性 GVHD 的关系最为密切[66]。与急性 GVHD 相比，慢性 GVHD 的发病机制尚不清楚，目前认为慢性 GVHD 的发生是因为胸腺受损（由于急性 GVHD 或预处理方案），导致 T 调节细胞（Tregs）的减少以及同种异体反应性 $CD4^+$ T 细胞增加[64]。异体反应性 $CD4^+$ T 细胞的增加将免疫应答向 Th2 细胞因子方向转换（IL-4、IL-5、IL-11 表达增加），增加促纤维化细胞因子（IL-2、IL-10 和 TGF-β），并激活巨噬细胞产生 PDGF 和 TGF-β[64]。成纤维细胞由促纤维化细胞因子和巨噬细胞激活并产生过量的胶原蛋白。慢性GVHD发病机制还包括B细胞功能失调，其标志是产生自身反应性B细胞[64,65]。慢性GVHD患者的B细胞活化因子水平升高，缺乏记忆B细胞并且幼稚B细胞重建延迟[64,65]。预防GVHD的方案仍需进一步研究，最常用的预防方案是应用氨甲蝶呤与钙调磷酸酶抑制剂（calcineurin inhibitor），虽然这种方案已被证明可以减少急性GVHD的发生，但遗憾的是尚未能证实可以降低慢性GVHD的发生[65]。慢性GVHD的治疗包括连续使用钙调磷酸酶抑制剂和全身应用糖皮质激素[65]。

药物、毒素和疾病诱导的纤维化和瘢痕

除了导致瘢痕的特发性全身性疾病之外，还有许多药物、毒素和疾病可引起皮肤硬化或纤维化。

博来霉素

博来霉素能够诱导肺纤维化和皮肤硬化。博来霉素是一种化学制剂，最初是从真菌——轮丝链霉菌中分离出来[67]。它通过结合双链和单链DNA并引起链的断裂而具有抗肿瘤、抗病毒和抗菌活性[67]。全身应用可以用于治疗霍奇金淋巴瘤、睾丸癌和皮肤鳞状细胞癌。在皮肤病学中，博来霉素可以局部应用治疗跖疣，也可用于治疗瘢痕疙瘩[68]。应用博来霉素治疗最常见的全身性副作用是肺纤维化。博来霉素会引起各种药疹，极少数情况下它可能导致LcSScl样疾病的发生[69]。在已经报道的由于使用博来霉素导致的系统性硬化病的12例患者中，有10例是男性。所有应用博来霉素导致系统性硬化病的患者均发生了指端硬化和四肢末端硬化改变，但缺乏系统性硬化病中常见的甲襞毛细血管改变，毛细血管扩张和钙化。一些患者ANA滴度阳性，但没有发现抗着丝点或抗拓扑异构酶抗体。大多数患者在停用博来霉素治疗后症状有所改善[69]。

博来霉素导致纤维化的机制尚未完全清楚。肺和皮肤博来霉素水解酶活性较低，这是导致这些器官损伤的一种可能原因[69]。在大多数瘢痕性疾病中，TGF-β似乎在纤维化发展中起着核心作用，在培养的成纤维细胞中，博来霉素可直接提高TGF-β mRNA水平，从而导致细胞外基质蛋白增加[67]。由于其引起纤维化的能力，博来霉素诱导纤维化的机制在小鼠肺纤维化和系统性硬化病模型中被广泛研究[70]。在博来霉素所致系统性硬化病皮肤损伤的小鼠模型中，TGF-β水平与SMAD2 / 3磷酸化水平均增加，细胞内通路被TGF-β激活[70]。博来霉素也可促进促纤维化Th2的炎症反应。用博来霉素治疗的小鼠在皮肤病变及血清中，Th2类细胞因子IL-4和IL-13水平增加[67]。博来霉素也可以通过产生反应性氧化物质直接损伤内皮细胞来促进硬化，内皮损伤导致黏附分子和炎症增加[70]。与许多全身性瘢痕疾病一样，导致纤维化的因素之间存在复杂的相互作用。

紫杉烷类

紫杉烷类化疗药物多西紫杉醇和紫杉醇也与硬化病样皮肤病变有关。这两种化疗药物来源于欧洲和太平洋紫杉树[71]。它们的化疗作用机制是稳定微管，防止微管解聚，从而导致细胞周期停滞并最终导致细胞凋亡[72]。紫杉烷目前用于治疗乳腺癌、胃癌、肺癌和卵巢癌。个别报道紫杉烷引起的皮肤硬化与剂量相关，且女性多发，这可能是由于紫杉烷主要用于治疗乳腺癌和卵巢癌[71-73]。皮肤硬化症发生在用紫杉烷治疗后6~12个月，并且通常在水肿期后。紫杉烷诱发的硬化病常累及下肢，但也可累及躯干和上肢。与系统性硬化病不同，紫杉烷诱发的硬化症患者不会出现雷诺现象，无甲襞毛细血管改变，无自身抗体，也不累及内脏器官[71-73]。

目前对于紫杉烷类引起的硬化症的发病机制还知之甚少。组织学上，在典型的系统性硬化病和紫杉烷类诱发的硬化症中都可见到相似的真皮血管周围的炎性浸润[71]。人们猜测类似的细胞因子可能在两种疾病中都起作用[71]。有趣的是抗着丝点抗体常见于系统性硬化病，并且着丝点是紫

杉烷的主要靶点，然而这一联系还有待进一步的研究[71]。有报道称通过免疫组化检测到紫杉烷类诱导所致硬化症患者中 Fli1 的表达[73]，作者发现，在系统性硬化病患者中真皮成纤维细胞和内皮细胞的 Fli1 表达水平均降低或缺乏，而在紫杉烷类诱导所致硬化症患者中内皮细胞 Fli1 的表达增高，这提示了紫杉烷对成纤维细胞的直接作用，并强调了系统性硬化病和紫杉烷诱导所致的硬化症之间的差异[73]。由于病例数量较少，紫杉烷诱导所致硬化症的治疗仍不明确。可以通过停止可疑药物和局部或全身应用类固醇来治疗该疾病，这些治疗可以不同程度地改善症状[71,72]。

肾源性系统性纤维化

2000 年首次报道了 15 例终末期肾病（ESRD）出现肾源性系统性纤维化（NSF）[74]。NSF 的特征表现是纤维化和过度色素沉着，通常首先发生于四肢[75]。NSF 一般不累及面部，病变范围可从局部小斑块到全身的广泛区域（图 3-15）[76]。局部小斑块除了可出现屈曲挛缩，还可表现为颜色由红色转变为紫色、多边形或网状、位置固定。肌肉组织、淋巴管、肝、肺、心脏和胃肠道等多种器官中均可发生系统性纤维化[75]。对 NSF 中受累皮肤的活检表明真皮中细胞增多，缺乏炎性

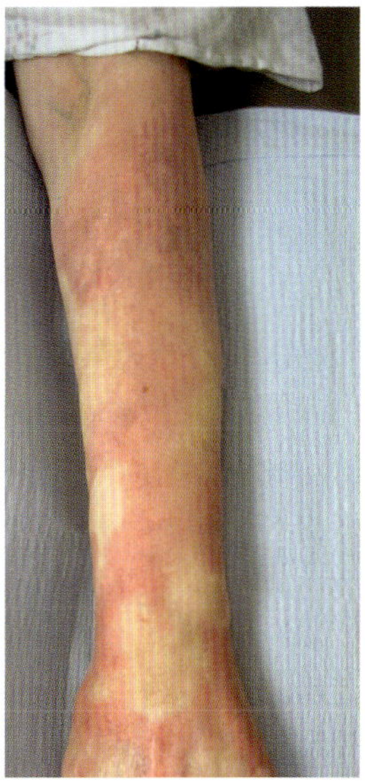

图 3-15 肾源性系统性纤维化（NSF）——坚固的红斑斑块，具有特征性的孤岛征

反应，富有 CD45RO 和 CD34 阳性的梭形细胞，表明它们起源于循环的骨髓衍生细胞[75]。真皮中也存在增加的胶原蛋白和黏蛋白并且保留了弹性蛋白[77]，也可以看到 CD68 及细胞因子 XⅢa 阳性的多核巨细胞和树突状细胞[75]。

2006 年，研究发现钆基 MRI 造影与 NSF 的发展之间存在联系。在 ESRD 患者中，钆在体内不能像肾功能正常患者那样快速清除[75]。某些钆造影剂（特别是线性钆螯合物）随时间推移而变得不稳定，导致钆与螯合剂分离，游离钆通过未知的机制沉积在组织中[77]。在体外钆已被证明通过 Toll 样受体 4 和 7 激活人单核细胞和巨噬细胞，这些活化的巨噬细胞产生许多重要的促纤维化细胞因子和趋化因子，包括 IL-4、IL-6、IL-13、TGF-β，血管内皮生长因子和许多核因子 κB 依赖性趋化因子[75,77]。在体外，成纤维细胞可受钆直接和间接影响。从钆处理的单核细胞培养基以及直接暴露于钆均可导致真皮成纤维细胞分化为肌成纤维细胞并增加胶原蛋白 Ⅰa mRNA 的表达。因此猜测游离钆可能直接或间接地导致纤维化。

ESRD 患者在遵从使用钆造影剂指南后，NSF 新病例急剧减少，这揭示造影剂与 NSF 之间的关联性进一步增强[75]。最好的治疗方法是避免使用高剂量造影剂，避免 ESRD 患者使用非离子线性螯合剂，使用造影剂后迅速透析，以及避免急性肾功能衰竭患者使用钆造影剂[76]。

对于 NSF 患者尝试了许多不同的治疗方法，但疗效有限。口服和局部应用皮质类固醇、环孢素、组胺（H2）阻滞剂和沙利度胺似乎对停止或改善疾病无明显作用[75]。肾移植、血浆置换、体外光化学疗法、紫外线 A 光疗、硫代硫酸钠和西罗莫司对该病有效[75]。有报道称用酪氨酸激酶抑制剂伊马替尼治疗后，皮肤症状得到改善，因为它可以通过 TGF-β 和 PDGF 途径减少信号传导[78]。

药源性的牙龈增生

药源性牙龈增生（DIGH）最常见于使用苯妥英钠、硝苯地平和环孢素后，据估计，应用这些药物后患者 DIGH 的发生率高达 50%[79]。有

趣的是，这些药物引起牙龈增生的机制各不相同。推测苯妥英钠主要通过 TGF-β 途径介导的纤维化引起牙龈增生。环孢素诱导的 GH 是继发于炎症而不是纤维化。据推测环孢素诱导的 GH 是由于适应性免疫应答的破坏和胶原蛋白的羟基化受到抑制。硝苯地平诱导的 GH 似乎既依赖于纤维化途径（通过 TGF-β 和骨膜蛋白）也依赖于未知的炎症途径。这三种机制均导致牙龈间充质细胞增加和细胞凋亡减少，被认为是由 TGF-β 诱导的结缔组织生长因子（CCN2）表达所致。最后牙龈成纤维细胞受到其他组织中成纤维细胞不同途径的调节。牙龈成纤维细胞对前列腺素 E（PGE）的反应不敏感，它具有一种独特的受体——PGE 受体 3（EP3R），该受体可增强 TGF-pto 信号传导，可被典型的 Wnt 信号传导途径抑制 [79]。

放射线

放射线可用于治疗头部和颈部、皮肤，肛门生殖器和乳房等部位的恶性肿瘤 [80]。放射治疗对皮肤的毒性作用是众所周知的，包括急性和慢性毒性。 急性放射损伤可导致红斑和潮湿性或干燥性脱屑 [81]，慢性放射损伤包括毛细血管扩张、皮肤萎缩、溃疡、恶性肿瘤的发生和纤维化。放射线对皮肤的慢性副作用通常在放疗后数月至数年发生，并且通常在单次剂量大于 25 Gy 或分次总剂量达 70 Gy 时发生 [81]。随着微创技术的增加，更多的患者可能存在放射治疗的潜在副作用 [82]。组织学上慢性放射损伤可能导致表皮萎缩、毛细血管扩张、真皮硬化，非典型星状成纤维细胞和皮肤附件结构萎缩和丧失 [80,82]。

放射性纤维化的发病机制与其他纤维化疾病有许多共同之处。放射线通过促进活性氧（ROS）的产生，导致细胞 DNA 和 RNA 的损伤。这种损伤可进一步导致实质细胞和内皮细胞的损伤 [83]。内皮细胞的损伤可导致缺氧，从而进一步诱发 ROS 和细胞损伤。在照射后，机体通过产生细胞因子和趋化因子会立即发生强烈的炎症反应，照射后数小时可检测到 TGF-β 的升高，表明这种细胞因子可能在放射性纤维化的发展中起主要作用 [81]。在最初的放射损伤后的几天到几周内，在受累区域也发现了参与骨髓衍生细胞募集的 IL-1、IL-6、TNF-α 和许多趋化因子的水平增加 [83]。放射损伤后募集的骨髓衍生细胞包括间充质干细胞、上皮母细胞和骨髓单核细胞，这些细胞对于受损组织修复和血管生成很重要，但也可能导致持续的炎症反应和纤维化的发展 [80]。像大多数纤维化疾病一样，炎症、细胞损伤和纤维化之间似乎存在复杂的相互作用从而促进纤维化的发生。

由于放射治疗多年来一直应用于临床，已经有多种预防和治疗放射后急性和慢性毒性的方法。包括在预防和治疗中试图减少 ROS 的产生，抑制炎症的发展并阻断主要细胞因子和趋化因子的下游效应。虽然已有一些动物模型和小范围临床病例分析和临床试验，但仍没有使用治疗剂来预防或治疗放射性纤维化的令人信服的证据。已有一些使用己酮可可碱和维生素 E 预防用药的少量报道，但仍需要更大量的研究 [80]。目前，预防放射线诱发纤维化的最佳方法仍然是尽可能限制放射量。

油毒综合征和嗜酸性粒细胞增多症——肌痛综合征

无意间暴露于有毒物质也可导致系统性纤维化，例如以下两种相似的疾病：油毒综合征和嗜酸性粒细胞增多——肌痛综合征。 1981 年在西班牙发生了油毒综合征疫情 [84]。这种综合征分为三个临床阶段，有各种各样的症状。第一阶段的特征是呼吸短促和肺水肿；第二阶段出现感觉神经病变，肌痛和肌无力。皮肤受累通常在此阶段开始，并且范围从类似于硬化病的局部斑块到更广泛的类似于 EF 或 LcSScl 的变化。第一和第二阶段分别持续约 2 个月。大约有 60%的患者进入第三阶段，伴随永久性神经病变，不自主肌肉活动和皮肤硬化。这期间发现的实验室异常包括周围嗜酸性粒细胞、甘油三酯、胆固醇和血糖升高。患病的 2 万多人中有 300 多人死亡。经过流行病学研究，发现这种疾病与一家公司变性的菜籽油有关，这种菜籽油被当作橄榄油出售。这种油不适合人类食用，并且发现其含有多种化学物质，包括 3-（N- 苯基氨基）-1,2- 丙二醇（PAP），而这种化学物质目前被认为会导致该疾病。虽然具体的致病机制尚不清楚，但目前认为此物质会引起弥漫性细胞凋亡和过度的 Th2 型免疫应答，从而导致弥漫性纤维化[85]。

1989 年，美国有 1500 多人患嗜酸性粒细胞增多——肌痛综合征，并导致 30 多人死亡[87]。这种疾病与油毒综合征有许多相似的临床特征，其中包括嗜酸性粒细胞增多和肌痛[86]。最终，追踪发现该疾病与一种含有 L- 色氨酸的营养保健品有关。该保健品含有 3-（苯胺基）丙氨酸，它与导致油毒综合征的 PAP 化学性质相似。嗜酸性粒细胞增多——肌痛综合征的发病机制被认为与毒性化学物质引起的急性炎症和嗜酸性粒细胞活化机制相似，都会导致持续的纤维化，并产生特征性的细胞因子 TGF-β 和 IL-4[87]。

口腔黏膜下纤维化

口腔黏膜下纤维化被认为是口咽癌的癌前病变。它始于口腔黏膜的炎症反应。随着时间的推移，会导致血管减少、纤维化斑块和结节。严重时会形成限制张口的纤维挛缩。纤维化也可以扩散到软腭、腭垂（也称悬雍垂）、舌头和食管上段。弥散的纤维化会引起很多症状，包括吞咽困难、说话障碍及由于咽鼓管功能障碍引起的听力损失。口腔黏膜下纤维化的出现与咀嚼槟榔的习惯密切相关，咀嚼由槟榔子、槟榔叶、香料和氢氧化钙组成的复合物是东南亚人常见的习惯。最近，烟草也被添加到槟榔中。随着烟草的加入，鳞状细胞癌的发病率持续上升[88]。口腔黏膜下纤维化的发病机制被认为是由槟榔中发现的各种化合物引起的慢性炎症所致。在口腔黏膜下纤维化病变中发现 IL-6、IL-8、TNF-β、PDGF 和 FGF 增加。早期口腔黏膜下纤维化的治疗包括局部和病灶内应用皮质类固醇。对于晚期的纤维化，虽然人们尝试了许多不同的治疗方法，但都没有取得公认的效果[88,89]。

肿瘤相关的纤维化

良性肿瘤和恶性肿瘤均可引起局部纤维化，也可能由成纤维细胞或类成纤维细胞引起。在这些肿瘤中最典型和常见的是皮肤纤维瘤。

皮肤纤维瘤

皮肤纤维瘤是很常见的皮肤结节，颜色从白色到粉色到褐色，好发于中年妇女的四肢远端[90]。它们的典型表现是数毫米的小结节，但部分可达数厘米[91]。因为它们很常见且为良性，因此真正的发病率尚未知晓。组织学上看皮肤纤维瘤有许多不同的类型，但都包含成纤维细胞、组织细胞和血管[90]。一个可以区分皮肤纤维瘤的组织学特征是因子 XⅢ a 染色阳性，这有助于区分良性皮肤纤维瘤和恶性隆凸性皮肤纤维肉瘤（DFSP）。对于皮肤纤维瘤代表反应性纤维组织还是良性的纤维组织细胞肿瘤还有一些争论[91]。PDGF、TGF-β 和 IL-1 似乎参与了皮肤纤维瘤的形成。相比其他类型的纤维化，它们在局部区域是过表达的[91]。已报道多发皮肤纤维瘤在系统性红斑狼疮患者和艾滋病患者中发病率是增加的，这表明免疫失调也可能是它们的发病机制的一部分[92]。

隆凸性皮肤纤维肉瘤

隆凸性皮肤纤维肉瘤（DFSP）是一种比较罕见的成纤维细胞样皮肤肉瘤，常累及躯干和四肢近端（图 3-16）。隆凸性皮肤纤维肉瘤的发病率据估计为每百万人有 0.8~4.5 例。肿瘤往往生长缓慢，局部侵袭，但一般不发生转移。组织学上，肿瘤的特点是边界不清，周围有密集的梭形细胞和数量不等的胶原。大约 90% 的 DFSP 显示 $CD34^+$，很大比例的肿瘤也显示出 t（17;22）（q22;q13）易位的特征。这种易位产生一种Ⅰ型胶原融合蛋白和 PDGF-β，导致 PDGF-β 基因的表达增加。手术切除是治疗 DFSP 的首选。最近的数据表明，莫氏手术治疗的复发率较低[93]。对于不能切除的肿瘤，采用酪氨酸激酶抑制剂伊马替尼和局部放射治疗的联合疗法[93]。

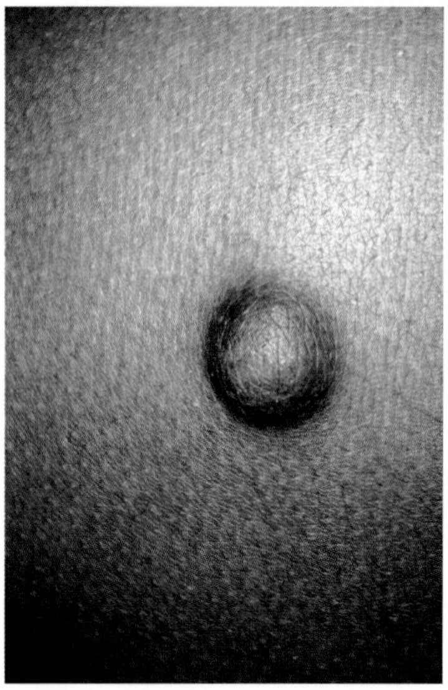

图 3-16　隆凸性皮肤纤维肉瘤（DFSP）——左背上部 2 cm 实性结节

硬化性纤维瘤

硬化性纤维瘤是另外一种罕见的纤维瘤，可作为一种良性的孤立性病变，或伴发于 Cowden 病（多发性错构瘤综合征）。Cowden 病是由 PTEN 基因突变引起的常染色体显性遗传性疾病，导致许多良性和恶性肿瘤的发生发展。临床上硬化纤维瘤表现为孤立的肤色的蜡状丘疹，好发部位在头部和颈部。在显微镜下它们呈现出界线清楚的低增生皮肤结节和胶原增厚的外观特征，称“胶合板”模式。当它作为一个孤立的病灶出现时是良性的，不需要治疗[94,95]。

婴儿指（趾）部纤维瘤病

婴儿指（趾）部纤维瘤病，又称儿童时期复发的指部纤维瘤或包涵体纤维瘤病，是最常见的出现在幼儿手指和足趾的良性粉红色或肤色结节[96]。这些肿瘤可以长到几厘米，有趣的是通常拇指和足部拇趾不发病[96]。尽管主要是幼儿患病，也有罕见的成人病例报告。该肿瘤的自然发展过程是前几个月缓慢增长，然后是 10~14 个月的快速增长，随后消退。婴儿指（趾部）纤维瘤是由分布在真皮和皮下组织的、数目不详的梭形细胞束组成[97]。这些细胞胞浆含有嗜酸性包涵体，这是确诊为肿瘤的特征性表现，这些包涵体包含肌动蛋白和波形蛋白丝。该肿瘤的发病机制尚不完全清楚，由于它们由肌成纤维细胞组成，发病可能与该细胞系增殖通路有关。肌成纤维细胞可以通过诸多触发器由成纤维细胞分化而来，包括 TGF-β 和机械应力。肌成纤维细胞在伤口愈合过程中提供收缩强度，然后在伤口成熟时死于细胞凋亡。由于这些肿瘤似乎遵循一个夸张的肌成纤维细胞的生命周期，了解肌成纤维细胞的凋亡机制可能会发现更好的治疗方法。目前的治疗方法包括观察，莫氏手术和注射 5- 氟尿嘧啶治疗。由于该肿瘤是良性的并且自行消退，所以很难评估各种治疗的成功率。通常采取对症治疗[97]。

肌纤维瘤

肌纤维瘤（Dermatomyofibroma）是新近报道的良性肌成纤维细胞的增殖，肿瘤最常见于肩部、腋窝、上臂和颈部，表现为边界清楚的红褐色斑块。主要发生于年轻妇女，但也可能发生在儿童和男性。组织学上这些肿瘤边界清晰，由均匀的梭形细胞束平行于表皮排列。这些细胞似乎是肌成纤维细胞，波形蛋白染色阳性，约 50% 的肿瘤成肌细胞标志物 α 平滑肌肌动蛋白染色阳性。该肿瘤肌间线蛋白和 XⅢa 因子染色均阴性，$CD34^+$ 有助于区分该病和皮肤纤维瘤、隆凸性皮肤纤维肉瘤。由于它们是良性肿瘤，生长缓慢，手术切除非常有效，复发率低[98,99]。

血管纤维瘤

皮肤血管纤维瘤一般为鼻部纤维性丘疹和阴茎珍珠状丘疹。鼻部表现为单发病灶，在龟头上则呈聚集状的良性肿瘤，表现为小的肤色的圆顶状丘疹。在龟头上通常环绕着冠状沟。组织学检查显示在真皮层成纤维细胞聚集，可以出现星状和形成多核细胞。真皮中胶原增多，弹性蛋白减少，真皮薄壁血管也增多。多发性血管纤维瘤可以发生在遗传性结节性硬化综合征，多发性内分泌肿瘤 1 型和 Birt-Hogg-Dubé 综合征。当发生在这些综合征时，通常表现为多发性病变，可能出现在面颊上。在结节性硬化症中，患者还可以发生甲周血管纤维瘤，组织学上类似于出现在面部的纤维血管瘤。这些肿瘤是良性的，经常因鼻部基底细胞癌（BCC）或者阴茎上的寻常疣而被活检出来。治疗只为满足美容要求[96,100]。

颈部纤维瘤病

颈部纤维瘤病是新生儿的一种罕见的良性病变，也称婴儿胸锁乳突肌（SCM）瘤。常见于出生到4周龄的婴儿，并与创伤性分娩有关。它多表现为在颈部与胸锁乳突肌紧密相连的缓慢生长的肿块，高达20%的患病幼儿伴有斜颈发生[101]。偶尔颈部纤维瘤病与其他先天性畸形同时发生，如马蹄内翻足或髋关节脱位。可以通过临床和超声检查来确诊。如果诊断有疑问，细针穿刺可以显示梭形的成纤维细胞和肌巨细胞[102]。颈部纤维瘤病的病因被认为开始于在出生时胸锁乳突肌的缩短损伤，这种损伤导致血肿形成和随后的成纤维细胞的迁移，最终造成肌纤维萎缩。其他理论包括胎位不正、静脉闭塞和肌内血肿作为初始的刺激导致损伤和纤维化修复反应。这种情况是良性的，95%的婴儿在4周的物理治疗后运动能力得到改善。在严重的情况下，物理治疗无效，可能需要手术治疗来防止永久性肌肉骨骼的损伤[101]。

结缔组织痣

结缔组织痣并不是真正的痣，更准确地描述是“结缔组织错构瘤”。结缔组织痣病理可分为三种类型，即胶原瘤、弹性组织瘤和蛋白多糖错构瘤。每个病变都可以作为一个孤立性病变或作为一个遗传综合征的一部分存在。胶原瘤在遗传性结节性硬化症中最常见，被称为“鲨革斑”。组织学检查显示胶原蛋白的密度和纤维的厚度边界不清地增加，而成纤维细胞密度没有随之增加。弹性组织瘤可以在Buschke-Ollendorff综合征和弹性假黄瘤中看到，弹性组织瘤的组织学特征是在真皮层弹性纤维的增加。蛋白多糖错构瘤，又称黏蛋白，可以在遗传性黏多糖贮积症（Hunter综合征）中看到[103]。综合征的结缔组织痣的遗传基础与基因缺陷有关，而散发性病变的病因不明。因为病变是良性的通常不必要治疗[104]。

基底细胞癌

基底细胞癌是最常见的角质形成细胞的恶性肿瘤。典型表现为圆顶状珍珠样丘疹，常伴有中央溃疡。最常见的组织学类型显示真皮层基底细胞样肿瘤细胞聚集。一个不常见的亚型是硬斑病样型或硬化性基底细胞癌。该肿瘤呈不规则的粉红色瘢痕样斑块。组织学上，它们表现出小巢和肿瘤细胞条带，没有典型的结节和回缩伪影。它们常常浸润较深，复发率比结节性基底细胞癌高[105]。基底细胞癌一个有趣的分子特征是，几乎所有的肿瘤都有SHH信号通路异常。最常见的是PTCH基因突变导致Hedgehog信号通路的激活。和其他肿瘤相比，基底细胞癌甚至是更具浸润性的硬化性变异，都表现出非常稳定的基因组，恶性程度低。目前未知硬化性变异的基底细胞癌是否有不同的分子特征，对于硬化性基底细胞癌的一线治疗是莫氏手术切除。最近开发的SHH通路抑制剂，目前已被批准用于治疗不能手术的基底细胞癌[96,105,106]。

纤维化增加的遗传性疾病

早衰综合征

一组叫作“早衰综合征”的遗传性疾病有着相似的生物学特征，包括纤维化的增加和致密、变薄的皮肤。本组的典型疾病是早年衰老症候群（HGPS）。这种疾病在新生儿的发生率在1/8 000 000~1/ 4 000 000，估计世界范围内有350名儿童患病[107]。早衰综合征患者出生时功能正常，一岁内开始出现症状，早期典型表现为生长缓慢，接着是皮下脂肪丢失、硬化病皮肤样改变、面部特征的改变（包括鼻子变尖、小颌畸形、眼睛和耳朵突出）[108]。2003年，HGPS潜在的遗传缺陷被确定为在核蛋白层粘连蛋白 A 发生的散在常染色体显性遗传突变[107]。层粘连蛋白是支持细胞核结构、锚定染色质和固定核孔复合物的关键的核中间纤维[109]。在大多数 HGPS 中的突变产生显性负蛋白称早老蛋白。在 HGPS 患者的细胞核、基因组结构和调节蛋白中发现了许多异常。成纤维细胞特别受这些变化的影响，并可产生增殖和分化受损导致纤维化[110]。尽管对早衰儿的治疗备受关注，但尚无成功病例，而且这种病变在十几岁的时候总是致命的[107]。

另一个以皮肤纤维化为特征的早衰症是沃纳综合征。沃纳综合征在日本发病率约 1：100 000，在日本以外约 1： 10 000 000~1： 1 000 000。不同于 HGPS，沃纳综合征患者通常直到十几岁才发病，首先出现的临床症状通常是青春期发育不良，在患者十几岁和二十几岁会出现其他临床特征，如头发灰白、脱发、面部衰老和尖鼻、皮肤萎缩与硬化病样收紧。患者在相对年轻的时候也会出现许多与衰老有关的疾病，如心血管疾病、2 型糖尿病、白内障和骨质疏松症。皮肤改变最常见于面部和四肢远端，包括萎缩、色素沉着和类似硬化病的皮肤硬结。此外，患有沃纳综合征的患者容易在压力点发生严重角化，在角化病已切除的部位发生溃疡[108]，并且也增加了患特定恶性肿瘤的风险，包括软组织肉瘤、骨肉瘤和脑膜瘤。沃纳综合征是由 WRN 基因（RECQL 2）的 DNA 解旋酶的缺陷引起的。WRN 蛋白参与 DNA 复制、DNA 重组、端粒维持和 DNA 修复。有 WRN 缺陷的细胞会增加染色体异常、加速端粒缩短和早期生长停滞。WRN 缺失的早期衰老会严重影响成纤维细胞，导致这些患者的皮肤萎缩和皮肤变薄[111]。目前对沃纳综合征还没有有效的治疗方法。

类脂蛋白沉积症

类脂蛋白沉积症是一种由于 ECM1 基因的突变导致的常染色体隐性遗传疾病，非常罕见，文献检索共有 250 例病例报道。这种疾病首先发现的临床症状是婴儿期哭声嘶哑，这是由透明物质在声带上沉积引起的[112]。其他临床特征包括口咽的结构浸润、串珠状睑丘疹，皮肤变化包括脸部和颈部瘢痕、皮肤脆性和全身皮肤增厚。变异的中枢神经系统受累可导致癫痫、记忆问题和精神分裂症行为[113]。组织学上观察到Ⅳ型胶原和Ⅶ型胶原增加，Ⅰ型胶原和Ⅲ型胶原减少。成纤维细胞降低Ⅰ型胶原的表达，在细胞质中形成特征性液泡。真皮中有透明物质的积累[112]。ECM1 蛋白的确切功能尚不清楚，但它编码分泌的糖蛋白,可以结合Ⅳ型胶原和层粘连蛋白 332。据推测，降低 ECM1 与胶原的结合导致Ⅳ型胶原生成增加[114]。类脂蛋白沉积症并不一定导致死亡率增加。然而，这种疾病的死亡病因常常是口咽受累，有时需要行气管切开术[112]。

厚皮性骨膜病

厚皮性骨膜病（Pachydermoperiostosis）也称原发性肥大性骨关节病（primary hypertrophic osteoarthropathy，PHO），是一种少见的遗传性皮肤病，患病率未知。文献报道约 200 例。这种疾病在男性中表现得更为常见和严重。本病的临床特征包括头皮增厚、回状头皮、杵状指及骨膜瘤形成。PHO 患者骨髓和皮肤的成纤维细胞增殖增加。该病的遗传基础尚不清楚，但据报道为常染色体隐性遗传、X 连锁隐性遗传和常染色体显性遗传不完全外显[115]。一些病例似乎与 15- 羟基磷灰石脱氢酶基因缺陷有关，导致循环 PGE2 水平升高[116]。

皮肤僵硬综合征

皮肤僵硬综合征是一种罕见的疾病，在儿童常见发病部位是臀部、大腿和躯干，表现为皮肤硬化，多伴有多毛症。它很少影响手、足和脸。它没有全身性的受累，但可能有关节挛缩导致活动受限。发病部位组织学显示真皮中黏蛋白增加，深层真皮硬化胶原增加，筋膜增厚。患者筋膜中可以看到Ⅵ型胶原和肌成纤维细胞数目增加。 在皮肤僵硬综合征的活检中通常有微小炎性浸润[117]。这种疾病的发病机制尚不清楚，一些家族性的病例已经被报道，暗示可能有遗传倾向。强烈的免疫抑制治疗改善甚微。目前的治疗仅限于物理治疗，以防止关节挛缩[117,118]。

婴儿系统性透明变性

婴儿系统性透明变性和青少年透明纤维瘤是罕见的常染色体隐性遗传疾病。它们有许多相似的临床特征，主要在严重程度上不同。由于这两种疾病具有相似的表型，它们在透明纤维瘤病综合征的诊断下被分在一组[119]。这两种情况都是由毛细血管形态发生基因 2（CMG2）突变引起的[119]。CMG2 蛋白通过与层粘连蛋白和Ⅳ型胶原的结合参与细胞与基底膜的黏附。上述两种疾病生长的成纤维细胞都难以黏附到培养层中涂有层粘连蛋白的培养板上，这表明该蛋白在细胞黏附中起关键作用[120]。在临床上，这两种疾病都存在牙龈肥大、骨质溶解、关节挛缩、骨质疏松症和多种类型的皮肤损伤。皮肤病变包括在面部、颈部、鼻孔和耳部丘疹和色素沉着；肛周区的结节和斑块；以及皮下肿瘤（最常见于头部周围）[121]。组织学上，由Ⅵ型胶原组成的无定形透明物质的堆积见于真皮和内脏器官[120]。目前对两种疾病采取支持治疗，并针对性地控制疼痛和改善关节挛缩[120]。

埃勒斯－当洛综合征

埃勒斯－当洛综合征（EDS）是一组疾病，共有的临床特征是关节活动过度和皮肤松弛。这些疾病都是由Ⅰ、Ⅲ或Ⅴ型胶原基因缺陷引起的，或者是在胶原合成中所涉及的酶引起的[122]。其他临床症状的变化取决于胶原受累情况。根据临床特征和基因缺陷不同，目前有 11 种 EDS 类型。大多数类型的另一个特征是伤口愈合不良和皮肤脆性增加。由于胶原蛋白是真皮的主要成分，在伤口愈合中很重要，胶原缺乏会损害真皮的完整性和伤口愈合。由于胶原不足，患者常会出现宽而薄的萎缩性瘢痕（称“鱼口瘢痕”）[122,123]。EDS 的治疗以系统性并发症的控制和监测为目标。建议根据疾病的严重程度避免身体接触运动，甚至使用填充剂保护容易受伤的部位[124]。

感染

瘢痕疙瘩样芽生菌病

瘢痕疙瘩样芽生菌病是由亚马孙盆地特有的 LaCazia Loboi（L.Loboi）真菌感染引起的。感染发生于创伤性接种，一旦进入真皮内，L.Loboi 真菌被巨噬细胞吞噬，然后产生 TGF-β 和 IL-10。其结果是皮下肉芽肿反应，临床上类似瘢痕疙瘩。瘢痕疙瘩样病变发生在接种后最初几年，最常见于耳、臂和腿。组织学上，真皮内有致密的淋巴组织细胞炎症和圆形酵母结构物。首选的治疗方法是局部扩大切除术[125]。

扫码看参考文献

第四章　瘢痕和瘢痕管理：伦理考量

BADDR A. SHAKHSHEER，PUNEET SINGH，LAWRENCE J. GOTTLIEB，PETER ANGELOS，MARK SIEGLER　编
王琪影　译

核心观点

1. 患者的意愿和瘢痕管理直接相关。
2. 在进行任何改善瘢痕的治疗之前，患者和外科医生的期望值需要达成一致。
3. 瘢痕管理的决策需要医患双方达成共识，医生提供诊断、技术指导和专业知识，患者表达自己的选择。
4. 瘢痕和畸形的种类繁多，包括先天存在和后天获得，严重程度千差万别。瘢痕治疗的伦理问题与瘢痕的特点相关。

在美国著名作家霍桑的小说《胎记》中，一位受人尊敬的哲学家、科学家娶了一位美丽的女人，遗憾的是她面颊上有一小片红色胎记[1]。他对这个瑕疵越来越在意，并研究出一种药水去除这个“可怕的东西”。药水成功地去除了胎记，但妻子却死于治疗的副作用。在2002年生命伦理理事会上，著名的伦理学家Leon Kass用这个小故事导出了关于生物医学创新、治疗的作用和后果的讨论[2]。霍桑的小说提出了许多与畸形相关的问题，其中之一是治疗像《胎记》中的先天性畸形或者手术后瘢痕这样的后天性畸形的益处/风险比率。

瘢痕对心理的影响远远大于其对生理的影响，这样的例子很容易在流行文学中找到。Nora Ephron在《我可怜的脖子》一书中写道：“如果你从这篇文章中学不到任何东西，请记住，除非有整形外科医生在场，否则不要在身体的任何部位进行手术。即使你正在为一些严重的或潜在严重的疾病做手术；即使你坚信你的健康比虚荣更重要；即使你在医院病房里醒来的时候因为不是癌症而激动得无法想象；即使你感到欢欣鼓舞，感激活着；即使你对什么是重要的或不重要的，有着明确的洞察力；即使你发誓要永远快乐地生活在地球上，并承诺永远不抱怨任何事情。但我向你保证在不久的将来，比你想象得早，你看到镜子里的你，你会想，我讨厌这个瘢痕”[3]。

伦理是所有医学实践活动的基础，在医疗服务决策中发挥着重要作用。如果没有伦理，医学就会成为一门“空洞”的学科，患者的重要性、他们的目的以及治疗的意义会被忽略[4]。本章将讨论与瘢痕治疗相关的伦理原则，包括先天性和医源性获得的瘢痕，目的是为瘢痕治疗领域的相关决策提供框架。

医学和伦理学

临床医学伦理学

自公元前5世纪的《希波克拉底誓言》以来，医学伦理学以及医患之间的关系一直是人们关注的焦点。希波克拉底的著作《流行病学》第一卷中的“首要不伤害”理念，对以有利、不伤害、尊重自主和公正四个原则为基础的当代医学伦理学起到了推动作用[5]。有利意味着医务人员应始终保护患者的最佳利益。不伤害原则是“首要不伤害”原则的现代表述。尊重自主是患者有权选择或拒绝治疗，并在医疗决策中享有主要权利，换句话说，自主权承认患者的自决权。公正原则

涉及公平和平等，消除人与人之间卫生保健和健康方面的不平等。

众所周知，医学适应证、患者偏好、生活质量和情景特征[6,7]是 Jonsen, Siegler 和 Winslade 使用的四种分类，即四盒模型，用于分析评价临床伦理问题。医学适应证是指临床事实和治疗目标。患者偏好与尊重自主原则有关，患者应被告知适当的风险和利益，可以表达自己的选择或偏好。不管有没有治疗，探讨患者以后可能会出现的生活质量问题。权衡风险、益处和潜在的副作用，以明确潜在的治疗效果。情景特征分析了公正、公平和平等的问题。例如，医患之外是否有可能受到影响的群体，包括家庭成员、卫生保健组织或全社会（图 4-1）。

外科伦理学

对于外科医生来说，手术伦理学是医学伦理学的一个分支[8]。创立于 1913 年的美国外科医学院最初目标之一是消除外科手术中不符合职业道德的行为，尤其是 fee-splitting（费用分成，资本主义国家医生互介患者的分成），巡回手术和在相距较远的医院进行手术，并将术后处理留给当地医生的做法。

手术和其他有创操作对古老的“不伤害”（即无害）原则提出了直接挑战。现代评论家一致认为，“不伤害”原则并非绝对禁止有创操作，而是提醒医生要平衡他们的治疗带来的益处和可能出现的不良影响或危害。术后医源性瘢痕就需要这种益处——伤害平衡检测。

外科医生每天都要承担重任。由于外科医生与患者之间的信任关系，外科医生对患者的预后

医学适应证（有益和无害）	患者偏好（自主）
生活质量	“外部”考虑因素（资源 / 金钱）（法律）

图 4-1 四盒模型，为道德和临床决策提供了一个结构化的方法。（改编自 JONSEN A R, SIEGLER M, WINSLADE W J. Clinical Ethics: A Practical Approach to Ethical Decisions in Clinical Medicine. 8th ed. New York, NY: McGraw Hill Medical, 2015.）

负有强烈的个人责任感[9]。通常，他们的有创操作伴有高风险，这进一步增加了外科手术和外科伦理的复杂性[10]。由于可能在麻醉非清醒状态下进行有创操作，因此医生必须充分告知患者并获得患者关于告知坏消息和宣布死亡的知情同意书[11]。在紧急手术的情况下，这种医患信任关系必须迅速建立，因为医生必须在短时间内确定患者的选择，并在患者因麻醉而非清醒状态下按照这些进行操作。

此外，手术台上频繁的手术创新也使外科伦理与普通临床医学伦理不同[12]。例如，在早期器官移植的手术中，患者常常受到手术伤害。尽管腹腔镜和微创技术早期评估显示出并发症发生率显著增加，但由于有报道疼痛减轻和留观时间较短，在缺乏临床试验的情况下，腹腔镜和微创技术在手术中被广泛采用[13]。由于一系列特别的问题有别于其他领域的临床伦理学，所以外科伦理学是临床医学伦理的一个独特分支。

关于瘢痕治疗的伦理问题

医学适应证

什么是瘢痕?

瘢痕通常是身体创口愈合的产物，它是炎症和纤维化的结果。创伤、感染、某些疾病以及医源性原因都可能会导致瘢痕。

什么是正常?

“我认为对正常的渴望是强烈的，不容易被权衡成本和收益的理性所支配。我认为重要的是要考虑采用什么手段来满足这一愿望，而不必默认在正常标准内的规范[14]”。记住“正常”的概念对患者尤其重要，特别是瘢痕患者。应该明确地讨论这个概念，并明确地传达可能的结果。因此我们认为，当患者提出改善难看的瘢痕时，外科医生通常考虑的是如何改善瘢痕或畸形，但是患者的目标往往是消除瘢痕并恢复到受伤前的状态，所以外科医生与患者的期望达成共识非常重要。我们必须意识到，“正常”或“可接受”常

常是由患者的认知决定的，这个理念符合自主的伦理原则。例如，一名军人可能会把瘢痕作为荣誉徽章或身体受伤的标记物，但是家庭暴力的受害者可能产生与他或她的瘢痕有关的非常负面的情绪。患者会认为任何皮肤瘢痕均为“异常”。即使是不可见的瘢痕也可能因为瘙痒或疼痛而被患者视为“异常”，这些差异导致瘢痕治疗上的困难性，以及其他部门，例如保险公司判断赔偿标准的困难性。

什么是“正常”不仅因人而异，而且因地域和文化不同也不相同。例如在尼日利亚，小儿脐疝几乎无处不在，据报道，尼日利亚的母亲把他们的孩子带到医疗中心是因为他们没有脐疝[15]。在有些文化中，脐疝被认为是美丽的标志[16]。东部非洲的某些部落文化倾向于通过有目的的损伤和划痕产生增生性瘢痕和瘢痕疙瘩以产生装饰性瘢痕，这不仅成为社会规范，而且赋予了社会地位。

此外，偏离正常的含义在不同文化和地域上也可能不同。以本章开头的 Nora Ephron 为例：甲状腺切除术后的瘢痕在美国位于美容敏感解剖位置。然而，在韩国和日本等地，这种颈部瘢痕更受歧视[17]，这导致东南亚的外科医生探索甲状腺手术的创新技术，包括使用经腋窝切口到达颈部，不过这些技术被认为会带来更大的风险。

在介绍一项为了减少瘢痕的手术改进所带来的风险和益处时，不仅仅介绍减少瘢痕的益处，而且要介绍增加的风险，这在伦理方面很重要。外科医生在根据种族、皮肤类型、切口位置和方向、病史、症状持续时间和合并症评估同一手术的不同风险方面富有经验，但是医生也必须认识到同一手术对于不同患者可能带来不同的益处。例如一个时装模特可能会选择使用自然腔道技术去除她的胆囊以避免瘢痕，即使医生告知她这种新技术与传统的胆囊切除术相比，在并发症方面尚不明确。

瘢痕治疗措施的本质是什么？

对于瘢痕治疗措施进行精确分类不仅对计费很重要，而且还为治疗的必要性和目标提供了理论依据。事实上，大多数瘢痕可以择期手术，大多数手术是“不必要的，或者至少不是立即需要的[18]”。然而择期手术可能不足以将手术措施分类。择期手术是指非急诊手术。择期手术不是指手术“不具有医学上的必要性”，而是指手术时机上具有更大的灵活性。例如，胸部穿刺伤的心肌撕裂修复不应择期手术，应立即手术，否则患者会立即死亡。结肠癌的结肠切除术和胆绞痛的胆囊切除术是必要的，但可以“半择期”完成；而美容隆胸手术通常在医学上被认为是不紧急的、不是必须进行的，可以选择性完成。乳房切除术后的乳房再造处于二者之间，完成乳腺癌治疗在医学上是必要的，但手术时机具有选择性。瘢痕治疗措施存在多种情况，去除限制眼睑移动且可能导致暴露性角膜炎的瘢痕在医学上非常必要，需要立即完成。对于子宫切除手术后有碍观瞻的腹部瘢痕，可择期手术。肘关节瘢痕挛缩造成患者日常生活功能障碍，虽然从医学角度来看，改善肘部运动功能是必要的，但其手术时机是可选择的。重要的是要了解，择期一词除了“目前不是危及生命或肢体的紧急情况”外，并没有充分地描述或分类手术。

虽然瘢痕修复涉及美观因素，使有碍观瞻的瘢痕变美观的美学改善是首要目标，但这仍然应该被视为一种重建手术。一般而言，重建手术的目的是改善异常——特定的病理状态——并使其更接近正常，而美容手术的目的是“锦上添花”——不一定是病理状态，而是不满意状态。这种划分来自于整形外科的 Harold Gillies 博士和 Ralph Millard 博士[19]两位先驱。美容手术伦理上有所不同，虽然也有风险，但对患者没有带来身体上的好处。美容手术和器官移植的活体捐献存在相似之处，这两种情况下，患者都没有从手术中获得身体上的好处，活体捐献者承担很大的风险，而不会从医学治疗中获得任何身体上的好处，但通常可从捐赠行为中获得巨大的精神和社会效益。同样，对于进行“美容”瘢痕修复的患者，也可获得直接的个人、精神和社会效益。从伦理学的角度来看，最后的结论是对于捐献者和瘢痕患者，获得的身心和社会效益远远大于所承担的风险[20,21]。

患者偏好

医生是否应该采取患者喜欢的治疗措施？

“美容手术是广泛使用术语‘客户’而非‘患者’的医学领域[18]”。从从业者的角度来看，对患者的治疗方案取决于风险、收益和期望。从患者的角度来看，对潜在收益的考虑可能超过其他因素。

例如，假设一名 70 岁妇女要求修复她 40 年前剖宫产留下的腹部瘢痕，她认为瘢痕不仅难看，而且每晚都会让她回忆起那天的痛苦而流泪，这大大降低了她的生活质量，她愿意接受任何治疗以改善她的腹部外观。然而这名患者有很多合并症，包括高血压、病理性肥胖、未控制的 2 型糖尿病和慢性阻塞性肺病，这使她对各种类型麻醉都处于高风险状态。医患双方可能对治疗的风险和收益评估不同，患者可能认为治疗措施能带来更大收益，因此愿意承担更大的风险。患者的自主性与医生的判断相矛盾时，患者的自主性可能受限。

在目前这个时代，限制患者的自主权可能更加困难，患者可能要求更高。至少有部分要求是通过互联网和其他易于获取的资源提供的；此外直接面向消费者的广告的增加，其中非医疗机构（即制药公司、健康保健系统）鼓励患者向医生询问具体的诊断和治疗。当患者偏好和医师建议一致时不存在冲突。然而，有时医生可能会感觉伦理上有责任反驳患者。Siegler 在其 1987 年的文章中给出了三个临床医生可以反驳患者需求的标准：“①适用于医生和伦理学家的普遍原则。②关于作为医生角色和责任心的不一致性。③作为一位好医师的职责[22]”。在第一个标准中，如果不符合伦理原则，医师可以驳回患者的要求。例如，临床医生不应该误将需要较长门诊治疗时间的患者住院。根据第二个标准，医生不应该在治疗方面越界，例如，对于无家可归患者留观一晚，无家可归者不属于需要治疗的医学范畴。第三项标准指出，医生可以根据自己作为一名好医生的原则来反驳一名要求苛刻的患者。医生是受过教育的医疗保健提供者，并且常常充当治疗的“门卫”。根据医师标准、医疗机构标准和社会标准来确定执行这个“看门人”角色的决定。

生活质量

瘢痕治疗的目标是什么？

治疗的目标是什么？这个问题是治疗瘢痕的基础。是既可以使像胎记这样的先天性瑕疵，也可以使疾病如硬皮病、烧伤之类的创伤和医源性损伤的患者恢复到“正常”？目标是提高生活质量吗？是功能性的（如烧伤挛缩的情况下）还是形态学上的（如美容）？即使目标是美观方面的，也应该询问患者想要的皮肤功能是什么？除了生理功能外，瘢痕治疗的一个主要功能是改善皮肤外观（特别是脸部和手部暴露部位），使患者不会对自己的畸形产生自卑，对于社会交往等发挥重要作用。

瘢痕仅仅是一个“美容问题”吗？就像一个比正常大一点的鼻子吗？还是它本身就具有病理性？对这些问题的回答形成了指导我们实践的医学模式。目前流行的模式是生物－心理－社会模式，它扩展了传统的生物医学模式，将譬如社会、心理和行为方面的问题包括在内[23]。

这些模式推动“健康”的定义发展，从而构成了医疗保健。为了说明这种理解的重要性，Leon Kass 写道：“医学以及支撑它的社会似乎对其目标感到困惑，医学技术力量强大，但指导它应用的标准和目标却很混乱，二者连在一起，这并非偶然。因为目标不明确，医学有可能变成一个强有力的手段，医生有可能成为身体技术人员和工程师，雇用手术刀，按需销售他的服务[24]”。Kass 对医疗保健和其目标持有保守的看法，指出患者的幸福和其他生活质量指标构成医疗保健的错误目标，这是一种家长式的观点，暗示医生应该指导医疗保健的实施和范畴，他反问道：“谁是最好的健康评判者，医生还是患者？”Siegler 和其他人提倡更自由的定义，指出当医生和患者认为这是一个问题时，问题就变成了一个健康问题[25]。在 Siegler 看来，医学的核心目标之一就是提高患者的生活质量，而质量改善的决定因素在很大程度上取决于患者，尽管不是绝对的。将患者视角融入健康和医疗保健的定义中，强调自主性，并与生物－心理－社会模式相结合。

瘢痕的治疗是否应该被视为医疗问题，Kass和Siegler之间的观点差异可以作为看待瘢痕治疗基本问题的反映。如果是医疗问题，那么所有的瘢痕和畸形（包括先天性、创伤后、医源性的和其他原因等导致的）是否应该以相同的方式治疗？

在过去50年中，医患关系的变化，从家长式模式到自主式模式，再到现在的共同决策模式，都表明Siegler对伦理基础的看法现在可能是主流的伦理模式。Kass仅仅狭义地把医学上或生理上的异常划于医学领域的建议似乎已被否定，取而代之的是不断扩大的医学和医学治疗领域。

情景特征

每个人都应该接受同样的瘢痕治疗吗？

伴随着瘢痕治疗，公平问题随之而来。如果瘢痕治疗被认为是临床治疗的重要组成部分，它们是否应该平均分配？医源性瘢痕怎么办？一位资深整形外科医生是否应该在每家医院缝合切口？他们是否应该像急诊医生一样要求随叫随到？显然，这是不可行的，因为整形外科医生有限，没有足够的数量来满足每一个请求。因此在伦理和临床上允许有一个相对良好的缝合皮肤的方法，评估哪些患者应该由整形外科医生进行皮肤缝合，哪些可以以相对良好的方法缝合。瘢痕的最终质量不仅取决于皮肤表面的缝合方法，也与切口位置、切开方式以及切口方向有关。此外瘢痕形成与止血是否完全、无创操作、无效腔（俗称死腔）的处理、缝合层次、缝合深度及缝合线有关。拆线时间、后续治疗、术后医嘱依从性以及个人是否瘢痕遗传体质都会影响瘢痕的最后质量。在这些问题中还需要平衡最佳医疗与可用资源。

特殊类别

儿科患者

儿科患者需要特别考虑，因为他们通常太小，无法参与决策过程[26]。婴儿显然无法参与，儿童随年龄增长成为青少年，参与的年龄也有争议。在儿科人群中，父母或监护人是决策人；但是医生必须考虑治疗措施符合孩子的最大利益。正如Cassandra Aspinall所说，感觉丢脸对父母和监护人来说可能是一个重要且隐藏的动机，“手术背后的动机是需要花时间仔细研究的。评估外部变化与内心状态之间的关系非常重要。感觉丢脸是这种关系的重要组成部分[27]”。

在这种情况下，与那些经父母或监护人同意，无须经患儿自己同意就施行的外科手术相比，瘢痕的干预是否也不需要患儿同意？例如，在美国，经父母同意，对新生男孩常规进行包皮环切术；关于孩子未来对他的包皮的愿望几乎没有讨论。同样，鉴于社会对先天性问题的态度，修复唇裂被认为是“适当的”。对青少年男子乳房发育的手术治疗较具争议性。什么样的父母希望十几岁的女孩进行隆胸？同龄女孩的父母对单侧隆胸治疗严重乳房不对称是否有不同的想法？在所有这些情况下，与瘢痕治疗一样，临床和伦理标准要求医生必须确定未成年患者的风险和益处，尽管父母或监护人是同意或请求手术的人，尽管最终做决定的是父母或监护人，但应始终得到足够成熟儿童的理解。

在其他儿科领域中，父母和监护人作为代理决策者的角色是很常见的。关于预测性遗传学检测方面，需利用“最佳利益标准”，但是没有特定的标准被认为是“最佳利益”[28]。例如，父母如何权衡当前利益与未来利益。例如，在唇裂修复术中，儿童必须在年龄较小的时候接受全身麻醉，这同样会带来风险。但是年轻时的修复可以达到更好的美容效果。也许更重要的是，及时修复腭裂对促进发音有重要的意义，如果修复延迟，可能会造成不可挽回的损害。使用预测性遗传学检测的大多数情况并非如此，早期干预和治疗并不能改善儿童的状况。

瘢痕疙瘩

瘢痕可能会给患者带来烦恼，目前对瘢痕疙瘩的治疗无明显有效手段，瘢痕疙瘩的治疗仍是十分棘手的问题。虽然我们根据瘢痕处在切口边缘内或外对增生性瘢痕和瘢痕疙瘩有严格的定义，但这种分类方法几乎没有关注其对患者的影响。几乎所有的瘢痕疙瘩都在单纯手术切除 2 年内复发，从而需要如低剂量放疗的其他治疗。关于使用放疗或其他辅助方式的数据各不相同，并且数据非常有限，无法了解这些方式可能产生的不良后果。治疗方案通常需要多年、多次治疗。鉴于这些病变的复发倾向，医生必须注意有益和无损伤的理念，并准确地将可能的后果告诉患者。瘢痕疙瘩和其他不美观的瘢痕可能会导致严重的心理负担，在评估这些瘢痕治疗时关注患者的心理情况非常重要。

毁损性瘢痕

在现实社会中我们能经常看到面部瘢痕和畸形的患者吗？很少，因为严重毁损性瘢痕患者除了和家人与亲近的朋友在一起，几乎是隐士般孤独地生活。

尽管常规修复重建技术可以改善大多数瘢痕和畸形，但仍有一些不能用传统技术修复的瘢痕。在过去的 20 年中，非生命挽救的身体部位（如面部、手部移植）的同种异体复合组织移植再血管化已成为现实，由于存在许多伦理问题，多年来这种手术一直存在争议。最明显的问题是，是否能合理地将终身免疫抑制药物用于患者非挽救生命而是改善生活质量的治疗。自 2005 年在法国首次对被自家犬咬伤的 Isabelle Diniore 女士成功进行部分面部移植手术以来，已有 20 多次面部移植手术成功完成[29]。与此同时，伦理问题不断出现，包括我们是否应该首先使用所有常规技术来修复难以修复的缺陷，然后再考虑患者是否适合做面部移植；如果面部移植失败了，我们是否将那些“二线”传统重建技术作为后备治疗方案。对留下可见瘢痕的担忧有可能改变面部移植的方式，尽管 Isabelle Diniore 女士的部分面部移植手术在面部重建方面取得了令人瞩目的进展，但存在缝合（缝合线）、不太完美的肤色和部分面部移植的颜色不匹配等问题，这使得大多数人都向完成整体面部移植手术的方向发展，需要去除“正常”的皮肤以减少瘢痕。随着越来越多的“正常”组织被移除以获得更好的美观和功能，如果面部移植失败，患者存活的可能性就很小。

医生在治疗毁损性瘢痕使其可以达到社会可接受的正常状态的过程中，需要平衡治疗对患者的风险和益处，正如面部移植中为了使患者受益并重新融入社会，患者可能会承担相当大的潜在生命危险。

瘢痕定性与定量

大多数外科手术都需要切口，所有切口都会造成瘢痕。通常一个线性瘢痕（量）的长度远不如瘢痕的质量重要。在自然皮肤褶皱处或与之平行的切口通常会产生较好的瘢痕。相反，错误的方向或张力下闭合的切口通常会导致不良的瘢痕。相同的切口在老年人形成的瘢痕通常比年轻人更好。

我们无法控制外伤瘢痕的大小、位置或方向，但是我们能够部分调控由外伤引起的瘢痕的质量。及时去除无生机组织或严重损伤的组织并迅速闭合伤口将限制炎症的程度和持续时间，从而减少瘢痕的形成。

最重要的一个关于瘢痕修复的讨论是确定患者的期望值。瘢痕不能被消除，修复瘢痕可能有以下四种结果：①瘢痕明显改善，患者满意。②瘢痕明显改善，但患者仍然困扰。③瘢痕有所不同，但没有明显改善。④因为伤口愈合发生并发症，瘢痕变得更糟。很明显，如果患者对改善（但仍然存在）的瘢痕仍感到不满意，最好不要治疗。外科医生应该只对治疗后瘢痕可以改善，且这种改善可以达到患者的期望和愿望的病例进行治疗。

在微创和机器人手术的时代，更多的大面积单个瘢痕被多个小切口瘢痕取代。通常决定瘢痕大小的因素是手术切口部位，手术切口正被转移到相对美观的领域。例如，腹腔镜肾切除术可以通过横切口切除肾脏，从而将最大瘢痕隐藏在腰以下的部位。虽然医生认为这些瘢痕位置可能有好处，但在手术方案制定过程中尊重患者的自主权很重要，并且要充分告知患者瘢痕的数量和位置。

结论

瘢痕有多种类型，如先天性和后天性、功能上和外观上。与瘢痕有关的伦理问题基于特定瘢痕和特定患者的偏好。瘢痕治疗前的首要伦理考虑是医患之间对瘢痕是一个医疗 / 外科问题这一事实达成共识。瘢痕治疗方面的伦理考虑要尊重患者的自主权。患者的需求决定了他们是否想要进行瘢痕治疗。医生通过共同决策完成这个要求，提供判断、技术指导和专业知识；同时患者表达他们的观点和偏好，了解瘢痕修复的局限性，并且将期望值和外科医生达到一致非常重要。

在我们看来，最重要的伦理问题之一是患者对自身生活质量的认知，以及患者对手术修复瘢痕是否会改善他们生活质量的认知。尽管这个决定是患者自己做出的，但外科医生作为伦理代理人应认识到有关瘢痕的手术要求是安全的，并可能是有效的，属于“良好医疗服务”的范畴，并将有助于改善患者的生活质量。

此外，所有医疗服务都是在个人和社会资源有限的情况下进行的，必须承认对瘢痕治疗在伦理方面存在局限性。尽管如此，有句古老的格言“永远不要在睡前做决定”应该是关于瘢痕治疗的决策准则，临床决策应基于社会、政治、经济和临床协议。

另外一个伦理观点，我们希望讨论双重效应的学说及其在外科手术中，特别是在医源性瘢痕中的应用[30]。双重效应学说认为：①行为（在这种情况下外科手术是必需的）在伦理上是好的。②外科医生希望手术达到好的术后效果，而不是不良的结果，即瘢痕形成。然而，在大多数情况下，瘢痕是手术不可避免的结果。手术目的是为了取得良好的效果，同时可能会形成一些瘢痕。

在这种观点下，进行必要的手术是完全合乎伦理的，外科医生关于医源性瘢痕的合乎伦理的责任是告知患者这种事情发生的必然性，并利用所有技术来减少瘢痕形成的程度。最终的伦理结论是：手术通常对患者是有益的，我们作为一个群体，支持必要的基础和转化研究以减少瘢痕形成，并在其形成时可既有效又高效地处理瘢痕。

扫码看参考文献

瘢痕的形成　第二部分

第五章 瘢痕组织病理学和形态学分类

MOLLY POWERS, DAVID OZOG，MARSHA CHAFFINS 编
彭倩 译

核心观点

1. 深入地了解瘢痕的临床表现和相应的组织学关系的动态变化，有助于临床治疗和疗效评估。
2. 采用非侵入性技术（如共聚焦反射显微镜检查技术），可以协助评估瘢痕镜下微观改变。
3. 瘢痕形态可以按照物理特征、外观和症状来分类。
4. 已经研发并开始使用瘢痕评估量表来客观分析瘢痕，因为各个量表内容不同，所以只适用于特定的瘢痕类型。

对各种类型瘢痕的评估和分类有助于指导治疗及进一步研究。然而据我们所知，目前对于哪一种方法是评估瘢痕形态的最好方法并没有达成共识。本章将回顾不同瘢痕类型的基本组织学及病理学特征，并探讨这些病变的分类。

瘢痕组织学

对于瘢痕组织学的研究有限。据我们所知，目前没有确凿的研究不同类型瘢痕的组织学文献资料，但对增生性瘢痕和瘢痕疙瘩的组织学研究较为深入。一个成熟瘢痕的标准组织学特征描述是：增厚的胶原蛋白束和成纤维细胞的走行与表皮平行排列，周围的正常真皮呈现出“编织篮”样外观（图 5–1）[1]，真皮下血管通常垂直于表皮。一年后待瘢痕成熟，其数量与未受伤的真皮下血管相同[1,2]。成熟瘢痕中还往往有弹力组织的减少及表皮的缺失（图 5–2）[3]。

从皮肤受伤即刻到瘢痕成熟的过程中，组织的变化和重塑一直在持续进行，并体现出相应的组织学改变。例如，早期瘢痕中有较多的炎性细胞，但是通常在一个月后恢复正常，没有出现通常发生于瘢痕成熟过程中的组织学紊乱[1]。皮肤血管也在发生动态变化，在受伤后一个月到三个月内，瘢痕皮肤中血管密度增加。然而，随着瘢痕不断成熟，与早期瘢痕相比，真皮内血管数量减少但管径增大[1]。Bond 等人[1]根据外观表现，评估瘢痕组织的“差”和“好”，发现愈合差的瘢痕组织中血管密度高，而愈合好的瘢痕组织中血管密度低，并且在短时间内就接近正常皮肤的数值。基于这些发现，建议在年轻的瘢痕患者中使用血管性激光治疗（参见第十三章）。随着瘢痕成熟，普通瘢痕（增生性瘢痕及瘢痕疙瘩除外）的血管数量接近正常皮肤[4]，临床上表现为红斑减少。但由于皮肤附属器完全缺失，网状嵴及真皮乳头不完全重建，以及胶原纤维束排列改变，成熟的瘢痕在组织学上不能恢复到受伤之前正常皮肤的形态[1]（表 5–1）。

肥厚性（纤维增生性）瘢痕

可以根据不同阶段瘢痕组织病理学表现的不同推测预后和指导治疗。然而，从组织病理学上区分增生性瘢痕和瘢痕疙瘩有时非常困难[4]。不同于正常皮肤，增生性瘢痕和瘢痕疙瘩都有丰富的血流及胶原蛋白沉积[5]。关于增生性瘢痕和瘢痕疙瘩血流的描述，在文献中有一些相互矛盾的地方，一些理论认为因为缺氧导致了病理性瘢痕

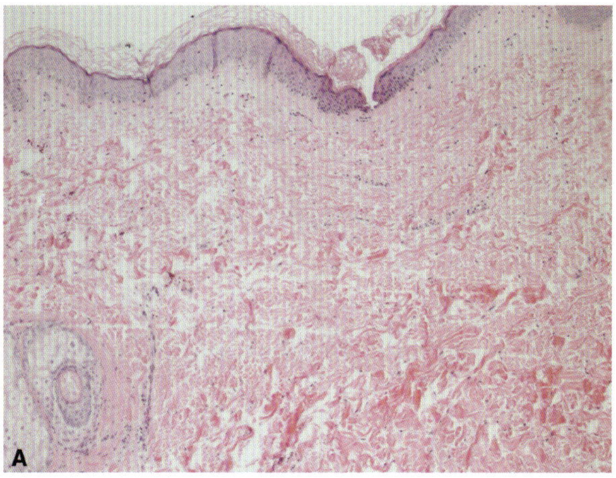
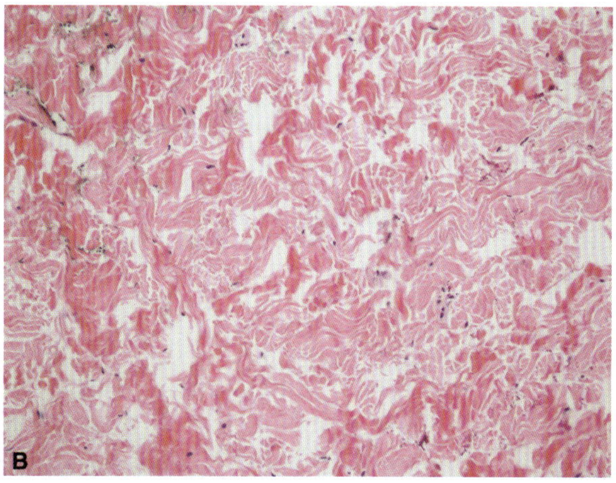

图 5-1　正常皮肤的组织学。A. 正常皮肤的低倍图像，在真皮乳头层中可看到细胶原蛋白和弹性纤维。B. 正常网状真皮的高倍图像，有更紧密的胶原和更厚的弹性纤维

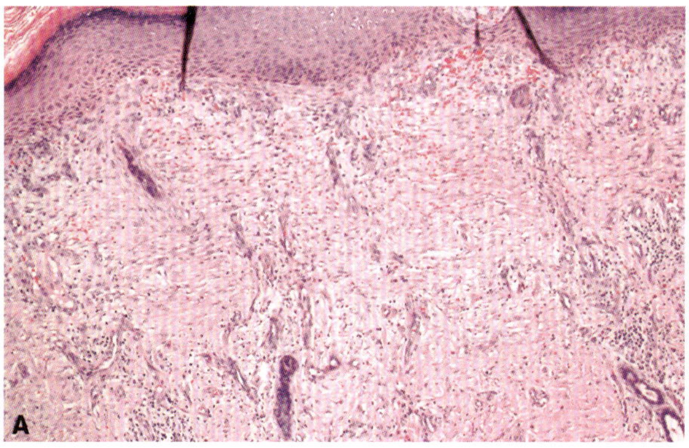
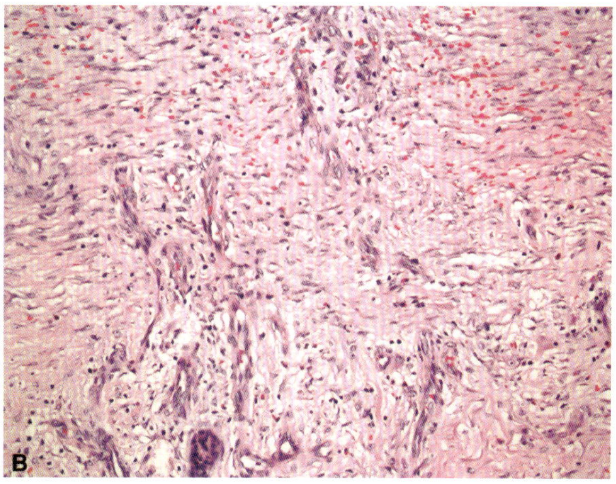
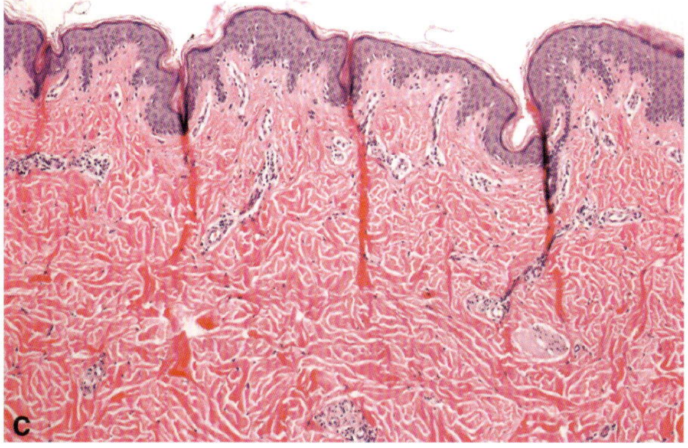

图 5-2　早期和晚期瘢痕的组织学比较。A. 新形成的瘢痕的低倍图像显示：网状真皮，脉管系统数量增加，无网状嵴和真皮乳头。B. 新形成的瘢痕的高倍率图像显示具有细小、水平方向的胶原蛋白束和垂直方向的血管数量增加。C. 成熟瘢痕，其水平方向胶原纤维束增厚，更为密集，所有的皮肤附件丧失

表 5-1　用流程图描述瘢痕成熟过程中的组织学形态变化

1~3 个月	4~6 个月	7~9 个月	10~12 个月
· 扁平 DEJ · 细胞网状真皮 · 未成熟 ECM 细胶原纤维束 · 血管和成纤维细胞增多 · 1 个月后未见炎性细胞增多	· 网状嵴与真皮乳头的微小重建 · 胶原纤维在 4 个月左右较厚、致密 · 瘢痕高度血管化，管径较粗，但从 1 个月到 3 个月逐渐减少	· 网状嵴已经开始重新形成 · 胶原纤维变粗致密 · 血管密度少量降低	· 一些瘢痕有网状嵴和真皮乳头形成 · 胶原纤维束成熟度等同于周围正常真皮 · 纤维密集、水平排列 · 血管密度在 10 个月时高于正常皮肤，但在 12 个月时相当于正常皮肤

注：DEJ：真皮表皮交界处；ECM：细胞外基质。

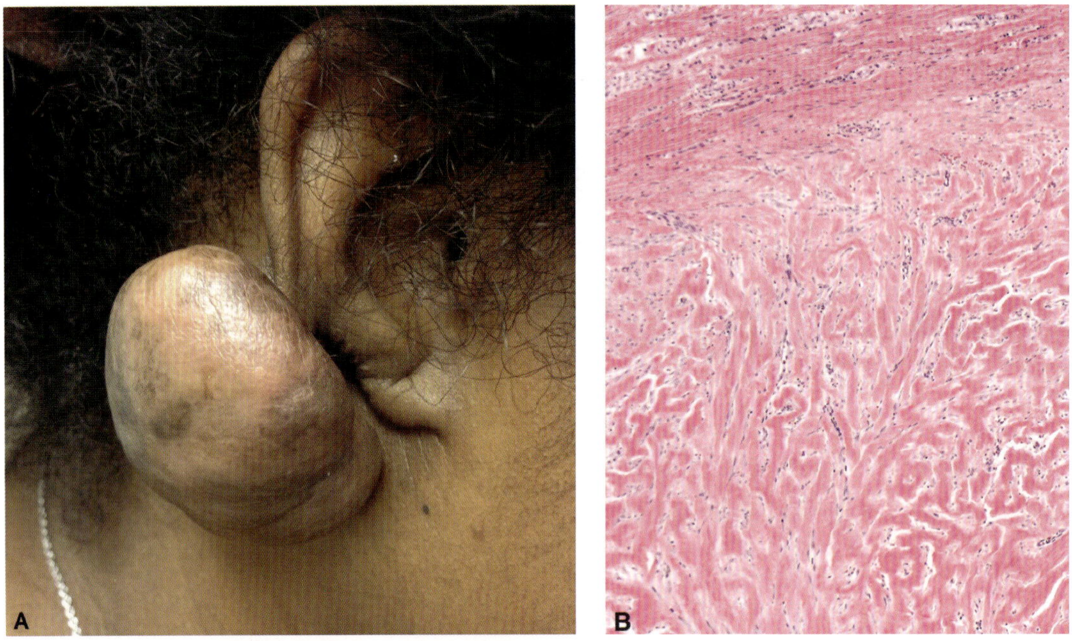

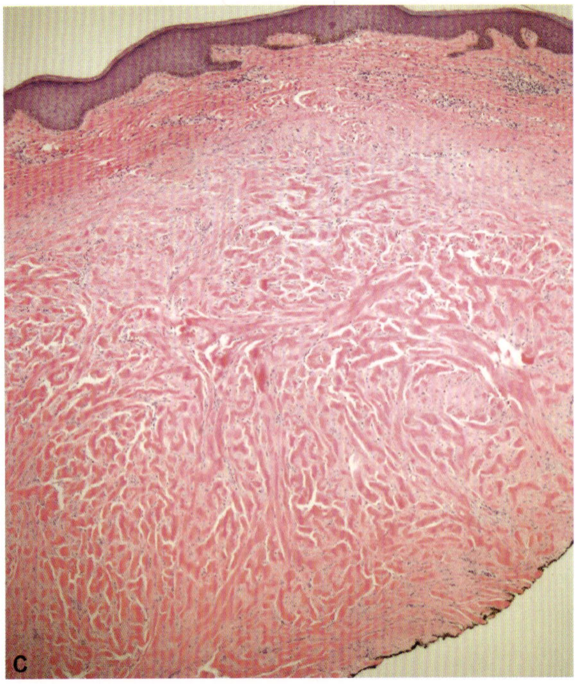

图 5-3　瘢痕疙瘩的组织学和临床表现。A. 瘢痕疙瘩的临床照片：一位年轻非洲裔美国女性的右耳垂瘢痕疙瘩，耳垂是耳洞穿孔后形成瘢痕疙瘩的常见部位。B. 高倍图像，显示独特的厚结节状"瘢痕疙瘩胶原蛋白"。C. 低倍图像，显示由纤细的胶原纤维组成粗大的胶原蛋白束

的形成。Kischer 等人[6]发现，与普通瘢痕和正常皮肤相比，由于内皮细胞肿胀和内皮细胞密度的增加，增生性瘢痕和瘢痕疙瘩中闭塞或部分闭塞的微血管数量增加。此外，在瘢痕疙瘩中，特别是在病灶中心，其血管闭塞程度较高，扁平的血管较多，这些提示瘢痕疙瘩的血供比增生性瘢痕少，成纤维细胞的增长和胶原沉积的增加可能会导致这种闭塞[7,8]。相反，另一些研究表明，与普通瘢痕和正常皮肤相比，瘢痕疙瘩和增生性瘢痕的血供增加[1]。Amadeu 等人[4]报道，增生性瘢痕真皮乳头的血管容积比正常皮肤高 79.5%（$P<0.01$），瘢痕疙瘩增高 62.5%（$P<0.05$）。在真皮网状层中也有类似的发现，其中增生性瘢痕的血管容积比正常皮肤高 62.9%（$P<0.025$），而瘢痕疙瘩的血管容积比正常皮肤高 68.5%（$P<0.001$）。压力疗法和血管激光在病理性瘢痕治疗中的作用也与我们认知的缺血性理论相互矛盾，在这一点上，还需要进一步的研究以充分了解这种相互作用。

除血管系统外，瘢痕疙瘩和增生性瘢痕皆有高间充质细胞密度和炎性细胞浸润，且缺少皮脂腺和网状嵴这样的皮肤附属器[1]。这两种类型中成纤维细胞增生都很活跃，但相比之下瘢痕疙瘩中的成纤维细胞更倾向于静止的状态[9]。瘢痕疙瘩的真皮层内有大而厚的胶原蛋白束，这些具有特征性的胶原蛋白束有明显的嗜酸性，用苏木精和伊红染色后透明化（图 5-3）。这些蛋白束紧密包裹着细纤维，形成了特征性的“瘢痕疙瘩胶原蛋白结节”。Lee 等人报道了在他们的研究中大约有 55% 的瘢痕疙瘩存在特征性的“瘢痕疙瘩胶原蛋白结节”。他们的结论是，组织学缺乏瘢痕疙瘩胶原蛋白结节并不能排除瘢痕疙瘩的诊断，但因为它仅在瘢痕疙瘩中被发现，所以它的存在有很高的诊断价值。与普通瘢痕中胶原蛋白的平行结构相比，瘢痕疙瘩胶原蛋白呈结节状排列。相比之下，增生性瘢痕的真皮中含有特征性的小结节（图 5-4），而普通瘢痕常常没有这些小结节，从而有助于在组织学上区分增生性瘢痕、

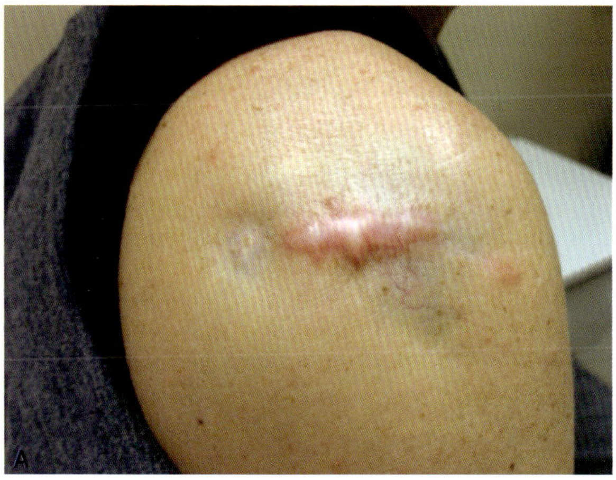
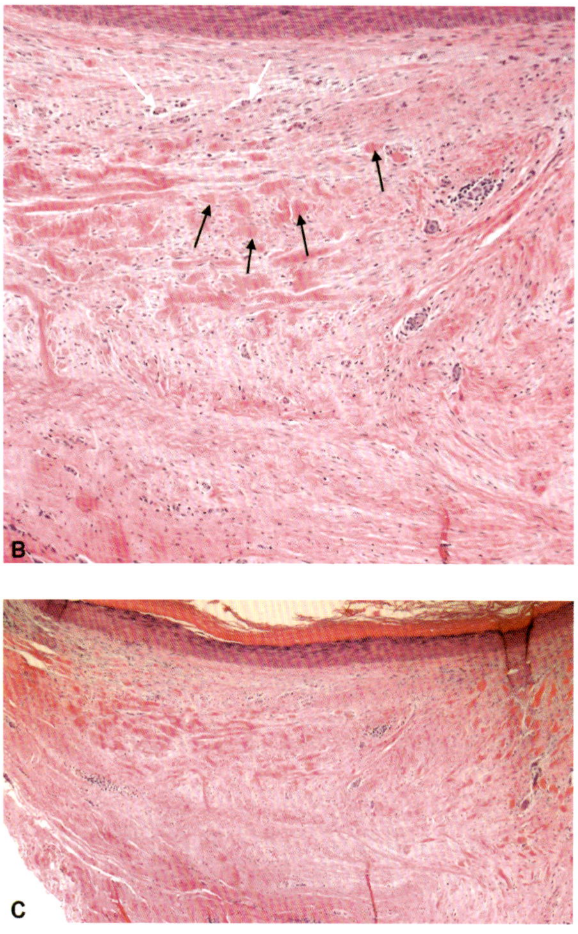

图 5-4 增生性瘢痕的组织学和临床表现。A. 瘢痕萎缩和增生的临床图片：一位女性因肩部增生性瘢痕，接受了多次类固醇病灶内注射，最终瘢痕萎缩。B. 更高倍率的视图，再次显示较小的结节（黑色箭头）和闭塞的微血管（白色箭头），结缔组织沉积增加。C. 低倍视图，显示真皮中较小的结节

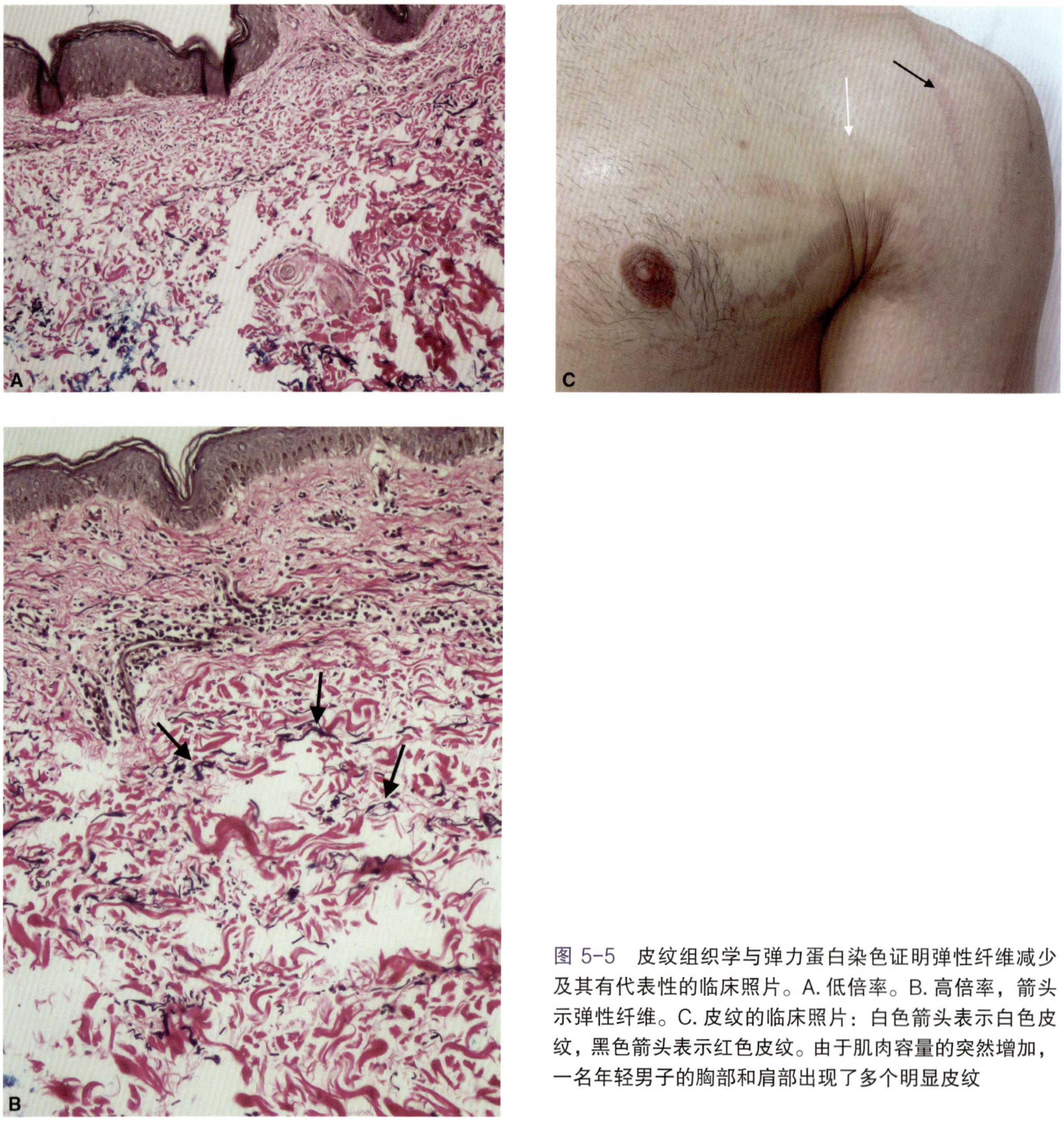

图 5-5　皮纹组织学与弹力蛋白染色证明弹性纤维减少及其有代表性的临床照片。A. 低倍率。B. 高倍率，箭头示弹性纤维。C. 皮纹的临床照片：白色箭头表示白色皮纹，黑色箭头表示红色皮纹。由于肌肉容量的突然增加，一名年轻男子的胸部和肩部出现了多个明显皮纹

瘢痕疙瘩和普通瘢痕。瘢痕疙瘩中的密集的胶原蛋白束对其上面的表皮没有影响[7,11]。此外，增生性瘢痕有表达 α－平滑肌肌动蛋白的肌成纤维细胞的累积，而瘢痕疙瘩肌成纤维细胞通常缺乏这种表达[5]。

萎缩性瘢痕

与瘢痕疙瘩和增生性瘢痕相比，萎缩性瘢痕组织学变化很少，可能难以与正常皮肤区分（图 5-5）。与其他瘢痕类型一样，其组织学表现在不同的发展阶段而不同。早期经常有真皮水肿伴血管周围渗出，表皮早期可有正常表现，但随后可能会变平、网状嵴钝化（萎缩），早期真皮也可能出现弹力蛋白溶解和肥大细胞的相对缺乏，胶原蛋白束中出现明显的成纤维细胞和微纤丝减少。早期病变通常呈红色也被称为“皮肤红斑”[12]。

重建的皮纹随时间推移，其表面色素脱失而呈现出白色，称萎缩纹，也称白纹。因为白纹表现为表皮萎缩和真皮厚度减少，胶原纤维走行常平行于皮肤并垂直于皮纹，弹力纤维则呈现不同的变化，经特殊染色后可发现弹力纤维减少和断裂。与所有的瘢痕一样，存在毛囊及其皮肤附属器缺失[9]。

色素沉着异常

关于瘢痕色素沉着的组织学研究很少。Travis 等人[13]以猪作为模型评估了伤口的外观及组织学特性及其与色素沉着异常的关系，使用 Azure B 染色和 S100B、HMB45、α－促黑素细胞激素（α－MSH）的一级抗体固定和包埋这些样品，并进行组织学检查以评估色素沉着的瘢痕、色素脱失的瘢痕和未损伤的组织，他们发现上述样本之间的黑素细胞数量无统计学差异。然而，色素沉着的瘢痕与色素脱失的瘢痕相比较，黑色素和 α－MSH 的量在统计学上有显著差异，免疫组化染色表明，在色素沉着的瘢痕中含有刺激黑素细胞形成的蛋白。

点阵激光治疗对瘢痕的组织学影响

鉴于已经对特定类型的瘢痕进行了深入的研究，阐明瘢痕的临床表现及相应组织学之间的关系有助于指导治疗和评估疗效。例如，Ozog 等人[14]描述了烧伤瘢痕经激光治疗和未治疗的胶原分型的组织学变化。正常皮肤中含有Ⅰ型和Ⅲ型胶原，胎儿皮肤中含有较高比例的Ⅲ型胶原，而烧伤瘢痕中Ⅰ型到Ⅲ型胶原的含量都很高。经过三次剥脱性点阵 CO_2 激光治疗后，烧伤瘢痕中的胶原含量接近正常皮肤。Herovici 染色证明经过治疗后Ⅲ型胶原含量增加（图 5–6）。此外，Taudorf 等人[15]发现，与未治疗相比，经过每个月三次非剥脱性点阵激光治疗，各种类型瘢痕（普通瘢痕、增生性瘢痕和萎缩性瘢痕）在统计学上都有显著的临床改善（$P<0.001$），并在组织学上相应地表现出胶原重塑，与周围正常的真皮相比，瘢痕内胶原增厚明显。点阵激光的光热损伤最终导致胶原的重塑和重组，并使其接近于正常皮肤。Connolly 等人[16]随后进行的一项研究发现，使用 CO_2 点阵激光治疗烧伤后红斑，在组织学上通过抗 CD31 免疫染色可观察到血管密度的明显增加，但是没有明显的临床症状改善（图 5–7）。上述的这些组织学发现既支持也挑战了我们对瘢痕改善机制的理解。也许我们可以利用这些预测和意外发现进一步推动科学研究，改进治疗方法。

反射式共聚焦显微镜

迄今为止，组织的光学显微镜检查一直是评估皮肤组织学和微观结构的主要技术。体内反射

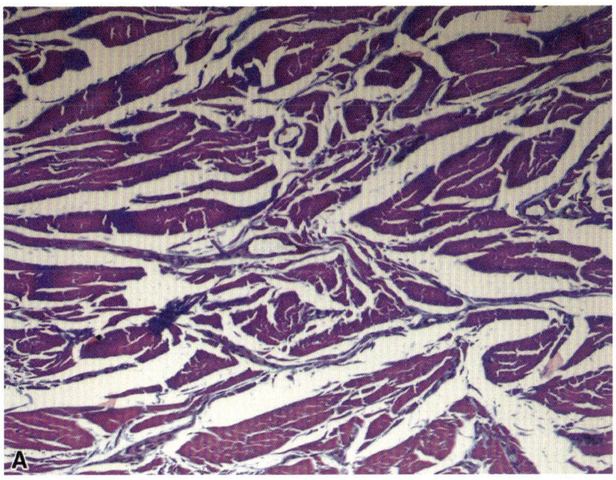

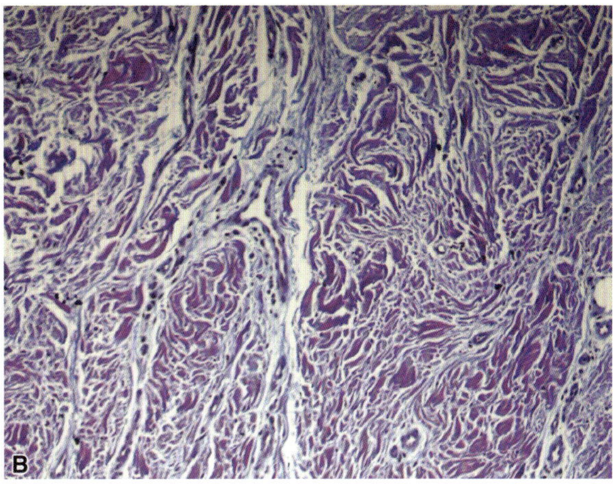

图 5–6　Herovici 染色组织学图片。A. 用 Herovici 染色法对烧伤瘢痕组织学图像进行预处理，显示弥漫性红色，表明Ⅰ型胶原较多。B. 治疗后的烧伤瘢痕经 Herovici 染色后表现出更深的蓝色，表示含有更多的Ⅲ型胶原

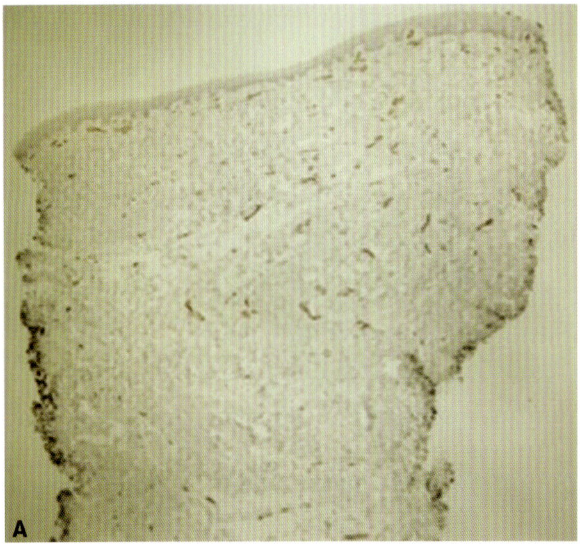

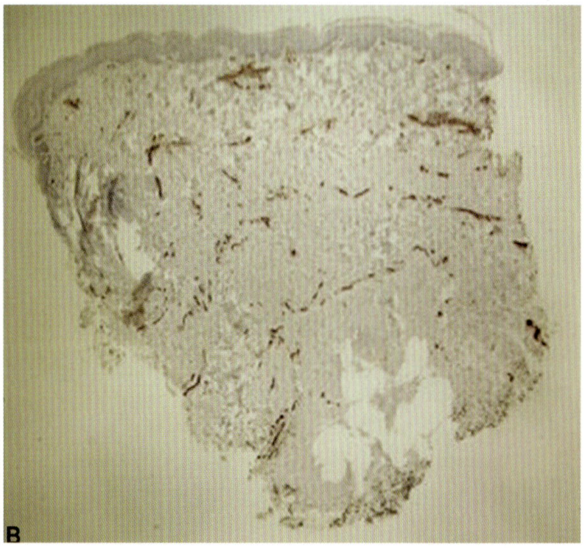

图 5-7 A. 未治疗的烧伤瘢痕用抗 CD31 免疫染色预处理后的组织学图像，显示血管数量减少。B. 经过三次 CO2 点阵激光治疗后，瘢痕中血管数量增加

式共聚焦显微镜（RCM）是一种相对较新的用于评估各类瘢痕的无创技术[17-20]。RCM 提供了与经典组织学类似的解决方案，可以进行实时观察而避免组织损伤（图 5-8）。此外，它可以用来监测特定皮肤病变的动态显微镜下变化。RCM 可以提供多种瘢痕类型的评估和比较，还可以用于瘢痕治疗前后及其他皮肤病的分析比较。

图 5-8 使用了相关共聚焦显微成像为增生性瘢痕提供了临床比较。在角质层下 152.4 μm 的深处，病损处存在比正常皮肤增多的胶原纤维和纤维束（红色箭头所示）。

在此特定位置，152.4 μm 的深度不足以成像邻近正常皮肤的胶原。

瘢痕评估

评估瘢痕的方法有很多，同任何皮肤病变一样，评估一般从病史开始，明确形成原因、年龄、部位、症状和相关损伤都很重要。这些因素对预测未来瘢痕的发展和指导治疗很重要。

在瘢痕形成的不同阶段，其外观表现不同。针对单个瘢痕的评估比较主观，并常常存在观察者的偏见。应当使用一些仪器去更客观地评估瘢痕，这些将在本章节后面讨论（参见第二十八章）。全面综合地评估瘢痕应当包括物理特征、外观和症状三项主要内容[21]。

物理特征

瘢痕的物理特征决定了瘢痕对身体生理和功能的影响，物理属性为如何修复瘢痕提供了重要依据。例如，瘢痕缺少柔韧性会降低皮肤的柔软性，组织的缺失和瘢痕挛缩会限制关节活动，评估这些属性有助于预测对机体功能的影响并追踪治疗过程（参见第十九章）。

表面质地（轮廓测定法[22]）

与正常皮肤相比，瘢痕的表面质地不规则、呈块状、凹凸不平[23]。例如，图 5-9 显示了大面积烧伤后女性的胸部和肩部瘢痕，这些瘢痕的外观变化很大，呈现出不规则的轮廓。光学和力学表面光度仪可提供客观的测量，但目前更常用于美容评估，而不是瘢痕评估[22]。

表面积（面积测量法[22]）

是指原始伤口上的瘢痕所占的面积，可以大于或小于原始伤口[23]。可以用简单的测量法来得出表面积。然而，由于正常皮肤与创伤后皮肤存在解剖上的差异，导致瘢痕轮廓不恒定，所以现在一般使用更客观的工具进行测量。常用透明塑

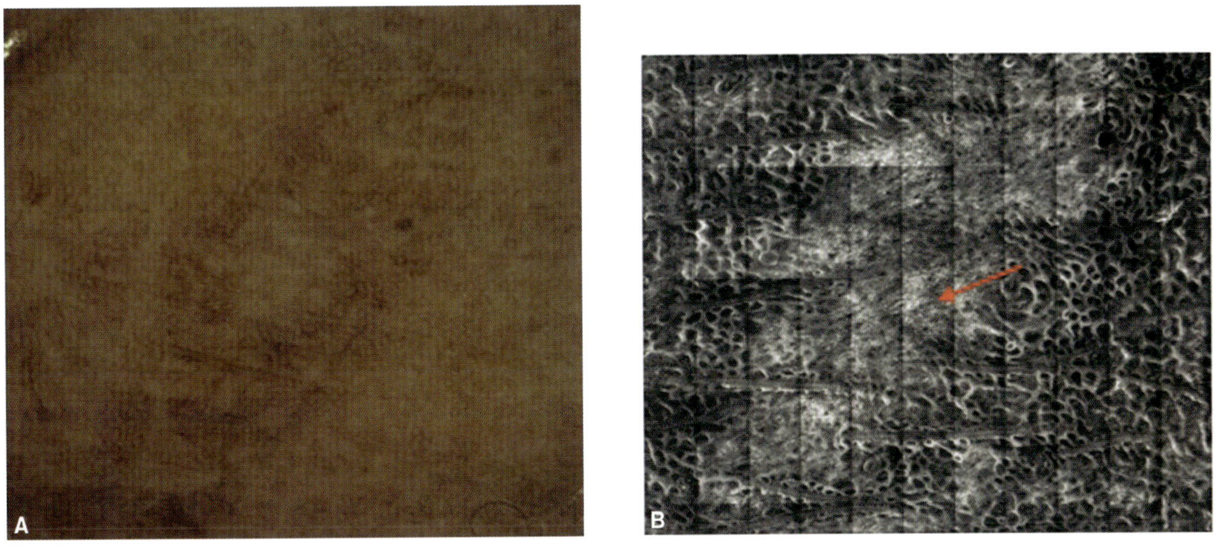

图 5-8　皮肤镜成像和共聚焦显微成像。A. 前臂增生性瘢痕的临床皮肤镜成像。B. 在角质层下 152.40 μm 处，同一处前臂增生性瘢痕共聚焦显微成像，增生性瘢痕内存在胶原纤维束（红色箭头），而周围的正常皮肤在同一深度不含胶原蛋白

料薄膜或网格纸描绘边缘或拍摄照片。对于更广泛范围的瘢痕，应当测量瘢痕占总体表面积的百分比。

厚度 / 高度

瘢痕的厚度和高度与瘢痕增生的程度有关。厚度被定义为真皮交界处与瘢痕表皮之间的距离[23]，也可以测量从瘢痕周围正常皮肤至瘢痕表面的高度，然而，这个高度不包括真皮的厚度。超声检查为测量瘢痕厚度提供了准确、可重复、客观的方法，无创且相对价格便宜[24]。像所有的影像学检查一样，它也有自己的局限性。例如，

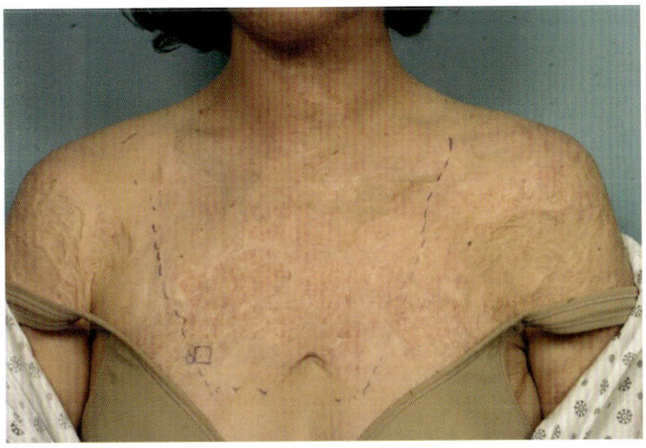

图 5-9　烧伤患者的临床照片：这位中年女性的胸部、颈部和双臂有广泛的烧伤

它对评估较薄病变和周围有炎症的病变时缺乏特异性，但这些局限性并不影响超声对瘢痕的评估价值[25]。瘢痕的厚度及高度与遗传倾向、医疗条件、损伤的类型及程度都有关系。

柔韧性

根据定义，柔韧性是指物体容易弯曲或变形的特性。对于瘢痕，它包括形态学及生理学的特性，瘢痕的柔韧性对其功能表现至关重要。可以通过测量受累关节的运动范围，或两指间瘢痕的伸展性来粗略地评估瘢痕的柔韧性[26]。治疗前可使用测角仪来评估最大限度的伸展和屈曲度，相对柔软的瘢痕，其伸展度与正常皮肤相当。已经开发了几种工具来客观评估这一特征，包括气压计[27]、切割仪[24]和瘢痕测量仪[28]。气压计起源于眼压计，用于测量瘢痕柔韧性的原理与测量眼压相似，在对测量区域上施加压力后测量仪器中空气的流量和压力[27]。Fong 等人[24]使用切割仪来测量烧伤瘢痕的柔韧性。瘢痕测量仪是一种手持式气压计，它有一个装有指示杆的弹簧，当垂直施压到皮肤上时，指示杆被下压到一定程度，指示杆被压的程度越深，瘢痕越硬[28]。

颜色

瘢痕的颜色主要取决于色素沉着和血运，评估瘢痕时，区分这两部分很重要。如前所述，瘢痕的血运和病变的时间相关。瘢痕早期血运丰富，而成熟的非病理性瘢痕最终会接近正常未受伤的皮肤，因此，非病理性瘢痕的红斑将随着血管的正常化而逐渐消退 [1]。玻片压诊法或用透明器具轻压瘢痕使血管变白，是评估瘢痕血运简单有效的方式，还有助于在评估瘢痕色素沉着时消除血管因素的影响 [29]；比色法也可以客观地评估皮肤的血运和色素沉着。色度计是一种通过比对标准色、色标或某些原色来测量颜色的设备。Jones 的回顾发现，在评估血管分布时，色度计可靠、有效、重复性高，然而，它们对色素沉着的评估不如视觉评分系统 [30]。Draaijers 等人发现，色度计比单一观察者更可靠、有效、重复性高。相比色度计，评估色素沉着需要三名观察员，而评估血运单一观察者就可以做到 [31]。然而即使对于训练有素的观察者来说，这也是一项很有挑战性的工作。基于这些研究，色度计对评估色素沉着很有帮助。组织学检查既可以评估血运亦可评估色素沉着。例如，Travis 等人发现与色素减退的增生性瘢痕相比，色素过度沉着的增生性瘢痕中黑色素、α-MSH 和受刺激的黑素细胞数量增加，而黑素细胞的数量没有统计学差异。

外观

对颜色、高度等特征的观察不能完全说明瘢痕对患者生活质量的影响程度。考虑到患者的个人及社会需求，生物心理学能提供更有用的信息（参见第二十四章）。例如，瘢痕位于何处，是否处在表面轮廓和皮肤张力线上，是否导致任何毁容或功能丧失，是否位于和个人背景相关的特殊位置，是否存在与创伤关联的消极的回忆。这些都是瘢痕评估需要考虑的重要因素，因为美容缺陷和功能障碍可导致严重的心理和身体痛苦。

症状

可以说，症状是瘢痕影响患者生活的最重要的因素之一。与瘢痕相关最常见的两种症状就是瘙痒和疼痛。在 Van Loey 等人的一项研究中 [32]，瘙痒是患者自觉最主要的症状之一，其他常见的症状包括疼痛、牵拉感、沉重感、紧绷感、挤压感和压痛。低估这些患者的主观症状可能不利于他们的身心健康，并可能导致治疗效果不理想。有据可查的是，瘢痕患者出现的这些症状可能会导致持久和显著的心理障碍（参见第十一章）[33,34]。

特殊瘢痕评估

虽然形态学特征和术语适用于所有类型瘢痕的描述和分类，痤疮和烧伤导致的瘢痕由于其具有普遍性和代表性，还是需要特别给予关注。

痤疮瘢痕的评估

与任何皮肤炎症一样，痤疮相关的皮损可以是暂时性的，也可以是持久性的（参见第十七章）。痤疮患者皮肤上暂时性的瘢痕如色素沉着和红斑、紫斑主要是炎症反应引起的（图 5-10）。不管是否进行治疗，炎症后的变化可能随时间而消退。根据 Jacob 等人的研究，持续存在的痤疮瘢痕主要分为“冰锥样”“厢车样”“碾压样”[35] 三个亚型。冰锥样瘢痕直径较小（<2 mm），深达真皮，偶尔达皮下组织，通常被描述为圆锥形（如同用冰镐制造的一样），其顶端延伸到更深的真皮中并且在表皮处有宽宽的、界线分明的开口。厢车样瘢痕边缘也很锐利，通常呈椭圆形，顾名思义，它们有通向底部的垂直边缘，可分为浅（<0.5 mm）或深（≥ 0.5 mm），通常不像冰锥型那么深，凹陷的底部局限于真皮。与水痘形成的瘢痕相比较，厢车样瘢痕具有特征性的非连续凹陷的平底。图 5-11 显示一位患有痤疮瘢痕的女性面颊上出现的冰锥样和厢车样瘢痕。第三种类型的痤疮瘢痕是由于真皮被下面的浅筋膜牵拉引起的，产生了我们所描述的碾压样瘢痕。临床上，这些瘢痕分界不清，引起表面皮肤的改变

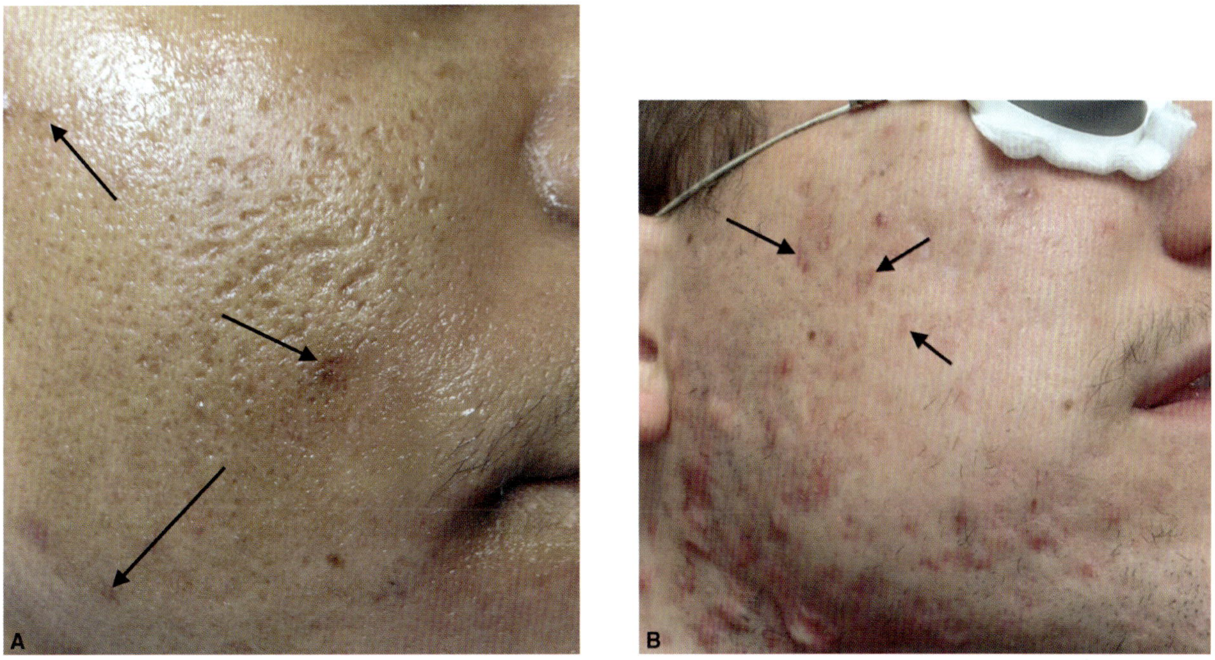

图 5-10　痤疮患者皮肤上暂时性的瘢痕。A. 曾患炎性痤疮致皮肤损伤后形成的右脸颊上的色素沉着斑块（黑色箭头）。B. 一名有严重炎症性痤疮病史的青少年男性脸颊上的红斑和紫斑（黑色箭头）

并形成凹凸不平的外观。切向照明可以突出这些微妙的凹陷，很好地呈现出它们的外观。临床上应该避免使用正面闪光摄影，因为在凹陷处没有阴影，会减少甚至消除这些外观（图 5-12）。

烧伤后瘢痕的评估

烧伤患者经过一系列特殊的瘢痕变化的过程，可能会导致明显的容貌损毁和功能缺陷（参见第六章）。虽然可以使用上述标准对瘢痕进行分类和描述，但作者发现在这种情况下使用其他的参数进行评估会更有帮助。描述瘢痕的位置和表面积（亦可用占体表面积的百分比表述）对于评估外观改变和功能损伤很重要。例如，面中部的一小块烧伤瘢痕可能比整个背部的大面积烧伤瘢痕造成的影响更严重；同样，关节处严重的大面积烧伤瘢痕挛缩会导致关节活动受限和功能障碍。此外，还必须做心理评估，以评估烧伤瘢痕对生活质量的整体影响（参见第二十四章）。最后，评估疼痛、瘙痒这样的主观症状也很重要（参见第十一章）。据报道，烧伤瘢痕引起的疼痛、紧缩感和瘙痒可能比对外观造成的影响更让人不安，并且可能对生活质量产生较大的负面影响[36,37]。

此外，在评估烧伤瘢痕时，我们建议用体积而不是仅用表面积来描述瘢痕。由于烧伤瘢痕可能有不同的高度和厚度，因此使用三维方法研究瘢痕就很重要，以全面了解瘢痕的外观和对功能的影响。评估者最终对瘢痕体积的观察和了解将有助于医生确定最有效和最恰当的治疗方式。我们提出使用高频超声波计算深度及结合标准化表面积测量来评估瘢痕体积，还可以用来评估治疗之前和之后的瘢痕体积变化。

瘢痕评估量表

随着瘢痕管理的进一步发展，越来越需要客观准确的评估瘢痕，以进一步指导研究和治疗（参见第二十八章）。出于这个原因，多种评估量表已经用于评估干预治疗后的疗效。最常用的瘢痕评估量表包括厚度、血流和色素沉着这些形态学特征，并与患者自身正常的皮肤做对照，也可以进一步将瘢痕的位置、表面积以及疼痛、瘙痒等相关症状都纳入其中。此外，最全面的评估量表要包括患者及观察者对瘢痕整体外观的感知、社

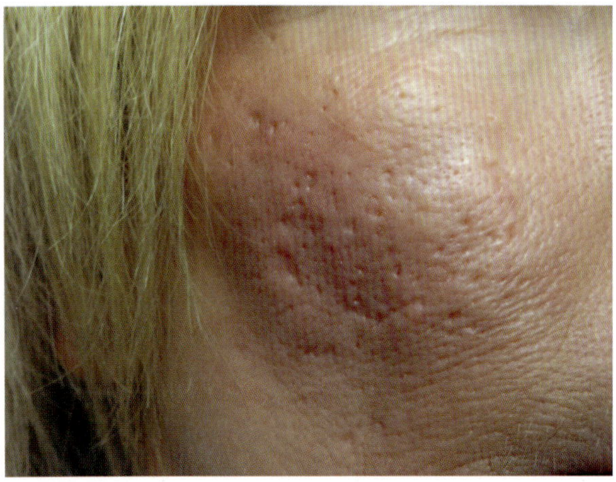

图 5-11 一位成年女性右侧脸颊上伴随痤疮发作的冰锥样瘢痕和厢车样瘢痕

会心理学因素、功能障碍及他人的反应。

不同的瘢痕评估量表都有大量的文献来支持，这些量表的目的非常宽泛，而且随着瘢痕评估者不同、需要客观评价瘢痕的要求不同而不同。一般而言，量表为减少变异性应当相对简单并可重复，允许定量和定性评估，可适用于不同患者群体的各种瘢痕类型，并纳入如社会心理学这种可能会最终影响生活质量的因素。可使用最近文献中经常使用的梯形量表和当前量表来进行回顾性研究。

第一个被广泛使用的瘢痕评估量表是 1990 年引入的用于评估烧伤瘢痕的温哥华瘢痕评估量表（VSS）[39]。虽然是在 25 年前被开发出来的，但这个量表作为第二常用的量表仍然被广泛使用[40]。它基于血运、色素沉着、柔韧性和厚度这四项基本特征来评估瘢痕[39]。改良 VSS 适用于色素沉着评估的改进。初始版本的量表评估色素沉着时分别用 0，1，2 分来表示正常、色素减退和色素沉着过度，这使色素减退的瘢痕比色素沉着过度的瘢痕总体 VSS 评分更低。改良后的量表细化了从正常皮肤到色素严重脱失或严重色素沉着的范围，并没有显示出其有效性、可靠性和敏感性的增加[38]。

VSS 在使用频率上仅次于患者和观察者瘢痕评估量表（POSAS），POSAS 最初开发于 2004 年，后来在 2005 年做了修改[41,42]。最初的 POSAS 评估了瘢痕的表面积、厚度、血运、色素沉着、疼

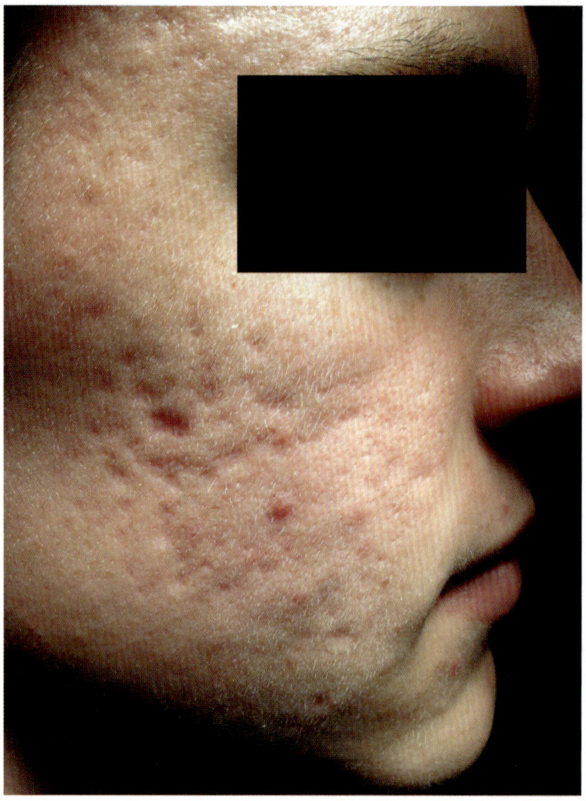

图 5-12 一位有严重的结节囊痤疮病史患者的碾压样瘢痕

痛和瘙痒，以及患者和观察者对整体外观的评估。2005 年修改后的量表增加了功能损伤的类别。在 Bae SH 和 Bae YC 最近的一项研究中显示，POSAS 是所有瘢痕类型中使用最多的瘢痕评估量表[40]，是最全面的量表之一，也是第一个包括了观察者和患者评估的量表。对于单一观察者来说，与 VSS 相比较，其可变性和可靠性都有所降低[41]。在我们自己的瘢痕研究中，我们既使用了 VSS，也使用了 POSAS，发现它们都相当实用。我们认为从 POSAS 搜集的信息更多，而需要额外的时间和精力很少。具体到我们评估成熟烧伤瘢痕的工作时，经过点阵 CO_2 激光治疗后，患者主观自我评估的改善要大于医师观察者。这就可以理解，在相同的组织学改善下，患者觉得瘢痕总体有着明显改善，而医师观察者只是感觉中等改善。

视觉模拟量表（VAS）于 1994 年被引进用于评估患者主观的疼痛感觉，它并不是专门为评估瘢痕相关疼痛所建立的，但它已作为一种简单快捷、主观评估的方法来评估瘢痕，它不能评估

瘢痕的临床形态。患者被要求在一条 100 mm 的线上选择一个点并做出标示，表示无疼痛到难以想象的剧痛[43]。在专家使用时，这个量表表现出高度可靠性和内部一致性，但在非专业人员使用中只显示中等可靠性[44,45]。

1998 年 Beausang 等人介绍了曼彻斯特瘢痕量表（MSS）[46]，它因在 VAS 的基础上增加了个人属性评分及比较瘢痕与周围正常皮肤的不匹配程度而显得特别。不匹配程度评估了七个参数：①颜色（与周围皮肤相比完美、轻微、明显或严重不匹配）。②皮肤纹理（无光泽或有光泽）。③与周围皮肤的关系（从发红到瘢痕疙瘩）。④质地（从正常到质硬）。⑤边缘（从明显到模糊）。⑥大小（<1 cm，1~5 cm，>5 cm）。⑦单个或多个。它对评估线性和广泛性瘢痕非常有优势，但没有考虑患者症状。MSS 也显示评分与组织学变化有显著统计学相关性[40]。然而，评估颜色不匹配程度时，它不能区分色素沉着和血运。迄今为止，MSS 并未被广泛使用[29]。

2007 年的 Stony Brook 瘢痕评估量表旨在评估瘢痕的宽度、增厚或凹陷、颜色、缝合 / 针孔瘢痕和整体外观等五个主要特征，该量表缺少主观评价部分[47]，它主要评估术后 5~10 天的短期而非长期的美容效果[29]。因此，它在病理性瘢痕长期评估中的适用性有限。

与任何主观的评价体系一样，每个量表都有其固有的优势和劣势，所有的观察者 / 评分者都应当熟悉这些评分系统[48]。没有单一的量表可以重复评估所有类型瘢痕的所有特征，且并不能适用于所有的评估者。临床医生和研究者应当根据需要的参数来选择最适合的量表进行评估。

表 5-2　常用瘢痕评估量表中各组成部分的比较

	温哥华瘢痕评估量表 –VSS（1990 年）	改良 VSS（1995 年）	视觉模拟量表 –VAS（1994 年）	曼彻斯特瘢痕量表 –MSS（1998 年）	患者和观察者瘢痕评估量表 –POSAS（2004 年）	改良 POSAS（2005 年）	Stony Brook 瘢痕评估量表 –SBSES（2007 年）
表面积					✔	✔	✔
厚度	✔	✔		✔	✔	✔	✔
位置							
血管性	✔	✔			✔	✔	
色素沉着	✔	✔		✔	✔	✔	✔
心理社会因素							
他人反应							
疼痛		✔	✔		✔	✔	
瘙痒		✔			✔	✔	
感觉迟钝							
功能损害						✔	
患者整体外观评价					✔	✔	
观察者对整体外观的评价					✔	✔	✔

扫码看参考文献

第六章　瘢痕的细胞分子学基础：热损伤后增生性瘢痕的典型改变

EDWARD E. TREDGET，JIE DING　编
彭倩　译

核心观点

1. 增生性瘢痕是纤维增生性疾病常见的皮肤表现。
2. 增生性瘢痕通常发生于真皮深层受热力或其他损伤并发生持久的炎症反应之后。
3. 虽然增生性瘢痕的死亡率较低，但可能导致烧伤幸存者的功能受限，以及美容和心理问题。
4. 目前尚无理想的治疗增生性瘢痕的方法，了解其发生机制很重要，可以促进新疗法的研究。

皮肤纤维增生性疾病的临床意义

纤维增生性疾病（FPD）可涉及人体多种组织，在美国每年有 45% 的死亡与这些疾病有关（参见第三章）。增生性瘢痕和瘢痕疙瘩是 FPD 在皮肤上的表现形式（图 6–1）。

增生性瘢痕是真皮深层因烧伤、撕裂伤、擦伤、外科手术或其他创伤纤维化愈合后的结果。增生性瘢痕发红、隆起、质硬，会引起瘙痒、疼痛和关节挛缩。增生性瘢痕发生在面部可能会导致面容毁损，进而出现一些难以恢复的心理和社交问题。增生性瘢痕和瘢痕疙瘩不同，后者范围通常超越原有创面的边界，甚至会发生于极轻微的损伤后，在深色人种中发病率较高。而增生性瘢痕病变局限在原有创面范围内，并在所有种族群体中都可发生。

增生性瘢痕的死亡率相对较低但发病率很高，发病率主要取决于损伤的深度。手术创伤后有 44% 的发病率，而烧伤后有 91% 的发病率 [1–3]。在美国，每年有 125 万人因烧伤治疗，其中 5 万人需要住院治疗 [4–6]；在加拿大，每 10 万人中就有 26.4 例热损伤患者需要住院治疗，每年约有 7 000 余重大热损伤的病例，大约有 80% 的患者年龄低于 45 岁 [7,8]；虽然热损伤的死亡率已经降低，但烧伤患者住院时间延长（平均 26.2 天）并需要较长时间的康复治疗 [9,10]，烧伤面积大于总体表面积（TBSA）30% 的患者平均需要 12.7 周的停工期，主要是增生性瘢痕导致的功能障碍和容貌损毁需要进行康复 [10]，此外还有肢体活动受限、严重瘙痒和热不耐受，这些都妨碍患者早日恢复工作 [6,7,10]（参见第十一章）。

增生性瘢痕的危险因素

目前公认的导致皮肤出现 FPD 的风险因素包括：年龄（青少年）、种族、受伤部位和严重程度（TBSA 烧伤 >20%）[3,8,11]。前瞻性随机研究显示身体体重指数（body mass index）高、非高加索人种、瘢痕处出现瘙痒疼痛不适等都和增生性瘢痕的发生呈正相关，尤其是年龄 <50 岁的人群；高血压也和增生性瘢痕相关，降压药物和促红细胞生成药物似乎有抗纤维化的作用 [11]；真皮深层发生缓慢炎症反应使增生性瘢痕的发生概率增高，并独立于其他因素 [12]，据 Bombaro 在军队

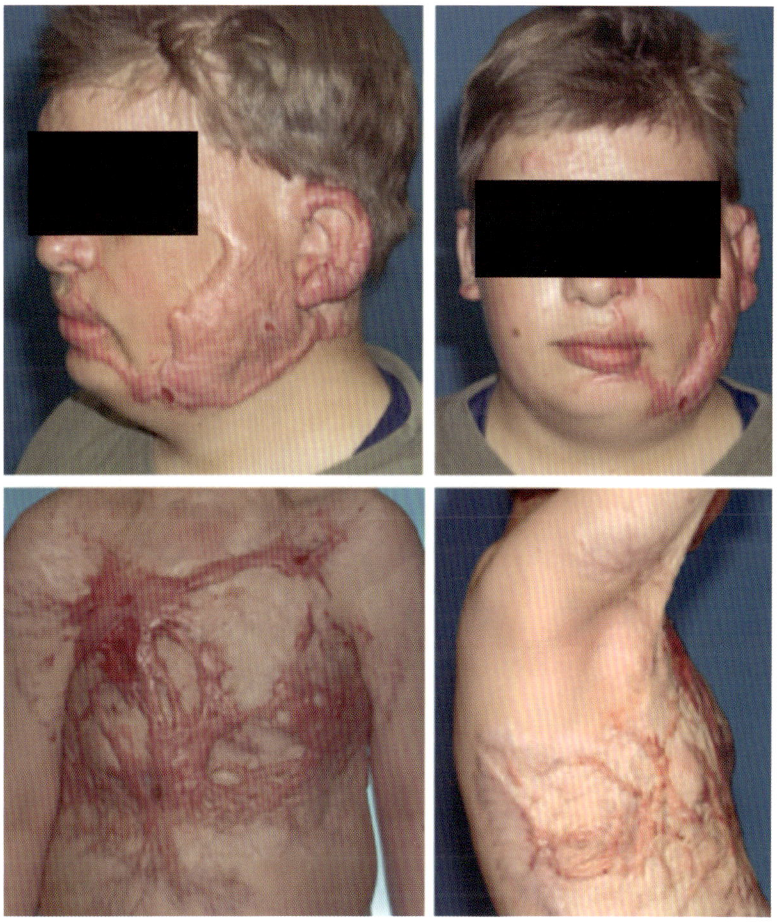

图 6-1　烧伤后 20 个月，15 岁男孩的增生性瘢痕
来源：LADAK A, TREDGET E E. Pathophysiology and management of the burn scar. Clin Plast Surg, 2009, 36（4）: 661-742.

烧伤人员中的统计，其发生率在 30%~72%[13,14]。现有的治疗方式，如局部加压、局部使用硅酮类制剂和病灶内注射类固醇（参见第十章），对增生性瘢痕和瘢痕疙瘩效果不佳，通常需要数月或数年才能缓慢改善，而且常常不能完全治愈[3,11,12,15-18]。已经发现与 FPD 的发生相关的遗传基因异常 [包括单核苷酸多态性（SNP）]，在美国印第安人 / 阿拉斯加土著人中存在 p27kip1 SNP[19]。

随着烧伤死亡率的降低，遗留的严重后遗症需要长期住院治疗和康复，因增生性瘢痕而引发的功能障碍和心理疾病相当常见。增生性瘢痕康复的程度是患者能否回归正常生活的先决条件[20,21]。虽然大部分烧伤幸存者得以治愈，但是由烧伤瘢痕带来强烈的自卑感，会影响患者身体及精神康复（参见第十九章和第二十四章）。

增生性瘢痕中基质的形态与组成

要点：

- 增生性瘢痕具有较薄的胶原纤维，在纤维间广泛分布着透明蛋白聚糖和糖蛋白。
- 增生性瘢痕中存在超微结节或螺旋结构。
- 与正常皮肤相比，增生性瘢痕含有更高比例的Ⅲ型和Ⅴ型胶原蛋白、少量富含亮氨酸的小分子蛋白聚糖及饰胶蛋白聚糖。

在正常皮肤和增生性瘢痕中，胶原蛋白是细胞外基质（ECM）中主要的蛋白质，它的功能是提供组织抗张强度。然而，胶原蛋白仅占增生性瘢痕干重的 30%，其余为蛋白聚糖、糖蛋白、纤维连接蛋白和生腱蛋白等[24]；皮肤中主要是Ⅰ型胶原蛋白组合成粗纤维、纤维和纤维束，增生性瘢痕中的胶原纤维更薄，平均大约只有 60 nm，而正常皮肤是 100 nm，部分原因是因为增生性瘢痕中较薄的Ⅲ型及Ⅴ型胶原蛋白比例较高，分别高达 33% 和 10%[25]；在光学显微镜下，增生性瘢痕中的大部分胶原蛋白都是呈螺旋或结节状，而正常皮肤中粗纤维或纤维束一般都是平行于皮肤表面（参见第五章）。增生性瘢痕中存在大量透明样物质，几乎没有细小胶原纤维组织，在电子显微镜下呈卵形或不规则的横截面。纤维之间的空间被蛋白聚糖和糖蛋白占据。这些物质的部分功能是提供张力、弹性和抗压缩；还有部分功能是通过改变生长因子的活性，影响细胞黏附和其他功能。代表组织持水能力的蛋白聚糖，由一个或多个糖胺聚糖（俗称黏多糖）链组成，它们是以共价键附于蛋白质核心的双糖线性阴离子聚合物[27]。在增生性瘢痕中黏多糖含量增加了 2.4 倍，而且相对正常真皮和成熟瘢痕水合过高，从而增加了增生性瘢痕的张力[24,27]。

增生性瘢痕只有正常含量 2% 的小硫酸化蛋白多聚糖、饰胶蛋白聚糖（Decorin），这些在正常真皮中是主要的蛋白聚糖。增生性瘢痕中取而代之的是大蛋白聚糖，它的浓度是正常的六倍，其携带的 12~30 个硫酸软骨链一般存在于透明软骨中，少量存在于表皮的增殖区域，与真皮弹性相关。饰胶蛋白聚糖调节胶原纤维的形成，基因敲除饰胶蛋白聚糖后的动物模型中，胶原纤维直径有变且轮廓不规则[27]，这与在增生性瘢痕中的所见相似。

随着瘢痕自发成熟，胶原纤维更加粗大，排列更加有序，分泌饰胶蛋白聚糖的细胞数量大量增加[27,29]，分泌出更多的饰胶蛋白聚糖（通过免疫组化检测），成熟瘢痕中胶原含量、蛋白聚糖和含水量最终和正常真皮相似[24]。

增生性瘢痕的细胞学基础

成纤维细胞和肌成纤维细胞

要点：

- 成纤维细胞是真皮的主要细胞类型。
- 增生性瘢痕成纤维细胞具有很多不同于正常皮肤成纤维细胞的特性。
- 肌成纤维细胞是成纤维细胞的收缩性表型。

表 6-1 正常组织、增生性瘢痕、真皮深层中的成纤维细胞的特点

	正常成纤维细胞	增生性瘢痕成纤维细胞	真皮深层成纤维细胞
细胞大小	+	++	+
增殖速率	++	+++	+
胶原合成	+	++	++
胶原酶活性	++++	+	+
α-SMA 表达	+	+++	+++
胶原收缩	+	+++	+++
TGF-β	+	+	+
TGF-β TⅡ受体	+	+++	+++
CTGF	+	+++	+++
骨桥蛋白	+	+++	+++
饰胶蛋白聚糖	++++	+	+
纤调蛋白聚糖	++++	+	+
双糖链蛋白聚糖	+	+++	+++
多能蛋白聚糖	+	+++	+++
TLR	+	+++	++

注：α-SMA— α-平滑肌肌动蛋白；TGF-β—转化生长因子 β；CTGF—结缔组织生长因子；TLR—Toll 样受体。

已经发现正常皮肤成纤维细胞和增生性瘢痕成纤维细胞在体外具有明显不同的特征（表6-1）。很多增生性瘢痕株系合成纤维连接蛋白、pro-α2（I）胶原mRNA和蛋白质以及转化生长因子β（TGF-β）[30]的水平高于正常皮肤成纤维细胞。增生性瘢痕成纤维细胞的所有株系都表达胶原酶（基质金属蛋白酶-1，MMP-1）[31]、一氧化氮[32]，且存在饰胶蛋白聚糖的降低[33]。

数量增加的肌成纤维细胞是增生性瘢痕中细胞基质的重要组成部分，它们含有的微丝束和α平滑肌肌动蛋白对伤口的收缩非常重要，是增生性瘢痕和其他FPD产生并发症的主要原因[34,35]。该肌成纤维细胞似乎由TGF-β诱导生成[36]，与烧伤的严重程度（TBSA）密切相关。受TGF-β的影响，肌成纤维细胞不仅与伤口的局部成纤维细胞有区别[36]，而且与骨髓来源的血源性细胞也有区别[37-39]。不同于成纤维细胞，肌成纤维细胞在伤口愈合、胶原合成及收缩等过程中，具有对$TGF-\beta_1$和干扰素（IFN）-γ的高度调节作用[36]。肌成纤维细胞的形成可在没有创伤的情况下，通过施加张力来诱导[38]（参见第七章）。当肉芽组织被转变为增生性瘢痕和成熟瘢痕组织时，通过诱导细胞凋亡而使细胞减少，这是一个通过在应力纤维中表达α-SMA而使增生性瘢痕中肌纤维蛋白被消除的过程[39,40]。

成纤维细胞异质性和纤维化微环境

要点：

- 与组织再生不同，皮肤烧伤超过临界深度以后，会以瘢痕形式修复。据推测，不同分化程度的成纤维细胞群的异质性影响最终的瘢痕形成（图6-2）[41]。

Sorrell和Caplan发现，正常成人皮肤中至少含有三种独立的成纤维细胞亚群，它们依靠真皮的厚度而占据一些独特的位置，通过有限稀释法克隆时呈现出独特的差异[42,43]。与毛囊相关的成纤维细胞表现出与乳头状和网状真皮细胞不同的特征[44,45]，存在于真皮浅表中的乳头状真皮成纤维细胞在形态学和增殖动力学方面表现出多样化，而真皮深部的网状成纤维细胞具有肌成纤维细胞样特征，有更强的胶原蛋白晶格收缩，并与α-SMA表达有关[46-49]。

来自更深层的成纤维细胞增殖速度较慢[48]，形态上更为粗大[49]，MMP-1 mRNA含量更低。更深层的成纤维细胞产生更多的TGF-β、结缔组织生长因子（CTGF）、热休克蛋白[47]（HSP47）、I型胶原的人伴侣蛋白，也能更有效地产生α-SMA蛋白、收缩胶原蛋白凝胶[49]，以及产生更多的胶原蛋白、纤维软骨蛋白聚糖、多能蛋白聚糖和较少的饰胶蛋白聚糖[48,49]。如上所述，在瘢痕形成早期，饰胶蛋白聚糖和富含亮氨酸低分子蛋白聚糖（SLRP）家族的其他成员纤调蛋白聚糖和光蛋白聚糖，具有结合ECM中I型胶原并调节胶原纤维形成动力、直径和纤维间距的功能[49]。饰胶蛋白聚糖和纤调蛋白聚糖也可以体外结合并抑制$TGF-\beta_1$的活性[50-52]；胎儿细胞中的生长因子，特别是$TGF-\beta_1$产量低，这是避免胶原过度沉积和瘢痕形成的重要因素[51,52]（参见第二十七章）。相反，$TGF-\beta_1$过度表达在很大程度上减少了饰胶蛋白聚糖的表达，会导致显著的肺纤维化[52]；从真皮深部分离出的成纤维细胞产生更少的饰胶蛋白聚糖和更多的大软骨样蛋白聚糖，包括多能蛋白聚糖和聚集蛋白聚糖，这些可以解释增生性瘢痕中的超微结构异常；最近，纤维细胞，一种骨髓源性的循环单核细胞，也被发现在细胞外基质中能产生更少的SLRP和更多的多能蛋白聚糖、透明质酸、基底膜蛋白和双糖链蛋白聚糖[46,53]，骨髓来源的间充质干细胞可上调真皮深部的成纤维细胞的促纤维化特征[54]。

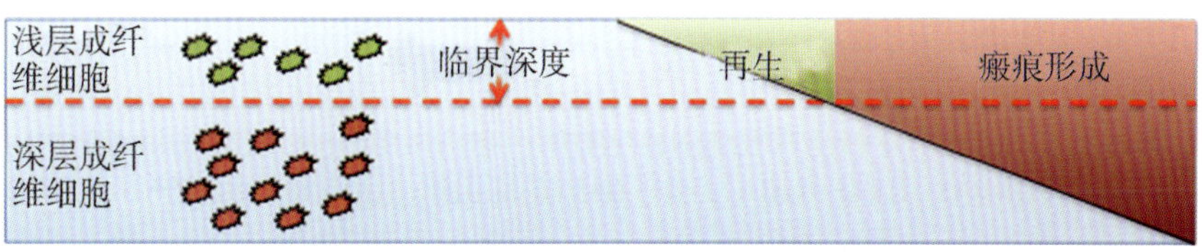

图6-2　浅表伤口通过再生修复，而深部伤口需要瘢痕修复
来源：KWAN P, HORI K, DING J, et al. Scar and Contracture. Hand Clin, 2009, 25（4）: 511-528.

Toll 样受体转导在纤维化中的作用

要点：

- Toll 样受体（TLR）存在于正常皮肤和增生性瘢痕的成纤维细胞中。
- 它们似乎介导增生性瘢痕中的炎症反应和成纤维细胞的活化，针对该途径的拮抗作用可能会启发新的治疗方式产生。

TLR 是一组高度保守的分子，使先天免疫系统可以感知细菌和病毒中普遍存在的分子，即病原体相关分子模式（pathogen-associated molecular pattern，PAMP）；或感知从坏死组织中释放出来的内源性分子，即损伤相关分子模式（damage-associated molecular pattern，DAMP）[55]。它们激活先天免疫系统。除参与正常伤口愈合过程外，还发现其与多种器官组织的纤维化相关[55,56]。已知存在 10 个不同的分子结合特定配体：TLR2 通过结合脂多糖（LPS）识别革兰氏阳性菌，TLR4 识别革兰氏阴性菌[57]。尽管在皮肤和其他许多组织中，纤维化的机制尚不清楚。然而发现在肝脏中，LPS 直接刺激 TLR4 依赖性的纤维化，靶向释放趋化因子的成纤维细胞前体，激活巨噬细胞样 Kupffer 细胞，导致 TGF-β 介导的肝星形细胞无限制活化，加速 ECM 的沉积和促进肝纤维化[58-62]。TLR 不仅仅表达于免疫细胞和单核细胞中，在很多组织中都存在，比如心肌细胞、血管细胞、皮质小管细胞、系膜细胞、足细胞和真皮成纤维细胞，可以促进炎症反应和导致心脏、肾脏、肺和皮肤的纤维化[63-69]。

组织损伤后，坏死组织或活化细胞释放的内源性因子，以及组织损伤后上调或下调的 ECM 分子（DAMPs），可以异常激活 TLR，这些被异常激活的 TLR 和许多以过度的病理性的炎症反应为基础的纤维化疾病相关[70,71]。其中一种 DAMP 是基质双糖链蛋白聚糖，在体外实验中发现它在人增生性瘢痕组织中和成纤维细胞中高表达。真皮深层的成纤维细胞显示产生更多的双糖链蛋白聚糖（表 6-1）[33,53]，现在有一些证据表明，尽管成纤维细胞在创面愈合中发挥了重要的结构性作用，成纤维细胞却是通过 TLR 激活诱导炎症和核转录因子 κB（NF-κB）信号传导，改变愈合微环境，诱导单核细胞、免疫细胞的聚集和随后的炎性细胞因子产生而发挥作用[72,73]。

成纤维细胞能够通过 TLR 的激活刺激炎症反应产生，可能是因为 NF-κB 和丝裂原活化蛋白激酶（MAPK）上调炎症细胞的渗透性。此外，激活深层真皮成纤维细胞在严重 FDP 皮肤疾病的进展中显得至关重要。未来对这些促纤维化细

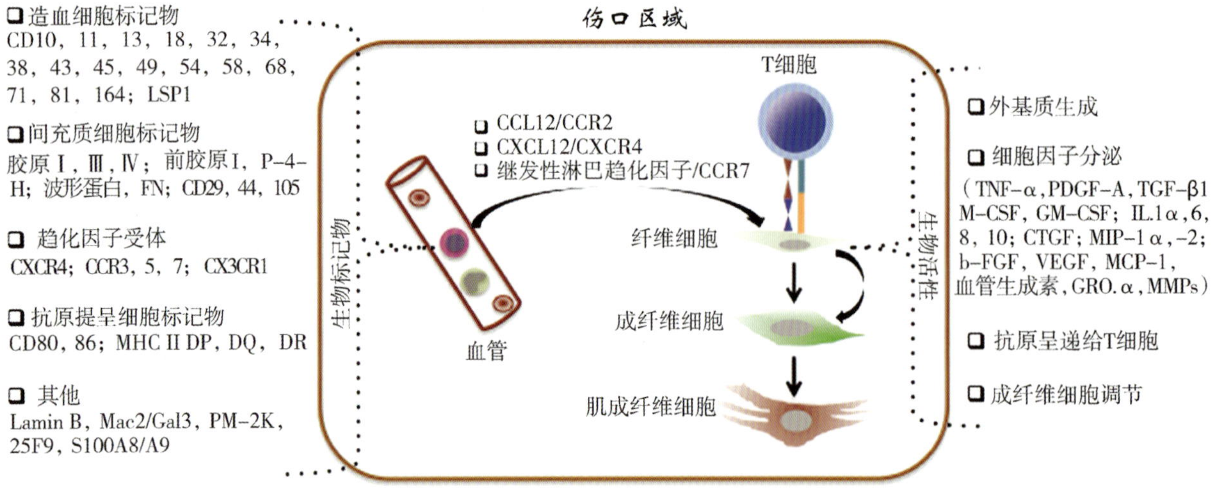

图 6-3　成纤维细胞的生物标记物和生物活性。成纤维细胞表达多种生物标记物，包括造血细胞标记物、间充质细胞标记物、趋化因子受体、抗原提呈细胞标记物等。在机体受到损伤后，循环血液中的纤维细胞被募集到受伤区域，并通过产生细胞外基质、分泌细胞因子、向 T 细胞提呈抗原、调控局部的成纤维细胞，或直接分化为成纤维细胞和肌成纤维细胞而参与伤口愈合或瘢痕形成

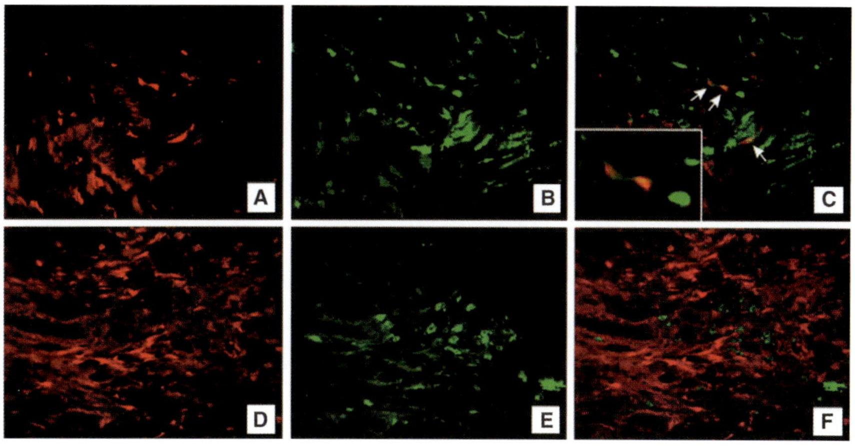

图 6-4 双重免疫荧光标记法显示瘢痕组织内的纤维细胞。增生性瘢痕冰冻切片（A-C）和正常瘢痕（D-F）中的Ⅰ型胶原（A 和 D 中的红色所示）和白细胞特异性蛋白 -1（B 和 E 中的绿色所示）被染色。上述两种分子的共同定位显示黄染的纤维细胞轮廓（C 和 F，箭头所指）。放大倍数为 ×100

来源：YANG L, JIAO H, SHANKOWSKY H A, et al. Identification of fibrocytes in post-burn hypertrophic scar. Wound Repair Regen, 2005, 13（4）: 398-404.

胞的研究可增强对 TLR 在纤维化中作用的认识，并可有助于发现拮抗炎症所导致的成纤维细胞异常活化的新的治疗方法。

血源性细胞在伤口愈合和纤维化中的作用

纤维细胞

要点：

- 受伤后骨髓来源的循环纤维细胞聚集在伤口区域。
- 它们通过产生 ECM、分泌包括 TGF-β 和向 T 细胞呈递抗原的细胞因子来促进伤口愈合和纤维化。
- 调节成纤维细胞和促进肌成纤维的细胞分化（图 6-3）。

此前，Bucala 已经发现了一种具有成纤维细胞样形态的黏附和增殖细胞群，它表达多种生物标志物，包括一些造血细胞标记物、间充质细胞标记物、趋化因子受体、抗原提呈细胞标记物等[74-77]。它们占外周血中白细胞的 0.5%，但在急性伤口中占浸润细胞的 10%[76]。趋化因子 CCL12 和 CXCL12、次级淋巴样组织趋化因子及其受体 CCR2, CXCR4, CCR7 在活体中参与纤维细胞的迁移[78]。这些迁移的纤维细胞有能力合成 ECM 蛋白、蛋白酶（包括胶原酶）、生长因子（如 TGF-β_1 生长因子）、肿瘤坏死因子 α（TNF-α）、白介素 -6（IL-6）和 IL-10，也可以递呈抗原并由此引发幼稚 T 淋巴细胞生成[79,80]。已通过体内和体外实验证明，纤维细胞可分化为成纤维细胞和肌成纤维细胞[81,82]。

纤维细胞在烧伤患者外周血单个核细胞（PBMC）中存在，Ⅰ型胶原纤维细胞阳性率的百分比显著高于对照组（高达 PBMC 的 10%，正常水平 <0.5%），并与血清中 TGF-β 的水平有关[83,84]。在体外，$CD14^+$、PBMC 培养纤维细胞，但是需要来自 $CD14^-$PBMC 条件培养基中的 TGF-β 进行分化[85]。白细胞特异性蛋白 1（LSP-1）是纤维细胞的独特标记物，在烧伤患者中表达上调，并通过分化保持稳定[84,85]。用 LSP-1 和Ⅰ型胶原的 C 前肽（COL-I）的抗体进行双重染色，发现在增生性瘢痕组织中，纤维细胞增加了 300%，主要位于真皮乳头层等较深部位（图 6-4）[84]。

体外接受内毒素处理后，纤维细胞发生特征性的形态学改变，这些都可以通过 IFN-α2b 治疗予以纠正[85-87]。

对增生性瘢痕的烧伤患者进行的系列研究发现，与成熟瘢痕和正常皮肤相比，增生性瘢痕组织中纤维细胞的数量增加[86-88]。就数量而言，纤维细胞比增生性瘢痕中的成纤维细胞产生更少的胶原，然而，烧伤患者的纤维细胞和正常人不同，它们在细胞外基质中可刺激真皮成纤维细胞产生、增殖并收缩，分泌 TGF-β 及刺激其下游效应因子 CTGF 的旁分泌效应[87,88]。这些结果和在另一些纤维化模型中的发现类似。胶原蛋白主要来源是局部成纤维细胞，然而，类似于纤维细胞的骨髓衍生的免疫细胞持续存在于基质中，提示在增生性瘢痕和 FPD 中，纤维细胞的旁分泌效应起重要作用。在体外有可能利用 IFN-α 来对抗纤维细胞的纤维生成作用。在体内通过系统的 IFN 治疗，发现烧伤患者的瘢痕组织中纤维细胞数量明显减少，并伴随着纤维化缓解和瘢痕重塑[88]。此外，增生性瘢痕中随着血管内皮生长因子增加而新生的血管明显被 IFN-α 抑制，部分原因是通过减少 VEGF 受体表达而抑制血管内皮细胞增殖和微血管形成[87]所致。研究发现，VEGF mRNA 与基质细胞衍生因子 1（SDF-1）mRNA 可共同表达，这进一步揭示了纤维细胞在特发性肺纤维化和其他器官纤维化中的病理生理学作用[92]。

异位骨化（HO）是一种临床疾病，发生于一些未受伤肌肉、肌腱、筋膜等组织（尤其在烧伤和创伤后），形成成熟的板层骨[93,94]。HO 可以导致皮肤损坏、严重软组织畸形、关节强直和慢性疼痛，导致康复期延长。在烧伤患者中，HO 的发生率为 0.2%~4%[93]，在大面积烧伤的患者（>20%TBSA）中更为常见。HO 可发生在与烧伤部位无关的关节处，病变亦可能发生在并发增生性瘢痕的深度烧伤区域，特别是在肘部[95,96]。它还和长时间的意识丧失、机械通气、长期固定、烧伤伤口感染和（或）延迟闭合、皮肤移植物缺失、被动运动所致的复发性局部创伤有关[95-98]。预防 HO 发生的措施部分有效，其中包括局部放射治疗，因考虑到长期放疗的副作用如继发性恶性肿瘤的发生，所以在应用到患者身上之前，需要更好的动物模型去开发和充分测试新的治疗方法[99]。

最近在 HO 标本中已鉴定出大量的成纤维细胞（LSP-1$^+$ COLI$^+$），它作为独特的血源性细胞，游走于受伤和未受伤组织，和常驻细胞相互作用[100]。成纤维细胞有向成骨细胞和软骨细胞分化的潜能[101]，而且可重新编码为抗纤维化细胞来刺激真皮成纤维细胞 MMP-1 的产生、胶原分解、瘢痕重塑[102]。因此，HO 和 FPD（如增生性瘢痕）有共同的特征，而且似乎是因果关系。在这一概念下，明显的初始损伤局部组织产生全身性炎症反应后，独特的包括成纤维细胞在内的 PBMC 有助于在受伤和未受伤组织中形成创伤性纤维化和成骨，其确切发生机制尚未明确。

1 型 / 2 型辅助性 T 细胞（Th1 和 Th2）

要点：

- 热损伤后，极化的 Th2 环境有利于随后 Th3 细胞的分化发育（从自然产生的 CD25$^+$ CD4$^+$Treg 细胞分化的不同谱系），而成纤维细胞可以通过旁分泌方式诱导纤维化。
- 证据表明单核细胞和其他炎性细胞可能促进皮肤纤维化的发展。

在创伤和纤维化的动物模型和急性烧伤患者人群中，存在 IL-2 和 IFN-γ 的减少和 Th2 细胞因子（IL-4，IL-5，IL-10，IL-13）的增加[103-105]。发生增生性瘢痕的烧伤患者早期就出现了循环产生 IFN-γ 淋巴细胞的缺乏。在烧伤后的 3 个月内，生成 IL-4 的淋巴细胞增加，并持续至创伤后一年，伴有极化 Th2 的应答[104]。在烧伤后前 2 个月，IL-10 持续显著降低，而 IL-12 水平显著升高，并与 IL-10 负相关[103]。IFN-γ mRNA 直到烧伤 6 个月后才能在 PBMC 和增生性瘢痕的组织中检测到。IL-4 在正常对照组中阴性表达，但在烧伤后 2 个月内，在合并 PBMC 和增生性瘢痕的患者和组织中显著增加（图 6-5）[103]。与正常对照组相比，CD4$^+$TGF-β$^+$ 淋巴细胞在烧伤患者的循环免疫细胞中出现的频率

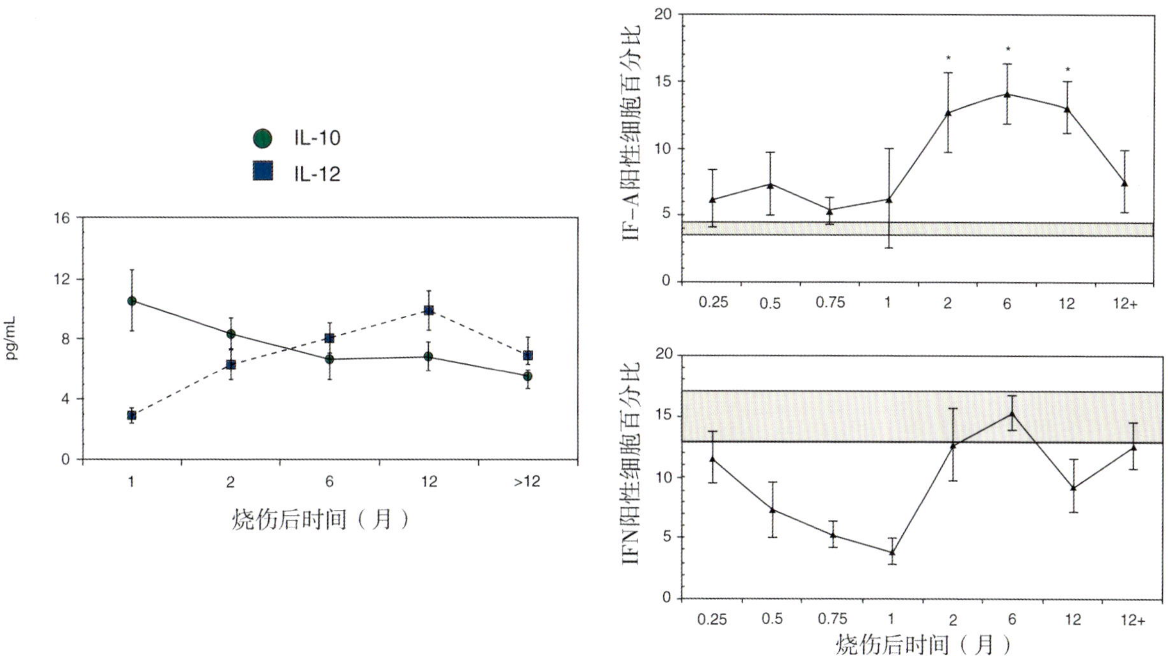

图 6-5　烧伤患者外周血单个核细胞分泌 IL-10 和 IL-12 的时程。烧伤患者外周血单个核细胞中 IL-4 或 IFN 阳性细胞的百分比由流式细胞术测定

来源：MEDINA A, GHAHARY A. Reprogrammed fibrocytes induce a mixed Th1/Th2 cytokine response of na　ve CD4(+) T cells. Mol Cell Biochem, 2011, 346 (1/2): 89-94.

增加[105]，这些细胞分泌 TGF-β 的水平升高，促进皮肤成纤维细胞和 α-SMA 的增殖及伤口收缩。$CD4^+$ $TGF-β^+$ 细胞的出现有助于抑制 Th1 免疫细胞，和烧伤患者类似，系统中发现生成 TGF-β 和其他细胞因子的 $CD4^+CD25^+$ 调节性 T 细胞增加[106,107]。Pilling 等人研究发现 Th2 细胞因子（IL-4，IL-13）促进 Th1 型细胞因子（IFN-γ，IL-12）的定植和成纤维细胞的分化[107]。

在肝纤维化和肺纤维化中，巨噬细胞亚群通过 TLR4（被认为是 $TGF-β_1$ 的主要产物）促进纤维化。除了诱导纤维化外，由调节性 T 细胞产生的 $TGF-β_1$ 还可以抑制炎症[108,109]。和淋巴细胞一样，巨噬细胞对 Th2 细胞因子有应答。许多研究表明，暴露于 IL-4 的巨噬细胞可产生交替激活状态，被称为“交替激活巨噬细胞”或 M2 型巨噬细胞，它们在多种类型纤维化的作用等同或更重要于 $CD4^+$ T 辅助细胞[109,110]。将人类皮肤移植在免疫缺陷的小鼠中，建立皮肤纤维化的动物模型，动物尽管缺乏 T 细胞、NK 细胞及 NK-T 细胞，但仍然发生了显著的纤维化，这些证据表明在没有淋巴细胞参与的情况下仍有纤维

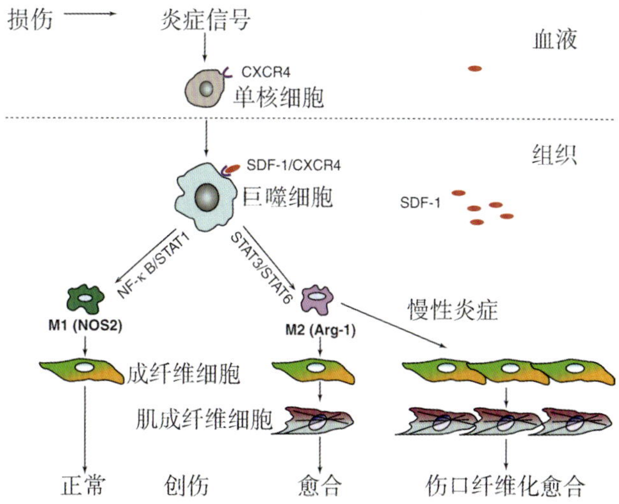

图 6-6　单核细胞和极化的巨噬细胞在增生性瘢痕形成中的作用。假设血液中的单核细胞通过 SDF-1/CXCR4 信号通路，被募集到受伤区域，并分化成极化的巨噬细胞；然后，极化的 M1 和 M2 型巨噬细胞通过不同的信号通路促进伤口愈合与增生性瘢痕形成

来源：ZHU Z, DING J, MA Z, et al. The natural behavior of mononuclear phagocytes in HTS formation. Wound Repair Regen, 2016, 24 (1): 14-25. doi:10.1111/wrr.12378.

化的发生，并有助于明确其他免疫细胞在皮肤纤维化发生中的作用[111]。基于此，研究的重点已经转移到对单核细胞/巨噬细胞在增生性瘢痕和其他 FPD 疾病中的重要性的认识上。

M1/M2 型巨噬细胞

要点：

- M1 型巨噬细胞通过 NF-κB/STAT1 信号通路参与正常的伤口愈合过程。
- M2 型巨噬细胞通过 STAT3/STAT6 信号通路促进瘢痕形成（图 6-6）[112]。

自从 Metchnikoff 于 1884 年首次发现巨噬细胞以来，这些单核细胞一直被认为在伤口愈合过程中起重要作用，一些研究发现它们被免疫抑制后，伤口修复明显受损，这与受伤部位巨噬细胞数量减少有关[113,114]。相反，被激活的极化巨噬细胞数量增加可以导致伤口愈合不良而最终导致皮肤纤维化的发生[115]；巨噬细胞可分化为多种表型，主要分型是经典活化巨噬细胞（M1 型巨噬细胞）和替代性活化巨噬细胞（M2 型巨噬细胞），二者在伤口愈合中发挥截然不同的作用[115]：M1 型巨噬细胞诱导一氧化氮合成酶（NOS）增加 MMP-1 的产生和促进 ECM 的降解，而 M2 型巨噬细胞分泌大量的 TGF-β_1 刺激肌成纤维细胞的分化和 ECM 沉积。有假设提出，在伤口愈合过程中，伤口长期的炎症反应可吸引大量的巨噬细胞，在转变为更有利的 M2 表型以对抗微环境中强烈的促炎刺激之前，巨噬细胞最初主要是促炎 M1 表型[116,117]；随着 M1 型巨噬细胞的转变，精氨酸通过 NOS 被代谢为一氧化氮和瓜氨酸，参与伤口愈合过程中炎症反应；随着炎症的消退，精氨酸被精氨酸酶 1（Arg-1）所代谢，导致鸟氨酸和多胺被 M2 型巨噬细胞所调控，并导致脯氨酸、胶原和其他细胞增殖所必需的多胺的增加。越来越多的证据表明 M2 型巨噬细胞还有很多亚群，可进一步细分为 M2a, M2b 和 M2c 子集[119]。M2a 巨噬细胞被 IL-4 和 IL-13 诱导，参与抗寄生虫的免疫应答，并起积极的作用；M2b 巨噬细胞被 IL-1β、LPS 和免疫复合物所诱导；而 M2c 巨噬细胞被 IL-10、TGF-β 和糖皮质激素诱导[120]；来自 M1 表型的巨噬细胞第四亚型分化为 M2 样表型的血管生成因子，被 Leibovich 等人称为 M2d[121,122]。

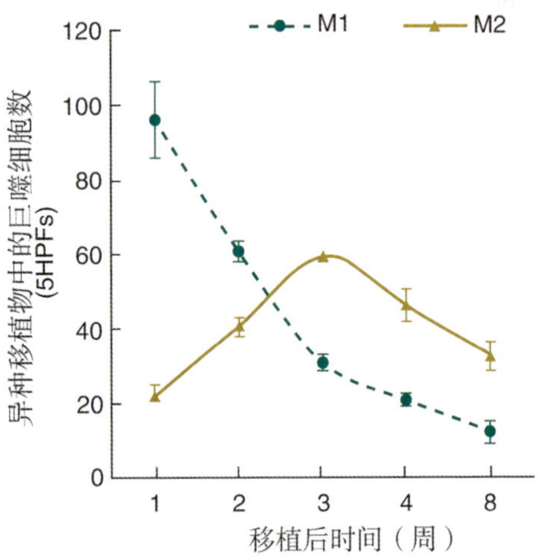

图 6-7　异种移植物中的 M1 样巨噬细胞和 M2 样巨噬细胞。人类皮肤移植到裸鼠背部。F4/80$^+$ NOS2$^+$ M1 样巨噬细胞主要在移植术后第一周出现，但 F4/80$^+$ Arg-1$^+$ M2 样巨噬细胞在移植术后三周大量出现

Zhu 等人以小鼠为动物模型，将人的皮肤移植到免疫缺陷小鼠身上[123]，可以形成外观增厚并挛缩的瘢痕。这些瘢痕和人增生性瘢痕组织的组织病理学表现非常相似，都有厚度增加、胶原纤维束状排列、胶原蛋白水平增加和肌成纤维细胞的浸润。实验研究发现：移植手术 1 周后，循环单核细胞减少，在接下来的 8 周恢复到正常水平；在真皮组织中，F4/80$^+$NOS2$^+$M1 样巨噬细胞主要见于植皮 1 周后，而 F4/80$^+$Arg-1$^+$M2 样巨噬细胞在植皮后 3 周大量出现（图 6-7），这与人类皮肤纤维化的发展曲线相同。对实验小鼠皮肤中单核细胞变化的了解，为 M2 型巨噬细胞在人类皮肤纤维化过程中的作用提供了证据，表明巨噬细胞在亚急性伤口愈合阶段的耗竭可能减少或避免增生性瘢痕的形成[124]。

依据以上论述，假设皮肤深部烧伤通过 PAMP（如 LPS）和 DAMPs（如双聚糖）和其他因子刺激成纤维细胞中的 TLR/NF-κB 通路而激活皮肤深层的成纤维细胞，反过来活化的成纤维细胞又释放趋化因子及 TGF-β 等细胞因子，而

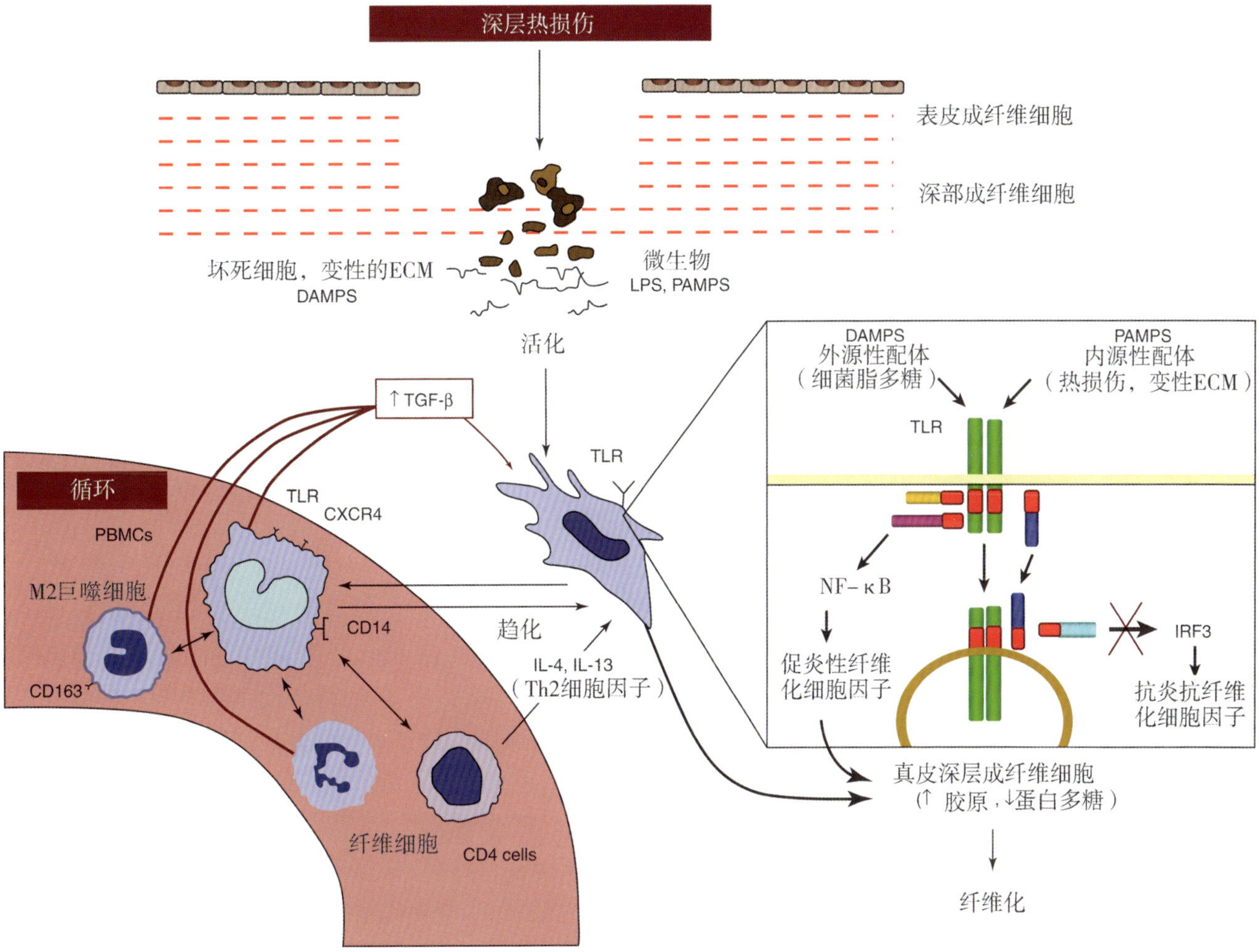

图 6-8　可能机制：如图所示，一旦烧伤深达真皮深部，来自致病菌（例如脂多糖）和坏死组织释放的内源性分子（例如双糖链蛋白聚糖）的炎症信号通过 TLR/NF-κB 通路激活真皮深部的成纤维细胞。随后活化的成纤维细胞依次释放趋化因子（如 SDF-1），将骨髓祖细胞募集到受伤区域。它们通过许多细胞因子（最重要的是 TGF-β）进一步激活成纤维细胞来促进增生性瘢痕形成

来源：DING J, MA Z S, SHANKOWSKY H A, et al. Deep dermal fibroblast profibrotic characteristics are enhanced by bone marrow-derived mesenchymal stem cells（BM-MSCs）. Wound Repair Regen, 2013, 21（3）: 448-455.

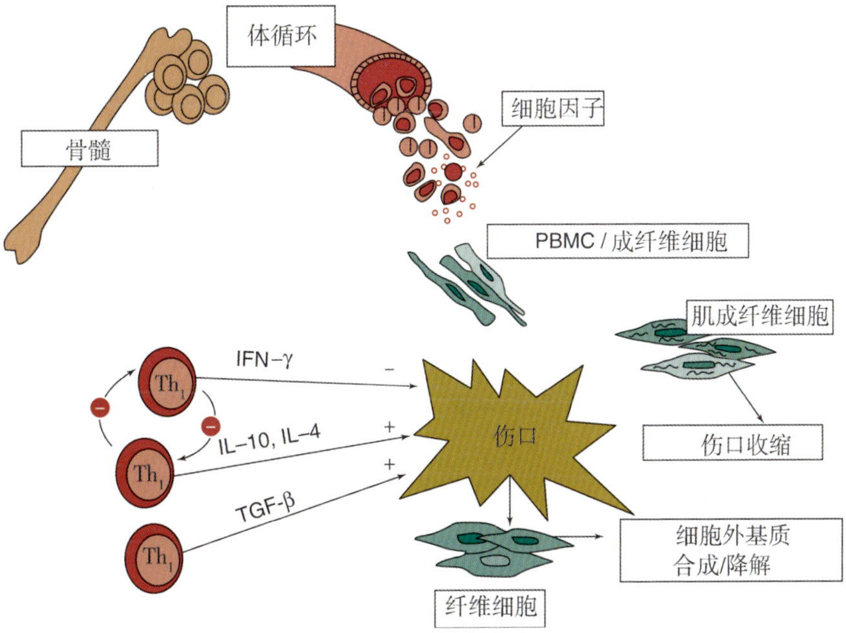

图 6-9　假说图示：在增生性瘢痕中，Th1/Th2/Th3 成纤维生长因子可刺激骨髓干细胞分化、迁移到创面，刺激细胞外间质合成和伤口收缩

来源：ARMOUR A, SCOTT P G, TREDGET E E. Cellular and molecular pathology of HTS: basis for treatment. Wound Repair Regen, 2007, 15（suppl 1）: S6-S17.

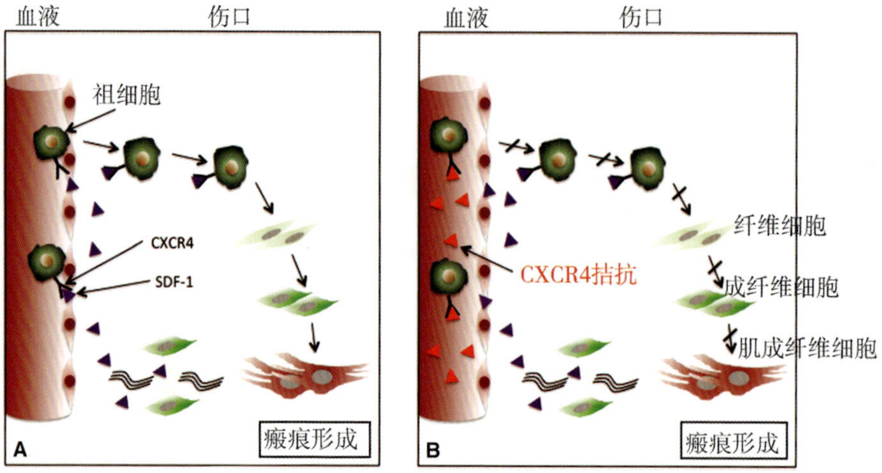

图 6-10 示意图表示循环中的纤维细胞通过 SDF-1/CXCR4 信号通路，从血液至受伤区域的趋化性（A）；CTCE-9908（一种 CXCR4 的小分子肽类拮抗剂），可抑制过多的纤维细胞归巢至受伤区域（B）

吸引骨髓来源的祖细胞（如 M2 型巨噬细胞、纤维细胞和 Th2 细胞），进一步激活成纤维细胞产生过量的 ECM 而最终发展为增生性瘢痕（图 6-8）[54]。

基于增生性瘢痕病理改变的新疗法

干扰素及其他细胞因子治疗

要点：

- IFN-α 治疗可促进胶原降解。
- IFN-α 和 IFN-γ 可下调 TGF-β 的产生，减弱肥大细胞的功能。

现在已经了解了 T 细胞的三种亚型（Th1, Th2 和 Th3）通过调节纤维细胞而参与烧伤瘢痕的形成（图 6-9）[8]，新的疗法已经出现，试图将全身性 Th2 极化免疫反应向 Th1 反应转变，在增生性瘢痕中，IFN-α 和 Th1 细胞因子减少[105]。病毒感染可在细胞水平诱导人体中的Ⅰ型 IFN，如 IFN-α、IFN-β、IFN-ε、IFN-κ 和 IFN-ω 下降，而人体中Ⅱ型 IFN（如 IFN-γ）通过有丝分裂和免疫系统中抗原刺激而减少。Ⅰ型 IFN 由白细胞和成纤维细胞产生，而Ⅱ型 IFN 仅由特定免疫细胞来合成（如 NK 细胞、CD4Th1 细胞和 CD8 细胞毒性抑制细胞）[124,125]。IFN 通过与细胞内酪氨酸激酶相关的高亲和力受体结合发挥作用。在体外，IFN-α 和 IFN-γ 均可降低正常和增生性瘢痕组织中成纤维细胞的增殖和胶原合成[3]。此外，在增生性瘢痕成纤维细胞中，IFN-α2b 提高 MMP-1mRNA 的水平和活性，同时降低金属蛋白酶组织抑制物（TIMP）的活性[31]，这些有助于瘢痕重塑的特征，而 IFN-γ 似乎不具备[30,31]。

在一项前瞻性的临床实验中，对 9 例合并增生性瘢痕的烧伤患者使用 IFN-α2b 进行皮下注射治疗来评估其疗效[126]，7 例患者瘢痕评估指标有明显改善，3 例与对照组相比，瘢痕面积有明显缩小。治疗前，与正常对照组相比，合并增生性瘢痕的烧伤患者 TGF-β 水平明显升高；IFN 治疗后，与对照组相比，增生性瘢痕组患者 TGF-β 水平趋于正常，停止 IFN 治疗后其水平也没有明显增加。烧伤合并增生性瘢痕的患者，其血浆 N-t 甲基组胺水平（是评价肥大细胞质量和脱颗粒的客观指标）与对照组相比明显升高，经治疗后其水平明显降低。这说明 IFN-α2b 和 TGF-β 存在拮抗关系，在体外实验中也得出了相似的结果[127-129]。

有人建议在瘢痕疙瘩和增生性瘢痕切除后，切口内注射 IFN-α 以防止其复发，然而根据我们和其他人的临床经验，在已经增生的瘢痕内注射治疗用处不大[130]，这提示可能需要全身系统性治疗，将以 TGF-β 和 Th2 其他成分为主的免疫应答转向以 Th1 细胞因子为主的免疫应答。全身性 IFN-α2b 使用的剂量类似治疗丙型肝炎和乙型肝炎的初始用量[131,132]，在 21 例合并增生性瘢痕的烧伤患者双盲安慰剂对照实验中，初步发

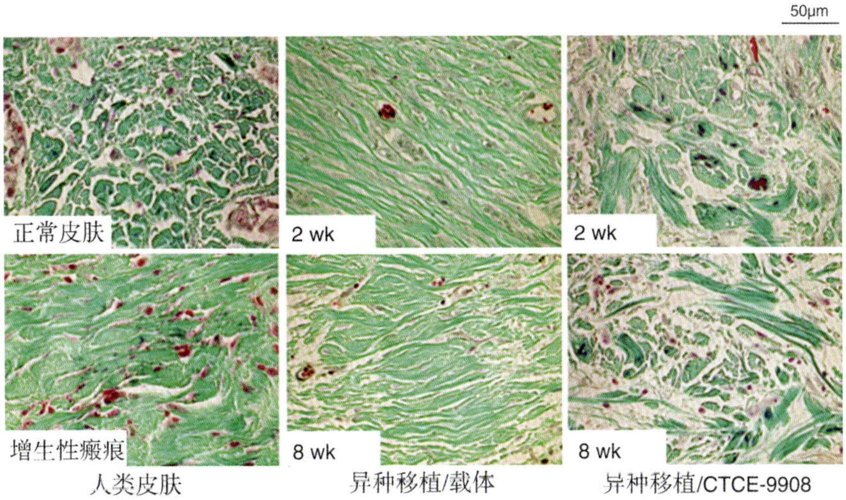

图 6-11　Masson 三色染色法显示异种移植物真皮内的胶原纤维。Masson 三色染色的对象包括：石蜡包埋的人类正常皮肤（NS）、人类增生性瘢痕（HTS）和经 CXCR4 拮抗剂（CTCE-9908）或载体处理过的小鼠的移植 2 周 和 8 周后的异种移植物活检组织，被染为红色的是角蛋白，绿色的是胶原，粉色的是胞浆，褐色的是胞核

来源：DING J, MA Z, LIU H, et al. The therapeutic potential of a C-X-C chemokine receptor type 4（CXCR4）antagonist on hypertrophic scarring in vivo. Wound Repair Regen, 2014, 22（5）: 622-630.

现治疗有效[126]。经干扰素治疗的患者，在瘢痕的总体评估和治疗后瘢痕颜色上均有显著改善。在这组患者中，干扰素治疗出现了肌痛、低热和疲惫等一些轻微并发症。由于干扰素治疗后可能会出现明显的抑郁症状，所以对全身治疗的患者需要密切观察[131,132]。虽然前期取得了令人振奋的结果，但在倡导将其作为常规非处方药物使用前，还需要更大规模的Ⅲ期实验来评估干扰素在增生性瘢痕和其他 FPD 患者中的治疗效果。

趋化因子和 CXCR4 抑制剂

要点：

- SDF-1/CXCR4 信号通路被认为与循环纤维细胞向伤口部位迁移的趋化作用有关。
- 过度归巢的纤维细胞通过分化成成纤维细胞和肌成纤维细胞而可能导致增生性瘢痕的形成。
- 阻断此通路是治疗皮肤纤维化的潜在治疗方法（图 6-10）。

趋化因子是小至 8~10 kDa 的诱导损伤部位周围细胞的趋化性的蛋白质。根据分子中两个半胱氨酸残基的间距和位置可分为四个亚型：CC, CXC, C 和 CX3C 亚家族[133]。

与正常成纤维细胞相比，增生性瘢痕成纤维细胞中的趋化因子单核细胞趋化蛋白 1（MCP-1）的表达增加，提示 MCP-1 在纤维化疾病中发挥作用[133]。SDF-1，也被称为 CXCL12，属于 CXC 群，在人类、猪和大鼠皮肤中的表达相似，由周细胞、内皮细胞和成纤维细胞产生[133,134]。CXCR4 是 CXC 趋化因子的受体并特异性结合 SDF-1，这种现象比较特殊，因为大部分趋化因子不只有一个受体，大部分受体也不只有一个配体[134,135]。SDF-1/CXCR4 信号转导通路介导造血细胞从胎儿肝脏迁移到骨髓[136]，通过募集祖细胞刺激血管生成[137]，调节干 / 祖细胞转移[136]，并且参与肺纤维化的发生[134]。研究发现：在人类烧伤水疱的疱液中，SDF-1 的表达增加，阻断 SDF-1/CXCR4 信号通路可以改善伤口愈合[137]。烧伤患者中发现 SDF-1/CXCR4 信号通路上调并伴随 SDF-1 水平在增生性瘢痕组织和血清中增高。烧伤创面的 SDF-1/CXCR4 信号刺激活化的 $CD14^+$ $CXCR4^+$ 细胞迁移到受伤部位，在此它们趋于分化成为纤维细胞、成纤维细胞和肌成纤维细胞，是增生性瘢痕的发病机制之一[37]。

研究发现：使用新开发的CXCR4的拮抗剂，在裸鼠动物模型上，所移植的人类皮肤的瘢痕形成明显减少，部分原因是通过减少了移植的人类皮肤中巨噬细胞和肌成纤维细胞的聚集，下调纤维化基因和蛋白表达来实现的。人类皮肤组织移植到用载体对照处理的小鼠上，在伤口愈合的每个阶段，均形成更致密的胶原纤维和纤维束，与人类增生性瘢痕中方向杂乱的胶原纤维束相似；相反，使用CTCE-9908（CXCR4拮抗剂）治疗组的胶原纤维更粗，真皮中的纤维排列更为松散（参见第五章），与人类正常皮肤更为相似，这表明，阻断SDF-1/CXCR4通路增强了小鼠真皮纤维化模型中的胶原重塑（图6-11）[138]；在体外，重组人SDF-1和成纤维细胞条件培养基诱导的成纤维细胞前体细胞的趋化性受到CXCR4拮抗剂的抑制，提示CXCR4拮抗剂在未来治疗烧伤后增生性瘢痕中有潜在的价值[138]。

未来其他潜在的治疗药物

要点：

纤维化因子TGF-β的特异靶向性和抗纤维化因子饰胶蛋白聚糖可能对增生性瘢痕有重要的潜在治疗作用。

对TGF-β拮抗剂（包括TGF-β抗体和反义寡核苷酸）的研究表明，其对治疗烧伤后增生性瘢痕很有应用前景[139]。类似的治疗包括饰胶蛋白聚糖（如前所述），这是增生性瘢痕成纤维细胞和组织中缺少的关键蛋白聚糖。已经证实饰胶蛋白聚糖结合TGF-β对治疗肾纤维化有效。在小鼠模型中，一种CAR-蛋白聚糖可促进伤口愈合和抑制瘢痕形成[140]。靶向抗纤维化复合物的开发有助于减少瘢痕的形成，是治疗烧伤创面的皮肤组织工程策略的一部分。

最近研究证实，与正常皮肤相比，在增生性瘢痕中存在下调饰胶蛋白聚糖的微RNA（miR），存在于正常表皮深层[141]。已有研究发现：在体外培养的真皮成纤维细胞、增生性瘢痕和体内真皮组织中均能检测到miR-181b水平的升高。TGF-β刺激真皮成纤维细胞中的miR-181b的增加，用RNA拮抗剂（与特定miR-181b靶点完全互补并阻止其他分子结合至饰胶蛋白聚糖mRNA分子上的期望位点的微小合成RNA）阻断后，发生了TGF-β诱导的饰胶蛋白聚糖下调和肌成纤维细胞分化的逆转，这提示RNA拮抗剂对增生性瘢痕的潜在治疗作用[141]。

目前的预防和治疗方式

要点：

- 烧伤后创面的治疗一般分为外科手术和非手术治疗，手术治疗一般用于损伤较深而无法自然愈合的伤口。
- 传统的非外科手术方法着重于减轻现有的纤维化反应和改善或重建现有的瘢痕组织（参见第十章）。
- 目前预防的策略侧重于在异常瘢痕和纤维化形成之前，抑制纤维化反应。

瘢痕形成的预防

很多临床经验已经证明，深度烧伤中增生性瘢痕的发病率很高，需要更长的时间自愈[142]。在逐渐加深的划伤伤口中，形成增生性瘢痕的深部伤口含有明显增多的纤维细胞[53]。皮肤深层的活化成纤维细胞和增生性瘢痕成纤维细胞非常相似。因此，对皮肤深部烧伤的早期认识有利于促进伤口迅速再上皮化并提高伤口愈合质量[142]。通过使用多普勒激光扫描、热像仪和其他仪器，可对深部烧伤深度进行较准确的预测，尽早确定进行植皮手术来减轻增生性瘢痕的发展，如果等待伤口自然愈合，增生性瘢痕的发病概率更高[53,142,143-149]；在很多烧伤治疗中心这些设备经常用于帮助制订手术方案，对伤口的观察和判断主观性强而且准确性有限，而这些设备可提供客观的信息[143,149]。

压力衣加压疗法

尽管其确切的作用机制尚不明了，但加压疗法仍被认为可以增强ECM重塑[150,151]。一项关于加压治疗对增生性瘢痕组织影响的体外研究结果表明，在持续 24 h 加压下，增生性瘢痕组织样本中 MMP-9 活性持续增加[150]。其他由加压疗法刺激 ECM 重塑的机制包括：α-SMA 表达细胞的抑制，全身诱导的组织缺血导致细胞损伤和胶原合成的减少[151]。一个纳入六项临床实验的 Meta 分析发现，烧伤后使用压力衣并不能改变瘢痕的整体评分[152]。虽然临床相关性还不明确，但这项研究确实发现在使用压力衣后瘢痕高度有微小的但有统计学意义的降低。并且，在一项独立于患者的种族因素、使用客观的方法来观察前臂烧伤患者中重度增生性瘢痕、为期 12 年的前瞻性研究中发现，压力衣加压治疗对瘢痕的硬度、颜色、厚度和临床表现上都有明显改善[153]。压力衣加压治疗比较昂贵，已知有一些包括皮肤破溃、阻塞性睡眠呼吸暂停、牙槽变形、骨畸形和不适感等并发症，这些并发症可使患者的依从性降低[53]（参见第十九章）。

硅酮疗法

尽管对其作用机制很不清楚，但硅酮制剂治疗是一种很常见的治疗方式[154]。据报道，硅酮贴片可以软化增生性瘢痕、增加瘢痕弹性并改善其外观。可能因为患者依从性的原因，已有文献的观点相互冲突[155]。目前已经提出的作用机制包括增加表皮和真皮的氧气供应、增加角质层水合作用、增加皮肤表面温度和减少组织肿胀[156]。一些体外实验证明经硅酮治疗后，TGF-β_2 水平降低，成纤维细胞介导的晶格收缩[155]。增生性瘢痕患者硅酮治疗的作用仍然是定性的描述，文献回顾也缺乏量化的证据[155]。

皮肤纤维增生性疾病的研究方法

要点：

人和动物的真皮纤维化模型有助于增生性瘢痕的发病机制和治疗方法的研究。

体外模型

Morry 等人通过 TGF-β 刺激真皮成纤维细胞建立了真皮纤维化模型，用来评估烟酰胺腺嘌呤二核苷酸磷酸（NADPH）氧化酶 4（NOX4）和 HSP47 作为治疗皮肤纤维化的新靶点的疗效[157]。从正常小鼠皮肤中分离出原代小鼠皮肤成纤维细胞，从接受博来霉素注射的小鼠皮肤中分离出硬皮样成纤维细胞，种植在 96 孔板上并在完全 Dulbecco's 改良的 Eagle 培养基（DMEM）过夜。在用中孔二氧化硅纳米颗粒治疗前，在含 0.5% 胎牛血清（FBS）的培养基中进行细胞血清饥饿，所述中孔二氧化硅纳米颗粒递送靶向 HSP47 的低分子干扰 RNA（siRNA），或通过清除活性氧（ROS）赋予其抗氧化特性并随后降低 NOX4 水平。纳米颗粒可以有效地调节促纤维化标记物 α-SMA 和 COL-1。

用人源性增生性瘢痕成纤维细胞作为体外细胞模型，探讨多药耐药相关蛋白 1（MRP1）在增生性瘢痕组中的作用。与正常人成纤维细胞相比，MRP1 和 α-SMA 具有较高的表达和共定位。靶向 siRNA 敲除 MRP1 后，成功地降低了增生性瘢痕成纤维细胞中Ⅲ型胶原（COL—Ⅲ）和 α-SMA 的蛋白表达[158]。

从人类和小鼠皮肤中扩增成纤维细胞的方法已被广泛用于体外纤维化的医学基础研究。这些模型是在真皮样本被切割成 2~3 mm 的小方块之前，从真皮中削除皮下组织，针对人类皮肤的中性蛋白酶（或小鼠、大鼠和兔皮肤的胰蛋白酶）除去表皮。在放入盖玻片下方空间中的完全生长培养基培养之前，或者在加热或加湿、5% CO_2 恒温箱培养皿或孔中培养之前，取数片组织放在组织培养皿中，无菌玻璃盖玻片轻轻放在皮肤标本上，80% 的培养皿面积被覆盖或汇合后，移除盖玻片，收集细胞[159]。

由于大面积烧伤患者供皮区有限，为了避免供皮区切取中厚皮片后的瘢痕形成，培养皮肤替代物（CSS）已被研发并应用在大面积皮肤缺损患者的皮肤缺损修复上[160]。这些组织工程皮肤已被用在另一种体外模型，以探索伤口愈合和皮肤纤维化的生物理论基础。在体外皮肤替代物的生产中可以研究细胞、ECM 或其组合以助于了解纤维化的特性 [161]。

通过在胶原糖胺聚糖（C-GAG）基质中培养成纤维细胞（从腹部整形患者获得的正常皮肤的浅层或深层真皮中分离），Varkey 等人 [162] 发现深部成纤维细胞的 C-GAG 基质明显较硬，收缩更多，含有较高的胶原，并且具有比表面成纤维细胞组成的基质更多的 α-SMA 表达细胞。这表明 C-GAG 基质的差异性重塑来自皮肤不同层的成纤维细胞。表层皮肤成纤维细胞可增强 CSS 基底膜和表皮屏障的形成 [163]。角质形成细胞似乎有助于改善真皮深部成纤维细胞培养的 CSS 的机械和生物学特性 [164,165]。成纤维细胞和角质形成细胞的基因治疗有可能控制瘢痕形成，例如应用接种了吲哚胺 2,3- 双加氧酶表达细胞的皮肤替代物，修复兔耳全层缺损，愈合结果得以改善 [166]。

离体模型

用作纤维化离体器官模型的人类皮肤培养物具有以下几个优点：培养的细胞有至少存活 2 周的生存能力，有深部和（或）浅层注射的治疗可行性，最大程度发挥其生理效应的能力，以及包含驻留在皮肤中的所有的细胞类型。胰岛素样生长因子结合蛋白（IGFBPs）的致纤维化作用可使用该模型评估，使用这种体外模型也可评估其他纤维化诱导因子的作用 [167]。同样，体外培养的增生性瘢痕组织，经 MRP1 siRNA 转染皮肤移植物实现 MRP1 敲除后，成功地减少了组织的过度纤维化 [158]。

纤维增生性疾病的动物模型

兔耳模型

以观察到兔耳皮肤溃疡愈合后可形成瘢痕这一现象为基础，Mustoe[168] 等人将这些观察结果拓展到兔耳瘢痕模型上，从获得的组织切片中定量评估瘢痕组织。麻醉状态下，在雌性新西兰白兔的每只耳朵腹侧皮肤表面上创建全层皮肤切口直达软骨表面，在这种慢性瘢痕形成模型中，伤后第 35 天开始出现不规则隆起的增生性瘢痕。在组织学上，与周围未损伤组织相比，瘢痕组织明显增厚，可见水平排列的胶原纤维，血管密度增加和轻度慢性炎症 [169]。该模型已被用于新治疗方法的研究，如通过激活 MAPK/ 细胞外信号调节激酶（ERK）ERK1 / 2 MAPK 来调节吲哚胺双加氧酶途径，其中犬尿氨酸通过增加 MMP-1 和 MMP-3 表达水平可明显抑制瘢痕形成 [170]。病灶内注射从兔耳模型中获得的脂肪源性干细胞或条件培养液，可通过降低 α-SMA 和 COL-1 基因表达和改善胶原沉积而减少兔耳增生性瘢痕的形成 [171]。然而，该模型是因为软骨膜肥厚和软骨增厚而由一个小的、全厚皮缺损的伤口导致的瘢痕形成 [169]，这与人类大面积、中厚皮肤缺损的、没有软骨软骨膜存在的烧伤创面不同 [172]。

红毛杜洛克猪模型

要点：

- 红毛杜洛克猪模型已被认可用于人类增生性瘢痕形成的研究。
- 采用该模型评估烧伤或其他深度皮肤损伤的成本过高，因而限制了该模型的推广。

人们对红色杜洛克猪皮肤损伤随着增生性瘢痕样反应出现而愈合 [174-176] 的认知，在 Zhu 等人 [172] 的推进下得以推广。他们发现红色杜洛克猪皮肤损伤形成的瘢痕特征类似于人类的皮肤增生性瘢痕。他们在杜洛克猪背部切开形成多个不同深度的伤口，观察到伤口深度与瘢痕厚度呈正相关。浅表创面愈合后其瘢痕外观基本等同于正常皮肤，较深的创面愈合后形成较厚的瘢痕组织。瘢痕组织中没有饰胶蛋白聚糖，似乎由多能蛋白聚糖取代，这与愈合伤口深部组织 TGF-β_1 的表达和成纤维细胞及内皮细胞中的 IGF-1 的表达相关。

研究人类皮肤纤维增生性疾病的小鼠模型

要点：

- 与其他真皮纤维化动物模型相比，在裸鼠和其他免疫缺陷小鼠移植的人类皮肤中重建增生性瘢痕的成本更低、操作更简单、瘢痕形成和重塑的时间更短。

- 与猪或兔皮肤模型形成的瘢痕相比，小鼠瘢痕与人类瘢痕在形态和组织学上，具有更多的相似性。

Yamamoto 等人[177]描述了通过在 Balb/C 小鼠中注射博来霉素而建立小鼠真皮纤维化模型，其中诱导的皮肤纤维化在组织学和生物化学上与人类系统性硬化症非常相似。真皮纤维化模型也已成功地在 C3H/HeJ 小鼠中建立。为了认识遗传背景和性别对皮肤纤维化严重程度的影响，Ruzehaji 等人[178]使用三种常见的小鼠品系和不同性别的小鼠评估其对博来霉素诱导的纤维化的易感性。与 C57BL/6 和 DBA/2 相比，Balb/C 小鼠对博来霉素诱导的纤维化更敏感，而与雄性 C57BL/6 和雄性 DBA/2 相比，雄性 Balb/C 小鼠表现出的纤维化表型最为严重。

根据Yamamoto的原始方案，Serratrice等人[179]在裸鼠上建立了相同的真皮纤维化模型。他们在这种硬皮病小鼠模型中比较了富集人类微粒脂肪与其他治疗产品（包括来自脂肪基质血管部分和人体血液中富含血小板的血浆）的长期疗效。发现所有产品均可有效治疗合并不同程度纤维化和血管累及的硬皮病病变。微脂肪衍生产品更稳定，基质血管部分显示出更好的促血管生成作用。通过溶血磷脂酸受体 LPA1 和 LPA3 拮抗剂皮内注射，在模型中发现抗纤维化作用[180]。

从 1984 年以来[181–186]，人类皮肤就被移植到无胸腺裸鼠上，作为研究皮肤再生的工具[182]。皮肤损伤后产生的瘢痕疙瘩、增生性瘢痕和肉芽组织被植入裸鼠，用于皮肤纤维化疾病的基础研究。虽然早期的研究还没认识到正常人类皮肤移植后瘢痕形成的严重程度[187,188]，但 Robb 等人[189]描述了正常人类皮肤烧伤一个月后移植在小鼠皮肤或胎儿皮肤上做线性切口七天后移植于全层皮肤缺损的小鼠背部的瘢痕形成情况，并对其进行了分析[190]。随后，Yang 等人[191]描述了将人类皮肤移植到 FOXN1 缺陷裸鼠上 6 个月后的持续性瘢痕，其形态和组织学特性与人类增生性瘢痕相似。

使用此模型，我们发现人类中厚皮片移植到全层皮肤缺损的裸鼠背部时，在短期内形成更多的瘢痕组织（图 6–12）[192]。在这个模型中，类似于在人类增生性瘢痕组织中一样，血源性细胞如纤维细胞、巨噬细胞和肥大细胞参与纤维化过程[192,193]。使用肽分子通过 SDF–1/CXCR4 趋化因子途径阻断 CXRC4 受体，抑制血源性细胞向伤口部位迁移，随着伤口收缩的减弱及瘢痕的形成，小鼠巨噬细胞的蓄积显著减少[37]。

在 T 细胞受体 α、β、γ、δ 敲除小鼠中创建了类似的人类皮肤移植模型，这些小鼠缺乏产生 T 细胞受体重排的基因，不能产生功能性 T 细胞，其中包括特异性缺乏 B 和 T 细胞的 RAG–1 基因敲除小鼠和缺乏 NK 细胞的 RAG–2γ–C 基因敲除小鼠。尽管淋巴细胞亚群数量的增加逐渐消失，但仍有大量的皮肤瘢痕形成，这表明巨噬细胞、肥大细胞或其他非特异性免疫细胞在体内增生性瘢痕形成中仍然是重要的[194]。

在移植前或移植到裸鼠身上一周后，在人类皮肤真皮深层刮伤后经组织移植修复的伤口区域，会出现大量额外的瘢痕，且在移植 12 个月以上持续存在（图 6–13）。这表明人类皮肤经移植后，仍保留了其促纤维化性质。在同一模型中移植的非裔美国人深色皮肤样本中，移植后一年，移植的皮肤中典型的含黑色素的表皮细胞被保留在凸起的增生性瘢痕样组织中（图 6–14），这为人类表皮细胞和真皮细胞在移植组织中和持续发展的增生性样瘢痕中持续存活提供了强有力的证据[195]。

Gawronska–Kozak 描述了一种不寻常的非洲棘鼠无瘢痕愈合模型[196]。与上述瘢痕模型不同，在没有人类皮肤移植的情况下，非洲棘鼠的全层切口创伤以组织再生、无瘢痕的方式愈合。因此，它们是潜在的可用来探索组织再生机制的重要的动物模型。

真皮纤维化的人体研究

要点：

- 真皮划痕模型是一个良好的具有代表性的标准

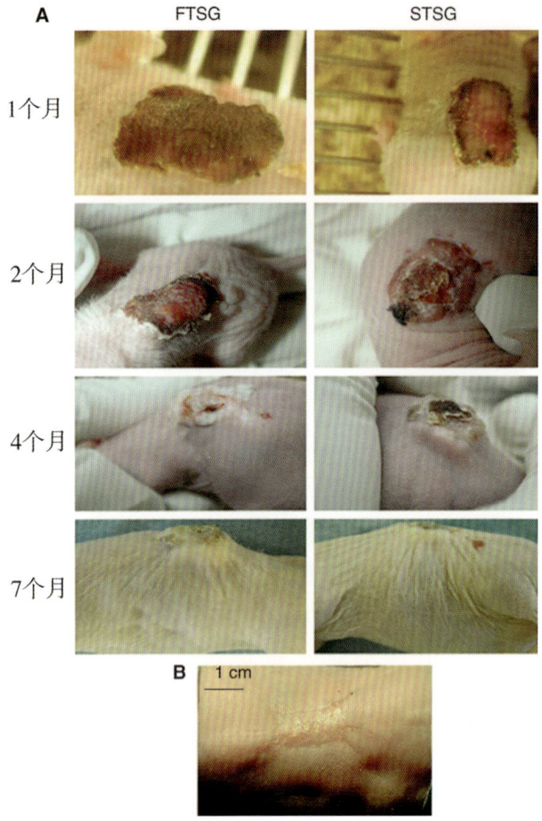

图 6-12 人类皮肤移植后的瘢痕照片。A. 肉眼观察由全厚皮片（FTSG）和中厚皮片移植（STSG）后形成的瘢痕。在移植后的特定时间，使用相同的曝光度和光学设置拍摄瘢痕，显示每组三只动物的代表性结果。B. 大鼠的皮肤移植的肉眼观察

来源：WANG J, DING J, JIAO H, et al. Human hypertrophic scar-like nude mouse model: characterization of the molecular and cellular biology of the scar process. Wound Repair Regen, 2011, 19（2）: 274-285.

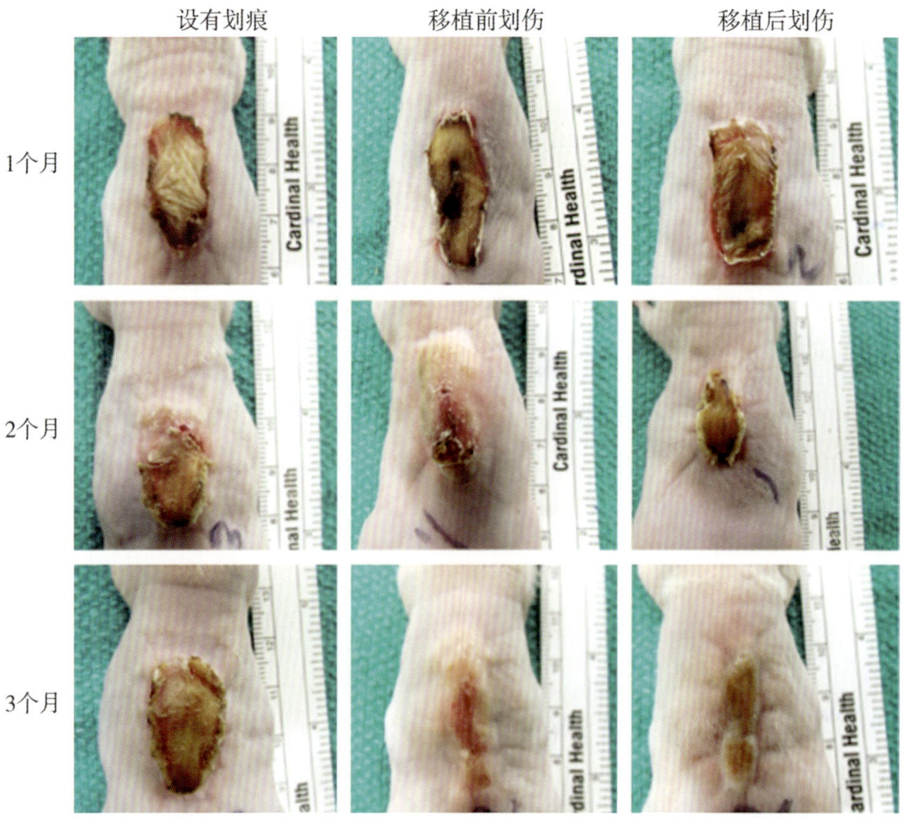

图 6-13 裸鼠人类皮肤移植后，随时间推移瘢痕形成的形态学观察。相比于没有划痕的皮肤移植物，在移植前和移植后被划伤的皮肤移植物伤口收缩更为严重

来源：ALROBAIEA S M, DING J, MA Z, et al. A novel nude mouse model of hypertrophic scarring using scratched full-thickness human skin grafts. Adv Wound Care, 2016, 5（7）: 299-313.

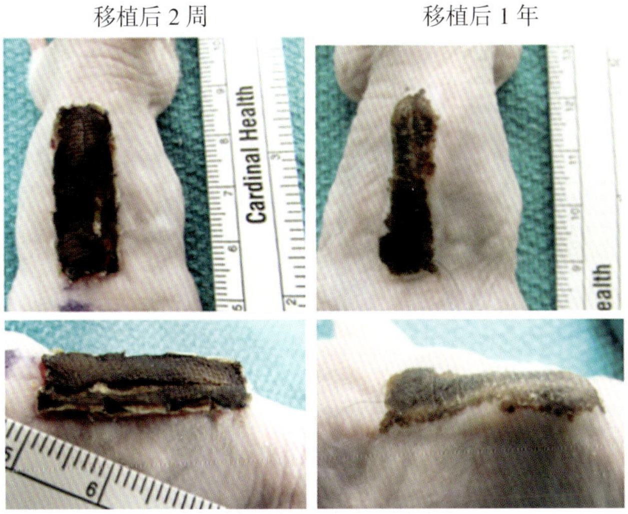

图 6-14　在无胸腺裸鼠模型中的非洲裔美国人黑人皮肤，受到深达真皮的损伤后仍可存活。被划伤的皮肤明显瘢痕愈合。即使在移植一年后，仍保留了非洲裔美国人皮肤的颜色。这显示了人类表皮成分具有持久活性

来源：ALROBAIEA S M, DING J, MA Z,et al. A novel nude mouse model of hypertrophic scarring using scratched full-thickness human skin grafts. Adv Wound Care, 2016, 5（7）: 299-313.

化模型，对人体的创伤也在可接受的范围内。

- 它适合于研究真皮损伤深度与伤口愈合结果之间的关系，并可用于新的抗纤维化治疗的研究。

烧伤和其他皮肤损伤的临床经验表明，损伤延伸至真皮临界深度后会产生瘢痕，Dunkin 等人[12]在 113 名志愿者中使用一种新的夹具在皮肤划痕模型中创建划痕伤口，在同一损伤形成的增生性瘢痕和非增生性瘢痕中，定量地描述瘢痕和皮损深度之间的关系。他们发现皮肤损伤的阈值深度为 0.56 ± 0.03 mm（或外侧髋关节厚度的 33%，高频超声显示外侧髋部皮肤厚度为 1.69 ± 0.1 mm），超过这个深度就会形成瘢痕。在每个志愿者的大腿前面皮肤创建两个对称的长 6 cm 的伤口，一端深 0~0.75 mm，另一端深 0.76~3 mm。这种创面的 1/3 表面正常愈合，瘢痕最小，而深部皮肤末端区域瘢痕增生，出现典型的增生性瘢痕，并含有较多的纤维细胞[46]。在烧伤患者的组织中利用这种皮肤划痕模型的研究表

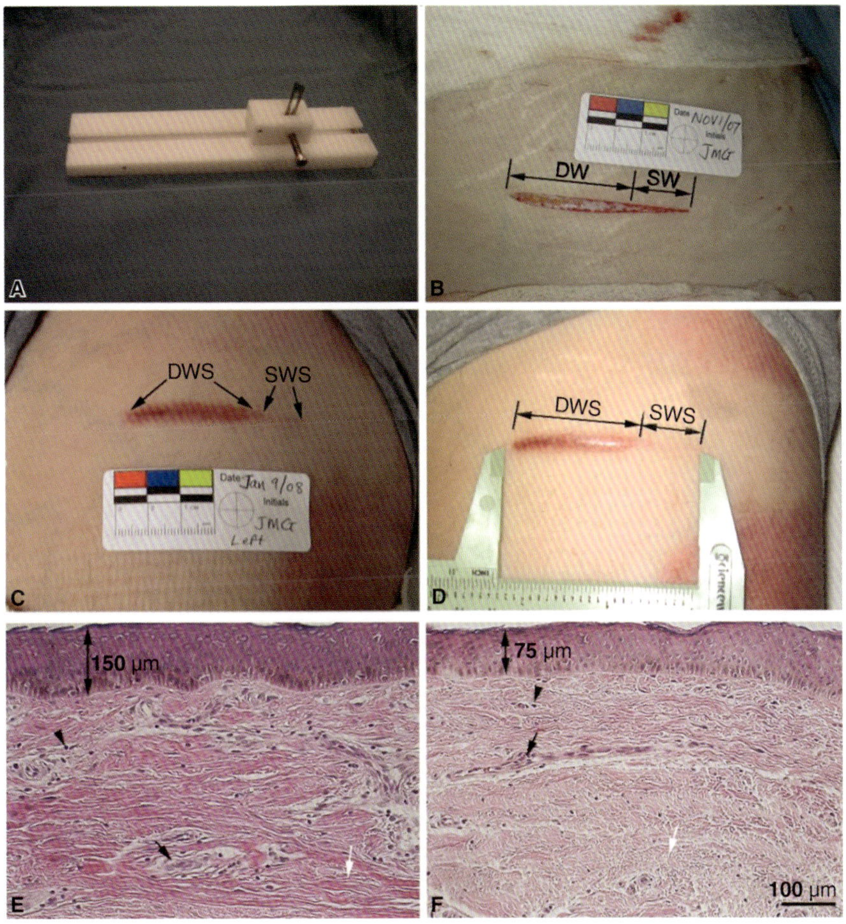

图 6-15　制作深层和浅层划痕伤口，并对形成的瘢痕进行组织学分析。A. 用来制作划痕伤口模型的夹具。B. 在大腿前面形成伤口。C. 伤后 70 天的划痕。D. 深层和表浅的伤口瘢痕。E. 苏木精和曙红（HE）染色的深部组织瘢痕。F:HE 染色的表浅伤口瘢痕。E 和 F 中的双向箭头显示表皮的平均厚度，黑色箭头指向血管，白色箭头指向胶原

来源：HONARDOUST D, VARKEY M, MARCOUX Y, et al. Reduced decorin, fibromodulin, and transforming growth factor-β3 in deep dermis leads to hypertrophic scarring. J Burn Care Res, 2012, 33（2）: 218-227.

明，与浅表伤口相比，较深的伤口瘢痕中饰胶蛋白聚糖、纤调蛋白聚糖和 TGF-β$_3$ 的表达显著降低，TGF-β$_1$ 的表达增高，并且有更多的纤维细胞浸润，浅表伤口最终以薄而平坦的白色瘢痕愈合（图 6-15）[197]。这些数据有力地证明来自更深层的成纤维细胞类似于增生性瘢痕的成纤维细胞，并且激活更深层的成纤维细胞可能在增生性瘢痕的形成中起着关键的作用（表 6-1）。

结论

尽管烧伤治疗取得了进展，但增生性瘢痕仍然是烧伤后面临的一个重要临床问题。了解烧伤后瘢痕的病理生理学和全身对热损伤的反应揭示了外源性 Th1 细胞因子的作用，发现了针对纤维化细胞因子（包括 TGF-β）及其下游调节因子 CTGF 的特异性抗体或反义 mRNA 等治疗的新的潜在治疗策略，这在预防和治疗增生性瘢痕方面具有重要意义；随着扫描激光多普勒成像的出现，精确评估烧伤深度的方法正在改进，因此，在早期阶段就可以识别皮肤伤口的深度，浅表损伤可以自愈而不会发展到增生性瘢痕，适当的干预可避免增生性瘢痕的形成；通过持续的观察研究可以提高我们对皮肤瘢痕形成机制的认识，在治疗增生性瘢痕和其他 FPD 疾病的进展会改善皮肤严重损伤患者的预后。

扫码看参考文献

第七章　瘢痕形成的生物力学

DOMINIK DUSCHER, MICHAEL T. LONGAKER，GEOFFREY C. GURTNER　编
彭倩　译

核心观点

1. 伤口愈合的各个阶段都受机械力的影响，机械转导是机械力转化为生化刺激的作用机制，在皮肤纤维化中起着关键性的作用。
2. 细胞外生物力学信号通过细胞外基质（ECM）传导，ECM 是具有多种功能的动态结构。机械刺激可暴露隐藏的位点，改变 ECM 内生长因子的浓度，从而导致细胞行为和表型的改变。储存在 ECM 的细胞因子可以在机械力的作用下释放。
3. 靠细胞“感受”和与环境相互作用的细胞内机械转导机制是由机械反应离子通道（如 Ca^{2+}）、生长因子［如转化生长因子（TGF-β）或基质细胞衍生因子（SDF-1）］和细胞因子受体、整联蛋白 - 基质相互作用［如涉及局部黏着斑激酶（FAK）］和 G 蛋白偶联受体（GPCR）所介导的。
4. 机械调节可用于瘢痕治疗。随机对照临床试验已经证明，在伤口周围应用弹力硅胶敷料的机械调节可显著减缓瘢痕的进展。

瘢痕在全球范围内发病率很高，瘢痕形成是最复杂的生物学过程之一。因为人类进化过程高度保守，受伤后身体为提供生存需要，优先恢复组织的完整性而不是功能重建。瘢痕是组织损伤后的典型反应，是组织纤维化修复的结果 [1,2]，尽管有大量的研究工作致力于增强对瘢痕形成机制的认识，但对有效改善瘢痕的临床治疗研究才刚刚开始获得进展。深入了解众多的信号转导途径对于治疗纤维化和瘢痕必不可少，最初的研究工作着重于研究瘢痕形成的生化机制，然而，证据表明，机械力在这些通路中的调节作用先前被低估了。早在 19 世纪就首次观察到机械力对皮肤瘢痕形成的影响 [3]，但直到最近才开始阐明其潜在的信号转导机制。机械转导将机械力转化为生化刺激的作用机制与炎症密切相关，被认为在皮肤纤维化过程中起关键作用 [4]。越来越多的证据表明伤口愈合的各个阶段都受机械力的影响 [5]，但创伤生物力学学科仍处于起步阶段。尽管如此，利用近年来有关环境信号的机械转导对细胞和组织行为的影响，可帮助我们制定有效的治疗方法，帮助实现将纤维化愈合转化为组织再生这一最终目标。

瘢痕形成的分子生物力学

机械生物力学研究领域继续快速发展，应用创新的体外和体内模型可以帮助我们更透彻地理解机械力对生物过程的影响及效果 [6]。已经证明细胞能够通过机械转导将机械刺激转化为生化刺激或进行转录 [7]，微环境的信号转导涉及大量蛋白质和细胞外基质（ECM）的分子、胞质膜、细胞骨架和细胞核膜，将机械信号传递到核染色质以在基因和表观遗传学水平改变细胞程序 [8]。

已经确定有几个因素参与机械作用对分子生物学行为的影响，最被广泛接受的是存在连接不同水平机械转导的系统，它最先是作为建筑概念被描述的 [10]，被称为“张力完整性”或“张力整体” [9]。这一原理是基于各个孤立的组成部分被压缩成一张连续的张力网，此概念被 Ingber 等人加以引用并发展 [9]，用来解释机械力对细胞结构

和变化的影响。然而，仍然难以对生物体内复杂的机械转导途径进行全面了解。毋庸置疑，在小型和大型动物中的研究中均发现机械力对皮肤瘢痕形成有显著影响，如何将这些发现转化为临床治疗手段是我们的主要目标。

细胞外机械转导

ECM 不仅仅是一个被动提供结构支撑的惰性三维网络，它还是一个负责多种功能的动态活体组织。ECM 支配细胞黏附、迁移、分化、增殖和凋亡，并且高度参与机械转导的复杂过程[11,12]（图 7-1）。由于 ECM 结构蛋白与核染色质之间的直接联系，机械信号可通过 ECM 转导至细胞而直接影响基因的表达[13]。

另外一个支持 ECM 可以改变细胞功能和表型的证据是组织强度和硬度与肿瘤的生长及恶性程度相关[14]。细胞外环境具有正反两方面作用：在某些情况下致癌[15]，但如果得以纠正，也可以逆转恶性行为[16]。同样，微环境信号也可以影响瘢痕形成和纤维化[17-19]。已经证明，ECM 和基质硬度之间具有正反馈作用，纤维细胞增殖及胶原过度生成导致基质硬度增加，通过机械应答机制，加剧细胞外基质累积，这更增加了纤维细胞的聚集及胶原蛋白的生成，导致瘢痕形成[20,21]。

除了通过 ECM- 细胞膜 / 细胞骨架直接影响细胞行为外，机械信号也发挥间接效应。具体而言，ECM 结构的改变可以暴露具有调节能力的隐藏结构域和结合位点[22]，ECM 还可以通过改变可溶性和基质结合的效应分子和生长因子。例如，转化生长因子 β（TGF-β）的浓度来改变微环境的空间构成，从而对细胞生物功能产生很大的影响[23]。

细胞内机械转导

细胞“感受”并与周围环境相互作用的机制尚不完全清楚，然而，最近的研究成果已经明确了参与细胞内力学转导的关键信号转导途径。机械转导的主要介质包括机械反应离子通道（如 Ca^{2+}）、生长因子和细胞因子受体 [如 TGF-β 和基质细胞衍生因子 1（SDF-1）]、整合素 - 基质相互作用和 G 蛋白偶联受体（GPCR）[24,25]（图 7-2）。

离子通道的构象改变控制许多细胞功能是一个已确立的生物学观点。然而，对机械反应性钙通道如何影响纤维化途径的了解最近才刚刚开始[26]，具体而言，已证明钙依赖性离子通

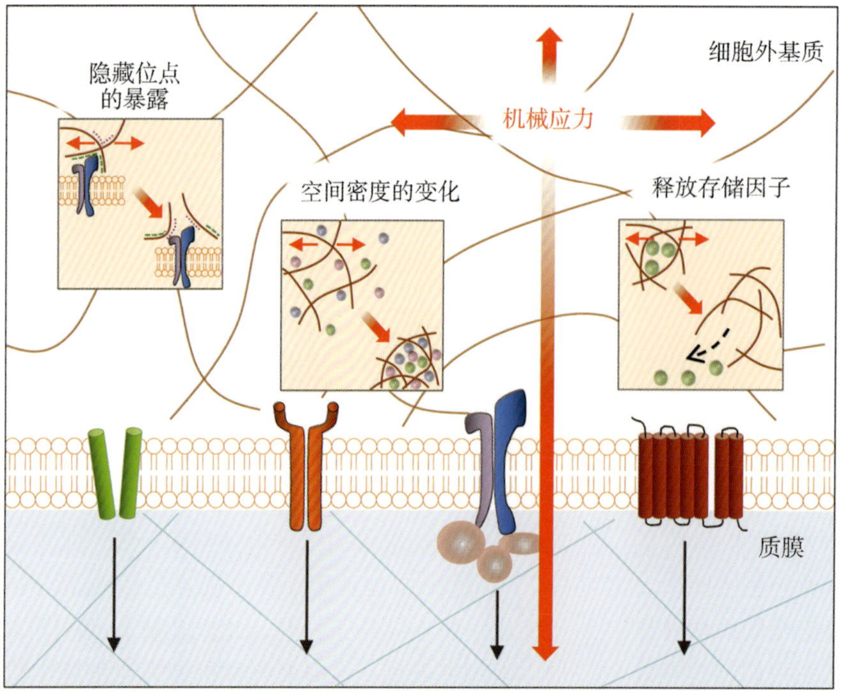

图 7-1 细胞外机械转导。生物力学信号直接影响细胞外基质（ECM），ECM 是一个具有多种功能的动态结构，机械刺激可暴露隐藏的位点，并改变 ECM 内生长因子的浓度，从而导致细胞行为和表型的改变。此外，基于机械力的作用可以释放在 ECM 内储存的细胞因子

来源：WONG V W，AKAISHI S，LONGAKER M T，et al. Pushing back：wound mechanotransduction in repair and regeneration. J Invest Dermatol，2011，131（11）：2186-2196.

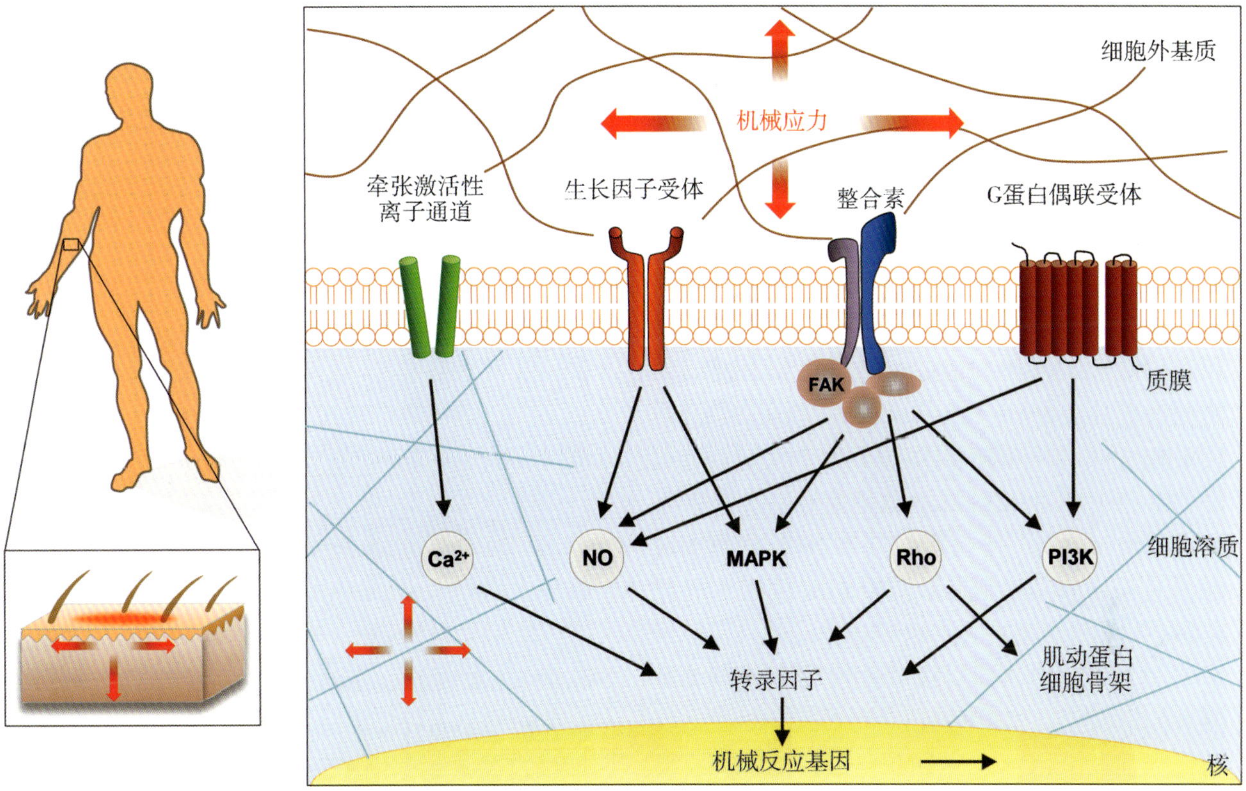

图 7-2　细胞内机械转导。在细胞水平进行神经传导的关键参与者是机械反应离子通道（如 Ca^{2+}）、生长因子和细胞因子受体［如 TGF-β 和基质细胞衍生因子 1（SDF-1）］、整合素 - 基质相互作用和 G 蛋白偶联受体（GPCR）

来源：WONG V W, AKAISHI S, LONGAKER M T, et al. Pushing back: wound mechanotransduction in repair and regeneration. J Invest Dermatol, 2011, 131（11）: 2186-2196

道积极参与了细胞骨架的结构排列，并且与机械转导相关[27]。此外，机械刺激细胞膜引起的 Ca^{2+} 内流，可激活丝裂原活化蛋白激酶（MAPK），从而增强促纤维化基因的表达[28]。

生长因子和细胞因子及其受体与创伤愈合的各个阶段以及皮肤瘢痕形成有关。最近的研究表明，操控细胞因子系统对瘢痕的形成及外观有确定的影响[29]，尤其引起关注的是调节创伤微环境中 TGF-β 亚群的比率（参见下文）。机械刺激导致细胞外潜伏复合物中的 TGF-β 从其储存库中释放出来[30-32]，这种生长因子与许多纤维化疾病相关，主要通过 TGF-β 受体 2 及其下游效应蛋白 SMAD 2 和 SMAD 3 发挥作用。TGF-β 信号级联放大控制多种促纤维化机制，如胶原生成和成纤维细胞向肌成纤维细胞分化[33,34]。另一种负责调节皮肤愈合和纤维化的机械应答信号分子是 SDF-1 或 CXCL12，已经证实机械牵拉可以提高皮肤 SDF-1α 的含量，这直接导致循环再生的间充质干细胞通过 SDF-1α/CXCR4 轴而募集[35]。然而，关于 SDF-1 对创面愈合和瘢痕形成的影响有一些矛盾的报道，增生性烧伤瘢痕可能与 SDF1a/CXCR4 信号转导增加有关[36]，也有研究表明在小鼠和猪的皮肤创面应用 SDF-1 促进创面愈合并抑制纤维化[37,38]。另外，已经确认非接触式低频超声创面治疗的潜在机制是增加了局部 SDF-1 的浓度，对治疗慢性创口有益[39]。这进一步证实了细胞因子在机械转导和组织愈合交叉点上的关键作用，并且有进一步研究的价值。

离子通道和细胞因子在瘢痕形成的机械生物学中起着重要的作用，在这方面研究最为广泛的细胞因子是整合素。该家族的异源二聚体跨膜受体蛋白家族的成员拥有胞质结构域，与肌动蛋白细胞骨架和 ECM 的胞外域结合分子联通[40]。整合素的胞外域结合分子既可以“从外到内”将环境机械信号传递到细胞内，又可以将细胞信号“从内到外”传递到细胞骨架[40]。这种双向信号转导过程受细胞内蛋白质的影响，它们结合整合素形成大分子结构，即所谓的“黏着斑”[41,42]。

这些细胞内结合蛋白中最突出的是局部黏着斑激酶（FAK）。机械刺激可以引起黏着斑的复合宏观结构的构象改变，这种变化导致非受体蛋白酪氨酸激酶FAK通过自身磷酸化而活化。虽然整合素没有固有的酶促活性，但它们可以通过FAK影响下游信号通路，所以FAK信号与伤口异常愈合密切相关[4,43]。虽然机械刺激影响所有涉及伤口愈合的细胞类型[44]，但FAK活化的作用揭示机械信号如何在不同细胞类型中沿截然相反的方向改变其生物学机制。我们的实验室已经证明，FAK是皮肤成纤维细胞中机械转导的关键调节因子，并且FAK的成纤维细胞特异性缺失导致小鼠瘢痕模型中的纤维化减少[4]。与此形成鲜明对照的是，皮肤角质形成细胞中FAK的丢失导致小鼠伤口愈合和真皮蛋白水解显著延迟[43]，提示FAK信号通路对不同皮肤层次的ECM修复具有复杂的影响。

为强调FAK在机械调控组织修复中的重要作用，我们的实验室最近展示了机械活化途径如何将瘢痕形成与细胞外相关激酶（Erk，MAPK家族的一部分）联系在一起。Erk已被确定是与FAK相关的创伤张力反应的关键介质，可以导致胶原和促纤维化趋化因子单核细胞趋化蛋白-1（MCP-1）的过度生成[4,45]。此外，其他实验显示，还有其他MAPK即c-Jun N-末端激酶（JNK）和p38亚型参与了张力诱导的纤维化反应[46,47]。它们在创伤愈合和瘢痕形成的机械生物学中的特殊作用需要进一步阐明。

FAK也可以通过GTP酶的Rho家族发挥其效应，RhoGTP酶的活性可能通过细胞的运动、黏附、细胞骨架动力学以及肌成纤维细胞刺激分化[48,49]，表现其广泛的机械转导作用。此外，越来越多的证据表明，FAK-RhoGTP酶信号通过哺乳动物Hippo通路的两个下游效应影响机械生物作用。Hippo途径是一种高度保守的信号转导通路，参与细胞增殖、凋亡、分化、干细胞功能和恶性转化[50,51]（图7-3）。具体而言，机械反应的Hippo效应蛋白YAP（Yes相关蛋白）和TAZ（具有PDZ结合基序的转录共激活因子，也称为WWTR1）已被确定为组织再生的关键因子[52-54]，在皮肤伤口愈合中具有重要作用[55]。通过生物力

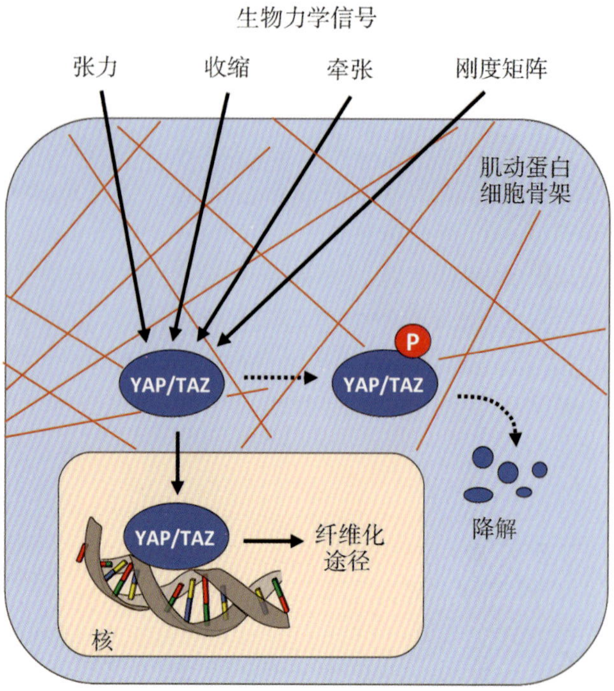

图7-3 机械传导中的Hippo途径。Hippo通路的两个主要的下游效应蛋白YAP和TAZ，最近已被确定通过结缔组织生长因子（CTGF）和转化生长因子-β的纤维化信号分子，来协调生物力学影响，从而改变细胞行为，这使YAP和TAZ成为抗纤维化治疗的潜在靶点

来源：DUSCHER D, MAAN Z N, WONG V W et al. Mechanotransduction and Fibrosis. J Biomech, 2014, 47（9）：1997—2005.

学信号的刺激，YAP和TAZ得以稳定，并触发结缔组织生长因子（CTGF）和TGF-β等促纤维化靶点的转录[54,56]。最近的研究已经表明YAP和TAZ被GPCR调控。具体而言，G12/13和GS偶联受体在这些转录共激活因子的上游起调节Hippo通路的作用[57]。值得注意的是，GPCR通常作为细胞表面的机械感受器发挥作用，并且已被证明会影响与黏着斑复合体类似的细胞内途径[24,25]。我们尽管需要进一步的研究以充分了解Hippo途径参与创伤愈合和瘢痕形成的生物力学作用机制，但YAP和TAZ信号可能是抗纤维化治疗的一种有吸引力的靶点。

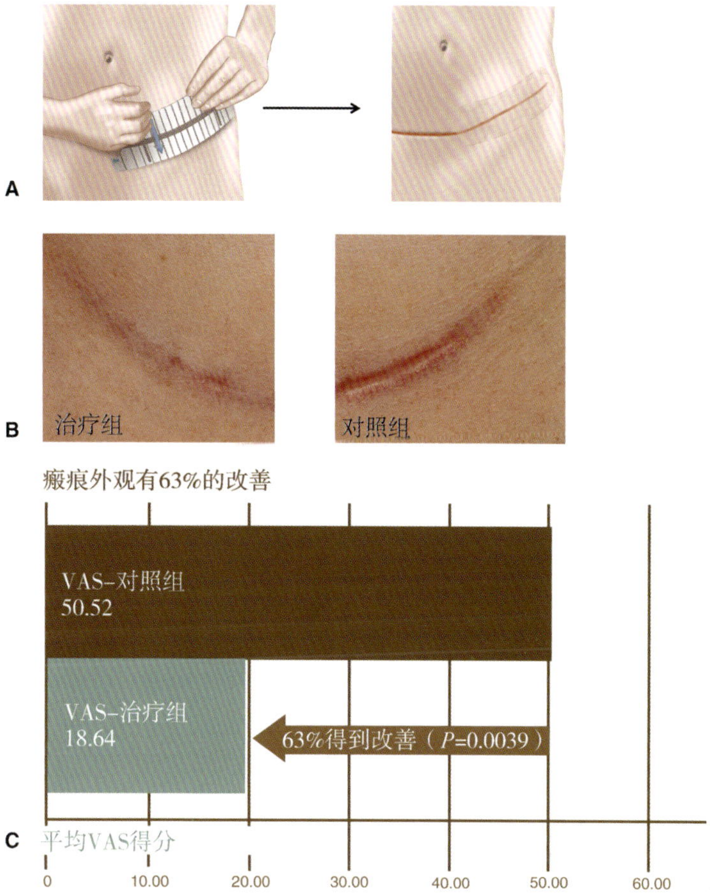

图 7-4 机械调节疗法以减少皮肤瘢痕形成。使用的装置是弹力硅酮敷料，使用贴敷剂来贴敷敷料。敷料直接应用于闭合切口的中心，以机械地减张。随机对照临床试验已经证明，在伤口周围使用机械调节装置可显著减少瘢痕增生

来源：LONGAKER M T, ROHRICH R J, GREENBERG L, et al. A randomized controlled trial of the embrace advanced scar therapy device to reduce incisional scar formation. Plast Reconstr Surg, 2014, 134(3): 536.

调节皮肤生物力学以减少瘢痕形成

药理学途径

瘢痕过度形成通常是由对损伤的异常信号传递造成的。信号转导通路在机械转导和炎症交叉处的失调导致胶原合成和胶原降解之间的平衡被破坏，因此，靶向纤维化的治疗试图通过调节这些途径使纤维化向再生性愈合的方向转变[58-61]。

TGF-β 控制胶原合成进而控制纤维化，这表明 TGF-β 适合作为抗纤维化治疗的靶点。TGF-β 至少存在三种异构，TGF-β_1 和 TGF-β_2 具有促纤维化作用，而 TGF-β_3 表现为抗纤维化作用[62]。基于 TGF-β 家族对组织纤维化形成的不同作用，治疗策略包括下列手段：中和 TGF-β_1 和 TGF-β_2 的抗体，或提高 TGF-β_3 水平。令人惊讶的是，评估抗 TGF-β 抗体治疗系统性硬化症[63]和硬皮病[64]的临床试验得出了令人失望的结果，TGF-β 抗体的临床前期结果尚不能从实验室转换到临床。同样，TGF-β_3 虽然在试验研究中取得令人鼓舞的结果，但在临床上无明显的抗纤维化作用，在国际Ⅲ期临床试验中无效[65]。

在目前的研究中，除了 TGF-β 家族之外还有其他治疗纤维化的替代治疗靶点。有希望的研究领域包括 hedgehog 信号转导途径[66]、细胞外交联酶（转谷氨酰胺酶、赖氨酰氧化酶和脯氨酰羟化酶）[67-69]、分化和有丝分裂发生所需的转录调节因子早期生长反应基因 -1[58]、经典 Wnt[59]、热休克蛋白质 90[61]，组蛋白去乙酰化酶[60]和 IL-10 等[70-75]。

尽管在临床前期模型中取得了显著成果，但是对影响机械反应性纤维化途径物质的解读一直落后于预期，在这种疗法应用于临床之前需要进一步的创新和改进。改善瘢痕的关键是协调多种

细胞和分子的生物学过程。瘢痕形成的过程异常复杂，只着重于研究单一因素不能解决临床问题，或许着力于伤口异常生理学多重效应物的治疗方法才是成功的方向。

机械张力调节

越来越多的证据表明，通过减少机械张力来调节创伤牵引力可以减轻皮肤损伤后的纤维化。除了损伤的方式[76]和遗传结构[77]外，环境信号在瘢痕形成和发展中起着关键作用。研究表明，机械张力是纤维化的驱动因素[4,78]。基于这一理论，使用敷料加压包扎[79-83]、使用肉毒素限制肌肉活动牵拉[84]，或者仅用胶带固定伤口减轻机械张力在瘢痕改善中表现出相当的疗效也不足为奇了。

基于这些发现，主动减轻机械张力的方法近来得到了发展。在整个临床前期研究和临床应用证明，通过影响多种机械反应性信号通路，减轻伤口张力已被证明对减少瘢痕形成是有效的[4,86]。将这些理论从实验室应用到临床，一项 I 期临床试验[86]和两项多中心随机对照[87,88]研究证实，手术切口的减张可使瘢痕形成显著减少(图7-4)。Lim 等人[87]研究表明，利用机械调节原理可显著改善瘢痕修复术后的美学效果。同样，Longaker 等人[88]在一项为期 12 个月的前瞻性、开放性、随机、多中心临床研究中观察到，减张处理后，腹部整形术后瘢痕形成显著减轻，这些为术后如何减少瘢痕提供了第一手的临床资料。总的来说，这些研究表明，纤维化所涉及途径异常复杂，就我们目前理解，机械调节而不是药物更能减轻纤维化，至少在解决皮肤问题时是如此。

结论与展望

深刻理解影响瘢痕和纤维化的生物力学原理是必要的，可以帮助减轻全球范围内的医疗负担。阐明机械转导信号通路如何影响瘢痕的形成有助于制定有效的策略来缓解纤维化进程。因此，生物学和材料科学交叉进展已经为临床上的增生性瘢痕提供了新的治疗方法。然而，目前对瘢痕形成的机械生物力学尚未完全了解，未来的发展有望最终将组织纤维化转化为再生性愈合。

财务披露 / 利益冲突

斯坦福大学拥有 GCG 和 MTL 基因在抑制黏着斑激酶控制瘢痕组织形成（NO：2013 / 0165，463）方面研究的专利。Neodyne Biosciences, Inc 享有对 GCG 和 MTL 研究的股权，Neodyne Biosciences, Inc 是一家新兴公司，研发了一种保护伤口免受张力的装置，以最大限度地减轻术后瘢痕形成。DD（本章第一作者，DOMINIK DUSCHER）与本文讨论的主题或材料有关的组织或实体没有潜在的利益冲突、从属关系或财务联系。

致谢

我们实验室进行的机械生物力学研究、干细胞研究和再生医学研究由以下机构资助：Hagey 家族基金会，美国陆军再生医学研究所（美国国防部）和橡树基金会。

扫码看参考文献

第三部分 瘢痕的缓解

第八章　减轻瘢痕的方法

FIONA WOOD　编
王若昕　译

核心观点

1. 最终目标是实现皮肤再生，而非形成瘢痕。
2. 瘢痕修复始于受伤即时。
3. 多种干预措施可以影响瘢痕的最终结果。

当损伤超过组织再生愈合的程度，纤维化是所有人体组织的修复机制[1]。细胞与细胞外基质（ECM）之间相互作用控制纤维化的过程，是维持器官正常功能的关键[2]。瘢痕优化治疗过程中，我们的目标是控制愈合过程，促进创面愈合，同时避免过多或异常的ECM沉积以及其对相关功能的影响[3]。

皮肤是一个动态变化器官，不仅能对外界环境做出反应，而且能不断进行自我更新。但皮肤受伤后的再生能力是有限的，一旦超过一定限度便会形成影响功能和美观的瘢痕[4]。皮肤瘢痕根据其严重程度，可分为普通瘢痕[5,6]、增生性瘢痕[7,8]、瘢痕疙瘩[9]。瘢痕的严重程度受以下有关因素影响：

- 个体瘢痕易感倾向[10]
- 创面的严重程度和类型[11]
- 治疗干预措施[12]
- 愈合过程中的并发症[13]

本章的重点是最大限度地减少皮肤烧伤后的瘢痕形成。该过程的复杂性为减少瘢痕形成提供了多种临床治疗机会。在儿童的成长过程中，我们发现随着儿童年龄的增长，瘢痕也在逐渐消退，这表明了对瘢痕进行干预的可能性[14]。

众所周知，烧伤引起的皮肤损害会导致严重的瘢痕形成，这与烧伤后严重的全身性炎症反应密切相关（参见第六章）[15]。有许多因素与烧伤后的病理生理变化和烧伤后组织修复的自然过程相关，这是所有皮肤损伤修复反应的共同特征（参见第九章）[16]。损伤本身和个体的瘢痕易患性可能并不会对烧伤后这个时间段产生直接的影响，但对不良结局的预判可以指导我们进行临床干预的时机和方式。目前我们针对瘢痕的干预措施依赖于对创伤愈合过程中潜在机制的理解[17]，将来还可以更进一步加深对再生修复的认识，以达到无瘢痕修复组织损伤的最终目标（参见第二十七章）[1,18]。

本章的核心观点是：对损伤每一点的干预措施都会影响瘢痕的预后。正是考虑到这一点，我们才会在愈合过程的每个阶段都希望获得可能的递增收益。瘢痕最小化的关键是认识到愈合过程中各种反应的基本机制，如止血、炎症反应、血管形成、ECM沉积及瘢痕重塑[19]。

了解损伤机制是我们进行瘢痕风险评估的第一步。清洁的外科手术显然比受到污染的爆炸伤或烧伤创面具有更低的病理性瘢痕形成风险，影响创面愈合速度的因素会对瘢痕预后产生深远的影响——这些因素可被分为全身因素和局部因素。例如，继发感染的糖尿病患者愈合速度相对较慢，瘢痕形成的风险相应增加[13]。

在任何情况下，不论干预措施是关于清洁病损的切除缝合，还是烧伤创面切除和修复，注重细节在每一个治疗阶段都是至关重要的。临床处理的重点是将“治疗三角”（患者病情的评估、临床医生的经验和知识、手术环境）统一起来[20]。

本章我们探讨通过缩短愈合时间来实现瘢痕

最小化的可能，尤其是针对烧伤创面和瘢痕。同时我们将需要注意的细节问题与临床实践联系起来，并在整个处理过程中体现出当前科学的前沿知识。

皮肤结构及功能

瘢痕治疗的宗旨是保持皮肤功能的同时使瘢痕最小化[21]。虽然详尽的回顾并非本章的内容，但我们还是会适当地花一些篇幅讲述皮肤的功能以及损伤修复过程对它的影响。

皮肤主要由两层组成：①表皮，即外部上皮组织，由复层鳞状上皮组成；②真皮，即更深的结缔组织层。构成组织的细胞来自所有的三个胚层，这些细胞具有特定的类型及与解剖位置相关的形态学差异。瘢痕的形成与身体损伤的不同部位有关，并受细胞表型的调节[23]。

皮肤的主要原始功能是充当针对外界环境的高度支配的保护性屏障，限制液体流失和微生物侵入，次要功能包括维生素 D 合成、温度调节、固有免疫反应以及一定程度的自我平衡和感觉功能。作为一个复杂的多功能器官，皮肤处于持续的更新状态，表皮层每 6~8 周更换一次。皮肤再生过程由损害或损伤刺激引发，由真皮表皮交界处（DEJ）的细胞和皮肤附属器结构自我修复完成[24]。皮肤对外部环境和全身病理生理过程都会做出反应，其功能的维持与表皮完整性有关[21]。

皮肤损伤经常发生，绝大多数情况下，DEJ 细胞和皮肤附属器结构周围的细胞都对损伤产生增殖、迁移和分化等反应以实现再生修复。当组织损伤严重到超过再生能力时，愈合后将会形成瘢痕[26]。实现表皮覆盖的时间与损伤程度直接相关，角质形成细胞表型随愈合过程而改变并对下方参与瘢痕形成的成纤维细胞有重要影响[27]。

表皮的修复恢复了皮肤的基本屏障，而真皮的修复恢复了结构完整性以及皮肤附属器的完整结构及其功能，包括在创面再生和修复中维持干细胞的生态与活性。

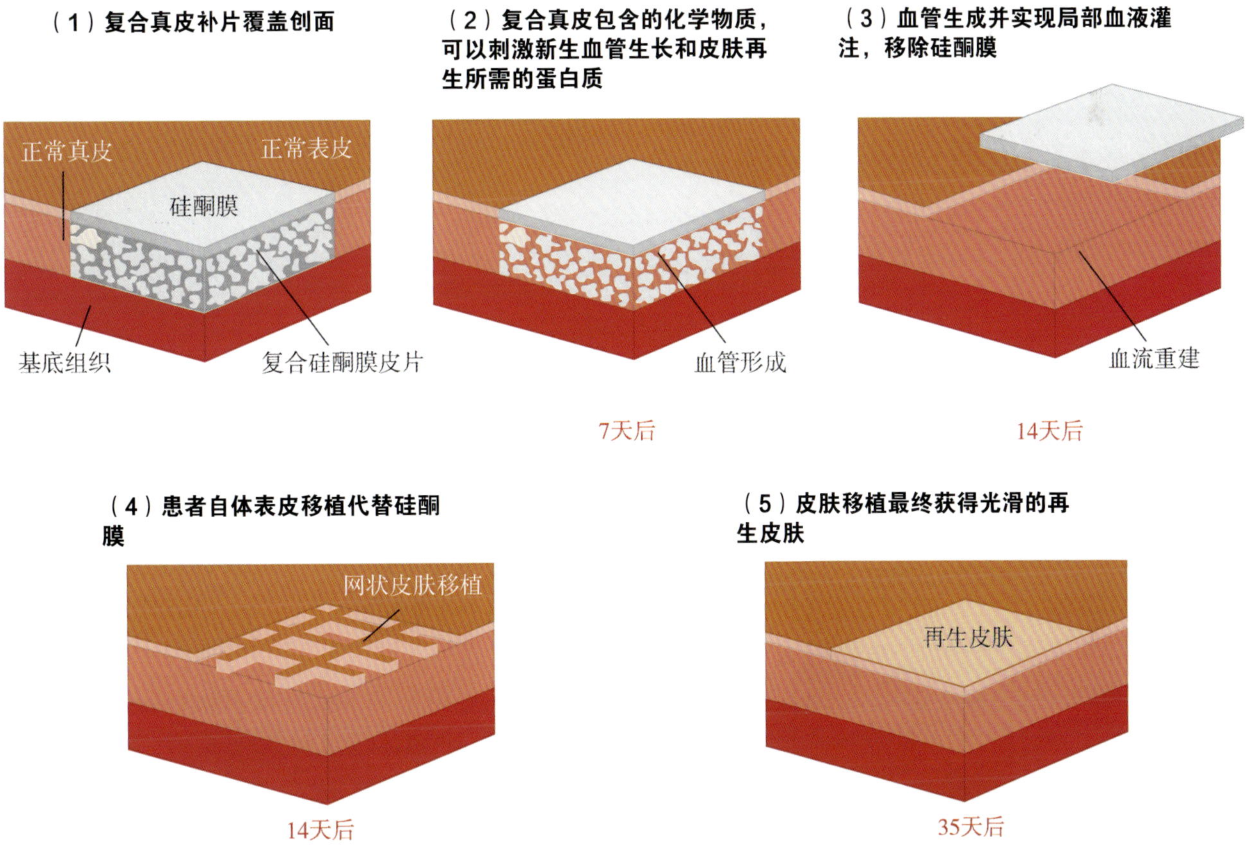

图 8-1 复合真皮支架覆盖全层皮肤缺损处修复真皮组织，二期修复表皮，形成完整皮肤（由 Integra Life Sciences 提供）

细胞外基质（ECM）的失衡在纤维化以及瘢痕形成的过程中起着关键作用。基于对细胞外基质沉积和降解过程的认识，存在多种潜在治疗机会。然而，皮肤真皮层的再生能力严重受限，瘢痕不能维持皮肤附属器维持正常功能所需的结构框架而导致皮肤特定功能丧失（参见第五章）[28]。用支架代替真皮层进行细胞迁移和皮肤修复的研究在临床应用中取得了一些进展。Integra（Integra Life Sciences，Plainsboro，NJ）真皮支架已经在临床应用了几十年，它是一种成分为牛胶原蛋白和糖胺聚糖的结构复合体，平均孔径为 80 μm[29]，当应用到皮肤全层缺损时，细胞迁移到该支架并建立血管网，而成纤维细胞在细胞外基质引导下，通过组织引导再生形成真皮网状层（图 8–1）。这种方法的缺陷是无神经生长，并且在目前的技术水平下，不能再生毛囊、汗腺和皮脂腺[30]。

尽管恢复了基本的屏障功能，但瘢痕依然不同于正常皮肤，基本框架结构和细胞外基质的组织化学成分、细胞表型均与正常皮肤组织存在显著差异。皮肤及皮肤附属器的缺失以及调查瘢痕修复对周围神经功能的影响时，这种差异清晰可见[30]。在皮肤损失达到一定程度时，例如严重烧伤时，会伴有体液丢失和严重感染，甚至会危及生命[31]。

在任何情况下，全层皮肤修复并恢复特定部位的功能是我们理想的目标[24]。对修复过程中可能导致的皮肤功能丧失的认识，引导我们不断寻求新的修复损伤组织的方法，并引导我们采用组织工程技术，来获得不仅仅是表皮与真皮的双层结构的修复。显而易见，探索完全恢复皮肤功能的再生治疗是皮肤损伤修复的最终目标[25,32]。

创面愈合机制

皮肤完整性的破坏将启动一系列局部和全身的复杂反应[33]。系统化的优化措施是促进创面愈合的基础，并贯穿于对患者的评估和治疗过程。创面愈合的影响因素是多种多样的，包括疼痛、压力、营养、并发症和文化背景。如果我们花时间认真全面地考虑这些影响因素，并尽可能及时调整，将有助于改善临床效果。

创面愈合过程分为炎症反应、组织增殖和组织重塑（图 8–2）三个阶段。如最近文献所强调的，对伤口愈合机制的认识提供了治疗机会[34]。

我们通过认识临床现象背后的基础机制，可以获得进一步改善临床治疗效果的机会。损伤发生后，最初的止血如血栓形成与血小板脱颗粒和细胞因子释放引发的炎症反应相关。而内皮细胞

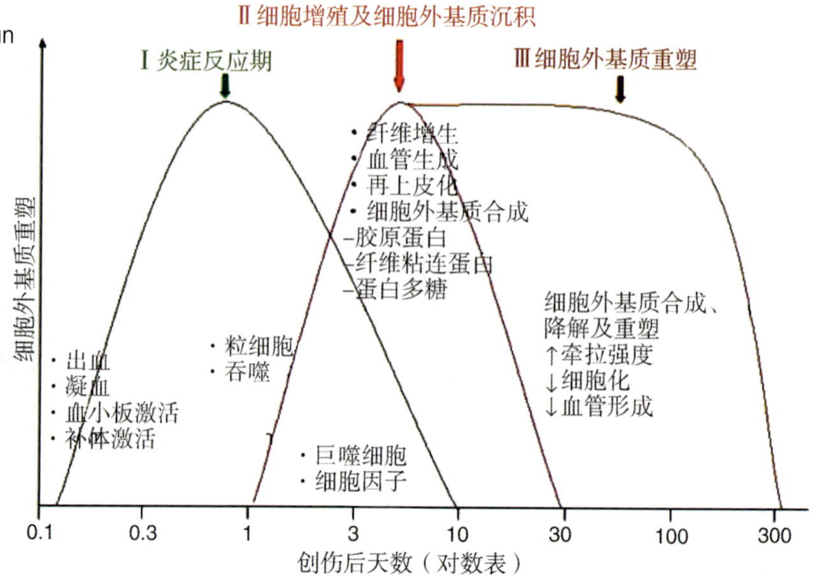

图 8–2 创面愈合修复阶段
来源：Courtesy of www.worldwidewound.com.

的变化可使细胞与体液从循环系统迁移到组织间隙中[35]。水肿是组织愈合的必要反应，但过度水肿如果不加以控制，会导致持续的细胞和组织损伤。随烧伤皮肤表面积（%TBSA）的增加，体液的迁移会成比例地增加，并导致机体明显的病理生理变化，并可能引起需要采取针对性治疗措施的筋膜室综合征[36]。

随着对组织修复过程的不断认识，我们可以通过调控细胞通路来干预细胞坏死和凋亡的平衡，这将可能挽救损伤组织及限制炎症反应[37]。组织修复依赖于细胞与细胞外基质相互作用，这是个动态的过程：通过成纤维细胞迁移来修复真皮，通过角质形成细胞修复表皮。通过对皮肤修复动态平衡过程及其机制的全面认识，对治疗干预提供了更多可能，如在特定时间针对性干预细胞的表型[38]。研究创面愈合和瘢痕形成的表观遗传过程是非常重要的，可以了解将它们转化为皮肤再生状态的潜在的可能性[39]。皮肤病理学研究中发现的甲基化机制也为创面修复提供了一种新的思路。

转化生长因子（transforming growth factor，TGF-β）是一种被广泛研究的蛋白质调控因子，在创伤愈合过程中调节细胞增殖和分化，TGF的临床应用是一个很好的通过对机制的认识而产生新的治疗方法的例证[40]。TGF-β是瘢痕形成过程中胶原沉积的重要调节因子，胶原沉积的核心反馈机制是细胞外交联形成的细胞外基质框架，伴有胶原蛋白的异常沉积。细胞外基质中胶原交联所需的酶是赖氨酰氧化酶，抑制这种酶可能会在重塑阶段调控瘢痕形成[41]。

基础科学的研究对治疗具有积极的意义。从以上简短的例子中可以清楚地看出，将基础研究整合到临床和瘢痕最小化治疗中具有重要意义。

烧伤病理生理学

对烧伤的基本认识是非常必要的，应将损伤程度、创面愈合过程与减少愈合后瘢痕、改善临床预后等过程联系起来。

Jackson烧伤创面模型很好地描述了烧伤组织的损伤过程[42]（图8-3）。热能作用于皮肤，

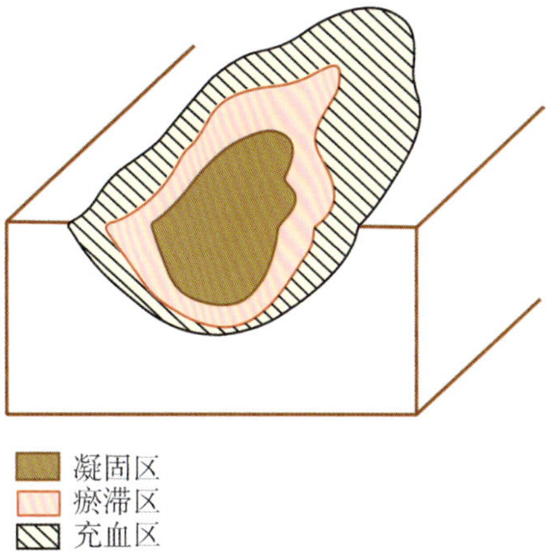

图8-3　Jackson烧伤创面模型

导致周围组织损伤及细胞死亡。坏死区域是不可逆转的，坏死组织是最终以瘢痕形式修复的主要驱动因素。未来的研究可能会发现损伤修复机制并用化学方法修复变性的蛋白质[43]。细胞外基质的结构损伤、化学性质变化以及细胞碎解可触发炎症反应，坏死组织是局部和全身炎症反应的驱动因素，炎症反应是创面愈合的必要过程，不受控制的过度炎症反应也是病理性瘢痕形成的驱动因素[44]。

毛细血管完整性的破坏将导致体液和小分子蛋白质随细胞迁移，一起进入细胞外间隙，使周围的组织迅速发生水肿。对于水肿区域，采取适当的干预措施，可能挽救此区域的损伤组织，注重此区域的损伤治疗将减少瘢痕的形成范围[45]。

周围组织的充血是组织损伤后的初始血管反应，可促进整个愈合过程。尤其当烧伤表面积达到10%~20%体表面积时，大量工作都集中在维持循环以保护重要器官的功能[46]。相关的液体迁移影响了体液循环再灌注，体液复苏需要根据患者的反应进行血容量补充以维持血液循环，但也要减少继发性水肿发生的可能，并尽量避免水肿区域的扩大。随着瘀血水肿区域的蔓延，缺氧会引发细胞凋亡和坏死，进而导致坏死区域增大。瘢痕的形成直接与坏死的范围有关。因此，限制坏死区域将对瘢痕预后产生直接影响[47]。

受伤后全身反应的程度随着烧伤体表面积的

增加而增强，皮肤屏障功能的破坏会引发一系列机体反应甚至危及生命。众所周知，烧伤引发的损害比切割损害更为严重，严重的病理性瘢痕形成的风险更高。缩短愈合时间是减少瘢痕形成的关键。通过了解潜在的机制和靶向治疗，进一步认识损伤导致的循环变化和局部乃至全身的细胞反应，可以为改善治疗效果争取更多的机会。由于烧伤后坏死组织会引起全身反应，目前一种解决方案是手术清除烧伤坏死组织。但是，基于对患者的风险分析、创面以及手术环境的评估，清创手术必须在适当的条件下进行。

个体瘢痕风险评估

在评估个体瘢痕形成风险时，有很多有据可查的因素需要考虑[48]。受伤时的年龄不仅影响生存，而且影响生存质量和最终瘢痕结果，因此，年龄因素需要在临床决策中予以考虑[49]。老年人通常不易形成瘢痕，但创面愈合速度较慢，并且可能对外科手术等干预措施的耐受能力差[50]；年轻人会更容易形成瘢痕，所以需要着重考虑如何缩短愈合时间[51]。除了毒品和酒精依赖之外，患者的营养状况、健康、精神压力等方面的总体状况可能影响愈合过程，并由此影响瘢痕形成（参见第九章）；此外，合并症，如糖尿病血管疾病、自身免疫性疾病，以及应用类固醇等药物都可能影响创面愈合和瘢痕形成。对患者病情的明确了解为临床决策和治疗干预提供了重要信息[52]。

文献中详细记载了瘢痕形成的种族差异，证明遗传易感性影响瘢痕组织的水分和性质[53]。通过对基因数据的筛查，可以发现一系列与瘢痕形成相关的基因（如非洲裔美国人与中国汉族人不同）[54]。瘢痕疙瘩个体水平上的遗传模式是具有一定突变外显率的常染色体显性遗传[55]。

基因筛查研究发现主要组织相容性复合体的多态性与瘢痕形成之间存在一定程度的正相关。瘢痕疙瘩和增生性瘢痕的免疫成分组成研究揭示，它们是同一疾病的不同阶段，伴随受基因倾向性影响的不同程度的炎症反应[56]。例如，对已知信号通路的调查显示：TGF-β 多态性与黑色素瘤切除后形成不良瘢痕预后相关[57]，细胞周期调节因子 p27 的多态性与烧伤后瘢痕的不良结果之间存在相关性[58]。

瘢痕疙瘩也可见于鲁宾斯坦 – 泰比综合征（Rubinstein–Taybi Syndrome）[59]、Goeminne 综合征[60]和埃勒斯 – 当洛斯综合征（Ehlers–Danlos Syndrome，又称皮肤弹性过度综合征）[61]等，这些综合征与遗传基因相关。对决定细胞表型的基因表观遗传研究发现，同一个体的瘢痕细胞和正常皮肤细胞之间，有许多调节因子存在差异。对深层次的基因遗传的研究与了解，将有助于更好地理解瘢痕发生机制，并可能探索出新的治疗方法。

在制订瘢痕干预方案时，对患者进行全面评估、了解瘢痕风险并在可能的情况下适当调整干预措施是非常必要的。毋庸置疑，在基因和基因表观遗传水平上对瘢痕的深入研究将为瘢痕的靶向治疗提供可能性。

烧伤创面评估

皮肤无瘢痕愈合的能力取决于表皮真皮结合部（DEJ）细胞和皮肤附属结构损伤的程度[49]。众所周知，愈合时间是影响瘢痕预后的重要因素[26]。影响烧伤后瘢痕严重程度的最重要因素是烧伤皮肤的面积和烧伤深度[62]。当烧伤面积增加时，机体全身反应和外界干预措施也可能使烧伤创面扩大、组织损伤加重及创面愈合能力下降[63]。

遵循临床路径，结合临床评估及先进技术对指导当前的干预措施以及衡量治疗效果、减少瘢痕形成至关重要。烧伤面积估算以临床评估为基础，使用 Lund 和 Browder 图表和九分法[64]（图 8–4）。判断烧伤深度，非常复杂，需考虑创面的外观、血液供应及皮肤感觉，同时需了解随着时间变化，创面深度也会发生变化，需要反复评估以指导治疗[65]。激光多普勒成像技术已经引入创面精确评估中，它通过测量组织血流量从而判断组织活性，提高了评估的准确性，指导尤其是非全层创面治疗的准确性[66]。基于颜色（例如光谱学）和原位组织成像（例如光学相关断层摄影）[67]等其他技术的应用，为更好了解损伤皮肤的愈合能力提供了机会。

Lund 和 Browder图表

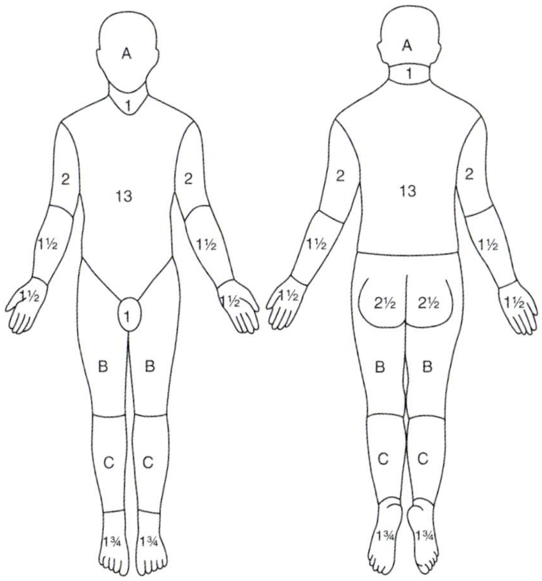

部位 / 年龄	0岁	1岁	5岁	10岁	15岁	成人
A= ½ 头	9½	8½	6½	5½	4½	3½
B= ½ 一侧大腿	2¾	3¼	4	4½	4½	4¾
C = ½ 一条腿	2½	2½	2¾	3	3¼	3½

说明
1.选择最像儿童身材的图形。
2.烧伤部位画上阴影，不包括红斑区。
3.选择表格评估体表面积。
4.注意：患者的手掌面积大约为1%体表面积。
5.查看备选图表。

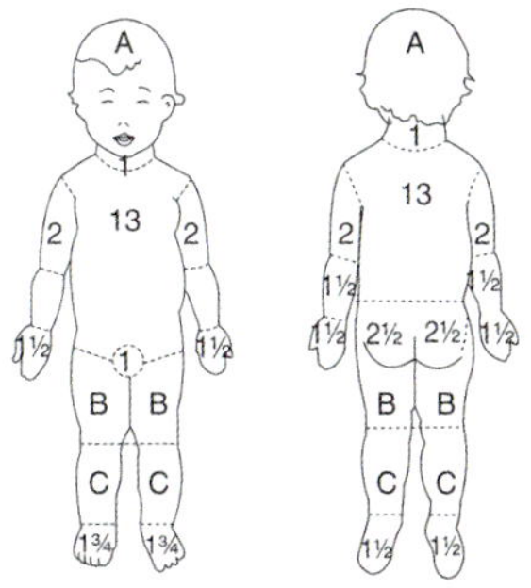

受生长影响的体表面积相对百分比。

部位/年龄	0岁	1岁	5岁	10岁	15岁	成人
A= ½ 头	9½	8½	6½	5½	4½	3½
B= ½ 一侧大腿	2¾	3¼	4	4½	4½	4¾
C = ½ 一条腿	2½	2½	2¾	3	3¼	3½

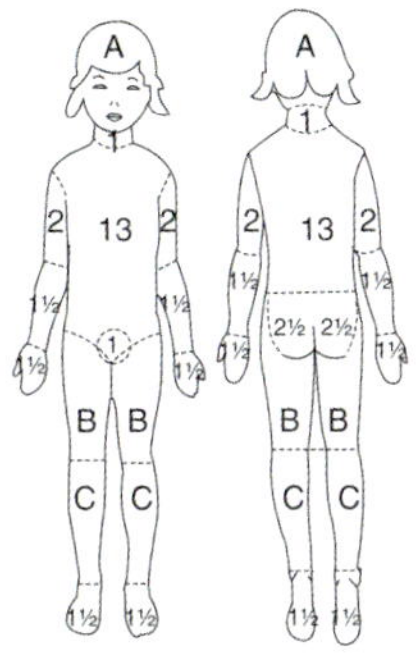

REGION	%
头	
颈	
前躯干	
后躯干	
右上肢	
左上肢	
臀部	
会阴部	
右腿	
左腿	
总烧伤面积	

姓名:..

签字:..

图 8-4 烧伤面积估算的 Lund-Browder 九分法（来源：Burns Service of Western Australia）

从损伤到完全康复——最大限度减少瘢痕的干预措施

为达到在愈合过程中尽量减少患者永久瘢痕的形成，有必要对患者本身影响因素及愈合过程做简要介绍。目前已经形成一些治疗理念，引入了“治疗三角”的理念（患者情况的评估、临床医生知识与经验、手术条件与环境），在干预过程中的每一个时间点，为了获得最优的治疗效果，此理念是至关重要的。

急救冷却与清洁

避免瘢痕形成的最早时机是在受伤即时正确高效的急救处理。尽管有多种选择，但首选的方法是在 15~18 ℃温度下清洁的流动水冲洗冷却 20 min。这在伤后第一个小时最为有效，并且至少在 3 h 内都是有效果的 [68]。

减少致伤因素的损伤能力必然会减少损伤程度。社区急救教育项目的第一步就是：当身上有明火时，应采用“停止跑动、卧地和滚动”的方法以扑灭身体上的火焰 [69]。在社区教育计划中将冷流动水冲洗作为第一急救措施可以减少继发性损伤 [70]。相关参数如住院时间缩短、感染率下降、手术干预率下降，显示其对创面愈合速度有积极影响。同时，水的冲洗可通过去除碎屑并减少细菌数量而有利于减少细菌感染的发生 [71]。有证据表明，冷流动水冲洗不仅可以减少热力损伤，它在细胞水平上可通过改变细胞通路减少细胞死亡，减弱炎症反应，减轻组织损伤 [72]。

水肿控制

损伤介导的基本反应包括微小血管内皮细胞的改变、细胞趋化因子和细胞迁移到损伤部位，由此引起体液转移至组织间隙导致组织水肿[36]。水肿会引起组织压力的变化，并可能导致组织缺氧和创口扩大[73]，持续性水肿会导致组织纤维化，并进一步阻碍其功能恢复[74]。

在烧伤创面治疗中，可以通过简单的措施来控制水肿，如抬高损伤部位[75]。业已证明，体液复苏时患者尿量维持在 0.5~1 mL/（kg · h）可促进组织间液回流，减少筋膜室综合征的发生风险[76]；可以通过按摩等活动促进淋巴回流[77]；控制性压力疗法可以用来达到挽救组织和改善功能的目的[78]。在组织压力急剧增加，导致循环障碍的情况下，必须紧急行切开减张术来挽救受伤组织[79]。已经有报道称，在术前和术后使用负压引流系统来控制局部水肿、挽救深层组织，并获得良好的治疗效果[80]。

创伤后组织挽救是从受伤即刻到瘢痕形成的每一次干预的核心问题。其主要目标是探索减少组织损伤并挽救组织细胞外基质结构的方法。操控调节细胞通路已经用于实验动物模型研究，并取得了乐观的结果，但尚未应用于临床[81]。

水肿控制可影响从受伤即时到完全康复的各个阶段，可以通过简单的措施来有效地降低风险。通过细致入微的观察与适当的治疗措施，可避免应用药物来管理体液平衡，以降低这种治疗可能导致的复杂病理生理学风险[82]。

感染控制

众所周知，感染会延迟创面愈合，增加瘢痕形成。注重控制感染的细节处理至关重要[83,84]。在受伤初期，冷水急救可以帮助维护创面清洁，之后则需采用促进创面愈合的治疗措施。在某些情况下，提倡创面敞开治疗，此方法除微小损伤外，需要专业的技能。通过使用一系列敷料来增加创面的湿度，形成创面愈合的理想环境，促使在湿性环境下获得理想的创面愈合，对此已经进行了大量研究。在烧伤治疗中，首要考虑的是感染控制。数十年来，各种形式的银离子敷料一直是最常用的局部抗菌敷料，纳米晶体浸渍敷料已被证明是经济有效的，可降低感染率和抗生素使用率[85]（图 8–5）。

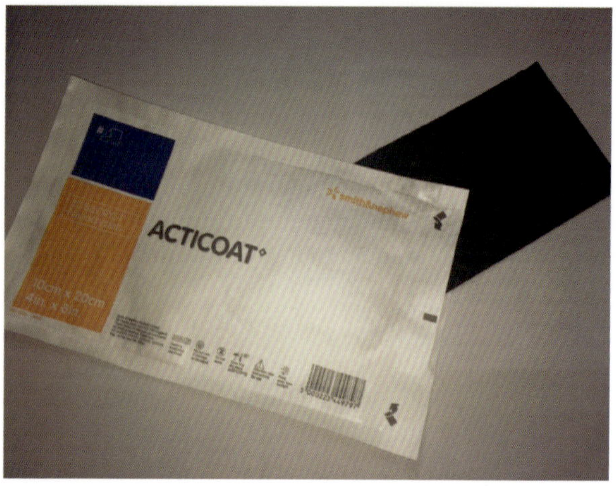

图 8–5 Acticoat 纳米晶体银敷料（由 Smith and Nephew 提供）

在把烧伤患者转移到烧伤中心的过程中，选择创面最初覆盖物需要考虑感染的控制。转运距离也是一个关键的考虑因素。一旦进入烧伤治疗单元，对严重烧伤患者会提供专门的环境，并对空气进行过滤和隔离[86,87]。定期更换敷料并采取适当的防护措施旨在减少细菌负荷和防止细菌生物膜的形成[88]。

业已证明，二期瘢痕修复时的长期细菌感染与创面表面的微生物污染有关。显而易见，严格的感染控制是烧伤团队治疗措施的核心要素，必须贯穿在每个治疗阶段[90]。

烧伤创面管理

如上所述，创面愈合时间是瘢痕预后的核心影响因素。皮肤再生愈合能力的限制及瘢痕对机体的影响促使人们寻求适宜的创面治疗技术以恢复皮肤的屏障功能。临床上宜评估患者 10~14 天的伤口愈合能力[91]，如果创面在这个时间段内经保守治疗并再上皮化，瘢痕形成的风险就很低[92]。因此，我们需要研发先进的敷料以促进创面的快速愈合。

基于创面快速上皮化与提高治疗效果密切相

关，目前已经对细胞应答机制进行了广泛的研究。局部应用大分子制剂治疗创面目前处于发展阶段（如热休克蛋白[93]和促红细胞生成素凝胶[94]可通过提高细胞增殖速率提高愈合速度）。这是一个不断发展的领域，许多生长因子已被证明可以用来加快深度烧伤的愈合速度，并可减少瘢痕的形成[95]。提高对创面的处理能力可能会改变未来手术干预的门槛。炎症反应的控制可能会使用血红素结合蛋白这类物质，这是一种血红素的糖蛋白清除剂，具有减少炎症趋化因子的潜能，可用于严重损伤组织的挽救，但其作用机制尚需进一步研究[96]。

对组织损伤程度进行分析后，如果预计愈合时间会比较长，尽管需要努力进行失活组织的挽救，但此时手术才是最佳的选择[12]。

手术干预包括在无菌的环境中去除失活坏死组织，减少失血量并防止体温过低[97]。清创技术的应用与组织损伤的程度和深度有关，包括酶促技术[98]、水刀清创术（VERSAJET™，Smith & Nephew，Fort Worth，TX）、磨皮术、透热疗法和锐器清创术（图 8-6）等多种选择。目的是去除坏死组织，保留清洁的创面床进行修复。挽救有活性的组织对于减少重建的组织需求以及因此形成的瘢痕是至关重要的措施[99]。

如果需覆盖的区域超过可用供区面积，无法进行全层皮肤修复，在许多情况下使用断层皮片移植技术是有效的（STSG），但需要足够的供区和适宜的受区床。还应该注意的是，虽然 STSG 应用广泛，但同样可能会遗留瘢痕[100]。STSG 移植的区域可以使用网格技术来增加覆盖面积，甚至可以进一步使用微粒皮片移植[101]。基于实验室的组织扩增和组织工程技术培养的自体上皮（CEA）细胞或者可立即收获使用的细胞悬液已首先被引入临床应用中[102]（图 8-7）。在供区组织有限的情况下，可使用的解决方案是：

- 结合真皮支架的断层皮片移植技术[103]。

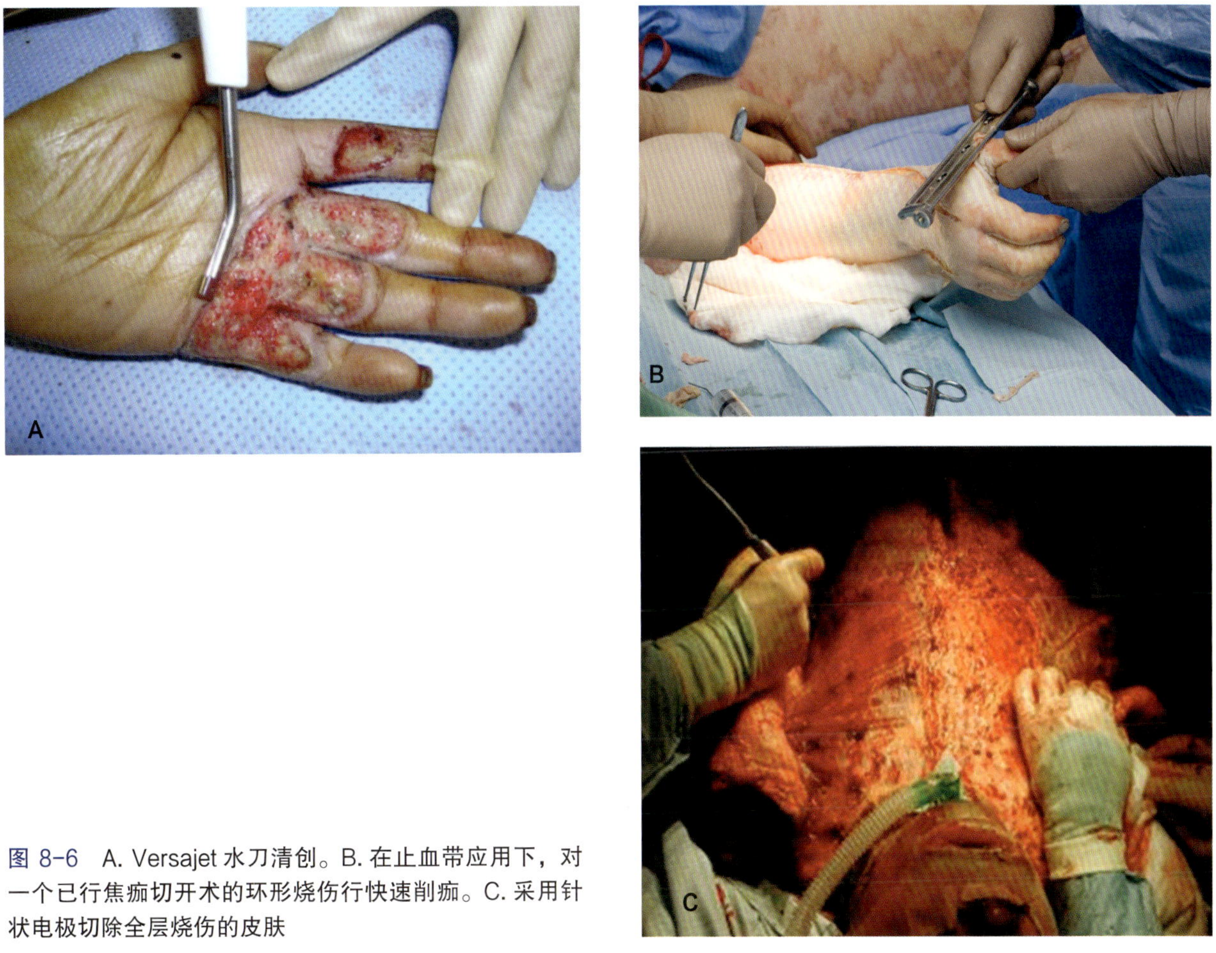

图 8-6 A. Versajet 水刀清创。B. 在止血带应用下，对一个已行焦痂切开术的环形烧伤行快速削痂。C. 采用针状电极切除全层烧伤的皮肤

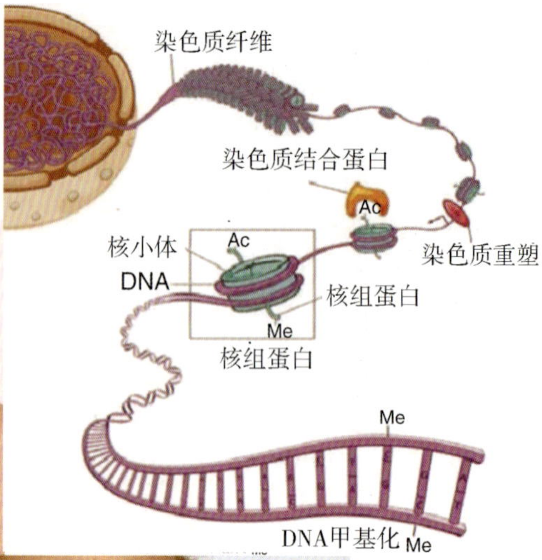

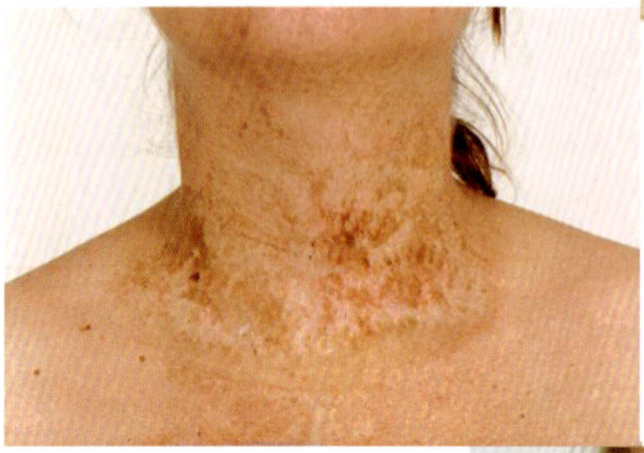

皮肤磨削术治疗烧伤瘢痕，使用耳后断层皮片结合自体细胞悬液移植

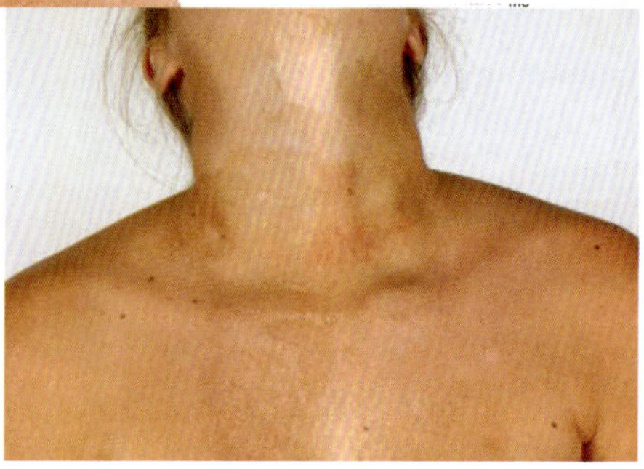

图 8-7 使用皮肤磨削术和耳后断层皮片结合自体细胞悬液移植，治疗火焰烧伤后瘢痕

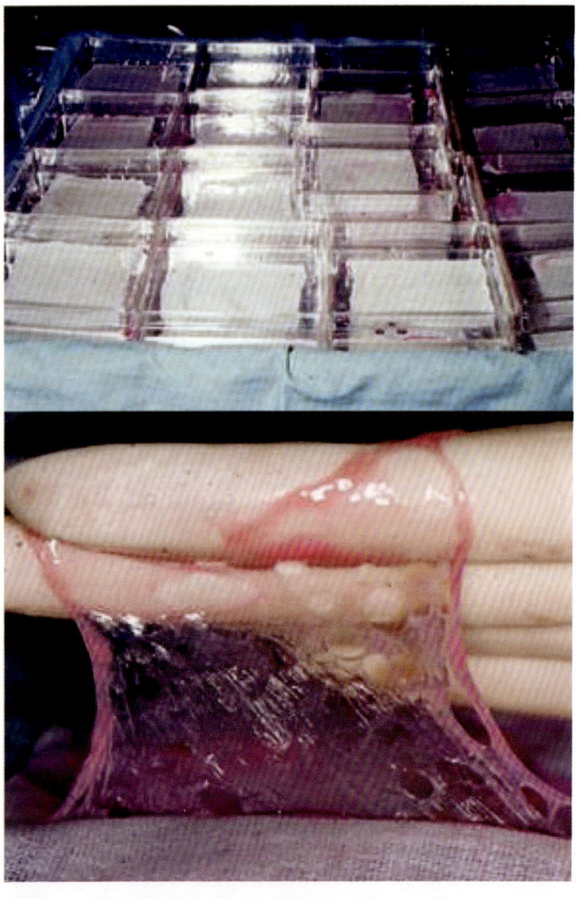

图 8-8 基于实验室的皮肤组织扩增，培养的自体表皮移植片用于创伤修复（由 Burns Service of Western Australia 提供）

- 基于实验室皮肤构建体的开发。将培养的细胞作为种子细胞，接种到 ECM 支架中（最近研究的喷墨打印）[104]。
- 联合采用传统的植皮技术和支架技术，收集和转移细胞并快速应用以促进伤口床中的真皮修复[105]。

恢复皮肤的正常生理功能依赖真皮表皮结合处的细胞。系统的细胞分离、细胞扩增和细胞递送系统的发展，为细胞疗法应用于临床提供了一系列的治疗选择。

过去 40 年来，对细胞疗法在急性烧伤创面中的应用进行了广泛的研究。在 20 世纪 80 年代初，Rhienwold 和 Green 首次报道了将 CEA 细胞平铺应用于大面积烧伤的早期治疗（图 8-8）[106]。严重烧伤情况下，皮肤供区有限，这促使人们研究在实验室进行皮肤组织扩增以提供修复所需要的皮肤组织。尽管 CEA 技术可能挽救生命，但已经明确报道，此技术仅限于表皮细胞的修复而没有考虑到真皮成分，并由此会导致长期的皮肤脆弱[107]。

在大面积烧伤时，愈合速度会影响患者死亡

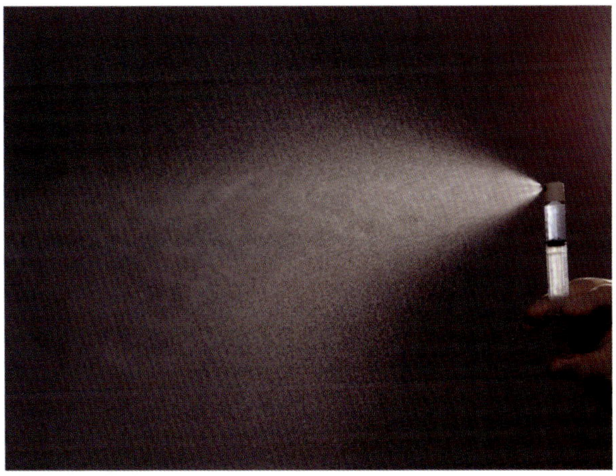

图 8-9 自体悬浮细胞喷液（由 Avita Medical 提供）

率和瘢痕发生率[108]。因此，考虑到培养 CEA 的时间因素，研究开发了利用特别设计的载体融合细胞和气溶胶递送悬浮液技术[109]（图 8-9）。细胞疗法也从在烧伤创面的早期的应用进化演变为应用于多种情况下，例如与真皮替代物、传统植皮技术、真皮挽救技术等一系列相关技术的联合应用[110]。

在实验室条件下皮肤细胞培养的过程中，能够将从 DEJ 收集的细胞作为种子细胞，接种到经辐射的小鼠成纤维细胞层（3T3 菌株）上[107]。为了扩大技术应用的范围，所要面临的问题是如何才能将从 DEJ 收集的细胞立即递送到真皮创面床

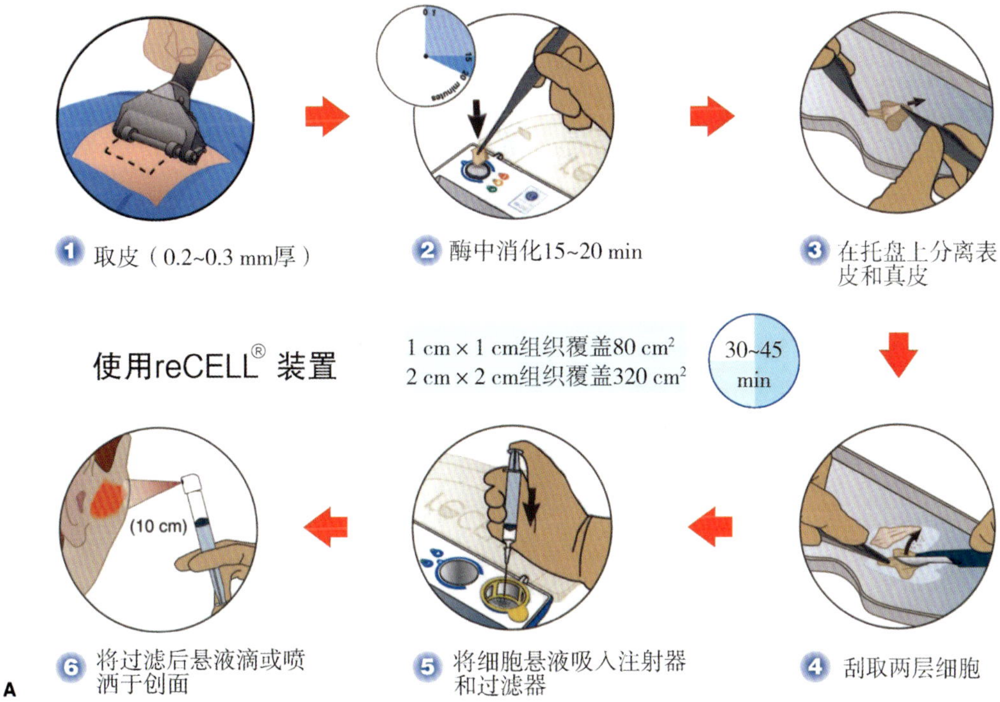

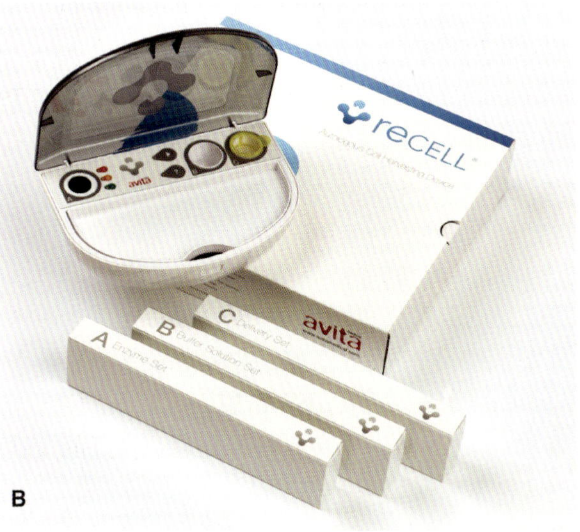

图 8-10 A. 使用 ReCell 装置收集自体细胞。B. ReCell 自体皮肤细胞收集装置（由 Avita Medical 提供）

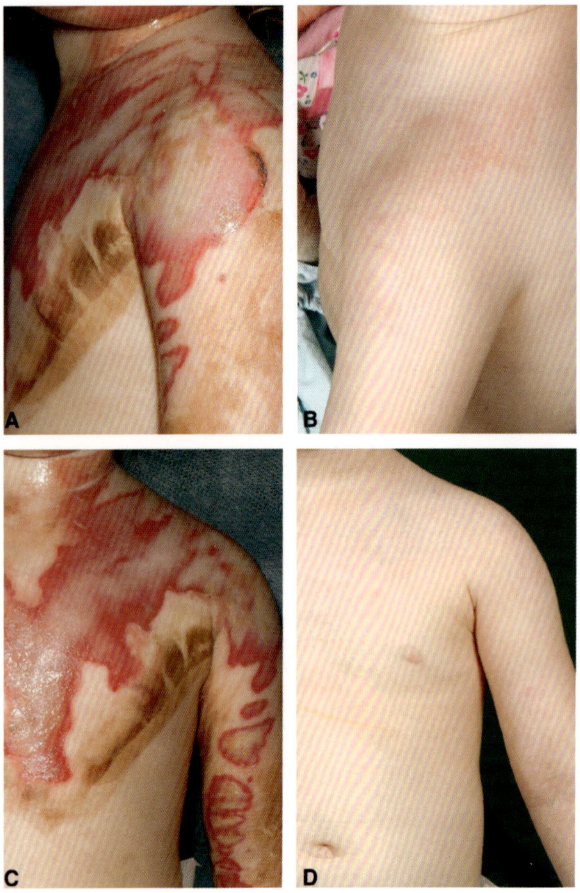

图 8-11　A,C. 伤后第 6 天，采用皮肤磨削术和 ReCell 试剂盒，采集自体细胞悬液治疗皮肤非全层烫伤 B, D. 随访 6 个月，目标是瘢痕最小化（由 Burns Service of Western Australia 提供）

上，创面是否具备和实验室一样的“细胞生长组织环境”。真皮修复与上皮化的迅速完成以实现快速创面愈合并减少瘢痕形成是目标[65]。ReCell 装置（图 8-10）（Avita 医学，西澳大利亚州珀斯）的研发提供了一个即时便捷的系统，用于从非损伤部位收集自体细胞并将其直接移植至损伤部位以修复创面[111]。

儿童烫伤很常见，如果伤口延迟愈合有很大的风险形成增生性瘢痕（图 8-11）。即刻应用从 DEJ 处收集的细胞，通过促进表皮快速修复覆盖残存真皮组织，可缩小供区的取皮量，减少瘢痕形成范围，并可减少换药周期和由此引发的疼痛[112,113]。

在真皮受到严重损伤的部位，网状断层皮片移植与 DEJ 细胞雾化悬液联合应用，可以增加覆盖面积，有利于网格之间创面的快速愈合并避免形成网状外观[114]。结合传统疗法和细胞疗法的一系列的细胞治疗技术应用已见于报道。

在严重烧伤时，重复采集供区皮肤，可能影响供区的愈合能力并形成瘢痕[115]。在供区使用 DEJ 细胞作为辅助治疗措施可以缓解这一情况。真皮替代物在皮肤全层损伤中的作用是通过提供组织再生环境来实现的，来自创面基底部的细胞主要由成纤维细胞和内皮细胞迁移到支架中并表达网状真皮表型[116]，后期，支架会被自体真皮结构所取代。在动物模型中，来自 DEJ 的细胞被接种到真皮支架中，并保留了迁移和产生功能性表皮层的能力[117]。种子细胞即刻结合网状真皮支架的使用有良好的应用前景，引导着原位组织的再生。同时使用干细胞作为细胞来源促进创面愈合的快速干预技术也在研究之中[118]。

为患者的干预治疗做充分准备是非常必要的，同时也需要认真考虑修复的时机[69]。在某些重要组织结构暴露的情况下，可能需要进行自体组织游离移植[119]。在涉及大面积创伤的情况下，可以使用组织工程皮肤复合材料来改善修复质量，尽管在实验室中制造它们需要花费很多时间。在残存真皮的创面应用细胞悬液为控制瘢痕发生提供了一种快速的创面修复方法。

临床决策取决于基于特定时间点对患者的评估。手术时机的选择是一个复杂的过程，要考虑患者的目前状况和受伤的程度。在严重烧伤的情况下，早期干预可以挽救患者的生命[122]。当面临临床多种复杂的关联因素时，清晰的计划和有效的沟通是至关重要的[123]。手术计划需要考虑清创的时间、技术和范围以及采用何种修复技术，其目标主要是减少愈合时间及改善瘢痕[124]。

瘢痕处理

随着创面的愈合和表皮层趋于稳定，细心的护理对于保护脆弱的表皮是非常重要的，因为若皮肤受到二次伤害则会延长创面炎症期并增加瘢痕发生的可能[125]。皮肤的功能恢复需要一些时间，同时需要持续的保护措施，例如在皮脂腺恢复前 6~12 周内应避免直接暴露在阳光下，直到皮肤色素和保湿功能趋于稳定[126]。

几十年来，压力衣一直用来促进瘢痕成熟与稳定。尽管应用广泛，但对压力衣的作用机制缺乏充分的了解。压力确实对水肿的控制有帮助，但关于压力衣的使用时间、穿着模式、初始压力设置仍然有诸多争议（参见第十九章）[127]。尽早开始压力治疗可以减轻瘢痕的严重程度，但也可能造成浅层皮肤损伤。先进科技的应用为临床治疗提供了更多可能，例如更轻、更易于穿着的柔软布料，用于控制感染的布料以及用于指导康复的先进的传感器技术[128]。

局部应用硅酮敷片和凝胶制剂也用于瘢痕治疗，目的是减轻瘢痕增生和加速瘢痕成熟。局部的硅酮制剂可以以片状或凝胶形式施用[129]。一些人提倡外用类固醇制剂，据报道，类固醇与视黄酸（简称维甲酸，又称维生素 A1 酸）的联合使用在瘢痕治疗中是有效的[130]。随着对纤维化转归机制认识的不断深入，靶向治疗相关通路的研究可能会开辟新的药物疗法[131]。

对瘢痕区域进行按摩是应用非常广泛的方法。按摩有助于改善瘙痒等症状。瘢痕表面保湿有助于防止干裂及继发感染。随着皮肤角质层成熟，皮肤屏障功能恢复可以减轻细菌负荷，保持皮肤卫生是一个值得注意的重要方面[132]。

众所周知，瘢痕随着时间的推移会逐渐成熟，然而其需要的时间通常是以年来界定的，在这个时间段患者需要持续的抗瘢痕治疗[133]。对于儿童而言，瘢痕的情况更为复杂，随着儿童的生长发育，瘢痕的情况也会不断发生变化，这些瘢痕可能会发生保守疗法无法控制的症状，导致功能障碍和心理影响，这都需要进一步的干预治疗（参见第二十四章）[135]。

瘢痕修复术

在不能忍受瘢痕症状的情况下，有一系列手术方式可供选择（参见第十二章）。通过一系列的整形外科修复技术，烧伤患者的预后已经得到大大改善。《烧伤重建手术彩色图谱》全面地阐述了烧伤瘢痕修复的方法[115]。

制订手术方案时需要对患者进行认真评估，包括潜在的供区位置、可采用的技术手段及手术介入的时机。传统的整形外科手术技术可与新兴疗法例如点阵激光修复术、组织工程构建和细胞疗法等结合使用。

激光疗法在本书的其他章节中有更详细的介绍（参见第十三章），近年来使用的点阵激光疗法对烧伤瘢痕有着显著的作用，特别是在柔韧性、延展性及美观的改善方面[136]。单独或与激光治疗联合使用一系列手术技术（例如 Z 成形术）松解瘢痕挛缩可引起在细胞水平上机械转导的改变，从而减轻瘢痕增生（参见第七章）[137]。

细胞疗法可以用来改善经激光或机械磨削术治疗之后的瘢痕的颜色和质地。对较大面积的瘢痕，组织工程化的复合皮肤可以用于瘢痕切除后的全层皮肤缺损修复[115]。通过在细胞水平理解表皮和真皮的相互作用机制，我们引入 CEA[137] 表面重铺及 ReCell 试剂盒收集自体细胞悬液技术，从而改善预后[114]。

药物通过皮内注射的方式，广泛应用于瘢痕治疗。最常使用的药物是类固醇类药物，可以单独使用或与其他治疗措施相结合应用（参见第十四章）。持续给药会对 ECM 产生影响，需要确保在正确的位置给予适当的剂量，目前这依然是较大的挑战[138]。

修复瘢痕的关键是评估患者需求与各种选择之间的关系，并通过明确的风险效益分析使患者了解瘢痕的自然病程[139]。

结论

瘢痕最小化这一问题贯穿于整个治疗过程始终，为了达到最佳的治疗效果，在每个阶段都需要关注细节。我们正处在相关知识快速发展及将它们转化为临床实践的时间节点，我们所面临的问题是：如何限制瘢痕形成；如何调控细胞和 ECM 的相互作用；如何挽救受损组织；如何促进组织再生。

创新疗法的不断改进需要以已知的理论为基础，持续追求创新的同时，急救措施、感染控制、水肿管理、组织挽救和组织处理等基本知识也不容忽略。本章介绍了对创面愈合和纤维化的更新的认识及其在临床的一些应用方法。

应依据对患者的评估，综合考量选择适当的治疗方法，以实现最佳治疗效果。治疗计划是一个复杂的网络系统，包含多种因素，其中一些可能超出了目前临床医生的控制范围[140]。但是，再生知识的不断进步使瘢痕最小化成为现实，使皮肤再生成为可能。

扫码看参考文献

第九章　优化创面愈合和减少瘢痕形成

REINHARD DOLP，SAEID AMINI NIK，MARC G. JESCHKE　编
刘中阳　译

核心观点

1. 可吸收皮钉具有缝线良好的美容缝合效果和传统皮钉快速闭合伤口的优点。
2. 胶贴和组织胶水是闭合小创面的合理替代方案。
3. 激光辅助治疗的创面愈合良好，但相对于常规临床治疗，费用较高。
4. Wnt / β – 联蛋白、TGF– β 、Hedgehog 和 Notch 通路是参与创面愈合和瘢痕形成的关键信号通路。
5. 病灶内类固醇注射和局部应用硅酮制剂是最受推崇的增生性瘢痕和瘢痕疙瘩的治疗方法。
6. 营养支持在创面愈合过程中起着关键作用，须给予特殊关注。
7. 负压敷料和水胶体 / 水凝胶敷料在复杂创面治疗中疗效突出。
8. 脱细胞皮肤替代物是挽救严重皮肤缺损患者生命的重要组成部分。
9. 细胞皮肤替代物受到细胞来源和高成本的限制。
10. 细胞疗法是创面和瘢痕治疗的未来。

美国每年用于治疗慢性创面的医疗保健费用为 250 亿美元，创面护理产品费用为 150 亿美元[1]，面对不断上升的医疗费用，优化创面愈合和防止瘢痕形成的工作显得尤为必要[2]。据统计，2% ~3% 的美国人存在需要治疗的创面愈合障碍的困扰[1,3]，其中不仅包括创面愈合延迟，还包括皮肤过度增生导致的瘢痕疙瘩和增生性瘢痕的问题[4]。皮肤疾病往往会对患者的心理和生理产生巨大的影响，通过改善治疗方式可大大提高患者的生活质量（参见第二十四章）。

创面通常分为急性创面（<3 个月）和慢性创面（> 3 个月）。最近有人建议将这种分类改为急性创面和复杂创面[5]。如果创面具备下列特征之一：在 3 个月内未愈合，合并感染，表皮组织再生能力受损，坏死，循环障碍或出现系统性疾病等则被认为是复杂创面。皮肤损伤后皮肤过度增生产生的瘢痕可分为瘢痕疙瘩和增生性瘢痕。瘢痕疙瘩的特征是真皮中胶原蛋白沉积异常增加，并超出了初始损伤的边缘，而增生性瘢痕中的胶原沉积仅限于初始创面区域。

瘢痕形成和创面愈合

与胎儿皮肤不同，人出生后，皮肤通常通过瘢痕形成来完成组织愈合，瘢痕组织往往结构较薄弱并且含有更多无序化的细胞外基质(ECM)[6,7]。创伤后的炎症反应在此起关键的作用（参见第六章）。尽管炎症反应对于预防和控制创面部位的感染至关重要，但在此过程中释放的炎性细胞因子和生长因子会促进组织纤维化和瘢痕形成[7-10]。瘢痕愈合与胎儿期无瘢痕愈合相比，除了这种炎症反应外（这种炎症反应只发生在发育成熟的免疫系统中），其在生长因子和细胞因子的表达谱、浓度以及一些 ECM 成分（透明质酸、纤连蛋白、弹性蛋白）方面也存在差异（参见第二十七章）[7,8,11-13]。了解瘢痕形成和创面愈合的

分子生物学基础对于开发和应用新型治疗方法至关重要[2]，本章将阐述其中最重要的机制以及相应的治疗方法。

瘢痕测量

尽管存在一些宏观的指标，如创面和瘢痕大小以及创面愈合时间，但没有一致的方法能够准确评估治疗方法对瘢痕和创面愈合的影响（参见第二十八章）[14]。与正常皮肤相比（松散、无序、似篮状编织的胶原束），瘢痕组织由更多平行且排列紧密的胶原蛋白束组成（参见第五章）[15]。正常情况下，85%的真皮由胶原蛋白组成，它决定了皮肤弹性和强度。这使胶原蛋白成为评估创面愈合的主要指标之一[16,17]。

Khorasani 等[14]提出了一种使用分形维数（FD）和残差（L）来分析瘢痕组织的新方法。FD 测量物体填充空间的程度，其中最小值 1 代表直线，最大值2代表占据整个空间(结构密度)。L 决定了一个物体内结构方差的程度，最小值 0 代表完全的均匀性，最大值 1 代表绝对非均质性（结构非均质性）[18]，这种方法用来评估复杂的生物结构如神经元[19]和毛细血管床[20,21]已被证明是可靠的和可重复的。然而，Khorasani 等人的研究是在小鼠模型上进行的，这种精确的瘢痕组织测定方法的临床实用性尚未进行人体试验。

方案优化

手术优化

瘢痕和创面愈合的手术优化包括以尽可能小的创伤切开皮肤，闭合创面时有意采用可实现最佳的美观和功能效果的缝合技术，也包括预防手术创面闭合后形成异常或过度增生瘢痕（参见第十二章）。

切口方法：电刀 / 透热法

自 1926 年第一次使用电外科手术设备以来，电刀因与手术刀相比更便利、有效、安全以及止血等方面的优势而被广泛应用[22,23]。最近的 Meta 分析和文献综述显示，在创面感染方面两者并无显著差异[24–26]，但使用电刀可减少患者能够感知到的术后疼痛[24]。因热损伤更易导致瘢痕，临床中使用电刀切开表皮和真皮仍然存在争议。最近，加拿大学者的一项双盲随机试验评估了 66 例接受腹部手术（腹腔镜和开放手术）的患者在术后 6 个月的瘢痕状况，使用电刀与使用手术刀切开皮肤在瘢痕形成方面并无显著差异（主观或客观测量）[22]，这也与临床中小部分使用电刀切开皮肤的患者并没有出现较差的美容效果[27,28]的报道一致。在面部、颈部和乳房等更注重美观的敏感区域进行皮肤切开时，使用电刀是否合理尚需进一步研究[22]。

创面闭合

进行皮肤 / 创面闭合的主要目的是尽量减少组织损伤和炎症反应、促进组织的快速恢复、达到良好的美观效果。皮肤边缘的精准对合是所要掌握的关键要点，不适当的外翻或内翻可能会导致皮肤愈合不理想[29,30]。临床中有多种技术可用于皮肤 / 创面闭合，包括缝合线、皮钉、胶贴和液体黏合剂。缝合线和皮钉是最常用的创面闭合材料，因为它们可以满足皮肤愈合所需要的机械力量[31]。

可吸收性与不可吸收性缝合线

Luck 等人[32]在面部撕裂伤术后 3 个月的患者中，未发现可吸收与不可吸收缝合材料存在美观或感染率的差异。同样在术后 4~5 个月的儿童撕裂伤患者中，也未见差异[33]。然而，在一项随机临床试验中，我们调查了 60 例胸骨正中切开术的心脏手术患者，发现与可吸收缝合线相比，不可吸收单丝尼龙缝合线似乎减少了增生性瘢痕形成的风险[34]。此试验中使用 4–0 编织聚乙醇酸缝合线或 4–0 不可吸收单丝聚丙烯缝合线进行皮下连续缝合，手术后 8~10 天取出不可吸收线，对患者术后 6 个月的瘢痕进行评估，有趣的是，我们发现不可吸收单丝缝线的好处只在胸骨上半部明显，胸骨下半部分没有显示出任何差异，我们认为，胸骨切开术后下半部皮肤的张力和活动性增加导致较差的瘢痕外观，而与缝合材料无关。就成本而言，我们必须考虑到不可吸收缝线的成本较高，同时需要拆线[35]。

缝合与皮钉

使用皮钉闭合创面的速度比缝线提高了5~7倍，并且在紧急情况下，两者的美容效果相当[36,37]。2014年的一项研究评估了130名急诊剖宫产患者术后的瘢痕状况，发现采用皮钉闭合皮肤的效果更好且手术时间短，而术后疼痛和创面并发症与缝合相当[38]。即使在颈部等敏感部位的美容手术中，也没有发现皮钉和缝合的差异[30]。在评估心血管术后患者的胸部和腿部瘢痕的5个随机对照试验中，有2个试验发现缝线在美容效果上更为优越，并且并发症较少[39]。然而，在涉及美观的敏感区域的择期手术中，尚未有比较缝线和皮钉的大型试验研究。与可吸收缝合线相比，皮钉刺穿表皮，因此存在瘢痕形成和创面污染的潜在风险[40]。皮钉的使用会增加切口线上的张力，因此不能用于皮瓣重建手术[41]。而一些研究发现皮钉更安全和更易于使用[37]。对于患者来说，去除皮钉与拆除不可吸收缝线相比，是否会产生更大不适尚不清楚[36,42]。目前也存在一些关于使用哪种方法成本更低[37,43]的讨论。

可吸收钉（组织半衰期10周、可吸收）放置在皮下组织中，不刺穿表皮[40,44]，旨在将可吸收缝线的美容缝合与缝合器的快速闭合创面的优点结合起来[40]。我们设计了一组随机对照试验，比较了可吸收钉与可吸收缝线在双侧乳房重建患者中的美容效果，研究发现用可吸收皮钉不仅可以更快地闭合创面，而且还显示出较好的美观效果[45]。在美观敏感区域如面部和颈部，可吸收钉似乎也是一种合适的创面闭合材料[40]，同时可吸收钉也适用于免疫功能低下的患者[46]。然而，目前的研究还没有关于可吸收钉的长期使用数据，并且相对于其他创面闭合技术来说，可吸收钉相对比较昂贵[47]。

胶贴

胶贴是由异辛酸丙烯酸酯和N–乙烯基吡咯烷酮组成的黏合材料[48]。微孔可允许来自皮肤表面的气体和水通过，因而可以抑制细菌的生长，减少创面感染[49,50]的发生概率。在清洁的污染创面（清洁的创面，但存在高度污染风险，例如胃肠道、呼吸道或泌尿生殖道部位）中，与缝线相比，使用胶贴封闭的创面感染率较低[51]。胶贴的正确应用主要依靠临床医生正确的操作方法和干燥的创面环境，如何精准地黏合创面边缘[49]同时获得足够的黏附性，是使用胶贴时所遇到的难题，这在一定程度上限制了胶贴的使用[49–52]。

组织胶

液体黏合剂（n–烷–α–氰烯酸组织黏合剂，如Dermabond）一旦涂抹在创面上就会将创面的边缘聚合在一起[53]。此胶膜耐水，在施用后约9天脱落[53,54]。组织胶适合在较小创面中应用，可代替5–0或更细的缝线[54]。Dermabond可用于封闭手术和外伤创面，研究发现组织胶闭合创面速度较快[55,56]，并可减少疼痛[55]，与传统创面闭合方式相比，具有类似[57,58]、相等[56]或更好[59,60]的美观效果。同时，目前的研究并没有发现其会产生更高的开裂率[56,59]。外科医生通常认为缝合技术是获得美容效果的关键因素[61]，但这似乎忽略了组织胶的优点[62]。此外，液体组织黏合剂也可以在一定程度上抑制细菌生长和创面部位感染[60,63,64]。目前，组织胶已被广泛应用于面部创伤、腹股沟创伤、手外科手术切口、眼袋手术切口、腹腔镜手术切口、毛发移植和泪腺手术等[63,65]。另外，对于有瘢痕疙瘩或增生性瘢痕形成风险的患者来说，这会是一种较好的创面闭合方法[66]。但组织胶不适用于有创面愈合延迟风险的患者（糖尿病患者或患有血管疾病的患者）[59]、操作困难部位（湿润、多毛）的创面以及并发水肿、感染、高张力或出血的创面[67,68]。根据不同情况（创面大小及医生技术和经验），液体组织黏合剂往往比传统的创面闭合技术更加昂贵[52]。

激光治疗

激光辅助组织黏合

激光技术可以优化创面愈合和抑制瘢痕形成，这是现有技术中一种很有前景且关注度很高的替代方案[69]。在激光组织粘接（LTW）中，激光能量被引导到创面边缘，导致创面边缘部分液化（将光子能量转化为热能），随后创面两侧融合。在此过程中，创面两侧的胶原纤维交织绕在一起[70]，产生即时的创面闭合，从而促进创面的再上皮化，而不需要形成较多的肉芽组织[52,69]。

在激光组织粘接（LTS）中，添加焊料（半固体/固体血清白蛋白等保护性蛋白质屏障）以增强两侧创面边缘的融合[71]。数据表明，使用波长特异性染料吸收剂（吲哚菁绿）和黏附蛋白（白蛋白）可能会使创面愈合的强度和速度较传统缝合技术有所改善[71-73]。

激光辅助组织粘接有望成为创面闭合的一种快速有效的新技术，并能减少瘢痕形成以及避免传统手术相关的并发症[52]。在强度和组织质量方面，LTS在动物模型的各种组织（例如皮肤、血管）试验中显示出良好的应用前景[73-75]。实验研究发现，在大鼠的皮肤创面上应用温控的LTS进行治疗显示出与传统缝合相似的组织愈合和美容效果[70]。在猪模型中，LTS术后7天几乎检测不到相关瘢痕[75]。在一项2001年的研究比较了LTS与传统缝合技术治疗183名男性儿童尿道下裂修复手术的结果，据作者报道，LTS治疗组应用于修复尿道下裂并发症较少（瘘管和狭窄），并认为LTS是一种可接受的、更快速的组织闭合方法[76]。此外，缝合材料应用的减少似乎可以减轻创面局部炎症反应[76]。然而关于LTW和LTS在人体试验的研究尚不多见[52]，低拉伸强度、皮肤过度热损伤的风险和对于设备较高成本的担忧可能会限制该技术在常规临床中的应用[52]。

激光辅助瘢痕治疗

除了在闭合创面方面的应用外，对于瘢痕疙瘩和增生性瘢痕，激光治疗也是一种很有前景的治疗选择（参见第十三章），但是目前激光治疗的作用机制仍不甚清楚。其可能存在的机制包括热诱导分解胶原纤维以及介导生长因子的表达[77-81]。与5-氟尿嘧啶（5-FU）和类固醇皮质激素治疗瘢痕疙瘩和增生性瘢痕相比，脉冲染料激光疗法显示了相似的效果，而且没有副作用（参见第十章）[77,78]。氩激光器是用于治疗瘢痕疙瘩的第一批激光器，因为效果并不令人满意，已经被二氧化碳、掺钕钇铝石榴石（Nd:YAG）和脉冲染料激光所取代[82]。作为瘢痕疙瘩和增生性瘢痕的单一疗法，非点阵二氧化碳激光剥脱有90%或更高的复发率[83,84]，而非剥脱Nd:YAG激光显示复发率仅为17%[85]。激光辅助瘢痕治疗似乎也可以有效治疗瘙痒、发红和疼痛等相关症状[77,86]。发表在美国医学协会杂志上的一篇关于治疗瘢痕疙瘩和增生性瘢痕的文献指出，脉冲染料激光因高效及不良反应少正成为一种新兴的治疗方法[82]。

最近，Amini-Nik等人使用皮秒脉冲宽度红外（IR）激光治疗创面。与传统的激光治疗和手术切开治疗相比，其能够瞄准组织中的水分，显著减少热损伤和瘢痕形成。从作用原理上，较短的脉冲时间减轻了脉冲宽度较长的传统设备的光化学和光热损伤[87]，这显示出新型治疗方式在减少瘢痕形成方面可能发挥的作用。然而，这项研究是在啮齿动物模型中进行的，其皮肤结构和创面愈合与人类存在差异。

药物优化

我们要了解涉及创面愈合和增生性瘢痕/瘢痕疙瘩治疗的药物作用靶点，需掌握有关重要的分子途径和调控机制。这些通路并不是孤立存在的，越来越多的证据显示它们之间存在广泛的交叉联系[89]。

参与创面愈合和瘢痕形成的分子途径

Wnt/β-联蛋白

Wnt是在胚胎和成体组织生长中很重要的糖蛋白[90-93]。在不同情况下，Wnt配体可通过经典（通过β-联蛋白介导）或非经典（不依赖β-联蛋白）Wnt信号通路传递信号[92,94]。这里将重点介绍经典的Wnt途径，因为它在皮肤发育和皮肤创伤修复的各个方面都发挥着重要作用[28,95-97]。各种Wnt糖蛋白（Wnt 1,3,4,5a和10b）都可以在早期愈合的皮肤创面中发现并且在损伤后7天仍持续存在[98,99]。

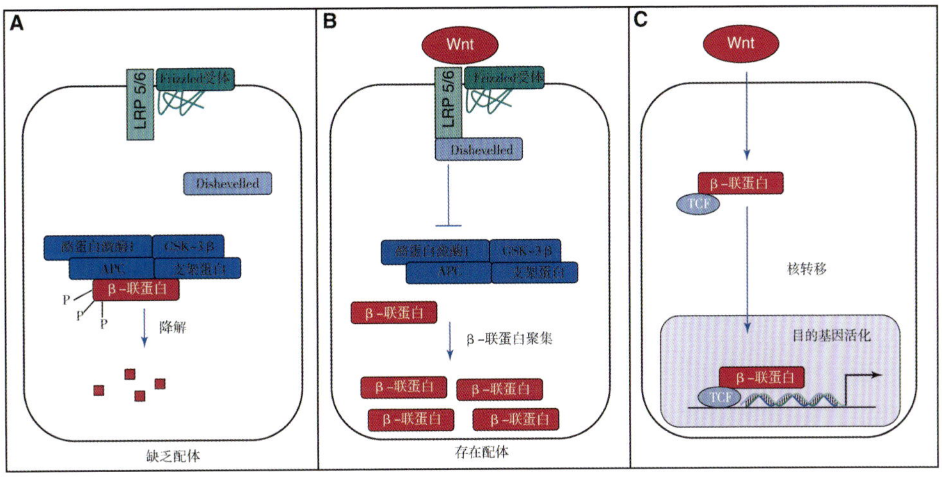

图 9-1 Wnt/β-联蛋白信号通路。A. 没有 Wnt 蛋白复合体（酪蛋白激酶 1, GSK-3β, APC 和 Axin）结合 β-联蛋白，并诱导其降解。B.Wnt 结合 Frizzled 受体和共受体 LRP5/6，并激活 Dishevelled。Dishevelled 抑制蛋白复合体（酪蛋白激酶 1, GSK-3β, APC 和支架蛋白）、β-联蛋白进而在细胞内聚集。C. β-联蛋白结合 TCF 转移到核内，激活目的基因转录。LRP，低密度脂蛋白受体相关蛋白；GSK，糖原合成酶激酶；APC，结肠腺瘤性息肉蛋白；TCF，T 细胞因子

在这个信号通路中，Wnt 结合膜受体 Frizzled 和共受体低密度脂蛋白受体相关蛋白 5/6（LRP5 / 6）一旦结合，蛋白质 Dishevelled 即被激活。Dishevelled 能够抑制由糖原合成酶激酶 3β（GSK-3β）、腺瘤性结肠息肉蛋白（APC）、酪蛋白激酶 1 和支架蛋白（axin）1 组成的蛋白质复合物，它负责泛素介导 β-联蛋白的降解。最终，Wnt 导致 β-联蛋白在细胞内的积累[91-93]。β-联蛋白本身是一种转录辅助激活剂[与 T 细胞因子（TCF）结合]，能够激活编码用于创面愈合的重要蛋白质的基因，如纤连蛋白[90]，同时它也可在耦合点作为一种介导细胞间联系的结构蛋白[91,100]（图 9-1）。

Wnt 通路参与了 β-联蛋白在真皮中的沉积，但 Wnt 通路似乎不是在创面愈合过程中维持 β-联蛋白水平的关键机制[101,102]。β-联蛋白可通过创面愈合早期分泌的 TGF-$β_1$[103-105] 介导的途径升高，β-联蛋白也可通过一种 ECM 成分，纤维连接蛋白经 $β_1$-整合素介导的 GSK-3β 依赖性途径增加表达[101]而并非依赖 Wnt 途径。在创伤愈合的增殖阶段，皮肤成纤维细胞中 β-联蛋白及其靶基因表达增加，并在重塑阶段恢复到基线水平[106,107]。人类 β-联蛋白的持续时间和表达水平与创面大小[108,109]以及创面中存在的巨噬细胞的数量相关。在一般过程中，Wnt 通路可以重新编码或赋予其他表皮细胞功能。伊藤等的研究[97]表明，在较大创面中 Wnt 通路能够推动上皮细胞的再次滤泡生成。

尽管 β-联蛋白在人增生性瘢痕和瘢痕疙瘩中过量表达，但 β-联蛋白对于创面修复是必不可少的[107,108]。β-联蛋白的高水平和高活性会导致真皮内细胞增大和数量增加，从而增加真皮内胶原蛋白的沉积，导致瘢痕形成和肌成纤维细胞形成[103,111,112]。基因突变引起 β-联蛋白非生理性稳定化，从而导致侵袭性纤维瘤病（硬纤维瘤）[113]。有趣的是，Wnt/β-联蛋白途径似乎可以通过减少创伤后的再上皮化，而具有抑制瘢痕的作用。我们在慢性溃疡的边缘发现了 β-联蛋白的核积聚，并且发现在体外 β-联蛋白的药理稳定性能够抑制角质形成细胞的迁移。

在创面愈合过程中，β-联蛋白参与在各种细胞中，但其在巨噬细胞中的作用可能是最重要的[110]。在小鼠创面中，研究显示 β-联蛋白可通过上调钙黏着蛋白、联蛋白、AD-AMs（解整联蛋白-金属蛋白酶）和整联蛋白[110]，来促进巨噬细胞的运动和黏附。巨噬细胞被认为是皮肤损伤后肉芽组织形成的重要介导因子[115-121]。巨噬细胞可表达 Wnt 多种受体[110]，而巨噬细胞的黏附及移动不足可能会导致创面的愈合不良[122]。如果巨噬细胞缺乏 β-联蛋白，它们也会表

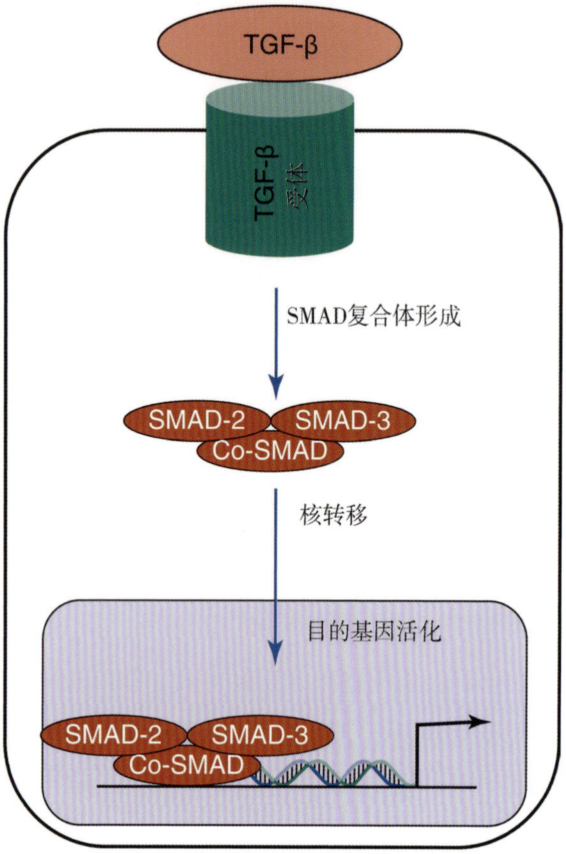

图 9-2　TGF-β 信号通路。激活的 TGF-β 与其受体结合形成 SMAD 复合体（SMAD-2, SMAD-3 和 Co-SMAD）。SMAD 复合体转移到核内激活其靶基因转录

现出较少的 TGF-$β_1$（一种对创面愈合至关重要的细胞因子，参见下文）[110]。此外，在缺乏 β-联蛋白情况下，巨噬细胞不能转化为纤维细胞样表型 [110]。无瘢痕的胚胎创伤愈合往往发生在未发育完全的单核细胞系中 [118] 和 Wnt 信号途径不活跃的情况下 [123]。

Wnt / β-联蛋白信号通路和 β-联蛋白活性的实现可能是治疗创面愈合缺陷较有希望的一种方法。即使细胞用 Wnt 配体高度刺激，作用于中枢的非阿片类镇痛药的奈福泮（5-甲基-1-苯基-1,3,4,6-四氢-2,5-甲苯噁唑辛）也会使 β-联蛋白水平降低至基线水平，导致侵袭性纤维瘤病或高营养性创面的细胞表现出细胞增殖活力的降低，而不影响正常成纤维细胞功能 [124]。当在小鼠模型中使用至 14 天时，与对照组相比，瘢痕直径减少了 50%。然而，减少 β-联蛋白水平和抑制成纤维细胞增殖的确切机制目前尚不清楚 [124]。在小鼠模型中，一种新型激光——皮秒红外激光，显示出在单细胞水平上对组织的消融能力，从而减少组织创伤，并减少 Wnt / β-联蛋白和 TGF-β 通路的激活 [87]。我们未来面临的挑战是要充分了解在哪些情况下以及在何种水平下，Wnt / β-联蛋白的调节在创面愈合中是有益的。

生长因子

除了上述 Wnt / β-联蛋白途径之外，多种生长因子和细胞因子如成纤维细胞生长因子（FGF）、血管内皮生长因子（VEGF）和白细胞介素（IL）均参与创面愈合过程，TGF-β 是其过程的关键介导因子之一 [2,125,126]。

TGF-β 蛋白由三种亚型 TGF-$β_1$、TGF-$β_2$ 和 TGF-$β_3$ 组成，它们是由多种细胞分泌的，如巨噬细胞和成纤维细胞 [126,127]。在创面愈合过程中，它们以无活性前体释放，并与 TGF-β 结合蛋白相邻，它们需要通过蛋白酶或通过整合素的细胞牵引力引起的构象变化进行激活 [9,127]。一旦激活，它们就与 TGF-β 受体结合，启动 SMAD 复合物（当被细胞外刺激时，细胞内蛋白质形成两个受体调节的 SMAD 和一个共同 SMAD 的三聚体）的形成，其充当编码创面愈合重要蛋白质如胶原蛋白的多种基因的转录因子（图 9-2）[9,10,127-129]。TGF-β 也可以通过非 SMAD 依赖性机制起作用，包括 TGF-β 相关激酶 I、促分裂原活化蛋白激酶和 GTP 酶，但该途径的确切功能及其对创面愈合的影响尚待进一步阐明 [130,131]。

表 9-1　TGF 在创面愈合及瘢痕形成中的作用

TGF	作用
$β_1$	胶原和纤连蛋白合成 创面收缩 抑制角质形成细胞迁移
$β_2$	毛囊发育
$β_3$	抗瘢痕

TGF-β 超家族的不同异构体对创面愈合和瘢痕形成具有不同的作用（参见表 9-1）。$TGF-\beta_1$ 促进成纤维细胞的增殖，它们合成胶原蛋白 I 和纤连蛋白以促进创面收缩，但同时也抑制角质形成细胞迁移并因此影响创面再上皮化[132-137,138]。$TGF-\beta_3$ 似乎具有抑制瘢痕作用，而 $TGF-\beta_2$ 是毛囊发育所必需的[11,139,140]。TGF-β 途径的缺陷可导致创面愈合不良，包括薄而无序的真皮、较少的成纤维细胞、具有细胞骨架异常的成纤维细胞和 ECM 沉积较少而导致肉芽组织减少[136,141-143]。然而，TGF-β 途径缺陷也导致较小的创面及促进炎症减少[141,142]。

成纤维细胞表达的 TGF-β 蛋白不仅以单向方式影响角质形成细胞，角质形成细胞也具有下调 TGF-β 分泌的能力[138,144]。通过上文描述的 β-联蛋白通路或者通过结缔组织生长因子（CTGF，CCN2），过量的 $TGF-\beta_1$ 可导致增生性瘢痕[103,104,145-150]。$TGF-\beta_1$ 局部应用于小鼠创面，可引起愈合加速和再上皮化[132]，然而，拮抗 TGF-β 也可导致创面愈合速度加快，增加角质形成细胞的增殖和迁移[140,151,152]。TGF-β 通路的确切位点改变似乎非常重要，这表明尚未阐明该途径的复杂网络系统[2]。在胚胎无瘢痕创伤愈合中，$TGF-\beta_1$ 与 $TGF-\beta_3$ 的比例低于成年人[8,11,153]。将 $TGF-\beta_1$ 应用于胚胎创面（在动物模型中）可致瘢痕形成，而 $TGF-\beta_3$ 减少瘢痕[135,153]。在动物模型中，用组织生长因子治疗创面，可以获得良好的效果，这激发了人们进行临床试验的热情，尽管有初步的阳性数据，但所有的临床研究均未能确定 TGF 在治疗创面愈合上的有益效果[2,155-159]。另外，TGF 有助于形成增生性瘢痕[105,160,161]。

目前，只有个别生长因子被批准用于临床治疗，其适应证非常有限。人的重组血小板衍生生长因子 -BB（PDGF-BB，贝卡普勒明）可以用于治疗糖尿病患者四肢的慢性溃疡。与传统的创面处理相比，可以使愈合率增加约 15%[162-164]。加拿大安大略省健康顾问表示，生长因子和粒细胞集落刺激因子（G-CSF）是否可以提升慢性压疮的愈合疗效尚未明确[165]。PDGF（Regranex：加拿大卫生部批准的可用于糖尿病下肢溃疡治疗的

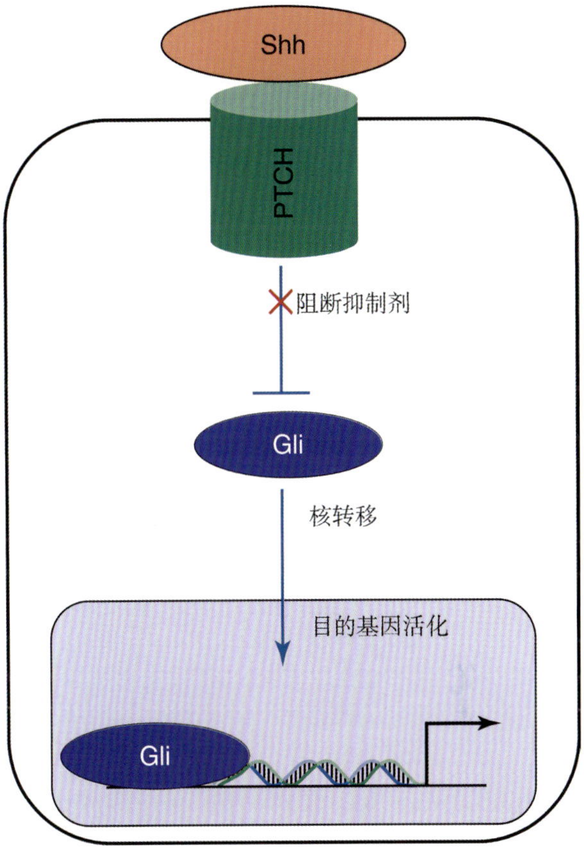

图 9-3　Sonic Hedgehog 信号通路。Shh 结合肿瘤抑制因子 PTCH，结合后，Shh 移除 Gli 的抑制并转移到核内，进而激活其靶基因转录。Shh—Sonic Hedgehog；PTCH—蛋白质修补同源物；Gli—胶质母细胞瘤

药物）与癌症死亡率增加有关[165]。在日本，术后可使用 FGF-2 以减少瘢痕增生和防止瘢痕增宽[2]，除其抗瘢痕效应外[166]，FGF-2 有希望用于治疗危及生命的严重皮肤创伤，如严重烧伤的创面[167]。更多更完善的临床试验设计对于评估生长因子在创面及瘢痕治疗中的疗效将是十分有必要的[125,168]。

Hedgehog

Hedgehog 通路在胚胎皮肤发育、血管生成、表皮干细胞的调节以及成人皮肤附属器的发育中起着重要作用[169-175]。在现有的三种 Hedgehog 蛋白——Indian Hedgehog（Ihh）、Sonic Hedgehog（Shh）和 Desert Hedgehog（Dhh）中，Shh 可能在创面愈合和瘢痕形成中起着重要作用[169,176]。Shh 与蛋白质修饰的跨膜蛋白（PTCH）结合，PTCH 是一种抑制 Gli 转录因子活化的肿瘤抑制

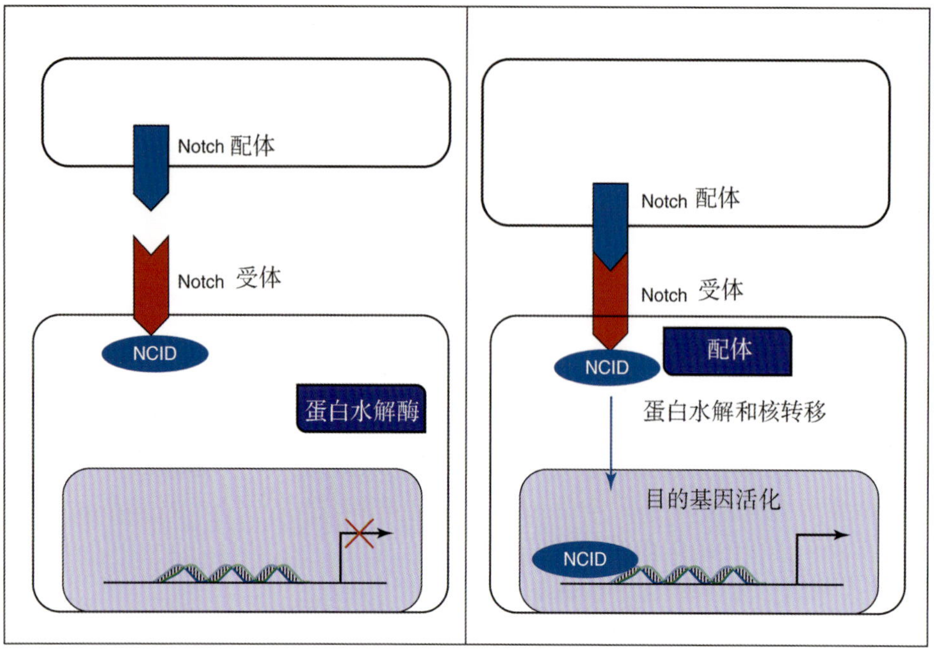

图 9-4　Notch 信号通路。激活 Notch 受体使 NCID 转移到核内，进而激活目的基因的转录。左图显示 Notch 受体未被激活的一个细胞，右图显示 Notch 配体结合后在细胞内的过程

因子（图 9-3）。Shh 消除 PTCH 的抑制作用，激活 Gli 转录因子，促进编码多种不同蛋白质，如细胞周期的关键调控因子 cyclin D2 [169,176]。Hedgehog 通路在创面愈合和瘢痕形成中的确切作用仍是相对未知的。

Shh 可以在创伤后的再生毛囊中找到，但并不存在于表皮或角质形成细胞中 [177]。然而，如果局部用 Shh 治疗糖尿病小鼠创面，则创面表现出更好的再上皮化，愈合速度加快，真皮往往更厚，且富含胶原蛋白及更多的血管化 [178]。Shh 刺激成纤维细胞增殖并促进骨髓衍生内皮祖细胞的募集和 VEGF 的分泌 [178]。如果 Shh 通路被阻断，小鼠则表现出创面愈合延迟、肉芽组织形成减少、血管形成减少 [179]。

Notch

哺乳动物中的 Notch 通路通过跨膜配体（Delta 样和 Jagged 家族的成员）与相邻细胞的四种 Notch 受体之一结合而被激活 [180-182]。该结合将导致 Notch 细胞内结构域（NCID）通过顺序蛋白水解切割而释放。然后 NCID 转移到调节基因表达的细胞核内（图 9-4）[180-182]。

Notch 在表皮和血管的发育和维持中发挥重要作用 [180-183]。它可以确保皮肤发育过程中皮肤的正确分层 [183-185]。研究发现下调 Notch 通路会导致伤口愈合延迟，激活 Notch 通路则加快小鼠伤口的闭合。Notch 信号通路在创面愈合过程中的作用可能是通过对内皮细胞和成纤维细胞的激活，促进血管形成和胶原蛋白沉积来实现的 [186-188]。此外，最近的实验数据表明 Notch 途径可通过增强巨噬细胞的募集和炎性细胞因子的分泌来增强炎症反应 [187]。然而，Notch 途径在创面愈合和瘢痕形成中的作用是相对未知的，并且对促进此过程的不同细胞（如巨噬细胞、角质形成细胞和成纤维细胞）的影响仍不清楚 [2]。

非甾体抗炎药

非甾体抗炎药（NSAID）是使用最广泛的抑制炎症反应的口服药 [189]，可抑制环氧合酶（COX）的活性。环氧合酶是合成前列腺素和促炎细胞因子如 IL-1β 所必需的物质 [190,191]。NSAID 通过减少皮肤损伤后的炎症反应最大限度地减轻创面肿胀和疼痛 [192]。例如，双氯芬酸钠因具有抑制细菌 DNA 合成的能力 [193]，在体内和体外具有中等程度的抗菌活性。术后应用双氯芬酸钠可显著

抑制小鼠皮下肉芽组织中的胶原沉积[190]。尽管NSAID具有这些有益的方面，但应用阿司匹林与创面愈合缺陷密切相关[194]。因为NSAID具有抗炎特性和可抑制基质金属蛋白酶（MMP）[195-197]，所以在创面愈合早期其可降低胶原的降解，而在创面愈合晚期则会抑制胶原合成[196]。

抗组胺药

组胺是皮肤炎性反应的重要介质[198-200]。它主要由嗜碱性粒细胞和肥大细胞释放[200-202]。组胺对细胞和体液免疫系统的复杂影响尚不明确[203]，但研究表明其在恢复皮肤屏障的完整性和病原体清除中起重要作用[204]。经典的组胺受体（HR）介导组胺诱导的创面愈合，主要以HR1为主[204]。

角质形成细胞在组胺的影响下会出现多个基因[204]的表达谱改变，包括涉及上皮细胞迁移的基因如β5-整联蛋白[205]的上调和肿瘤抑制基因p53的下调[204]。这将导致角质形成细胞组胺剂量依赖性的再上皮化加快[204]。拮抗HR1导致皮肤愈合延迟并降低胶原的强度[206]。HR1拮抗剂[207,208]的抗增殖和抗炎特性有望来治疗瘢痕疙瘩和增生性瘢痕。非尼拉敏（Pheniramine）是一种抗组胺药，可减少瘢痕成纤维细胞的增殖、DNA和胶原合成率，也可在较小程度上影响正常皮肤的成纤维细胞。组胺拮抗剂曲尼司特通过抑制TGF-β_1的释放，减少瘢痕疙瘩成纤维细胞的胶原合成，但不影响正常的成纤维细胞[210]。自1993年以来，该药物在韩国和日本已被批准用于治疗增生性瘢痕。

免疫抑制剂和调节剂

病灶内注射类固醇

数十年来，局部注射类固醇（曲安奈德）一直被认为是预防和治疗瘢痕疙瘩的主要方法（参见第十章）[82]。它导致胶原蛋白束的退化以及抑制成纤维细胞生长[212]。在一项为期10年的瘢痕疙瘩和增生性瘢痕患者的随访研究中，病灶内注射曲安奈德瘢痕面积能够减小64%，症状减轻72%。瘢痕切除与β射线联合应用有相似的效果，可减少瘢痕面积（75%），而单独使用β射线不如局部注射和手术处理（瘢痕面积减小11%，症状减轻55%）[213]。

干扰素

干扰素（IFN）是人成纤维细胞胶原的有效抑制剂，IFN-γ比IFN-α更为有效[214]。75%的患者病灶内注射IFN-γ可使瘢痕疙瘩缩小[215]。作为瘢痕切除术的辅助手段，IFN-α将瘢痕疙瘩的复发率从58%降低到19%[216]。IFN的缺点有流感样症状等不良反应，以及治疗成本昂贵[82]。

咪唑喹啉

咪唑喹啉（咪喹莫特和瑞喹莫德）是Toll样受体（TLR）7和8激动剂，可诱导关键细胞因子如IFN-α生成，以促进创面愈合[214,217]。局部应用咪喹莫特预防术后瘢痕疙瘩复发的数据存在争议。在手术切除瘢痕疙瘩之前[219]或之后[218]应用5%咪喹莫特乳膏可获得良好的美容效果，4个月和12个月随访时没有发现复发。但是，咪喹莫特疗效不佳的病例亦见报道，一项评估手术治疗躯干瘢痕疙瘩的研究发现，术后应用5%咪喹莫特，手术后复发率为80%（8/10）[220]。此外，色素改变是其常见的不良反应。

氟尿嘧啶

通过竞争性抑制胸苷酸合成酶，氟尿嘧啶能够通过阻断DNA合成来抑制成纤维细胞增殖[221]。据报道，在75%以上的患者中，5-FU病灶内注射可使瘢痕面积减小50%以上[222,223]。脉冲激光联合病灶内注射5-FU和曲安奈德治疗发现，与三种单独使用的治疗方式相比，联合治疗成功率最高[221]。最常见的不良反应是疼痛、色素过度沉着和结痂[82]。

博来霉素

博来霉素病灶内注射是治疗瘢痕疙瘩和增生性瘢痕的常用方法。这种药物对成纤维细胞的作用机制尚不完全清楚。即使在TGF-β_1刺激下，它也能抑制体外培养的皮肤成纤维细胞中的胶原蛋白合成[224]。博来霉素诱导细胞凋亡并降低赖氨酰氧化酶，这是胶原蛋白成熟所必需的一种酶[225,226]。在对类固醇治疗无效的增生性瘢痕/瘢痕疙瘩病例中，73%的采用博来霉素治疗的患者（15 例中有 11 例）显示瘢痕完全消退，伴随症状明显减轻[227]。局部使用博来霉素时，系统性不良反应较少见[82]，局部不良反应包括色素减退和色素沉着过度及中度皮肤萎缩[228]。

氨甲蝶呤

氨甲蝶呤能够抑制对 DNA 合成至关重要的二氢叶酸还原酶[229]。外用氨甲蝶呤已被报道用于预防并指手术后的瘢痕粘连，并用于抑制瘢痕疙瘩的复发[230]。在长达 10 年的研究随访中，没有发现局部应用后的显著不良反应[230]。

丝裂霉素 C

丝裂霉素 C 可引起 DNA 链的烷基化和交联，抑制其复制[231]。作为局部治疗用药，丝裂霉素 C 在体外和临床试验中显示出较好的效果。在一项体外研究中，人类瘢痕疙瘩成纤维细胞在经丝裂霉素 C 处理后的前 3 周，显示出密度降低和 DNA 合成减少[232]。在 10 例头颈部瘢痕疙瘩手术切除的患者中，局部应用丝裂霉素 C 后仅 1 例复发。在另一项评估患者主观满意度的研究中，10 例患者中仅有 1 例对手术切除加丝裂霉素 C 治疗的效果不满意[233]。尽管取得了良好的效果，但目前研究未能证实丝裂霉素 C 能够缩小增生性瘢痕和瘢痕疙瘩的面积。在一项对 8 名手术和局部丝裂霉素 C 联合治疗的患者研究中，只有 2 例患者复发，但所有患者都对结果满意[234]。在另一项包括 15 名患者的研究中，在手术切除后应用丝裂霉素 C，对减少复发并无帮助[235]。这些矛盾的结果部分可能是由于患者人数有限、随访时间短以及丝裂霉素 C 在使用剂量和间隔时间方面差异较大导致[236]。

针对大规模患者评估免疫调节和免疫抑制药物治疗瘢痕疙瘩和增生性瘢痕的研究是缺乏的。另外，每种药物的治疗益处还不清楚。我们需要进行更多的研究证实这些药物的有效性或潜在的有效性。

其他药物和局部用药

改善创面愈合和瘢痕形成的需求，促使新药物和生物活性剂的研究[236,237]，以下仅介绍一些主要的制剂。

磺胺嘧啶银

2012 年英国医学杂志发表的一篇 Meta 分析文章[238]认为，应避免使用磺胺嘧啶银治疗烧伤创面，因为磺胺嘧啶银可导致创面愈合延迟（由于其对角质形成细胞的毒性作用），增加感染概率和疼痛[239-241]。

粒细胞集落刺激因子（G-CSF）

皮下或静脉内给予 G-CSF[242]联合透明质酸衍生物[243]治疗，有助于促进复杂的手术创面愈合。然而，加拿大安大略省卫生部门于 2009 年发表的一项系统性综述显示，在慢性压疮的愈合中，生长因子和 G-CSF 的功效尚不明确[165]。

蜂蜜

创面局部应用蜂蜜与应用烧伤薄膜或纱布敷料相比，可缩短创面愈合时间[244]。然而，与含碘或含银的敷料相比，在受伤创面上使用含有蜂蜜的敷料将导致局部细菌负荷增加[245]。

他莫昔芬

他莫昔芬柠檬酸盐是一种用于治疗乳腺癌的选择性雌激素受体调节剂，在治疗瘢痕疙瘩和增生性瘢痕方面显示出令人瞩目的效果[246,247]。这种作用被认为是他莫昔芬柠檬酸盐可引起 TGF-β 的下调，但确切的调控机制仍有待研究[248,249]。

目前已经研究了几种其他制剂用于治疗瘢痕疙瘩和增生性瘢痕，包括 IL-10、钙通道阻滞剂、甘露糖-6-磷酸、钙调磷酸酶抑制剂和视黄醇。然而，没有一种药物有明确的结论，因为结果存在不确定、矛盾或不适用于临床使用及缺乏足够的效果等。我们需要进一步研究以广泛评估这些药物的疗效、实用性、不良反应和应用成本[236,237]。

营养和添加剂

创面愈合的关键因素是获得充足的营养[250-256]。营养不良患者发生压疮、创面愈合延迟和创面感染的风险更高。成纤维细胞增殖、胶原形成、补体和抗体水平、T 细胞功能和血管生成都可能因为营养不良而受损。

关于正确的营养和添加剂剂量的更新信息和当前指南（表 9-2）可以在美国肠外和肠内营养学会网页（https://www.nutritioncare.org）上查找。以下内容重点介绍最重要的营养物质和添加剂，以实现最佳的创面愈合。

热量摄入

美国肠外和肠内营养协会和创面愈合协会建议创面患者摄入热量 30~35 kcal/（k・d），以达到最佳的创面愈合效果[251,257]。如果体重不足，则摄入热量推荐增加至 35~40 kcal/（kg・d）[215,257,258]。老年患者或肥胖患者需要个体化的营养计划[259]。Stratton[252] 等人在 2005 年发表的 Meta 分析中显示：在 2~26 周内口服营养补充剂（每份 250~500 kcal），与标准相比，高危患者（老年人、手术后、长期卧床患者）压疮发生率降低 25%。

维生素

对于大面积创面及疑似或确诊维生素缺乏者，推荐使用具有矿物质的多种维生素制剂[251,259,260]。维生素 A 和维生素 C 在创面愈合中起关键作用。维生素 A 通过增加胶原蛋白沉积和促进上皮形成以及刺激局部免疫系统发挥作用[250,253,259]。对于伴有糖尿病、肿瘤、放疗和急性或慢性创面的患者，推荐补充维生素[250,259]。维生素 A 口服常用剂量范围为每天 10 000~50 000 IU 或肌内注射 10 000 IU，持续 10 天[250,260-262]。而且，维生素 A 有可能通过改变免疫系统来改善服用类固醇患者的创面愈合延迟[250]。对于接受皮质类固醇治疗的患者，推荐每天口服 10 000~15 000 IU 的维生素 A 以促进创面愈合[259]。

维生素 C 在胶原蛋白的合成中起着关键作用[259,260]。如果患者患有维生素 C 缺乏症或有中度慢性创伤，如 1 期和 2 期压疮，建议每天口服 100~200 mg[259,261]。如果存在 3 期和 4 期压疮或严重创伤，建议每天口服 1 000~2 000 mg，直至创面愈合[259,261]。高剂量的维生素 C 可能导致肾结石的形成[251]。

蛋白质

足够的蛋白质摄入量对于创面愈合至关重要，因为它是细胞和胶原蛋白增殖、结缔组织形成以及创面愈合所涉及的酶合成所必需的[250,252,258,260,263-269]。健康成人对外源蛋白质的需求为 0.8~1 g/（kg・d）[253,256,259]。推荐慢性创面患者蛋白质摄入量为 1.25~1.5 g/（kg・d）[256,259]。对于有多个慢性创面的患者，因分解代谢严重，蛋白质需要量较高[256,259]。蛋白质摄入量 ≥ 2g/（kg・d）可引起脱水，应密切监测[250,259]。

表 9-2　根据美国肠外和肠内营养学会针对慢性创面患者的特别指南

卡路里	30~35 kcal/（kg・d）	以体重低或高或者年老患者调整
蛋白质	1.25~1.5 g/（kg・d）	以创面蛋白丢失量调整
液体	30 mL/（kg・d）或 1~1.5 mL/kcal 消耗	以创面液体丢失量调整
维生素	包含多种微量元素和矿物质的标准复合维生素制剂 ・维生素 C: 100~200 mg/d 口服（中度创伤）；1 000~2 000 mg/d 口服（严重创伤） ・维生素 A: 10 000~50 000 IU/d 口服，或 10 000 IU 肌内注射 10 天	
氨基酸 脂肪酸	取决于个体，没有一般推荐	

来源：http://www.nutritioncare.org.

氨基酸和脂肪酸

目前还没有关于氨基酸安全使用剂量的指导，特别是用于改善创面愈合的精氨酸和谷氨酰胺[257,259,270,271]。标准管饲配方中含有精氨酸[259,272]，只有在怀疑身体贮存耗尽时才建议补充[250]，它是蛋白质合成和胶原沉积所必需的[250]。谷氨酰胺对于糖原异生、其他氨基酸的合成以及成纤维细胞和上皮细胞的核苷酸合成是必不可少的[250,259]。不同的脂肪酸对创面愈合的影响尚未得到充分阐明，无法给出推荐意见[250,258,259,273]。

微量营养素

微量元素和微量营养素（如铜、锌、镁）对细胞代谢尤其重要，特别是在创面愈合过程中[250,259,260]。通常建议剂量为推荐的每日需要量的 5~10 倍，直到蛋白质 – 能量营养不良症得到纠正[256,259,260]。

物理优化

超声治疗

临床研究显示 20~40 kHz 的非接触性低频超声（NLFU）可上调 VEGF 并下调促炎性细胞因子如 IL-1β、IL-8 和 MMP[274,275]，减少创面上的细菌和假单胞菌生物膜。研究发现，NLFU 是治疗慢性[276-278]和急性[279]创面的有效辅助技术。

治疗皮肤移植供体部位的创面时，NLFU 能够提高创面愈合质量、减少愈合时间、减轻疼痛和瘙痒以及抑制创面感染[279]。研究发现 NLFU 对于糖尿病下肢 / 足部溃疡的治疗比标准疗法更有效。但是，2015 年的一项对 36 例患有静脉性下肢溃疡的患者进行的单中心评估盲法和随机对照试验未发现 NLFU 对于标准创面治疗的显著优势[280]。作者认为，这可能是因为患者数量少、随访时间短（只有 90 天）等原因造成的。

冷冻治疗

在增生性瘢痕、瘢痕疙瘩的治疗中，冷冻治疗由于其与治疗后色素沉着和疼痛的关系，较少受到青睐[82]。尽管存在副作用，但冷冻治疗在减小瘢痕大小方面的效果很好。一项关于液氮喷雾的研究发现，其减小瘢痕体积的成功率为 74%（65 例患者中有 48 例）[281]。但也有不同的意见，比如一项评估 93 例患者的研究发现成功率仅为 32%[282]。

瘢痕按摩

瘢痕按摩有反射效应（由于传入外周神经的刺激，有肌肉松弛、疼痛减轻和整体舒适感）和机械效应（改善静脉回流、淋巴引流和肌纤维之间的运动）[283]两个主要作用。越来越多的证据表明，临床治疗中瘢痕按摩不仅可改善疼痛、瘙痒和瘢痕的柔韧性，还可缓解患者的焦虑等情绪[283-286]。研究表明，烧伤后按摩治疗增生性瘢痕可改善抑郁症、瘙痒症和瘢痕外观（由温哥华瘢痕量表测量）[287]。双侧唇裂术后，瘢痕按摩疗法在口周运动、肌肉力量和组织粘连方面显示出有益的效果[288]。此外，患者对瘢痕的主观感受得到了改善[288]。可能的不利影响包括摩擦刺激以及使用的润滑剂引起的刺激性或接触性皮炎[289]。体外研究表明，在分子水平上，机械应力通过减少成纤维细胞中的 CTGF[290]、肿瘤坏死因子（TNF）-α[291]的表达以及增加细胞凋亡而具有抗纤维化特性[291]。然而，目前还没有明确关于哪些按摩技术可以使用，何时开始使用及治疗持续时间[283,292,293]的指南。

电磁疗法

脉冲电磁场治疗（PEMFT）是使用频率为 50 Hz 或 60 Hz 的正弦波等低频电磁波刺激目的组织或区域的治疗方法[294]。PEMFT 可以增加血管生成促进因子（血管生成素 -2 和 VEGF）以及成纤维细胞生长因子（FGF-2）。此外，PEMFT 还可以通过下调促炎性细胞因子如 TNF，IL-1β 和核因子 κB，进而减轻炎症反应[295-301]。Ferroni 等人研究发现，电磁疗法引起人造 3D 体外皮肤模型中成纤维细胞活性和角质形成细胞分化能力的增加[302]。

研究已经发现 PEMFT 能够加速创面愈合并改善慢性糖尿病足和静脉性下肢溃疡患者的微循环[304]。该疗法可显著增强静脉溃疡的愈合及降低其复发率[305,306]。然而，2010 年发表的一篇文献称，找不到支持 PEMFT 治疗压疮的有力证据，并呼吁开展更多更高级别的研究[307]。目前各种临床研究正在评估 PEMFT 对于骨折[308,309]和皮肤创面[307,310]愈合的影响。

压力疗法

压力疗法的机制尚未完全了解，但有人认为压力可通过减少 α-巨球蛋白（胶原酶抑制剂）促进胶原蛋白分解，并通过血管收缩诱导的缺氧导致细胞凋亡[311,312]。压力疗法广泛应用于治疗增生性瘢痕和瘢痕疙瘩（参见第十九章）[313]。在烧伤患者的增生性瘢痕中，压力疗法使引起创面收缩的肌成纤维细胞凋亡减少，并导致无序的 ECM 部分恢复至普通瘢痕水平（例如，弹性蛋白在未治疗的增生性瘢痕中形成沉积物，而在压力疗法下，它被重组成纤维）[312]。2005 年发表的一项研究比较了压力疗法（硅胶垫）和覆盖敷料（硅凝胶），发现单独使用压力疗法可减少 74% 患者的症状，同时在 8 个月的时间内，增生性瘢痕 / 瘢痕疙瘩完全缩小占 26%。敷料治疗显示，52% 的患者症状减轻，22% 的患者瘢痕组织消失[313]。四层绷带[314,315]、多层长袜[314]、加压绷带[289,316]和压力衣[289]比标准创面疗法治疗复杂创面（静脉溃疡）更有效。与其他压力系统相比，由矫形羊毛、棉绉纱、弹性绷带和黏性绷带组成的四层绷带可更有效地治疗静脉和动脉溃疡[314]。

压力疗法建议：为减少瘢痕高度和红斑，压力衣需要保持 20~30 mmHg 的压力，每天穿 23 h，每 2~3 个月更换一次压力衣，持续治疗 12 个月[317]。尽管成本低、副作用少，但压力衣可引起活动受限，因此患者依从性较低[82]。

放射治疗

使用放射线治疗增生性瘢痕和瘢痕疙瘩是非常有争议的，这是因为：①放射线是一种潜在的致癌物，特别是在乳房和甲状腺等敏感区域[82]；②疗效差异很大[213]。现有文献关于放射治疗的安全性和有效性尚没有确切的结论。

一项为期 10 年的随访研究发现，使用 β 射线（在核放射性衰变期间释放的高能量和高速电子）治疗改善了患者 55% 的症状，但缩小瘢痕的成功率仅为 11%。在手术切除增生性瘢痕或瘢痕疙瘩后 48 h 内应用 β 射线，缩小瘢痕的成功率为 75%[213]。

高压氧

在高压氧治疗（HBOT）中，患者处于密封的室内，100% 氧气被加压到 1.5~3 个大气压，持续 60~120 min[318]。HBOT 可增加动脉氧压，导致动脉血管收缩，继而减少毛细血管压力[318]，增加静脉系统的回流，因此 HBOT 除了可使血液过度氧化外，还可减少创面水肿[318]。这种额外的氧合被认为可促进灌注受损处创面的组织修复[318]。最近的研究还表明，HBOT 可通过增加血管内皮细胞的数量，在新生血管形成中发挥积极作用[319,320]。该疗法的主要不良反应包括不适、幽闭恐惧症和神经氧中毒[318]。

HBOT 主要用作治疗复杂创面的补充方法[321]。与标准创面治疗相比，它显著提高了糖尿病足和静脉溃疡的愈合率[322,323,324]。2004 年 Cochrane 分析 147 名糖尿病足溃疡患者，与标准治疗相比，HBOT 治疗 1 年后创面愈合率显著增加，截肢率下降，同时研究也显示了 HBOT 对 16 例静脉溃疡患者治疗有益。与标准治疗相比，HBOT 在治疗下肢创面方面似乎更有优势[322]。糖尿病足部溃疡患者的另外两项研究也证实了 HBOT 治疗与标准创面治疗相比的优越性[323,324]。但是，HBOT 的具体作用机制仍不清楚，因此需要更多的研究去探究[318]。

HBOT 在治疗瘢痕疙瘩和增生性瘢痕中的作用尚不清楚。在体外，HBOT 降低胶原蛋白产生和成纤维细胞增殖，这是导致病理性瘢痕形成的主要原因之一[325]。TGF-β 和胰岛素样生长因子 1 是创面愈合过程中主要的促增殖因子，瘢痕和瘢痕疙瘩的形成与它们有关，而它们可被 HBOT 降低[321]。体内实验同样可以复制出这些阳性的体外实验结果。当兔子每天暴露于高压氧下 1h 直至伤口闭合，HBOT 能够显著抑制耳部的增生性瘢痕形成[326]。然而，迄今为止，没有足够的证据支持 HBOT 在治疗增生性瘢痕和瘢痕疙瘩中的标准用法。

敷料

技术的改进和对创面愈合的理解使创面商品化敷料产品大量增加[240]。对于较大的创面，敷料的基本目的是为了防止液体和蛋白质从创面部位流失，并创造有利于肉芽组织形成和再上皮化的环境，从而降低细菌感染和组织损伤的风险[327,328]。表 9-3 为创面和瘢痕治疗中最常用敷料。

负压敷料

负压创面治疗（NPWT）在全球范围内广泛用于治疗慢性和复杂的伤口，各种研究已经证实其疗效[329-332]。NPWT 已被证实可减少创面水肿[333,334]、手术后血肿[335]，促进肉芽组织及新生血管形成[333,336-339]。在复杂创面的治疗中，NPWT 优于创面换药处理[329,340]。一例病例报告显示，NPWT 对接受紧急腹部手术的早产儿有明显效果，显示了这种技术在创面闭合及减少换药方面的优势[341]。

肉芽组织生成是 FGF-2[342,343]、TGF-β 和 PDGF[341,344,345] 上调造成的。NPWT 可对底层细胞施加机械应力，这种物理力量激活机械感受器[347,348]，可导致 ECM 的合成[349]。NPWT 能够激活机械受体通路和关键调控因子，使 VEGF、PDGF、TGF-β 和 FGF-2 的表达升高[350-354]。然而，在一些研究中，NPWT 并没有对这些因子显示出

表 9-3 促进创面愈合、减少瘢痕形成的创面敷料代表性产品及品牌

敷料	品牌名称（举例）	主要特性	图片
负压敷料	· PICO,Renasys（Smith & Nephew） · Invia Motion（Medela）	· 减少创面水肿及血肿 · 促进肉芽组织形成及血管生成 · 去除创面分泌物	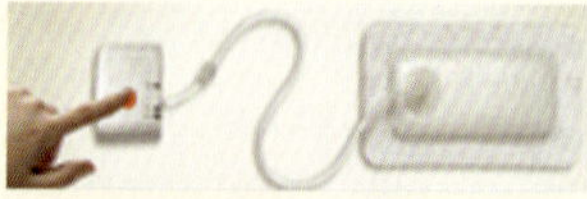
水胶体敷料	· Comfeel（Coloplast） · DuoDerrn（ConvaTec）	· 创建湿润环境 · 吸收创面分泌物 · 促进自溶清创	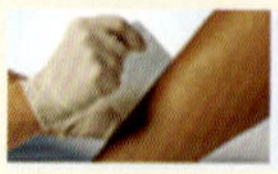 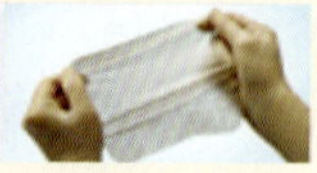
水凝胶敷料	· NuGel（Systagenix） · Intrasite Gel（Smith & Nephew）		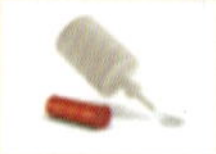
硅凝胶敷料（硅胶片）	· Cica-Care（Smith & Nephew） · Epi-Derm（Biodermis）	· 减少过度胶原生成	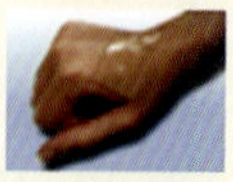
聚氨酯薄膜敷料	· Opsite（Smith& Nephew） · Tegaderm（3M）	· 透氧气和水蒸气，不透液体 · 创建湿润环境 · 促进自溶清创	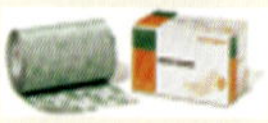
硅涂层尼龙敷料	· Mepithel（Mölnlycke Health Care） · Jelonet（Smith & Nephew）	· 非贴附敷料层利于频繁换药	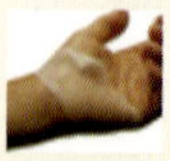
抗菌敷料（银或碘）	· Mepithel（Mölnlycke Health Care） · Jelonet（Smith & Nephew）	· 减少创面感染	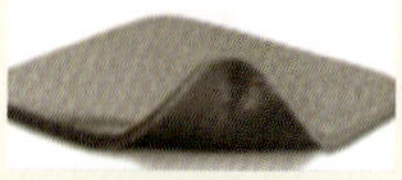

任何效果[344,355]。创面上的负压会减少下方的血流量[356]，缺氧的纤维细胞被认为可以上调缺氧诱导因子（HIF）-1的表达[357,358]，缺氧诱导因子进而促进了胶原沉积及蛋白质的编码[359]，以及上调VEGF和FGF的表达[359]。HIF-1的作用是有争议的，因为研究也发现它可以被NPWT[360]下调。

NPWT下的创面似乎由于VEGF的增加而快速血管化[355,362]。然而，2005年发表的一项研究未发现NPWT对VEGF表达有任何作用[364]。在人外伤创面应用NPWT后，可检测到局部IL-8的增加[362]。这种趋化因子在调节巨噬细胞和中性粒细胞的迁移中起着重要作用，而且有促进血管生成的作用[364,365]。NPWT也具有抗炎特性：它能减少TNF[366,367]和促炎细胞因子如IL-1β和IL-10的表达[344,361,366,367]。IL-6作为一种主要的促炎细胞因子，NPWT对其影响目前没有确凿的证据[344,355,362]。

最近的一项Meta分析认为，没有确凿证据支持NPWT在手术后创面愈合中的临床效果[368,369]。由于证据不足，NPWT在烧伤治疗中的作用也不明确[371]。尽管NPWT对创面愈合有积极作用，但肉芽组织的过度形成可导致瘢痕组织增厚而边缘不整齐[334,371]。泡沫NPWT似乎比纱布NPWT更容易导致瘢痕形成，但其潜在机制尚未明确[371]。在治疗增生性瘢痕和瘢痕疙瘩方面，NPWT只有很少的数据可用，例如一项涉及两名患者的临床研究显示在NPWT治疗1个月后表现出更好的瘢痕外观和厚度[373]，我们需要更多的研究来证实这种疗法对增生性瘢痕和瘢痕疙瘩的治疗效果。

水胶体和水凝胶敷料

水胶体敷料通常有两种不同的产品。首先是纤维敷料，真正的水胶体敷料（如Comfeel，DuoDerm），其具有水凝胶成分如羧甲基纤维素钠，其吸收创面的分泌物而导致凝胶形成[240,373]。一些制剂含有藻酸盐以增加吸收能力（如Algosteril，Comfeel Alginate Dressing）。敷料中的钙离子与创面中的钠离子交换会导致在这些材料中形成凝胶[240]。第二种产品是使用由不溶性聚合物组成的无定形水凝胶（如Intrasite，Nu-Gel），由不溶性聚合物例如修饰的羧甲基纤维素或果胶构成[240]。两组敷料均可吸收创面液体并促进创面自溶性清创。

加拿大安大略省健康质量中心于2009年发表的一项研究显示，与盐水纱布（=标准创面治疗）相比，在治疗压疮方面使用水凝胶敷料的创面愈合速度增加了近三倍[165]；同样的研究发现水凝胶和水聚合物在治疗压疮方面比水胶体敷料更有效[165]。2015年的一项Meta分析认为目前还不清楚是否水凝胶治疗压疮比其他疗法有效[374]。对于糖尿病足/下肢溃疡，水凝胶敷料是标准治疗的一种有效替代物[375]。在一项Meta分析中比较了水胶体敷料与标准创面治疗，发现水胶体敷料更有效[376]。

在浅表和深度烧伤中，与使用[377]或不使用磺胺嘧啶银[377,379]的氯己定（洗必泰）浸湿的石蜡纱布敷料相比，水胶体敷料在愈合时间、疼痛或创面感染方面没有任何优势。然而，患者和医生更认可创面应用水胶体敷料的主观感受与外观改变[379]。与单独使用磺胺嘧啶银相比，水胶体敷料对患者造成的疼痛更少，并可缩短创面愈合时间[390]。最近的数据表明，水胶体敷料可能优于常用的石蜡纱布（Jelonet，见下文），从而减少了清创和移植的需求[381]。此外，它们似乎加速了深度烧伤创面局部的愈合[240]。在两项水凝胶敷料研究中，与标准创面治疗（基本创面接触敷料）相比，应用水凝胶敷料显示出更短的愈合时间[382]或有利的趋势[383]。此外，水凝胶组患者疼痛感更少[382]。

海藻酸盐敷料与ECM的相对相似性使其成为创面敷料、生物活性剂（如G-CSF[384]或磺胺嘧啶银[385]）和细胞移植的理想材料[384]。2015年的一项研究表明，藻酸盐与可选择的创面治疗方法相比，治疗压疮的效果尚不明确，应在考虑其成本和创面特性后使用[386]。加拿大安大略省健康质量中心2009年发布的系统评估中，在较深的溃疡（Ⅲ期和Ⅳ期），藻酸盐和水胶体联合使用与单独使用水胶体相比，溃疡创面面积明显缩小[165]。

封闭敷料

通过封闭水胶体敷料创造的湿性环境来治疗和预防增生性瘢痕和瘢痕疙瘩已经近 30 年[387]。虽然作用机制尚未完全了解，但临床疗效已在多项研究中证实[388,389]。然而，这些研究在治疗效果上有所不同。在创面再上皮化完成之前，新形成的组织更容易透过水，导致创面部位易于脱水。脱水区域的角质形成细胞刺激周围成纤维细胞中的胶原产生，促进瘢痕形成。通过水胶体和封闭敷料维持创面充分的水合作用，可以（部分）防止过量的胶原蛋白产生[388,389]。

硅胶敷料（硅胶薄片如 CicaCare，Epi-Derm）被推荐作为瘢痕的一线治疗方法，另一项治疗方法是病灶内注射类固醇皮质激素[390]。这些治疗措施已被证实能够影响基础的瘢痕参数，如大小、质地和瘢痕相关的不适，如瘙痒和疼痛；几项研究也报道了对瘢痕颜色的有利影响[389,391-394]。然而，并非所有这些作用可以同时被检测到。例如，一项包括 20 名患者的随机对照试验比较了为期 2 个月的封闭硅胶敷料（硅胶薄片）与非处方保湿剂（Eucerin）的治疗效果，发现硅胶敷料在减少瘢痕瘙痒和红斑方面更胜一筹。然而，它们在缓解疼痛、降低厚度方面没有差异[395]。患者对使用这些敷料的依从性较差，因为患者必须使用较长时间，可能会感觉不适，特别是在炎热的天气[390,396]。参见本章节“压力治疗”。

聚氨酯膜敷料

聚氨酯膜敷料（如 OpSite，Tegaderm）是一种透明的创面敷料，可透过水蒸气、氧气和二氧化碳，但不能透过液态水或细菌[240]。通过保持创面湿润，这些产品可帮助创面清创并促进形成有利的创面愈合环境[240]。与使用纱布的标准创面治疗相比，覆盖聚氨酯膜敷料的手术创面感染、水疱和红斑的发生风险较低[397]。虽有稍高的使用费用，但相比于可能出现的并发症的治疗费用来说，其是可以被患者接受的[397]。在部分深度烧伤中，尽管未观察到抑制创面部位感染的优势，但可以减少愈合时间并且患者疼痛感更少，目前证据尚缺乏[240,398]。与石蜡纱布敷料相比，聚氨酯膜敷料在创面愈合、患者满意度、创面部位感染以及部分深度烧伤疼痛方面并没有明显优势[399]。

聚氨酯敷料类似于水胶体和封闭敷料，可创造湿性环境，减少过多的胶原沉积（参见上文关于水胶体和水凝胶敷料）。很少有研究将聚氨酯敷料与水胶体 / 封闭敷料进行比较，或者观察其对增生性瘢痕和瘢痕疙瘩的治疗效果。一项为期 12 周的临床试验评估了聚氨酯敷料与硅胶敷料对增生性瘢痕的作用，结果发现这两种方法在减少瘢痕厚度和相关不适方面都是非常有效的[400]。然而，聚氨酯敷料更好地被患者所耐受。在一项为期 8 周的研究显示夜间（12 h）使用敷料与连续使用 24 h 有相同的结果[401]。

硅胶涂层尼龙敷料

硅胶涂层尼龙敷料（如 Mepitel，Jelonet）由涂有柔软硅树脂的聚酰胺网构成[240]。用于开放性创面时，它可以排出创面分泌物并作为非黏附性敷料使用，我们能够经常换药而不损害创面。

与水胶体敷料相比，硅胶涂层敷料对于清创和移植的需要似乎更少[381]。在治疗诸如下肢静脉溃疡的复杂创面时，Jelonet 与水胶体敷料相比没有显著的优势[402]。此外，水胶体敷料表现出愈合率增加的趋势，而硅胶涂层敷料则没有[402]。在一项包括 167 名患者的临床Ⅲ期研究中，对于刃厚皮片的供区，Jelonet 单独使用不如 Jelonet 与 Repithel（一种含聚维酮碘的脂质体水凝胶）联合使用的治疗效果[403]。Jelonet 是全世界最常用的烧伤敷料[381]。硅胶涂层尼龙敷料在改善深度烧伤创面的愈合时间方面优于磺胺嘧啶银敷料，还可减轻治疗过程和换药时的疼痛感[240,404,405]。必须指出的是，它的总体花费几乎是标准创面治疗的两倍[404]。

抗菌敷料

抗菌敷料通常含银（如 Contreet，Mepilex）

或碘（Inadine，Iodoflex），这些材料被认为可通过减少微生物在创面的定植来降低侵入性创面感染的风险[240]。

含碘和含银的敷料已被证明可显著减少重度污染创面局部的细菌负荷[245]。在包括 1 399 例患者的 Meta 分析中，与标准创面治疗相比，银敷料可改善创面愈合并减少异味、疼痛相关症状和创面渗出物[406]。在对 126 例各种创面（急性和复杂 / 慢性）患者进行的多中心临床评估中，银敷料的使用导致创面组织和周围皮肤状况改善，显著减少创面感染和创面渗出物[407]。

然而，在整体愈合方面，抗菌敷料与标准创面治疗相比没有明显的优势[245]，但是这些敷料似乎可以加快愈合时间[408]。与标准护理相比，长期使用抗菌敷料的成本[409]及它们引起不适的局部副作用[410,411]仍遭到质疑。目前我们需要进一步研究，才能对局部抗菌药物 / 敷料的有效性做出明确的结论[165,245]。

皮肤替代品

皮肤替代品提供机械覆盖和抗细菌保护，并允许气体和液体交换，同时进行再上皮化[240,318]。皮肤替代品本身是无细胞的，或含有复合细胞以促进创面闭合和再上皮化。使用的细胞范围可以包括同种异体和自体分化的细胞，如成纤维细胞和角质形成细胞，以及不同来源的干细胞，如骨髓或脐带。根据材料的不同，它们可以用作临时性或永久性创面覆盖物[412]。大多数皮肤替代品用于临时覆盖创面直至进行皮肤移植。

迄今为止，没有理想的人体皮肤替代品。皮肤替代品的局限性有异基因皮肤移植物的免疫排斥反应、疼痛、瘢痕、愈合延迟、感染及巨额成本[413,414]。改善创面治疗（特别是较大创面）的需求刺激了该领域的深入研究并导致出现了多种包括细胞和无细胞的皮肤替代品[412]。以下重点介绍最常用的皮肤替代品及其功能和优点。

无细胞皮肤替代物

最常用的无细胞皮肤替代物包括 Biobrane，Integra 和 Alloderm。Biobrane 由硅胶膜和尼龙网组成，均嵌入猪胶原蛋白中。Integra 由牛胶原蛋白、鲨鱼软骨素 -6- 硫酸糖胺聚糖和硅酮组成。Alloderm 是一种尸体脱细胞基质。烧伤创面是使用皮肤替代物的主要指征[318]。创面覆盖和早期切除严重受损组织被认为是烧伤治疗的基本要点[415–417]。皮肤替代物的目标是将清创后的烧伤创面覆盖直到可以自体移植为止[418]。一项对 45 例上肢烧伤患者的研究发现，Biobrane 在手术时间和总体费用方面优于 Alloderm，并发症的发生率更低[419]。无细胞皮肤替代物和同种异体皮肤移植应用于烧伤患者是安全有效的[420,421]。生物合成皮肤移植物的两个潜在的优势是增加了术后立即开始物理治疗的可能性，以及肉芽组织过度形成的倾向较小。总的来说，这会使术后移植物更柔软，具有更光滑的外观[419]。

目前研究显示它们在治疗复杂创面方面发挥着积极作用[165]。与标准治疗相比，三项 Meta 分析均提示在复杂创面的治疗中使用人造皮肤移植物是有益的[422,423]。Integra 用于肌腱、关节、骨骼及血管性和压力性溃疡的复杂软组织重建[318,424]。一项为期 10 年的随访研究显示，人造皮肤移植物在美观方面效果极佳[425]。若关节处应用人造皮肤移植物，关节的活动效果较好，甚至在儿童患者中也显示出较好的疗效[425]。人造皮肤移植物覆盖大的皮肤缺损可能降低截肢率[426]。然而，2008 年的一项对于 708 例下肢静脉溃疡患者和 1 201 名糖尿病足溃疡患者的 Meta 分析认为，皮肤替代物疗效尚无定论，并建议更完善的试验设计和更长的随访时间[427]。2009 年，加拿大安大略省健康质量中心发布的一项系统评估认为，由于缺乏确凿的皮肤基质和工程皮肤对压疮疗效的证据，目前不能得出它们在治疗压疮方面的确切结论[165]。在上述适应证的基础上，无细胞皮肤替代物也可用于治疗大疱性表皮松解症和化脓性汗腺炎[428–430]。

细胞皮肤替代物

Transcyte 或 Dermagraft 仅含有人成纤维细胞，而 Apligraf 最接近人类皮肤，因为它不仅包含具有成纤维细胞的真皮成分，而且包含具有角质形成细胞的表皮层。尽管如此，它仍然缺乏人类皮肤的重要元素，如毛囊、汗腺和巨噬细胞[412]。

Apligraf 被批准用于至少 1 个月的传统治疗无效的未感染静脉溃疡，或保守治疗 3 周无效的神经性糖尿病溃疡[413,431,432]。与单独使用负压治疗相比，用 Apligraf 治疗的下肢静脉溃疡患者在半年内创面愈合的可能性增加两倍[433]。在糖尿病足治疗中应用细胞皮肤替代物时，我们观察到创面愈合率更高且愈合时间缩短[434,435]。它也用于烧伤创面、大疱性表皮松解症、供区部位和皮肤癌的创面[413,431]。细胞皮肤替代物似乎适用于治疗瘢痕疙瘩，但无细胞皮肤替代物 Integra 显示出良好的临床效果，并有较高的患者满意度[436,437]。

大规模使用细胞皮肤替代物的主要障碍之一是成本高。例如，直径约 7.5 cm 的圆盘状 Apligraf 成本为 1 000~1 200 美元[438]，治疗静脉溃疡需要应用 1.41 次[439]。干细胞尤其是脐带间充质干细胞的高再生潜力与有利的免疫特性相结合，使它们未来有望成为改善皮肤替代物的一种成分[440]。

细胞疗法

细胞疗法是医学研究的一个新兴领域，它强调了细胞在创面中的应用，以促进创面愈合[441]。这种类型的治疗可以追溯到 20 世纪 80 年代初期，当时首先将培养的自体角质形成细胞应用于烧伤患者[442]。细胞疗法在创面愈合中的应用主要依赖于干细胞分化为创面愈合关键参与者——角质形成细胞和成纤维细胞，它们相互作用可以调节皮肤动态平衡，促进创面愈合[441,443]。移植的多能成体干细胞并不一定是增强创面愈合的原因，因为有证据表明，这些细胞产生的可溶性生长因子可能有重要作用，特别是在同种异体移植中[441]。这一领域最近的研究重点是将培养的细胞（包括但不限于角质形成细胞、成纤维细胞和脂肪来源的干细胞）应用于创面以及在该领域的进一步应用[442]。

创面愈合过程错综复杂，与之相对应的是，有多种细胞疗法具有潜在的应用价值。一项研究报道，在小鼠全层皮肤缺损创面模型中，利用脂肪源性干细胞作为活性基质，采用细胞片层技术，干细胞可充分发挥自我更新与分化的能力[444]。其他小鼠模型使用骨髓间充质干细胞评估细胞疗法治疗皮肤创面的递送方法，用一些细胞移植可增强愈合和汗腺形成[455]。人体多能干细胞衍生的淋巴管内皮细胞最近被认为在体内外均可促进小鼠创面的愈合。尤其在细胞疗法这样的新领域，动物实验的结果前景良好。最近的研究发现人类绒毛膜来源的干细胞可作为另一种细胞疗法的来源，具有与脂肪干细胞相当的功效[447]。

虽然在细胞疗法领域中尚未确定最佳的应用技术和标准，但是越来越多的商业化产品来源于人类细胞。例如，韩国的 Haloderm 是一种自体皮肤移植物，可在 17 天内到达人体表面[442]。这些类型的产品在烧伤和慢性创面的应用前景是十分广阔的。

2014 年，美国食品药品监督管理局（FDA）对上市前审批的文件和医师产品处方信息报道的数据进行了回顾性分析，比较了现有的皮肤同种异体移植物（EpiFix、Apligraf 和 Dermagraft）。研究表明，与其他产品相比，由多层上皮细胞、基底膜和无血管结缔组织基质组成的人羊膜 / 绒毛膜衍生的同种异体移植物 EpiFix，对糖尿病足溃疡的快速改善和康复具有很好的效果[448]。一项 Meta 分析显示，在治疗糖尿病溃疡方面，同种异体皮肤替代物与标准治疗相比有着令人欣慰的效果[422]。

瘢痕形成和细胞治疗领域仍需要进行更多的研究。一项研究已经显示递送系统（通过微球体）是维持间充质细胞分化潜能的关键，并发现其可抑制小鼠纤维化组织形成，这种作用是这些间充质细胞旁分泌作用的结果。通过使用细胞疗法，微球体未来可能有望用来抑制瘢痕的形成[449]。

扫码看参考文献

瘢痕的修复　第四部分

第十章　瘢痕的非手术治疗

JULIAN POETSCHKE，MARKUS REINHOLZ，GERD G. GAUGLITZ　编
王若昕　译

核心观点

1. 瘢痕过度增生是一种常见的世界性医学问题。
2. 增生性瘢痕和瘢痕疙瘩不仅影响美观，通常还伴随着严重的疼痛、瘙痒及功能障碍。
3. 尽管目前已有多种治疗方法，但瘢痕治疗仍然具有挑战性。
4. 注射 5- 氟尿嘧啶治疗难治性瘢痕疙瘩，引入点阵激光治疗改善增生性瘢痕，都是此领域的重大治疗进展。

瘢痕十分常见，可以影响人们的外观、身体甚至心理健康。正如我们研究小组近期阐述的那样[1]，瘢痕疙瘩、萎缩性瘢痕、自残所致的瘢痕及烧伤瘢痕很有可能会对患者的日常生活带来极大的影响。因此，对瘢痕相应症状的评估及治疗方式的选择对改善患者的整体生活质量至关重要。虽然已经发表了许多关于过度增生瘢痕在病理生理学方面研究的文章，但是对于增生性瘢痕及瘢痕疙瘩复杂多变的形成机制目前知之甚少（参见第六章）。其原因可能与在该研究领域缺乏合适的动物模型有关。

普通及病理性瘢痕形成的病理生理学

以创伤后普通瘢痕愈合的机制为参考，可以更好地了解创伤后病理性瘢痕形成后伤口愈合反应的改变[2]。

通常，瘢痕是真皮深层受损后复杂的生理性创伤修复级联反应的产物。这种级联反应分为炎症、增生、重塑三个阶段。创伤后凝血过程随之启动，富含纤维蛋白的血凝块形成，血凝块作为支架用于随后的创伤修复，并且激活血小板脱颗粒，释放出各种趋化因子和促炎症因子。巨噬细胞和中性粒细胞被募集，并溶解坏死组织。释放出的细胞因子（如表皮生长因子、血小板衍生的表皮生长因子、胰岛素样生长因子Ⅰ、转化生长因子 -β）刺激成纤维细胞和角质形成细胞，标志着向增生阶段的过渡[2,3]。在此阶段，未成熟的Ⅲ型胶原、弹性蛋白、蛋白聚糖和透明质酸组成的细胞外基质（ECM）的支架由活化的成纤维细胞构建，由血管内皮生长因子介导，诱导血管向内生长。当肌成纤维细胞促进创口收缩和闭合时，进入重塑期。在这一时期，大量的细胞外基质被降解，基质成分由未成熟状态向成熟状态转化。这是未成熟的Ⅲ型前胶原转换成成熟的Ⅰ型胶原的主要途径[2-5]。

不稳定的瘢痕呈典型的红色外观，有时会引起瘙痒和轻微突起(图 10-1)。在之后的几个月内，瘢痕的颜色逐渐褪去，瘢痕变平，症状消失（图 10-2）[6]。一项已发表的研究对手术切口和创伤切口瘢痕发红及成熟过程的观察发现，瘢痕大约在 7 个月内慢慢成熟，变得不明显[7]。

创伤后血凝块成功转换成肉芽组织需要细胞外基质蛋白降解与沉积达到平衡状态[2]。降解与沉积两者之一出现异常就可导致病理性瘢痕的发生。特定解剖部位、感染、基因易感性以及上皮形成的延迟等多种因素（表 10-1）是导致异常（病理性）瘢痕概率增大的危险因素。有报道指出，对于易感人群，即使微创手术或激光治疗，甚至没有明显创伤的治疗也会在治疗区出现瘢痕疙瘩[2]。

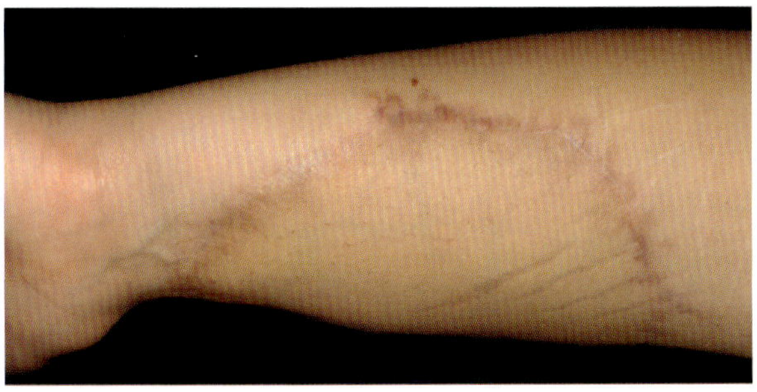

图 10-1 未成熟瘢痕隆起的边缘和红斑

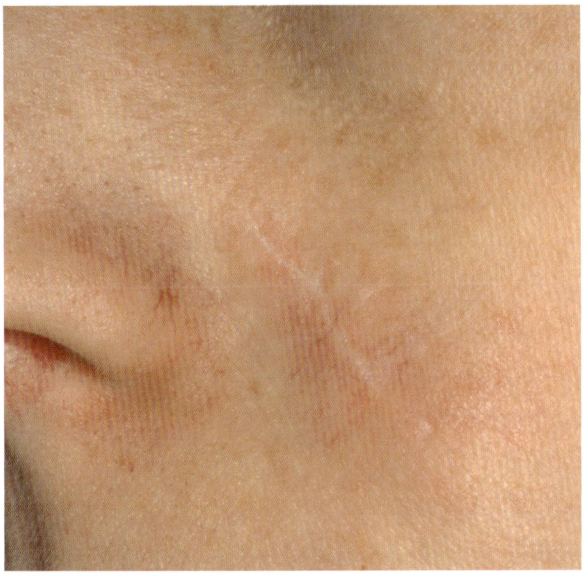

图 10-2 术后正常的瘢痕愈合
来源：REINHOLZ M,POETSCHKE J, SCHWAIGER H, et al.The dermatology life quality index as a means to assess life quality in patients with different scar types. J Eur Acad Dermatol Venereol, 2015, 29 (11) : 2112-2119.

表 10-1 形成增生性瘢痕与瘢痕疙瘩的高危因素

激素（多发生在青春期和孕期）
遗传易感性
地域性
慢性炎症（如痤疮）
创缘的张力
上皮形成延迟（> 21 天）

瘢痕疙瘩（图 10-3）和增生性瘢痕（图 10-4）都是创伤愈合过程中的异常表现，是由合成与分解这两种代谢过程不均衡引起[8]。瘢痕会被大量的炎症细胞浸润，这些细胞会分泌纤维化因子，如 TGF-β_1 和 TGF-β_2。这些因子水平升高促进细胞外基质的堆积，细胞外基质降解能力受损与 TGF-β_3 及基质金属蛋白酶（MMP）下降

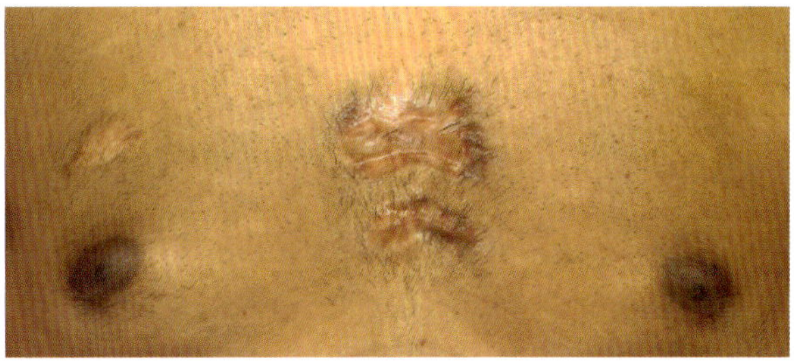

图 10-3 胸骨柄处自发性瘢痕疙瘩

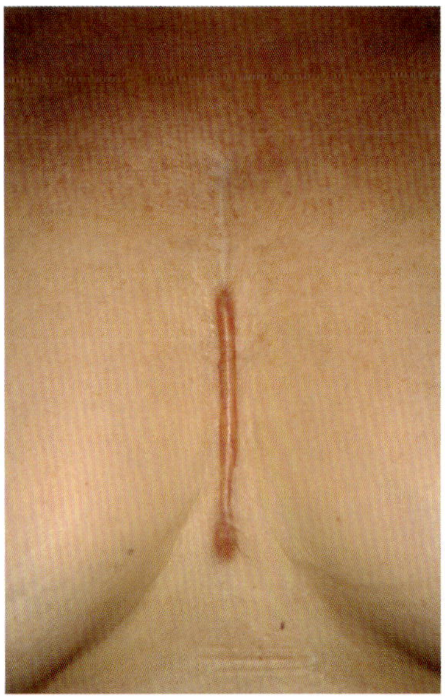

图 10-4 开胸心脏手术后的增生性瘢痕，瘢痕局限在原切口范围内
来源：REINHOLZ M, POETSCHKE J, SCHWAIGER H, et al. The dermatology life quality index as a means to assess life quality in patients with different scar types. J Eur Acad Dermatol Venereol, 2015, 29 (11) : 2112-2119.

要点 10-1
根据临床表现可以看出，瘢痕疙瘩比增生性瘢痕生长时间更长且处于持续紊乱的纤维化状态[8]。

有关。炎症的严重程度和免疫反应的类型都会导致过度增生的瘢痕的形成[9]。Th2（辅助性 T 细胞）细胞的增加促进纤维化，反之，Th1 细胞数量如果占优势则可减轻组织的纤维化[10-11]。

有证据表明，在瘢痕疙瘩组织中长时间的炎症反应伴随免疫细胞增多并局部浸润，可能导致成纤维细胞活性增加，从而增加细胞外基质蛋白的沉积[9]。这可能有助于解释为什么瘢痕疙瘩会

超出原有损伤区域边缘并向外扩展，而增生性瘢痕（免疫细胞的浸润随时间减少）仍局限在原有创面范围内，并随时间推移而退化[9]。

根据临床表现可以看出，瘢痕疙瘩比增生性瘢痕更具浸润性且处于持续紊乱的纤维化状态[8]。

增生性瘢痕和瘢痕疙瘩的治疗方法

对病理性瘢痕形成机制的深入研究使我们可以通过多种途径来治疗病理性瘢痕（表 10–2）。目前已有大量关于预防或改善增生性瘢痕和瘢痕疙瘩的文章发表。尽管在改善瘢痕这一领域中有了快速的突破，但有些问题值得强调：

- 迄今为止，已有多种治疗方法用来预防和改善过度瘢痕形成。
- 众多研究中有对照性且有前瞻性的治疗方法却是有限的。
- 由于瘢痕疙瘩的复发率较高，在实行任何治疗操作之前，区分瘢痕疙瘩和增生性瘢痕至关重要（表 10–3）。
- 激光在治疗中发挥越来越重要的作用，且被相继推向市场。

然而，通过硅酮贴或凝胶、瘢痕内注射曲安奈德（TAC）、冷冻疗法或加压疗法，患者在不需花费很高的情况下，往往就可以使病情得到改善。

接下来的段落里，我们将从最常用的方法开始，将现阶段用于瘢痕预防和治疗的方法进行归纳总结。

增生性瘢痕和瘢痕疙瘩的外科治疗方法

采用外科方法预防或治疗病理性瘢痕时，需要考虑以下五条主要原则。

（1）术后常规给予预防瘢痕治疗，减少术后病理性瘢痕发生的可能性。

1）众所周知，上皮化延迟超过 10~14 天会增加增生性瘢痕发生的概率[12]；快速上皮化在预防瘢痕过度生长中至关重要。

2）创面的制动不良、解剖位置及创面组织的缺失量可引起局部张力增大，导致瘢痕发生及变大的概率增加（参见第七章）。如需要在这些部位选择手术切口，术前应告知患者发生瘢痕的风险[13]。

3）现有的研究认为，创面愈合受皮肤解剖与功能修复，以及缝合材料与缝合技术的合理选择等影响。手术过程中应精确对合组织层次和边缘，这样就能最大限度地限制切口内新生组织的形成。采用皮下缝合的方式可以消除无效腔，如果将创口两侧边缘对合整齐，错位及无效腔出现的概率变小，新生组织就只能在有限空间生长。在无张力无损伤的情况下对合组织，可以使缝合切口更美观。另外，通过游离创口边缘的皮下组织减少周围组织张力，也可达到更好的术后效果。例如，使用人造聚对二氧环己酮单股可吸收缝线（PDS Ⅱ，Ethicon Inc.）缝合皮下组织（在皮下维持张力可达 6 个月），再用可吸收缝线或 3M 减张胶带关闭外层，从而达到最佳的伤口闭合。结果表明，在易感人群中，皮下筋膜减张缝合线可将张力施加在浅筋膜层和深筋膜层，显示出良好的临床效果。推荐 2–0 或 3–0 PDS Ⅱ缝合皮下组织或筋膜层，4–0 或 5–0 PDS Ⅱ缝合皮肤层[14]。

（2）如果出现增生性瘢痕，掌握修复时机是关键，包括手术切除修复的时机。增生性瘢痕在无任何治疗介入的情况下，可能在受创后一年或者更长的时间才能达到稳定——变得平整、质地变软，无须进行手术切除[15]。原发部位的增生性瘢痕切除术后复发率可忽略不计[16,17]。另一方面，如果瘢痕或关节发生挛缩，解除挛缩的治疗应该及早进行（参见第十二章）[14]。

（3）创口边缘张力增加时，会促进增生性瘢痕的形成。因此，采用 Z 或 W 成形术、植皮或者局部皮瓣等手术方法阻断由于长期刺激产生细胞外基质导致瘢痕张力及厚度之间形成的恶性循环，这样可以减少病理性瘢痕的形成[18]。

（4）创面的延迟愈合（如真皮深层烧伤或创面的感染）可能会增加增生性瘢痕和瘢痕疙瘩形成的概率。将特定的皮损用手术方式（切除后缝合或植皮）转变为适当时间愈合的手术切口，可大大降低病理性瘢痕的发生率[18]。

表 10-2 增生性瘢痕和瘢痕疙瘩的治疗策略

治疗	用法	作用机制	适应证、效果、评价
预防			
加压疗法	瘢痕愈合后每天至少 23 h 持续性加压 15~40 mmHg/d，应用时间≥ 6 个月	通过限制瘢痕组织的血供及氧供使胶原合成减少，细胞凋亡增加	·烧伤后增生性瘢痕、耳后瘢痕疙瘩术后预防 ·成功率存在争议 ·患者由于经常感觉不舒适导致依从性降低
硅酮凝胶 / 贴	每天至少应用 12 h，应用时间≥ 2 个月，创口闭合 2 周后使用	压力增加，角质层水化，温度增加→胶原酶活性增加	·预防增生性瘢痕及瘢痕疙瘩 ·获益有争议 ·对稳定的增生性瘢痕和瘢痕疙瘩无效
类黄酮	康瑞保凝胶（Merz Pharma, Frankfurt, Germany）；美德皮肤护理凝胶（Merz, Pharm-aceuticals, Greensboro, NC,USA），2 次 /d，涂抹 4~6 个月	抗细胞增殖，抗感染，TGF-β 表达降低	·仅限于预防和治疗增生性瘢痕及瘢痕疙瘩
目前治疗方案			
类固醇类	瘢痕内注射曲安奈德（10~40 mg/mL），1 个月注射 1~2 次	·抗感染 ·血管收缩增加→供氧，养分减少 ·角质细胞、成纤维细胞抗有丝分裂效应。α_2 巨球蛋白减少→胶原酶增加→ TGF-β_1 和 TGF-β_2 生成减少	·瘢痕疙瘩一线治疗药物，增生性瘢痕二线治疗药物 ·联合手术、PDL 和冷冻 ·注意：皮肤及皮下脂肪萎缩、毛细血管扩张
冷冻疗法	液氮接触或冷喷冷冻，解冻周期 10~20 s	诱导血管损伤→组织缺氧坏死→胶原合成减少	·增生性瘢痕可用单一治疗，瘢痕疙瘩推荐与曲安奈德注射联合治疗 ·仅限于对小面积瘢痕治疗效果 ·注意：水疱和疼痛
瘢痕整复	线性切除，切除后无张力缝合，皮片移植（全厚 / 中厚），Z 成形术或 W 成形术	手术切除过度生长的瘢痕	·增生性瘢痕治疗效果显著 ·瘢痕疙瘩术后复发率高达 45%~100%
放射疗法	表面 X 线，剂量 15~20 Gy，总剂量小于 40 Gy 术后早期应用 5~6 个疗程	抑制成纤维细胞增殖并使其凋亡	·瘢痕疙瘩术后放疗效果整体理想 ·注意：潜在恶变及致癌可能
激光治疗	脉冲染料激光（585 nm PDL），能量 6.0 ~7.5 J/cm^2（7 mm 光斑）或 4.5~5.5 J/cm^2（10 mm 光斑），每 2~6 周治疗 2~6 次	通过损伤血管造成局部缺血→组织缺氧增加	·早期增生性瘢痕和瘢痕疙瘩绝佳的选择 ·其他如剥脱性激光治疗瘢痕疙瘩复发率很高
新兴的治疗方案			
干扰素	每天 2 次瘢痕内注射 IFN-α 2b［（1.5~2）× 10^6 IU］，最少注射 4 天	抑制增生	·临床疗效尚可 ·注意：注射干扰素可出现流感样症状
5- 氟尿嘧啶	5- 氟尿嘧啶病灶内注射 50 mg/mL	通过抑制 DNA 合成增加成纤维细胞凋亡	·对增生性瘢痕和瘢痕疙瘩疗效尚可 ·注意监测血细胞数量（贫血、白细胞减少症、血小板减少症），孕期妇女或骨髓抑制患者禁止使用该方法治疗

来源：GAUGLITZ G G, KORTING H C, PAVICIC T, et al. Hypertrophic scarring and keloids: pathomechanisms and current and emerging treatment strategies. Mol Med, 2011, 17（1/2）: 113–125.

表 10-3 增生性瘢痕和瘢痕疙瘩的流行病学、临床及组织学差异

	增生性瘢痕	瘢痕疙瘩
发病率	手术后发病率 40%~70%，烧伤后发病率高达 9%[150-152]	非洲人种发病率 6%~16% [153,154]
	20~30 岁成年人发病率较高，且没有性别差异 [155,156]	
好发部位	肩部、颈部、胸骨柄、膝盖、足踝 [17,157,158]	前胸、肩部、耳垂、上臂、面颊 [154,159,160]
	不易发生的部位：眼睑、角膜、手掌、黏膜、生殖器、足底 [154]	
病程	创伤后 4~8 周内，快速生长期达 6 个月，数年后可逐渐消退 [158,162,163] 原增生性瘢痕切除后复发概率较小 [16,17]	胸中部出现轻微损伤后几年之内出现或自发形成长时间存在无自发消退 [41] 原发病灶切除术后复发概率高
外观	增生只限于原创伤部位 [164]	向原创伤部位四周浸润性生长 [164,165]
	都会出现瘙痒症状，但瘢痕疙瘩甚至会出现明显疼痛或感觉过敏 [158，161]	
组织学特征	主要是纤细的呈波浪状排列整齐的Ⅲ型胶原束，与表皮平行排列，含有丰富的包含肌成纤维细胞和酸性黏多糖的结节 [3] PCNA/p53ATP 低水平表达 [168]	紊乱的，增粗增厚的Ⅰ型和Ⅲ型细胞胶原束之间无结节或过多的肌成纤维细胞 [3,166] 血管减少，广泛的血管扩张 [167] PCNA/p53ATP 高水平表达 [168]

来源：GAUGLITZ G G, KORTING H C, PAVICIC T, et al. Hypertrophic scarring and keloids: pathomechanisms and current and emerging treatment strategies. Mol Med, 2011, 17 (1/2) : 113–125.

（5）手术切除病理性瘢痕后，术区取而代之的是新的继发性创面。新创面在一开始就辅以抗瘢痕保守治疗，这样术后发生不良瘢痕的可能性就大大减小 [18]。但是，如果切除瘢痕疙瘩后不进行进一步的抗瘢痕保守治疗（如局部注射皮质类固醇或 5- 氟尿嘧啶、术中冷冻疗法、加压法或放射疗法），术后复发率高达 45% ~100%。术后瘢痕大小甚至超过原有瘢痕大小 [19,20]，因此应严格避免。耳垂瘢痕疙瘩进行手术修复（髓核切除后低张力缝合或病灶刮除）后进行类固醇或 5- 氟尿嘧啶注射及术后加压（使用耳夹），术区应用 5% 咪喹莫特乳膏或术中采用冷冻疗法 [21]，最终会取得很好的美容效果。

硅酮类产品

目前以硅酮为基础的产品大多是凝胶、贴片。硅酮贴片常结合压力治疗，并且有大量的成品可供使用。自 20 世纪 80 年代初问世以来，硅酮凝胶贴片已经被频繁地应用于瘢痕治疗领域中 [22-26]，其作用机制不是硅酮本身具有任何抗瘢痕的特性，而是其可使经表皮水分的流失量正常化，以及其他可能的途径达到了减轻瘢痕的效果 [15,27]。在创伤后 2 周创面完全重新上皮化后开始使用硅酮产品，每天使用 12~24 h，连续使用 12~24 周 [18]。多数研究普遍肯定使用硅酮治疗瘢痕的有效性，但近期 Cochrane 发表的一篇分析硅酮凝胶贴片有效性的综述中表明，硅酮凝胶贴片对瘢痕的疗效尚不明确，因为大多数研究不具有信服力 [28]。尽管如此，在 2002 年发表的国际瘢痕治疗指南中说明，硅酮凝胶贴片仍是治疗线性增生性瘢痕、烧伤后广泛的增生性瘢痕以及小面积的瘢痕疙瘩的一线用药 [12]。在过去的十年中，越来越多的研究支持使用硅酮凝胶作为预防过度瘢痕形成的方法，特别是在那些因为运动或其他因素妨碍了硅胶片持续使用的区域 [29-33]。根据最新的指南 [34,35]，硅酮凝胶和贴片可以作为各种瘢痕的一线治疗，包括增生性瘢痕、小面积瘢痕疙瘩以及病理性瘢痕预防性治疗。

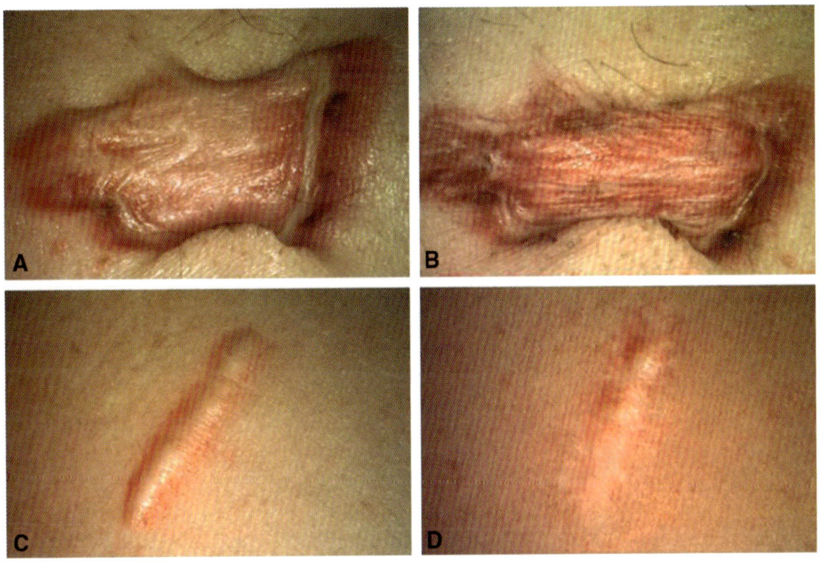

图 10-5　增生性瘢痕和瘢痕疙瘩冷冻治疗及曲安奈德（TAC）灶内注射治疗。A，C. 治疗前　B，D. 冷冻疗法和病灶内 TAC 注射（40 mg/mL）4 个疗程后

要点 10-2
硅酮产品治疗：对有高风险形成病理性瘢痕或者对瘢痕特别关注且对其不满意的患者，作者推荐使用硅酮制剂作为预防治疗手段。我们还将硅酮产品与注射剂或非剥脱性激光器结合在一起，可提高两次治疗间疗效。

瘢痕内注射类固醇和冷冻疗法

自 20 世纪 60 年代中期以来，瘢痕内注射类固醇被用于治疗过度瘢痕形成[36]。瘢痕内注射曲安奈德（TAC）是很早就出现的瘢痕治疗方法，目前仍是治疗增生性瘢痕和早期瘢痕疙瘩的标准疗法，并且 TAC 注射后可有效缓解常见的症状，如疼痛和瘙痒。皮质类固醇治疗主要是通过减少伤口的炎症反应达到临床效果[15]，包括抑制胶原和黏多糖的合成，减少成纤维细胞增生[37]，加速胶原和成纤维细胞变性[38]。一般的治疗方案是每 3~4 周注射 3~4 次 TAC，浓度为 10~40 mg/mL。尽管有时注射会持续 6 个月甚至更长时间，但这种注射次数通常可能已足够了[36]。现有文献报道，有效率为 50%~100%，复发率为 9%~50%[20]。皮质类固醇注射的副作用包括皮肤萎缩、毛细血管扩张和注射部位疼痛。为了缓解疼痛，可采用瘢痕区表面麻醉或在瘢痕周围注射局麻药物[5]。

虽然瘢痕内注射皮质类固醇的全身不良反应很少，但文献中报道了使用 TAC 注射治疗儿童瘢痕疙瘩和增生性瘢痕后出现了库欣综合征；Fredman 和 Tenenhaus 在一篇综述中指出，儿童每月病灶内注射皮质类固醇的推荐剂量为不得超过 30 mg，同时建议年轻患者治疗后需对其进行密切观察[39]。据报道，成人患者中瘢痕内注射 TAC 后，几乎没有发生医源性库欣综合征的病例；通常在这些案例中，在一个月内应用极大剂量（高达 1 200 mg）来治疗多种瘢痕疙瘩[40]；尽管成人患者中存在肾上腺并发症的可能，但对大多数患者来说，仅在病灶内使用皮质类固醇引起该并发症的可能性不大；对于瘢痕数量较多或面积较大的患者，不同的瘢痕或一个瘢痕不同的部分使用交替治疗可以减少并发症的发生。

对于病程较长的增生性瘢痕和面积较大的瘢痕疙瘩，与冷冻治疗相结合的注射方法是在日常中很常用的方法，且效果显著（图 10-5）[41,42]。据报道，应用冷冻疗法结合瘢痕内注射 TAC 治疗增生性瘢痕和瘢痕疙瘩，术后瘢痕有明显改善[43-45]。冷冻治疗的确切机制尚不清楚，除了对纤维组织物理破坏外，还有因血管损伤、缺氧最终导致的组织坏死的作用。每次治疗间隔至少 3~4 周（大约需要 3~6 个疗程），以利于干预后康复。常见的副作用包括持久的色素减退或色素沉着增加、水疱和术后疼痛[46-48]。基于专家讨论得出，冷冻治疗应在注射 TAC 之前进行，可以提高治疗成功率。该机制还不确定，可能是由于冷冻治疗导致的水肿可促进注射的药物大量沉积在病灶内。

要点 10-3
瘢痕内注射皮质类固醇治疗：使用 TAC 仍然是我们最常用的治疗增生性瘢痕和瘢痕疙瘩的方法。与冷冻治疗结合使用，可使瘢痕组织被软化，有利于瘢痕内注射 TAC。对于非常小的瘢痕疙瘩和增生性瘢痕，可以单一使用浓度为 40 mg/mL 的 TAC 治疗，使用胰岛素注射器（0.3 mL，30G 针）注射高浓缩 TAC。我们通常会在大约相隔 4 周进行 3 个疗程，之后使用 5-FU（对 TAC 无效的情况下）或者继续用血管靶向激光来改善红斑或新形成的毛细血管扩张。

压力疗法

自 20 世纪 70 年代以来，压力疗法一直是治疗增生性瘢痕和瘢痕疙瘩的主要手段。压力衣仍然是预防烧伤后过度瘢痕形成的常见选择，尽管其作用机制和效果尚不明确。据推测是通过减少毛细血管灌注、组织缺氧[49–51]、促进成纤维细胞凋亡[52]来抑制胶原产生。

在不同的解剖部位所用的加压器材不同，加压器材包括压力衣、绷带、透明塑胶面罩或特定位置的填充物。有关施加压力的建议主要基于临床研究观察，但这方面课题的研究结果不一致。目前标准是：每天至少以 15~40 mmHg 的压力持续加压 23 h，压力治疗时间应超过 6 个月[50,53]。

近来研究表明，在治疗增生性瘢痕时使用 20~25 mmHg 的压力效果明显优于 10~15 mmHg 的压力[54]。然而，最近一篇文章关于使用压力衣效果的 Meta 分析却显示没有统计学意义。因为压力治疗成功与否主要取决于患者的依从性和患者瘢痕的分布位置，所以必须进行关于规律使用及匹配伤口的咨询（参见第十九章）。皮肤浸渍、湿疹和气味等副作用可能会减少患者穿着压力衣的依从性。然而，手术后给予适当的压力（如在外科手术修复耳垂瘢痕疙瘩后使用加压耳夹）可以显著降低手术后病理性瘢痕的复发率[53,57]。此外，使用压力衣可能是一种很有前途的替代疗法，特别是使用在儿童身上时，因为压力衣副作用少，没有其他治疗的疼痛感，可替代病灶内注射 TAC 或冷冻疗法。

要点 10-4
压力疗法治疗：作者对压力疗法的多方面应用有大量临床经验，在手术切除耳垂瘢痕疙瘩后使用加压耳夹可防止复发；多发性痤疮导致瘢痕疙瘩的患者，使用加压设备，有助于软化瘢痕组织，减少 TAC 或 5-FU 的注射次数；四肢出现小面积增生性瘢痕或瘢痕疙瘩的年幼患者，压力疗法效果明显。

激光治疗

过去几十年中，已经使用多种不同的激光治疗增生性瘢痕和瘢痕疙瘩（参见第十三章）[58]。然而，不同波长和激光能量设置对治疗效果影响的研究尚普遍缺乏。在 20 世纪 90 年代早期，585 nm 脉冲染料激光器（PDL）被当作一种新兴的治疗手段，用于治疗早期的增生性瘢痕和瘢痕疙瘩[59]。其作用机制尚未完全明了，但据认为 PDL 可通过诱导毛细血管损伤或破坏的方式改善增生性瘢痕和瘢痕疙瘩，并影响胶原的合成和分解，使其向有利方面变化[60–62]。PDL 治疗后，MMP（如胶原酶）有所增加[63]。目前推荐治疗增生性瘢痕和瘢痕疙瘩的参数是非重叠激光脉冲、低能量、6.0~7.5 J/cm^2（7 mm 光斑）或 4.5~5.5J/cm^2（10 mm 光斑）[64]。根据 Alster 与其同事的介绍[59]，必须进行 2~6 个疗程才可以成功地改善瘢痕的颜色、高度、柔软度和质地。然而，这些观点在其他研究中未被证实。在一些后续研究中，经过长期的随访观察发现，病例组与未接受治疗的对照组效果无显著差异[66,67]。这类研究的缺陷包括缺乏对照组或样本量较小。此外，增生性瘢痕和瘢痕疙瘩常常不易区分，或者对瘢痕生长时间及活动性的信息缺乏。这些原因可以解释为什么目前激光治疗对于增生性瘢痕和瘢痕疙瘩效果证据不足[68]。

使用 PDL 治疗后可观察到轻微的副作用，

包括持续 7~14 天的紫癜。根据设置的能量密度不同，可能也会出现小水疱和结痂现象。持久的色素沉着增多发生在深色皮肤类型治疗后，但使用波长 595 nm 比 585 nm 色素沉着发生率低[18]。作者等人偶然观察到早期的瘢痕疙瘩在 PDL 治疗后有被激活再生的现象[69]，由于这个原因，作者经常结合使用冷冻疗法和注射 TAC 疗法来治疗瘢痕疙瘩。

最近，一种 1 064 nm 的掺钕钇铝石榴石（Nd:YAG）激光被认为是改善增生性瘢痕和瘢痕疙瘩的有效方法[63]。作用机制可能类似于 PDL，但是 Nd：YAG 激光器的穿透深度比 PDL 更大，并且肤色较深的类型也可以接受，因为黑色素对该种激光的吸收较低（参见第十三章）。然而，非剥脱性激光可能在较厚的瘢痕疙瘩治疗中存在局限性，因为疗效似乎随着瘢痕的厚度增加而减小[63]。另一项研究显示，通过 5~10 次低通量治疗后（每次间隔 1~2 周），增生性瘢痕和瘢痕疙瘩在色素沉着、血供、柔软度和高度方面有所改善，只有治疗操作过程中刺痛感及治疗后红斑这样轻微的副作用[70]。为了证明使用 Nd:YAG 非剥脱性激光治疗病理性瘢痕的效果，我们还需要进行更多的研究。最近发表的德国关于治疗病理性瘢痕的指南主要推荐 PDL，用来减少红斑，特别是对新出现的高度血管化的以及瘙痒的瘢痕[18]。根据这些指南，推荐其他激光平台包括大面积（非点阵）剥脱性二氧化碳（CO_2）或铒（Er）：YAG 激光用于非活动性增生性瘢痕的治疗。然而，在没有其他预防治疗措施的情况下不推荐用该方法治疗瘢痕疙瘩，由于其复发率与手术切除后的复发率相似[18]。

点阵式光热分解作用（FP）的概念极大地改变了激光的应用领域。像素化凝血和剥脱性损伤作用在真皮的深层组织中产生良好的反应，这是激光治疗的一场革命。点阵激光这种新的激光治疗模式与传统剥脱性激光相比，既可减少瘢痕恶化的风险又能缩短治疗间期。FP 可持续性促进胶原的重塑及创面的快速愈合[71,72]。FP 的原理是给予相对狭窄和深的小孔状热损伤，而周围相对较大面积的皮肤未被损伤。在临床实践中，FP 能在保持良好的临床疗效的前提下将副作用最小化[71,72]。对剥脱性和非剥脱性点阵激光在不同适应证方面进行了深入的研究，其中包括光老化、眶周皱纹及萎缩性瘢痕等。

基于胶原重塑反应受多种炎症免疫活性分子（如热休克蛋白、MMP-1、TGF-β_2、β-成纤维细胞生长因子、TGF-β_3 等）介导调节，点阵激光还可用于术后瘢痕或烧伤后增生瘢痕的治疗[73-75]。FP 和 PDL 两种不同治疗设置在手术瘢痕治疗中的临床效果随机对照试验结果显示，无论是剥脱性还是非剥脱性点阵激光，治疗效果均优于 PDL[76,77]。

另一项研究比较了点阵 CO_2 激光和磨削术治疗严重创伤后及手术后瘢痕的效果。结果再一次显示点阵剥脱激光治疗效果较好[78]。近来有临床报告指出经过点阵激光治疗后，治疗区域组织学/结构性有所改善[79-81]。目前，剥脱性点阵激光比非剥脱性激光更受欢迎，通常情况下剥脱性点阵激光需要疗程更短，并且在伴有挛缩症状的治疗区域穿透层次更深[34,35,81]。

要点 10-5

激光疗法治疗：瘢痕及症状不同，选择的治疗性激光也不同。虽然 PDL 或 Nd:YAG 激光针对瘢痕发红的症状有较明显改善，但在开始任何治疗前，还应该考虑到 PDL 或 Nd:YAG 激光的穿透深度是有限的。因此，在开始激光治疗前，尤其是有炎症的瘢痕疙瘩，应首先采取瘢痕内注射 TAC 等抗炎治疗。炎症被控制以后，下一个主要的任务是降低瘢痕厚度，这时与冷冻治疗结合效果更佳。为了达到令人满意的结果，通常需要进行多种治疗。对于陈旧性的线性或广泛的增生性瘢痕，则需要改善瘢痕组织的质地、弹性和柔软度。在这方面，点阵激光发挥着越来越重要的作用。虽然非剥脱性和剥脱性点阵激光设备都可以使用，但目前青睐于 CO_2 点阵激光，因为它有深及 4 mm 的穿透度以及对瘢痕组织的剥脱作用。由于胶原重塑需要时间，所以和大多数激光治疗一样，CO_2 点阵激光也需要多个疗程，最终的效果只能在最后一个疗程数月后才能显现。

5- 氟尿嘧啶

数十年来，5- 氟尿嘧啶（5-FU）已经成功用于治疗增生性瘢痕和瘢痕疙瘩（图 10-6）[82]。5-FU 是一种嘧啶类似物，可抑制纤维细胞增生和胶原沉积。研究表明，无论使用“高浓度”（40~50 mg/

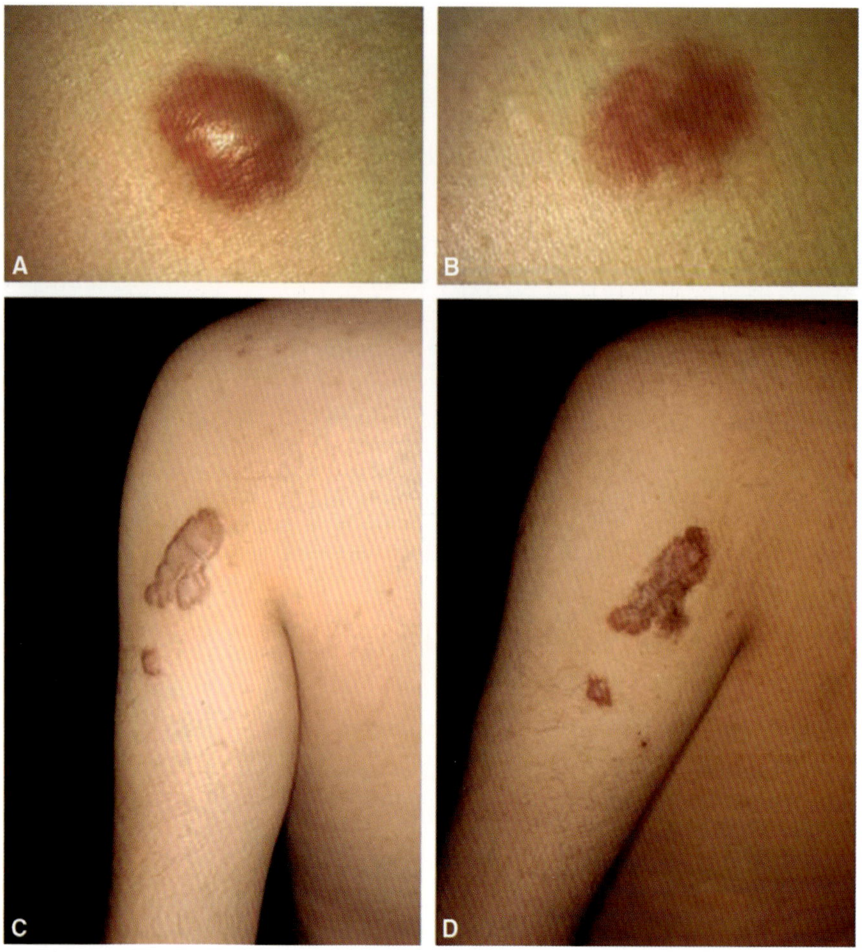

图 10-6 瘢痕疙瘩内注射 5-Fu 后。A，C. 曲安奈德与冷冻治疗后的难治性瘢痕疙瘩。B，D. 病灶内注射 5-Fu 4 个疗程后，间隔期为 4 周

mL）或“低浓度”（1.4~3.5 mg/mL）的 5-FU 治疗瘢痕疙瘩，其中都约有一半的患者效果良好[84-86]。也有研究评估病灶内联合注射 5-FU 和 TAC 的效果。其中一项前瞻性研究表明，在 69 名瘢痕疙瘩患者灶内注射 TAC（40 mg/mL）：5-FU（50 mg/mL）（1：9），每周注射 1 次，连续治疗 2 个月，期间配合 PDL 治疗，比单独使用 TAC（40 mg/mL）的治疗效果更好[87]。另一项包含 40 例增生性瘢痕和瘢痕疙瘩样本量的双盲前瞻性研究结果表明，灶内注射 TAC（40 mg/mL）：5-FU（50 mg/mL）（1：9）比直接使用 TAC（40 mg/mL）在减轻瘢痕大小和红肿方面更有效[88]。另一项研究表明，对于整体改善瘢痕效果上，灶内注射 5-FU/TAC 联合手术切除优于单独病灶内注射 TAC 或手术切除[89]。现有的研究数据表明，瘢痕内注射 5-FU 是一种安全有效的治疗增生性瘢痕和瘢痕疙瘩的方法。典型的不良反应包括注射侧疼痛、过度色素沉着、皮肤刺激和溃疡。溃疡主要见于深色皮肤的个体，通常在数周内就会消退。5-FU 疗法的禁忌证包括贫血、白细胞减少、血小板减少、妊娠、骨髓抑制和感染。迄今为止，还没有观察到全身性的副作用。根据最新的德国和国际治疗病理性瘢痕的指南，可以将 5-FU 用于治疗难治性瘢痕疙瘩[18,34,35,90]。

要点 10-6

5- 氟尿嘧啶治疗：在过去的几年中，作者越来越频繁地使用 5-FU 治疗瘢痕疙瘩及预防手术切除耳垂瘢痕疙瘩后的复发。对于先前没有做过预防治疗的瘢痕疙瘩，每隔 4 周注射 TAC（配合冷冻疗法）共 3 次。如果没有显著的改善，改用 5-FU（50 mg/mL）和 TAC（40 mg/mL），比例为 3：1。如被转到我们治疗中心的患者，并且采用注射 TAC、冷冻疗法或硅酮凝胶治疗超过 3 个月，在无禁忌证的前提下，立即开始使用 5-FU 和 TAC 的联合疗法。为了预防耳垂瘢痕疙瘩切除术后复发，将采用少量的 5-FU（50 mg/mL）直接注入新的瘢痕组织，通常术后 2 周左右开始，每次间隔 2 个月。

洋葱提取物（Cepae 膏剂）

洋葱提取物似乎具有抗炎和杀菌作用。洋葱提取物对瘢痕治疗有潜在的积极作用，包括抑制成纤维细胞增生和胶原合成，推测这种治疗瘢痕的作用归功于槲皮黄酮等黄酮类化合物。最近有人认为它们抑制瘢痕的作用是通过抑制 TGF-β_1，TGF-β_2 和 SMAD 信号通路介导的[91,92]。尽管如此，在增厚的瘢痕上涂抹含洋葱提取物的膏剂的治疗效果仍有待充分阐明[93-97]。根据最新的研究，与其他媒介物相比，涂抹含洋葱提取物的膏剂能显著减轻瘢痕的厚度和相关的症状[94]。此外，它们似乎对预防使用激光去除文身后产生的病理性瘢痕有显著疗效，也可以联合病灶内注射 TAC 疗法[99]。根据最近颁布的德国和国际瘢痕治疗指南，含洋葱提取物的膏剂可作为治疗增生期瘢痕和预防术后瘢痕过度增生的药物[18,34,35,90]。

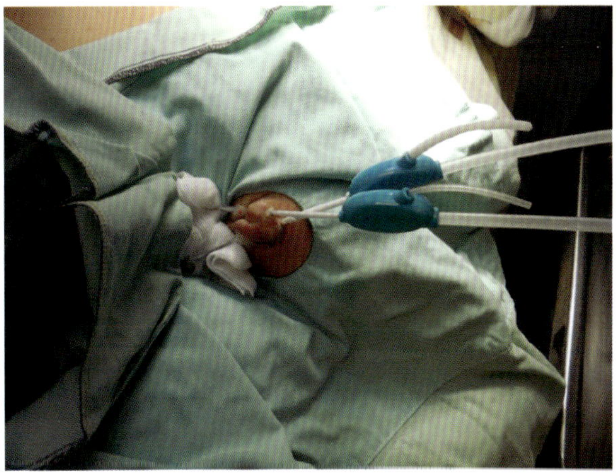

图 10-7 冷冻针插入瘢痕疙瘩内（局麻）
来源：GAUGLITZ G G. Management of keloids and hypertrophic scars: current and emerging options. Clin Cosmet Invest Dermatol, 2013, 6（10）: 103-114.

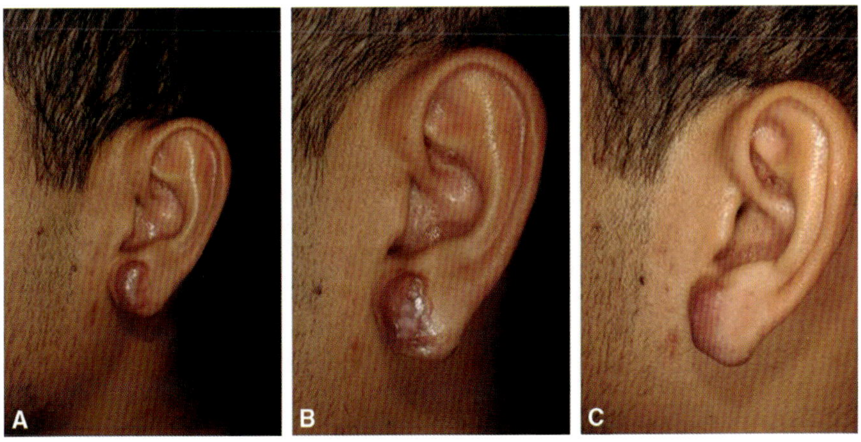

图 10-8 耳垂瘢痕疙瘩灶内冷冻治疗。A. 灶内冷冻治疗前。B. 灶内冷冻治疗 4 周后。C. 灶内冷冻治疗 12 周后

要点 10-7
洋葱提取物治疗：洋葱提取物是硅酮凝胶的一种替代品，因价格低廉，且研究数据也在不断更新，使它备受关注。最近，洋葱提取物已被制作加工成贴剂推向市场，尽管对该贴剂仍缺乏研究数据，但它依然可能会引起关注。

病灶内冷冻疗法

近年来，一种新兴的治疗增生性瘢痕和瘢痕疙瘩的方法问世（图 10-7 和图 10-8）[100-102]。冷冻针（CryoShape，Etgar Group Ltd，Kfar Saba）一侧连接到一个液氮罐，另一侧插入增生的瘢痕组织中，将瘢痕组织从内向外冷冻。一项研究显示，经过单次冷冻治疗后，耳郭瘢痕疙瘩的体积最多可缩小 70%，上背部、肩部和胸部的瘢痕疙瘩缩小了 60%。除了体积缩小外，临床症状也有所减少。这种治疗似乎是可以耐受的，只有散在的色素脱失，没有明显的瘢痕恶化或感染的倾向。

要点 10-8
病灶内冷冻疗法：与接触 / 喷雾探针相比，病灶内冷冻疗法的安全性和有效性已被认可。病灶内冷冻疗法有望成为缩小瘢痕的一种替代疗法[103]。遗憾的是，由于冷冻针的价格偏高，导致这种治疗的费用相对较高。

咪喹莫特

咪喹莫特是一种 Toll 样受体 7（TLR7）配体，它能激活先天免疫途径，从而充当免疫应答调节剂。5% 咪喹莫特乳膏已经被批准用于光化性角化病、浅表基底细胞癌和生殖器疣的治疗 [87]。咪喹莫特促进干扰素（IFN）—— 一种促炎细胞因子的释放以及胶原的分解。此外，咪喹莫特调节基因的表达，诱导程序性细胞死亡 [104]。多个观察性研究案例报告显示，该疗法对瘢痕疙瘩的治疗有积极作用，并提出了成功的治疗方案（从术后当晚开始治疗，每天连续治疗或从术后 2 周开始治疗，每隔一晚进行一次治疗，连续 8 周）[105–107]。但是，一项前瞻性、双盲、安慰剂对照的试点研究中 20 名患者在手术切除瘢痕疙瘩后采用 5% 咪喹莫特软膏或安慰剂进行治疗，结果显示两组患者术后 6 个月瘢痕疙瘩复发率无明显差异 [108]。另一项研究显示，在 10 名接受咪喹莫特治疗瘢痕疙瘩的患者中，有 80% 的复发率 [109]。因此，需要进一步的研究来阐明这种免疫调节方法的效果和副作用（持续的炎症、糜烂、脱色等），以减少瘢痕疙瘩切除术后的复发率。

要点 10-9
咪喹莫特治疗：对于这种昂贵的疗法，其研究结果目前具有争议。因此，研究小组并没有将其对瘢痕疙瘩的治疗纳入最近更新的国际指南中。

博来霉素

硫酸博来霉素是一种糖肽，常用于全身化疗中，也用于瘢痕内注射来抑制瘢痕过度增生。它被认为通过减少刺激 TGF-β_1 抑制胶原的合成 [110]。之前的研究表明，在使用连续针刺或快速注射技术注射 3~5 次后，增生性瘢痕和瘢痕疙瘩在主要症状（瘙痒和疼痛）及厚度、柔软度和红斑等方面均有显著改善 [110–112]。在极少数情况下，病灶内注射博来霉素之后，可能发生长期脱色和皮肤萎缩。由于博来霉素是一种具有高毒性的化疗药物，全身用药时对肺、肾、肝和其他器官系统有严重副作用。尽管有细胞毒性，但瘢痕内注射博来霉素全身的副作用似乎很少见 [16]。依然需要进一步的研究和试验来验证博来霉素的疗效，以确立其在今后的治疗方案中的适当作用。

放射治疗

要点 10-10
治疗要点：博来霉素 这种方法大体上类似于使用 5-FU。虽然目前 5-FU 的研究比较透彻，但通过广泛的临床应用已证实了注射博来霉素的功效。博来霉素的一个优点是，它与溃疡（使用 5-FU 的患者可被观察到）的相关性较低，在较深肤色的患者中更受欢迎。

放射治疗方法包括浅表 X 线照射、电子线和低或高剂量的近距离放射疗法，是瘢痕疙瘩切除的主要辅助治疗手段。除一项报道外 [117]，这种组合治疗方法在减少术后瘢痕疙瘩复发率方面显示出较好的效果 [113–116]。放射治疗通过抑制血管新生和成纤维细胞增生，进而导致胶原合成减少 [15]。在瘢痕疙瘩切除后早期（24~48 h 内）进行电子线照射治疗，可提高疗效。目前，皮肤科医生建议每天或每隔一天照射一次，每次 2 Gy，可分 6~10 次照射，但累积剂量不可超过 12 Gy [18]。放射治疗的常见副作用包括色素脱失或色素沉着、红斑、毛细血管扩张和萎缩 [118]。由于电离辐射具有致癌的副作用，在年幼的患者和敏感区域（诸如乳房或甲状腺等）需谨慎使用 [16,46]。

要点 10-11
放射治疗：我们仅将放射治疗作为预防瘢痕疙瘩切除后复发的另一种方法。然而，在诸如亚洲患者群体中，可能会发生大面积瘢痕疙瘩，可以考虑单独使用放射治疗。

干扰素

IFN 是Ⅰ型胶原和Ⅲ型胶原合成的有效抑制剂，因此它可作为治疗瘢痕过度生长的方法 [16,119]。

IFN-α2b 可能会产生抑制增殖的作用，并可直接改善皮肤纤维化的病理特征，或拮抗 TGF-β 和组胺的影响[120]。一份报告指出，病灶内注射 IFN-α2b（150 万 IU，2 次/d，使用时间超过 4 天），在短短 9 天内，缩小瘢痕疙瘩达 50%，比病灶内注射皮质类固醇更有效[120]。每周注射 3 次 IFN-α2b 可显著改善瘢痕，降低血清 TGF-β 水平[121]。然而，干扰素治疗后的副作用是常见的，包括流感样症状和注射部位的疼痛[16]。

要点 10-12
干扰素治疗：尽管对于瘢痕过度增生的患者来说，这是一种昂贵的治疗方法，但对于那些对其他疗法有抗药性的患者来说，IFN 可能有益。

A 型肉毒杆菌毒素

A 型肉毒杆菌毒素（BTA）曾被报道可成功治疗和预防病理性瘢痕，但其作用机制尚未完全阐明。BTA 因其能固定面部肌肉，减少由肌肉牵拉运动引起的皮肤张力而闻名。BTA 可通过减少在伤口附近的微创伤和伴随而来的炎症，最终使瘢痕的外观得到改善[122,123]。这个观点在 Gassner 等人的临床试验中得到了证实[124]。在伤口愈合后的 24 h 内，在靠近伤口的肌肉组织中每隔 2 cm 注射 BTA（Botox, Allergan, Irvine, CA）15 u。结果显示，与对照组相比，伤口愈合增强、瘢痕较小。

一项前瞻性的、无对照研究记录用 BTA 治疗 12 名患者瘢痕疙瘩的疗效（大小及发病时间不同）[125]。BTA 每隔 3 个月注射一次，浓度为 35 u/mL，每个疗程总剂量 70~140 u。在 1 年随访中，25%（12 例患者中 3 例）显示效果明显，5 例患者良好，4 例患者的治疗效果一般，没有无效病例。这项研究表明，除了可以降低创面周围张力外，BTA 也可能在分子及细胞水平通过抑制成纤维细胞增生、TGF-β_1 表达及成纤维细胞向肌成纤维细胞分化等机制对瘢痕形成有直接影响[126,127]。然而，最近的一项瘢痕疙瘩内注射 BTA 的治疗方法研究显示，应用 BTA 治疗后与最初的病情相比，视觉上没有发现任何差异[128]。另外，在体外试验中，BTA 对 TGF-β 亚型或成纤维细胞增生的抑制作用也不能被证实。尽管病灶内注射 BTA 治疗瘢痕疙瘩的结果有些矛盾，但最近的一个瘢痕双盲随机对照试验结果表明，在手术后 10 天内直接在术区注射一次 BTA 对于改善甲状腺切除术后的瘢痕是安全有效的[129]。因此，经皮肤注射 BTA 是一种很有前途的治疗瘢痕的方法，术后早期应用才能使它的抑制效果发挥作用。

要点 10-13
肉毒素治疗：需要大型临床研究进一步阐明 A 型肉毒杆菌毒素在瘢痕预防和治疗上的作用。

光动力治疗

局部光动力疗法（PDT）是利用光敏化药物如氨基乙酰丙酸，在一段潜伏期后用光激活来产生作用，可用于治疗日光性角化病、表浅基底细胞癌和鲍恩病（表浅鳞状细胞癌，曾称鲍文氏病）。近年来，提出了用 PDT 治疗瘢痕疙瘩的治疗方案。众所周知，PDT 可诱导活性氧（ROS）的产生，ROS 通过促进细胞膜、线粒体损伤和细胞凋亡来达到治疗效果。另外，ROS 可激活各种信号分子，如 TNF-α。PDT 被证明可减少体外 I 型胶原合成和成纤维细胞增殖，这些可能是改善临床症状的原因[130]。另一组研究人员在一个小样本（20 名患者）研究中发现，隔周一次 PDT（37 J/cm^2）治疗，一共三次，能有效地减少瘙痒和疼痛，且可增加瘢痕疙瘩的柔软性[131]。

要点 10-14
光动力疗法治疗：在治疗瘢痕方面，PDT 是一种很有前景且无创的方法，但还需要进一步的研究来评估其有效性及筛选最佳治疗方案。

重组 TGF-β_3

在妊娠早期，即妊娠前三个月，胎儿皮肤组织能够无瘢痕地愈合（参见第二十七章），但在怀孕后期胎儿受伤可导致瘢痕形成，类似于成人皮肤。皮肤是否会有瘢痕形成，主要取决于 TGF-β 异构体表达的比值差异。早期胎儿组织的特征是 TGF-β_3/TGF-β_1 及 TGF-β_3/TGF-β_2 的比率较高，而成人皮肤则相反。此外，众所周知，TGF-β_1 和 TGF-β_2 可促进纤维化[132]，因此，根据这些观察结果，发现了重组人类 TGF-β_3[阿伏特明（avotermin）]是一种很有潜力的瘢痕治疗药物。2009 年，Ferguson 等在《柳叶刀》上发表了一项具有里程碑意义的研究结果[133]。观察人员和临床医生通过 3 个双盲的安慰剂对照试验发现，在伤口边缘皮内注射阿伏特明（重组人 TGF-β_3）能有效改善瘢痕。然而，2011 年的一项研究显示，在关键的三期试验中，阿伏特明未能取得像一、二期试验一样的效果[134]。

要点 10-15
TGF-β_3 治疗： 尽管使用重组 TGF-β_3 治疗瘢痕的临床前景和潜能尚不确定，但模拟早期胎儿伤口愈合环境的方法仍需继续探索。

临床治疗

人们对采用适当的方法治疗瘢痕的要求越来越高，包括对瘢痕功能/症状和外观的改善。治疗的多样性能有助于在遵循科学数据和临床实用性的基础上制订个性化的治疗方案。

不同瘢痕类型的区分

根据 2014 年公布的最新国际指南，将过度增生肥大的瘢痕分为小面积和大面积的瘢痕疙瘩，以及不稳定性瘢痕、线性瘢痕和广泛增生性瘢痕（烧伤）[35]。在作者的临床常规中，作者主要区分稳定性瘢痕、不稳定性瘢痕、线性增生性瘢痕、烧伤引起的广泛性瘢痕和瘢痕疙瘩（图 10-9）（参见第五章）。我们进一步区分瘢痕（任何类型）为从未治疗和已经治疗过但效果不佳和无效的瘢痕（如上所述）。对于后者，我们目前利用无创的测量仪器来进一步地监测瘢痕治疗的进展。

治疗进程的客观评价

在过去的二十年里，制定了许多不同瘢痕评估量表，如温哥华瘢痕评估量表（VSS）以及患者和观察者瘢痕评估量表（POSAS）。POSAS 于 2004 年首次引入后，已迅速成为一个最常用的评估瘢痕的方法（参见第二十八章）。它由两个 6 项的评分组成，一个是基于观察者的评估，另一个是基于患者的评估，另外还提供了双方的总体意见。患者对瘢痕的疼痛、瘙痒、颜色、硬度、厚度和不规则性进行评分，而观察者则评价血管的分布、色素沉着、厚度、挛缩松解程度、

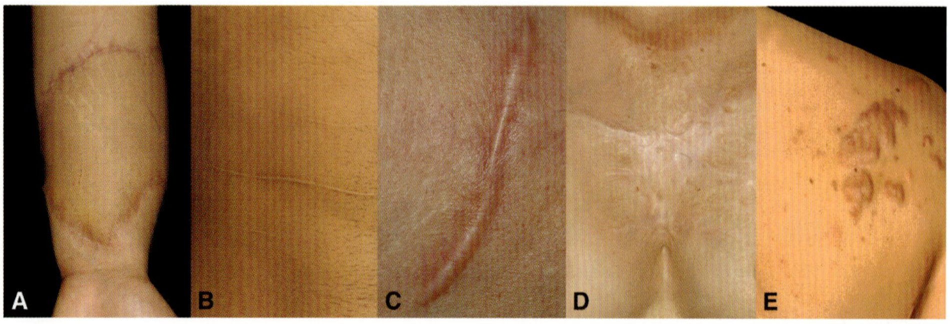

图 10-9 作者临床中遇到的不同类型的瘢痕。A. 不稳定性瘢痕。B. 稳定的瘢痕。C. 线性增生性瘢痕。D. 烧伤后广泛增生性瘢痕。E. 瘢痕疙瘩
来源：POETSCHKE J, GAUGLITZ G G. Aktuelle Therapieoptionen zur Behandlung von ü berschießenderNarbenheilung. J Dtsch Dermatol Ges, 2016, 14（5）: 467-478.

柔软度和表面积[135]。每一项和总体意见都可以从1~10分打分，分数在12~120分之间，总体意见得分在2~20分之间[136]。尽管POSAS第一版着重于烧伤瘢痕的评级，但它随后被用于成功地分析、记录和监测各种不同的瘢痕类型，如瘢痕疙瘩、增生性瘢痕和术后新产生的瘢痕[29,137–141]。近年来已经证实，POSAS与VSS相比，能够提供更可靠和有效的数据[136,142,143]。

特殊情况下，可能需要结合无创的成像方法，特别是当瘢痕大小和厚度的差异甚微，可能影响到是否采用更多有创治疗方案时。在这里，PRIMOS（皮肤快速三维成像系统；GFMesstechnik, Teltow, Germany）是一个有价值的工具，能够在体内呈现三维（3D）高分辨率的皮肤表面图像。该设备使用微镜将一种带有正弦光强度的条纹图案投射到测量对象的表面，由电荷耦合设备摄像机捕捉到，然后利用条纹图案的位移和灰度图来构造一个详细的高度图，随后可用于各种分析[135]。

PRIMOS系统主要用于测量和记录皱纹和皮肤粗糙程度[144,145]。根据其提供高分辨率测量表面的3D模型的能力，确定被捕获的病变区域的信息，如高度、宽度、突出度和体积，该系统已经在各种瘢痕治疗的研究中应用，如痤疮样瘢痕、瘢痕疙瘩和增生性瘢痕，且被证实研究结果有效可靠[128,146–149]。其他可选择的3D成像包括VISIA系统（Canfield Scientific）、Vivid 910（the Minolta）、FastSCAN（the Polhemus）、Comet（the Steinbichler）[135]。另外，诊断性超声也可以用来评估皮内的瘢痕组织的密度、程度和各自表面积。

治疗表

治疗表见图10–10。

预防

采用适当的外科手术治疗后，对病理性瘢痕高风险的患者或者对注重外观的患者推荐硅酮系列产品。对暴露部位的瘢痕，我们更推荐使用凝

图10–10　瘢痕治疗表

瘢痕疙瘩（体部）：

- 冷冻治疗2个冻融循环，每次10 s
- 病灶内注射TAC（20 mg/mL），直到变白（可见糖皮质激素晶体沉积）

以下方法每4周重复1次

如果3~4个疗程后没有显著改善：

- 灶内注射5–FU（50 mg/mL）和TAC（40 mg/mL），比例为3∶1

如果先前使用冷冻治疗，TAC或硅酮的治疗超过3个月：

- 立即联合应用5–FU和TAC

瘢痕显著变平或状态稳定后，考虑使用靶向血管的激光改善瘢痕红斑和毛细血管扩张症状

瘢痕疙瘩（耳垂部）：

- 手术切除作为主要治疗方案

为了防止术后复发，还需要进一步的手段：

- 在手术后直接应用冷冻治疗2个冻融循环，每次10s
- 加压耳夹至少佩戴3个月
- 在手术后2周，可以注射少量5–FU（50 mg/mL）到新鲜的瘢痕组织中，每2个月注射1次

增生性瘢痕（不稳定）：

- 主要治疗方案类似于瘢痕预防（硅酮产品、洋葱提取物、加压疗法）
- 目前的进展包括早期使用点阵激光和瘢痕内注射TAC（10 mg/mL）

增生性瘢痕（线性）：

- 冷冻治疗和TAC的结合通常起效快速且结果令人满意
- 在瘢痕平坦之后，可以使用靶向血管的激光来改善残留的红斑和毛细血管扩张
- 如果部分表面不平整，可以考虑使用点阵激光

如果出现稳定的增生性瘢痕，可采用常规的CO_2激光治疗瘢痕组织。在重新上皮化后，使用硅酮产品可以帮助促进愈合过程

广泛增生性瘢痕（烧伤后）：

- 点阵CO_2激光可用来缓解瘢痕
- 步骤包括激光作用于瘢痕深层，以诱导真皮中胶原的重塑，以及随后对单个瘢痕进行有针对性的剥脱，以及改善瘢痕表面的突起，使之更平坦

胶而非贴片，并向患者强调防晒的重要性，防止暴晒后的色素沉着。可以考虑使用含有洋葱提取物的凝胶。对于特别注重外观的患者，伤后尽早每 2~4 周做一次非剥脱性点阵激光。尽管每个设备的设置都有所不同，但中等能量和密度通常是足够的。

治疗

瘢痕疙瘩（体部）

如果是未治疗的瘢痕疙瘩，通常先采用冷冻疗法和 TAC 组合治疗，冷冻疗法（2 个冻融期，每次 10 秒），每 4 周注射一次 TAC（20~40 mg/mL）。如果没有显著的改善，改为 5–FU（50 mg/mL）和 TAC（40 mg/mL）组合治疗，两者比例为 3 ∶ 1。如果患者被转诊到我们的中心前已经采用 TAC、冷冻疗法或者硅酮且使用超过 3 个月，在没有禁忌证的前提下我们立即直接使用 5–FU 和 TAC 的组合。一旦瘢痕疙瘩趋于稳定或已达到稳定状态，而且这个瘢痕疙瘩已经明显变平，我们可以继续使用靶向血管激光治疗来改善红斑或新形成的毛细血管扩张。为了明显地减少红斑，尤其是在瘢痕疙瘩中，有必要进行多次激光治疗。在极少数情况下，如果 5–FU 治疗没有成功，我们可以考虑采用外科手术方法，然后与术后放疗、加压或其他预防措施结合在一起。

瘢痕疙瘩（耳垂）

手术仍然是首选。为了预防手术后耳垂瘢痕疙瘩复发，手术后应立即进行冷冻治疗（2 个冻融期，每次 10 s），使用加压耳夹（至少 3 个月）；术后 2 周开始使用少量的 5–FU （50 mg/mL），直接注射到新鲜的瘢痕组织中，每 2 个月注射 1 次。

增生性瘢痕（未成熟稳定）

详见预防措施，使用相似的治疗方案。通常使用点阵激光与灶内注射 TAC （10 mg/mL）相结合。

线性增生性瘢痕

我们通常先采用冷冻疗法和 TAC 的联合治疗。由于增生性瘢痕对该治疗方案反应良好，除了需要采用靶向血管的激光来改善红斑或点阵激光来改善瘢痕的质地，通常不需要其他的治疗方案。如果对于陈旧的成熟的增生性瘢痕，甚至可以用传统的（非点阵）CO_2 激光治疗瘢痕组织，创面闭合后立即使用硅酮产品可改善瘢痕的愈合。

增生性瘢痕（烧伤后）

通常情况下，患者是已经经历了外科重建手术，从烧伤中心转诊到我科（图 10–11）。通常压力衣和硅酮产品已经得到足够的应用，而患者担心的是瘢痕持久不平整的外观、韧性和牵拉。在瘢痕稳定之后（通常是在受伤后的 1.5 年），我们经常在以下 3 个阶段使用点阵 CO_2 激光：首先使用点阵 CO_2 激光（Lumenis Ultrapulse, SCAAR FX, Yokneam, Israel）启动瘢痕组织重塑过程，脉冲能量从 70~110 mJ，微柱密度为 1%。

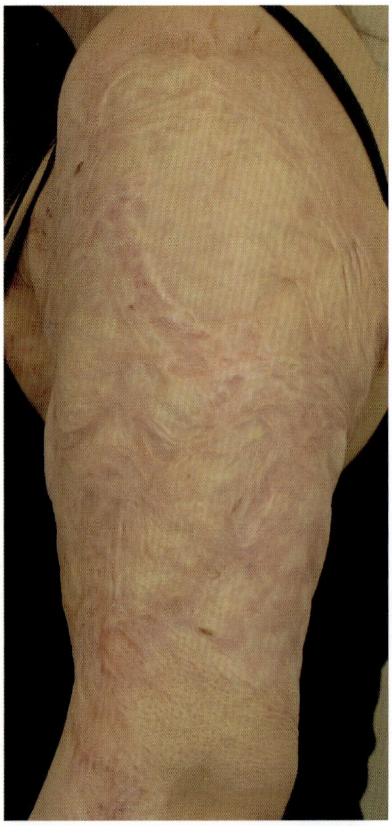

图 10–11 上臂烧伤后增生性瘢痕

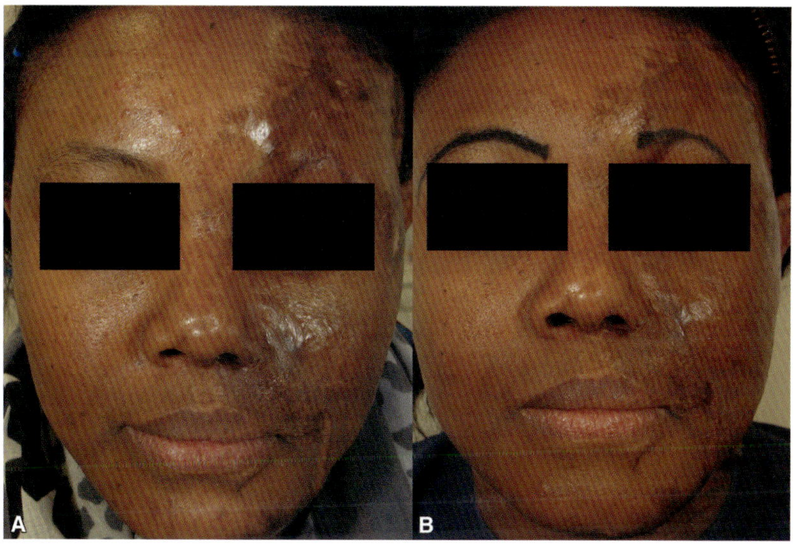

图 10-12　点阵 CO2 激光治疗烧伤后瘢痕前后对比。A. 治疗前。B. 点阵 CO2 激光治疗 2 个疗程后（Lumenis Ultrapulse SCAAR FX 70~110 mJ, 250 Hz, 密度设定 1; Active FX 第一遍：60~100 mJ, 200 Hz, CPG 1-4-7, 用于单个条索状瘢痕的治疗；第二遍：100~125 mJ, 125 Hz, CPG 2-7-3, 用于普通浅表瘢痕的治疗）

其次，对于突出的瘢痕区域，选用非点阵即完整聚集的光斑模式（Active FX），小光斑，脉冲能量为 60~100 mJ，高密度（设置 9）治疗可达到理想的水平。最后采用微点阵模式，脉冲能量 100~125 mJ，中等密度（设置 3）作用于整个区域，使各部分更加平整（图 10-12）。治疗时需提前 1 h 在治疗区域涂抹局部麻醉乳膏（Piaglis, Galderma），并口服 1 g 对乙酰氨基酚。每 3 个月重复治疗 1 次，直到达到预期的效果为止。虽然仍然缺乏关于最佳治疗疗程的客观数据，但作者通常会告知患者至少需要治疗 3 个疗程才能获得足够满意的效果。治疗结束后，用含有夫西地酸的面霜、石蜡纱布和无菌伤口敷料覆盖治疗区域。24 h 后，第一次更换敷料。如有渗湿，建议用敷料进一步包扎。不过如果位置合适且患者舒适度允许，干燥的创面可以不覆盖敷料。为了防止创面感染，建议继续用含有夫西地酸的面霜涂抹创面，每天三次，治疗后连续使用 5 天。去除敷料后，患者可以用无菌水小心地清洗创面。局部冷敷可帮助缓解治疗后肿胀和疼痛。使用剥脱性激光治疗后，应特别注意避免暴晒，多涂防晒霜。

结论

由手术或外伤后引起的病理性瘢痕仍然难以预测和治疗。目前标准的预防和治疗策略包括加压疗法、硅酮、瘢痕内注射 TAC、冷冻疗法、放疗、激光、外科手术切除，以及这些方法的各种组合（参见第十六章）。其中大部分仅仅是由临床经验支持的，只有很少属于精心设计的前瞻性且有足够的对照组研究。新出现的技术，如 5-FU、点阵激光和瘢痕内冷冻治疗等技术，扩展了病理性瘢痕的治疗范围。创新的治疗方法，如 PDT、BTA 及像阿伏特明这样的新化合物可能具有一定的治疗潜力，但需要进一步的研究数据支持。

扫码看参考文献

第十一章　瘢痕的神经生物学：疼痛和瘙痒处理

KENDRA GRIM， MICHAEL E. NEMERGUT　编
韩笑　译

核心观点

1. 瘢痕相关的疼痛和瘙痒的最佳管理方案通常为多模式治疗。
2. 小儿瘢痕通常是外伤造成的，外伤后的心理评估和治疗可显著提高瘢痕的治疗效果。
3. 尽管本章的重点是瘢痕，因为来自儿童的数据有限，大部分的数据都是基于成人的研究。
4. 考虑到当前数据的局限性，对疼痛和瘙痒的整体理解是儿童及成人患者获得理想治疗效果、开拓新的治疗方法、引领未来研究方向的保证。

历史上，对儿童进行麻醉的程度是有限的[1]。成人接受有创诊断和治疗时，用麻醉剂为其镇痛、催眠，造成对疼痛的记忆缺失是十分必要的。但据以往的研究，对婴幼儿实施麻醉来达到这些目的的必要性尚不明确。事实上，过去许多人质疑新生儿是否有能力感知疼痛并发展为记忆（明确和 / 或暗示），并拥有意识所需的更高层级的认知[2,3]。这些能力不仅在学术上有价值，对治疗方案的决策也有深远的影响。的确，因为调节痛觉、记忆形成和 / 或意识有很高的风险（如引起低血压、呼吸暂停、气道阻塞等），部分学者认为，给一个感觉缺失的人提供镇痛、一个有失忆症的人提供消除记忆的处理，给一个无意识的人提供催眠是不合逻辑的。这种极端的观点导致允许婴儿在麻痹但不使用镇静剂或止痛药物的情况下，就可以进行重要的外科手术（如开腹探查术）[4,5]。

如今，由于有确凿的证据证实新生儿不仅会感知疼痛，而且如果未能提供足够镇痛作用可能导致患儿产生短期或长期的不良后果，所以对小儿患者进行有明显创伤的操作时，不使用镇痛剂就不符合治疗标准[6-9]。在本章中，将回顾疼痛和瘙痒传导的基本途径，并回顾和评估控制这些不适感的药理学作用。应当指出，尽管人们对这些途径的细微差别已知甚多，但对于这些通路如何与瘢痕相互发生作用则知之甚少。此外，有关可减轻刺激的数据也很有限。我们将对现有的有关瘢痕的数据进行阐述，并将从更大的数据库中进行推断。手术方法将在单独的章节讨论（参见第十二章）。

生理学

疼痛

痛觉传导

痛觉的感知、传递和表达是十分复杂的。下面将重点讨论所涉及的机制，这些机制对于患者如何感知 / 描述疼痛具有重要临床意义，并为选择适当药物治疗提供了依据。

以最简化的形式，痛觉信号始于初级传入神经元，随后通过脊髓灰质后角沿着上行传导通路传递至丘脑和躯体感觉皮质区；初级传入神经是痛觉的主要感觉神经元。这些感觉神经元的细胞体位于背根神经节（DRG）或相应脑神经的神经节中（图 11-1）[10]；因为感觉神经元是非常多样化的，采用 Erlanger-Gasser 分类标准，根据轴突

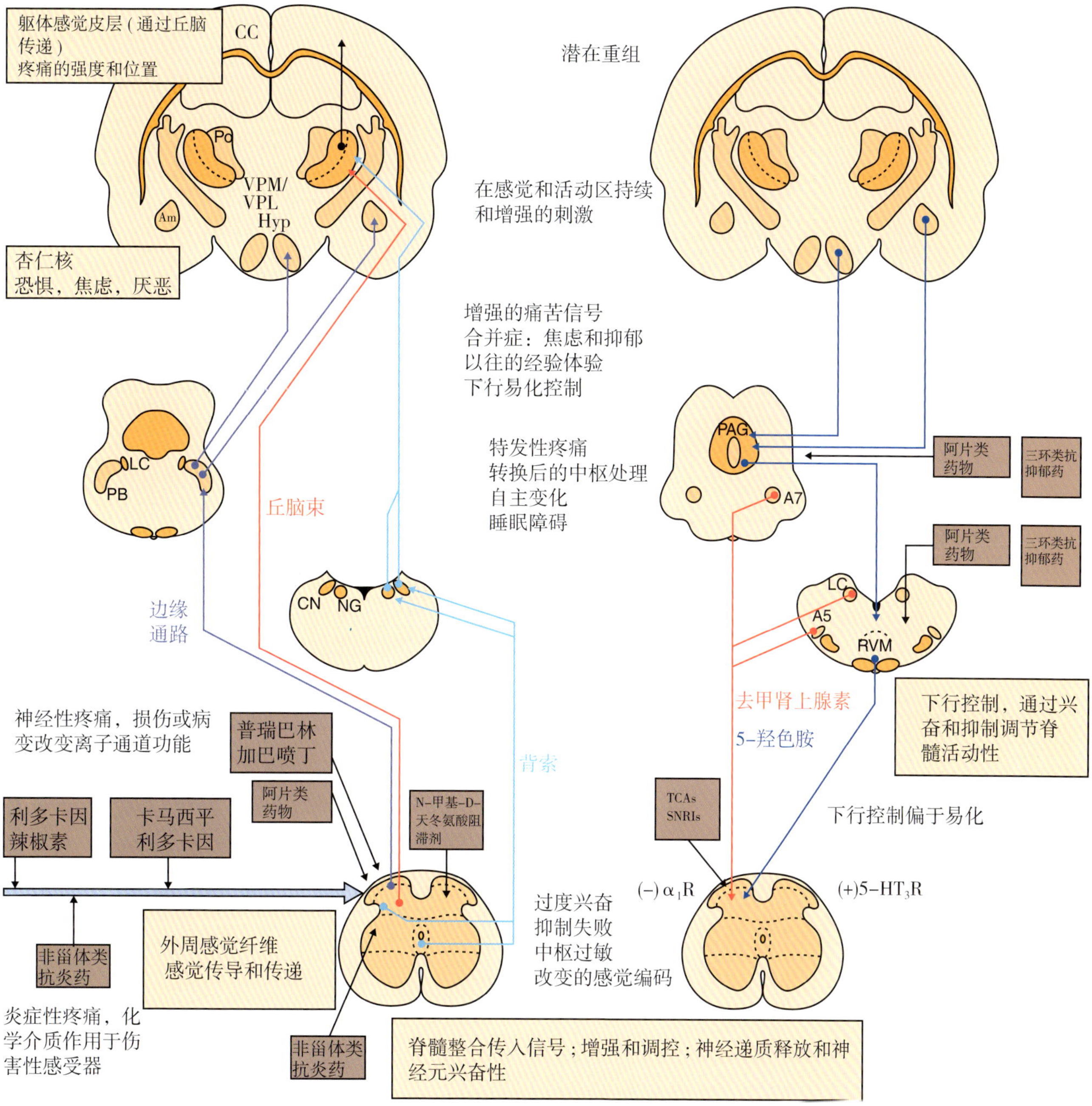

图 11-1　疼痛通路的传导和调节。左边显示的是上行感觉传导及感受器的基本组成。右边显示的是可以改变脊髓功能的高级中枢控制过程。在这些通路中，不同神经成分的主要功能作用在方框中进行了总结。列出了组织或神经损伤后发生的变化，并在其作用点显示了药物制剂。外围输入由箭头表示。(-) α_2 R：抑制神经元活动；(+) 5-HT3R：刺激神经元活动；Am：杏仁核；A5 和 A7：脑干核，含去甲肾上腺素神经元；CC：大脑皮层；CN：楔束核；Hyp：下丘脑；LC：蓝斑；NG：薄束核；NMDA：N- 甲基 - D - 天冬氨酸；PAG：中脑导水管周围灰质；PB：脑桥臂核；Po：丘脑后核；RVM：延髓头端腹内侧；SNRI：5 羟色胺去甲肾上腺素再摄取抑制剂；TCA：三环类抗抑郁药；VPM 和 VPL：腹侧丘脑，内侧和外侧组件

来源：GILRON I, BARON R, JENSEN T. Neuropathic pain: principles of diagnosis and treatment. Mayo Clin Proc, 2015 (Apr), 90(4): 532–545.

的大小和是否有髓鞘对感觉神经元进行分类。主要分为 3 类，直径从大到小分为 A、B 和 C 类（表 11-1）[10]。A 和 B 类神经元有髓鞘包绕，增加了神经传导速度；A 类进一步细分为 4 个亚类，其中 Aβ 和 Aδ 对疼痛感觉和信号传导很重要，Aβ 提供皮肤触觉和压力传入，而 Aδ 是机械感受器、疼痛感受器、热感受器和交感神经节后纤维[10]；B 类是交感神经节前纤维[10]；C 类是小而

表 11–1 周围神经纤维的分类

纤维类型	神经分布	传导速率 (mm/s)
Aα	初级肌梭，支配骨骼肌	100
Aβ	皮肤触觉和压力传入纤维	50
Aγ	支配肌梭	20
Aδ	机械感受器和疼痛感受器，交感神经节后纤维	15
B	交感神经节前纤维	7
C	机械感受器、疼痛感受器、热感受器和交感神经节后纤维	1

来源：DAVIS P J, CLADIS F P, MOTOYAMA E K. Smith's Anesthesia for Infants and Children. New York, NY: Elsevier Health Sciences, 2011.

无髓鞘的机械感受器、疼痛感受器、热感受器和交感神经节后纤维[10]。

主要传入疼痛感觉的是 Aδ 和 C 类纤维，它们分别传递不同类型的疼痛感觉。Aδ 类由于有髓鞘，它们能迅速传递疼痛，通常被患者描述为"尖锐"疼痛；C 类纤维很小，没有髓鞘，因此会以缓慢延迟的方式传递疼痛，疼痛通常被描述为"灼烧样"；Aδ 和 C 类纤维的游离神经末梢可对不同强度的刺激做出反应，包括组织损伤、可能出现的组织损伤，甚至是威胁伤害[10]。尽管这种分级反应可能是发展成为慢性疼痛状态的一种机制，但它也可能是为了防止人体受伤。

Aδ 和 C 类纤维的细胞体位于脊髓的 DRG 或相应的脑神经内。大部分的感觉神经元终止于同侧脊髓灰质后角。脊髓神经元分为上行和下行的分支，支配几个脊髓节段。脊髓灰质后角在解剖学上被分成了不同的部位，即著名的雷氏层（Rexed laminae）。Aδ 和 C 类纤维聚集在 Ⅰ 层（边缘层）、Ⅱ 层（胶状质层）和 Ⅹ 区（中央管）。Ⅴ 层由广泛的动态神经元组成，Aβ、Aδ 和 C 类纤维在此层汇聚，这就是产生"牵涉痛"的基础。例如心肌梗死时会出现左臂放射样疼痛。

在脊髓灰质后角，感觉神经与脊髓丘脑束和脊髓网状丘脑束的二级神经元相连。脊髓丘脑束的感觉神经穿过对侧的腹外侧束，沿脊髓前角上行到达丘脑。脊髓网状丘脑束的感觉神经上行至同侧腹外侧束，投射至延髓，最终到达丘脑。

痛觉信号从丘脑传送到躯体感觉皮质区，产生区别性感觉；或传向扣带回前部或脑岛，产生痛觉带来的情绪波动。这些通路影响了疼痛在身心方面的感受变化。

从解剖学上讲，脊髓的血供具有重要的临床意义。脊髓后侧血供是由 2 支脊髓后动脉提供的，而脊髓前侧血供是由 1 支单独的脊髓前动脉提供的。最大的脊髓前根动脉，即亚当凯维奇动脉（Adamkiewicz artery），解剖位置不固定，容易受到伤害或出现痉挛。脊髓前侧梗死是一种毁灭性的并发症，可导致截瘫，但本体感觉可完整存在。

神经性疼痛的机制

了解疼痛的机制非常重要，根据患者所描述的疼痛可以识别受伤 / 异常的类型，进而指导治疗。神经性疼痛的机制是复杂和叠加的。因此，某位患者的一个病灶或损伤可能会牵涉多种疼痛机制。这一发现支持临床采用多模式镇痛治疗的必要性。

由于疼痛描述对了解疼痛机制很重要，国际疼痛学会研发了一种疼痛描述表来划分疼痛的分类（表 11–2; http://www.iasp–pain.org/Taxonomy)。根据患者对刺激的反应，这些描述表包括疼痛增强和减弱症状。疼痛增强的表现包括痛觉异常（由非疼痛刺激产生的疼痛，如轻触）、痛觉过敏（疼痛刺激引起的疼痛加剧）和痛觉过度（升高的阈值或加重的疼痛反应）。增强的症状可能与疼痛

表 11–2 神经性疼痛的分类

类型	定义
痛觉异常	由非有害的刺激产生的疼痛（轻触）
痛觉过敏	典型的有害刺激后疼痛加剧
痛觉过度	对刺激异常痛苦的反应，特别是重复刺激（阈值提高，痛苦的反应）
感觉迟钝	令人不适的异常感觉，自发或诱发
感觉异常	异常感觉，自发性或诱发性（伴有 / 不伴有疼痛）
感觉过敏	对刺激的敏感度增加（伴有 / 不伴有疼痛）
痛觉减退	对通常有害刺激的反应减弱（提高阈值，减少反应）
感觉减退	对刺激的敏感度降低，包括特殊感官

来源：International Society of Pain Taxonomy, 2012[2016–11–12].http://www.iasp–pain.org/Taxonomy.

相关或无关，包括触物疼痛（令人不适的异常感觉，自发的或诱发的），感觉异常（异常感觉，可能并非不适，自发的或诱发的）和感觉亢进（对刺激的敏感度增加，但可能并不痛苦）。减弱症状包括痛觉减退（对疼痛刺激的敏感度降低）和感觉减退（对刺激的敏感度降低，不只是疼痛刺激）。

至少有五种公认的神经痛机制可以解释上述感觉。这些机制包括异位活动、周围神经过敏、中枢神经过敏、抑制性调节受损和小神经胶质细胞的激活（表 11–3）[11]。异位活动被认为是继损伤后发生的超兴奋性和自发放电现象，从而解释了诸如感觉异常和感觉迟钝的自发性症状，这种神经性疼痛可以是持续的、间歇性的或突发性的。异位活动是由于钠和钾离子通道的改变以及环化核苷酸门控通道的超极化[11]引起。

外周神经感觉过敏是由于初级传入神经元的超兴奋性和激活阈值的降低引起的，患者描述这样的疼痛为痛觉过敏或痛觉异常[11]。外周神经感觉过敏可被误认为是炎症性疼痛，可能是由于瞬时受体电位阳离子通道亚族 V 成员 1（TRPV1）离子通道的变化所致[12]。

中枢神经感觉过敏归为中枢神经变化，包括脊髓或棘上神经。患者可能会把这种夸张的反应描述为疼痛刺激、痛觉过敏、痛觉异常和 / 或预期疼痛。Aβ 触觉传入纤维会产生表型变化，包括增加神经肽 P 物质的表达，以及通过 N– 甲基 –D– 天冬氨酸（NMDA）受体来增加兴奋性氨基酸（excitatory amino acid）的传输[11]。这些变化可解释 NMDA 调节剂的止痛作用，如氯胺酮（参见下文）。创伤后小神经胶质细胞活化发生在趋化因子受体上调及神经胶质细胞因子和生长因子释放[11]。这些变化有助于解释患者描述的中枢神经感觉敏感和痛感增加症状。

抑制神经元来自中枢神经系统（CNS），并可改变疼痛刺激。据报道，组织受损后，可见脊髓抑制性中间神经元细胞的凋亡，这可能解释了抑制神经元信号的异常[13]。如果没有抑制性神经元的调节，外周疼痛刺激可能会被中枢神经系统放大为更加严重的疼痛。

瘙痒

几个世纪以前，Samuel Haffenreffer 将瘙痒定义为一种令人不快的感觉，会引起搔抓的冲动，搔抓后会缓解瘙痒并得到一种愉悦的感觉。瘙痒感主要是由 C 纤维传递，然后由脊髓丘脑束传递到大脑[14]。研究发现，瘙痒是由组胺引起的，它来自于发痒黧豆（一种热带豆类）的提取物；瘙痒也可以由电刺激使机体释放组胺引起。重要的是，抗组胺药并不能控制由发痒黧豆引起的瘙痒症状，这提示瘙痒是由不同的机制引起的。事实上，瘙痒在周围神经系统、脊髓和大脑中的神经传导，在组胺和发痒黧豆之间是不同的[15]；然而，这两种传导方式都涉及疼痛传播的区域。电刺激诱发瘙痒的机制初步看来似乎与 C 类纤维有关[15]。当然，大脑的多个区域可对组胺和发痒黧豆诱导的瘙痒做出反应，这些区域包括前额皮质、辅助运动区、运动前区皮质、初级运动皮质区、初级躯体感觉皮质区、顶叶皮质区、扣带回皮质、楔前叶皮质、岛叶盖部（次级躯体感觉皮质和岛叶皮质）、屏状核和基底神经节[15]。特别有趣的是，楔前叶被认为参与了疼痛调节，且功能性核磁共振成像显示当给予瘙痒刺

表 11–3　神经性疼痛的作用机制

类型	机制	相关症状
异位	自发的，钠和钾通道的变化	神经瘤、髓鞘脱失、三叉神经痛
外周敏感化	感觉神经元的超兴奋性，TRPV1 通道改变	痛觉过敏，异常性疼痛
中枢敏感化	Aβ 纤维的变化。CGRP、P 物质和 NMDA 增加	纤维肌痛，肠易激综合征，慢性疲劳综合征
感觉调节受损（抑制）	脊髓氧基丁酸抑制性神经元细胞的凋亡	创伤后疼痛，带状疱疹后神经痛，神经嵌压症
小神经胶质细胞的活化	趋化因子受体上调，神经胶质细胞因子的释放	中枢敏感，痛觉过敏，痛觉异常，预期反应

激时该区域也可被激活[16]。初级躯体感觉皮质和次级躯体感觉皮质除了可以感知疼痛外，还被认为是疼痛强度感知的主要区域[15]，扣带回皮质也可对瘙痒刺激做出反应。

一旦传导开始，瘙痒感就会被集中调控。与痛觉类似，脊髓和脊髓上区域都参与刺激的调节。抑制性神经元会减弱向脊髓上行传导的信号，脊髓上抑制已被证明有助于抑制瘙痒，然而其机制尚不明确[15]；中脑导水管周围灰质区域和延髓头端都可下行抑制疼痛传导，而对瘙痒的调节则被假定为通过相同或相似的途径[15]。

有假设提出挠痒所引起的欣快感涉及中枢神经系统的奖赏系统，包括中脑、纹状体、内侧前额叶皮质和前扣带回皮质[15]。多巴胺的释放被认为是瘙痒产生欣快感的核心，而中脑内存在高密度的多巴胺能受体[15]。

慢性瘙痒可能会给患者带来困扰，强迫性的抓挠可能会导致组织进一步损伤，组胺进一步释放，而后再瘙痒（即所谓的“瘙痒—挠痒—瘙痒”循环）。抓挠也会成为一种不良习惯。另一假设提出，瘙痒也有中枢神经系统的参与，瘙痒感在特异性皮炎患者的基底神经节表现出较高的活性[17]，伴有瘙痒的患者在基底神经节中出现的高密度的增强基线活动的灰质仅次于其在肾病晚期患者基底神经节中的密度[18]。需要开展进一步的研究来了解导致慢性瘙痒的中枢性机制。

评估

临床

疼痛是指一种不愉快的感觉和情感体验，由有害刺激或可察觉到的有害刺激引起。没有两个人以一种相同的方式经历同样的痛苦，而对所经历痛苦的描述也不尽相同[19]。痛感反映了神经元对有害刺激的反应，包括自发的和行为改变，如心跳加速和生理上退缩反射。然而，伤害性刺激并不一定引起疼痛。神经性疼痛包括以上所述的自发性加强和减弱症状，必须了解患者的特殊疼痛经历，制订出适当的治疗方案[19,20]。

瘙痒也是一种不愉快的感官体验，患者通过抓挠或施加痛苦的刺激来“自我治疗”。抓挠会产生愉悦和放松的感觉。然而，长时间的抓挠会导致严重的表皮剥脱、皮肤损伤、继发性感染，以及伤口延迟愈合和/或瘢痕。

社会心理影响

疼痛对社会心理功能的影响是很难被夸大的。疼痛通常与显著的负面情绪变化和不良的行为问题联系在一起，作为回应，情绪和心理健康可以改变集中释放疼痛信号的方式[21]。建议对患有严重急性或慢性疼痛的患者伴随的精神健康疾病进行评估，常见的如焦虑和抑郁等并发症（参见第二十四章）[22]。此外，先前存在的焦虑和抑郁通常会因疼痛而加重，即使以前这些症状已经得到很好的控制。慢性疼痛或瘙痒伴随的心理健康变化会影响患者整体的生活质量、健康和工作能力。

治疗

局部外用药物

外用止痛剂只能针对并缓解皮肤受损原部位或瘢痕原部位产生的疼痛刺激。由于有害刺激刺激皮肤时，这种刺激首先被初级传入神经细胞感知，在这个部位的治疗可能会抑制周围神经元的兴奋，抑制兴奋的传导，并且可阻止中枢致敏[23]。外用止痛剂的药动学和药效学也有许多令人关注的特点。外用止痛剂在作用部位提供几乎恒定的治疗水平，不像全身药物存在首关效应以及药效峰谷浓度，以及伴随的不良副作用和疗效降低。这些特征，加上全身的吸收量有限，可以避免产生全身性中毒。实际上，几种全身性药物在某些特殊人群中大多是避免使用的[如非甾体抗炎药（NSAID）在老年人群中的应用]，仅在相对安全的情况下局部使用。局部用药可以为患者个体化定制（如药物的类型、浓度等），并且相对使用简单[24]。而且，在口服药物的同时添加一种外用药物，可以起到协同作用，加快疼痛的缓解[25]。

局部用药一般在完整的、非黏膜组织的皮肤条件下进行研究；黏膜对药物的吸收增加时，建议减少药物浓度。然而，有关药物特定剂量减少的数据还是非常有限的。一般来说，乳剂通常作为药物的载体使用。Zur 和他的同事[23]建议将浓度降低 10 倍，以应用于黏膜组织。

表 11-4　局部麻醉药物毒性的各阶段

1. 嗜睡
2. 口周感觉异常
3. 耳鸣
4. 癫痫发作
5. 呼吸停止
6. 心搏骤停

局部（外用）麻醉药物

外用麻醉剂能可逆性地结合钠通道 α 亚基，抑制通道激活和膜去极化所需的钠流入量，达到抑制神经冲动传导和扩散的作用。外用麻醉剂治疗神经性疼痛的作用机制很受关注，因为已经证实它们可以优先阻断高兴奋性细胞[26]。然而，有研究表明，采用利多卡因治疗的临床效果与表皮神经纤维密度无关，因此，“局部麻醉药是通过抑制钠离子通道起作用的”可能并不能完全阐述其作用机制。此外，局部利多卡因乳膏在缺乏疼痛感受器的皮肤上仍有效，这表明阻滞钠离子通道并不是镇痛的必要条件[20]。利多卡因也会激活瞬时受体电位阳离子通道家族 TRPV1 和 TRPA1，这可能使其产生部分的止痛效果[27]。

全身给药时，利多卡因比其他局部麻醉剂（如布比卡因）的心脏毒性更小，有合理明确的剂量反应曲线，以及方便的实验室检测来确定血清利多卡因水平（表 11-4）。利多卡因通常用于慢性疼痛治疗，可采用静脉滴注的方法，但其止痛效果通常在输液结束后不能持续[10]；因此疼痛专家常使用利多卡因口服药剂（美西律），这样可以避免持续静脉输液所产生的并发症；然而，必须缓慢地加大剂量，以避免诸如恶心、呕吐、复视和震颤等副作用。美西律可以增加房室传导时间，所以Ⅱ、Ⅲ度心脏传导阻滞的患者禁止使用。

利多卡因作为一种外用止痛剂，有多种形式，包括凝胶、乳剂和贴剂，为那些有疼痛和 / 或因瘢痕而瘙痒患者提供了另一种缓解方法。5% 的利多卡因贴剂 (Lidoderm) 是一种作用温和且方便使用的黏合剂，不会像凝胶或乳剂那样污染局部。根据 Lidoderm 的产品说明，该贴剂可在不改变药物动力学的情况下被切割成任何形状，以适应患处。每一整块都含有 700 mg 的利多卡因，可缓慢释放；每天使用 12 h。痛觉异常或瘙痒患者在放置贴片的时候可能会感到不适，他们喜欢在白天使用贴剂，这样也有助于保护患处免受触摸和衣物的摩擦。其他患者可能喜欢在晚上使用 12 h，以避免白天使用贴剂带来的不便。为了达到最佳的治疗效果，在确定治疗效果之前，应坚持每天使用，至少使用 2 周；如果只是偶尔使用利多卡因贴剂，皮下利多卡因沉积量可能不足以达到治疗浓度或深度，从而不能发挥令人满意的治疗效果。

5% 的利多卡因贴剂被认为是治疗局部神经性疼痛的一线药物[28]，它能有效治疗感觉性多神经病（sensory polyneuropathy），术后或创伤后神经病变导致的皮肤疼痛，以及与化疗相关的周围神经病变[23]。目前，5% 的利多卡因贴剂只被美国食品药品监督管理局（FDA）批准用于治疗带状疱疹神经痛和糖尿病周围神经病变，患者可能需要保险公司事先授权才可以享有保险赔付。药商建议将贴剂贴在完整无损伤的皮肤上，因为贴在有创的皮肤（如剥脱的、烧伤的、被腐蚀的或患有湿疹的皮肤）或黏膜上会增加药物的吸收。药物在瘢痕组织上的吸收率尚未有报道，人们预测，只要瘢痕表面完好，就会像正常皮肤那样吸收药物。利多卡因贴剂可以贴在开放性的创口旁边，确保安全的同时也能缓解疼痛。

利多卡因也被制成 4% 或 5% 的乳膏和凝胶，可以在完整的皮肤上每天使用 2 次或 3 次。利多卡因还经常与其他药物混合在一起，制成复方利多卡因乳膏。正如最近的一篇综述强调的，目前局部麻醉药种类繁多，其毒性可能危及生命。我们介绍个别药品，是为了使读者了解在保证安全的前提下，能在完整皮肤上使用的最大面积[29]。

氯胺酮

氯胺酮是一种解离性麻醉剂，它有明显缓解急性/慢性疼痛的特性，仅次于其对谷氨酸信号的影响。有害刺激、炎症或组织损伤时，刺激感觉神经末梢可以释放谷氨酸。谷氨酸NMDA受体存在于初级传入神经末梢和角化细胞中，NMDA受体激动可激活感觉神经。氯胺酮是谷氨酸NMDA受体功能的有力拮抗剂。氯胺酮也会结合多种阿片受体、单胺类、转运蛋白、M样和N样受体、多巴胺和5-羟色胺[20]。氯胺酮缓解外周神经性疼痛可能是由于对一氧化氮/环鸟嘌呤核苷酸和三磷酸腺苷敏感的钾离子通道的影响[20]。

研究证实氯胺酮可用于治疗复合性局部疼痛综合征（complex regional pain syndrome）、疱疹后神经痛（postherpetic neuralgia）、糖尿病神经病变（diabetic neuropathy）和其他神经性疼痛综合征的治疗。病例报告和系列性病例发现，0.25%~1.5%氯胺酮对复合性局部疼痛综合征的患者有效。另一项研究显示，0.5%氯胺酮对疱疹后神经痛患者有效[31]。然而，Barros等人使用1%氯胺酮治疗12名患者，结果显示治疗组与使用安慰剂的对照组无明显区别；一项研究显示，使用0.5%氯胺酮，联合1%或2%阿米替林治疗神经性瘙痒及局部瘙痒疗效显著[33]；重要的是，单一应用0.5%~10%氯胺酮并没有达到有效的血药浓度，其代谢物去甲氯胺酮的血浆浓度也较低；对重复使用较高浓度（5%~10%）剂量的分析尚未有研究报告[20]。

外用阿米替林－氯胺酮复合剂

外用阿米替林治疗瘙痒是通过抑制敏感化的A和C纤维的神经传递来实现的[33]。Poterucha等人的一项研究表明，大多数（62%）患有顽固性局部瘙痒症的患者（n=16）局部使用阿米替林和氯胺酮后症状得到一定缓解；阿米替林和氯胺酮的结合对治疗肱桡肌瘙痒是有效的，这是不明原因的腕关节和肘部之间的强烈瘙痒症状[32]。

5%和10%阿米替林乳膏是治疗糖尿病周围神经病变药。10%阿米替林可引起嗜睡，表明它可被全身吸收[34]；使用1%阿米替林和1%阿米替林-0.5%氯胺酮复合剂治疗神经性疼痛2~7天没有产生止痛作用[35]；然而，使用2%阿米替林与1%氯胺酮治疗神经性疼痛持续6~12个月时症状可得到缓解[36]。

单独应用阿米替林可能比与其他局部药物联合应用的效果差。据报道，5%阿米替林乳膏是一种有效的治疗创伤后神经性疼痛的治疗方法，而且没有全身副作用[37]。但是，一项新的荟萃分析得出结论，局部使用阿米替林对神经性疼痛治疗无效[38]。随机安慰剂对照试验治疗神经性疼痛，结果也显示局部使用阿米替林无效[39]。但数据指出药物的联合应用似乎更有前景，因为存在累积效应的现象。

造成疼痛的原因可以影响阿米替林组合乳膏的预期效果。例如，阿米替林－氯胺酮乳膏并不能显著改善因化疗引起的神经病变患者的神经痛[40]，但是它确实可减轻大多数患者（75%）红斑性肢痛病。局部使用阿米替林－氯胺酮对骨盆疼痛有效[42]。一种阿米替林－氯胺酮－利多卡因复方药物在治疗放射性皮炎方面也很有效[43]。

外用加巴喷丁

关于加巴喷丁的研究数据是有限的。通过观察得出以下结论，即复方加巴喷丁乳膏对福尔马林产生的疼痛有局部镇痛作用[44]。局部使用5%加巴喷丁产生类似于全身使用加巴喷丁的反应（100 mg/kg）。据报道，6%加巴喷丁能有效地减轻带状疱疹引起的神经性疼痛，全身吸收量可忽略不计[45]。

外用非甾体抗炎药(NSAID)

NSAID是一种有效的止痛剂，可以减少前列腺素的合成。全身性应用NSAID具有潜在严重的不良反应，如胃肠道出血、肾衰竭、心肌梗死和脑血管意外。由于存在这些严重的不良反应，FDA对NSAID的使用提出警告，特别指出老年患者慎用。因此，应限制全身性使用NSAID，且对老年患者用药需特别谨慎。

据报道，局部使用双氯芬酸是安全的，即使是那些对NSAID的副作用有较高风险的患者（肾功能障碍，2型糖尿病，心血管疾病，出血倾向/凝血障碍)[46-48]。胃肠道副作用很少见[49]。尽管全身吸收量微不足道，但据报道，有患者(特别是服用抗凝剂的患者)全身应用NSAID后出现出血等并发症[50]。

虽然双氯芬酸的凝胶配方起效快，但皮肤贴剂提供了更稳定、更集中的药物释放[51]。在动物模型研究中，尽管有一些全身性的吸收可被检测到，但双氯芬酸似乎大都存在于皮下组织中[52]。许多关于双氯芬酸疗效的研究都是关于治疗骨关节炎的，双氯芬酚作用于关节滑膜效果明显，副作用小[53-55]。局部使用双氯芬酸缓解瘢痕疼痛方面尚未被研究，但已被证明是治疗组织损伤引起的神经性疼痛的有效方法[56-58]。局部使用双氯芬酸也可有效地治疗背部扭伤[59]、疱疹后神经痛[60]和复合性局部疼痛综合征[60]。双氯芬酸加上辣椒素局部使用镇痛效果更明显[61]。据报道，可出现包括皮肤刺激和光敏感等副作用[62]。

外用多虑平

多虑平(也称多塞平)是一种二苯氧基三环抗抑郁药，可竞争性地抑制组胺(H_1和H_2)活性。H_1受体被阻滞后，会导致严重的嗜睡。有多项临床研究显示，局部应用多虑平可出现明显的嗜睡或毒性作用[63-66]。因此，临床上使用多虑平须谨慎[66]。多虑平可用于治疗复合性局部疼痛综合征的神经性疼痛[67]。3.3%多虑平通常与0.075%辣椒素相结合。治疗神经性疼痛时，对比治疗组和安慰剂对照组，无论有无辣椒素，使用3.3%多虑平都有治疗效果[26]，然而多虑平和辣椒素联合使用可使镇痛作用更迅速[68]。据报道，局部使用多虑平也可治疗瘙痒[63-69]，且停药2周后该作用仍持续有效[66]。

辣椒素

辣椒素主要用于治疗疱疹后神经痛，也可用于其他病因引起的皮肤神经性疼痛。辣椒素对触痛特别有效[68]。辣椒素可以减少TRPV1的表达，降低表皮神经纤维的密度[23]。这种效果被称为神经纤维“去功能化”[70]。这种去功能化使神经细胞无法传递神经信号。

辣椒素可从非处方柜台买到，有多种应用形式，包括乳液、乳膏、凝胶(0.1%~1%辣椒素)、贴剂(0.025%)，以及手持型“滚轮”(0.03%)。8%辣椒素贴剂属于处方用药。以前医疗人员使用高浓度辣椒素乳膏时需要有足够的通气及佩戴呼吸器以免造成吸入性损伤。8%辣椒素贴剂使用时只需要手套，这种贴剂应由有经验的医务人员给予粘贴，治疗可能会非常痛苦，会有持续1周的疼痛。要治疗的区域应该首先使用局部麻醉剂(通常是由制造商提供的“治疗套装”)。患者在接受治疗后，可能还需要全身止痛剂，如使用1周阿片类药物。其他不良反应如使用部位红斑，一般会在1周内消退。

外用可乐定

可乐定是一种α_2肾上腺素激动剂。据报道，在糖尿病周围神经病变中，局部使用0.1%可乐定减少了过度活跃的皮肤疼痛感受器。全身吸收少，研究显示无法从血浆中检测到。然而，外用可乐定只对皮肤浅层的神经性刺激起作用，只作用在表面和局部[23]。

外用阿片类拮抗剂

瘙痒是阿片类药物常见副作用，不同形式的阿片类拮抗剂已被用于治疗瘙痒，不管是局部药物还是全身性药物[10]。少数研究发现，外用1%纳曲酮可以得到良好的疗效；然而，研究表明，服用长效阿片类拮抗剂纳美芬与安慰剂组对比并没有显示出疗效[11,71]。基于现有文献，外用阿片类拮抗剂药物的使用效果并不明确。

全身性用药

如果外用止痛剂是禁忌的，或患者在外用药物后仍有明显的疼痛，或疼痛和功能障碍严重到需要局部和全身药物的协同作用，就可以考虑使用全身药物。但是，全身性用药更有可能产生相关的副作用，患者应谨慎选择并接受使用前的相关宣教。

α_2-δ 配体

口服类α_2-δ配体(加巴喷丁、普瑞巴林)，具有良好的耐受性，临床常用于治疗疼痛和瘙痒。研究得知，这类药物减轻神经性疼痛的作用显著。尽管尿毒症是其常被研究的原因之一，但人们仍对它缓解瘙痒的机制感兴趣。在一项研究中，71名慢性肾病患者中有85%的人在服用加巴喷丁或普瑞巴林时缓解了瘙痒的症状。在这项研究中，那些不能耐受加巴喷丁副作用的患者开始服用普瑞巴林。总体而言，多项研究表明，用加巴喷丁[72-79]或普瑞巴林[72,75,80-83]对尿毒症患者的瘙痒有所改善。加巴喷丁已经被证明可以治疗感觉异常性背痛[84]、肱桡肌瘙痒[85,86]和烧伤后瘙痒[87]。

加巴喷丁

加巴喷丁最初用于治疗癫痫发作，当时未发现具有镇痛作用。加巴喷丁主要是通过与钙通道的 α_2-δ 位点结合发挥作用。FDA 批准的适应证包括癫痫发作和带状疱疹神经性疼痛。未经 FDA 批准的用途包括血液透析引起的瘙痒、围手术期疼痛、糖尿病周围神经病变和纤维肌痛病。由于加巴喷丁主要通过肾脏排泄，肾功能不全的患者使用该药品时，剂量必须进行调整。剂量调整之后，它可联合用于成熟的血液透析治疗方案中。加巴喷丁为怀孕和哺乳患者的 C 级用药，对发育中的胎儿是否存在风险，其数据有限。常见的副作用有嗜睡、注意力不集中和情绪变化。其他常见的副作用有外周性水肿、恶心和疲劳。据报道，严重的副作用为重症多形性红斑（Stevens-Johnson syndrome）、药物过敏、头晕、嗜睡和严重的情绪障碍 [包括敌对行为和自杀念头（尤其是在青少年中）]。

如今有多种剂量的加巴喷丁用药策略，缓慢剂量滴定的方案是可取的。常见的剂量策略（健康成人、体重 >50 kg 的青少年）：睡前服药，开始剂量为 300 mg；1 周后，早上增加 300 mg；再过 1 周，下午增加 300 mg（每天 3 次，每次 300 mg）。在达到目标治疗效果之前或直到出现副作用的剂量或达到最大剂量之前，可以继续每天增加 300mg（表 11-5）。医生可以通过在日历上记录与患者探讨和确认用药剂量的增加。对健康成人和青少年来说，加巴喷丁的最大剂量一般是每天 1 800~3 600 mg。当剂量滴定至加巴喷丁出现副作用或者药物无效时，可以每 3 天减少 300 mg。加巴喷丁不可突然停药，否则会引起癫痫发作。

表 11-5　加巴喷丁剂量滴定法日历

每次剂量 (mg)		用药次数			每天总剂量 (mg)
		早	中	晚	
第一周	300	0	0	1	300
第二周	300	1	0	1	600
第三周	300	1	1	1	900
第四周	300	1	1	2	1200
第五周	300	2	1	2	1500
第六周	300	2	2	2	1800
追加至最大量	600	1	1	1	1800

普瑞巴林

普瑞巴林与加巴喷丁的药物种类相同，有相同的作用机制。FDA 批准的适应证类似于加巴喷丁，较加巴喷丁适应证增加了一项——可用于脊髓损伤后神经性疼痛。还有报道指出普瑞巴林还有治疗瘙痒的功效[72]。

有些患者无法耐受使用加巴喷丁时产生的副作用，但他们可能会耐受普瑞巴林治疗。普瑞巴林的副作用有嗜睡、眩晕、情绪变化和周围水肿（类似于加巴喷丁），但普瑞巴林与加巴喷丁相比更有可能促进食欲，使体重增加。严重的副作用有血管性水肿、肌酸激酶增高、黄疸、超敏反应和自杀倾向。普瑞巴林通过肾脏排泄，肾功能不全的患者必须调整剂量。普瑞巴林也是孕期和哺乳期患者的 C 级用药。

和加巴喷丁一样，缓慢剂量滴定普瑞巴林可以减少副作用，提高耐受性。健康成人和体重 >50 kg 青少年初始剂量为每次 75 mg，2 次 /d；后每周调整一次用药剂量，较前一周每次剂量不变仍为 75mg，但每天用药次数增加 2 次（表 11-6）。普瑞巴林的每日最高剂量是 300 mg/ 次，2 次 /d。普瑞巴林也需要减量停药，不可突然停药。

三环类抗抑郁药

三环类抗抑郁药有多种作用机制，包括阻止 5- 羟色胺和去甲肾上腺素的再吸收，钠 - 钙通道的相互作用，以及阻断乙酰胆碱和组胺信号[10]。

三环类抗抑郁药在治疗神经痛方面得到了很好的研究。

表 11-6　普瑞巴林滴定法剂量

每次剂量 (mg)		用药次数		每天总剂量 (mg)
		早	晚	
第一周	75	1	1	150
第二周	75	2	2	300
第三周	75	2	2	300
第四周	75	3	3	450
第五周	75	4	4	600
追加至最大量	300	1	1	600

三环类抗抑郁药可延长 QT 间期，应用此药物前建议常规心电图检查筛查先天性 QT 间期延长综合征患者（尤其是儿童、青少年和年轻人）。三环类抗抑郁药最显著的副作用是嗜睡，因此，应在睡前 2 h 给药，给足一天的用药剂量，以促进睡眠。如果在早上患者难以唤醒，那么可以在晚餐时服用。其他副作用有口干、便秘和体重增加。有自杀的想法、意向或行动的人群（尤其是在青少年中）慎用三环类抗抑郁药。如果有可能，应该与患者及其家属讨论这些风险的存在。另一点需注意的是，三环类抗抑郁药过量可致命。

阿米替林和去甲替林是最常用的三环类抗抑郁药。阿米替林可代谢成为去甲替林，它比去甲替林抗胆碱能副作用更明显。因此，那些对阿米替林剂量限制副作用无法耐受的患者可能会觉得去甲替林更容易接受。在液体制剂中，去甲替林是唯一的三环类药物，可促进儿科患者的肠内给药。三环类抗抑郁药通过细胞色素 P450 途径 CYP2D6 进行肝代谢。约 25% 的患者对三环类抗抑郁药的代谢较慢，这可能导致该药物的血浆浓度升高。血浆中阿米替林的浓度可通过简单的血液试验来测量，使用完每日剂量后，一旦检测出血浆中阿米替林的浓度高于 1 mg/kg，就证明患者存在代谢缓慢的可能；然后，可以将剂量滴定调整到患者开始出现症状时的剂量。重要的是，许多患者感到止痛效果显著时的剂量（和药物水平）大多低于临床上治疗抑郁症的剂量。因此，在止痛效果明显的患者中，血药浓度未达到标准水平是很常见的。疼痛控制足够时的剂量就不应该遵循被临床定义的所谓标准的“治疗血药浓度”，因为这个“治疗血药浓度”是针对治疗抑郁而非止痛。

成人患者服用的阿米替林或去甲替林的常规典型剂量是在睡前 2 h 口服 10 mg，每周增加 10 mg，直到达到每天 50 mg 的目标剂量。在确认血浆药物水平未产生毒性后，该剂量可进一步提高到每天约 1 mg/kg（理想体重）。治疗剂量通常为每天 50~100 mg。和之前其他药物一样，不可突然停药。

阿片类

长效阿片类药物治疗瘢痕疼痛或瘙痒症鲜有报道。阿片类药物单一处方常与长期使用阿片类药物有关[88]。众所周知，M 型阿片受体激动剂会导致瘙痒，特别是用于中枢（蛛网膜内、硬膜外）治疗时。阿片类药物在治疗创伤性疼痛（如术后疼痛）方面最为有效，在治疗与瘢痕相关的神经性疼痛方面效果较差。随着时间的推移，长效阿片类药物治疗的效果会降低而耐药性却逐渐升高。高剂量阿片类药物通过一种被称为阿片诱导的痛觉过敏现象反而使疼痛增加；逐渐减少阿片类药物可以改善痛觉过敏现象，使疼痛得到控制。阿片类药物误用，包括成瘾、滥用和娱乐性消遣，是处方药使用的灾难性后果，过量服用可致命。滥用或娱乐性消遣阿片类药物的患者应该逐渐减少处方类阿片类药物。不幸的是，在这种情况下，一些患者会转而使用诸如海洛因等非法阿片类药物。因此，患者一开始就采用阿片类药物进行长期治疗存在很高风险，应只在生命即将结束时使用或对其他治疗无效且只有阿片类药物能缓解症状时才采用该治疗方案。阿片类药物可以通过常规尿药物筛检查出来。

介入治疗

局部或全身药物治疗对患者疼痛、瘙痒或功能没有改善的，可以考虑介入治疗。此外，局部注射可能是针对特定病变的一线治疗方案（如治疗局部增生性瘢痕采用灶内注射皮质类固醇）。随着病变的严重程度和范围的增加，患者应谨慎选择，并被告知治疗的效果和风险，让患者正确看待评估该种治疗。对于有严重瘢痕的患者，采用多种方式治疗时，介入治疗可能是最有效的，特别是在配合物理治疗和脱敏治疗时（参见第十章、第十三章和第十九章）。当皮肤的完整性受到损害时，有创治疗总会出现出血和感染的风险。由于血液供应的改变，瘢痕组织可能会受损。其他风险取决于所采用的治疗方案。注射剂通常由局部麻醉药和皮质类固醇组成。皮质类固醇聚集在皮下会导致皮肤或皮下组织萎缩（酒窝样皮肤），虽然疼痛和功能障碍得到改善，却影响美观。

瘢痕注射

瘢痕注射缓解疼痛的研究还没有正式完成，但临床实践证明可以利用瘢痕注射来减轻疼痛，减少瘢痕疙瘩的形成，或与物理治疗相结合以改善患者的功能。注射剂通常由类固醇皮质激素（含或不含局麻药物）组成。微粒糖皮质激素（甲泼尼龙，曲安奈德）理论上可以作为一个类固醇释放的储藏库，在一段时间内可能会残留在瘢痕中。由于类固醇会使皮下脂肪组织萎缩，注射可能导致瘢痕不对称的萎缩[89]或酒窝样皮肤，非常影响美观。因此医生和患者应该仔细考虑瘢痕注射存在的这种特殊风险。

周围神经阻滞

外周神经阻滞可用于大面积瘢痕。可以采用注射局部麻醉药或进行留置导管每天滴入几小时麻醉药。门诊药物输送系统已被开发，用来将局部麻醉药物注入周围神经导管内。这些设备使患者不需要住院进行周围神经导管注入局麻药物。外围神经阻滞的主要目标是缓解疼痛（特别是医学上难治的神经性症状），这样患者就能忍受物理治疗，包括伸展运动、关节活动度和脱敏治疗。

脊髓刺激

脊髓刺激包括通过经皮植入硬膜外电极来改变脊柱的神经调控。研究认为脊髓刺激是治疗顽固性疼痛的方法，特别是对神经疾病的疼痛。脊髓刺激在治疗慢性瘙痒方面尚未被研究；然而，由于瘙痒涉及相同的传导途径，这将会是一个有待研究的领域。

鞘内给药

鞘内给药系统用于治疗顽固性疼痛。在鞘内囊中放置导管，然后导入储药的装置，通常在腹部皮下注射。可以注射的药物包括阿片类药物、局部麻醉剂、可乐定和巴氯芬。长期使用鞘内给药治疗疼痛存在多种并发症。机械并发症包括导管折叠打结、移动，以及肉芽肿形成。此外，长期用药会增加药物耐药性（尤其是阿片类药物），降低疗效。

物理治疗

康复治疗

康复治疗对瘢痕引起慢性疼痛或瘙痒的患者来说很重要。心血管锻炼可以改善疼痛、提高生活质量[90]。疼痛时不应禁止活动。患者应该接受宣教，每天制订一个可以完成的锻炼目标，逐步提升心血管系统的活动能力。对于有严重残疾或被瘢痕限制活动的患者，物理治疗医生或物理治疗师评估适合患者的身体锻炼方法，并帮助设定改善目标（参见第十九章）。

按摩治疗

按摩治疗可以缓解瘢痕疼痛的研究数据很少。然而，小样本研究结果显示该方法对瘢痕引起的疼痛有效[91]。按摩时使用外用药物和使用润滑油对症状的改善有类似的效果，建议按摩作为一种单独的治疗方案，拥有独立的治疗机制[92]。需要注意的是，按摩治疗瘢痕疼痛的方法是多种多样的，并没有统一标准；因此，由于技术的原因，可能会有不同的治疗结果。一项 Meta 分析显示，45.7% 的临床患者在关节活动度、瘙痒、疼痛、情绪、抑郁或焦虑方面有改善[91]；术后瘢痕的患者，治疗后 90% 有所改善。作者总结道，相比创伤或烧伤瘢痕，按摩疗法可能更适合术后瘢痕修复[91]。随后，Cho 等人的报告显示[93]，按摩疗法对烧伤后瘢痕的治疗是有帮助的。在烧伤患者中，瘢痕的厚度、黑色素、红斑、疼痛和瘙痒都有所减少，皮肤扩张度（即刻和延迟收缩）也有所改善。

经皮电神经刺激是调节外周神经的一种方法。该装置包括 1 个脉冲发生器、放大器，以及 2~4 个电极。传统的设置是频率为 40~70 Hz 的波形和时间为 0.1~0.5 ms 的脉冲宽度。电流是恒定的。这种刺激使患者感觉振动或刺痛，可以在疼痛的部位或沿着产生疼痛的神经放置电极片。该机制被认为包括对中枢性痛觉的调节[94]，并能激活下行抑制通路[95]，从而减少疼痛感知。

心理治疗

畸形丑陋的瘢痕也可引起心理疾病，如抑郁和焦虑。慢性疼痛患者通常会并发精神疾病，可能会影响治疗和应对压力的能力，他们应该接受心理疾病的筛查，并把心理治疗作为疼痛治疗的一部分（参见第二十四章）[96]。贝克抑郁量表、疾病等级量表的心理调适，以及事件等级（创伤后应激障碍）的影响，都已被用于评估心理疾病。患者可能需要有关焦虑、抑郁、创伤后应激障碍的咨询，并回到社交场合（预防社交焦虑）。

生物行为策略也是治疗疼痛和瘙痒的重要工具。特别是瘙痒可以通过生物心理学模型来治疗，因为瘙痒可以由视听刺激引起，并且人格特征和心理压力 / 情绪也起重要的作用[97]。逆转习惯的训练和放松技巧可以治疗瘙痒，进一步阻止皮肤损伤，并增进心理健康[97]。Lavda 等人[98]进行的一项荟萃分析发现，在心理治疗和媒介治疗中，不仅明显缓解瘙痒，整体皮肤状况和心理疾病也得到了改善。渐进式肌肉放松对缓解特应性皮炎的瘙痒症状也有帮助[99,100]。

联合治疗

多学科评估以及治疗对某些患者的慢性疼痛和瘙痒是有益的，特别是那些药物治疗无效的顽固性疾病或起病后症状明显而限制活动的患者。多学科小组可以根据患者对瘢痕疼痛或瘙痒的治疗需求进行调整，专家团队可能由皮肤科医生、整形外科医生、疼痛科医师、物理治疗康复医师、物理治疗师、心理学家和精神病学家组成。

当患者有明显的疼痛或功能障碍时，药物和（或）介入治疗结合物理治疗、康复锻炼可以改善疼痛。其中分级的心血管锻炼项目促进内啡肽和脑啡肽的释放，有助于改善疼痛，调节神经，阻断中枢敏感引起的慢性疼痛和瘙痒。患者应该接受宣教，每天进行锻炼，制订一个可以完成的目标。例如，严重虚弱的患者可以从每天步行 5 min 开始，每周增加 5 min，直至达到每天步行 30 min 的目标。在达到这个目标后，患者可以开始 5 min 的剧烈心血管活动（跑步机、椭圆机）和 25 min 的步行。积极鼓励患者，每天的目标慢慢地推进。对于患者完成目标来说，治疗过程中受到家庭成员或物理治疗师的支持鼓励是十分重要的。如果是行动能力或情绪有障碍的患者，咨询师或心理学家可以帮助制定目标，并积极维护和强化。

睡眠卫生也很重要。睡眠常常因为疼痛或瘙痒而中断，而疼痛通常在晚上更严重。睡眠时间（入睡和早晨醒来）应该合理安排并保持规律，以提高睡眠质量。在预定的就寝时间前 2 h 保持安静（平静下来）和避免人造光的干扰（包括手机、平板电脑和电视），可以促进睡眠。如果睡眠期间经常惊醒，可以提前 2 h 补充褪黑素。褪黑素的剂量是灵活的，一般 1~3 mg 的褪黑素就足够了。避免白天小睡和增加白天的运动量也会促进睡眠以及提高晚上的睡眠质量。如果患者出现睡眠障碍，比如睡眠呼吸暂停，推荐睡眠专家来帮助改善睡眠，从而缓解疼痛。

能够重新融入生活并获得快乐对患者来说很重要，尽管这对患者来说似乎可望而不可即，但这样做确实能显著改善疼痛和生活质量。鼓励患者选择可能完成并可带来快乐的活动、培养爱好或融入社会。对患者来说，重返工作也很重要，他们可能会从工作环境中受益，以提高工作的遵从性及效率。职业健康医师通常会介入管理这个治疗过程，随着患者情况的改善而逐渐退出。

治疗潜在情绪障碍是至关重要的，因为在慢性疼痛和瘙痒患者中焦虑和抑郁普遍存在。对潜在情绪障碍的治疗不足往往会导致躯体症状的持续。此外，生物行为治疗策略对疼痛和瘙痒的缓解有效，可以减少疼痛，提高生活质量和功能。生物行为治疗策略包括生物反馈、静观、深度放松、腹式呼吸和催眠。

结论

总的来说，减轻与瘢痕有关的疼痛和瘙痒需要了解病理生理学以更好地治疗患者。本章所描述的机制也强调了为什么需要多种方案联合治疗才能达到治愈标准，治疗流程图见图 11–2。除了局部和药理学的方法外，物理治疗、锻炼、睡眠咨询和识别情绪障碍都是治疗疼痛和瘙痒的重要组成部分。

扫码看参考文献

所有的患者

1. 考虑减少瘢痕的治疗
2. 评估潜在疼痛、瘙痒的严重程度，以及功能障碍等级
   a. 如果症状轻中度且没有功能障碍，则不需要特殊治疗方法；治疗效果满意度高
   b. 如果是伴或不伴有功能障碍的中重度症状，可以考虑转诊到疼痛专家处继续治疗

疼痛

A. 局部瘢痕

1. 考虑局部外用药物治疗
   a. 外用麻醉剂
   b. 外用非甾体抗炎药
   c. 外用多虑平
2. 考虑全身性药物治疗
   a. 对乙酰氨基酚
   b. 其他非甾体抗炎药
   c. 如果以上治疗无效，请疼痛专家会诊，以考虑加巴喷丁、TCA 以及其他全身止痛剂。一般来说，阿片类药物不推荐治疗瘢痕的慢性疼痛，如果考虑使用阿片治疗，请参考疼痛专家意见
3. 注射：局部麻醉和类固醇注射到病灶区，阻滞周围神经

B. 大面积瘢痕

1. 评估是否并存精神障碍并参照所示的治疗方法
2. 物理治疗
3. 对乙酰氨基酚
4. 其他非甾体抗炎药
5. 如果以上治疗无效，请疼痛专家会诊，以考虑加巴喷丁、TCA 以及其他全身止痛剂。一般来说，阿片类药物不推荐治疗瘢痕的慢性疼痛，如果考虑使用阿片治疗，请参考疼痛专家意见
6. 注射，或其他先进的介入法治疗疼痛，包括脊髓刺激，可治疗面积大而且影响患者精神状况的瘢痕。需要疼痛专家会诊指导治疗

瘙痒

A. 局部瘢痕

考虑局部外用药物治疗
   a. 多虑平
   b. 阿米替林 / 氯胺酮

B . 大面积瘢痕

1. 评估是否并存精神障碍并参照所示的治疗方法
2. 考虑局部外用药物治疗
   a. 多虑平
   b. 阿米替林 / 氯胺酮
3. 物理治疗，可能出现脱敏现象
4. 全身性用药
5. 注射或其他先进的介入法治疗疼痛，包括脊髓刺激，可治疗面积大而且影响患者精神状况的瘢痕。需要疼痛专家会诊指导治疗

图 11–2　推荐使用的治疗瘢痕相关性疼痛和瘙痒流程图

第十二章　手术修复瘢痕

MATTHIAS B. DONELAN，BENJAMIN LEVI，CURTIS GABALL　编
韩笑　译

核心观点

1. 皮肤损伤达到真皮乳头层时，就会导致瘢痕产生。
2. 瘢痕本身并不是有害的，它是生命必不可少的一部分。
3. 通过改变瘢痕来改善外观，而不是必须切除瘢痕。
4. 对瘢痕演变机制的了解和新治疗技术的介入，提高瘢痕的修复效果。

修复瘢痕需要进行病情的分析诊断、选择合适治疗方案、运用相应的手术技术和针对患者的全面护理。瘢痕修复在整形外科领域中极具挑战性。

了解瘢痕悠久的治疗史来治疗瘢痕是大有益处的，它为我们提供了重要的视角（参见第一章），瘢痕的治疗历史可以分为五个不同的阶段：

（1）在麻醉学发展之前，主要是忍受瘢痕和遮盖瘢痕，除非严重的瘢痕已经完全改变了之前的生活（例如，用于惩罚性鼻子切除后的鼻重建）。

（2）19 世纪末期麻醉技术（包括全身麻醉和局部麻醉）出现之后，有关瘢痕修复的治疗技术及学术研究迅速发展，其中最引人注目的是“Z”成形技术。

（3）第一次世界大战后，Harold Gillies 先生用皮瓣来修复士兵面部外观，这是一个里程碑。此后瘢痕切除和表面重塑这种手术方式被广泛应用。

（4）20 世纪中后期，瘢痕切除手术和更复杂的植皮手术结合，从患者未受损身体部位切取皮肤进行移植，这种手术方式成为趋势，特别是对于大面积瘢痕的修复。

（5）21 世纪，“瘢痕修复—保留原始组织—皮肤再生”有可能彻底改变“修复”瘢痕的方式。

瘢痕是创面愈合的必然产物，所以瘢痕是生命中必不可少的一部分。本章内容是为了说明，通过对瘢痕病因和发病机制的研究和理解，我们在手术修复瘢痕的治疗中，可以更多关注于如何促进正常伤口的愈合。我们发现切除瘢痕通常不是改善瘢痕的最佳选择，没有什么比原始组织更接近原发部位的皮肤了。研究伤口愈合的方式和愈合好坏的原因是一个有趣且不断发展的过程。仔细分析个体瘢痕的特性是制定瘢痕整复手术方案中最重要的部分。

“瘢痕”一词来源于希腊单词“eskara”，意思是“结痂”（eschar），或由烧伤引起的创面。它的意思是在伤口愈合或其他病理过程中留下的任何可见的痕迹。因此，“瘢痕”是一种适用于各种可见皮肤异常的术语，它可以由完全不同的病理组织组成，可有或没有色素异常。包括线性术后瘢痕、增生性烧伤后瘢痕、萎缩性瘢痕（如严重痤疮引起）和重建期间的植皮瘢痕等各种各样的表现形式。每一种都会出现不同的临床问题。

所有的瘢痕都是独一无二的，但是从制定治疗策略的角度来看，它们可以大致分为四个不同的类别：

第Ⅰ类：皮肤全层割伤或裂伤引起的线性瘢痕，没有明显相关组织损失。它们最重要的特征是与松弛皮肤张力线（RSTL）的关系[1,2]（图 12-1，图 12-2）。

第Ⅱ类：由于烧伤或创伤引起的中至深层真皮损伤而导致的瘢痕，真皮层没有完全横断，但是瘢痕较明显并且伴有相关的过度增生和挛缩（图 12-3）。

第Ⅲ类：因外伤、手术切除或大面积Ⅲ度烧

伤造成的全层皮肤及皮下深层组织缺失而导致的

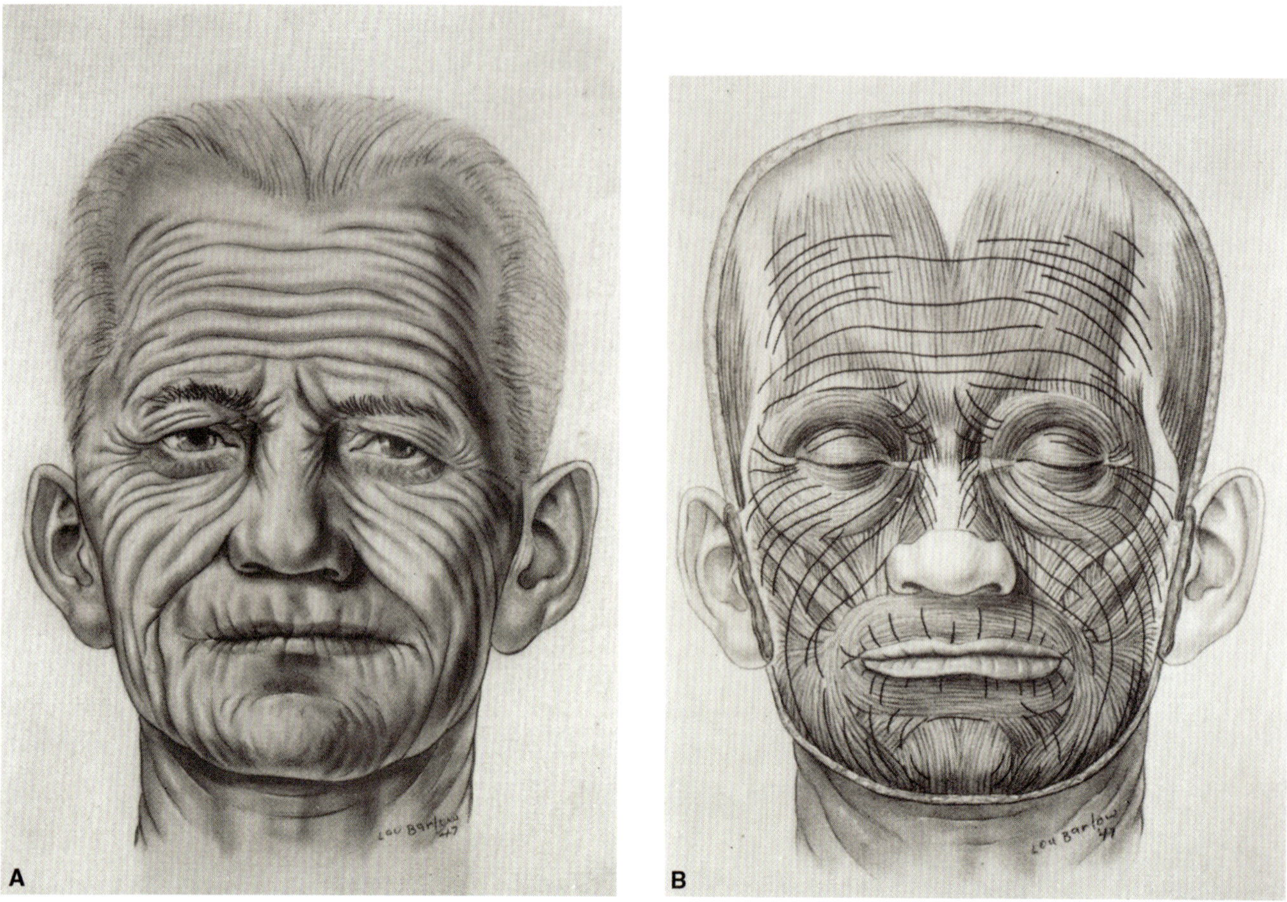

图 12-1 A.RSTL 与朗格线不同，它更接近皮肤自然皱纹线条；B.RSTL 通常垂直于下方肌肉的走行方向
来源：KRAISEL C J. The selection of appropriate lines for elective surgical incisions. Plast Reconstr Surg, 1951, 8: 1–26.

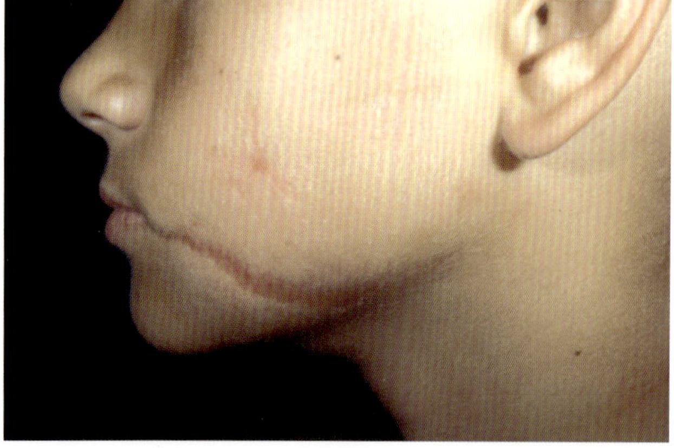

图 12-2 不平行于 RSTL 的撕裂伤。如本例所示，创口垂直于松弛皮肤张力线，愈合效果极差
来源：KRAKOWSKI A C, TOTRI CR, DONELAN M B, et al. Scar management in the pediatric and adolescent populations. Pediatrics, 2016, 137(2): e20142065.

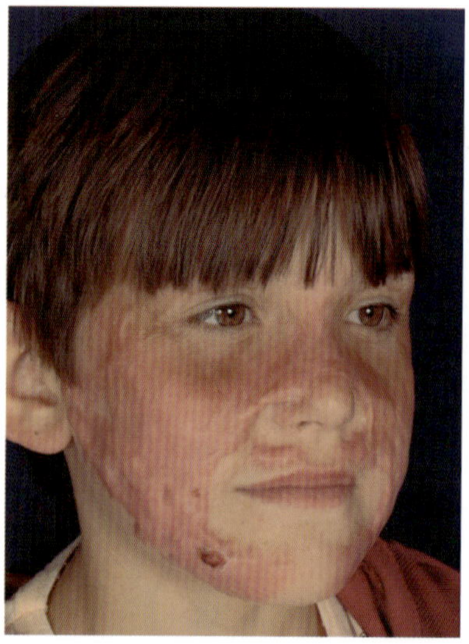

图 12-3 11 岁女孩，Ⅱ、Ⅲ度面部烧伤。1 年后创面瘢痕挛缩、增厚并伴有溃疡

瘢痕（图 12–4）。

第Ⅳ类：瘢痕疙瘩，一种良性的增生性疾病，其形成过程与其他普通瘢痕的形成过程不同（图 12–5）。

鉴别个体的瘢痕生长环境是制订瘢痕修复计划的一个重要因素，特别是在存在张力和组织损

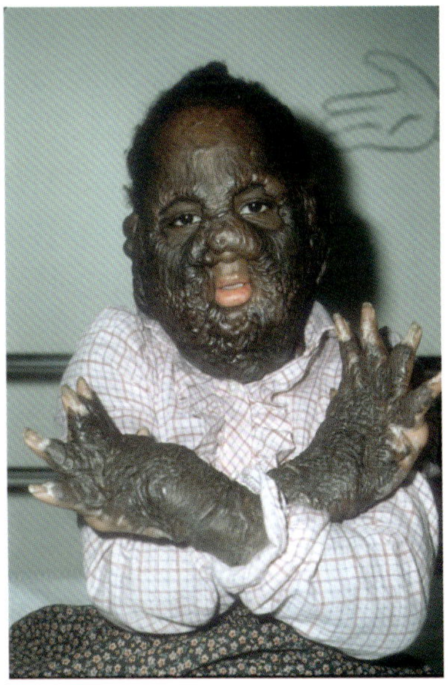

图 12–5　10 岁女孩，大面积Ⅱ、Ⅲ度烧伤，包括供皮区在内，所有区域都形成了瘢痕疙瘩

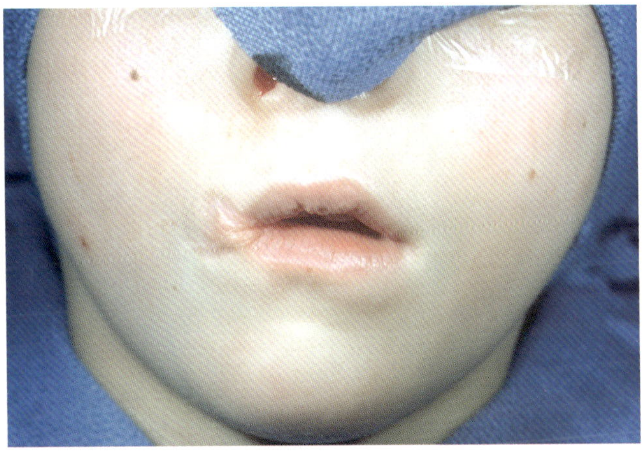

图 12–4　5 岁小儿，右侧口角全层电击伤，皮肤、肌肉、黏膜缺失。瘢痕挛缩伴有人中及下唇中点移位

失的情况下（参见第七章），以上四类瘢痕修复手术治疗都存在不同的挑战和机会。为了确定最合适的治疗方案，了解这些差异是至关重要的。瘢痕的方向是非常重要的并且在除第Ⅳ类以外的类别中扮演着重要角色[1]。RSTL 与朗格线不同，最接近自然皱纹，尤其是在头部和颈部（图 12–1A）。RSTL 通常垂直于下方肌肉的走行方向（图 12–1B）[1,3]，可以通过轻柔的挤压皮肤来识别。为了获得最好的治疗效果，应尽可能沿这些线选择手术切口，以获得最佳的治疗效果（图 12–6A，B）决定是否治疗“令人不满意的”瘢痕是

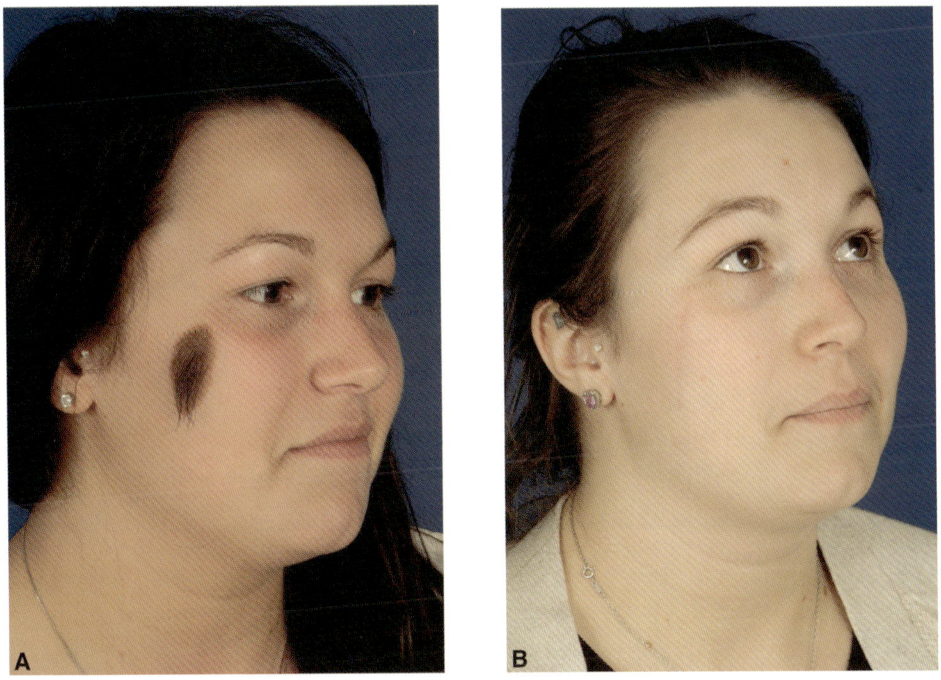

图 12–6　A.20 岁的女性患者，由于担心术后瘢痕，一直不愿意切除先天性黑毛痣；B. 选择性切口和创伤性撕裂伤与 RSTL 平行时瘢痕可以恢复到最佳状态。梭形瘢痕的修复也应尽可能地遵循这一原则

极其重要的（参见第四章）。有些瘢痕，如限制关节活动范围或扭曲面部五官，会给患者带来极大的困扰；有些瘢痕虽然非常隐蔽，却令人反感，因为它们唤起了令人不快的回忆。患者和外科医生评估瘢痕的视角往往是截然不同的，患者常常希望瘢痕被“移除”，希望瘢痕完全消失就像没有存在过一样，这显然是不可能的。外科医生必须确定哪些瘢痕是可以改善的，以及改善后的结果是否足以让患者满意。瘢痕治疗首要的是患者建立合理的期望值。医患双方达成对修复后效果的共识是微妙且重要的；技能是治疗成功不可或缺的重要组成部分，在某些情况下，很容易做出决定，如一个不在 RSTL 皮纹方向的面部线性瘢痕出现过度增生或增宽萎缩等令人不满意的外观，这些几乎可以全部通过合适的瘢痕整复手术来改善（图 12-7）。

瘢痕的治疗目标

瘢痕治疗最重要的目标是明显地改善瘢痕的外观。简单地制造一个新的畸形来纠正旧的畸形并不是理想的结果。当外科医生确信瘢痕整复术后改善瘢痕的效果会使医患双方都满意时，才能进行手术治疗，应该将实施瘢痕整复手术可能造成的医源性畸形降到最小甚至没有，在可能的情况下，改变瘢痕的愈合环境是非常有益的。减少或消除局部张力是最重要的；使用激光辅助药物递送，使瘢痕的边缘模糊化，启动瘢痕重建 / 再生是新的治疗进展，这种治疗方案将在其他章节中详细讨论（参见第十三章、第十四章）。

第 I 类：一般来说，与 RSTL 平行的瘢痕恢复效果往往较好，通常整复手术不能更好地改善该类瘢痕[2]。与 RSTL 线方向不同的抗张力线

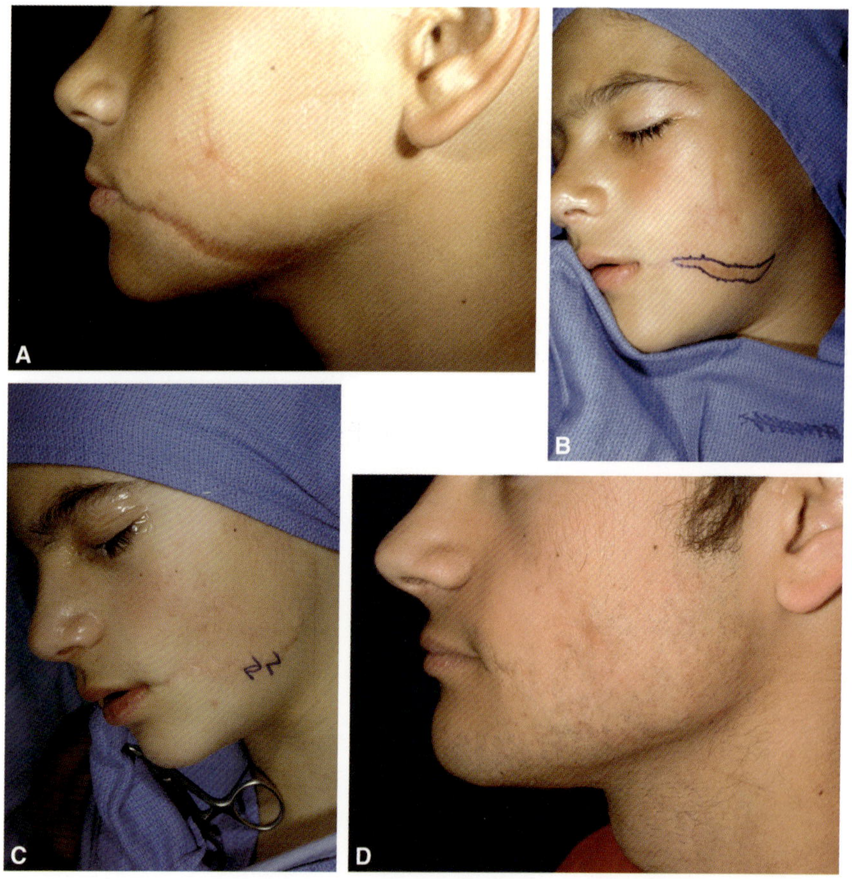

图 12-7 A. 面部横向裂伤，创口方向垂直于 RSTL，瘢痕变宽伴有萎缩；B. 切除萎缩凹陷的瘢痕，设计 4 个 Z 形皮瓣闭合继发创面，皮瓣臂线与 RSTL 平行；C. 最后部不使用 Z 形皮瓣闭合。这一区域再次扩大，2 年后，同第一次手术一样，设计 2 个 Z 形皮瓣修复变宽的瘢痕；D. 最后一次整复术后第 6 年，瘢痕已不明显

来　源：KRAKOWSKI A C, TOTRI C R, DONELAN M B, et al. Scar management in the pediatric and adolescent populations. Pediatrics, 2016, 137(2): e20142065.

（ATL）瘢痕常发生增生、萎缩，并不断扩大，通常可以通过瘢痕整复手术来改善。将这些简单的因素考虑在内，可以更好地改善线性瘢痕，提高患者满意度。

第Ⅱ类：治疗瘢痕时首先需要考虑患者不满意的原因，然后采用整复治疗，消除张力，促进瘢痕重塑。

第Ⅲ类：切除瘢痕时需要存留足够的组织量，使其能够更好地恢复至令人满意的外观。

第Ⅳ类：瘢痕疙瘩是未解决的临床和外科问题，通常需要多模式联合治疗，以缓解并改善症状。

手术技巧

毫无疑问，瘢痕整复手术必须谨慎精细。精细的手术才能达到理想的术后效果。虽然基本的外科手术技巧在许多文献及书籍中都有详细的描述[4-6]，但是有一些相关要点需要重点强调：切开皮肤时必须垂直于皮肤表面，除非特定的局部条件，如毛囊移植，规定了不同的方式。当处理质地较硬的瘢痕和正常的皮肤这类组织时，精准控制手术刀非常重要，因为不同的组织质地会出现不同的阻力，这很容易导致手术切口不精准；尽可能少量地保留瘢痕边缘皮肤，有助于术后重建瘢痕与正常皮肤之间的过渡更自然。大多数情况下，在正常皮肤做切口，术后瘢痕与正常皮肤之间有明显的界线，看起来很不自然。

瘢痕分析

治疗谁都可以操作，但是能够准确诊断的人却少之又少。

— Samuel Moschella 博士

不管愈合后的瘢痕是否令人满意，瘢痕愈合过程中许多因素都发挥了作用。必须要有完整的病史才能了解瘢痕的病因和发病机制。如果先前已经接受过多次瘢痕整复治疗，应该掌握之前治疗的细节以避免重复的无效治疗。体格检查很重要，需要标注瘢痕的解剖位置、相较于 RSTL 的走向、形状、增厚或萎缩、张力、色素沉着、畸形、外在挛缩、成熟度、是否存在异物瘢痕以及患者的年龄。

瘢痕的解剖位置

面部瘢痕比身体其他部位的瘢痕更容易愈合。面部愈合良好的瘢痕看起来很像正常的皮肤纹路。颈部皮肤很薄，皮下组织更少，因此治疗效果不佳，让医生敬而远之。其他区域的线性瘢痕，如三角肌区、胸骨前区和膝盖周围，瘢痕经常会变宽、增生导致外观丑陋。躯干上的瘢痕即使大多接近 RSTL 走向，也比头部和颈部的瘢痕更容易增大。

瘢痕的走向

如前所述，瘢痕的走向可能是与线性瘢痕恢复最重要的相关部分。实际上，一般顺应张力线（TL）方向的瘢痕恢复后是比较美观的。虽然不是全部，但是大多数与抗张力线（ATL）方向一致的瘢痕通常令人不满意[2]。

增生性瘢痕

增生性瘢痕是皮肤受创后的正常生理反应，由于受多种因素的影响，它们过度生长（参见第六章）。瘢痕疙瘩是一种良性的过度增生导致的瘢痕肥厚，并不是机体对刺激产生的正常生理反应（参见第五章）。增生性瘢痕可以通过正确的诊断和适当的瘢痕整复改善，瘢痕疙瘩是一类完全独立的疾病，将在第四类瘢痕中单独对其进行讨论。

对增生性瘢痕病因的判断至关重要。它是因为不在或不平行 RSTL 皮纹线而导致的过度增生？还是因为烧伤损伤了皮肤部分层次，创面收缩并处在张力较大的愈合环境中而导致的增生？抑或是因为它处在可屈伸活动度较大的关节上？再或者是由于愈合过程中感染或异物存留而导致的？在开始修复增生性瘢痕之前，必须找出病因，并且必须制订治疗计划积极改善这些导致瘢痕增生的因素。

萎缩性瘢痕

萎缩性瘢痕可能是挫伤或撕裂后的脂肪萎缩、组织丢失，或瘢痕的表面与筋膜等深层结构之间的粘连导致的。萎缩性瘢痕常被认为是对增生性瘢痕过度使用类固醇注射的结果（图 12-8）。当出现萎缩时，无论病因（类固醇引起的萎缩除外），通常都有必要切除所有萎缩凹陷组织（图 12-7）。脂肪移植在某些情况下可以帮助改善病情（参见第十五章）。四肢萎缩性瘢痕采用 Z 成形术治疗往往能获得令人满意的效果。Z 形瓣的中轴处于瘢痕上，辅助切口在瘢痕两侧正常的皮肤上，皮瓣转移缝合后会抬高萎缩性瘢痕所在区域，使外观平整。

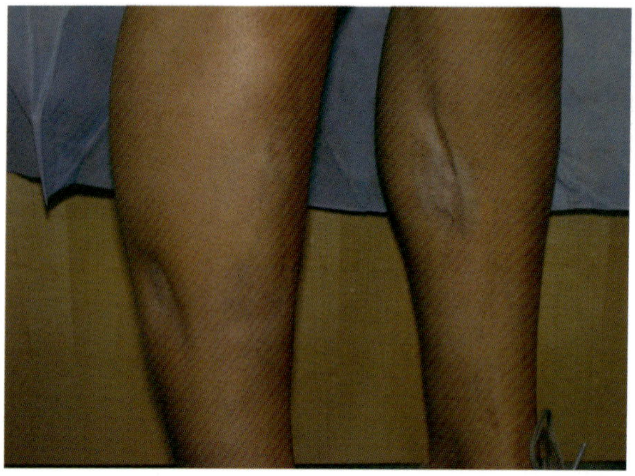

图 12-8　一名 20 岁的女运动员，骨筋膜室综合征选择性骨筋膜切除术后。多次类固醇注射治疗增生性瘢痕后，她的皮肤和皮下脂肪都出现了严重的萎缩

形状

曲线瘢痕会产生一种向心性收缩效应，因为瘢痕的边缘会像“荷包口”一样收紧。在作者的经验中，沿曲线瘢痕的方向，采用与 RSTL 平行的 Z 成形术来延长瘢痕通常可获得良好的效果。

凹陷性畸形

这些畸形通常是由于创口未完全闭合、存在组织缺失而导致的。这种类型的畸形一旦明确诊断，就需要重新切开瘢痕，然后采用合适的方法精细地闭合创面。如果瘢痕的走向不佳，并且这种走向会影响愈合，则需要更周全地考虑手术方案，需要改变瘢痕的方向。否则，简单地缝合关闭创面就足够了。

患者的年龄

年幼的和年老的患者术后瘢痕并不明显，青少年是最健康的患者群体，但他们的瘢痕生长力是最旺盛的。

瘢痕成熟

正如在增生性瘢痕中所提到的，分析瘢痕生长的时间是关键，因为瘢痕会经过一个正常的成熟期，一般需要持续数年。对于蓝眼睛白皮肤的患者，即使瘢痕与 RSTL 平行，颜色往往也是鲜红的，但如果给予足够的时间，这种瘢痕一般会成熟并恢复良好。对于外观不理想的瘢痕，在决定何时及如何进行干预治疗时，医生的经验和患者的耐心都很重要。

色素异常

瘢痕颜色可以是色素沉着的，也可以是色素脱失的，或者两者都有（即花斑样）。原始创伤部位的异物残留也会导致异物性色素异常。

异物

创伤性文身往往在创面周围分散，可以通过切除纹饰瘢痕来治疗。如今激光技术为创伤后文身的治疗提供了更大的灵活性，并非必须手术切除（参见第十三章和第二十三章）。

遗传

众所周知，遗传因素会影响瘢痕的发展。人类基因组异常复杂，不同的种族伤口愈合模式存在差异，这有助于我们研究基因在瘢痕形成中的作用。浅肤色、蓝眼睛、北欧和凯尔特的患者群体（即 Fitzpatrick Ⅰ型或Ⅱ型），受伤后或手术后早期就会产生增生性瘢痕，随着时间的推移，这些瘢痕慢慢稳定，而且变得更平，颜色也接近于正常肤色。Fitzpatrick Ⅲ ~ Ⅵ型表现出不同的发展趋势，易出现创伤后炎症性色素沉着症，尤其容易在皮肤移植和皮瓣转移后发生（图 12-9）。仔细检查患者先前的损伤或手术部位，最重要的是，尽可能地确定整复手术是否会导致更明显的色素异常；Ⅴ型和Ⅵ型患者皮肤颜色较黑以至于术后色沉几乎看不到，然而，这些患者群体更倾向于发展成增生性瘢痕或瘢痕疙瘩（图 12-5，图 12-9）。再次强调，正确的临床判断及保持谨慎的态度极其重要。

类别Ⅰ：线性瘢痕

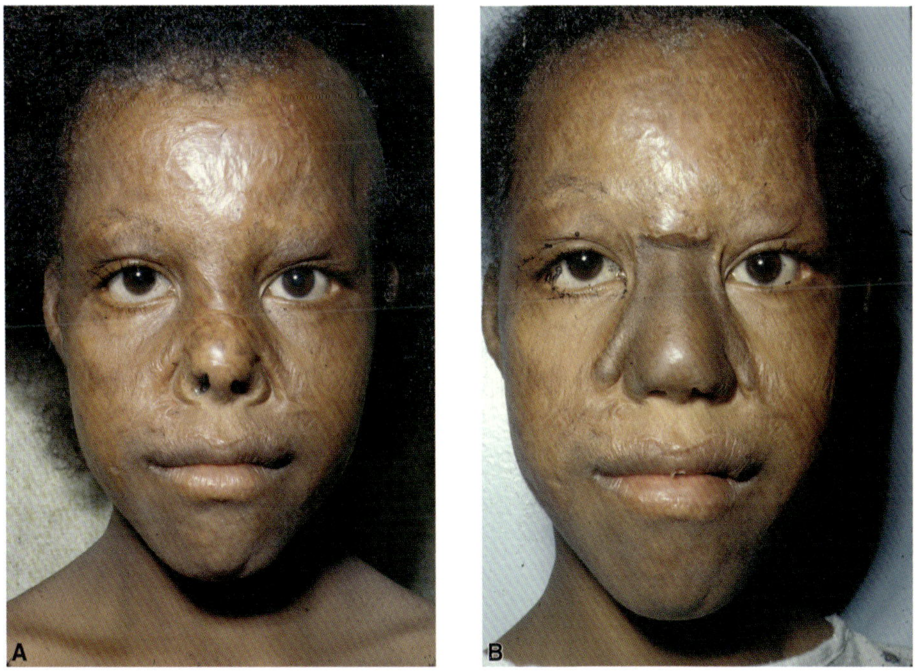

图 12-9 A.8 岁女孩，大面积Ⅱ、Ⅲ度烧伤后增生性瘢痕挛缩。面部瘢痕颜色与肤色相近。B. 瘢痕切除和全厚皮移植后，植皮部位的色沉是她最明显的畸形。纠正色素沉着需要切除整片移植的皮肤，并重新使用前额皮瓣来修复缺损。如今，瘢痕可以通过局部组织重塑和激光治疗来改善

如前所述，瘢痕和张力线的方向是否平行决定了没有组织缺损的线性瘢痕能否获得令人满意的改善[2]。如果瘢痕不平行于 RSTL，它们可能会增生或萎缩[7]。稳定成熟的线性瘢痕也可形成挛缩，牵拉周围组织扭曲变形甚至导致功能障碍。在这种情况下，通过外科手术减少张力至关重要，可供选择的手术方式有多种。瘢痕整复手术的目的是使瘢痕尽量正常、不太明显。对于线性瘢痕来说，可通过改善相对于 RSTL 纹路方向，使表面平整，减少和避免不必要的张力，消除局部隆起畸形，并尽量模糊瘢痕区域和正常皮肤的边界来实现。

可通过以下四种基本的方法整复线性瘢痕。

（1）梭形瘢痕切除整复术（Fusiform scar revision, FSR）。

（2）Z 成形术。

（3）W 成形术[2,8]。

（4）避免直线瘢痕的不规则几何皮瓣创面封闭（Geometric broken line closure, GBLC）[2,7,9,10]。

对于长且形状不规则的瘢痕可以根据瘢痕的具体位置、形状和周围的情况联合应用这些技术。

1. 瘢痕梭形切除整复术 (FSR)

在线性瘢痕中，最简单的方法是 FSR。FSR 是指梭形切除现有的瘢痕，有时包括少量邻近的

正常组织，以便更接近 RSTL，然后小心地逐层缝合，以形成平整的表面。对于萎缩性瘢痕或可能转化为萎缩性瘢痕的病灶，留下原有瘢痕的深层组织，将瘢痕两侧正常的组织覆盖在瘢痕深层组织上，以支撑正常皮肤组织改善萎缩症状（图 12-10）。这种方法适用于所有手术切除技术，包括梭形切除、W 成形术和 GBLC（如下所述）。对于短瘢痕，尤其是面部短瘢痕，这种方法是非常成功的，并且是简单瘢痕整复手术的主要术式。手术技巧与瘢痕走向垂直方向无张力一样，对于成功与否十分重要。与瘢痕走向垂直方向上的张力牵拉着瘢痕使其变宽，即使瘢痕与皮纹方向一致，使用 FSR 整复瘢痕时，仍要考虑该因素。

曲线瘢痕常常出现问题，因为它们显然不遵循 RSTL 走向。当瘢痕环绕呈圆圈时，通常会产生局部隆起效应[4,11]。瘢痕的收缩带会产生“收紧荷包”效应，使中央组织肿胀突起，并可能阻断淋巴回流，进一步增强了该处瘢痕臃肿的视觉效果。如果隆起型瘢痕很小，在 RSTL 走向上可以进行瘢痕的梭状切除，这种解决方案效果显著。根据我们的经验，最有效的矫正瘢痕条索的方法是通过使用 Z 形皮瓣延长瘢痕，释放条索引起的挛缩。与此同时，通过调整瘢痕与周围正常组织的走向，使修复后的切口更平整。Z 形皮瓣的设计：隆起瘢痕为中轴，臂尽量符合 RSTL 的走向。这种方法十分有效。

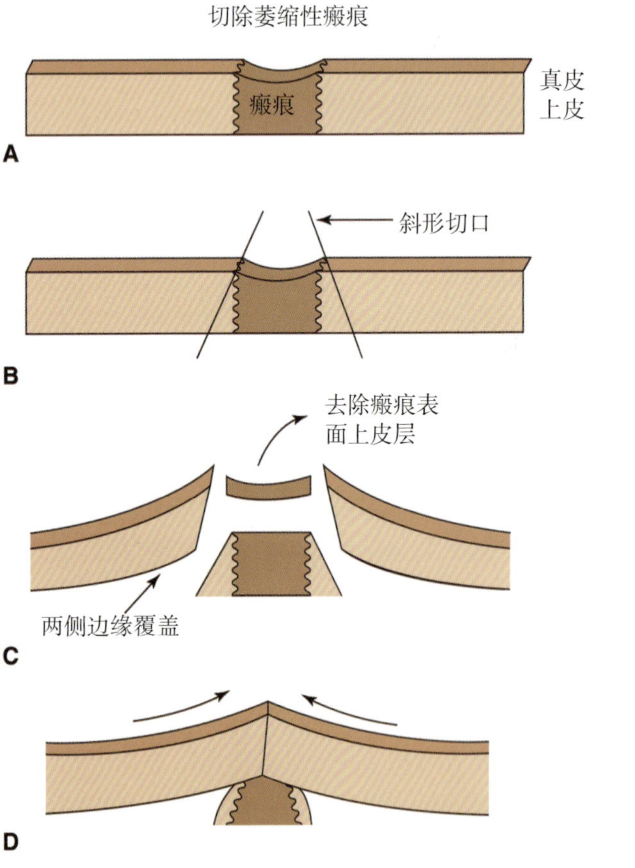

图 12-10　萎缩性瘢痕的切除手术。A. 真皮层的萎缩性瘢痕；B. 瘢痕两侧切口斜形向下，便于外翻闭合；C. 皮下游离周围组织，切除瘢痕表面，留下深层瘢痕纤维组织；D. 两侧正常皮肤覆盖在瘢痕纤维组织上以帮助维持轮廓

2. Z 成形术

“锯齿形”整复线性瘢痕是整形手术史上不可或缺的一部分[9]。到目前为止，这些技术中最重要的是 Z 成形术。从 19 世纪晚期到 20 世纪早期，这种 Z 成形术与复杂的整形手术技术平行发展。切口设计在要松解的瘢痕上，从切口两端向两侧各做一个等边切口，方向相反，与切口成角相等，形成一个 Z 形切口，增加两侧臂的角度可增加 Z 成形术获得的长度。形成的两个对偶等腰三角形皮瓣交错后，可松解深层的瘢痕纤维组织，达到延长瘢痕，使错位组织归位的效果。

3. W 成形术

从 1959 年首次提出开始，这种术式得到很多医生的支持和应用[8]。可以把 W 成形术看作梭状切除术切口的延伸，目的是使线性瘢痕不规则化从而不明显。它需要切除瘢痕组织和部分周围

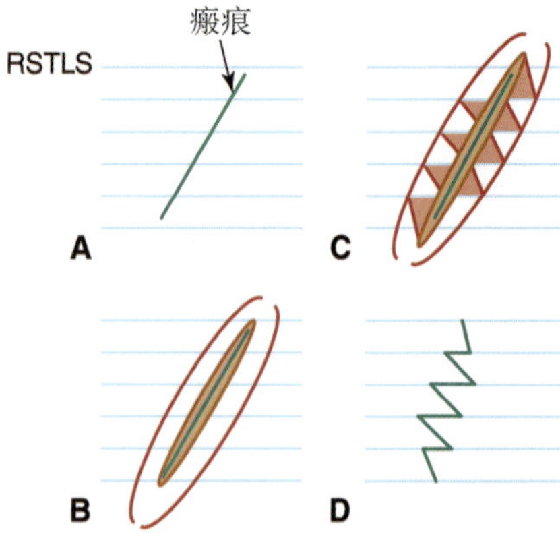

图 12-11　W 成形术。A. 不在 RSTL 方向上的线性瘢痕；B. 与瘢痕平行外扩 3~6 mm 做出切除瘢痕的标记线；C. 绘制三角形皮瓣（阴影部分最终被去除），一个臂平行于 RSTL，臂与中轴角度必须是 30° 或更小，以避免形成锥形突起；D. 最终的瘢痕，线性几乎被破坏，有 3~6 mm 的短臂都平行于 RSTL

的正常组织（图 12–11）。瘢痕两侧正常的组织被切成多个等边三角形皮瓣，它们相互交错覆盖创面。在面部或颈部，设计的臂长度应该是 3~6 mm，保证皮瓣的大小既可以起作用又不明显。由于大量的皮肤被移除，W 成形术只适用于皮肤组织较充足且皮瓣成角的臂最大限度地顺应 RSTL 方向的情况，这样不会引起周围组织扭曲变形。

4. 避免直线瘢痕的不规则几何皮瓣创面封闭（GBLC）

另一种技术是所谓的 GBLC[10]。这种技术的优点是，它比普通的 W 成形术术后瘢痕更隐蔽。“分割瘢痕”的目的是将肉眼可见的瘢痕分解成更小的片段，混淆视觉皮层，这样可以起到伪装瘢痕的目的。GBLC 是“W 成形术”的延伸，它的设计目的是制造一个不规则且随机的瘢痕（图 12–12）。传统上，GBLC 还包括切除现有的瘢痕组织和邻近的正常组织，以创造出交错的三角形、矩形或半圆形混合连续皮瓣。针对半圆形皮肤缺损，作者推荐通过 W 成形术修复，在切口末端设计成锐角，以减少皮下组织隆起，避免形成“猫耳”，每一个切口设计都应该最大限度地顺应 RSTL 的方向[7]。

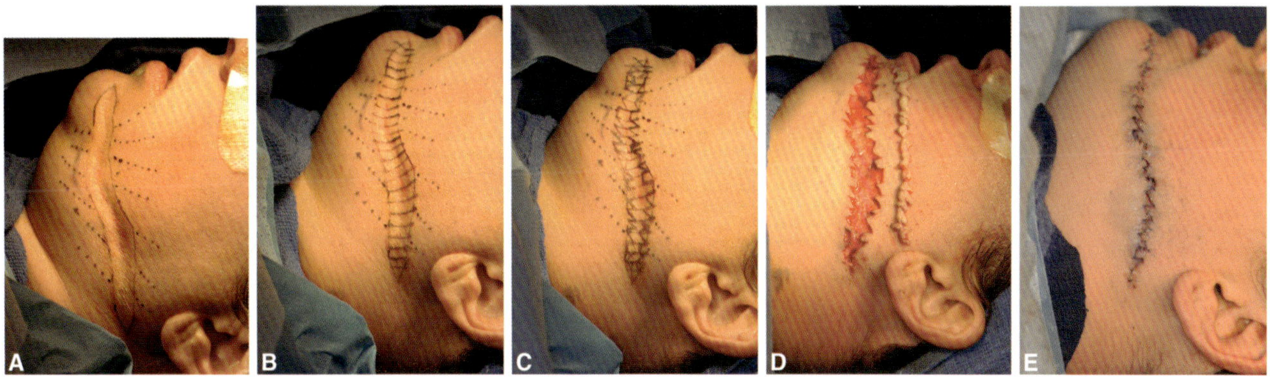

图 12–12　不规则几何皮瓣创面封闭。A. 在需要切除的瘢痕外旁开 5 mm 标记边界，并确定 RSTL 方向；B. 每隔 5 mm 画出垂直于瘢痕的线，延伸至瘢痕标记线两边，形成小方格；C. 三角形和正方形随机组合交错，皮瓣侧边尽可能多地与 RSTL 方向一致；D. 锐角切开瘢痕后，由于正常的皮肤弹性，切口向正常组织方向“裂开”，留下深层的瘢痕纤维组织，两侧覆盖正常组织以维持轮廓（图 12–10）；E. 游离周围皮肤，将皮缘对合在一起，皮瓣对合后对位缝合

在作者看来，经典的 Z 成形术与其他两种不规则的皮瓣技术相比，效果更显著，值得更深层的讨论[12]。无论是 W 成形术还是 GBLC，都可以通过切除瘢痕组织本身和邻近的正常组织来重设一条不规则瘢痕并且使其变得平整，然后进行细致的缝合关闭切口。这两种技术都包含瘢痕本身和正常组织的切除，设计出更短、更贴近自然纹路的小皮瓣，然后进行细致的缝合关闭切口，它改变了瘢痕的几何形状。因此，切口完全是在正常的组织中关闭，形成了一个全新的瘢痕，并且与正常组织没有过渡区域。相比之下，经典的 Z 成形术既能实现上述目标，又能最大限度地保护组织。此外，精心设计的 Z 形皮瓣结构是生动的、符合生理的，可在四个维度改善瘢痕的外观，而且随着时间的推移，改善可持续进行。Z 成形术还可以使组织受损最小，使正常皮肤自然过渡到瘢痕。瘢痕组织中的 Z 形皮瓣几乎是肉眼分辨不出来的，除非有人知道患者有相关手术史，这是经验丰富的整形医师都知道的事实（图 12–13）[13]。

W 成形术及 GBLC 都是静态的，只在二维中改变外观。两者都以牺牲正常的组织为代价重新排列了瘢痕，使其更符合解剖位置，更加顺应 RSTL 走向。然而，Z 成形术除了破坏线性瘢痕外，还可以通过利用两侧组织来减少张力，改变瘢痕方向，使瘢痕处于自然皮肤纹路上，产生新的横向张力，随着时间的推移而改善——这是一种反向组织扩张的形式。手术的目的是制造横向张力来延长中央瘢痕，减缓周围组织张力。新的、符合皱纹方向的、横向的张力可以使瘢痕以一种良好的方式重新排列。Z 成形术也能改善增生性瘢痕，并在不去除任何正常组织的情况下使增生性瘢痕变平，支撑起萎缩的瘢痕[14]。所有这些都是在保留所有正常皮肤的前提下完成的。这一点在部分皮层损伤造成的瘢痕如烧伤瘢痕的修复过程中尤为重要。尽可能不切除皮肤，这点很重要。通过手术切除将皮肤的部分损伤转化为皮肤的全层医源性损伤，从而使正常的皮肤和真皮失去原有的作用，这是不科学的。

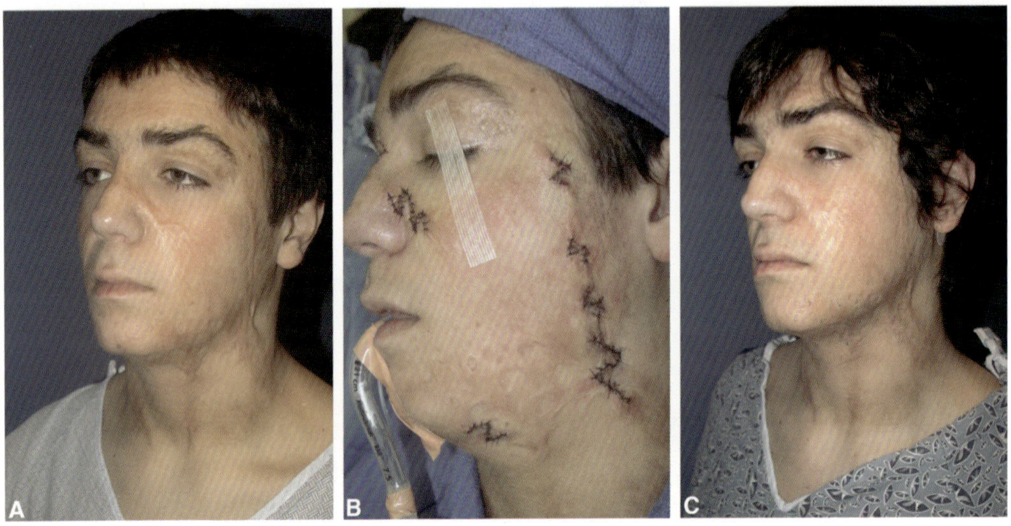

图 12-13 A.14 岁男孩，从鼻背到面颊再到颈部存在广泛线性挛缩的增生性瘢痕；B. 这些瘢痕采用 Z 成形术延长，减少了张力，而 Z 形皮瓣臂的设计则与 RSTL 方向一致；C. 在瘢痕修复两年后，Z 形皮瓣是不明显的，特别要注意的是，从鼻背到面颊的过渡很自然

Z 成形术的原理

毫无疑问，Z 成形术是外科手术瘢痕整复过程中最有用和最有价值的技术。1904 年，Berger 第一次发表了使用 Z 成形术修复腋窝烧伤瘢痕挛缩的病例，直到今天我们还在使用这种手术方法[9]。正如前面提到的，这个手术包括将两个侧皮瓣易位来延长瘢痕中心线，为瘢痕延长提供足够的组织（图 12-14）[15]。进行 Z 成形术，在瘢痕长轴两侧必须有相对充足的组织量，使皮瓣可以在无张力或者可自由旋转的情况下易位到对侧。这个概念简单且巧妙，不仅可以延长中央挛缩线，还可以在同一时间完成更多目标。Z 成形术可以使瘢痕模糊化，使其与皮纹走向更一致（图 12-7）[7]。正如前面提到的，它可以使增生性瘢痕变平，可以支撑起萎缩性瘢痕，也可以用来减少大面积瘢痕的张力，使瘢痕以更好的方式成熟稳定。

图 12-15 所示的案例很好地说明了 Z 成形术的设计原则和有效性。这些瘢痕狭窄区域被标识出来。每个 Z 形的中轴都是沿着纵向张力的主线绘制的。横向臂尽可能与 RSTL 平行设计，并延伸到瘢痕两侧的正常组织。

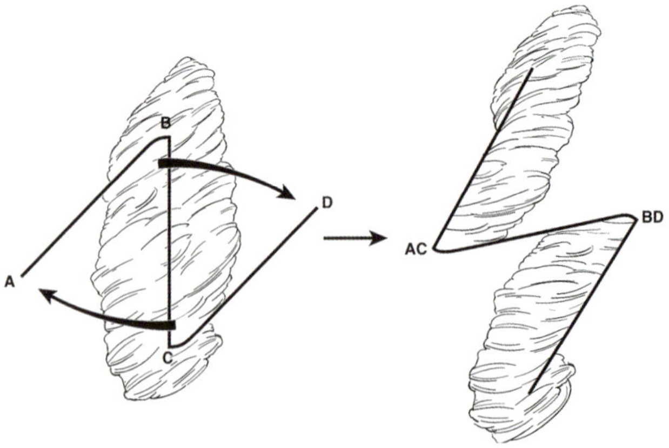

图 12-14 Z 成形术。外侧组织通过两个三角形皮瓣的易位聚集到瘢痕中部，延长并缩小了瘢痕，并且模糊了不规则的瘢痕边缘

来源：DONELAN M B. Principles of burn reconstruction//THORNE C H. Grabb & Smith’s Plastic Surgery. 6th ed. Philadelphia, PA: Lippincott Williams & Wilkins,2007.

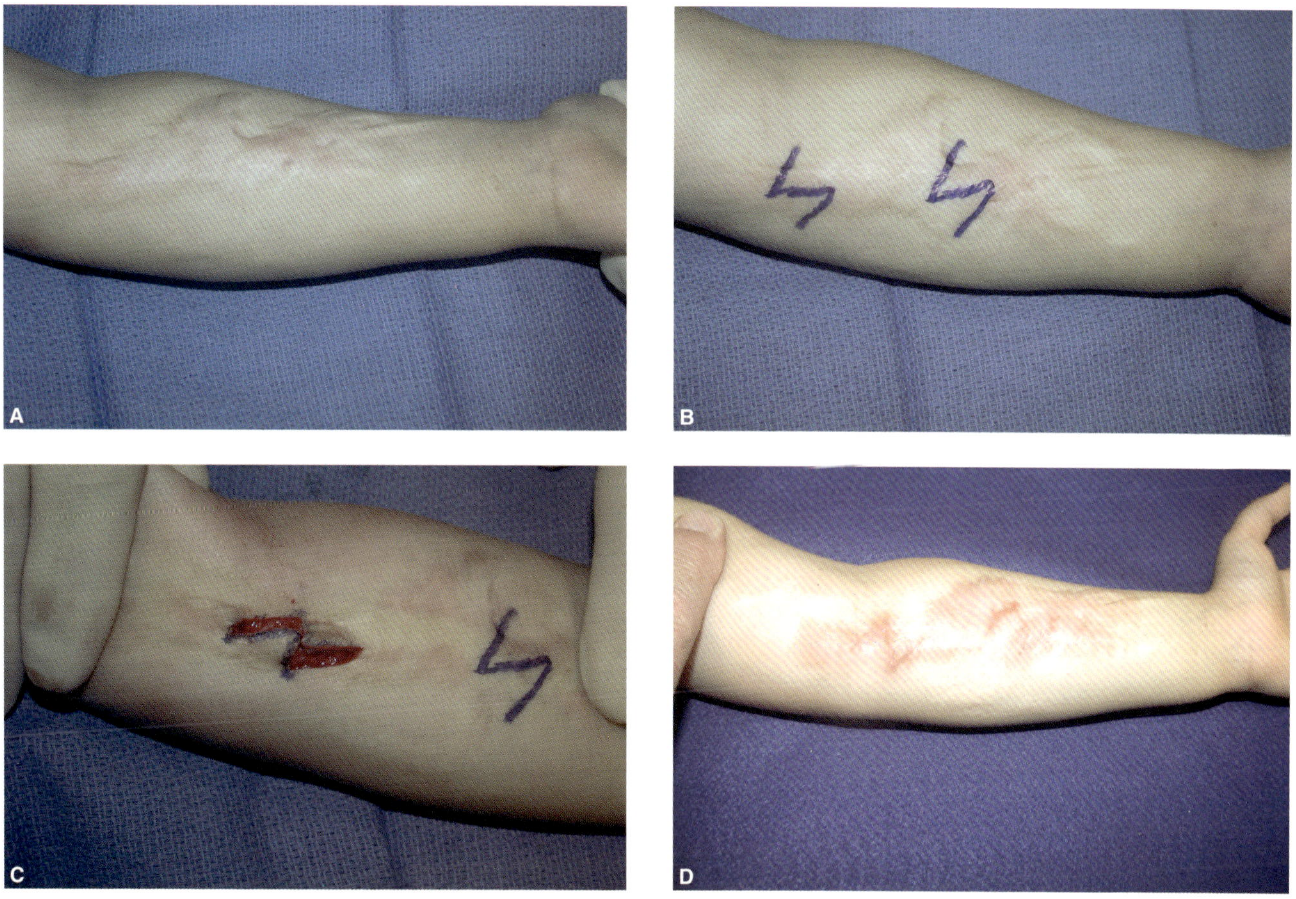

图 12-15　A.Z 成形术对减少瘢痕张力意义深远。这个患者前臂有广泛增生且挛缩的瘢痕，瘢痕上有狭窄的连接部分；B. 设计 2 个 Z 形皮瓣延长、缩小瘢痕，并使其变得平整，同时也模糊了边缘；C. 在手术中，切开的 Z 形皮瓣由于张力的重新分配几乎自动旋转到相应的位置；D. 术后 6 周，该病例瘢痕张力明显缓解，有利于瘢痕的成熟稳定

在图 12-15C 中，沿设计的 Z 形切开瘢痕后，减少了瘢痕的纵向张力。可以看到，外侧组织可以无张力地覆盖继发创面，从而减少纵向张力。外侧组织的弹性对于 Z 成形术的成功至关重要。增生性瘢痕术中会立即变平，因为基底位于正常的皮肤中。

图 12-15D 是 Z 成形术后成功改善局部瘢痕的情况。术后仅仅 6 周时间，瘢痕的成熟度和外观都有了显著的改善。运用 Z 成形术整复其他类型的瘢痕时，设计理念相同。Z 成形术原理和技术本身都很简单，很容易理解和执行。无数不同的临床案例使它成为一种艺术型手术方式。它类似于外科界的爵士乐——旋律很简单，但变化无限，只取决于从业者的技巧。只有当瘢痕因萎缩、色素沉着或其他不良特征导致患者无法接受时，才考虑切除瘢痕。

Z 成形术通常是治疗线性瘢痕最好的手术方式。然而，通过 Z 成形术缩小瘢痕宽度是非常有效的。皮瓣臂与中轴夹角达 60° 时，Z 成形术将瘢痕延长了 75%，同时将其宽度缩小了约 30%[15]。必须注意的是，Z 成形术对瘢痕长度和宽度的改变同皮肤张力、皮瓣厚度、位置和其他因素有关[16]。两点之间线段最短，由于外侧皮瓣带蒂调换到正常组织中，切口变得平整（图 12-15）。

由于 Z 形皮瓣大多在瘢痕或先前移植的组织中设计，所以手术的精细程度是防止皮瓣坏死的必要条件。切口必须完全垂直于表面，皮瓣切面要像“芝士蛋糕”切面那样平整且层次分明，而不是“苹果派”样（图 12-16）。这样可以防止深层组织从表面脱落，避免在皮瓣的顶端形成无效腔，否则会引起血肿和局部缺血，导致皮瓣坏

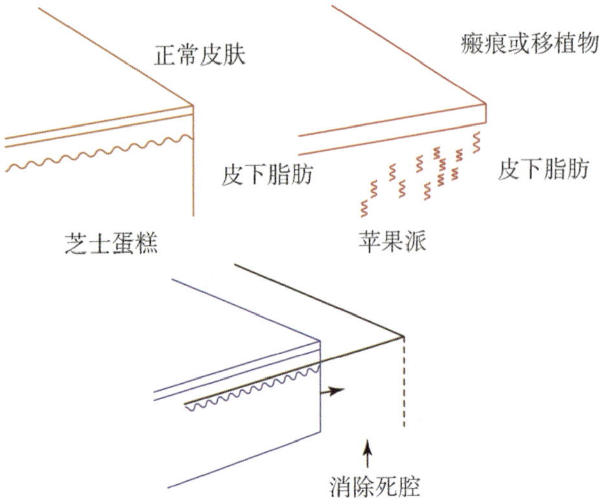

图 12-16 在瘢痕区及移植组织区使用 Z 成形术时重要的细节

死。对该手术技术的研究关注使这样的风险降到最低，这使 Z 成形术成了一种非常有效的手术方式，用于处理各种组织中瘢痕挛缩和形状不规则的问题。

类别Ⅱ：烧伤或外伤致中层至深层真皮损伤后的瘢痕

这类瘢痕相比线性瘢痕（裂伤或皮肤全层的损伤）来说，临床挑战性和研究机会更大。这类瘢痕整复手术包含了之前讨论过的所有原则，同时也整合了新的瘢痕康复原则，目前正在改变瘢痕的治疗策略。50 多年来，根据美学单元概念，研究重点多放在创伤后畸形的改善，尤其是烧伤造成的创伤上[17]。基本原理是，如果一个重要的美学部位出现瘢痕，需要去除美学单元的瘢痕区域，甚至包括去除一些正常组织，或者在正常组织取皮或皮瓣进行替代，这样做比单一切除瘢痕效果更自然美观。自 1956 年提出这一创新且有趣的观点后，它已经占据了现代整形外科手术的主导地位。它真正的起源应该来自 Harold Gillies 编写的《整形外科学的艺术化原则》（*The Principles and Art of Plastic Surgery*）[18]。Gillies 应用管型皮瓣恢复面部外观的效果具有颠覆性，证明了应用皮瓣修复瘢痕是恢复正常外观的最佳方法。然而，这种观点只在 100 年前流行，如今对于这种理念的认识已经有了改变（图 12-17）。

目前，有必要重新考虑美容单元的瘢痕切除和重塑。患者的增生性瘢痕和挛缩性瘢痕很可能成为修复重建外科最有价值的解剖结构。采用局部整形手术技术、光医学和药物的再生刺激可以

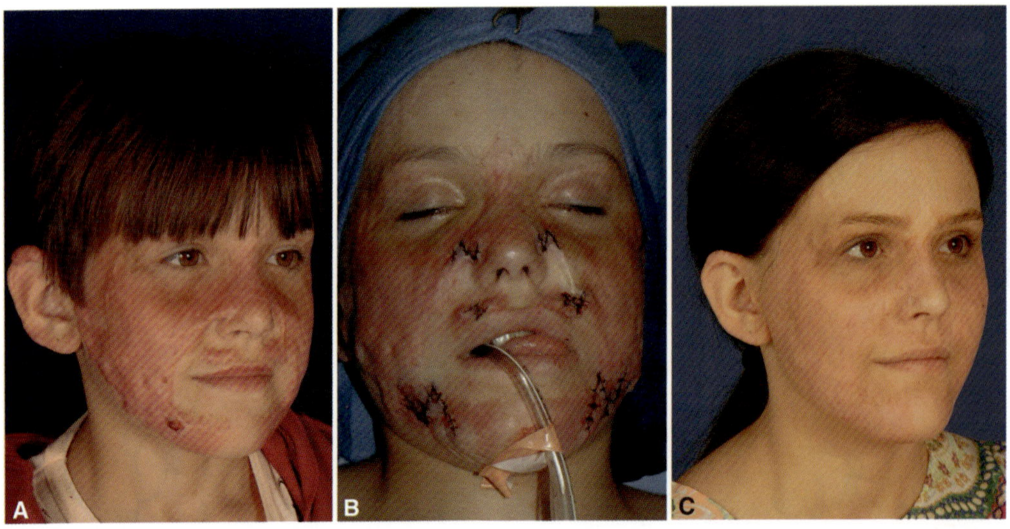

图 12-17 A.10 岁女孩，面部Ⅱ度及Ⅲ度烧伤后 1 年，瘢痕出现挛缩、增生和溃疡。B. 挛缩、增生性瘢痕会使多个区域拉长和缩窄。在这些区域使用 Z 成形术使瘢痕互相交错，缓解所有瘢痕张力，并消除“瘢痕条索”现象。在上唇采用 Z 成形术也会使瘢痕变平并解除张力。C. 在 3 次局部 Z 成形术和 12 次激光治疗 6 年后，她的外观得到明显改善，只有轻微的色素异常

有效地修复瘢痕，对患者和修复重建外科医生都十分有利[19]。有效地利用局部瘢痕组织来达到重建目标是十分有优势的，其原因包括下列多个明确因素：

（1）自体组织。

（2）正确的位置。

（3）本源材料。

（4）没有对供区形成的额外创伤。

（5）最低限度的有创操作。

（5）手术技术不复杂，并发症更少。

“通过整形技术切除瘢痕达到消除瘢痕的效果”是一种误导，从组织扩张术和显微外科手术出现以来，其已经成为一种骗取患者金钱的广告。值得注意的是，有很多Ⅱ类瘢痕的患者因为所谓的“治疗后无瘢痕”的广告造成医源性损伤（图12–18）。同样值得注意的是，只有那些患有增生性和挛缩性瘢痕，特别是那些严重烧伤后瘢痕的患者，才可以得到“真正的术后效果改善”。如上所述，他们位于合适位置的自体瘢痕组织是完美的重建材料。重建外科医生有责任进行术前评估并设想术后效果（将不美观或影响功能的瘢痕变成有利的修复材料）。图12–19所示的患者是一个很好的例子，通过一系列小范围、轻微损伤的手术，配合使用脉冲染料激光和点阵 CO_2 激

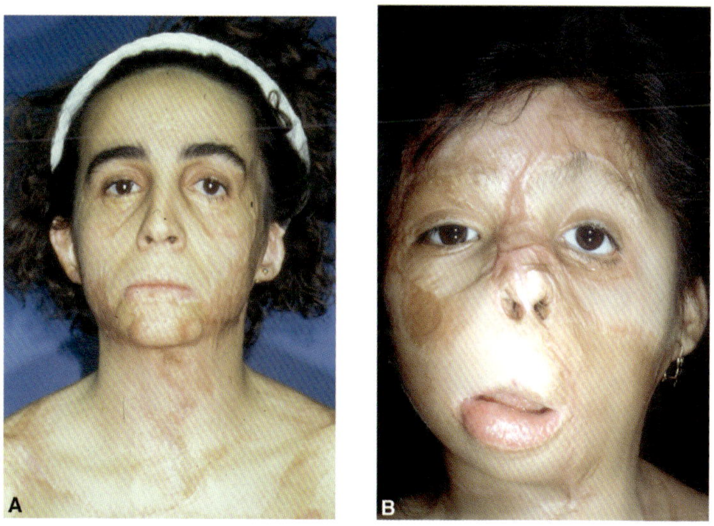

图 12–18　这两名患者都经历了20多次重建手术，包括大面积的瘢痕切除和皮瓣转移术（包括组织扩张和游离组织移植）

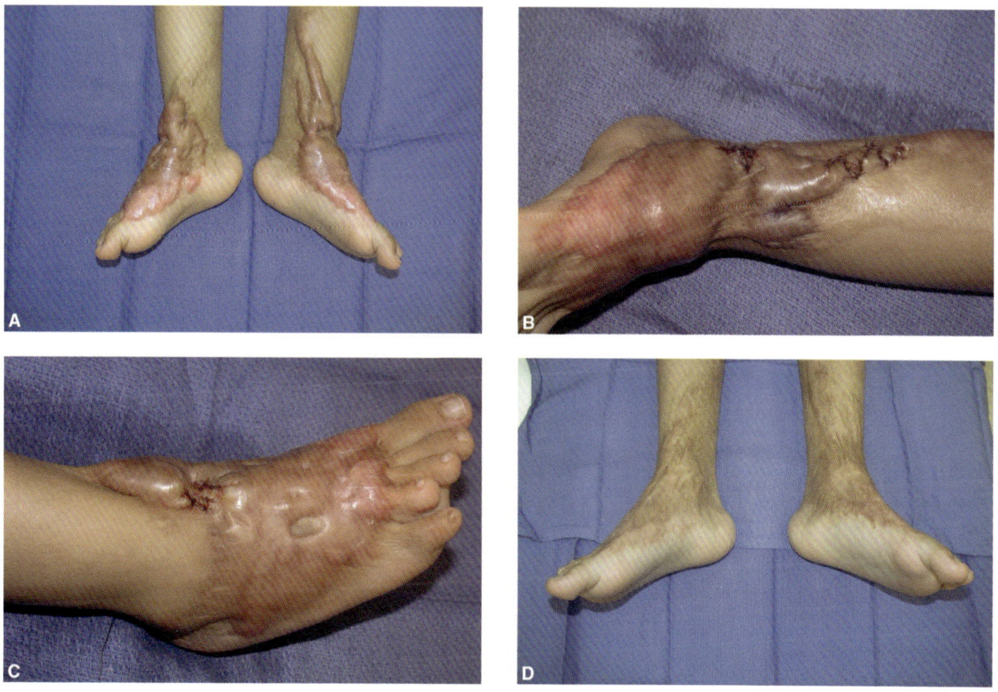

图 12–19　A.3岁儿童，双侧足部烫伤，足背部和脚踝处有大量的增生性瘢痕；B，C. 进行了两次手术，双足不同的位置都进行了Z成形术缓解局部挛缩，之后采用脉冲染料激光和点阵 CO_2 激光治疗，配合局部皮质类固醇注射治疗；D. 术后4年，除了轻微的挛缩，患者无明显症状

光，以及局部皮质类固醇注射联合治疗（参见第十三章和第十四章）缓解局部张力。治疗成功与否，是根据能否通过最小的组织损伤换取患者最好的满意度来评判的。我们正处在瘢痕治疗的新纪元且刚刚起步，它可能会切除更少的瘢痕和运用更少的复杂性皮瓣移植重建（这些对身体其他部位造成了不可逆转的损伤）。我们必须努力使瘢痕恢复得更好，并在瘢痕再生方面尽最大努力。

类别Ⅲ：全层皮肤及软组织损伤

后瘢痕

这一章中Ⅲ类瘢痕十分重要，因为大量软组织缺失显著改变了患者术后的效果。当有绝对的组织丢失、瘢痕处于张力过高的状态时，若只将手术重点放到不良瘢痕本身的修复上，术后效果较差。如前所述，决定是否治疗瘢痕是极其重要的，当包括瘢痕在内的潜在畸形主要是由于组织丢失造成时，纠正缺失的组织量是必需的，一次或一系列仅仅关注瘢痕外观的改善手术可能会导致患者经历巨大的痛苦。在开始瘢痕整复治疗之

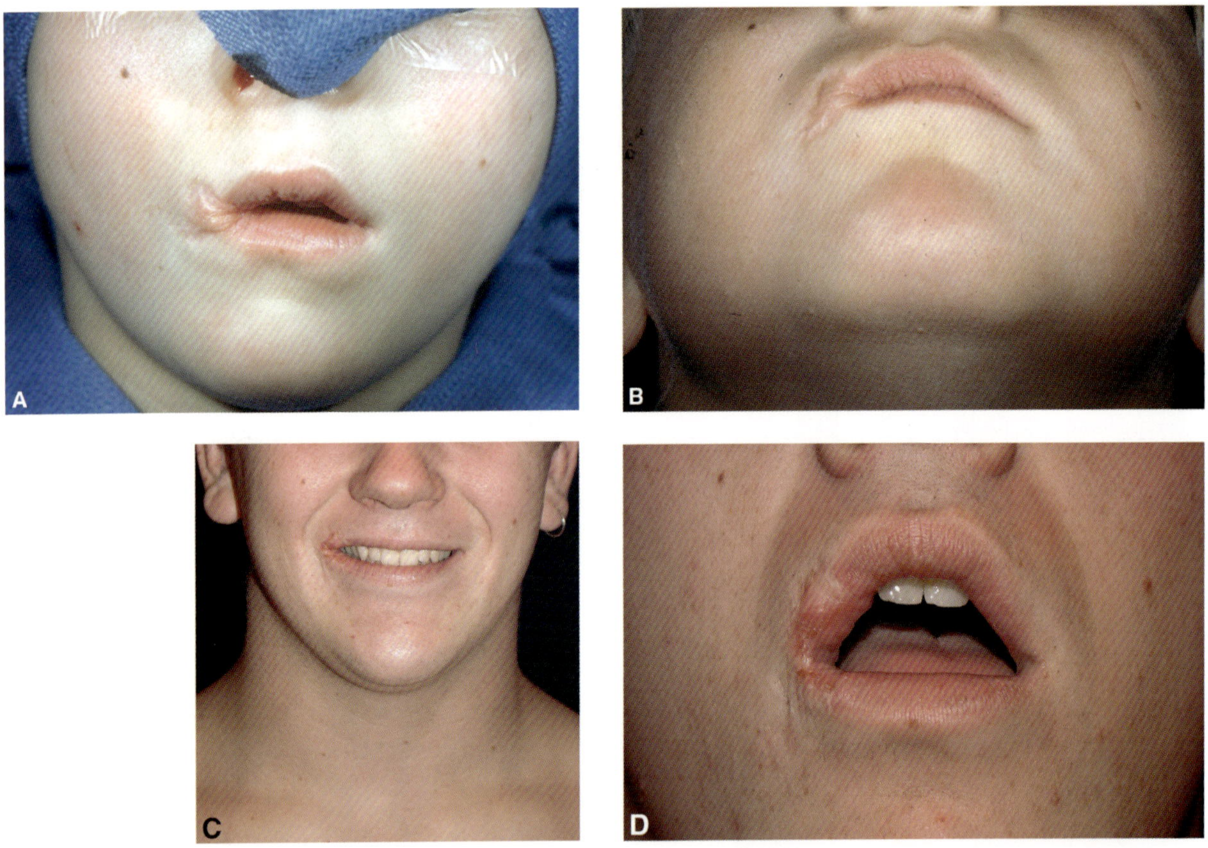

图 12-20　A，B.5 岁的男孩，右口角电烧伤后 3 年。皮肤、黏膜和肌肉大量缺失。伤口愈合过程中的挛缩造成了上唇和下唇明显移位，形成了厚而突出的瘢痕。C，D. 在他舌头的腹侧面取出包括肌肉和黏膜的组织，即使没有切除瘢痕组织，口角粘连的瘢痕也变得不明显

前，主治医生或手术医生必须做出正确的诊断，对瘢痕进行准确的分析，并确保患者有切合实际的术后期望值。如图 12-20 所示的患者，由于电烧伤造成皮肤、肌肉和黏膜的严重损伤，在口角瘢痕增厚的区域进行手术可能会使他的病情恶化。而从他的舌上取下适当大小的组织代替口角缺失的组织，并没有去除瘢痕，他的外表得到了显著的改善。适当的组织替换是这例瘢痕整复中最重要的部分[20]。

类别Ⅳ：瘢痕疙瘩

认识增生性瘢痕和瘢痕疙瘩之间的区别至关重要（参见第五章）。瘢痕疙瘩是一种纤维增生性的真皮肿瘤，表现为细胞外基质尤其是胶原异常堆积，这是因为生长因子和细胞因子过度表达而导致瘢痕持续性生长，几乎不会退化。瘢痕疙瘩不同于增生性瘢痕，一般不会进入静止 / 再生阶段，它会继续渗透到周围的组织中，超越最初瘢痕边界向四周生长[21]。另外，瘢痕疙瘩患者伴有常染色体显性遗传。瘢痕疙瘩多在皮肤张力较大的区域形成，也可发生在低张力区域，如耳垂。瘢痕疙瘩很可能在手术切除和创面闭合后复发。目前的文献表明，术后复发率为 45%~100%[22]。因此，瘢痕疙瘩切除术必须与皮质类固醇或放疗等辅助疗法结合使用[23]。类固醇能使瘢痕疙瘩切除术后复发率降低到 50% 以下，而放疗则可将复发率降低到不足 10%[7]。耳垂瘢痕疙瘩切除后局部加压可以降低复发率[24]。任何类型的组织损伤都可能产生瘢痕疙瘩，往往事先不可预测。一系列病例显示，传统 CO_2 激光干预瘢痕疙瘩的复发是失败的，点阵 CO_2 激光干预措施是否有效还缺乏数据支持，即使是瘢痕治疗经验丰富的外科医生，也要小心使用剥脱类激光[21,25]。Z 成形术或局部组织切开重新缝合可以减少张力，也可进一步加剧瘢痕疙瘩形成，操作时需谨慎。

结论

从历史、科学、技术等方面更好地理解创面愈合和瘢痕形成开启了瘢痕整复的新纪元。局部组织重新缝合以缓解瘢痕的张力，结合激光医学和药理学，创造了外科瘢痕整复的新范例。准确的瘢痕分析和这些强有力的工具使我们能够最大限度地提高患者自身的伤口愈合和瘢痕重塑的能力。这让我们改变了对瘢痕的看法。有一件事是可以肯定的，在未来，通过首选切除瘢痕组织来改善瘢痕的治疗方法会应用得越来越少。

免责声明

本章所表达的观点是作者的观点，并不一定反映国防部或美国政府的官方政策或立场。Gaball 博士是一名现役军人，这项工作是作为他的官方职责的一部分。《美国法典》第 17 卷第 105 条规定：在美国政府的任何工作都不能获得版权保护。《美国法典》第 17 卷第 101 条将美国政府的工作定义为由美国政府的军人或雇员从事的工作，是该人员的官方职责的一部分。

扫码看参考文献

第十三章　激光及光电设备在瘢痕治疗中的应用

JULIAN POETSCHKE，MARKUS REINHOLZ，GERD G. GAUGLITZ　编
韩笑　译

核心观点

1. 激光治疗瘢痕应以瘢痕的特征及设备治疗原理为指导。
2. 经典瘢痕治疗是多种治疗方法、多个治疗模式相结合，并遵循逐步改善的原则。
3. 激光治疗通常需联合抗代谢药物或皮质类固醇局部注射，以获得理想治疗效果。

每个人身上都或多或少存在瘢痕，尽管瘢痕的发生率保持相对不变，但瘢痕的治疗效果却因为激光和光电设备的应用而得到了提高。采用激光治疗瘢痕的基础是对激光－组织相互作用机制的理解，治疗的效果取决于激光－组织相互作用机制及激光治疗后创面的愈合情况。

本书第六章、第九章和第十章阐述了瘢痕发病机制和创面愈合方面的研究。 简而言之，瘢痕由开放性的伤口引起，创伤后的6个月内能否早期再上皮化是预测未来瘢痕状况的重要依据。创口较深或位于瘢痕好发的皮肤部位（即颈部、上胸部、腿部等几乎所有除面部以外的区域），通常再上皮化时间较长，发展成为增生性或萎缩性瘢痕的风险也较大。

我们将在这一章集中讨论"开放性创面"形成的瘢痕，而不是闭合性伤口，同样的原则也适用于术后瘢痕。皮肤通常需要1~4周的时间启动再上皮化，在此期间可以优先考虑激光治疗。并不是每一个瘢痕都需要进行干预，治疗医生必须考虑哪些瘢痕适合使用激光治疗并且效果明显，而哪些瘢痕只需要时间来修复和淡化。大多数关于激光淡化瘢痕的研究都依赖于主观感受，没有确切的数据支撑。许多发表的文章对激光治疗效果的判断仅仅依赖于肉眼观察到的效果，这是多数学者对研究结果提出质疑的原因。大多数瘢痕会随着时间逐渐淡化。激光的作用可能是双重的：①加速瘢痕自发缓解（颜色、张力和质地）；②改善瘢痕的最终形态和功能，这些在瘢痕的自愈过程中很难被观察到。激光还有"预防"的作用。一些研究报告认为，在手术中或手术前进行激光干预可以调节创口的愈合过程[1,2]，在某些情况下，这种干预可以减少不良瘢痕产生的可能性。

激光简介

LASER（激光）是 Light Amplification by Stimulated Emission of Radiation（由受激辐射光的放大而产生的光）首字母的缩写[3]。1917年，阿尔伯特·爱因斯坦首次提出了受激辐射的存在和光放大的概念。在接下来的40年里，数位科学家在这一领域的研究使这一理论得以转化为实际应用。1960年，第一个可运行的激光器诞生。从那时起，激光已经开始用于多个医学学科。在激光运用的早期，医生担心激光可能会像电离辐射一样对皮肤产生某些潜在长期的影响如基因突变、癌症；55年后，医生不再有这些顾虑。

激光与组织相互作用的原理

激光技师应了解激光与组织相互作用基本原理，从宏观和微观的角度理解激光与皮肤之间的

相互作用，才能优化激光的治疗效果。激光对瘢痕的改善作用是使瘢痕组织正常化，以及瘢痕组织和邻近正常皮肤之间的界线模糊化。所有能改善瘢痕的光学技术都必须考虑利用“对比物质”或色素团块的不同来区分瘢痕与正常皮肤[4-7]。这些对比物质允许对皮肤不同的成分进行选择性加热，从而选择性地改善瘢痕的组织学特性、外观和功能[8]。例如，当选择靶向瘢痕中的血红蛋白时，使用选择性地加热与瘢痕血管相关的波长治疗瘢痕，避免伤害其他组织（该病例中指正常皮肤）（图 13–1）。

同样，使用非点阵技术治疗瘢痕色素时，需选择一个能区分瘢痕和周围皮肤色素差异的波长进行治疗。

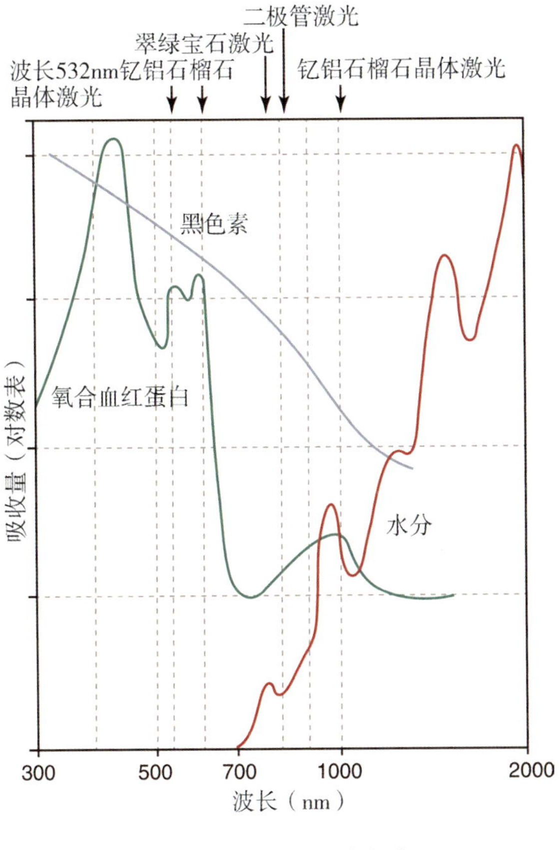

图 13–1 三种主要皮肤色团的吸收光谱

来源：GOLDMAN M P, FITZPATRICK R E, ROSS E V, et al. Lasers and Energy Devices for the Skin. Boca Raton, FL: CRC Press, 2013.

有多种方法可以将激光热量限制在特定的目标上。其中一种情况是将组织中水分子作为激光的靶向物质。可以使用仪器将激光束分解为更微小的激光束或者操作者在放大镜的帮助下，直接把激光束调成小光斑（0.2~2 mm）精确地瞄准瘢痕。如痤疮引起的突起的瘢痕，医生可以用这样的方式精确地逐个“磨削”瘢痕；另一种情况是，激光是基于选择性光热解（SPT）原理靶向瘢痕，在这种情况下，波长和脉冲持续时间只会直接加热到有过多黑色素或血液的区域[5,9,10]。根据这个理论，通过选择适当的脉冲持续时间和波长，可以将热量限制在瘢痕特定的色团中（如色素、血红蛋白或水）。较短的脉冲通常更有可能将热量限制在靶向的目标上，而较长的脉冲加热选择性较低。另一方面，极短的脉冲会导致靶向目标“爆破式”加热（特别是纳秒或皮秒级的调 Q 激光），随后的炎症反应会导致色素沉着（PIH），这是在较深肤色的患者群体中特别值得关注的问题（参见第十八章）[11,12]。此外，在血管丰富的瘢痕上进行类似操作，短的脉冲会导致紫癜，虽然紫癜有时是一种治疗终点效应，但对于治疗面部瘢痕的患者，紫癜可能会延长患者治疗后的停工期。

选择性加热的另一个主要决定因素是波长。在缺乏吸收物质的情况下（即在没有大量水、血液或黑色素吸收的情况下），处于 400~2 000 nm 之间的波长比短波长的穿透力更深。然而，当波长超过 2 000 nm 时，水对激光的吸收会相对增加，从而限制了穿透深度（图 13–2）。这一现象应在选择适当的参数时考虑在内，以获得最佳的瘢痕治疗效果。

就像其他光学现象一样，想象光与皮肤的相互作用，在与皮肤表面接触时，入射光会因为反射和散射损失一小部分。简而言之，当光照射到皮肤表面时，入射光一部分被反射（大约 5%），其余部分进入到皮肤角质层的下方[7,13]。皮肤的光学特性决定了光在皮肤组织的传播。

一般来说，有三种因素影响光在皮肤组织的传播（图 13–3）：

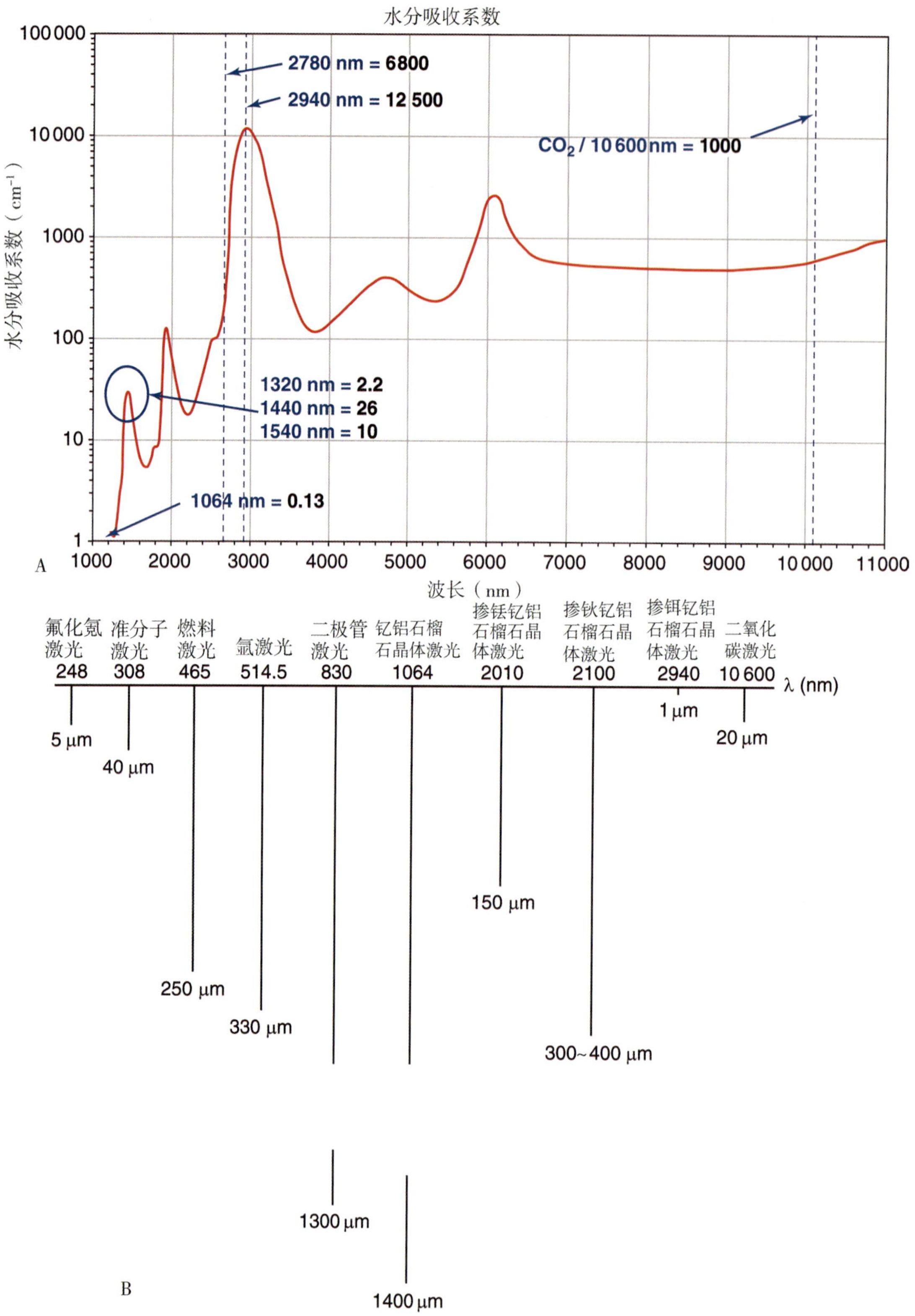

图 13-2　A. 水分吸收光谱；B. 不同波长相对穿透的深度

图片B来源：WELCH A J, VAN GEMERT M J. Optical-Thermal Response of Laser-Irradiated Tissue. New York, NY: Plenum Press, 1995.

（1）反射和折射。

（2）吸收。

（3）散射。

对于皮肤来说，介质是不透明的，折射伴随着吸收和散射是很难测量的。如果我们观察一块皮肤横截面，只有一部分光子会被传递到底部。这些是非反射、非吸收和前向散射的光子。当表面光滑时，反射称为“镜面反射”，当表面粗糙时，反射称为“漫反射”。由于大多数组织都是粗糙的，除了一些潮湿的表面，漫反射通常多于镜面反射（图 13–4）。当两个介质在各自的区域穿过的光速不同时，就会发生折射。这导致了光线越过交界面时会出现偏曲（图 13–5）。反射率是反射光线强度与传导到下层的光线强度的比值。反射率取决于入射的角度、辐射的偏振度及边界上两个介质的折射率。一般来说，当入射

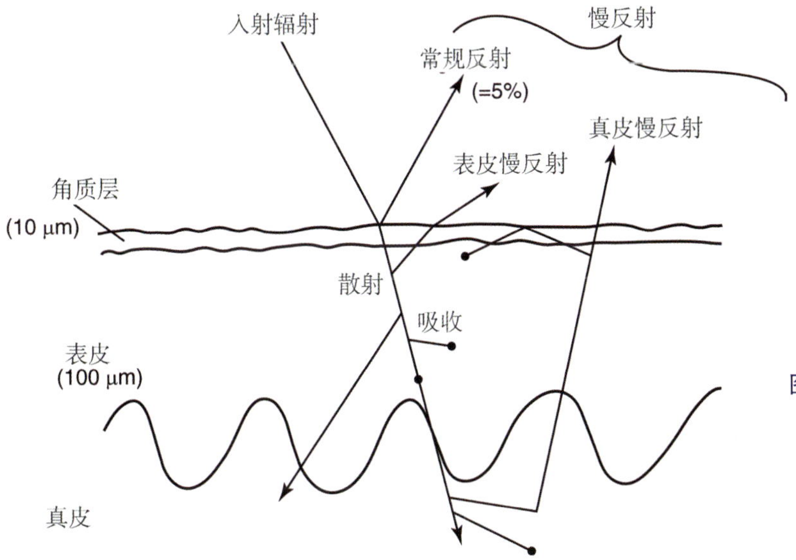

图 13–3　皮肤界面上的光传播

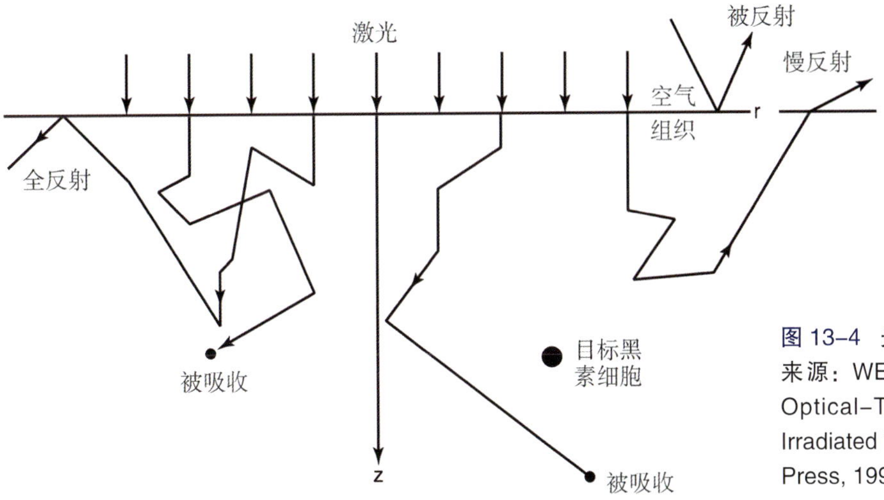

图 13–4　光子在皮肤中的随机传导途径
来源：WELCH A J, VAN GEMERT M J. Optical–Thermal Response of Laser–Irradiated Tissue. New York, NY: Plenum Press, 1995.

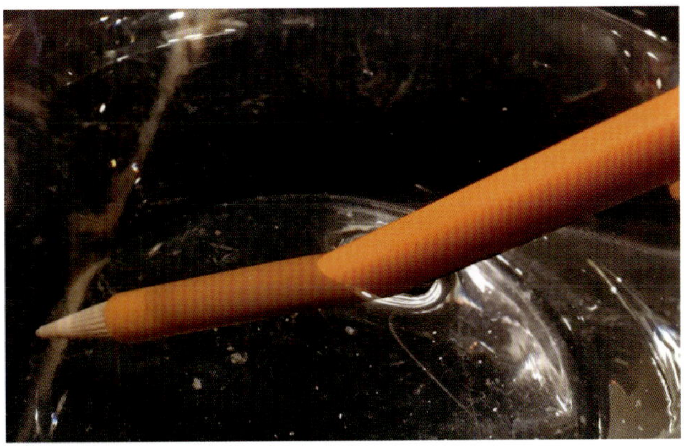

图 13–5　光通过不同折射率介质的折射效果

的角度（光线和垂直于皮肤表面的方向形成的角度）接近 90° 时，反射率就会增加。介质的吸光度被定义为吸收和入射强度的比值。选择性吸收是特定吸收某些波长。比尔 – 朗伯定律描述了激光束由于吸收引起的衰减。

该定律指出，组织中吸收的“长度”公式是：

$$Z = \frac{1}{\propto}\ln\left(\frac{I_0}{I_z}\right) \qquad （式 1）$$

Z 是入射强度减小到 $1/e$ 的强度时所穿透的距离，I_Z 是到达 Z 深度强度，I_0 是入射强度，α 是吸收系数。这个系数的倒数就是吸收长度，或者

$$L=1/\propto \qquad （式 2）$$

在红外（IR）区域，水是主要的吸收体，而对于光谱中的可见光和紫外线（UV），蛋白质和色素是主要的吸收体。皮肤中的两个主要的独立吸收体是血红蛋白和黑色素。黑色素是表皮的主要色素细胞，它在波长 400~1 000 nm 之间时对激光能量的吸收直线下降。血红蛋白在 280，420，540 和 580 nm 处出现能量吸收峰，在 940 nm 处出现吸收小高峰（图 13–1）。由于水和血红蛋白在 600~1 200 nm 之间都不能有效地吸收激光能量，所以这是一段所谓的治疗窗口，在这个范围内，激光可以穿透更深 [7,13]。

吸收量与特定的波长相关的键能有关，粒子被电磁（EM）场激活启动；波的频率出现电子从高能量级向低能量级跃迁或目标的振动变化。在散射的情况下，频率不匹配，而是引起强制振动，导致光子运动在密度更大的介质中减速。

通常我们认为一种混浊介质（如皮肤）既有吸收又有散射现象，我们可以定义两个系数来描述皮肤中光的衰减（散射系数和吸收系数）。对于真皮来说，它的散射光线与牛奶相似。例如，如果一个人拿着一个激光笔，把激光束照射到一杯牛奶的表面，你就会观察到在紧贴着牛奶表面下的直线光束。有许多方法可以分析皮肤中光散射的特性，包括蒙特卡罗模式（在这种模式中，随机的统计模式描述皮肤中光子的迁移）[14,15]。值得关注的是，皮肤是不均匀的、脆弱的，许多预测的光和皮肤之间的效应并非真实发生。即刻反应是最好的反映任何类型激光的生物学效应的治疗结果指标 [16,17]，这一概念在瘢痕治疗和修复方面尤其重要。

表皮和真皮的非色素部分是一种散射介质，其中含有血液、黑色素和水，它们是皮肤中最重要的色团（吸收体）。如果查看图 13–1 所示的 EM 光谱中血液、黑色素和水的吸光度，会发现在 EM 光谱的 400~800 nm 部分，血液和黑色素的吸光度最为显著，而水在这个范围内的吸光度很少。然而，水的吸光度在 EM 光谱的红外部分显著增加，吸收峰值为 2 940 nm（图 13–2A）。

在任何激光 – 组织相互作用中，局部的温度峰值用如下方程式表示：

$$\Delta T = \frac{F_z \mu_a}{\rho_c}\left(\frac{\tau_r}{\tau_r + \tau_p}\right)^{g/2} \qquad （式 3）$$

F_z 是局部皮下能量密度，ρ 是密度，c 是比热容，g 是一个几何因素（“1” 指平面，“2” 指圆柱体，“3” 指球体)，是激光脉冲持续时间，τ_r 是靶向目标的热弛豫时间（为靶向目标温度冷却到峰值 37% 所需时间），定义为：

$$\tau_r = \frac{D^2}{gK} \qquad （式 4）$$

D 是靶向目标的厚度或直径，g 是前面提到的几何因素，而 K 是热扩散系数（一种测量材料包括热容量和热导率的方法）。例如，马铃薯的热扩散系数较低，因为它的热导率低，比热容高，而一个小的金属文身颗粒区有很高的热扩散系数。

F_z 很大程度上是由散射和吸收的衰减决定的。吸收或散射的概率（分别为 μ_a 和 μ_s）是由实验决定的。例如，对于 0.3/cm 的 μ_a，吸收前的平均自由程是 $1/\mu_a$，或 3.3 cm。一般来说，光通过组织传播时有所衰减。在混浊组织（如在真皮中，胶原是主要的散射体），通量衰减可以描述为：

$$F(z) = F_0 k^{e(-z/\delta)} \quad （式 5）$$

F_0 是入射积分通量，$F(z)$ 是局部表皮下深度为 z 时的积分通量，k 是反向散射光的一个常数，δ 是波长相关的光学穿透深度，或衰减到表面值的 37% 时的深度 (37% = 1/e，e = 2.7，自然对数的底数)。这个深度是由吸收和散射系数决定的，这与下面的简单方程有关：

$$\delta = \frac{1}{\sqrt{3\mu_a(\mu_a + \mu_s(1-g))}} \quad （式 6）$$

血液

血液中最大的实际吸收峰值位于绿色和黄色光谱区。皮肤中的大部分血液以氧合血红蛋白的形式存在，大约 30% 的血红蛋白处于脱氧状态，有更小一部分血红蛋白处于高氧状态 [18]。

最近的研究多指向靶向静脉血的最佳波长，而非动脉血（主要反映了氧合血红蛋白和脱氧血红蛋白含量的比值）。然而，针对静脉血的最佳波长也存在相关的血液吸收系数，尽管总体来说相对较低。例如，用绿黄色的光波长（如 532 nm 和 595 nm）采用较低的积分通量来减少红斑的产生，而像翠绿宝石激光器（755 nm，近红外光谱，优先靶向脱氧血红蛋白），需要用较高的积分通量才能达到类似的效果 [19]。

黑色素

黑色素具有较广的吸收光谱。这种广泛的吸收有助于保护皮肤免受来自太阳的有害辐射。在肤色较白的患者（如 Fitzpatrick Ⅰ、Ⅱ型）中由于周围正常的皮肤色素相对较少，所以瘢痕中形成的色素很容易成为靶向目标。然而，在肤色较暗的类型中，激光操作者应注意不要过度治疗瘢痕内的色素，否则会导致进一步的色素沉着异常（如色素脱失）。黑色素对宽光谱的吸收是一把双刃剑。一方面，宽光谱的吸收使得许多类型的激光器都可以靶向皮肤内的色素，从而给激光操作者提供许多选择来治疗不必要的黑色素沉积。另一方面，原本靶向其他色团（如血液）的激光也会无意中被黑色素吸收 [20]。通常情况下，黑色素位于表皮层，比血管位置更表浅（除了真皮内存在过多黑色素的瘢痕——通常是陈旧性瘢痕或由药物如米诺环素引起的色素沉着异常的痤疮瘢痕）。由于黑色素具有广泛且相对非特异性的吸收光谱，并会吸收那些靶向到血液的激光能量，因此在深色皮肤上治疗发红的瘢痕是一个挑战。如果一个Ⅳ型肤色的患者需要进行甲状腺术后充血瘢痕的治疗，技师必须调低设置参数以避免表皮被过度治疗。另一方面来看，也正是这些黑色素掩盖了下方瘢痕的充血症状 [21–23]。

水分

水在皮肤中无处不在，在波长范围为 1200~2000 nm 处均出现中等吸收带，而 2940 nm（铒：钇铝石榴石 –Er:YAG 激光输出）和 10 600 nm（CO_2 激光输出）显示出很强的吸收能力。由此可见，前者的波长与非剥脱或半剥脱治疗有关，而后者则是完全性的剥脱治疗。无论是剥脱性或非剥脱性的波长都可以通过仪器把能量分散形成点阵模式，这种技术可以造成一种类似网格形的团块状组织损伤（图 13–6）[24–27]。通过适当选择波长、脉冲持续时间和微点直径（通常为 100~430 μm），可以制造出一种特定的横断面密度和创面深度。创面的典型剖面是火山口样的圆柱形。此外，其他制造商已经设计出了一种使创面呈交叉网格微损伤模式的激光。射频（RF）针装置也可以在点阵模式下控制热损伤，绝缘针可以在尽量保护表皮的前提下造成更深层的损伤 [28]。

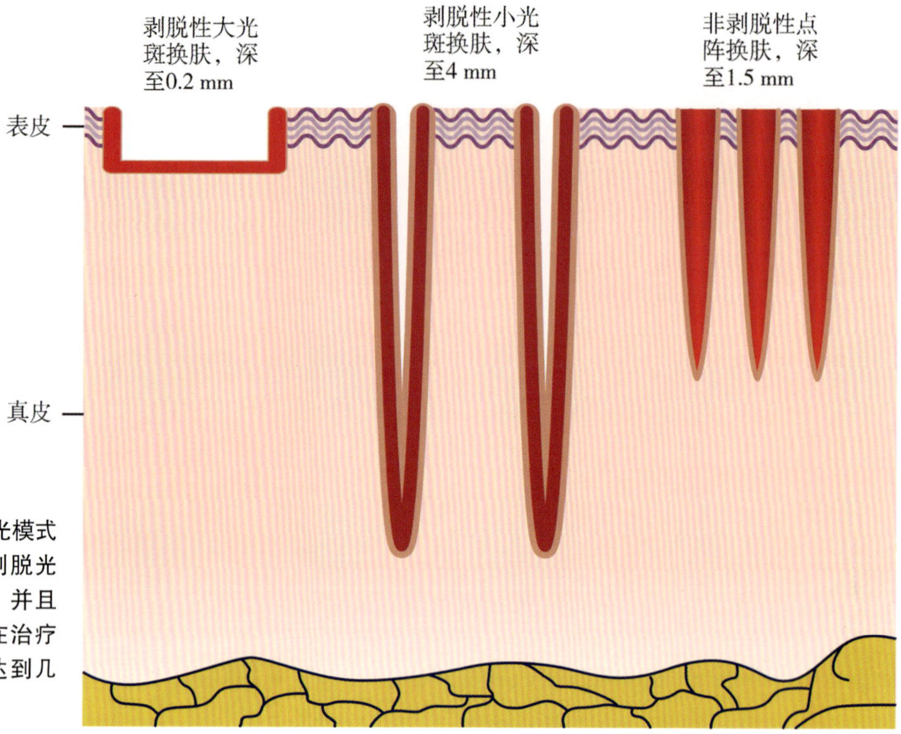

图 13–6　剥脱性点阵 CO_2 激光模式换肤损伤深度剖面。每一个剥脱光柱周围都是狭窄的凝结边缘，并且有足够的未经治疗区域穿插在治疗区域之间，可以使渗透深度达到几毫米，并迅速愈合

激光生物作用类型

大多数激光 – 组织间相互作用本质上是产热效应。其他潜在的机制是光化学［如光动力疗法（PDT）］和等离子体诱导消融（称为光剥脱或光剥离）（图 13–7）。

光剥离是一种用于眼科的微创手术，IR 钕（Nd）：YAG 激光器形成等离子体（“闪电”），然后引起冲击波效应（如“霹雳”），作用于组织。

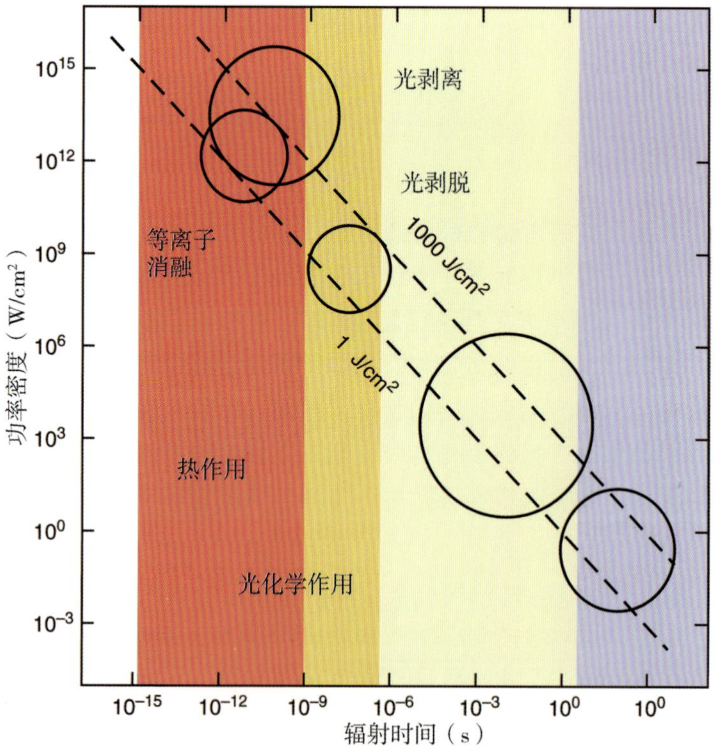

图 13–7　组织相互作用的功率密度范围
来源：BOULNOIS J L. Photophysical processes in recent medical laser developments: a review. Lasers Med Sci, 1986, 1(1): 47–66.

光化学

PDT已被用于部分瘢痕的治疗。Chang等学者[29]在研究中发现了氨基酮戊酸（ALA）PDT在瘢痕治疗中的作用机制。他们发现，对于由增生性瘢痕组织培养出的成纤维细胞通过p53相关的信号通路凋亡。采用PDT治疗瘢痕需要突破以下技术壁垒：① ALA需要大量堆积在成纤维细胞中，且要高于其在表皮的堆积量；②疼痛的治疗；③光的穿透力，在较厚的瘢痕中，成纤维细胞位于真皮内数毫米深[29,30]。另一种干预治疗是生物刺激［也称低能量光疗法（LLLT）］。在生物刺激下，某些频率的光可以通过细胞色素系统改变线粒体的性能。例如，Freitas等人[31]证明，LLLT的工作原理是与细胞内的细胞色素系统互相作用，引起三磷酸腺苷和白细胞介素-6表达的改变。LLLT通常使用600~1100 nm之间的波长，这样能有足够的穿透深度。在一项研究中，治疗采用波长800 nm，500 mW的光照，功率为1 W/cm^2，总共使用的能量是4 J/cm^2，每周3次，持续5周。总的来说，他们使用温哥华瘢痕量表（VSS）作为评价标准，虽然发现安慰剂组和实验组之间结果并无显著性差异，但是治疗组有更好的改善瘢痕效果的趋势[31]。

在瘢痕治疗中，也采用了短脉冲激光（皮秒和纳秒级的1064 nm激光器），靶向特定色素调Q激光器和红宝石激光器除外[32]。这些短脉冲激光器，主要是通过光热作用而不是光机械机制达到治疗效果。采用调Q激光（1064 nm）治疗痤疮瘢痕，靶向瘢痕中的血管，也可能是水分，进行局部聚焦加热，通过创面愈合和重塑来改善瘢痕。田[33]最近报道了使用一种快速脉冲叠加技术［低通量（2 J/cm^2）调Q1064 nm，Nd:YAG激光器］来矫正睑成形术后瘢痕。

脉冲持续时间

选择性和SPT理论依赖于以下几方面：

（1）根据波长（见光谱），优先对靶向目标进行消融。

（2）足够的能量来影响改变靶向目标的性状。

（3）处于最佳脉冲持续时间范围，靶向目标优先被加热，而不是通过扩散对非特定的物质进行加热。

对新手激光技师来说，对第3项的理解和掌握往往是最大的挑战。如果用数据验证热弛豫时间方程（式4），这个值与目标冷却到其峰值温度的37%所需要的时间有关。较大的靶向目标比较小的靶向目标冷却时间更长（如一小杯水比满浴缸的水冷却速度要快得多）。同样，一个微小的外伤性文身颗粒会比一个大得多的毛囊球部冷却时间快很多。这些发现对于设定用于治疗瘢痕的最佳激光参数具有重要意义。目标越小，设定的脉冲持续时间越短，以减少热扩散对周围组织可能的损伤。

最近，聚焦透镜阵列被应用于治疗痤疮瘢痕（700 ps，755 nm激光）。在这种方法中，激光以小“阵列”的模式作用在表皮区域（等离子体引起光热损伤），与此同时产生的压力波是改善瘢痕色素及质地的有效方法。目前，755 nm激光器广泛投入使用，也可使用新一代1064 nm激光器采用短脉冲的微激光束模式来改善瘢痕[34]。

瘢痕治疗设备的潜在作用机制

皮肤成纤维细胞是真皮主要的细胞结构，产生和维持细胞外基质（即胶原和弹性纤维），可以分为浅表层和深层成纤维细胞。真皮浅表层（乳头层）成纤维细胞有助于调节毛发生长和促进立毛肌的发育；真皮深层（网状层）成纤维细胞合成大部分细胞外基质，并构成了皮下脂肪细胞和前脂肪细胞母细胞[35]。成人皮肤受损后最初的愈合是由网状皮肤成纤维细胞介导调节的，而浅表层成纤维细胞只参与再上皮化过程，这有助于解释为什么瘢痕组织中缺乏成熟毛囊（参见第六章）。

瘢痕的微结构与正常的皮肤不同。此外，不同的瘢痕类型胶原表达的改变也不同。增生性瘢痕主要是Ⅲ型胶原，而瘢痕疙瘩内则是Ⅰ型和Ⅲ型胶原无序交织成束。从组织学上来说，与正常的皮肤相比，瘢痕中形成的胶原束更厚、更均匀，排列成行，与皮肤表面平行，而正常皮肤的胶原束排列更随意[36]。弹性蛋白在瘢痕中的表达是存在些许争议的。一项研究表明，与正常的皮肤相比，所有的瘢痕类型（增生性瘢痕、瘢痕疙瘩等），在真皮浅层中弹性蛋白的表达都有所减少，而在真皮深层中只有瘢痕疙瘩弹性蛋白的表达相对增加[37]。在最近一项由 Tong 等人进行的瘢痕疙瘩研究中，通过多光子光谱分析发现，瘢痕疙瘩中弹性纤维减少[38]。

激光治疗瘢痕的主要目的是帮助恢复受损皮肤的组织学结构和整合异常成分，并最终增强功能和改善外观。现已肯定剥脱性和非剥脱性的治疗方式可以刺激胶原重塑。剥脱性激光可以分为完全性剥脱或微小性剥脱，促进皮肤强有力的重塑能力和刺激胶原蛋白的表达[39]。研究证实，激光可刺激Ⅰ和Ⅲ型前胶原 mRNA 的表达，比基线高出 700%~800%[40–42]。剥脱性激光已被证实在组织学上可诱导胶原束更薄、排列更有序，并改变Ⅰ和Ⅲ型胶原的表达，使之更接近正常皮肤[43]。非剥脱性激光治疗原理相似，但效果弱一些。在一项研究中，分别用 585 nm 脉冲染料激光器（PDL）和非点阵 1320 nm 激光治疗瘢痕，Ⅰ型前胶原 mRNA 的表达分别增长了 47% 和 84%[44]。

瘢痕中弹性组织缺失导致了外观和功能的缺陷。从应力和应变两方面研究瘢痕的生物学性状（参见第七章），通过恢复弹力纤维微结构来改善应力 / 应变的关系，从而使瘢痕恢复接近正常皮肤的弹性。最近由 Ozog 等人[43]发表的一篇论文中指出，经过一个疗程点阵 CO_2 激光治疗后，瘢痕弹力纤维染色显示该治疗对其并没有改善。但是，Hantash 等人[45]使用射频针治疗瘢痕后，观察到了新生弹力纤维。一篇肉毒杆菌毒素同 PDL 联合治疗瘢痕的报道指出，将这种神经调节剂注射到下巴可以减少局部肌肉的活动，有利于创伤的恢复[46]。

临床治疗方法

激光参数计算和其他能量设备在瘢痕治疗中都要个性化，要综合分析病史、症状和临床表现（表 13–1），依据瘢痕的特征制定相应的临床路径（图 13–8，图 13–9），这些应该作为一个参考，而不是一套固定的规则。所有瘢痕都需要根据操作人员的经验进行个体化治疗以达到最佳治疗效果。治疗时，可以同时联合使用或交替使用多个设备。尽管在一个疗程中，多种模式可以安全联合在一起治疗，但治疗参数设置过高和（或）过于繁复的组合治疗会形成累积性损伤导致瘢痕恶化。

表 13–1　瘢痕治疗的诊断要点

受伤后→	新鲜和急性 / 残留和慢性
深度→	表皮、真皮和皮下组织
颜色→	红色（炎症 / 白色 / 棕色 / 色素沉着）
外观→	突起 / 平整 / 凹陷 / 粗糙 / 光滑
性状→	片状 / 线性
症状→	痛苦（疼痛）/ 痒（瘙痒）/ 感觉迟钝等
其他→	肤色类型，使用的药物，治疗史等

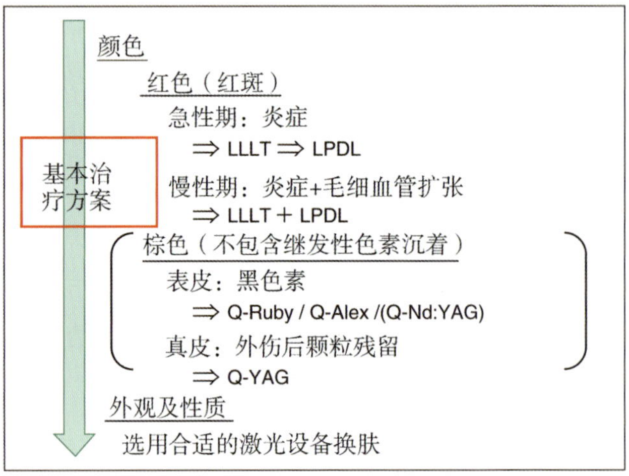

图 13–8　治疗方案和流程。LLLT= 低能量光疗；LPDL= 长脉冲染料激光器；Q = 调 Q 开关（短脉冲）
来源：OHSHIRO T, OHSHIRO T, SASAKI K. Laser scar management technique. Laser Ther, 2013, 22(4): 255.

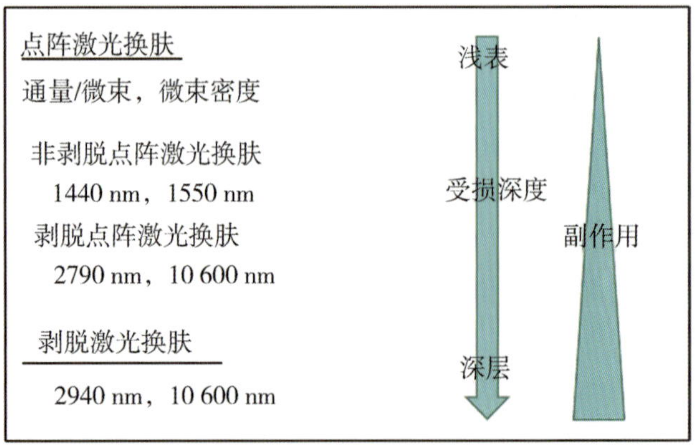

图 13–9　换肤治疗的流程和治疗特征
来源：OHSHIRO T, OHSHIRO T, SASAKI K. Oshiro fractional and ablative diagram//Laser scar management technique. Laser Ther. 2013, 22(4):255.

红色瘢痕

瘢痕早期几乎都有变红的临床表现，因此早期瘢痕修复的第一步通常会用到靶向血管的激光仪器如 532 nm 磷酸钾钛激光（KTP）或倍频 Nd：YAG，585 或 595 nm PDL，或强脉冲光（IPL）。靶向血管的激光和 IPL 已被证实可以帮助很多瘢痕正常化，包括增生性瘢痕、扁平和萎缩的红色瘢痕。问题是受伤后什么时候是红色瘢痕的最佳治疗时间？大多数研究表明伤后 6~8 周是治疗的安全时间，但是，没有任何研究证明这个时间段是完全合理的。这在一定程度上取决于瘢痕的性质——术后切口的线性瘢痕可在缝线拆除后 1~2 周开始治疗，烧伤瘢痕需要在皮肤恢复完整性后（接近 6~8 周时）开始治疗。对于一些术后瘢痕，手术时可以进行去红的瘢痕治疗。

截肢后瘢痕

在军事和民用实践中，截肢术后的瘢痕会给治疗带来一系列的挑战，其中包括皮肤脆弱和假体不合适引起的糜烂和溃疡、过多的毛发对适应度和舒适度的干扰、由瘢痕引起的红斑及萎缩 / 增生（参见第二十三章）。一个经典的治疗顺序，涉及用于瘢痕重塑的血管性激光、点阵剥脱性和（或）非剥脱性激光，脱毛激光及治疗外伤性文身的调 Q 激光。作者还指出，在某些病例中，激光脱毛后可导致主观性出汗减少。在文献中，激光脱毛与出汗减少之间的关系是复杂的，有些报道显示它们之间没有关系，但有些报道显示可引起出汗量增加或减少 [47-50]。这些瘢痕通常皮肤很薄且脆弱，应考虑保守治疗。

“切割”瘢痕（又称“自残”瘢痕）

治疗这些瘢痕是非常具有挑战性的。这种瘢痕属于典型的线性瘢痕，且通常发生在年轻女性前臂屈侧（图 13-10）。此类瘢痕的色素脱失现象比其他瘢痕都要明显，更加引人注目。用 308 nm 准分子激光或其他紫外光源对病变区域恢复色素的治疗往往不成功，并且可能在瘢痕边缘形成小范围的色素沉着 [51,52]。早期发红的瘢痕可以用血管性激光治疗；一旦红斑消退，用剥脱性点阵激光治疗能达到最佳的效果。作者通常一开始就使用非剥脱性点阵激光器（非剥脱性点阵换肤，NAFR），因为这种治疗方法耐受性好，且疗效可靠。在一些严重的病例中，皮肤移植术后 6~8 周可以应用这种激光，以改善植皮区的质地和颜色。

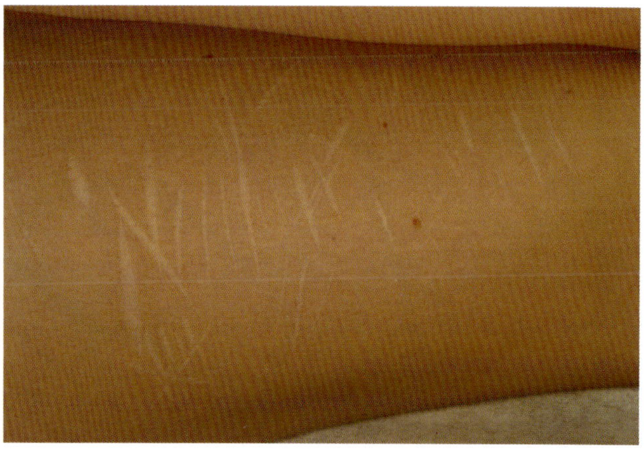

图 13-10　“切割”瘢痕

丘疹样痤疮瘢痕

这些点状圆顶样瘢痕通常与皮脂过度分泌和痤疮有关。在大多数情况下，我们使用一个小光斑的非点阵 Er：YAG 激光（1~2 mm）和非常保守的治疗参数，将瘢痕气化成一个红点。此类瘢痕经常出现在下巴和鼻子上。

瘢痕疙瘩

厚实的瘢痕疙瘩通常需要一系列的联合治疗（参见第十章和第十六章）。瘢痕疙瘩常伴有瘙痒、限制肢体运动范围、偶尔剧痛，减轻这些症状和体征是康复治疗的一部分。通常需要瘢痕内注射皮质类固醇和 5- 氟尿嘧啶，并持续多个疗程（治疗时间间隔为 4~6 周）。在同一个疗程中，可以在局部药物治疗之前应用剥脱性点阵激光，以诱导重塑，并促进局部药物吸收（参见第十四章）。也可使用低通量调 Q（ns）1 064 nm Nd:YAG 激光，5~7 J/cm^2 的重复脉冲，在 3~6 分钟内缓慢提升皮肤温度。另外，高通量长脉冲（ms）1 064 nm 激光（50 J/cm²，25 ms 脉冲宽度）临床效果也得到了证实。有一项研究显示，对于较厚的瘢痕，需要超过 1 年的治疗时间，且每个月都需要治疗[53]。

痤疮瘢痕

35 年前人们开始使用异维 A 酸治疗痤疮，如今对痤疮瘢痕的治疗仍在不停地探索中（参见第十七章）。目前，已经制定了多种分类方案来指导诊断和治疗[54]。评估瘢痕类型首先应识别瘢痕颜色。早期的痤疮瘢痕和"假性"瘢痕通常是红色或棕色的，并且是炎症的早期表现。痤疮损伤（尤其是较深的陈旧性囊性病变）会在真皮中留下破坏后的孔道，形状类似风暴眼。Plewig 和 Kligman[55] 探讨了痤疮炎症及其后遗症在瘢痕形成过程中的作用。大多数较小的丘疹会愈合且不会留下瘢痕。较大的丘疹和结节，尤其是顽固性丘疹，可能与异物肉芽肿有关。在临床病变"消退"后很长一段时间，某些炎症可能会持续，随后瘢痕形成。这些丘疹及结节可造成毛囊结构完全破坏，病变区域呈现"火山口样"。10 mm 范围内的所有附属器（汗腺、毛囊、皮脂腺等）都可能被破坏。最严重的后果是发生痤疮后引流瘘管，它可以延伸几厘米，而且经常留下严重的瘢痕，手术可能是唯一的选择。萎缩性瘢痕、凹陷性瘢痕在组织学上表现为表皮的扁平化、血管数量增加及弹力纤维缺乏，是炎症性痤疮最常见的瘢痕类型。

毛囊周围的痤疮瘢痕通常位于胸部和颈部，并被命名为"痤疮后皮肤松垂样瘢痕和丘疹性弹力纤维离解"，组织学改变为纤维化及弹力纤维的缺乏。与之相比，瘢痕疙瘩的胶原束螺旋卷曲，缺乏弹力纤维。

大多数痤疮瘢痕都建议采用联合疗法。对于碾压样瘢痕，可应用填充剂结合点阵和非点阵激光。对于厢车型瘢痕，边缘可以用剥脱性 2940 nm 的 Er：YAG 或 10 600 nm CO_2 激光器，采用小光斑气化剥脱。在同一疗程或后续疗程中，剥脱性和非剥脱性点阵激光可以改善皮肤的整体色调和质地。对于红色瘢痕，可使用 IPL，PDL 和 KTP 激光；调整到合适的参数，使皮肤紫癜发病率降至最低。PDL 简单的参数设置是 10 mm 光斑，5 J/cm²，和 1.5 ms 脉冲宽度。对于 532 nm KTP，我们通常应用 5.5 J/cm²，3 ms 脉冲宽度和 7 mm 光斑。点阵激光，特别是 NAFR，可以在同一疗程中应用。总体来说，剥脱性点阵换肤（AFR）与 NAFR 相比，前者取得了更好的疗效（至少每个疗程的疗效）。然而，在实际临床治疗中，由于其他因素（如疼痛和停工期），选择 NAFR 治疗的比例超过 20 ∶ 1（图 13–11）。作为激光治疗的辅助手段——新型的半永久性填充剂，如聚甲基丙烯酸甲酯（PMMA）比它的前身透明质酸使用时间更久。目前，PMMA 是美国食品药品监督管理局批准的唯一用于治疗痤疮瘢痕的组织填充剂。

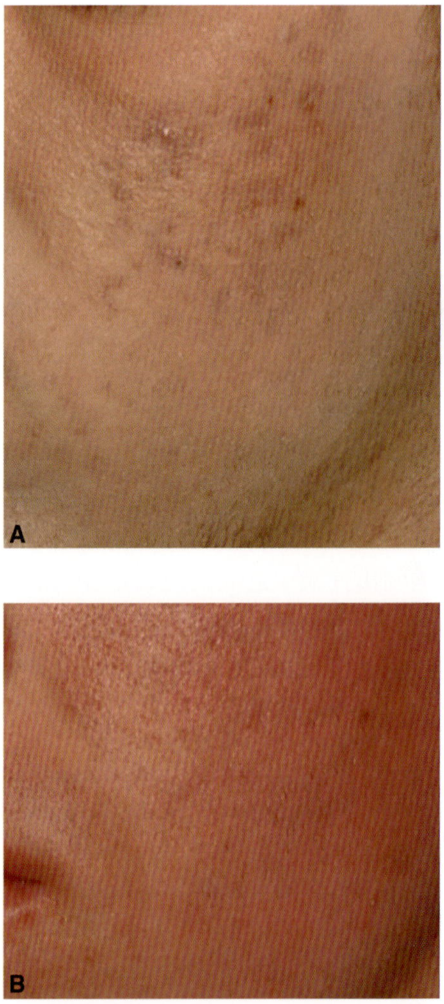

图 13–11 A. 痤疮瘢痕治疗前；B. 经过 3 次非剥脱点阵激光治疗后（50 mJ，35% 密度，1100 μm 深度，1550 nm，13 μm 直径）

外伤性文身瘢痕

有的瘢痕是由沥青或碎片碰撞而产生的（如爆炸），暴力下，皮肤与碎片粉尘接触或直接与地面接触，导致杂质进入皮肤形成外伤性文身。这些黑色的文身通常叠加在外伤后增生性瘢痕上。最直接的补救方法之一是使用纳秒和皮秒脉冲持续激光将外伤后残存的色素杂质分解成更小的颗粒，以加快黑色杂质的清除。通常这些文身只需要 1~2 次治疗就能治愈[56-58]。

炎性后色素沉着（PIH）

大多数瘢痕都伴随 PIH。在受伤后至少 6 个月内，我们不常规治疗 PIH，因为随时间的推移色素会自然减少。受伤后过早介入治疗，可能会产生更严重的 PIH。对于长期存在的色素，有三种激光可供使用，可以单独使用其中一种激光，也可以联合使用。肤色较浅的患者，使用调 Q755 nm 翠绿宝石激光，治疗参数调到最低，终点效应达到治疗表面轻微发白；肤色较深的患者，使用调 Q1064 nm Nd：YAG 激光。点阵 1927 nm 激光适用于所有的患者，可以应用于很多治疗。成功的关键因素是每一个疗程激光都调至相对保守的治疗参数。

色素脱失性瘢痕

色素脱失也是瘢痕的常见症状。几乎任何较深的瘢痕都会导致色素脱失。虽然随着时间的推移，大部分瘢痕色素会部分恢复，但是 1 年之后，所有残留的色素脱失都将无法逆转。治疗色素脱失性瘢痕是一项挑战，恢复瘢痕的色素效果往往不理想。308 nm 氯化氙（准分子）激光专门用于这种治疗。从组织学上来说，治疗原理是使黑色素增加、黑素细胞肥大和黑色素细胞增多。一例病例报告显示，准分子激光也可以改善因换肤过程而导致的色素性脱失[59]。最近，非剥脱点阵 1550 nm Er：光纤激光已经用于色素脱失性瘢痕的治疗。在一项预备实验中，7 名患者中的 6 人接受 2~4 次治疗后，有 51%~75% 的瘢痕色素脱失改善[60]。Massaki 等[61]证明联合使用 1550 nm Er：光纤激光，外用比马前列腺素加维 A 酸或吡美莫司二选一治疗色素脱失效果明显。然而，目前还没有对照实验证明单独使用激光治疗和联合激光 / 比马前列腺素 / 维 A 酸 / 吡美莫司治疗的效果是否存在明显差异。在最近的一项研究中，AFR 与外用拉坦前列素联合使用，一半的患者使用联合疗法，另一半则单独使用激光治疗，经过激光治疗 6 个疗程，在 24 周内每天两次使用药物后，单盲的观察者注意到联合治疗组的疗效更显著[62]。

术后瘢痕

大部分线性手术瘢痕激光干预后会有所改善，仅有一小部分需要治疗。随时间的推移，术后瘢痕大多会有一定程度的改善。这就出现一个难题，何时开始干预术后瘢痕？是否应该干预术后瘢痕？Nouri 等学者在针对术后瘢痕治疗时机的配对研究中发现，在治疗过程中，PDL 治疗的瘢痕要比未经治疗的对照组瘢痕愈合得好，瘢痕更隐蔽；其他的研究则着眼于手术“同期”进行激光治疗，这样几个月后术后瘢痕不再明显[63]；然而，最近的一项研究发现，在切口缝线拆除后进行一次剥脱性点阵激光治疗的治疗组和对照组相比没有明显差异[64]。烧伤后，供皮区瘢痕、受皮区瘢痕包括移植的皮片瘢痕虽然比外科术后瘢痕少见，但也可通过联合可视光技术和点阵激光来治疗，且治疗效果佳。我们通常会在病灶切除后 2~4 个月评估术后瘢痕，如莫氏（Mohs）手术治疗皮肤癌，评估时间完全由医生建议，或者取决于患者对瘢痕改善的迫切程度。激光干预治疗术后瘢痕最佳时机尚未确定。尽管在手术后的任何时间都可以开始治疗，但在作者看来，越早干预效果越好。我们对外科手术瘢痕的最初治疗方法是使用 PDL 调整到可能出现皮肤紫癜的最小参数，并在同一疗程中与 NAFR 结合。每 4~8 周重复一次治疗，持续 6~8 个月，每次就诊时对瘢痕的反应进行重复评估。患者经常询问需要治疗的次数，我们告诉他们，每一次瘢痕的治疗都是朝着更好的方向发展。通常，经过 4~5 次治疗就可建立瘢痕改善的模式，医患之间可以根据共同的目标来规划未来的治疗方法，以进一步淡化瘢痕。

瘢痕的联合疗法

在瘢痕治疗中，人们通常将多种激光技术与填充剂、外科手术，甚至神经调节剂结合在一起，以达到最佳的瘢痕修复效果。组合使用的激光器中通常含有靶向血管和特定色素的激光，和非剥脱点阵激光前后使用（通常它们可能都在同一个疗程中使用）。对于红棕色且质地较好的瘢痕，这种三管齐下的方法是作者最喜欢的治疗方式之一[8,65]。

一些非激光设备也可用于瘢痕治疗。应用微针振动（向上和向下）或滚动的阵列针穿过瘢痕表面，产生大量微小的非热损伤伤口来诱导周围细胞因子，促进瘢痕微结构正常化[66]。据报道，微针配合富血小板血浆（PRP），可以增强瘢痕的治疗效果[67]。深度为 0.5~3.5 mm 的射频针（包括非绝缘针和绝缘针）也应可用于瘢痕治疗领域。阵列针之间的间距一般为 1~2 mm，每一次滚动的表面密度通常是 3%~5%。绝缘针微针的远端 3 μm 暴露在外；通常，通过调整针的深度，在不同的平面上进行多次操作。射频针对痤疮瘢痕的治疗效果尤其明显，也可用于其他类型的瘢痕。

点阵激光于 2004 年问世[24]，但早在 20 世纪 90 年代，传统激光器已出现“点状阵列”类似的方法——连续性 CO_2 激光使用“针孔大小”样光斑（0.2 mm）。此后，出现了更多类似的研究报告[68]。最近的一篇文章报道了使用 0.3 mm 光斑的传统 CO_2 激光器联合 1540 nm 激光小光斑点压缩技术[69]。类似的小光斑剥脱技术已经应用于冰锥型痤疮瘢痕的治疗[70]。

很少有文章直接对比剥脱性点阵 Er:YAG 和 CO_2 激光在瘢痕治疗中的效果。传统观点认为，CO_2 激光器具有更好的止血效果，但其热损伤也更大，而且创面恢复速度可能比 Er：YAG 慢。一项研究对比了剥脱性点阵 CO_2 与剥脱性点阵 Er：YAG 治疗增生性瘢痕的效果，治疗结果使用 VSS 进行评估，结果显示 CO_2 激光组治疗效果更明显[71]。然而，这项研究可控因素并不一致，作者也承认，Er：YAG 激光组损伤可能较浅，密度更低。

在一项大样本（130 名患者）、无对照组的研究（激光治疗烧伤后瘢痕）中，患者接受多个疗程的联合治疗，包括用于脱毛的“长脉冲”靶向特定色素激光，IPL-PDL，以及剥脱性点阵激光换肤，以减少周围的毛发、红斑以及改善瘢痕质地。对于 CO_2 激光器来说，它可应用的能量密度最高达 15%，微脉冲能量范围 15~90 mJ，这些参数取决于瘢痕的深度（Lumenis Ultrapulse; Deep/SCAAR FX，Yokneam， Israel）[72]。一般标准患者接受大约 3 个疗程的治疗后，使用 VSS 评估最终的平均结果，治疗后分数降低了 5 分。在另一项研究中[73]，联合应用点阵 CO_2 激光与环钻抬高术治疗痤疮瘢痕。在这项研究中，一侧脸单独用激光进行治疗，另一侧用环钻抬高术，24 小时后由点阵 CO_2 激光干预治疗。这 2 种方法治疗 4 个月后，与单独用激光治疗的一侧相比，用环钻抬高术的一侧瘢痕明显变小。

作者采用的联合治疗方案将通过以下案例进行介绍。

案例

案例 1：20 岁左右的男患者，左面颊烧伤后（大约 1 年左右）瘢痕。在治疗过程中，皮肤出现了质地的改变、红斑、色素沉着异常（色素沉着和色素脱失），以及因瘢痕边缘内生毛发引起的炎症（图 13-12A）。患者通常会出现一系列临床症状，采用联合疗法可以很好地改善瘢痕。在该病例中，第一个疗程联合使用 PDL（靶向瘢痕的红斑）、NAFR（用于治疗色素沉着异常和质地不均匀）及激光脱毛。合理的治疗顺序是 PDL—激光脱毛—NAFR，激光脱毛及 NAFR 的应用可以直接改变瘢痕性状，包括反应性红斑。应谨慎对待并发症的治疗，以尽量降低过度热损伤的风险。对于激光操作新手，应将不同的设置模式划分到不同的疗程中使用，这样更安全合理。经过一系列的联合治疗，我们注意到瘢痕得以逐渐改善（图 13-12B）。值得注意的是，点阵激光治疗在

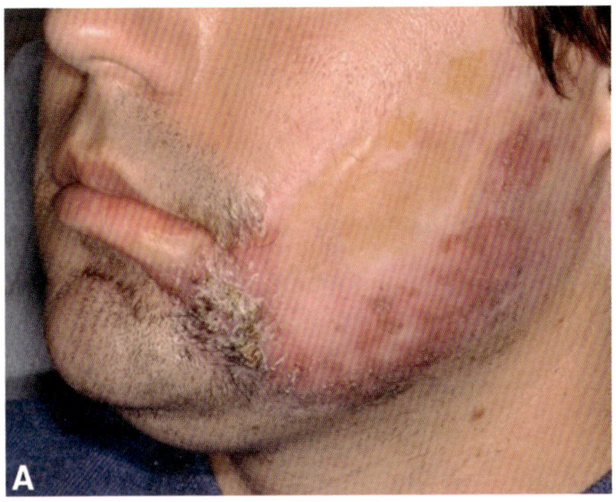

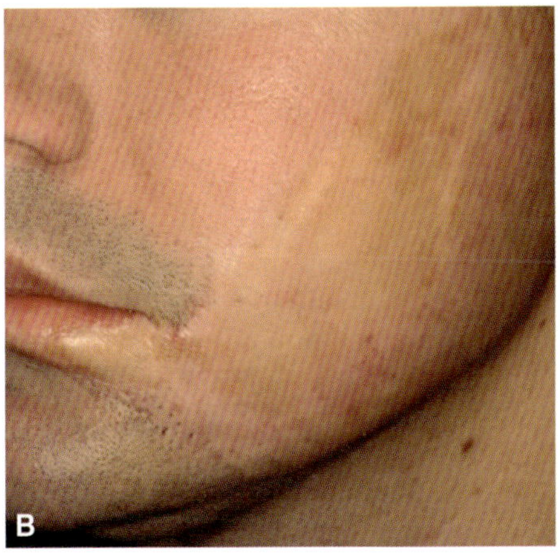

图 13-12 A. 治疗前的照片，显示烧伤瘢痕质地的改变、红斑、色素沉着异常及与周围内生毛发相关的炎症。B. 经过一系列的治疗后，包括 PDL、NAFR 和激光脱毛。典型设置参数：① Nd:YAG—5 mm 光斑，70 J /cm^2，20 ms，接触冷却；② PDL— 8 J /cm^2，1.5 ms，10 mm 光斑，30 ms 冷喷 20 ms DCD（DCD 为动态冷却装置）；③非剥脱点阵激光—1550 nm，40 mJ，每次治疗 20% 覆盖率

改善质地的同时也纠正了色素沉着和色素脱失。

案例 2：20 多岁的女患者，在水疗中心做足疗 1 个月后，小腿出现了体积较大、质地柔软的结节，由非典型分枝杆菌感染形成。适当的抗生素治疗 1 年后，瘢痕出现持久性的色素沉着异常，大部分为色素沉着，局部有色素脱失现象；在炎症区域，还出现了轻、中度质地不均匀现象（图 13-13A）。联合使用 755 nm 调 Q 翠绿宝石激光和 NAFR 进行一系列治疗后，瘢痕症状有明显改善（图 13-13B）。翠绿宝石激光设置参数为 3~5 J/cm^2，50 ns，4 mm 光斑（2 个疗程，疗程之间间隔 2 个月），然后使用 NAFR（40 mJ，1550 nm，30% 能量密度，150 μm 微束直径）进行 3 个疗程的治疗，疗程之间间隔 2 个月。

案例 3：女患者，在手术切除腿部基底细胞癌后，术区呈现持续的红肿和色素沉着（图 13-14A）。采用一系列疗法（包括 PDL 和 NAFR）治疗后，红斑显著减少，色素的均匀性得到了改善（图 13-14B）。

案例 4：40 多岁女患者，在另一个州进行换肤治疗 1 年后面部出现筛孔样瘢痕（图 13-15A）。联合应用 PDL 和 NAFR 治疗 3 个疗程，疗程之间间隔 2 个月，收效甚微。在一次单独的 AFR 治疗后，发现色素恢复，表面皮肤变得平整（图 13-15B）。

案例 5：20 多岁男患者，汽车事故后出现了创伤性文身（图 13-16A）。经过 3 次使用脉冲染料激光、非剥脱性点阵激光和调 Q YAG 激光

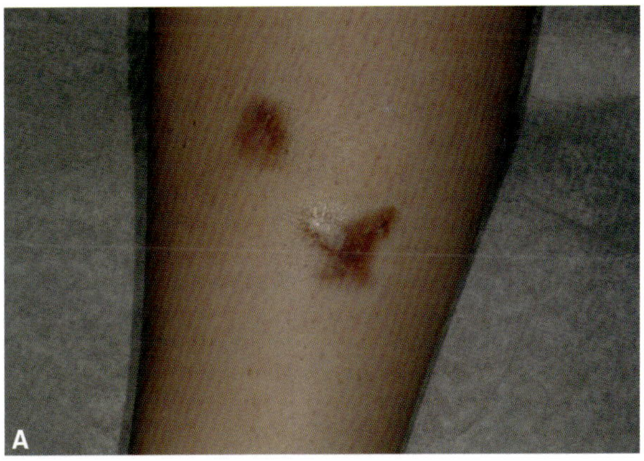

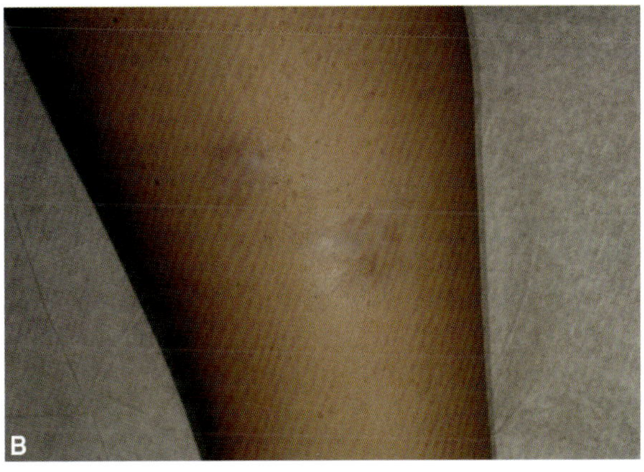

图13-13 A.感染后引起的色素沉着及质地的改变；B.经过多次治疗后

治疗后，颜色明显变淡（图 13–16B）。

案例 6：20 多岁男患者，囊肿性痤疮致面部瘢痕，影响外观（图 13–17A）。采用一系列的联合疗法，包括 Er:YAG 换肤、PDL 和 RF 针，疗程之间间隔 1 个月，每个间隔期红斑和质地都有明显改善。如需要进一步改善红斑和质地，可以通过 PDL、剥脱性或非剥脱性点阵激光表面处理；通过点阵 RF 针治疗也可获得较明显的效果。

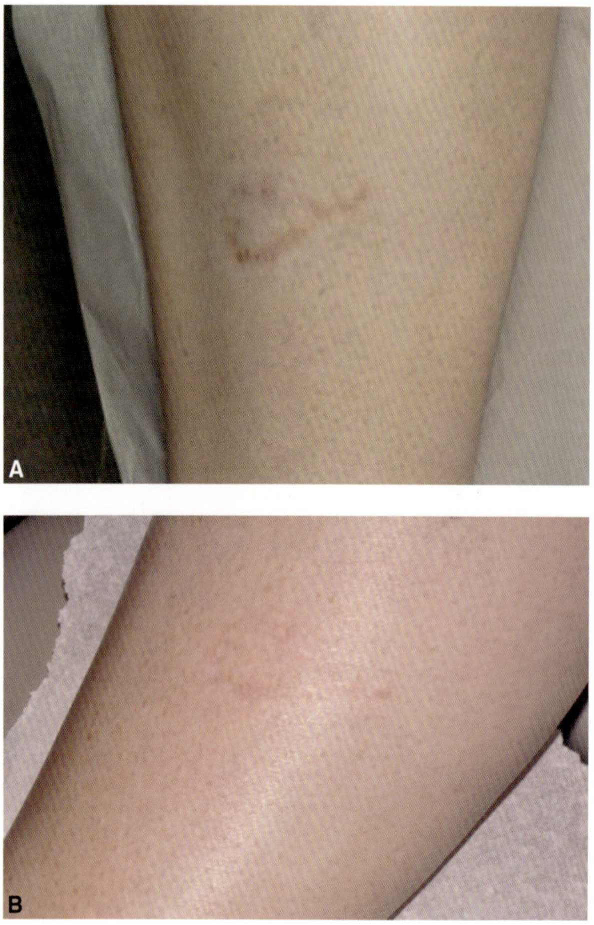

图 13–14　A. 皮肤癌切除和推进皮瓣转移术后，红斑、质地改变和色素沉着；B. 经过多次治疗后

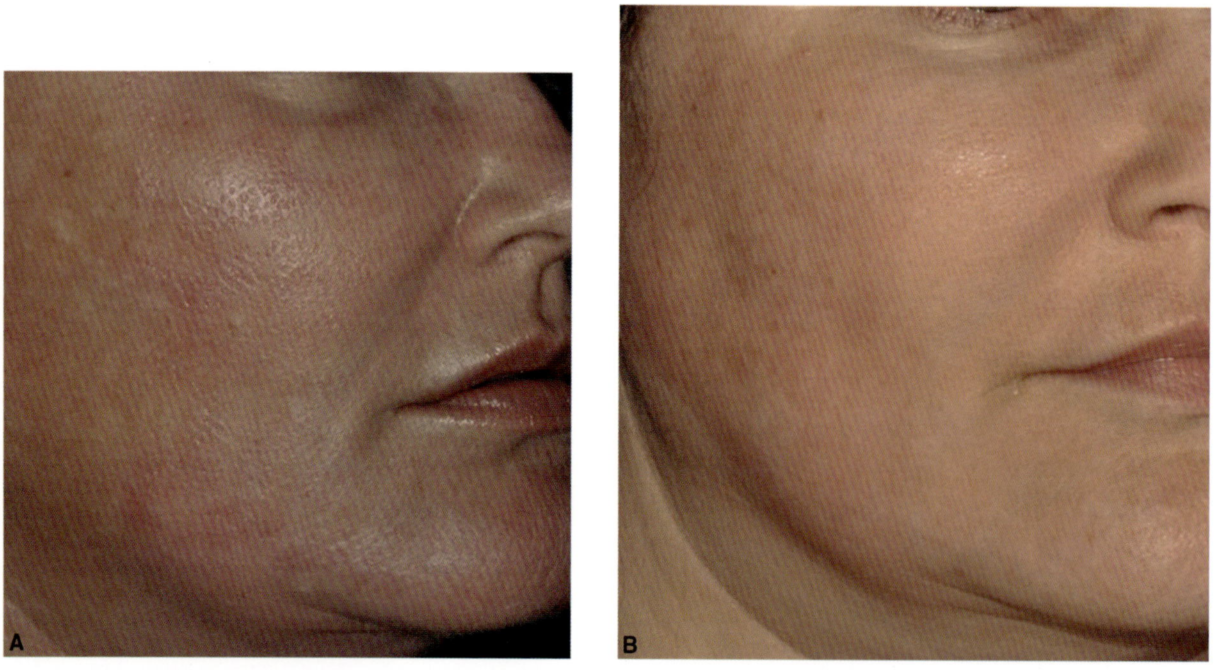

图 13–15　A. 换肤后形成的筛孔样瘢痕；B. 经过多次非剥脱性及剥脱性点阵激光治疗后

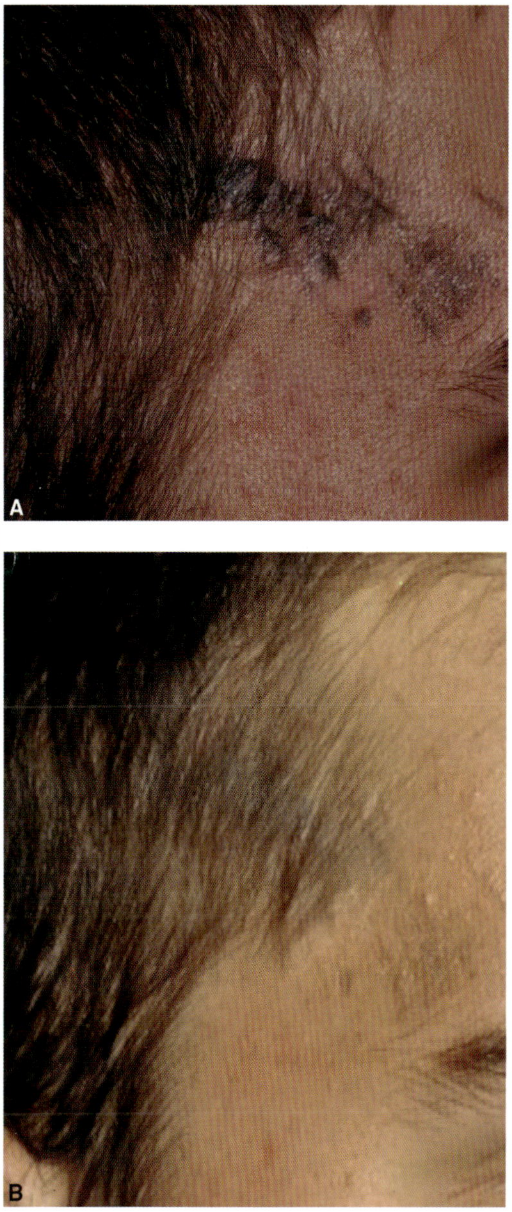

图 13-16 A. 创伤性瘢痕伴随质地改变、红斑和创伤性文身；B. 经过 3 次使用脉冲染料激光、非剥脱性点阵激光和调 Q YAG 激光治疗后

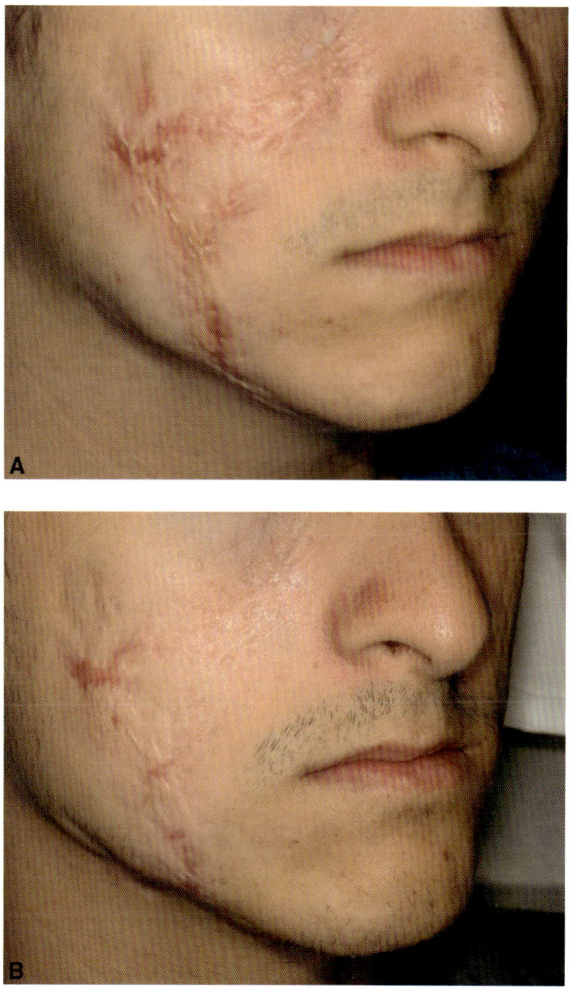

图 13-17 A.20 多岁男患者面部的痤疮瘢痕；B. 联合传统的 Er:YAG 换肤，PDL 和点阵 RF（3 个疗程，疗程之间间隔 1 个月）治疗之后

扫码看参考文献

第十四章　激光辅助治疗剂的递送

JILL S. WAIBEL，ASHLEY RUDNICK，PETER R. SHUMAKER　编
王若昕　译

核心观点

1. 最近剥脱性点阵激光装置的使用增加，激发了人们对药物和其他制剂激光辅助递送（LAD）的热情。LAD 在瘢痕和其他许多疾病的治疗方面，有着巨大的应用前景。
2. LAD 不是药物和其他递送剂的规范性应用途径，目前这种使用方式仍然是标签外应用。
3. 需要进行广泛的研究，以确定 LAD 的安全性、有效性、剂量、时间、组合以及其他相关应用参数。

在美国和其他发达国家，严重烧伤和其他创伤后的生存率已经大大提高。需要新的方法来治疗越来越多的有改善功能障碍和美观需求的瘢痕患者。多学科协作、创新性的治疗方法与现有治疗方法的新组合可以帮助患者获得最佳的效果。穿透表皮屏障的药物和其他制剂的剥脱性点阵激光辅助递送（LAD）是这些创新组合之一。

瘢痕修复是尝试恢复患者的形态和功能。公认的治疗方法包括物理治疗，如压迫，应用硅胶膜，应用糖皮质激素，激光治疗和针对严重病例或难以进行保守治疗时的手术修复（如 Z 成形术、移植）（参见第十章、第十二章、第十三章和第十九章）等。近年来，激光治疗一路领先，它是精准和有效的治疗方式，可以修复并持续改善瘢痕。越来越多的文献证明了激光治疗的效果[1,2]，并且正在探索与其他方式新的协同应用。

通过选择性药物局部应用于完整皮肤产生局部或全身吸收是常规治疗方法。然而，表皮是一种有效的屏障，使这种类型的递送限制到只适合一定大小和脂肪溶解度的特定特征的狭小范围内的分子。LAD 主要与剥脱性点阵激光相关，是一种新型输送方法，可均匀分布较大的分子甚至细胞通过狭窄通道到达皮肤组织所需的深度。点阵激光允许操作者选择治疗深度，只要通道的直径低于某个阈值（可能是 500 μm）[1]，它们在 1~2 天内可以迅速愈合而不形成瘢痕。因此，LAD 有多种优势，包括将大量现有的局部药物输送到精确的深度，高效地经皮输送先前不适合经皮途径的大分子，甚至对更广泛的各种制剂进行可靠的系统给药。针对瘢痕，这些通道可用于术后即刻输送药物和其他物质以协同增强局部治疗作用和协助组织重塑。

背景

局部药物输送在皮肤病治疗中至关重要。然而，最终治疗效果常常受药物能否通过完整皮肤而被吸收的限制。当一种药物进入并留在皮肤内时，称为渗透。渗透是大多数局部应用药物改善皮肤病症状的途径。透皮递送是指药物越过皮肤屏障进入血液。自 20 世纪 70 年代以来，透皮贴剂一直在使用，但仅限于低分子量（<500 Da）和高亲脂性的药物，并取决于局部皮肤状况[3,5]。传统增强局部药物递送的方法包括化学（溶剂、表面活性剂）、生物化学（纳米颗粒、液体合成抑制剂）和物理（胶带剥离、超声电泳、微针）方法。化学修饰是目前最常用的方法，包括去除或改变角质层，这些在改善药物输送方面取得了

不同程度的成功。皮肤角质层即最外层是经皮渗透的主要屏障，通常只有 1%~5% 的局部药物能通过角质层而被吸收 [3]。此外，许多药物分子量太大，不能穿透完整的皮肤，需要病灶内注射或全身递送。

LAD 是一种不断发展的模式，最初见于 2002 年描述整体剥脱装置的文献 [6]。剥脱性点阵激光通常是 10 600 nm 的二氧化碳（CO_2）或 2940 nm 的铒：钇铝石榴石（Er：YAG），在 2007 年左右开始应用，并提供了一种全新的方式，以快速可预测和控制的模式在角质层、表皮和真皮层形成导管。CO_2 和 Er：YAG 平台都是红外激光器，它们能够以水为目标，迅速将组织加热至 100℃以上，并以微米级的精确方式气化。剥脱部分表面修复产生由凝固组织薄层包围的狭窄垂直通道（参见第十三章）。这些通道用作药物输送的接入点，并允许活性物质输送到皮肤深部。局部给药比传统的口服给药有一些潜在的优势。在皮肤病治疗中，直接局部用药可减轻全身毒性并可减少治疗所需的药物量。另外，可以避免通过胃肠系统吸收并经肝脏首次代谢的药物降解。

临床应用

剥脱性点阵激光预处理 LAD 已经在各种皮肤病的动物模型和临床研究中被报道和评估，如光化性角化病和非黑素瘤皮肤癌、皮肤感染、炎症状况、麻醉剂输送、瘢痕处理和伤口愈合。相关的皮肤病药物和其他药物包括利多卡因、5-氨基乙酰丙酸、5- 氨基乙酰丙酸甲酯（MAL）、抗坏血酸、双氯芬酸、丁烯酸酯、咪喹莫特、氨甲蝶呤、米诺地尔、二苯莎莫酮、疫苗、5- 氟尿嘧啶（5-FU）、曲安奈德（TAC）、富血小板血浆和聚左旋乳酸（PLLA）[7-24]。可应用的潜在药物很多，这个不完整的清单将在未来数月和数年内迅速增长。

LAD 的激光选择

对 LAD 来讲，一般认为剥脱性激光优于非剥脱性激光，尽管针对这方面的研究有限 [25]。通过检查术后即刻的组织学改变可以更好地理解基本机制和原理（图 14-1）。

在剥脱性激光中，缺乏 CO_2 或 Er：YAG 激光器之间的比较研究。由于与 Er：YAG 相比，CO_2 激光器与水的相关吸收系数显著较低并且热扩散程度相对较高，因此 CO_2 激光器通常与消融柱周围凝聚胶原的周边厚度有关。与 CO_2 激光器相关的较厚的凝结边缘是否会降低药物等通过通道壁的吸收潜能？与 Er：YAG 激光器相关的出血相对增加是否会影响进入通道的药物量？这些特征的临床意义尚未完全了解，未来的研究需要探索如何选择最佳激光器以实现治疗目标。

瘢痕治疗中剥脱性点阵激光 LAD 技术

剥脱性点阵激光是第一个提供可调节穿透深

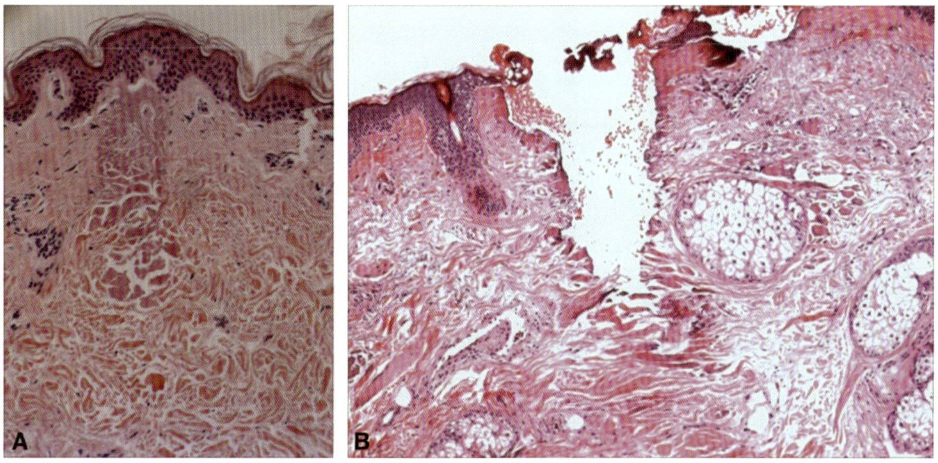

图 14-1　A.1550 nm 非剥脱性点阵激光治疗后的组织学变化，显示皮肤凝固但没有递送通道；B.Er：YAG 2940 nm 剥脱性点阵激光治疗后的组织学变化，显示开放的通道为药物、细胞和药妆品局部透入真皮深部创造了一条途径

度和微柱密度的平台。医生可以“动态地”调整深度和密度设置，根据适应证、药剂和位置尝试优化临床治疗。激光通道深度和密度对药物输送影响的最初数据不同于人们的直觉，局部递送在相对适中的能量和密度设置效果最优，一旦超过特定阈值，效率会大为降低，这对 LAD 在门诊患者中的潜在应用具有积极意义。对在瘢痕形成过程中激光参数对药物递送影响的研究有限。与正常皮肤相比，瘢痕组织中表皮和胶原厚度以及血管的变化可能会影响激光设定参数，将来的研究会直接针对瘢痕处理。随着对药物及试剂渗透越来越了解，选择理想的激光治疗参数并不遥远。每种药物、细胞和药用化妆品的输送都会因其固有特性（如大小、扩散系数、皮肤病和其他因素）而有所不同。

激光参数：治疗深度

Bachhav 等人[26]使用体外猪模型来研究 Er：YAG 激光预处理对利多卡因递送的影响。作者发现，较大的能量密度确实会导致更深的相关通道，然而，超过大约 200 μm 穿透真皮层的阈值，在固定数量的通道中，更大的能量不会使更多的利多卡因渗透。作者的结论是 LAD 可促进利多卡因的输送，但在真皮内，这种运输与能量密度无关，这表明相对较低的能量可能足以提高利多卡因的递送。在另一项关于利多卡因在猪模型中的 LAD 研究中，Oni 等人[18]假设更大的穿透深度会导致更多的透皮吸收。该实验测试了深度分别为 25 μm、50 μm、250 μm 和 500 μm 的点阵剥脱通道，结果显示最大吸收发生在 250 μm 的深度处。作者总结认为，这可能是由于猪皮肤 100~300 μm 深处存在血管丛。Haak 等人[7]研究了点阵 CO_2 激光预处理后激光通道深度对猪模型中 MAL（一种卟啉前体）递送的影响，测试点包括深度从 0.3~2.1 mm 不等的激光通道。作者发现，点阵预处理可加速原卟啉 IX 的积累，但增加真皮渗透深度不会影响积累。

激光参数：通道密度

Bachhav 等人[26]使用 Er：YAG 点阵剥脱激光在体外猪模型中研究通道密度对局部利多卡因渗透的影响。最初的假设是通过增加激光孔的数量，整体药物递送会增加。所研究的密度包括固定面积上的 0（对照）、150、300、450、900 孔以及稳定的激光能量。6 h 累积渗透在 450 和 900 个孔之间，或 24 h 时在 300、450 和 900 孔之间没有显著统计学差异。作者由此得出结论，存在一个能达到最大渗透的通道密度阈值，超过此阈值的通道密度增加不会改善输送。在一项评估 MAL 的剥脱性点阵 CO_2 LAD 之后的卟啉积累的猪模型研究中，Haedersdal 等人[8]指出，通过间隔约 3 mm 的通道可以在整个治疗区域实现均匀递送。Haak 等人[27]研究了激光通道密度和药物分子量对递送效果的影响，研究对象是分子量为 250~4 000 Da 的聚乙二醇。作者发现，激光预处理增加了药物经皮及在皮肤内的递送，而且输送量随通道密度增加而增加直到达到某一阈值。有趣的是，超过此阈值后，1% 的通道密度增加反而导致每个通道递送减少；与经皮穿透相比，分子量越大越倾向于皮内滞留。该研究有助于确认剥脱性点阵治疗可以促进小分子和大分子通过皮肤的摄取，并且揭示激光参数的变化可改变递送药物的分子分布。

剥脱性点阵 LAD 的一般技术

作者主要在门诊进行治疗，而 LAD 技术仅仅是剥脱性点阵激光换肤术的一种适度补充。通常，治疗前 1 h 或更久可使用局部密闭贴敷麻醉。根据患者年龄、受累面积和个体耐受等因素，可以使用强制空气冷却、冷敷、局部和区域麻醉、全身止痛药物，甚至镇静或全身麻醉。依据作者经验，理想的局部药物递送应在特定区域进行激光治疗的 2~3 min 内完成。虽然这方面需要进一步研究，但最近在猪模型中进行的一项研究表明，在剥脱通道内可迅速形成纤维蛋白栓[28]。在治疗 5 min 内，超过 25% 的通道长度被填塞，并随着时间的推移而迅速增加。液体递送制剂可涂抹到治疗区域并用戴手套的手摩擦，用纱布擦拭多余部分。递送可通过通道内的毛细血管运动介导。值得注意的是，损伤部位包含多种组织成分，可能是增生性和萎缩性瘢痕组织的复合物，只有特定区域才需要递送药物，如特定浓度的皮质类固醇。但递送剂可能会沿着任何开放的通道渗入，因此，必须谨慎稳妥地开始激光治疗，合理应用递送剂并精确施用，使特定的区域递送剂浓度最高（如将糖皮质激素递送到增生性瘢痕组织部位）。

在剥脱性点阵激光治疗和 LAD 完成之后，立即使用凡士林或凡士林软膏，每天使用数次，直到该部位完全上皮化，通常需要 2~3 天[29]。为方便起见，根据需要应用不粘敷料。患者可以在第二天恢复淋浴，并可以用温和的肥皂和水进行日常清洁，不要擦洗。治疗后允许患者恢复基本的正常活动。在作者的经验中，尽管皮肤瘢痕需要频繁治疗，但术后感染和其他并发症非常罕见。治疗面部时应考虑在治疗前 1 天预防性应用抗生素，高危患者持续应用 1 周。如果患者在激光治疗后出现局部疼痛或瘙痒，并且不怀疑细菌感染时，根据具体情况，可应用抗真菌药。术后疼痛通常轻微，所以一般不需要特殊的止痛药物。如前所述，最佳的瘢痕治疗需要多学科、多模式结合。在 LAD 治疗前后，可由包括外科医生、皮肤科医生、物理治疗师、作业治疗师及心理健康专业人员在内的各科专家对患者进行管理。

案例

增生性瘢痕——5-FU 和 TAC

点阵激光治疗后立即应用 TAC 可以充分利用剥脱性点阵激光能够深入渗透增生性瘢痕组织诱导组织重塑，并可能协同增强胶原降解并降低胶原产生的优势（图 14-2）。Waibel 等人[21]对 15 名因烧伤、创伤和手术引起的单侧上肢增生性瘢痕受试者进行了一项连续的前瞻性试验。受试者在 2~3 个月接受 3~5 次剥脱性点阵激光治疗，同时术后立即以 10 mg/mL 的浓度局部递送 TAC 悬浮液。结果是所有患者治疗耐受性良好，平均总体改善率为 2.73/3.0，但因缺乏对照而无法确定是否确实存在协同反应。在另一项研究中，Issa 等人[30]成功地使用了剥脱性点阵射频，而不是点阵激光技术，辅助 4 名患者递送曲安奈德治疗增生性瘢痕。此领域需要进一步的研究，理论上可使用多种形式产生多孔通道以实现药物递送。

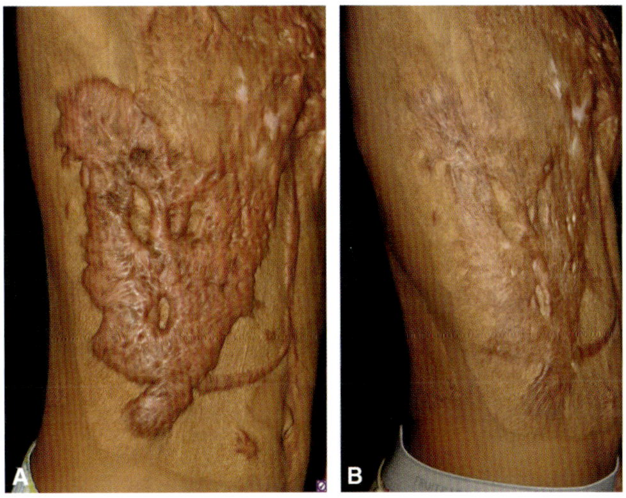

图 14-2　A.18 岁男患者，严重的 Fitzpatrick 皮肤 V 型烧伤后 4 年，增生性瘢痕。B. 用 Er：YAG 激光器（Joule ProFractional, Sciton,Inc., Palo Alto, CA）在设定的 350 μm 深度和 11%密度下共进行 7 次剥脱性点阵激光治疗之后；每次激光治疗后，立即将 10 mg/mL 曲安奈德悬浮液局部应用于治疗区域。在最厚的区域同时进行局部病灶注射曲安奈德 10 mg/mL

皮质类固醇确实有可能引起多种不良反应，如皮肤萎缩、色素减退、毛细血管扩张。据报道，病灶内注射 5-FU 是一种安全有效的治疗病理性瘢痕的方式，并且可能为 LAD 瘢痕治疗提供有效的替代方案。Waibel[31]及其同事进行了一项比较性研究，以评估剥脱性点阵 LAD 联合局部应用 5-FU 与 TAC 治疗增生性瘢痕的疗效[32]。在同一患者身上两个不同但相似的瘢痕分别用 TAC 悬浮液或 5-FU 溶液治疗，结果表明这两种药物降低瘢痕高度和长度的功效相同。相比之下，TAC 治疗不良反应较多，如瘢痕宽度增加和毛细血管扩张增加。

萎缩性瘢痕——PLLA

萎缩性瘢痕是创伤或炎症愈合过程中皮肤和皮下组织净损失的结果。已经显示单独的点阵激光治疗可以改善手术和创伤引起的萎缩性瘢痕[33]。尽管有多种常规治疗方法，但是结果仍然不理想。PLLA 可诱导新胶原蛋白合成，注射到皮下或骨膜平面可达到渐进性面部容积矫正的目的[34]。PLLA 和其他潜在组织填充物的 LAD 具有将激光诱导的组织重塑与持久新胶原结合的潜力（图 14–3）。Rkein 等人[24]对 19 例萎缩性瘢痕患者进行了一项前瞻性无对照治疗试验。这些患者都接受了剥脱性点阵 CO_2 激光换肤（Lumenis Ultra Pulse，Deep FX，Yokneam Israel）和局部应用 PLLA 联合治疗。在临床研究之前使用新鲜尸体组织的一项组织病理学研究显示，治疗后立即在偏振光下剥脱通道中存在 PLLA。脉冲能量设置对应 375~500 μm 的处理深度，并且密度设置为 10%。至少提前 48 h 用 6 mL 无菌生理盐水和 2 mL 含肾上腺素的 1% 利多卡因重建 PLLA。不知情的观察者对前后的照片评估显示，0~3 分的平均总体改善评分为 2.18 分，65% 的照片对比显示 2 分或以上的改善分数。

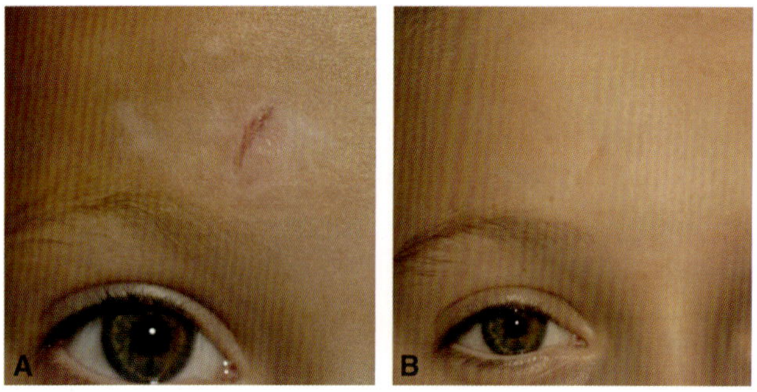

图 14–3　A.10 岁女患者，被犬咬伤右前额后 3 个月，萎缩性瘢痕。B. 同一患者，经单次剥脱性点阵 CO_2 激光治疗（Lumenis UltraPulse，Yokneam，Israel。Deep FX: 15 mJ, 10% 密度），局部 PLLA 激光辅助递送（Sculptra Aesthetic，瑞士洛桑，至少术前 48 h 应用，用 8 mL 无菌水和 1 mL 1%利多卡因和肾上腺素配制）术后即刻使用。治疗 6 个月后，除了凹陷瘢痕的轮廓得以改善外，周围色素沉着也得以改善

色素减退性瘢痕——前列腺素（比马前列素和拉坦前列素）

色素减退和色素脱失是手术、炎症和烧伤等创伤引起瘢痕的常见慢性问题。由于治疗手段有限，改善色素减退一直是一项艰巨的挑战，特别是在肤色较深的患者中。据报道，点阵激光治疗可改善与痤疮和手术瘢痕相关的色素减退[33,35]，作用机制可能是刺激来自周围毛囊和基底黑素细胞的色素减退区中的黑素细胞的再增殖，而部分剥脱和非剥脱光束有助于去除多余的色素。虽然点阵激光为治疗色素减退和色素脱失提供了一种新的有前途的工具，但结果仍然常常令人失望。

比马前列素最初是用于治疗青光眼的前列腺素，副作用包括由于增加黑素生成而导致的眼周过度色素沉着（与剂量有关）等。Massaki 等人[36]报道了安全有效治疗色素减退瘢痕的组合：局部用 0.03% 比马前列素溶液配合 1 550 nm 非剥脱性点阵激光治疗，并联合使用维 A 酸或吡美莫司。在一项使用拉坦前列素的随机对照研究中，Siadat 等人[37]报道，与单独使用点阵 CO_2 激光治疗相比，联合使用点阵 CO_2 激光治疗和 0.005% 拉坦前列素可增强色素减退性瘢痕的色素再复色，结果具有显著性差异。由于黑素细胞驻留在表皮基底层，所以相对适中的治疗深度就可能足以刺激色素再生。尽管需要在这个领域进行更多的研究，但这些治疗方法可能会被患者认可，即使大范围病变的患者也可以接受（图 14–4）。

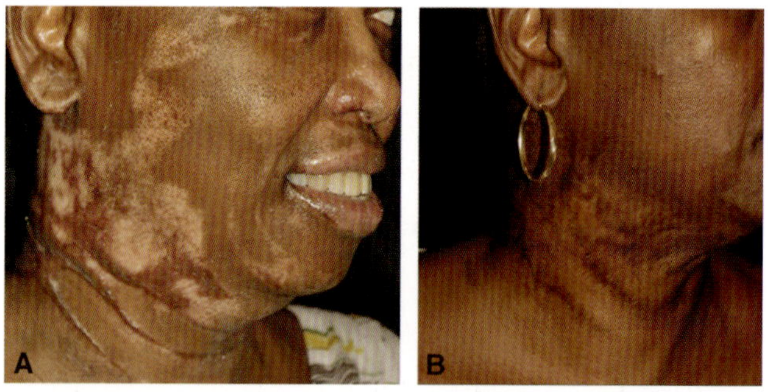

图 14–4　A. 63 岁女患者，Fitzpatrick 皮肤Ⅴ型热烧伤后增生性瘢痕和斑片状色素脱失。B. 两次剥脱性点阵激光和局部用比马前列素联合治疗，首次治疗 16 个月后。治疗方案：点阵 CO_2 激光（Lumenis UltraPulse，Yokneam，Israel。增生性瘢痕部位 Deep FX：30 mJ，密度为 5%；其周边部位为 15 mJ 和密度 10%；随之设置 Active FX：90 mJ，密度 4% 的参数，对整个治疗区域采用波浪式的“涂抹”技术而非标准的盖戳样技术来降低治疗的有效密度）。激光治疗后，立即联合局部用比马前列素（0.03%）进行治疗，每天 2 次，治疗 1 周。请注意，使用 Active FX 进行密度设置为 4% 时，相当于使用邮票状平铺技术（非点阵）接近 100%的覆盖率。这只能由经验丰富的医生治疗瘢痕时应用，特别是对肤色较深的患者

未来的应用

细胞的经皮递送

Rodriguez-Menocal 等人[38]最近报道了在小鼠模型中，使用剥脱性点阵 Er：YAG 激光预处理技术，随后局部应用含有干细胞的外部腔室技术，首次成功将功能性造血干细胞递送至小鼠远端。该研究为 LAD 无创递送系统具有可递送功能细胞用以治疗皮肤和全身性疾病的潜在可行性提供了依据。虽然这项研究目前尚处于起步阶段，但这一观察结果对将来瘢痕治疗及伤口愈合具有巨大的潜在影响。在瘢痕治疗领域，相关技术应用可使瘢痕部位正常皮肤附件再生，甚至最终实现无瘢痕愈合。

增强 LAD

如前几节所述，剥脱性点阵激光预处理是用于增强局部药物皮肤递送的各种方法中最新且最有前途的一种。然而，目前的 LAD 技术通常是递送剂被动渗入激光新形成的通道，尽管已经证明这些通道可以用于多种药剂的递送，但部分因为组织间液和纤维蛋白竞争的原因，单凭被动摄取可能不能提供足够的通道使递送剂进入更深的组织。正如前面的讨论中所指出的，小柱通道的深度达到一定阈值后，再增加通道深度并不能明显增加药物递送的浓度。然而诸如用 PDT 治疗皮肤肿瘤的疗法可能需要向深层组织增强递送，因此有学者提出利用新型的和现有的辅助方法（如压力和超声电泳）优化 LAD，以有效填充通道[25,39]。Erlendsson 等人[25]研究了一种标准化方法，在一项猪模型中，通过改变压力（压缩空气）、真空和压力（PVP）主动填充激光通道。作者发现，剥脱性点阵激光治疗后的 PVP 比传统被动填充 LAD 引起了更深、更大、更快速的被测试药物的递送。未来的研究是要求精心制作集疗效、递送剂、适应证和潜在的协同组合于一身的活性 LAD。

局限性和潜在的安全问题

单独使用剥脱性点阵激光治疗，不良反应如感染和瘢痕治疗中出现新的瘢痕或瘢痕恶化及其他并发症发生率低，特别是与具有相同激光波长的非点阵治疗相比[1,40]。然而，目前还缺乏点阵剥脱性 LAD 的安全性数据，并且还必须考虑应用于皮肤的药物、药用化妆品或其他递送剂的伴随风险。在美国，理论上可以使用 LAD 递送各种递送剂，尽管针对这些递送剂尚未制定递送途径，美国食品药品监督管理局（FDA）也未批准这种递送途径。针对这方面的研究尚处于起步阶段，随着时间的推移，每种递送剂的理化性质、疗效、安全性、剂量、递送时机及最佳程序组合和应用会逐渐阐明。以作者的经验，迄今为止，用于 LAD 的药物，如皮质类固醇、5-FU 和瘢痕皮肤填充物和用于 PDT 的氨基乙酰丙酸有效且耐受性良好。

LAD 的一个潜在缺点是剥脱性点阵 CO_2 和 Er：YAG 激光系统可能花费数千美元。尚未证明激光产生的通道优于其他方式（如针刺等）产生的具有相似直径的通道。然而，单独使用剥脱性点阵激光治疗瘢痕的疗效确实有利于进一步研究其潜在的协同效应。作者认为适量的热损伤可能会增强疗效。剥脱性点阵激光形成伤口再上皮化需要 1~2 天的愈合时间，在治疗区域形成的红斑会维持 1~2 周。伤口暂时形成了细菌和其他病原体的直接入口，根据所处的位置和深度，病原体有可能进入循环系统及深层结构。此外，轻微至中度的不适与手术本身相关。然而，作者的经验表明，采用适当措施，在治疗室治疗相对安全，患者耐受性良好。

由于经真皮通道可直接进入皮肤血管系统，因此有学者担心存在与 LAD 相关的潜在全身毒性。例如，Oni 等人在一项猪模型中发现，在 LAD 药物递送后，利多卡因吸收增加并可经血液检出[18]。要特别注意儿童的潜在毒性，因为他们体重低，体表面积相对较大（参见第十一章）。此外，诸如烧伤等可能在大范围内产生瘢痕，而且这些区域的皮肤吸收状况已经改变，难以预测。针对患者病灶内注射 TAC 后发生库欣综合征的系统综述显示，已有多个病例报道，并且儿童的发生风险最大[41]。作者的结论是，儿童每月的剂量不应超过 30 mg，并建议在治疗过程中密切随访。然而，基于来自病灶内给药途径的数据推断 LAD 递送皮质类固醇给药剂量是困难的。例如，如果将 0.75 mL 40 mg/mL 的 TAC（30 mg）涂抹到点阵治疗区域，实际上，只有一小部分被吸收到通道中，绝大多数在清理过程中被纱布吸收。此外，最终摄取量可能取决于多个变量，如柱状通道直径、媒介物和递送剂浓度及治疗后的时间。需要综合考虑药物剂量、治疗的表面积及相关的激光设置参数，如柱状通道深度、密度和直径等因素，在此基础上进行更多的研究来确定递送剂的安全剂量。

结论

剥脱性点阵激光提供了独特且有应用前途的治疗方式，以帮助穿过表皮屏障，增强具有局部和全身效应的各种递送剂的局部递送。目前许多问题仍未得到解决，需要大量其他的研究来确定 LAD 对特定适应证的有效性和安全性，最佳配方、剂量、治疗时间，激光器和参数设置，确定适当的辅助治疗以增强 LAD 功效。点阵激光技术本身为瘢痕治疗带来了革命性的变化，为医生提供了前所未有的控制能力，是安全性和有效性的完美结合。LAD 是技术演变的合理的下一步治疗方法，有可能打开瘢痕治疗巨大新进展的大门。

免责声明

本章所表达的观点是作者的观点，并不一定反映国防部或美国政府的官方政策或立场。Shumaker 博士是一名现役军人，这项工作是他官方职责的一部分。《美国法典》第 17 卷第 105 条规定：在美国政府的任何工作都不能获得版权保护。《美国法典》第 17 卷第 101 条将美国政府的工作定义为由美国政府的军人或雇员从事的工作，是该人员的官方职责的一部分。

扫码看参考文献

第十五章　脂肪移植术治疗瘢痕

ISAAC B. JAMES，SYDNEY R. COLEMAN，J. PETER RUBIN　编
郭建军　译

核心观点

1. 脂肪移植术是治疗瘢痕的强大技术，其功能是通过基质成分再生来替代丢失的体积和重塑组织。
2. 脂肪源性干细胞是具有多向分化能力的间充质干细胞，被公认为是脂肪移植术的主要再生来源。
3. 已证明，Coleman 脂肪移植术可以最大限度地减少移植物吸收，具有可预测和持久的效果。关键步骤包括轻柔的脂肪采集以减少组织损伤，离心去除无法存活的水和油馏分，每次套管针小剂量注射以最大程度增加血液供应并减少移植物的吸收。

背景

脂肪移植术是一种用途广泛、功能强大的技术，可以在广泛的组织缺陷和解剖结构中增加软组织容积。最近，脂肪移植术已经成为外科医生治疗瘢痕最有效的技术之一。使用脂肪改善瘢痕畸形的想法可以追溯到 1893 年，Neuber 发表了脂肪移植术治疗面部凹陷性瘢痕的方法[1,2]。随后，其他人效仿并推进了这项技术，包括 Holländer 和 Miller 使用套管在瘢痕下注射脂肪[3,4]。但是，直到 100 年后的 20 世纪 90 年代，才开始关注到脂肪移植术可能提供的不仅仅是体积替代。在 20 世纪 90 年代中期，Coleman[5] 注意到脂肪移植术能够软化甚至消除患者的凹陷性瘢痕。除了容量矫正之外，他注意到在受伤和健康的皮肤中都有实质性重塑。Rigotti 在放射损伤脂肪移植术部位的开创性工作进一步巩固了这一观点[6]。体积恢复仍然是脂肪移植术疗效的支柱，但显然其还有更多的益处。

瘢痕治疗有效性的生物学基础

我们现在知道脂肪移植术能够通过组织重塑和轮廓校正这两个主要功能改善瘢痕。脂肪干细胞（ASC）是一种多能干细胞，位于脂肪间质细胞[7,8]，现在普遍被认为是脂肪移植术的主要再生发动机。Coleman[5] 的离心脂肪抽吸技术可以将基质再生细胞集中在剩余的移植物中并增强其再生能力[9-11]。

组织重塑

ASC 生物学

我们目前对 ASC 生物学的理解表明，ASC 在脂肪移植术之后扮演几个重要的角色。

分化为脂肪细胞

即使用精细的技术转移脂肪，大部分移植物也会因缺血而死亡。来自移植物的 ASC 可代替许多垂死的脂肪细胞，由此产生的新脂肪细胞占据了存活脂肪组织的很大一部分[12]。细胞辅助脂质移植的初步成功支持这一观点，即脂肪组织容积的增加来源于细胞的再生[13-20]。

分化为其他细胞类型

作为多能间充质干细胞，ASC 在受刺激时能

够分化成多种组织类型。然而，它们在体内取代脂肪细胞以外的其他细胞的程度尚未得到充分证实。

旁分泌（介质）

越来越多的研究表明，ASC 主要通过复杂的旁分泌信号传导来指导组织修复、重塑。ASC 是有效的免疫调节剂和血管生成介质，可以主动迁移至损伤部位 [21-28]。此外，位于皮下的 ASC 似乎在正常的伤口愈合级联中起重要作用 [29]。当迅速迁移到损伤部位时，ASC 可改善伤口新血管形成并下调诱发过度瘢痕形成的信号通路 [28,30,31]。ASC 和基质血管成分（SVF）治疗急性烧伤创面的动物研究显示，ASC 可以增加 CD31 含量，促进胶原重塑，减轻炎症反应和抑制成纤维细胞增殖 [32-34]，促进创面愈合。当添加到已形成的瘢痕中时，ASC 可减少瘢痕大小并改善瘢痕颜色和弹性 [31]。这些急性和长期效应似乎是通过调节转化生长因子 β 和基质金属蛋白酶途径以旁分泌方式介导的 [31,35-39]。Zhou 等人 [40,41] 最近的研究进一步支持了这一观点。该研究表明，将 ASC 条件培养基添加到常规点阵 CO_2 激光换肤后，痤疮瘢痕得到了改善，这些效果可见于瘢痕早期阶段和成熟、陈旧的痤疮瘢痕。由于加工后的全脂肪移植物含有大量的 ASC，并且这些干细胞能够迁移到损伤部位，所以 ASC 治疗的某些有益作用也可能通过脂肪移植术单独进行。大量的动物和人体研究已经证实了这一点，经 Coleman 技术处理的脂肪移植术实际上产生了与 ASC 类似的再生作用 [42-46]。

轮廓矫正

随着脂肪移植术越来越受欢迎，轮廓校正技术也逐渐发展起来。脂肪移植术成功的一般原则与 Coleman 30 年前描述的相同。为了最大限度地保留体积，重要的是在套管每次穿通注射时使用非常小的等分试样并且将脂肪分散在整个组织中，这在伴有血管减少和弹性下降的瘢痕基底部尤为重要。在瘢痕特别粘连的部位，精确分割可以帮助打破纤维条索，并为脂肪填补缺陷创造条件。

人体临床资料

外科或创伤性瘢痕的脂肪移植术

外观

瘢痕外观和轮廓评估通常使用患者和观察者瘢痕评估量表（POSAS）[47]。这一经过充分验证的指标包括患者和观察者报告的血管化、色素沉着、厚度、缓解、弹性和总体的评估，每种评分均为 10 分制。除 POSAS 评分外，硬度计通常用作瘢痕硬度的客观测量（参见第二十八章）。

有两项前瞻性队列研究评估了非烧伤人群的瘢痕外观和轮廓。Sardesai [42] 随访了 14 例皮下脂肪移植术后 1 年的面部瘢痕患者，发现皮肤弹性得到了改善，瘢痕厚度减少，僵硬度降低。Klinger 等人 [43] 随访 20 名患者 1 年，通过硬度计评估发现，瘢痕硬度和除瘙痒之外的所有 POSAS 项目都得到了改善。

Maione 等人 [48] 在一项观察性研究中，使用脂肪移植术治疗了 36 名短肢畸形儿童肢体延长术后出现的瘢痕。移植后，通过硬度计测得患者的皮肤柔韧性较好，几乎所有 POSAS 测量项目都有改善。其他病例报告和小型研究发现，脂肪移植术可以有效治疗气管切开术瘢痕 [49]、瘢痕性睑外翻 [50,51] 和跨越眉间瘢痕的萎缩性眉毛脱落 [52]。

疼痛

Huang 等人 [53,54] 卓越的工作揭示了至少一种脂肪移植物减轻烧伤伤口神经性疼痛的机制。他们发现，肢体烧伤后接受脂肪移植术的动物，在脊髓神经性疼痛相关区域，神经炎症和细胞凋亡较少。许多其他研究也发现了脂肪移植术后疼痛会得以改善。Ulrich [55] 报道了在 20 例会阴切开瘢痕处进行脂肪移植术后疼痛评分改善。Fredman 等人 [56] 发现，7 名经历 2 次脂肪移植手术的烧伤瘢痕伴慢性难治性神经病理性疼痛患者中，有 6 名患者出现疼痛缓解，这是神经病理作用减弱的结果（参见第十一章）。许多其他关于创伤性瘢痕和手术瘢痕的研究也显示了类似的改善 [42,45,49,57-59]。还有几项研究表明瘙痒有所改善 [42,43,49]。

烧伤瘢痕中的脂肪移植术

迄今为止，已有 11 项人体临床研究评估了专门针对烧伤瘢痕脂肪移植术的影响[20,43,51,60–66]。大多数是队列研究，只有一个有对照组。所有报道的脂肪移植术都具有一定程度的功能和美学改善。据报道，质地、轮廓、颜色、弹性、活性、患者满意度和通过硬度计评估的柔软度均得以改善。组织学研究发现在血管形成、真皮厚度和新胶原沉积等方面都有改善。

放射损伤造成的瘢痕

Rigotti 是第一个报道使用脂肪移植术治疗严重放射性损伤（LENT–SOMA 3~4 级）的医生。他连续治疗了 20 例患者，19 例有显著改善[6]。Panettiere[67] 随访了 61 名接受过假体乳房重建的患者，其中 20 名接受了多次脂肪填充，在最后的移植结束三个月后，他发现所有客观的 LENT–SOMA 测量都有所改进，并且在美学评分上有所改善。Akita 也报道了 10 例慢性放射性损伤患者接受 ASC 治疗后，症状得到改善[68,69]。

瘢痕疙瘩和严重增生性瘢痕

迄今为止，尚无针对性的用于治疗瘢痕疙瘩脂肪移植术的可靠试验。Klinger 等人[61] 发表了 3 例严重烧伤患者增生性瘢痕和瘢痕疙瘩的报告，发现与治疗前基线相比，其质地、柔软度、厚度和弹性均有所改善。鉴于目前可用的治疗方案有限，以及 ASC 在增生性瘢痕动物模型中相对成功，正在进行的试验将引起人们极大的兴趣。

包膜挛缩

自 2007 年以来，脂肪移植术已被用于治疗包膜挛缩并发症，它们的再生特性开始得到充分实现[5,6,70]。Missana，Yoshimura 等人已经发表了使用常规脂肪移植物与各种富含细胞的脂肪移植物进行组织填充，作为需要移除植入物或缩小尺寸的包膜挛缩治疗的补救[70–74]。但是，这种现象在脂肪移植术的背景下还没有系统地研究过。

掌腱膜挛缩症

Hovius 等人[75] 最近发表了掌腱膜挛缩症的第一例脂肪移植试验。他们在经皮针刺腱膜切开术后放置脂肪移植物，以预防挛缩复发。他们对 50 例患者术后平均随访 44 周后发现，多关节屈曲挛缩得到改善。他们还注意到在放置脂肪的区域，皮下脂肪垫得以恢复，总共有 96% 的患者对结果感到满意。作者报告说，他们目前正在启动一项多中心随机对照试验（RCT）来验证这些发现。

硬皮病

与瘢痕疙瘩和严重烧伤挛缩一样，硬皮病是一种衰竭性疾病，几乎没有有效的治疗方法。在一些病例报告、回顾性分析，以及一组 20 例接受脂肪移植术治疗口周纤维化的病例中，发现脂肪移植物可以改善功能和生活质量[76–82]。Magalon 等人[78] 分别在面部和手部使用微粒脂肪（microfat）[83] 和 SVF 注射，发现患者术后活动度增加、疼痛减轻和生活质量改善。他们最近完成了一项开放 1 期临床试验，将 SVF 注射到 12 名女性硬皮病患者手上，没有发生任何严重不良反应[84]。还需要长期随机对照试验来证实这些发现并评估脂肪、SVF 和（或）ASC 的能力，以推动治疗方法持续改善。

干细胞和添加剂

已经尝试了几种方法来促进移植物体积保留，并因此减少重复手术。目前流行的方法包括添加富含 ASC 的 SVF、富含血小板血浆（PRP）和胰岛素。尽管这些技术仍在开发中，但初步临床数据显示很有希望。Negenborn 等人[85] 合并了 13 项独立研究的结果，这些研究通过 CT 或 MRI 追踪瘢痕畸形脂肪移植术后 12~18 个月的体积保留情况，单独的脂肪移植术仅具有 39% 的体积保留。添加 SVF 后，保留率增加到 63%，添加 SVF + PRP 可使保留率达到 70%，添加 SVF +

PRP + 胰岛素可使保留率高达 90%。这些发现对于一般脂肪移植术极为有用，但仍不清楚这些添加剂对脂肪移植物的再生能力有何影响。PRP 促进体外培养的 ASC 增殖[86]，但迄今为止，还没有研究系统地评估脂肪移植物中含有 PRP 时瘢痕重塑的方法。尽管如此，仅改善移植物体积的维持就已经使 PRP 备受关注，成为采用脂肪移植术修复瘢痕的潜在添加剂。然而，在进行大规模研究之前，需要进行更多的前瞻性人体临床试验，这些治疗方法也存在监管问题和额外费用。尽管添加剂有可能减少未来重复手术的需求，但目前还没有证据表明，当涉及组织重塑或长期结果时，这些技术优于使用 Coleman 技术的标准脂肪移植术。

Coleman 技术

概述

在评估脂肪移植术组织重塑方面的临床试验中，大多数都采用了 Coleman 技术。采用离心的加工方法有助于将 ASC 的数量集中在移植物中，在使用脂肪移植术的再生特性时更为优越[5,9-11]。Coleman 脂肪移植术包括以最小化组织创伤和细胞剪切温和摄取脂肪[87]，离心去除不可生存的水性和油性部分[88]，每次套管小体积注射使移植组织扩散最大化并改善受区组织的血液供应[89]。当遵循这些原则时，吸收被最小化并且结果更可预测。科学研究表明，该方法可产生具有高存活率和正常酶功能的脂肪移植物[11]。

供体部位

理想的供体部位根据患者的喜好以及可用脂肪的数量和分布而异。虽然体外观察到来自不同贮库的脂肪存在差异，但这些差异从未明确显示影响移植物保留或组织体内重构。在任何采集过程中都应遵守防止抽脂后畸形的原则。但是，一般来说，大腿内侧和腹部更容易出现吸脂后皱纹和轮廓变形，特别是当患者较瘦时。临床经验可以降低这些风险，有经验的外科医生会优先选择大腿内侧作为供体部位。腰间赘肉、大腿外侧、后臀部和后背处脂肪更容易采集。插入采集套管处宜采用小切口，并且如果可能的话，切口应隐藏在褶皱、折痕、瘢痕、头发区域或妊娠纹中。使用相同的切口，首先在拟采集部位注入肿胀液，当手术采集量很小并在局部麻醉下进行时，肿胀液由 0.5% 利多卡因和 1：200 000 肾上腺素组成。对于需要全身麻醉的病例，使用 0.2% 利多卡因与 1：400 000 肾上腺素的肿胀溶液。理想情况下，外科医生需注入相当于计划采集的脂肪量的肿胀液。

脂肪采集

采用 10 mL 注射器和双孔 Coleman 抽吸套管手动进行脂肪抽吸物的采集（图 15-1）。注射器通过缓慢拉开柱塞（每次约 1 cm）抽吸以避免过度负压或剪切破坏脂肪细胞。采集套管的尺寸最小应达到能通过 17 G 注射套管，最大应达到可以收集完整的脂肪颗粒。

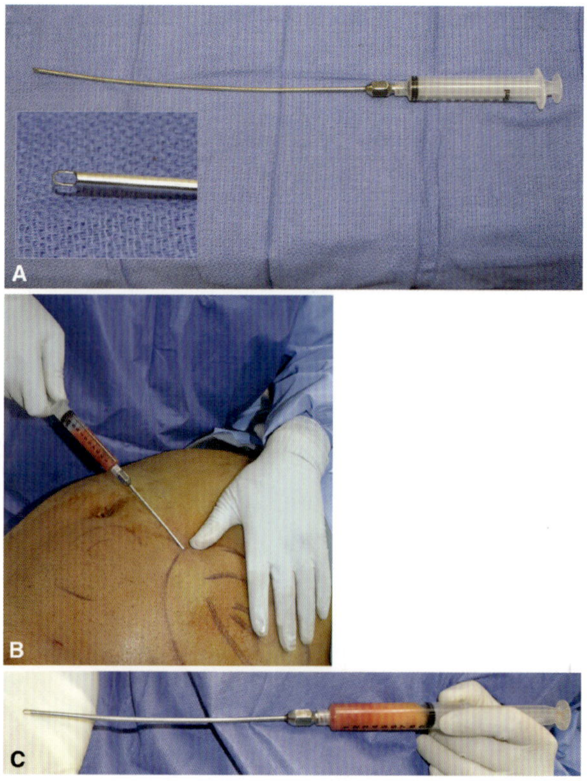

图 15-1　A. 用于抽吸脂肪的 23 cm 长 14 G 斗柄 Coleman 抽吸套管，抽吸套管的双孔孔径在高倍放大图中显示。B. 手动抽吸是通过缓慢地抽出套管进行的，每次约 1 cm。C. 9~10 mL 的脂肪抽出物。注射器满后，换一个新的

操作过程

注射器抽取 9~10 mL 脂肪之后，将注射器从套管处分离，并用新的 10 mL 注射器替换。该技术允许收集套管在注射器切换时保持在脂肪组织中，从而降低污染风险。一旦获得足够的脂肪，采用间断的尼龙线缝合封闭采集切口。使用 Luer-Lok（Becton，Dickinson and Co.，Franklin Lakes，NJ）瓶盖密封脂肪抽吸填充的注射器，并使用无菌离心套筒来防止离心过程中的污染。将注射器以 1286 g 转速离心 3 min，促进油和水层的分离（图 15-2A）。第一个注射器采集物可能比后来采集物含有更多比例的水肿液和更少比例的血。

从离心机中取出注射器后，倒出多余的油（图 15-2B，C）。接下来，将 Luer-Lok 帽取下以使非活性水从注射器底部排出（图 15-2D）。利用 Neuro Pattie 或 Telfa 垫去除剩余的油分（图 15-2E）。图 15-2F 显示了准备注射的加工后脂肪。图 15-3 描绘了抽吸后的脂肪（图 15-3A），离心后（图 15-3B）和通过 Coleman 技术处理后的脂肪（图 15-3C）。这样操作可以获得良好的脂肪产量，但应考虑脂肪在纯化过程中的体积损失。

根据医生的偏好将加工好的脂肪装入 1 mL

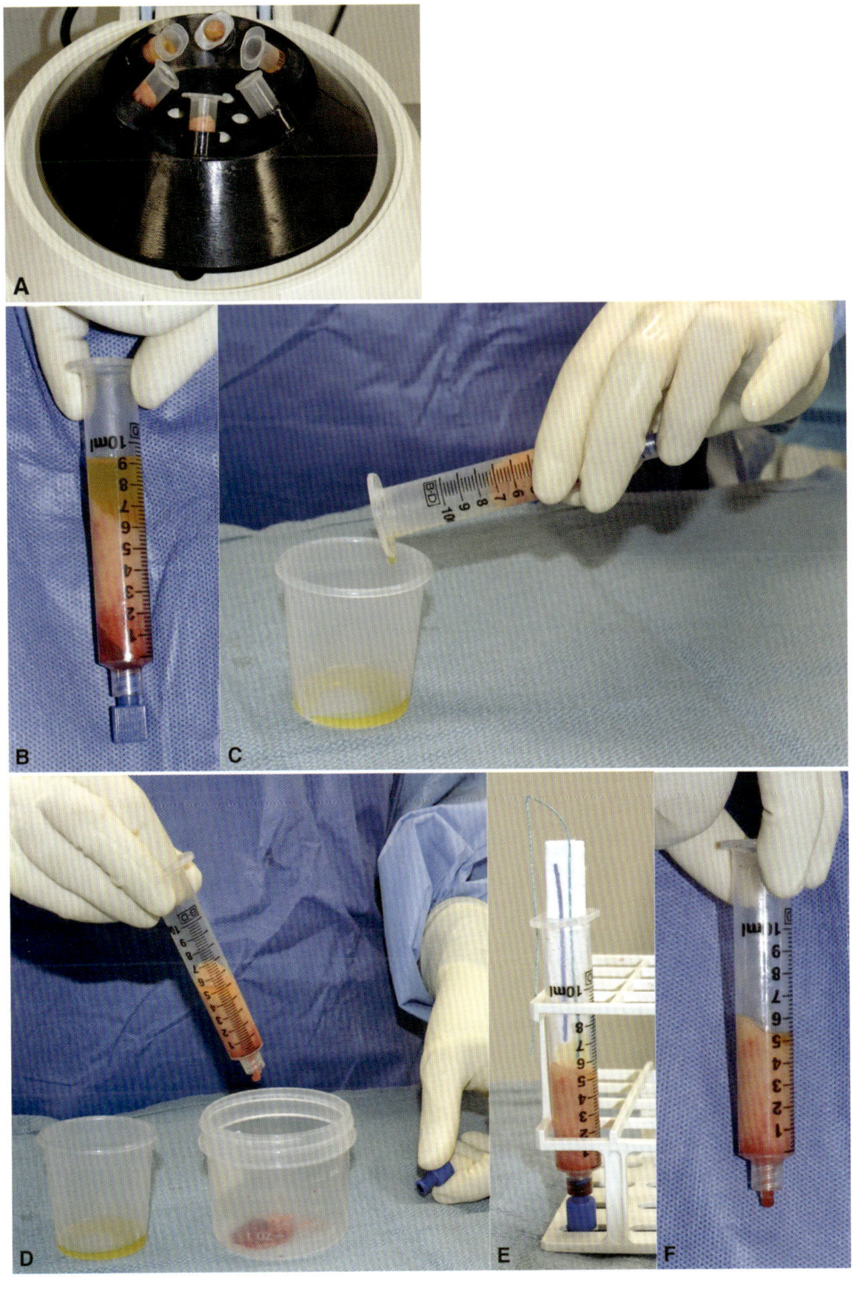

图 15-2　一旦收集满 6 个注射器，移除柱塞，用 Luer-Lok 帽封闭注射器接口，以防止离心时出现泄漏。将注射器放入无菌离心机转子中（A）并以 1286 g 转速旋转 3 min。离心后，脂肪将分成三部分（B）。倒掉油（C），取下 Luer-Lok 帽，以排出水（D）。残余的油通过 Neuro Pattie 移除（E）。可以将脂肪装入 1 mL 或 3 mL 注射器中进行注射了（F）

或 3 mL 注射器中（图 15–4）。可以使用 Luer-to-Luer 转移适配器（图 15–4A）或通过回填注射器来转移脂肪（图 15–4B）。3 mL 注射器通常用于体积较大的部位，如乳房，而 1 mL 注射器通常更适合用于面部或手部等小的或精巧的部位。

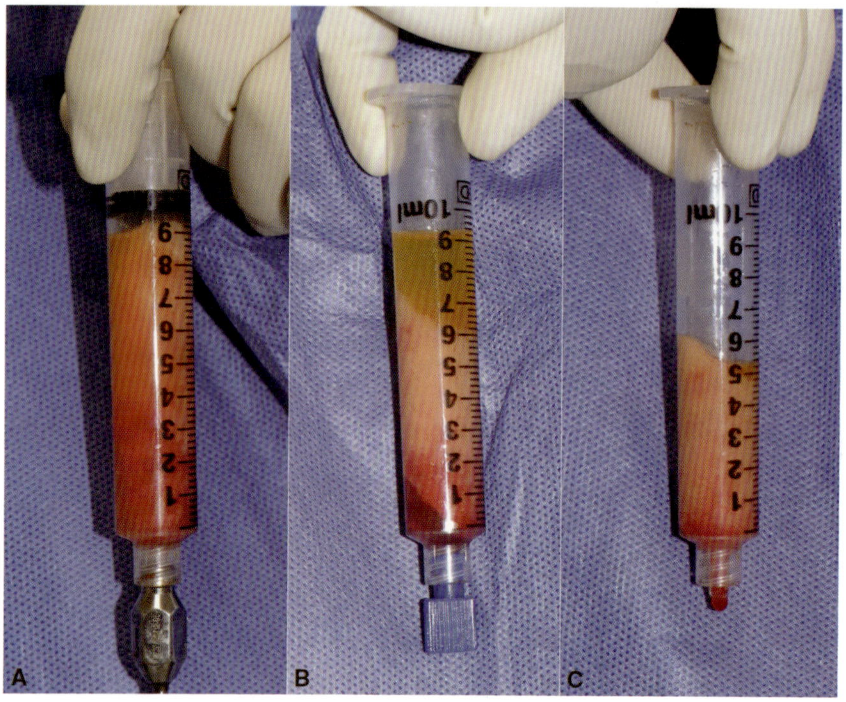

图 15–3　这里显示了收集和加工的每个阶段，从最初收集（A）到离心（B）到最终产品（C）。在脂肪浓缩之后，剩余约原体积的 60%

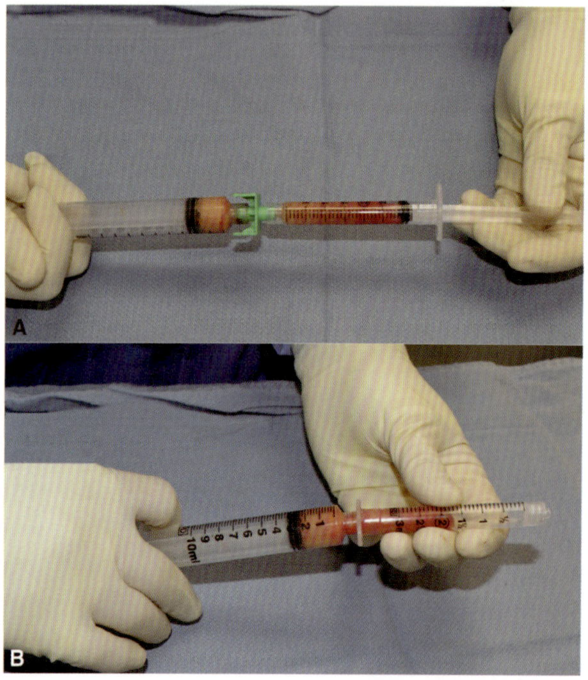

图 15–4　通过 Luer-to-Luer 转运（A）或通过回填（B）将加工过的脂肪装入 1 mL 或 3 mL 注射器中进行注射

填充

脂肪填充的切口与收集部位的切口采用同样的选择标准，尽可能将切口隐藏在局部解剖结构中。切口部位用 0.5% 利多卡因和 1∶200 000 肾上腺素麻醉。切口应正好允许注射套管通过。在面部注射时，可以将少量 0.5% 利多卡因 / 1 ∶ 200 000 肾上腺素溶液注入受区，这可以促进受损血管收缩，并可减少脂肪栓塞意外的风险，也可减少术后出血。

脂肪填充的目的是利用三维的可用空间最大化地与周围组织接触。结合每次小剂量通道注射，这有助于确保移植隧道尽可能接近受体床的血液供应。直径 > 4 mm 的脂肪球可能会发生中心性坏死和体积减小，并可能导致脂肪囊肿。脂肪移植物体积和受区体积比也是一个需要重要考虑的因素。即便尽最大的努力分散了移植物，但若移植物与受区体积比率高于 1∶4，移植隧道仍容易堵塞[90]。

套管的选择主要取决于组织特征。散齿状套管针（图 15–5）可能使皮下注射或通过瘢痕注射更容易一些。但是应该小心，小或尖锐的套管针容易刺穿血管。移植注射包括脂肪的缓慢填充，同时钝针退针注射。钝针不太容易刺穿血管，退针注射脂肪可降低将脂肪注入血管的风险。脂肪填充于目标区域的所有平面以获得更大的分散度和更高的存活率。此外，需要加强组织重塑时，脂肪注射应表浅一些。根据作者的经验，在真皮–皮下边缘注射脂肪更有可能减少皱纹、缩小毛孔、改善皮肤质量并减少瘢痕。不幸的是，这些表面注射会增加可见的轮廓不规则性的风险，特别是在皮肤较薄的部位如眼睑处，正好注射在骨膜上方的脂肪可以分化成骨或促进新骨形成。注射部位切口用单根尼龙缝线间断缝合。

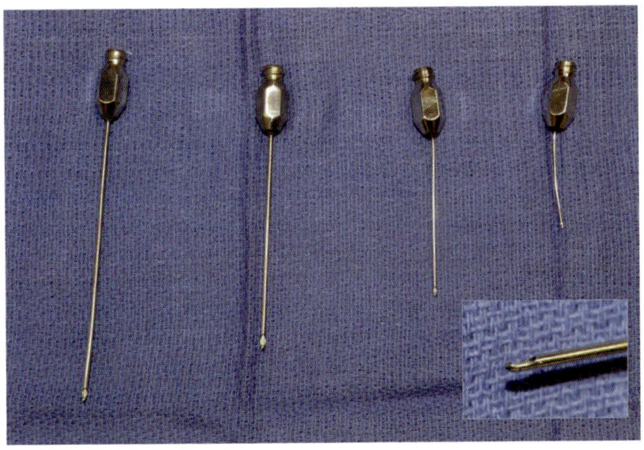

图 15–5　根据要注射的部位，可以使用长度不同的 Coleman 套管。图中展示的散齿状尖端，在浅表皮下平面或瘢痕下移植时具有优势

术后护理

术后护理措施取决于手术的细节和解剖位置。关键是对受体部位周围进行温和加压，以防止移植脂肪的潜在迁移。供区在第一个 72 h 内采用冷疗方法来减轻炎症反应，然而，应避免直接冰敷和过度冷却，因为低温可导致移植物冻结和凋亡。

敷料保持完好，直到患者术后 3 日或 4 日复查。此时，移除敷料，拆除面部全部缝线。供体部位缝线或手部等较高张力部位的缝线仍保持原样，在术后第 5~7 天拆除。应避免受体部位的深层按摩，特别是在最初的 4 周内，但是轻触以促进淋巴引流可能是有利的。

并发症和随访

脂肪移植术的大多数并发症是轻微且能自行缓解的。从美学的角度来看，最常见的问题是轮廓不规则，但在采集和填充脂肪时通过仔细计划和谨慎操作可以避免这种情况发生；可能存在瘀斑、色素沉着和局部轻微隆起，通常在 2~3 周缓解。据报道，在皮肤较薄的部位如眼睑，色素沉着可持续数月；感染很少见，但一旦发生会严重影响体积保留和美容效果，因此在加工和注射过程中，严格执行无菌技术至关重要。此外，只有在完成无菌区域的操作之后才能将移植物移植到非无菌区域，如口唇、鼻子。

与其他面部软组织填充剂一样，栓塞是罕见但非常严重的并发症，通常与使用尖锐的套管针有关 [91–94]。脂肪栓塞的先决条件在整形外科文献中已得到确认，包括富含血管的组织、薄壁组织碎裂和局部组织压力增加 [95]。迄今为止，报道的大多数脂肪栓塞病例发生于眉间纹、鼻背和鼻唇沟注射，其中滑车、鼻背或角动脉的管径大小可使脂肪逆行转移到眼或大脑中动脉，导致中风或永久失明 [91–93,96–104]。其他可能归因于脂肪栓塞的报道包括注射周围区域的皮肤坏死瘀斑。在面部注射脂肪移植物时尤须谨慎，尤其是在危险区域。缓慢而平缓地插入较大的钝套管针不太可能穿透动脉或其分支，特别是使用血管收缩肿胀技术时。然而，如果受植床具有严重的急性组织损伤或破坏，受植床过度填充导致的局部组织压力增高可能迫使脂肪移植物进入受损小动脉并导致栓塞 [105]；当每次注射小等分的脂肪时，这些组织压力的升高和栓塞的机会降至最低 [104]。

尽管操作技术细致，仍可能需要修订计划来处理移植脂肪再吸收或过度矫正。如果患者术后体重增加或减少，移植物体积会相应地改变。这可能需要额外的移植手术 [106–108]。对于皮肤薄或娇嫩的地方，一旦放置就很难去除多余的脂肪，在这些情况下，最好是矫正不足，并分阶段填充。

典型病例

病例 1

患者，35 岁。左颊严重犬咬伤后切除部分组织。术后大约 6 个月，出现明显的软组织缺陷，伴有黑色素沉着和瘢痕萎缩（图 15-6）。第一次手术，将脂肪移植到了下颏和左颊部（图 15-7）。瘢痕注射使用尖锐的 22G 针头，其余的缺陷区域使用钝 Coleman 套管。因为左颊瘢痕粘连，所以皮下分离术仅部分成功。

患者第一次手术后 8 个月左面颊缺损显著改善（图 15-8），但希望进一步矫正。她还要求对痤疮相关瘢痕进行二次治疗，并行双侧唇部和颧部填充（图 15-9）。第二次手术，使用 22G 锐针进行瘢痕浅表区域的填充，在瘢痕以外使用钝 Coleman 套管填充。患者在第二次手术后 4 个月（首次手术后 14 个月）随访时，左面颊的大

治疗前

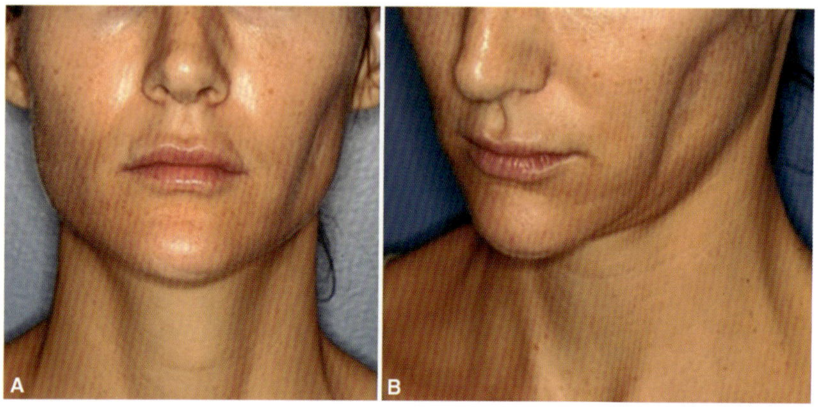

图 15-6　患者是一名 35 岁的女性，在犬咬伤术后 6 个月的表现

治疗前标记

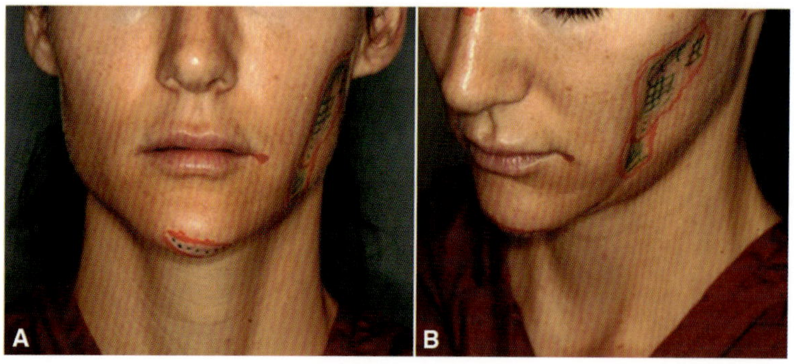

图 15-7　术前标记。蓝色圆点代表接收最多填充物的区域。绿线表示目标较小但仍然有显著体积变化的区域。橙色标记勾画出目标填充位置的边界。红色标记是计划穿刺或切口部位。将 4.1 mL 移植物注入左面颊缺损 / 瘢痕中，0.8 mL 移植物注入下颏瘢痕

第一次手术后 8 个月

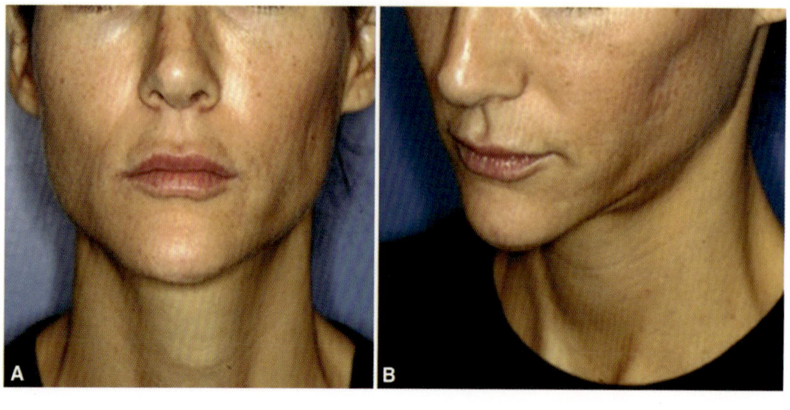

图 15-8　第一次手术后 8 个月的术后视图，显示出显著的改善

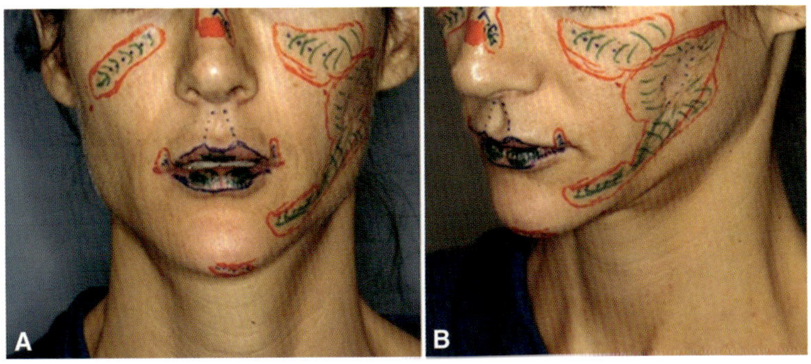

图 15-9 患者第二次手术前的手术标记。将 0.75 mL 移植物注入鼻背中；1.0 mL 移植物注入右前颧部褶皱；3.2 mL 移植物注入左前颧部褶皱和周围区域；2.2 mL 移植物注入左面颊凹陷的瘢痕；3.0 mL 移植物注入左面颊浅层缺损处；向左面颊缺损深层注入 2.0 mL 移植物（总共约 7.0 mL 移植物注入左面颊缺损处）；1.3 mL 移植物注入左下面颊泪沟；0.35 mL 移植物注入下颏瘢痕；0.25 mL 移植物注入右侧和左侧唇线；0.7 mL 移植物注入上唇的白唇区域；1.3 mL 移植物注入上唇；1.0 mL 移植物注入下唇边缘；2.6 mL 移植物注入下唇内

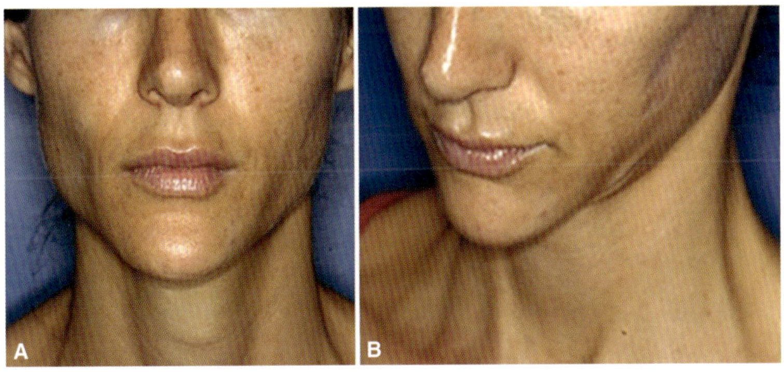

图 15-10 患者最近的随访照片，于第一次手术后 14 个月时拍摄。请注意，不仅体积恢复而且皮肤质量有显著提高

面积软组织缺损得到明显矫正，色素沉着减少，泪沟、颧骨和口唇有显著的变化（图 15-10）。

病例 2

患者，男性，36 岁。其下面部出现严重的萎缩性痤疮瘢痕，特别是左面颊和下颏区域，以及颧骨区域的深层皮下组织萎缩。将结构性自体脂肪移植到双侧前外侧颧骨区域、上部和局部颊部、右侧和左侧下颌骨边界及双侧下颏。使用“V”形分离套管松解颊部收缩的瘢痕，以允许更多体积的填充。还使用了“V”形分离器（一般在填充脂肪后）松解其他收缩的瘢痕。

图 15-11A~D 显示的是患者第一次手术前的表现。他在第一次脂肪移植术 5 年后进行了第二次脂肪移植术，在以前相同的区域填充了少量脂肪。此外，脂肪也被移植到木偶纹区域和口唇。在此期间，他还接受了下面部和颈部的射频治疗（Thermage，Solta Medical，Hayward，CA）和超声疗法（Ultherapy，Ulthera，Inc.，Mesa，AZ）。图 15-11E~H 显示的是他第一次脂肪移植术手术后 15 年，即最后一次手术后 10 年的情况。

痤疮瘢痕和颧骨萎缩都有显著和持久的改善。可以观察到下前面颊部瘢痕凹陷的矫正，特别是左侧。15 年后患者 51 岁时，他对他的初始矫正仍然很满意，但希望在不久的将来会有一些小的修整，主要是对前下颌和下颏。

病例 3

患者，女性，35 岁。患有面部皮下萎缩，面颊和下颏萎缩性痤疮瘢痕，上唇和下唇（图 15-12A~C）有 Gore-Tex（W. L. Gore & Associates，Inc.，Flagstaff，AZ）植入史。她希望治疗面部轮廓、皱纹和痤疮瘢痕，并从口唇移除植入物。她接受了脂肪移植术，同时取出了植入物。脂肪置于左右面颊的痤疮瘢痕处。使用“V”形分离器松解瘢痕。外侧颧颊、鼻唇沟木偶纹和下颏双侧填充。脂肪也移植于上下口唇以恢复饱满。在移除植入物之前填充一些脂肪，并在移除植入物后填充额外的脂肪以观察最终的轮廓。经验表明，在移除任何类型的植入物之前填充一些脂肪通常是有利的，然后（在相同操作期间）一旦移除植入物就完成了全部填充。图 15-12D~F 是该患者术后 14 年 49 岁时的照片。可以看到她明显年轻的外观，皮肤质量好，美丽、自然的双唇，并且在脂肪填充区域保持了良好的矫正效果。

结论

脂肪移植术是外科医生治疗瘢痕的最佳工具之一。它可以矫正容量缺失，并能够通过其再生基质成分重塑组织。最重要的是，矫正效果是持久和稳定的。尽管年龄不断增长，但患者在长期随访中往往比初诊更显年轻。额外的添加剂可能会进一步提高脂肪移植术的再生能力，需要良好的控制，进行长期、双盲的随机对照试验来验证当前的观察结果并确保安全性和疗效持续存在。使用 Coleman 技术的标准脂肪移植术在治疗各种部位和严重程度的瘢痕中非常有效，作者认为应当将其视为目前可用方法中瘢痕治疗的金标准。

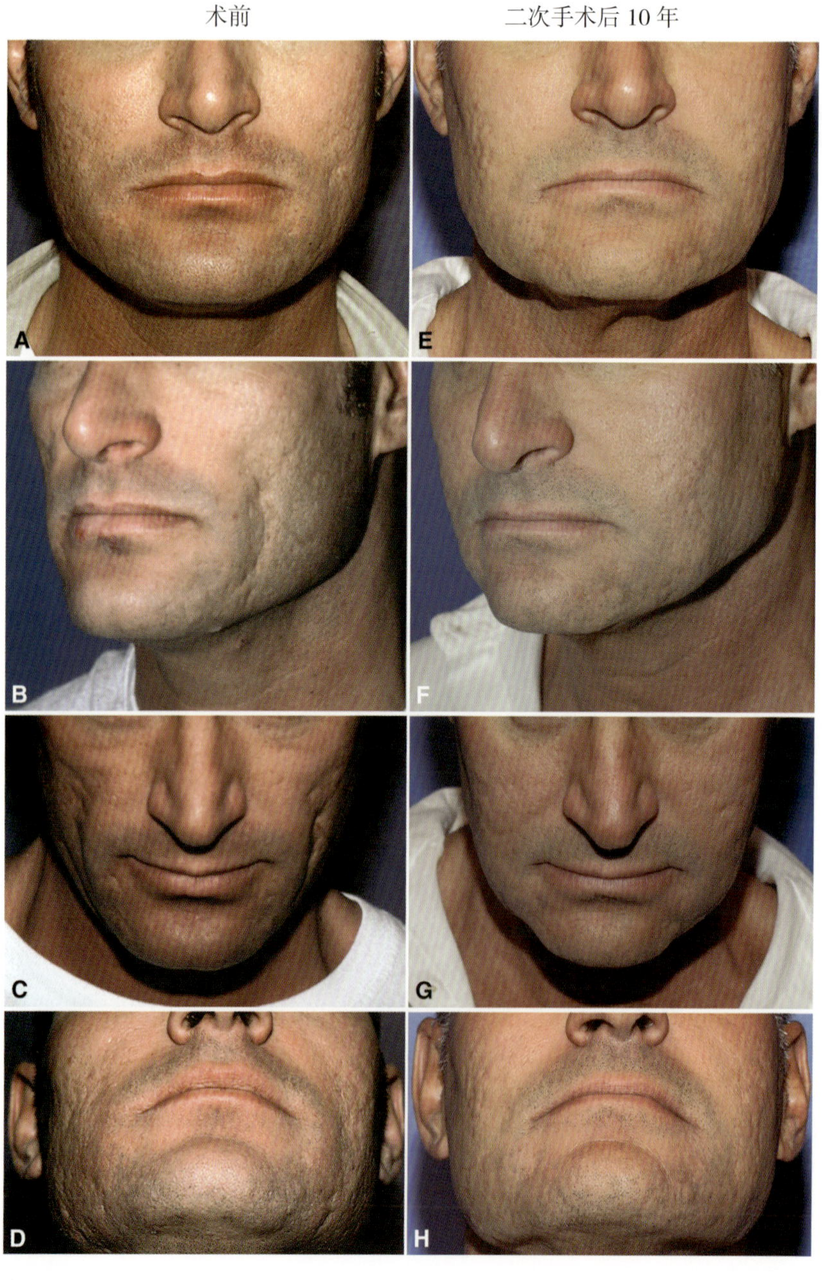

图 15-11 下面部痤疮瘢痕患者，特别是在面颊和下颏周围（A~D）。将 2.2 mL 自体脂肪移植物注入右前颧骨区；1.7 mL 移植物注入左前颧骨区；两侧颧骨区分别注射 5 mL 移植物；双侧上面颊区分别注射 5 mL 移植物；双侧下面颊区分别注射 2 mL 移植物；右下颌骨边界注射 1.3 mL 移植物；左下颌骨边界注射 0.6 mL 移植物；两侧下颏分别注射 1 mL 移植物。用"V"形分离器松解收缩的瘢痕后，将额外的 1.5 mL 移植物注入每侧面颊部。该患者在第一次移植 5 年后还进行了第二次脂肪移植术手术，第二次手术时除将少量脂肪注入相同的区域外，还将脂肪注入木偶纹区域（0.4 mL 和 0.2 mL）和唇部（上唇 2.8 mL；下唇 5.3 mL）。在这段时间里，他还接受了一轮热玛吉和超声波的治疗。E~H 是在他第一次手术 15 年后，即第二次手术 10 年后拍摄的。可以观察到患者左面颊轮廓有显著改善，毛孔大小自然，整个下面部皮肤质量有改善

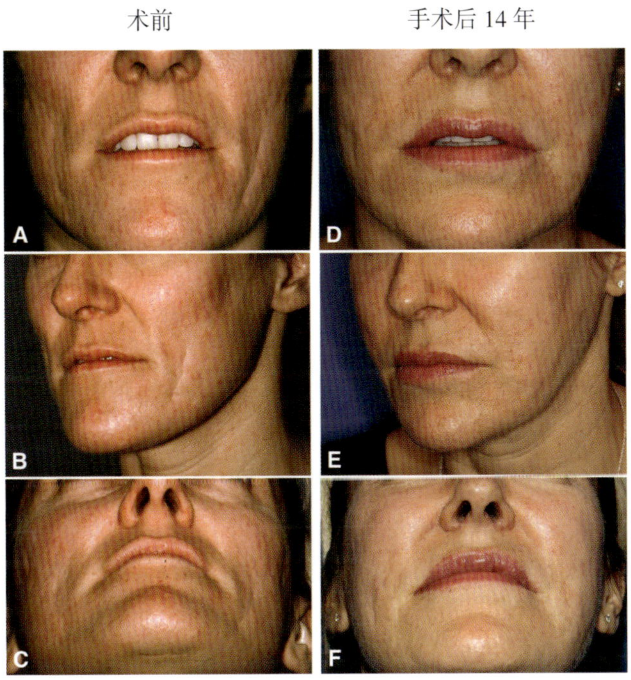

图 15-12 35 岁的女性患者。患者面部皮下萎缩、面颊和下颏痤疮瘢痕，她希望从上唇和下唇取出先前移植的 Gore-Tex（A~C）。将总计 8 mL 的脂肪注入右面颊的痤疮瘢痕中，将 10 mL 脂肪置于左侧。用“V”形分离器松解一些瘢痕。此外，右侧外侧颧颊部注入 4 mL 脂肪，左侧外侧颧颊部注入 5mL 脂肪；双侧鼻唇沟各注射 2.5 mL 脂肪；右侧木偶纹注入 0.6 mL 脂肪，左侧木偶纹注入 0.6 mL 脂肪；双侧下颏侧面各注射 2 mL 脂肪；唇部皮肤注入 1.4 mL 脂肪。下唇注入 8 mL 脂肪，上唇注入 3.5 mL 脂肪。D~F 是她术后 14 年的随访情况。可以看到明显年轻的外观和皮肤质量的改善。她的口唇看起来更加自然，尽管她年纪增加了 14 岁，但她的随访照片显得更年轻

扫码看参考文献

第十六章　多模式瘢痕管理

REI OGAWA　编
郭建军　译

核心观点

1. 瘢痕疙瘩和增生性瘢痕是由受伤或皮肤受刺激异常愈合引起的红色隆起瘢痕，外观欠佳，伴有间歇性疼痛、持续性瘙痒和紧缩感。
2. 增生性瘢痕和瘢痕疙瘩可能是相同纤维增生性皮肤疾病的表现，根据炎症的强度和时期分级，并受遗传、全身和局部因素的影响。
3. 长期以来，类固醇注射一直是一线治疗方法。然而，在过去的 10 年对不同的治疗和管理瘢痕疙瘩或增生性瘢痕方法的研究表明，通常需要联合多种治疗方式才可获得最佳结果，联合治疗可以在同一个治疗日进行，也可以在不同治疗日进行。
4. 瘢痕疙瘩和增生性瘢痕现在被认为是可治疗的疾病。然而，从生理学和美学的角度来看，治疗方法仍然需要改进。本章将阐述一位专家对多模式病理性瘢痕管理的观点。

瘢痕疙瘩和增生性瘢痕是由受伤或皮肤受刺激异常愈合引起的[1]。这些红色、隆起的瘢痕外观欠佳，并伴有间歇性疼痛，持续性瘙痒和紧缩感。炎症是持续性和局部性的。此外，由于感染性囊肿的存在，一些瘢痕疙瘩可排出脓液。许多经典教科书认为，瘢痕疙瘩和增生性瘢痕是完全不同的瘢痕类型。临床医生认为，增生性瘢痕定不会超出原始伤口边界，而瘢痕疙瘩会超出损伤边缘侵及周围的正常皮肤。病理学家则通过组织中是否存在厚的嗜酸性（透明样）胶原纤维（瘢痕疙瘩胶原）区分瘢痕疙瘩和增生性瘢痕，瘢痕疙瘩中存在这种厚的嗜酸性（透明样）胶原纤维，增生性瘢痕则不存在（参见第五章）。然而，很多情况下瘢痕都会出现增生性瘢痕和瘢痕疙瘩的生长特点和组织学特征。事实上，增生性瘢痕和瘢痕疙瘩可能是同一种纤维增殖性皮肤疾病的表现[2]，它们根据炎症的强度和时期进行分级，反过来又受遗传、全身和局部因素的影响[3]。

瘢痕疙瘩和增生性瘢痕的发病机制

瘢痕疙瘩和增生性瘢痕的质量和数量受各种遗传、全身和局部因素的影响。单核苷酸多态性（SNP）可能是与病理性瘢痕发展有关的遗传因素。全基因组关联研究[4]和我们自己的研究[5]表明，三个染色体区域中的四个 SNP 位点与日本人群中的瘢痕疙瘩发展显著相关。可能还有许多其他遗传因素尚未明确。

就全身因素而言，青春期和妊娠与发生病理性瘢痕的高风险明显相关。可能是性激素如雌激素和雄激素具有血管舒张作用，可加剧炎症反应并使瘢痕疙瘩和增生性瘢痕更为严重。我们未发表的数据显示，非创伤引起的瘢痕疙瘩发生率在 10 岁左右突然增加。因此我们认为，青春期开始时性激素水平的增加是造成青少年病理性瘢痕发生风险较高的原因，而并不是创伤的可能性增加导致。此外，我们最近的研究显示，高血压与严重的瘢痕疙瘩发展有关[6]，高血压可能会损伤血管，进而加重瘢痕组织的炎症。

我们还认为机械力在瘢痕疙瘩和增生性瘢痕的病理生理学中发挥着特别重要的作用（参见第七章）[7,8]。瘢痕疙瘩明显好发于某些身体特定部位，并且通常有不同的特定形状。典型的蝴蝶、蟹爪或哑铃形状的瘢痕疙瘩似乎很大程度上取决于施加于伤口部位周围皮肤的张力方向[7–9]。此外，瘢痕疙瘩通常发生在持续或经常受到张力牵拉的部位（如前胸和肩胛部位），但很少出现皮肤伸展/收缩罕见的部位(如顶叶区或小腿前部)，即使在患有多个/大型瘢痕疙瘩的患者中也是如此。在耳垂部位，尽管摩擦枕头和瘢痕本身的重量可诱导产生瘢痕疙瘩，但机械因素的原因可能较小。此外，反复穿孔可导致反复创伤和感染，这是持续炎症的触发因素。

虽然医生不能（或者至少觉得很难）控制遗传和全身性因素，但他们可以通过使用各种手术技术（包括Z成形术）减少瘢痕疙瘩和增生性瘢痕周围的机械力量。此外，诸如皮质类固醇或抗血管生成剂（可减少血管数量）等抗炎治疗也是切实可行的临床方法。

瘢痕疙瘩和增生性瘢痕的预防

在10天内愈合的烧伤伤口发展为增生性瘢痕的风险为4%，而需要21天或更长时间才能愈合的烧伤伤口发展为增生性瘢痕的风险则为70%（或更高）[10]。这意味着延伸至真皮网状层的深层皮肤损伤需要时间来愈合；然而，如果炎症持续很长时间，那么形成病理性瘢痕的风险就会增加。病理性瘢痕的组织病理学检查显示，表皮和真皮乳头层除了轻微的炎症外几乎是正常的，但网状层显示出强烈的炎症反应，并且血管、神经和胶原纤维的数量增加[1,3]。

因此，快速伤口愈合对防止病理性瘢痕形成至关重要。瘢痕疙瘩可能由非常小的伤害或皮肤刺激性因素引起（如痤疮、带状疱疹、昆虫叮咬和皮肤注射），这意味着在治疗有瘢痕疙瘩病史的患者时应特别小心。

牵拉伤口会引发真皮炎症，因此，一旦伤口表面停止渗出，应尽快固定伤口。硅胶带比纸胶带好，因为它可以防止反复粘贴造成的表皮损伤。而且，硅胶带可以使瘢痕表面保持湿润。这些胶带可以粘贴在适当的位置，直到自然脱落为止。洗澡或淋浴后患者不需要更换胶带。根据作者的经验，除了夏天出汗较多胶带容易出现不粘的情况，其他时间一个胶带可以使用1~2周。

如果患者有明确的病理性瘢痕病史，则应在上皮化后约1个月将稳定胶带更换为类固醇膏药/胶带。氟脲醛胶带（Cordran胶带），氟氢缩松胶带（Drenison胶带）和地泼罗酮丙酸酯胶带（Eclar膏药）已在全球范围内使用。这些类固醇胶带/膏药应24~48 h更换一次，并应裁剪以便它们恰好覆盖伤口，尽量使其在健康皮肤（如果有的话）上附着最少（无发表数据）。

瘢痕疙瘩和增生性瘢痕的治疗

在过去的10年中，我们对瘢痕疙瘩和增生性瘢痕发病机制的认识有了显著提高[11]。因此，现在认为瘢痕疙瘩和增生性瘢痕是可治疗的疾病。然而，包括手术、放疗、皮质类固醇、激光疗法和化妆疗法在内的现有治疗方法仍然需要改进，并且可能需要这些模式的联合才能获得最佳效果。

手术

手术治疗可能会导致瘢痕疙瘩和增生性瘢痕复发，且往往比原始病变大得多。因此，对于较小增生性瘢痕以外的任何情况，都需要仔细考虑。手术后放射治疗可显著降低复发率，复发率也可以通过使用特定的手术技术来降低，如皮下/筋膜减张复位缝合、Z成形术和局部皮瓣转移术。

使用皮下/筋膜减张复位缝合与瘢痕疙瘩和

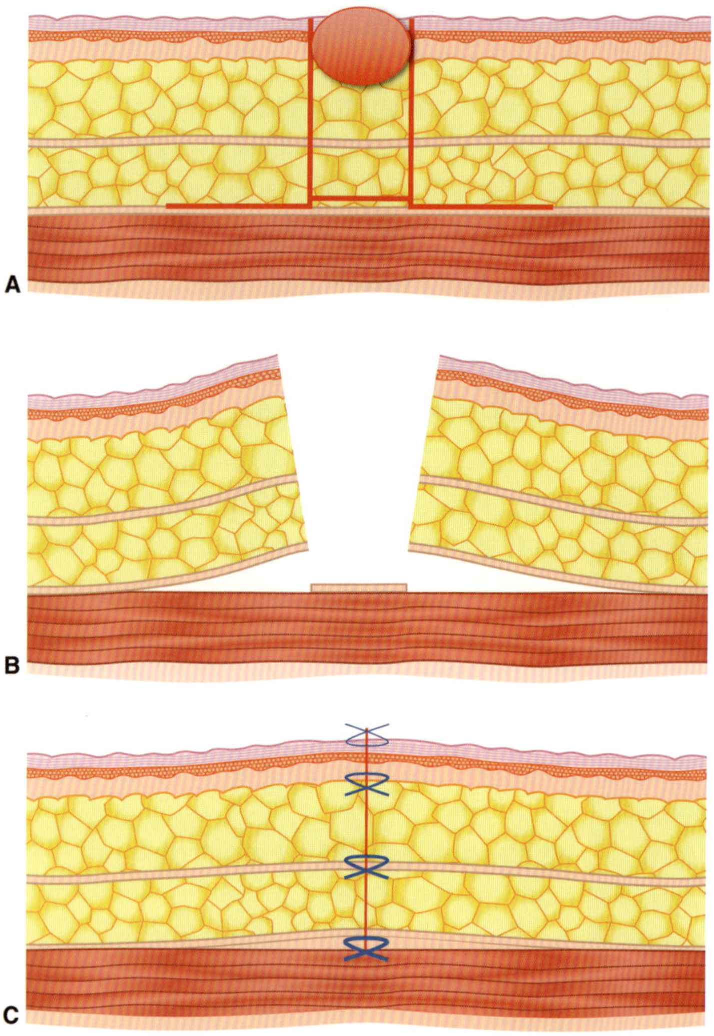

图 16–1　减张缝合示意。A. 切除瘢痕及其下的脂肪组织；B. 在深筋膜下分离；C. 四层缝合：深筋膜、浅筋膜、真皮和皮肤表层；如果深筋膜和浅筋膜等深部层次成功缝合，真皮的张力将保持在最低限度，病理性瘢痕发生的风险将降低

增生性瘢痕从真皮层发生有关[8]。因此，皮肤缝合不能有效地减少真皮组织的张力。为了实现真皮层减张，我们需要评估更深的层次（即浅筋膜和深筋膜）并缝合（图 16–1）。这种类型的缝合将顺利提升伤口边缘，对真皮组织的张力最小。换句话说，创缘会自然彼此附着。只有在这种情况下才能使用真皮和浅表缝合。不应将表皮减张缝合，这是防止手术后形成病理性瘢痕的重要方法（图 16–2）。楔形切除应该是耳垂瘢痕治疗的标准方法[12]（图 16–3）。瘢痕核心切除[13]也应该用于耳郭软骨部分的切除。

锯齿形缝合（包括 Z 成形术缝合方式）对离断线性瘢痕挛缩和缓解张力有益（参见第十二章）。Z 成形术将瘢痕分割成多个短瘢痕，分段的短瘢痕比长线状瘢痕稳定得更快[14]。特别是跨越关节的瘢痕，锯齿形切口和缝合可以显著降低发生病理性瘢痕的风险。

此外，各种局部皮瓣可用于减轻瘢痕挛缩。同时它们可以有效预防挛缩，与皮肤移植不同，局部皮瓣在手术后自然舒展。由于植皮往往会产生二次挛缩，导致移植皮肤周围形成圆形病理性瘢痕，所以对于瘢痕疙瘩皮瓣手术通常更好。过去认为供区本身可以形成瘢痕疙瘩，因此并不提倡应用皮瓣进行瘢痕疙瘩修复重建。然而，供区

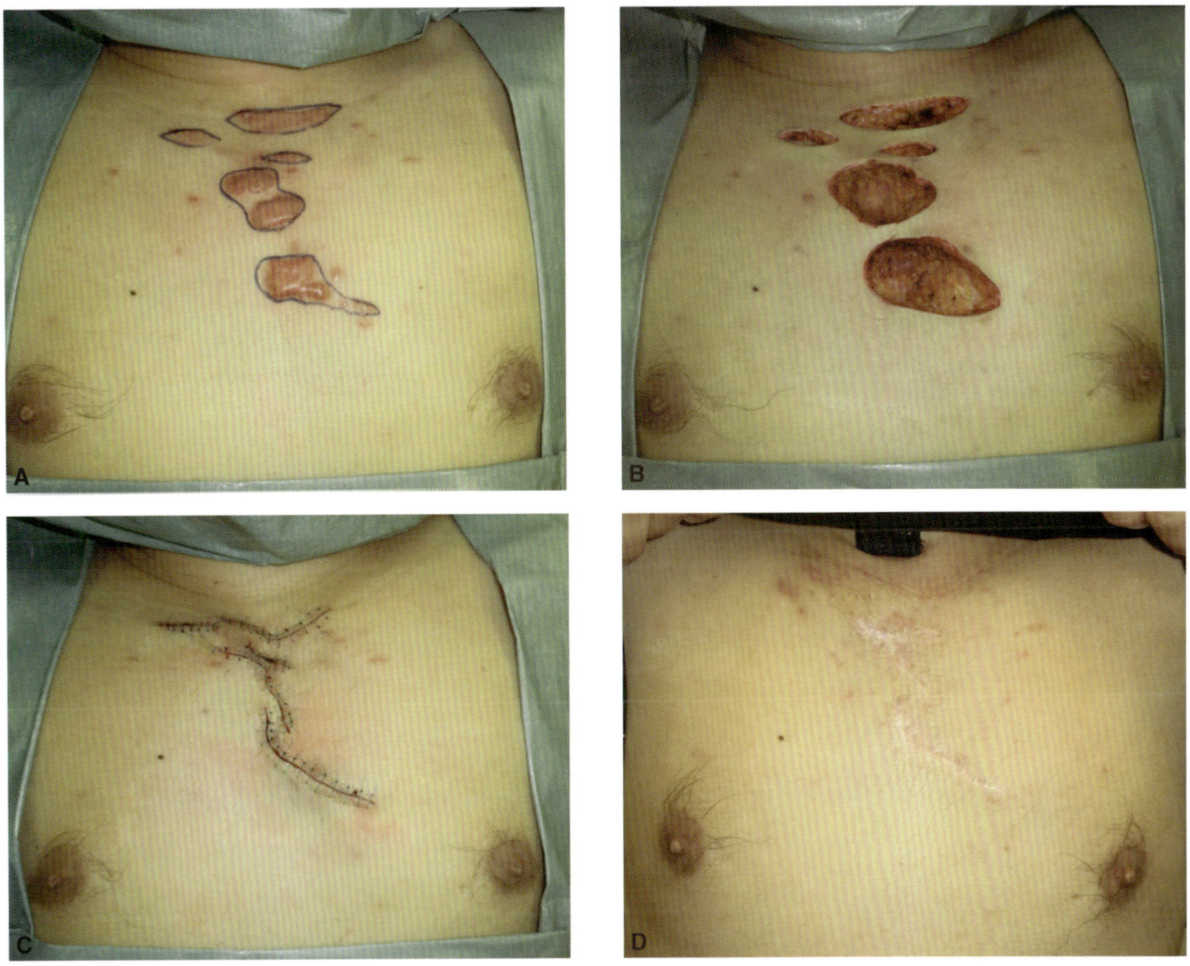

图 16-2 经手术和放射治疗的前胸壁瘢痕疙瘩。A. 术前; B. 术中; C. 术后即刻; D. 治疗后 18 个月。患者是一名 27 岁男性。所有瘢痕疙瘩都与下面的脂肪组织一起切除。缝合深筋膜，在确认伤口边缘自然附着后缝合皮肤。术后使用高剂量比率的浅层近距离放疗（18 Gy，3 天放疗 3 次）。 治疗 18 个月后未见复发

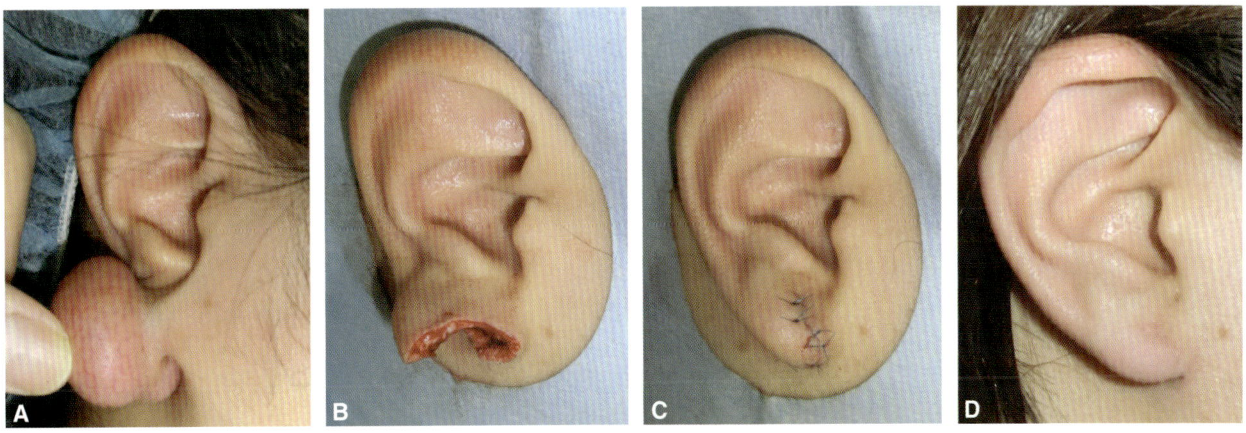

图 16-3 经手术和放射治疗的耳垂瘢痕疙瘩。A. 术前; B. 术中; C. 术后即刻; D. 治疗后 18 个月。患者是一名 26 岁女性。楔形切除瘢痕疙瘩，术后电子束照射（10 Gy，2 天照射 2 次）。治疗 18 个月后未见复发

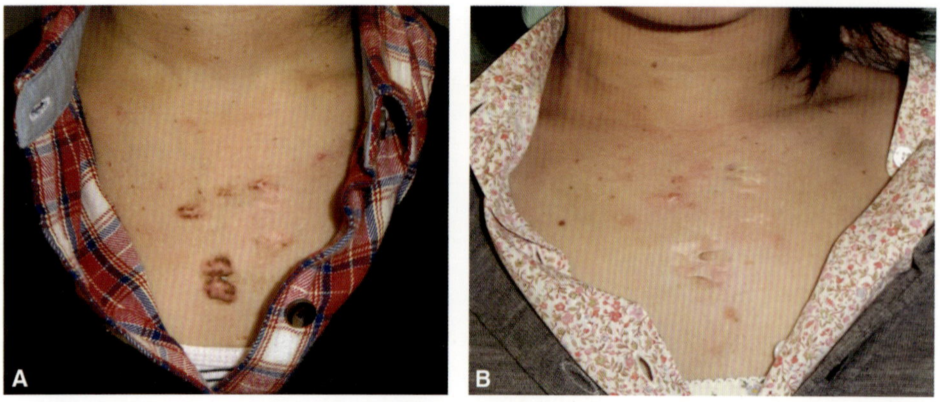

图 16–4　经单一类固醇注射治疗前胸壁瘢痕疙瘩，随后继续使用类固醇胶带。A. 治疗前视图；B. 开始治疗后 1 年。患者是一名 25 岁女性。患者接受单一类固醇注射（5 mg 曲安奈德 10 mg / mL 加 0.5 mL 含肾上腺素的 1%利多卡因）。患者每天自行应用氟氢缩松胶带（Drenison 胶带）。开始治疗 1 年后炎症几乎消失

瘢痕疙瘩的发生可以通过包括减张缝合和放射治疗在内的多模式治疗来预防。因此，当处理瘢痕疙瘩时，皮瓣手术可视为一线治疗方法。

注射皮质类固醇

注射皮质类固醇可以迅速减小瘢痕的体积[15]。一般来说，严重病例需每月重复注射。一旦病理性瘢痕的厚度变薄，患者可以使用类固醇胶带 / 膏药自行维护（图 16–4）。此外，使用 1064 nm 掺钕钇铝石榴石（Nd：YAG）激光器可以有效治疗变薄的瘢痕。但是，即便瘢痕开始变得平坦，但是一旦受到反复的张力或其他类型的刺激，它仍可能会复发。

皮质类固醇的缺点包括疼痛（由注射本身引起）、萎缩、色素减退和与之相关的禁忌证如妊娠、青光眼或库欣病。为了防止月经不规律，作者认为曲安奈德的最大剂量应为每次 5 mg。这种适中的剂量在女性中有较低的色素减退、皮肤萎缩或月经失调的发生率，而且在每次干预治疗的面积很小时（参见第十章），它确实可减小病理性瘢痕的厚度。如果曲安奈德注射范围较大，可用利多卡因（1%）稀释。细针（30G）注射并加热注射液可以帮助减轻与注射相关的疼痛。

如果发生副作用，应停止注射。患者自行每天使用的类固醇胶带 / 膏药，副作用少见。由于恐惧，儿童可能会拒绝注射。然而，由于儿童的皮肤比成人薄得多，根据作者的经验，大多数病例可以用类固醇胶带 / 膏药治疗。

皮质类固醇胶带 / 膏药

儿童比成年人对放疗更敏感，因为他们的细胞活跃分裂的速度比成年人快。而且，由于他们年轻，放疗引起的损害可能有更多的时间表现出来。因此，放疗禁用于儿科患者（不到 18 岁）。这意味着，在大多数情况下，手术也不提倡，因为单独手术治疗后瘢痕疙瘩复发率高。如果没有手术替代方案，可以有效地使用类固醇胶带 / 膏药来预防病理性瘢痕的发展 / 复发。而且，因为儿童的皮肤较薄，所以类固醇很容易被吸收。因此，与成年人相比，儿童对这种治疗更敏感。这意味着类固醇胶带 / 膏药是所有儿童瘢痕疙瘩和增生性瘢痕，以及成年人较小瘢痕疙瘩的一线治疗方法（图 16–5）。

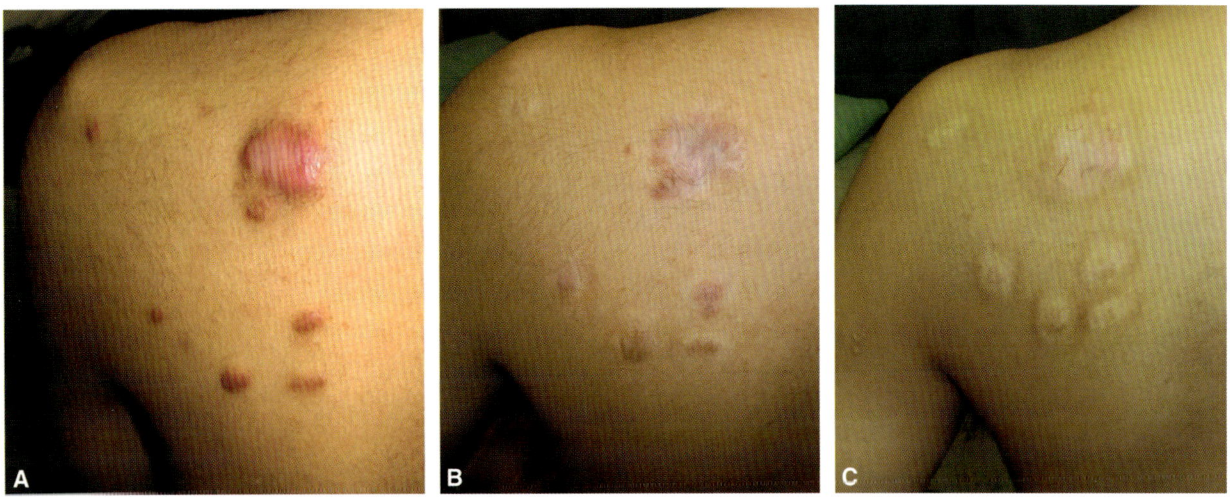

图 16–5 用类固醇胶带治疗的肩胛部瘢痕疙瘩。A. 治疗前视图；B. 开始治疗后 1 年；C. 开始治疗后 2 年。患者是一名 18 岁男性，每天自行应用氟氢缩松胶带（Drenison 胶带）。开始治疗 2 年后炎症几乎消失

有趣的是，接触性皮炎在使用胶带的成年患者中相对常见，而我们的经验中，接触性皮炎并不经常发生在患儿身上。这也可能是因为儿童皮肤较薄，类固醇很容易吸收。

激光治疗

595 nm 脉冲染料激光（PDL）长期以来一直是皮肤血管疾病如葡萄酒色斑的首选治疗方法。虽然 PDL 对影响浅表层（表皮和真皮乳头层）的血管疾病有效，但它不能到达深部真皮区域（即真皮的网状层）。由于 1064 nm Nd：YAG 激光比 PDL 作用更深，它们越来越多地用于治疗增生性瘢痕和瘢痕疙瘩。其中增殖的血管主要存在于真皮的增厚网状层中[16,17]。此外，由于在 1064 nm 处的黑色素吸收与在 595 nm 相比减少，因此在较深的皮肤类型中可以更好地耐受 Nd：YAG 激光（参见第十三章和第十八章）。1064 nm Nd：YAG 激光可能通过抑制病理性瘢痕中的新生血管起作用，病理性瘢痕的特征是真皮网状层中的血管过度生长和神经及胶原纤维的数量增加。

血管分布的减少反过来可以降低组织中的细胞因子或生长因子水平，这些因素促进胶原沉积。但是，如果这些瘢痕存在于高张力部位，并且张力每天持续存在，使用 1 064 nm Nd：YAG 激光进行治疗可能效果不佳。在以前的研究中，我们发现增生性瘢痕对激光治疗的反应明显优于瘢痕疙瘩；数据还表明，如果瘢痕可以完全稳定，就不会复发。然而，以作者对瘢痕的经验，即使是存在轻微红肿和硬结，仍极有可能复发。因此，我们需要继续单独使用 Nd：YAG 或与类固醇胶带 / 膏药联合使用，直至红肿和硬结完全消失。

作者使用的长脉冲 1064 nm Nd：YAG 激光器的主要能量设置是 75 J/cm^2，脉冲持续时间 25 ms，光斑大小为 5 mm（图 16–6）。扩张的离散毛细血管可以使用 150 J/cm^2 治疗，脉冲持续时间 25 ms，光斑大小为 3 mm。我们还结合了 PDL 和 Nd：YAG 激光器，以减少瘢痕疙瘩和增生性瘢痕中多层血管的发生。我们发现，虽然这种组合有效，但必须减少每个激光器提供的能量以避免热灼伤。因此，与单独使用长脉冲 Nd：YAG 激光器相比，在联合治疗中找到正确的能量设置可能更困难。

在我们有限的经验中，在亚洲患者中，即使联合使用类固醇胶带 / 膏药，点阵剥脱激光和非剥脱激光仍可引起更多瘢痕疙瘩和增生性瘢痕炎症。因此，我们目前没有使用这些激光治疗这一人群的病理性瘢痕（参见第十三章和第十八章）。

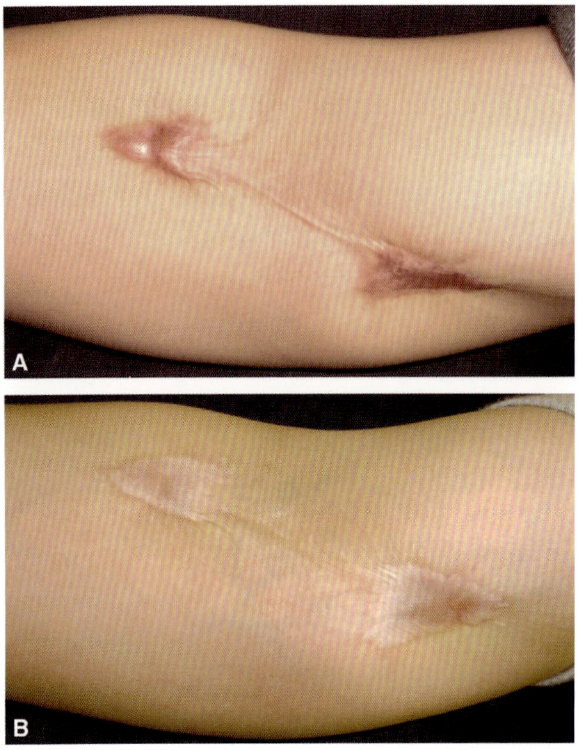

图 16–6 用 Nd：YAG 激光治疗上臂和前臂增生性瘢痕。A. 术前；B. 治疗开始后 18 个月。1 064 nm Nd：YAG 激光器的能量设置：75 J/cm^2；脉冲持续时间 25 ms；光斑 5 mm。患者每月接受激光治疗，治疗 1 年半后炎症几乎消失，未观察到复发

放射治疗

如上所述，病理性瘢痕手术治疗的主要问题是复发。但是，使用不断改进的放疗技术可以控制复发。过去使用浅层或正电压 X 射线（光子）[18,19]，近年来放疗的安全性和有效性显著提高，现在通常将放疗作为高效的术后辅助治疗。因此，瘢痕疙瘩可以用高剂量浅表近距离治疗（HDR–SB）[20]（图 16–2）及电子束辐射[21,22]（图 16–3）辅助治疗。根据手术瘢痕的形状，可以使用 HDR–SB 施压器确保辐射均匀并适当定位于伤口表面，因此治疗更为安全。

对文献的复习显示，为确保最大的疗效和安全性，成人术后瘢痕疙瘩放射治疗剂量为 10~20 Gy，每次 5 Gy[23]。使用线性二次概念计算不同放疗方案治疗瘢痕疙瘩的生物效应剂量（BED）显示，当 BED 超过 30 Gy 时，复发率低于 10%。同时，当 BED 低于 30 Gy 时，二次癌变发生的风险降低。因此，我们建议瘢痕疙瘩术后放疗的最大剂量为 30 Gy BED。30 Gy 的 BED 可以通过几种方式获得：单次剂量 13 Gy，8 Gy 2 次，6 Gy 3 次或 5 Gy 4 次。此外，推荐用于治疗瘢痕疙瘩的位点依赖性剂量方案为：①前胸壁、肩胛骨区域和耻骨上区域，4 天 4 个部位给予 20 Gy（BED = 30 Gy）；②耳垂，2 天 2 个部位给予 10 Gy（BED = 15 Gy）；③其他部位，3 天 3 个部位给予 15 Gy（BED = 22.5 Gy）。

之前的一份报告指出，在 18~64 岁的 10 000 名患者中，全身照射 1 Gy，670 名患者（6.7%）患上了皮肤癌[24]。一般来说，500 名患者中有 1 人死于皮肤癌。因此，1 Gy 全身照射的死亡率为 6.7% × 1/500 = 0.0134%，即约 7 500 人中有 1 人死亡。如果将此推理应用于耳垂瘢痕疙瘩放射治疗，其中 0.05% 全身皮肤接受 10 Gy 照射，则与该治疗相关的癌症发病率为 6.7 × 10 × 0.05 / 100 = 0.0335%，即约 3000 人中有 1 人发生皮肤癌。耳垂瘢痕疙瘩二次致癌死亡率为 0.0335 / 500 = 0.000 067%，即约 1 500 000 人中有 1 人因二次致癌死亡。我们认为，如果患者被告知这种治疗的好处和副作用后，并从患者那里获得知情同意，在临床治疗上可以忽略这一点。

此外，我们还使用放射疗法（单一放射治疗）治疗老年患者或严重痤疮相关瘢痕疙瘩患者。这些病例的总放射剂量高于术后放疗所使用的剂量。因此，有必要谨慎使用以防止二次致癌。获得知情同意也很重要。但是，初次放疗的好处是巨大的。主观症状如疼痛和瘙痒立即减少，瘢痕的颜色和厚度在一年内逐渐恢复正常。

稳定 / 压力疗法

仅使用稳定化和（或）加压疗法来治疗瘢痕疙瘩较困难，但是，这些疗法可以改善主观症状。为了在愈合过程中限制皮肤活动（从而促进适当的伤口稳定），伤口或瘢痕应覆盖可固定材料，如外科胶带、绷带、服装、硅胶带、硅凝胶片或聚乙烯凝胶片（参见第七章和第十九章）。实际上，我们发现凝胶片具有减少瘢痕张力的作用，在将凝胶片放置在瘢痕处之后，边缘的张力可转移到凝胶片边缘[25]。因此，我们相信这种材料是有效的，因为它们可以减少张力并保持瘢痕疙

瘩表面湿润。对于关节等可移动部位出现的病理性瘢痕，类固醇胶带/膏药与绷带等稳定方法相结合是家庭个人护理的理想选择。

化妆疗法

化妆疗法（康复化妆、伪装疗法）可以有效改善瘢痕患者的心理状态（参见第二十章）。根据我们的经验，身体暴露部位存在明显的瘢痕会妨碍患者外出并参与正常的社交活动（参见第二十四章）。由化妆师 Reiko Kazuki[26] 女士开发的名为“康复化妆”的化妆疗法在日本已非常著名，它不仅可改善瘢痕的外观，而且可缓解患者心理问题，为患者外出提供了充分的信心。反过来可帮助患者更好地接受他们的瘢痕，之后不再需要使用化妆品。

目前，专门为康复化妆而设计的非常薄的（10 μm）表面加工胶带（Kazuki 设计胶带）在日本已被广泛使用。这种胶带可使瘢痕变平，在胶带上应用与患者皮肤颜色类似的定制粉底，即可使瘢痕的外观显著改善（图 16-7）。

长期随访

瘢痕疙瘩和增生性瘢痕患者的序列治疗及长期随访非常重要，可使他们接受瘢痕治疗相关知识教育。如果患者瘢痕有发展为病理性瘢痕的倾向，轻微刺激就很容易导致瘢痕复发或新生瘢痕形成。如果这些患者接受了自我管理教育（包括在瘢痕发展的早期阶段应用类固醇胶带/膏药等），这些瘢痕的外观可以迅速改善。

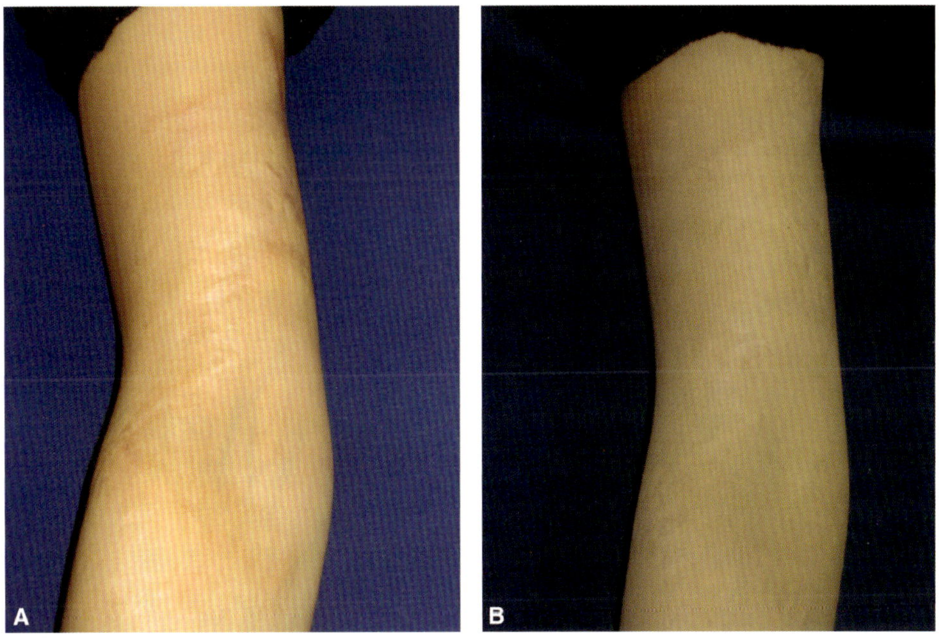

图 16-7 用康复化妆治疗上臂瘢痕。A. 治疗前；B. 治疗后即刻。先将非常薄的（10 μm）表面加工胶带（专门为康复化妆而开发的：Kazuki 设计胶带）用于瘢痕处，使表面变平。接下来，将带有与患者皮肤相似颜色的定制粉底应用于胶带上，瘢痕的外观得以大大改善

结论

非白种人社会中的整形外科医生和皮肤科医生倾向于避免积极治疗瘢痕疙瘩，因为它们容易复发。类固醇注射长期以来一直是一线治疗，然而，目前手术和放射治疗越来越多地成功用于治疗瘢痕疙瘩和增生性瘢痕。因此，现在有足够的数据来建立一个治疗病理性瘢痕的标准国际数据库。随着我们对瘢痕生物学知识的认识深入、更高质量的临床治疗手段的应用，以及新药物的开发，瘢痕治疗效果会显著改善（图 16-8）。

瘢痕疙瘩

儿童患者

院内治疗
类固醇注射
√ ND：YAG 激光
手术和术后放疗
√手术和术后类固醇胶带 / 膏药
放射单一疗法

患者自我治疗
√类固醇胶带 / 膏药
√稳定 / 压力疗法
√化妆疗法

中年患者

院内治疗
√类固醇注射
√ ND：YAG 激光
手术和术后放疗
√手术和术后类固醇胶带 / 膏药
放射单一疗法

患者自我治疗
√类固醇胶带 / 膏药
√稳定 / 压力疗法
√化妆疗法

老年患者

院内治疗
√类固醇注射
√ ND：YAG 激光
√手术和术后放疗
√手术和术后类固醇胶带 / 膏药
√放射单一疗法

患者自我治疗
√类固醇胶带 / 膏药
√稳定 / 压力疗法
√化妆疗法

妊娠患者

院内治疗
类固醇注射
√ ND：YAG 激光
手术和术后放疗
手术和术后类固醇胶带 / 膏药
放射单一疗法

患者自我治疗
类固醇胶带 / 膏药
√稳定 / 压力疗法
√化妆疗法

瘢痕疙瘩

大而厚的瘢痕疙瘩患者

院内治疗
类固醇注射
ND：YAG 激光
√手术和术后放疗
手术和术后类固醇胶带 / 膏药
√放射单一疗法

患者自我治疗
√类固醇胶带 / 膏药
√稳定 / 压力疗法
√化妆疗法

小而薄的瘢痕疙瘩患者

院内治疗
√类固醇注射
√ ND：YAG 激光
手术和术后放疗
√手术和术后类固醇胶带 / 膏药
放射单一疗法

患者自我治疗
√类固醇胶带 / 膏药
√稳定 / 压力疗法
√化妆疗法

多发瘢痕疙瘩患者

院内治疗
√类固醇注射
√ ND：YAG 激光
√手术和术后放疗
手术和术后类固醇胶带 / 膏药
放射单一疗法

患者自我治疗
√类固醇胶带 / 膏药
√稳定 / 压力疗法
√化妆疗法

单发瘢痕疙瘩患者

院内治疗
√类固醇注射
√ ND：YAG 激光
√手术和术后放疗
手术和术后类固醇胶带 / 膏药
放射单一疗法

患者自我治疗
√类固醇胶带 / 膏药
√稳定 / 压力疗法
√化妆疗法

增生性瘢痕

单纯增生性瘢痕

院内治疗
√类固醇注射
√ ND：YAG 激光
√手术和术后放疗
√手术和术后类固醇胶带 / 膏药
放射单一疗法

患者自我治疗
√类固醇胶带 / 膏药
√稳定 / 压力疗法
√化妆疗法

增生性瘢痕伴瘢痕挛缩

院内治疗
√类固醇注射
ND：YAG 激光
√手术和术后放疗
√手术和术后类固醇胶带 / 膏药
放射单一疗法

患者自我治疗
√类固醇胶带 / 膏药
√稳定 / 压力疗法
√化妆疗法

复发难治性增生性瘢痕

院内治疗
√类固醇注射
ND：YAG 激光
手术和术后放疗
手术和术后类固醇胶带 / 膏药
√放射单一疗法

患者自我治疗
√类固醇胶带 / 膏药
√稳定 / 压力疗法
√化妆疗法

图 16–8　我们目前的病理性瘢痕治疗方案。A. 根据年龄和病情进行瘢痕疙瘩治疗；B. 根据临床发现进行瘢痕疙瘩治疗；C. 根据临床发现和反应进行增生性瘢痕治疗。对于瘢痕疙瘩应根据患者的年龄选择治疗方法。放疗禁用于小儿但可用于成年人。小儿和老年人皮肤薄因此类固醇胶带 / 膏药是不错的选择，使用 ND：YAG 激光难以治疗粗厚的瘢痕疙瘩。对于复发性瘢痕、增生性瘢痕按瘢痕疙瘩治疗

扫码看参考文献

第十七章　萎缩性瘢痕的治疗

JOANNA G. BOLTON, LISA A. ZALESKI-LARSEN，MITCHEL P. GOLDMAN　编
郭建军　译

核心观点

1. 除了机械性皮肤拉伸之外，萎缩性瘢痕由各种炎症、传染性、创伤性和个体遗传风险因素引起。
2. 青春期痤疮是一种常见的疾病，发生率很高，常导致萎缩性瘢痕。
3. 痤疮瘢痕造成毁容与严重的心理困扰（包括自卑、尴尬、抑郁、焦虑和愤怒）。这些问题可能会影响社交、日常活动和就业。
4. 根据一个人的毁容程度可能无法准确预测心理社会压力的水平。
5. 结合内科、注射、手术和基于设备的疗法的多模式治疗方案在治疗萎缩性痤疮瘢痕方面最为有利。
6. 尽管萎缩纹不会造成健康风险，也不会像痤疮瘢痕那样与严重的社会心理功能障碍相关，但它们可能会引起灼热、瘙痒并导致情绪紧张。
7. 多种治疗萎缩纹的治疗方法已发表，但尚未出现理想的一线治疗方法。
8. 多模式疗法（超级组合疗法）的疗效越来越受欢迎，可能是治疗萎缩性瘢痕的未来。

提高对瘢痕病理生理学的认识以及推动包括激光、光和能量装置、注射、外科手术和局部技术（单独或联合）在内的技术和应用的进步，为全球数百万受瘢痕影响的患者带来新的希望。术语“美容”掩盖了特定个体瘢痕的巨大潜在心理影响（参见第四章和第二十四章）。本章主要讨论萎缩性扁平瘢痕的美学治疗，特别关注痤疮瘢痕和萎缩纹的严重情况。其他章节详述了增生性瘢痕和瘢痕疙瘩的病理生理学和治疗方法，这些将在痤疮瘢痕的背景下进行简要讨论。

在过去 10 年中，治疗瘢痕在改善其外观上已经取得了显著进展[1]。伤口愈合过程的复杂性决定了在减少瘢痕以及改善现有瘢痕的美学外观中使用多种方法。考虑到这一点，我们将讨论以下内容：①药物干预——使用可能影响伤口愈合反应、减少炎症或帮助去除皮肤外层的局部和病灶内制剂。②激光、光和基于能量的干预——使用各种装置设备来改善瘢痕的颜色、纹理和轮廓并影响伤口愈合反应。③软组织填充和材料移植的新方法，以帮助矫正和融合瘢痕。④手术干预——本章讲述的为改善瘢痕的次要手段，通常与其他方式（环钻切除和/或移植、分次切除、磨削、针刺等）联合使用。任何干预都不过分强调“观察等待”和“时间等待”对于最佳美容效果的重要性。

瘢痕的可见性取决于其宽度、质地、颜色、对比度和平整度。对于瘢痕的认知存在个体差异。同样的瘢痕，有人觉得几乎察觉不到或正常，而有人可能觉得非常严重。Tsao 等人[2]指出，瘢痕有三种类型：①萎缩性瘢痕（最常见于痤疮和水痘后瘢痕）。②外生性瘢痕（增生性瘢痕和瘢痕疙瘩）。③扁平瘢痕，被认为是正常的瘢痕，经常发生在手术后或皮肤创伤后，伤口色素沉着，并随着时间的推移不管有无干预逐渐减少。虽然大多数扁平、色素沉着的瘢痕被认为是“正常的”，但一些在意的患者通常会咨询，寻求治疗以获得最佳美容效果。本章之所以涵盖关于萎缩纹的内容，是因为近年来这一临床上具有挑战性和通常

令人痛苦的状况的文献在不断增加。萎缩纹可以被认为是由各种皮肤拉伸机制引起的萎缩性瘢痕的一种形式。数百万人受到这种常见病的影响和困扰，可能会寻求评估和治疗。

瘢痕史

评估瘢痕病因、病程和发展史很重要。不到1年的瘢痕通常比时间长的瘢痕有更多的红斑，它们可能适用于脉冲染料激光（PDL）和/或强脉冲光（IPL）。应告知患者，预期在最初的12~15个月内会有一定程度的自发性改善（参见第八章和第九章）。一般而言，应考虑对持续时间大于1年且持续恶化或影响美观的瘢痕进行干预以防止进一步的异常瘢痕生长并加速改善。

初步评估时应询问有关先前瘢痕治疗的信息。用 CO_2 激光换肤术可能不容易去除曾经磨皮并伴有皮肤增厚的萎缩性瘢痕，可能会降低最终的临床反应[3]。相反，仅接受病灶内皮质类固醇注射的增生性和瘢痕疙瘩可以引起对后续的激光治疗更强烈的反应。

全身用药是一个重要的考虑因素。以往，有人担心目前正在服用或已经服用过一种口服异维A酸的患者有罹患痤疮瘢痕治疗延迟再上皮化和非典型瘢痕的风险。这种担忧源于药物对附件结构的作用机制，即减少或影响对于最佳伤口愈合至关重要的毛囊皮脂腺的数量和大小。根据临床实践经验，建议患者在停用异维A酸6~12个月后再进行换肤或手术瘢痕修复。然而，这些未经科学证实的建议与最近的研究相矛盾。一项回顾性研究（$n = 110$），将口服异维A酸（0.5 mg/kg·d）治疗痤疮或多毛症的患者与仅接受局部治疗痤疮药物的患者进行比较[4]。两组都接受了痤疮瘢痕和/或激光脱毛的侵入性治疗[5]。异维A酸患者伤口愈合没有出现延迟，也没有相关的任何不良反应或非典型瘢痕。在另一项研究中，使用1 550 nm掺铒光纤激光器治疗痤疮瘢痕同时服用低剂量异维A酸（10 mg/d）至少1个月，80%患者表现出优于“正常”的改善，没有加重痤疮瘢痕、增生性瘢痕或瘢痕疙瘩[6]。

有免疫抑制用药史如应用慢性全身性类固醇或生物疗法，或存在某些疾病如未控制的糖尿病，因为有可能出现伤口愈合不良，也应该暂停大面积的瘢痕修复。

痤疮瘢痕

瘢痕发病机制

瘢痕是由于在治疗活动性痤疮时皮肤受损造成的，但是发病机制仍然不完全清楚。痤疮可发生在皮脂腺丰富的任何区域，尤其是面部、肩部、背部和胸部[7]。有多种因素可发生永久性瘢痕，如遗传倾向、痤疮治疗的延迟或患者对治疗的依从性不良，这些因素可以引起皮肤过度炎症和机械创伤，阻碍愈合过程并使预后不良（即剥蚀性瘢痕）。并非每个患有痤疮的患者都会出现瘢痕，临床上很难预测谁会出现瘢痕。严重疾病，如结囊性痤疮，最有可能导致瘢痕，但有的轻度痤疮患者也可以发生瘢痕[8]。

对于萎缩性痤疮瘢痕发病机制，最广为接受的假说指出，炎症失调影响成纤维细胞功能，最终导致相对的胶原蛋白缺乏和组织萎缩[9]。已经证实，易于形成瘢痕的痤疮患者的特定细胞环境与那些没有瘢痕形成的患者不同[10]。促炎性细胞因子和介质，包括激活蛋白（AP）-1，基质金属蛋白酶（MMP）-1（胶原酶-1）和其他MMP在炎性痤疮病变中的过表达，导致炎症时间延长，滤泡破裂和周围脓肿形成。众所周知MMP在胶原基质降解中的作用解释了凹陷性瘢痕的组织萎缩特征[11]（图17-1）。Holland等人[12]的一项研究表明，与无瘢痕的患者相比，具有瘢痕倾向的患者具有持续较长时间的非特异性炎症反应。这可能是由于对受损组织的免疫反应无效以及伤口愈合异常。所以在重塑阶段过度凝聚的愈合反应加上有限的胶原蛋白溶解可以使纤维化组织产生凸出而坚实的结节，而凹陷或坑可能是由于酶促降解的胶原蛋白纤维和皮下脂肪的替代不足而导致的[13]。因此，炎症性痤疮病变可能会导致永久性瘢痕，且治疗时间越长，瘢痕越严重。

以社区为基础的研究报告青少年患者痤疮患

病率为 90%，并且 12%～14% 的病例持续至成

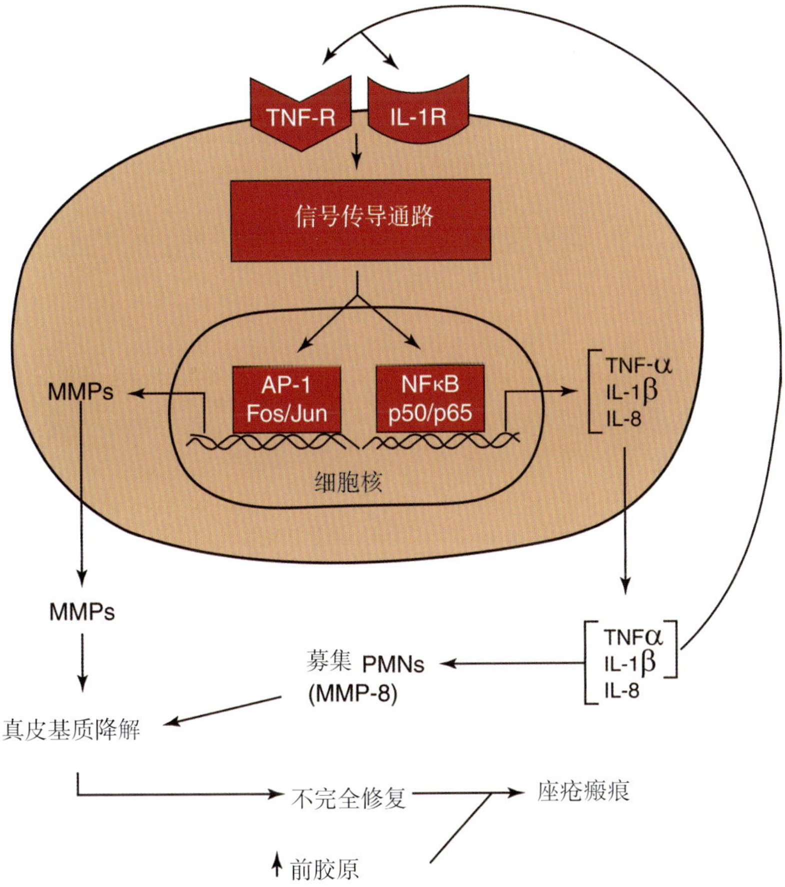

图 17-1　炎症性痤疮和皮肤损伤的病理生理假设模型。在炎性痤疮病变中，NF-κB 信号传导被激活。结果，NF-κB 驱动的炎性细胞因子基因（如 TNF-α 和 IL-1β）被诱导。这些细胞因子会通过作用于内皮细胞，形成黏附分子（如 ICAM-1），促进炎性细胞向皮肤中募集，增加炎症反应。TNF-α 和 IL-1β 也将刺激辅助细胞因子如 IL-8 产生，这有助于炎性细胞的趋化性。TNF-α 和 IL-1β 通过作用于细胞表面受体，不仅扩增 NF-κB 信号级联反应，而且激活 MAP 激酶以刺激 AP-1 介导的基因转录。作为 AP-1 活化（cJun 诱导）的结果，AP-1 驱动的 MMP 由常驻的皮肤细胞产生。它们和多形核白细胞带入 MMP-8 和嗜中性粒细胞弹性蛋白酶一起降解基质。之后是不完善的基质合成和修复，大部分会在细胞外基质的组织或成分或两者中留下临床上检测不到的缺陷。然而，当它们在整个时间内发生显著的变化时，伴随持续的前胶原合成，痤疮瘢痕变得临床可见

来源：KANG S，CHO S，CHUNG J H，et al. Inflammation and extracellular matrix degradation mediated by activated transcription factors nuclear factor-kappaB and activator protein-1 in inflammatory acne lesions in vivo. Am J Pathol, 2005, 166: 1691-1699.

年期[14]。痤疮瘢痕发生在高达 95% 的痤疮患者中，30% 可能产生明显的瘢痕[15]。其他研究报道瘢痕发生率较低，介于 0.17%～14% 之间[16-18]。任何程度的活动性痤疮和痤疮瘢痕都可能会对日常活动、社交生活、自尊和人际关系产生深远的负面影响，所有这些是他们寻求治疗或获益的共同条件。甚至有人指出，痤疮瘢痕患者中成年后获得就业的能力可能会受到限制[19]。很少有研究探索痤疮瘢痕造成的负面影响，直到最近，Fried 等人[20]证实，痤疮瘢痕对受影响个体的整体社会和功能状况有重大负面影响。在他们的研究中，85.4% 的受试者表示他们在镜子中看自己时不开心，84.4% 的受试者因为痤疮瘢痕而感觉缺乏吸引力。

虽然痤疮的严重程度似乎与痤疮瘢痕的严重程度成正比[15]，重要的是要注意，一个人的毁容程度可能无法准确地预测其社会心理危机的程度[21]。因此，必须强调的是，最大限度地减少或预防痤疮瘢痕及其相关的破坏性心理社会问题的最有效手段是早日积极治疗痤疮。

瘢痕分类

关于痤疮瘢痕分类法在文献中尚未确定[4]。痤疮瘢痕主要根据病变中是否有净损失或增加的胶原进行分类。为了实用性和易于选择治疗方法，痤疮瘢痕有萎缩和增生两种形式，增生包括增生性瘢痕和瘢痕疙瘩[10]（表 17-1）。80%～90% 的痤疮瘢痕为萎缩性瘢痕[14]。正确的瘢痕分类很重要，因为临床亚型的差异有助于指导基于表面、深度和三维结构的适当治疗方法的选择（表 17-2）。换句话说，痤疮瘢痕的治疗必须根据患者瘢痕的大

小、类型和严重程度采用个体化治疗[23]。瘢痕的解剖位置和患者的皮肤类型也是需要重点考虑的因素。除萎缩性瘢痕或增生性瘢痕外，临床医生可能会遇到具有多种生物特征的瘢痕（如色素沉着或红斑）。这些可称为混合瘢痕[4]。已经有各种方法用于治疗痤疮瘢痕，包括单独或组合的

表 17–1 痤疮瘢痕的分类

瘢痕分类	临床表现
萎缩	皮肤胶原丧失（主要）；痤疮瘢痕最常见的形式
冰锥型（60%~70%）	深而窄的凹陷（<2 mm）；V 形，分界清楚的上皮细胞，延伸到真皮或皮下组织
厢车型（20%~30%）	圆形或椭圆形凹陷；浅（<0.5 mm）或深（>0.5 mm）；直径 1.5~4 mm；垂直边缘边界清晰，宽底部；不会在基底处逐渐缩小，在临床上比冰锥型更宽
碾压型（15%~25%）	宽而浅的波浪状外观（>4~5 mm）；表面皮肤被纤维组织固定到真皮或皮下组织，形成阴影和平缓倾斜的边缘，与正常皮肤融合
增生	胶原过量沉积
增生性瘢痕	粉红色、凸起、质硬的丘疹；局限于原损伤区域
瘢痕疙瘩	红色至紫色，质硬的丘疹和结节；超出原始伤口边界

来源：Gozali 等人[23]，Levy 和 Zeichner[8] 以及 Fabbrocini 等人[14]。

多，但通常是炎性皮肤病过程中胶原被破坏形成皮肤凹陷，如囊性痤疮或水痘[3]（表 17–3）。组织学上，萎缩性瘢痕不仅表现出真皮中胶原的损失，还表现出表皮和皮下脂肪细胞的损失，这些都是导致皮肤凹陷的临床表现[7]。萎缩性瘢痕的发病率较高，据报道随着年龄的增长会恶化，因为天然脂肪萎缩会进一步加重瘢痕[24]。

2001 年，Jacob 等人[22]提出了一种基于宽度、深度和三维结构的痤疮瘢痕分类方法，这种方法统一了以前描述痤疮萎缩性瘢痕的模糊术语：冰锥样、碾压样和厢车样瘢痕（图 17–2）。受 Goodman 广泛影响[25–27]，这种新的分类系统结合瘢痕解剖结构和有效治疗方案，有助于精确识别瘢痕类型，并提高可重复性的治疗效果。据报道，冰锥样瘢痕是最常见的子类别，占 60%~70%，厢车样瘢痕次之，占 20%~30%，最后是碾压样瘢痕，占 15%~25%。

形式，但是由于疗效的局限性和令人困扰的副作用，使治疗的金标准或完全治愈的方法仍难以确定。

萎缩性瘢痕

虽然引起萎缩性瘢痕的原因和危险因素很

表 17–2 基于瘢痕类型最常见的治疗方式

瘢痕分类	治疗方式
萎缩性瘢痕	激光（剥脱和非剥脱；点阵和非点阵）；光疗（如 IPL）；能量疗法（如 RF）；可注射的皮肤填充剂；自体脂肪移植；化学剥脱；皮下分离；钻孔技术；磨皮 / 微晶磨皮；针刺；外用维 A 酸
增生性瘢痕	硅胶薄膜；病灶内注射皮质类固醇；细胞毒性疗法：博来霉素，5- 氟尿嘧啶；冷冻治疗；放射治疗；激光（CO_2，铒，脉冲染料）

注：IPL——强脉冲光；RF——射频；CO_2——二氧化碳。来源：Gozali 等人[23]，Levy 和 Zeichner[8]，Fabbrocini 等人[14]。

冰锥样瘢痕是深而狭窄（<2 mm）、边缘清晰的上皮束，垂直延伸到真皮深部或皮下组织。这种类型的瘢痕，开口通常比较深的漏斗部更宽（形成“V”形）（图 17–3）。但它们也可能在真皮层的各个层面更宽，所以激光剥脱可能会产生更大的瘢痕或凹陷。厢车样瘢痕是圆形到椭圆形凹坑；边缘分明，通常比冰锥样瘢痕（1.5~4 mm）更宽，而且不会变尖（“U” 形）；它们可能较浅（0.1~0.5 mm）或较深（> 0.5 mm）。浅厢车样瘢痕是大多数表面处理所能达到的范围，但较深的厢车样瘢痕和冰锥样瘢痕的漏斗尖端在缺少瘢痕全层治疗的情况下难以改善。

表 17–3 萎缩性瘢痕发生的主要原因及危险因素

原因及危险因素	
炎症	粉刺、囊肿、盘状红斑狼疮
感染	水痘
外伤	损伤、烧伤、医源性（手术）
皮肤伸展纹	怀孕、肥胖、快速减肥 / 增重、青春期 / 成长突增、药物（类固醇、促肾上腺皮质激素）
患者因素	遗传（萎缩性瘢痕倾向）、萎缩性瘢痕史、埃勒斯 – 当洛斯综合征（Ehler–Danlos syndrome）；原发性皮肤松弛

碾压样瘢痕产生于表现正常的皮肤真皮层，通常测量直径 > 4 mm。附着于浅表肌肉腱膜系统（SMAS）的异常纤维条带对覆盖的皮肤（“M”形）产生阴影状滚动或起伏的外观。虽然它们往往表浅，为了成功治疗，需要分离皮下粘连组织。一般来说，厢车样和碾压样瘢痕比冰锥样瘢痕更宽、更浅，所有这些都可以同时并存发生在同一个患者身上。

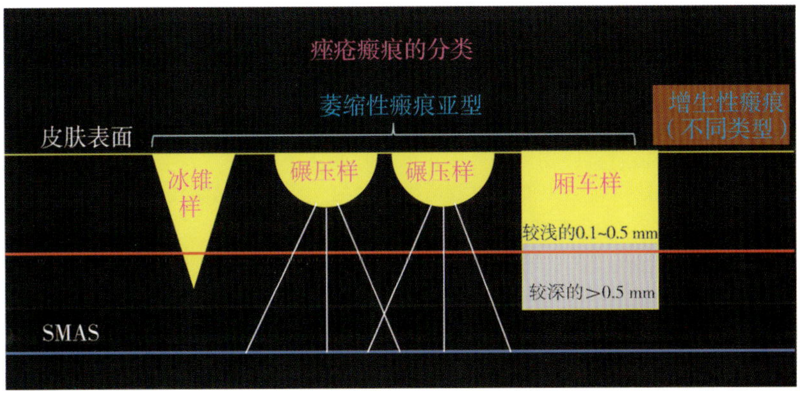

图 17–2　痤疮瘢痕的分类。黄线代表皮肤表面。瘢痕亚型内的黄色和灰色阴影部分表示组织缺失。棕色阴影区域代表组织增加。红线大致表示 CO_2 激光器的剥脱深度和表面重建能力。蓝线代表产生碾压瘢痕的黏附于纤维带（白线）的浅表肌肉腱膜系统（SMAS）来源：JACOB C I, DOVER J S, KAMINER M S. Acne scarring: a classification system and review of treatment options. J Am Acad Dermatol, 2001, 45: 109–117.

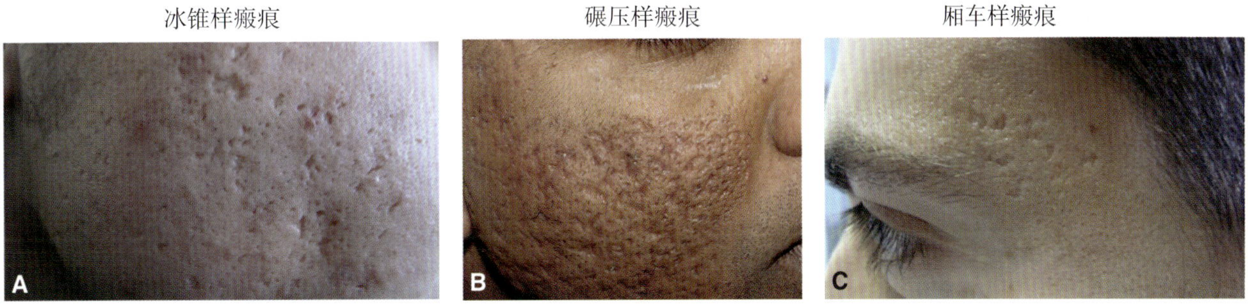

图 17–3　萎缩性痤疮瘢痕。A. 冰锥样瘢痕；B. 碾压样和厢车样瘢痕；C. 厢车样瘢痕。所有三个子类别都可以很深并且共存，因此难以确定单一的临床鉴别（B 图由 Mitchel P. Goldman 博士授权；A 图和 C 图由 Gabriella Fabbrocini 等授权）

增生性瘢痕

增生性和（或）瘢痕疙瘩是凸起的瘢痕，对美容治疗提出了不同的挑战。增生性瘢痕凸出，在愈合的痤疮样病变部位形成质硬的红斑性瘢痕，是成纤维细胞和纤维细胞与各种密度的血管混合而形成厚的透明样胶原束。增生性瘢痕一般保持在原始体表损伤的范围，不进行干预，可在数月至数年内退化。相反，瘢痕疙瘩通常为红紫色、凸起、致密和橡胶状结节性瘢痕，延伸超过伤口边界，通常不会随着时间自发消退。虽然它们可以在所有皮肤类型中看到，但由于胶原中的遗传代谢改变，在皮肤类型较深的患者（Fitzpatrick Ⅲ ~ Ⅵ型）中，中度至重度痤疮部位最常出现增生性瘢痕和瘢痕疙瘩。瘢痕特别可能出现在胸部、肩部和背部。考虑到长期后遗症的高风险，如痛苦的炎症后色素沉着（PIH）和严重病例瘢痕疙瘩，控制与痤疮相关的炎症在肤色较深人群中至关重要[28]。不幸的是，痤疮治疗不足或延迟治疗很常见，增加了增生和瘢痕疙瘩形成的风险。

更为复杂的是，增生性瘢痕、瘢痕疙瘩，以及三种不同亚型的萎缩性瘢痕可能会共存于同一患者身上，使得个体瘢痕之间的临床区别变得困难，而最佳治疗计划更为复杂。出于这个原因，Goodman 和 Baron[29-30] 提出了定性和定量分级系统来帮助区分瘢痕分级并鉴别临床特征。表 17–4 中总结的定性量表简单且普遍适用。它包含四种不同程度的痤疮瘢痕。对于轻度痤疮患者，模式和分级通常很容易评估。然而，对于严重病例，因其可能同时存在不同的模式，可能难以区分。Goodman 和 Baron 的量化的痤疮瘢痕评估工具是一个更复杂的分级模式，可根据瘢痕的类型和存在的瘢痕数量来分配评分。

总之，痤疮瘢痕的治疗计划必须是个体化的，这取决于瘢痕的类型和目前的疾病现状。各种分类系统提供了更有效的临床评估工具，并允许针对特定类型的瘢痕量身定制治疗方案。

表 17-4 Goodman 和 Baron 痤疮瘢痕定性分级量表

分级	瘢痕程度	特点
1	斑	·红斑，色素沉着或色素不足 ·代表颜色问题而不是轮廓和纹理问题 ·在 50 cm 或更大的社交距离可能不明显的轻度萎缩性或增生性瘢痕（轻度碾压，小的软性丘疹瘢痕）
2	轻度	·可通过化妆或胡须的正常阴影遮盖；如果是男士，可通过身体毛发来充分覆盖 ·在 50 cm 或更大的社交距离处明显的中度萎缩或增生性瘢痕（更明显的碾压、浅厢车、轻度至中度增生或丘疹瘢痕）
3	中等	·不容易被化妆或男性面部或身体毛发覆盖 ·仍然能够通过手动拉伸皮肤而变平（如果萎缩） ·在大于 50 cm 的社交距离处明显的萎缩性或增生性瘢痕（突出的深厚的厢车和冰锥样瘢痕，严重萎缩，明显营养不良，增生性瘢痕或瘢痕疙瘩）
4	严重	·不容易被化妆或男性面部 / 身体毛发覆盖 ·无法通过手动拉伸皮肤变平

来源：GOODMAN G J, BARON J A. Post acne scarring: a qualitative global scarring grading system. Dermatol Surg, 2006, 32(12): 1458-1466.

FABBROCINI G, ANNUNZIATA M C, D’ARCO V, et al. Acne scars: pathogenesis, classification and treatment. Dermatol Res Pract, 2010, 2010: 893080.

痤疮瘢痕的治疗选择

现在有许多治疗方法可以帮助改善萎缩性痤疮瘢痕的外观。这些方法包括但不限于化学剥脱，激光、光和基于能量的治疗，可注射皮肤填充剂，自体脂肪和成纤维细胞移植，皮下分离技术，磨削，针刺和各种组合疗法。此外还有较有前景的方案，如干细胞治疗、表皮生长因子、毛发移植、激光辅助递送和自体富血小板血浆（PRP）治疗。

2001 年，Jacob 等人[22]发表了代表性文章，他们报道了四种治疗痤疮瘢痕的方法——钻孔切除术、钻孔抬高、皮下分离和激光换肤术，在施行其中一项或完成所有的较小外科手术后进行激光换肤的效果最佳。尽管这些方法在治疗痤疮瘢痕方面仍然具有重要的意义，但随着时间的推移，治疗的技术手段和治疗设备也在不断增多[23,31-33]。表 17-5 列出了最常用治疗方法的优缺点。

较不常见的增生性痤疮瘢痕有多种治疗选择，大部分类似于由任何皮肤机械创伤导致的增生性瘢痕或瘢痕疙瘩的治疗，这些治疗在本书的其他章节进行了更深入的讨论（参见第十章、第十三章、第十四章和第十六章）。治疗方案包括但不限于激光、磨皮、切除术、冷冻手术、放射治疗、硅胶片压迫，以及皮质类固醇、博来霉素和 5- 氟尿嘧啶等药物注射。增生性瘢痕对化学剥脱等剥脱性表皮治疗反应较差。

要明确哪种疗法最好是非常困难的，因为治疗的选择取决于患者的个体特征，如皮肤类型、瘢痕类型、瘢痕位置、先前尝试的治疗方法、活跃性痤疮的存在、间隔时间、患者对治疗的期望及试用联合治疗的意愿。从美观的角度来看，任何干预的最终目标都是为了改善，而不是完全治愈或完美[31]。进行美容治疗时最重要的是用各种疗法来教育患者对现实的期望。强调术后护理方案，预期愈合时间，任何干预措施的不可预测性，并强调需要多个治疗时间、间隔数月才能达到预期的外观。“少承诺，多兑现”是很好的经验法则。

另一个考虑因素是患者自付费用。痤疮瘢痕是一种炎症性皮肤病的结果，伴随心理影响[20]。然而，治疗这些瘢痕往往被认为“不具有医学必

表 17-5 萎缩性瘢痕最常见的治疗方法的优点和缺点

治疗	优点	缺点
剥脱激光疗法	快；也可以改善皱纹	有多种治疗方法；价格昂贵；耐受性较差，技术要求高；副作用大；间隔时间长
非剥脱激光疗法	快；副作用少；间隔时间最少或无；也可以改善皱纹	昂贵；多种治疗（多于剥脱）
化学剥离	快；更容易管理；更实惠	有多种治疗方法；高浓度效果更好，但耐受性较差；副作用多；间隔时间较长
磨皮	快；副作用少（如果管理正确）；更实惠	多种治疗；长期疗效不确切，治疗后瘢痕和并发症
可注射的皮肤填充剂	快；更容易管理；文献中的初步结果似乎很有希望	昂贵；长期的疗效确切；可能需要反复治疗
自体脂肪转移	使用患者自己的脂肪；副作用少；适用于额部瘢痕	昂贵，技术上限制；长期疗效不明确
皮下分离术	众所周知的公开发表的技术；更实惠；易于使用	多种治疗方法；明显的副作用和间隔；治疗过程中不适；显效慢
维 A 酸电离子透入疗法	良好的初始结果	技术上涉及特殊设备的手术；有副作用，长期疗效不确切

来源：PATEL L, MCGROUTHER D, CHAKRABARTY K. Evaluating evidence for atrophic scarring treatment modalities. J R Soc Med, 2014, 5(9): 1–13.

要性”，因此可能不会被医疗保险计划覆盖（参见第四章和第二十五章）。在提供治疗方案时，必须考虑患者支付建议方案的能力。由于财务状况，可能会尝试价格低廉或疗效不全的药物治疗方案，徒劳无功可能会使患者和医生感到沮丧。Patel 等人[7]审查了已发表的 41 篇萎缩性痤疮瘢痕治疗方案的研究报道，并发现了有利于 CO_2 剥脱治疗和非剥脱激光治疗是最有效的治疗方法的证据（表 17-6），这两种治疗方法花费很大，在数百到几千美元之间。

以下提供了最常见的痤疮瘢痕治疗方式，包括具有前景的一些治疗方法的综述。

外用维生素

维 A 酸是维生素 A 衍生物，它是任何美容方案的重要组成部分，旨在改善面部皮肤的外观。通常认为它是通过调节滤泡过度角化和减轻炎症来治疗寻常痤疮。此外，局部用维 A 酸可刺激胶原的形成，改善弹性纤维，并可增加真皮胶原的合成。这些广泛的效应解释了它在光老化和瘢痕中的作用[54-55]。事实上，由于这些机制，局部单一用维 A 酸治疗即可改善痤疮瘢痕[8]。在一项研究中，0.05% 维 A 酸应用 4 个月，改善了萎缩性冰锥样痤疮瘢痕的外观[36]。

表 17-6 治疗萎缩性痤疮瘢痕的分级，按功效降序排列

CO_2 剥脱激光
1 450 nm 二极管激光器 / Nd：YAG 激光器
长脉冲 / 组合 585 / 1 064 nm 激光器
乙醇酸 / 每两周一次剥离
经皮胶原蛋白诱导 / TCA 剥离
皮下分离术
自体脂肪移植
注射剂
磨皮
外用维 A 酸

注：根据研究类型，质量、剂量反应、结果的一致性和重要性，将 GRADE 计分所有干预措施，根据其可能的有效性进行分类，在同一行列出的治疗方法疗效相同（同表 17-5）。
来源：PATEL L, MCGROUTHER D, CHAKRABARTY K. Evaluating evidence for atrophic scarring treatment modalities. J R Soc Med, 2014, 5(9): 1–13.

电离子透入疗法与维 A 酸一起使用可以提供

增加的药物组织浓度。这是一种无创的方法，可使用由含有类似带电荷的活性剂及其媒介物的离子电渗施加的小电流来增强透皮药物递送[37]。每周三次使用0.025%维A酸凝胶的电离子透入疗法有效改善93%受试者的痤疮瘢痕[38]。对此进行的一项随访研究表明，该方法与94%患者瘢痕深度有统计学显著性下降相关[38]。除了偶尔报道的红斑和刺痛之外，维A酸电离子透入疗法具有极小的副作用[40]。

化学剥脱和 CROSS 处理

1882年，德国皮肤科医生P. G. Unna首先讨论了三氯乙酸（TCA）作为皮肤剥脱剂的方法[14]。用化学药物治疗痤疮瘢痕可以追溯到20世纪50年代首次报道的苯酚的使用[41]。今天，有各种化学物质用于皮肤剥脱。皮肤剥脱继续受到患者的青睐，因为它们相对便宜、无创、容易获得，并且具有改善皮肤色素和质地的潜力。化学剥脱的功能，部分是通过破坏外部损伤层来加速剥离的正常过程。不同的制剂具有不同的穿透深度，因此根据它们引起的组织坏死程度，化学剥脱可以分成四个不同的组[23]。表17–7列出了剥脱剂的一般分类。

化学剥脱的一个令人担忧的缺点是穿透力往往不均匀，产生不可预测且可能不均匀的结果。此外，炎症性色素沉着、粟丘疹、继发感染和形成额外瘢痕的风险也很大，尤其是当施用时间过长或过于集中在局部区域时。正如人们所预料的那样，更强更深的剥脱剂，如TCA（> 35%）和苯酚，这些风险更高[42]。考虑到它们固有的诱导色素沉着过度的倾向（参见第十八章），在皮肤色调较深的患者（Fitzpatrick皮肤类型Ⅳ～Ⅵ）中应谨慎使用化学剥脱。建议给这些患者使用表面剥脱剂，如乙醇酸或Jessner溶液（间苯二酚、水杨酸、乳酸和乙醇）[43]。

在各种产品中，乙醇酸（浓度范围从5%～70%）是最常用的剥脱剂[44-46]。由于大多数乙醇酸剥脱较浅，所以患者耐受性好，并发症少，术后红斑和脱屑程度轻。乙醇酸是一种在日常护肤品中以低浓度在柜台出售的α–羟基酸。通常在化学剥脱中使用30%~70%的浓度以达到角质层变薄、表皮溶解和基底层黑色素分散所需的深度。后一种机制是这些剥脱剂常用于治疗黄褐斑的原因。乙醇酸通过增加IL-6的分泌来增加真皮透明质酸（HA）和胶原表达[47]。建议每两周连续使用5次70%乙醇酸，以达到治疗痤疮瘢痕的最佳效果[14]。这些剥脱剂的表面性质限制了效果，并且中和是强制性的。另外，浅层剥脱剂包括Jessner溶液和低浓度(10%～30%)TCA。与低浓度乙醇酸剥脱剂类似，它们只在正确使用时才影响表皮，并且最好用于仅治疗最浅表的痤疮瘢痕和炎症性色素沉着。

较高浓度的TCA（35%~50%）（单独使用或增加其他酸或CO_2激光）和70%乙醇酸涂敷长达30 min被认为是中等深度的剥脱，向下延伸

表 17–7 剥脱剂的分类

渗透深度	组织学水平	剥脱剂
非常表浅	破坏角质层而不会损伤颗粒层	乙醇酸，30%~50%，应用时间短（1~2 min）；Jessner溶液，应用于1~3层；TCA 10%，涂在1层
浅	破坏部分或全部表皮，从颗粒层到基底细胞层	乙醇酸，50%~70%，可变的应用时间（2~20 min）；Jessner溶液，应用于4~10层；TCA 10%~30%
中等深度	破坏表皮和部分或全部真皮乳头层	乙醇酸，70%，可变的应用时间（3~30 min）；TCA35%~50%；增强的TCA（即CO_2 + TCA 35%，Jessner溶液 + TCA 35%，乙醇酸70% + TCA 35%）
深	破坏表皮和真皮乳头层，延伸到网状真皮层	苯酚88%；Baker–Gordon苯酚配方

注：Jessner溶液由间苯二酚（14 g）、水杨酸（14g）、乳酸（85%，14g）和乙醇（100 mL）制成。
来源：GOZALI M V, ZHOU B, LUO D. Effective treatments of atrophic acne scars. J Clin Aesth Dermatol, 2015, 8(5): 33–40.

至部分或全部真皮乳头层。诸如 TCA> 50% 和酚基剥脱剂的深度化学剥离会导致破坏延伸到网状真皮中。中等深度和深度的剥脱剂比表面化学剥脱剂更适用于冰锥样和深度厢车样萎缩性瘢痕，但一般与上述较高风险相关。

将 TCA 应用于皮肤导致表皮细胞坏死和真皮胶原坏死，从而导致蛋白质变性（keratocoagulation），很容易观察到“白霜”[23,31]（图 17–4）。白霜的程度与溶液渗透深度相关。坏死的细胞脱落并且皮肤经历再上皮化[42]。在此过程中，胶原、弹性蛋白和糖胺聚糖的含量增加[48]。

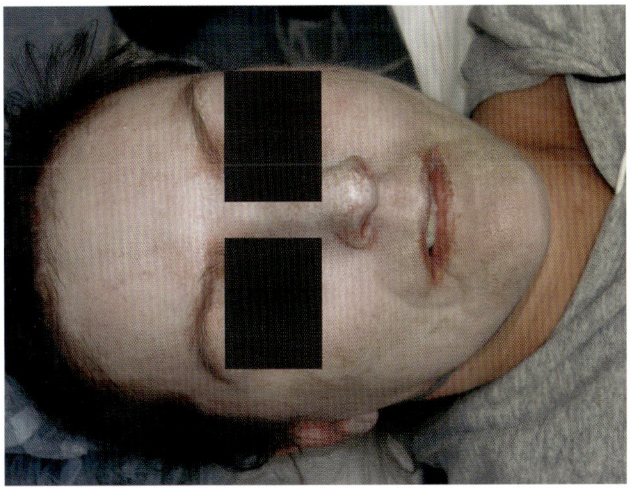

图 17–4　两次 30% 三氯乙酸（TCA）涂层后表现为角化凝固的白霜形成的患者（照片由 Joseph Niamtu, DMD 授权使用）

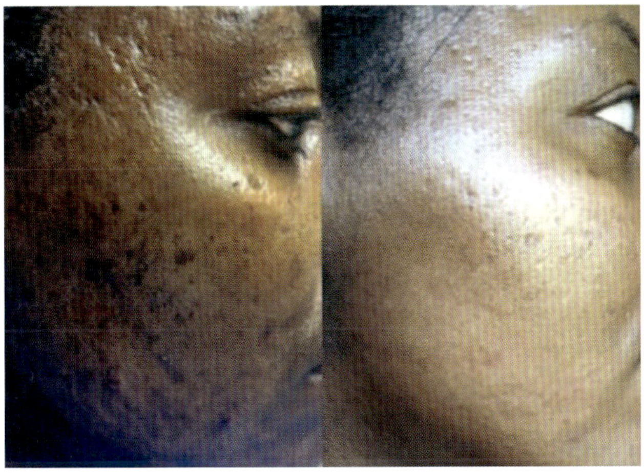

图 17–5　用市售酸性剥脱剂处理伴有炎性色素沉着的痤疮瘢痕（四个 Vi 剥脱剂治疗前和治疗后以及包括漂白霜在内的专有的局部疗法）（照片由 Melissa McGuire, Vi Aesthetics 授权使用）

事实上，通过霜的颜色很容易评估 TCA 的渗透性，可以用于评估化学应用的均匀性。虽然 TCA 通常是低成本的剥脱剂，因此可能受到青睐，但在大面积浓度 > 25% 时，相关的刺痛和灼痛难以忍受。

苯酚剥脱剂很少使用，因为它们传统上需要心肺监测和静脉补液，因为苯酚有直接的心脏毒性[8]。商业制剂已经用较低浓度的苯酚进行实验，对其进行监测和补液是不必要的。图 17–5 是一个将低浓度苯酚（大约 2%）和未知浓度的 TCA、水杨酸、视黄酸、乙醇酸和维生素 C 进行结合的剥脱剂的例子（Vi Peel, Vitality Institute Medical Products, Culver City, CA）。

虽然通常使用全面部剥脱，但使用高强度 TCA（65%~100%）的 CROSS 技术（皮肤瘢痕化学重建）或点剥脱已被发现是一种有用的单独或辅助治疗冰锥样和小厢车样瘢痕的方案[24,31,49,50]（图 17–6）。CROSS 技术需要拉伸皮肤并使用精细的木制牙签将 TCA 施用于冰锥样瘢痕或厢车样瘢痕的底部，这可导致上皮通道的破坏[23]。

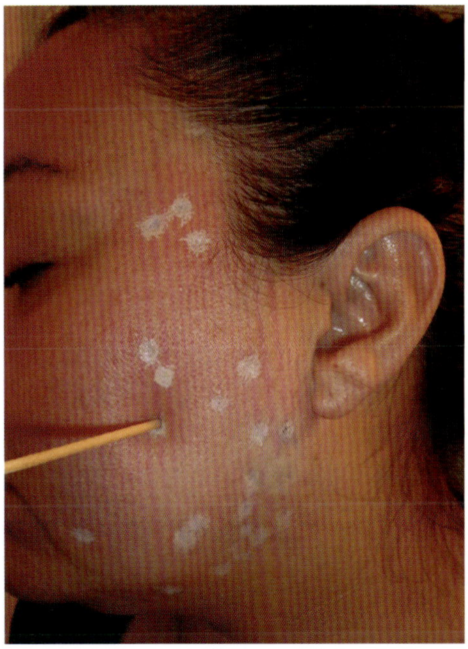

图 17–6　CROSS 技术。（皮肤瘢痕化学重建）或点剥脱，已发现使用高强度三氯乙酸（65% ~100%）是一种有效的用于冰锥样瘢痕剔除和小厢车样瘢痕单独治疗或辅助治疗的方法（照片由 Joanna G. Bolton, MD 授权使用）

TCA 应用几秒，直到瘢痕显示特征性的白色结霜[14]。在随后的愈合阶段（2~6 周）新生胶原形成，填充凹陷的瘢痕部位。据报道，在应用中，存在典型的轻至中度的灼痛，但不需要局部麻醉或镇静。平均而言，一次 CROSS 治疗瘢痕的改善率约为 25%，在 2~4 周的时间内，经过 3~6 次治疗后，疗效提高到 70% 以上[51,52]。在 Lee 等人[52]的研究中，患者满意度在 100% TCA 和 65%浓度下分别为 94%和 82%。然而，Fabbrocini 等人[49]发现，较低的 TCA 浓度（50%）具有相似的结果，不良反应较少。CROSS 技术在治疗萎缩性水痘瘢痕方面也取得了成功，超过 80%的患者在使用 70% TCA 进行 6 次治疗后表现出中度至显著的改善[53]。

CROSS 技术的主要优点是可以避免损伤邻近的正常组织和附件结构，促进更快速地愈合，并发症发生率低[51,52,54]。许多研究表明，这种技术可以避免瘢痕形成、色素减退或色素沉着的风险[55-57]，这使它在用于通常不推荐全面部和高强度剥脱剂的深色皮肤类型中特别有效，然而，一位作者（MPG）发现，这种技术在 Fitzpatrick Ⅲ ~ Ⅳ型皮肤过度色素沉着患者中不能被接受。

皮肤磨削术 / 微晶磨皮术

可以说，皮肤磨削术是一项治疗痤疮瘢痕最有效但具有操作者依赖性的疗法之一[31]。皮肤磨削术被认为是治疗痤疮瘢痕的首要重大进展[33]。虽然随着激光换肤术的出现，它在很大程度上已经不再受欢迎，但它仍然是皮肤科常用的治疗方法，对它的基本了解是必需的。这是一个面部重塑美容技术，机械磨损受损皮肤，以通过细胞从邻近附件结构（毛囊、皮脂腺和汗腺导管）向愈合表面迁移来促进再上皮化和色素再生。因此，颈部、胸部和背部不适合治疗，因为附件结构相对较少[58]。伤口愈合过程伴随新的胶原形成、结构蛋白质的重塑以及瘢痕皮肤的光滑外观[59]。该技术可完全去除表皮并渗透至乳头状或网状真皮层，从而能够成功治疗碾压样和浅厢车样瘢痕。深厢车样和冰锥样瘢痕治疗效果不佳。

微晶磨皮术是磨削术在皮肤浅表层的应用，仅去除表皮的外层，从根本上加速了剥落的自然过程[60]。虽然非常浅的痤疮瘢痕可能从更深的皮肤磨削设置中受益更多，但由于微晶磨削具有较少的侵蚀性，术后皮肤质地通常会更好，能够改善细微皱纹和避免炎性色素沉着。任何一种治疗形式都有可能呈现不同的治疗结果，通常需要进行多次治疗。

每个治疗程序都采用不同的仪器和不同的技术执行。磨皮是通过使用高速刷、金刚石圆柱体、手工砂纸或手动碳化硅砂纸完成的[31]。所有微晶磨削仪器包括一个泵以产生氧化铝或盐晶体气流，用手柄和真空负压管以去除晶体和剥落皮肤[61]。与因为显著的疼痛和出血需要局部有时全身麻醉的磨皮术不同，微晶磨削术可以在短时间间隔内重复，不需要麻醉，且并发症发生率较低、不严重[61]。

微晶磨削术有许多潜在的并发症，其中大部分取决于操作者和技术[8]。并发症主要包括红斑和愈合时间延长、湿疹、粟丘疹、细菌或病毒感染、瘢痕增生或瘢痕疙瘩、不明显的广泛瘢痕、毛细血管扩张、光敏性（需要严格的术后防晒）、治疗分界线和长期或永久性色素沉着、色素减退[62]。对于深色皮肤类型，色素问题最为严重。据报道，术后瘢痕增生是一种潜在的风险，在近期口服异维 A 酸治疗后进行皮肤磨削术的患者中首次发现。这种并发症促使推荐在异维 A 酸使用后等待 6~12 个月以修复瘢痕[33,63]。尽管有这样的建议，但也有报道称患者接受皮肤磨削术同时或近期使用异维 A 酸治疗而没有形成增生性瘢痕，目前研究正在进行[64]。

针刺

皮肤针刺也称胶原蛋白诱导疗法或针头皮肤磨削术，是最近用于治疗痤疮瘢痕的技术。对于小面积病变最简单的治疗形式，是将 26~30 G 的针头插入皮肤，使其深度控制在 2~3 mm 并反复穿刺[65]。对于较大的区域，更常见的针刺包括使用没有色素的文身枪或由数百个细尖锐针组成的无菌滚筒，以刺穿皮肤 1.5~2 mm 至真皮中层

[13, 14, 32]（图 17–7）。在面部皮肤消毒和局部麻醉剂放置 60~90 min 后，通过滚动工具直到出血和微血管发生，从而引发生长因子的复杂级联反应，最终导致胶原产生，从而完成该过程[23,54]。在治疗过程中，应将针刺装置应用于痤疮瘢痕区域 4~6 次，并在四个方向（水平、垂直和左右对角线）上滚动[40]。通常在 6 周后获得效果，但最终效果可能需要 3 个月或更长时间。在 12 个月的时间内，皮肤质地会持续改善，这是典型的皮肤重塑。为获得最佳效果，大多数患者需要间隔约 4 周进行 3~4 次治疗[14]。所需的治疗次数取决于个体胶原应答和所期望的结果。组织学显示皮肤增厚、新胶原和弹力纤维显著增加。

与皮肤磨削术类似，碾压样和浅厢车样痤疮瘢痕最适宜用针刺治疗。与皮肤磨削术和化学剥脱和激光等其他磨皮手术相比，这种技术具有许多优点，可以在所有皮肤类型上安全地进行皮肤针刺，以降低炎性色素沉着的风险，手术不会导致治疗分界线，恢复期比其他手术短 2~3 天，针刺对于患者来说要便宜得多，并且可以纳入皮肤病学实践中[23,66]。严重禁忌证为抗凝治疗，出血性疾病，活动性皮肤感染，在过去 6 个月内有注射填充物的病史，以及增生性瘢痕和瘢痕疙瘩的个人或家族史[40]。

皮下分离术 / 显微皮下分离术

在皮下无切口（皮下分离术）技术中，将专用针（该针头通常有闭合的 18 G 管腔，且有 3.8 cm 的三角形切割尖端）（Nokor Admix 针头，Becton Dickinson & Co, Franklin Lakes, NJ)，经皮插入并且沿多个方向通过，以松解真皮和皮下组织中的纤维带，类似于“微型手术刀”[4]（图 17–8）。Orentreich 于 1995 年首次描述[67]，它对于在每个瘢痕基部具有正常皮肤的碾压样瘢痕最适用。它对于面部凹陷性瘢痕可能有帮助，这种方法导致瘢痕松解，并允许在瘢痕下发生血运和新生胶原组织的建立，帮助提升和平滑轮廓[67]。它已成为许多孤立的、中度粘连的萎缩性瘢痕的一线治疗方法[68]。Goodman[69] 和 Jacob 等人[22] 都对局麻后如何进行标准切除术提供了极好的建议。

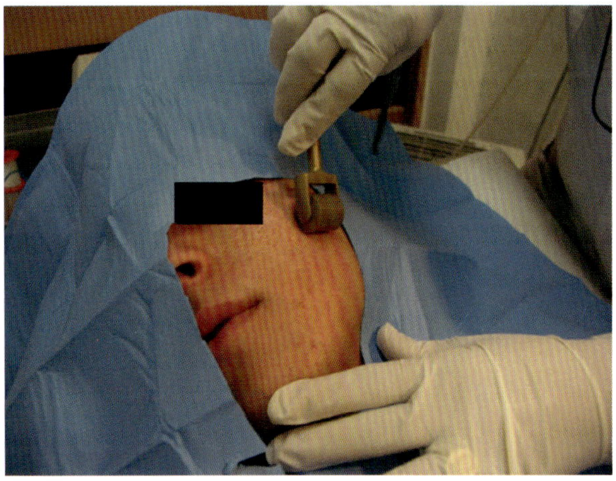

图 17–7　针刺治疗。利用包含数百个细尖针的无菌滚筒刺穿皮肤 1.5~2 mm（真皮中层）（照片由 Gabriella Fabbrocini 等授权）

显微皮下分离术（MSUBx，Suneva Medical，Inc.，San Diego，CA）是一种较新的技术，它利用标准的皮下注射针代替真正的皮下分离术针。实质上，针在一个凹陷的瘢痕下方“来回移动”以形成潜在腔隙，然后填充纤维蛋白凝块或更常见的可注射皮肤填充物。皮下分离术和显微皮下分离术都可以有效地与皮肤填充物结合，填充腔隙，而不仅仅依靠产生的血凝块[8]。

皮下分离术的优点包括易于执行、价格低廉、间隔时间适中、对各种皮肤类型安全、并发症发生率低，并且具有显著且持续的改善[23]。与该方法有关的并发症包括疼痛、出血、瘀伤、感染、暂时性变色、可能的痤疮恶化（需要病灶内皮质类固醇注射），新增的、恶化的或增生性瘢痕，以及治疗后瘢痕复发、持续存在。可能需要用针进行不同深度的移动，扇形化或穿刺以离断纤维带，并且可能需要多次治疗疗程或尝试[31]。因此，必须谨慎操作以避免损伤神经和大血管等相邻结构。将 3 mL 注射器连接到针头上可以使针头操作更容易并提高杠杆作用。

有一项研究对比了一侧皮下分离术和另一侧皮下分离术与非剥脱性激光联合治疗[70]。联合治疗的结果表明这些方式之间有协同效应。另一项研究比较了 100% TCA CROSS 方法在治疗碾压性痤疮瘢痕中的效果[71]。20 例患有双侧碾压性痤疮瘢痕的Ⅲ型和Ⅳ型皮肤患者在面部左侧接受了 1~3 次 100% TCA CROSS 技术，并在右侧进行

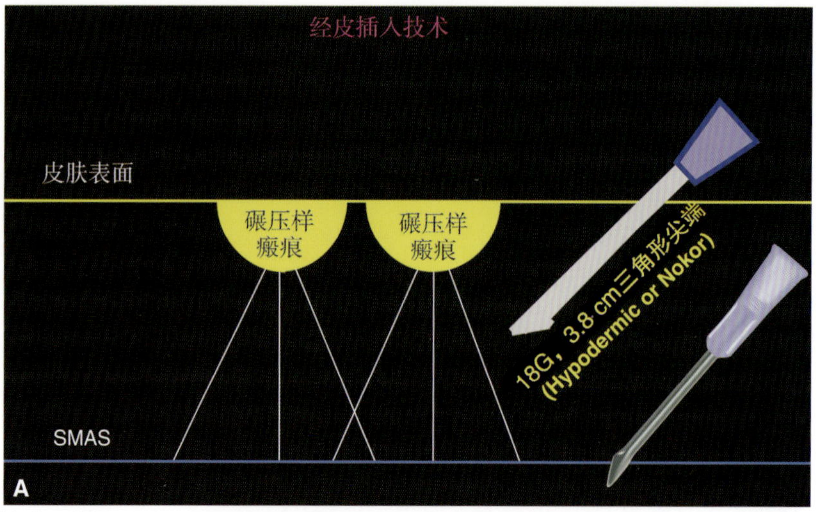

图 17-8 A. 皮下分离术。普通管腔，18 G，3.8 cm 皮下注射针头或三角形固态尖头 Nokor Admix 针头（inset photo; Becton Dickinson and Co, Franklin Lakes, NJ）可用于破坏和分离纤维带（白色条带）。Nokor 针头照片仅供参考，治疗层次应保持在 SMAS 之上（来源：JACOB C I, DOVER J S, KAMINER M S. Acne scarring: a classification system and review of treatment options. J Am Acad Dermatol, 2001, 45: 109-117.）。B. 采用皮下插入 Nokor 针的皮下分离技术，并用于破坏边界瘢痕。确定用于治疗的瘢痕用蓝色墨水预先标记。用于松解纤维带的活塞状运动；提升皮肤以增加拉力，促进针运动，避免损伤深层结构。针头可置于 3 mL 注射器上，以便更容易抓握和更好地发挥杠杆作用（照片由 Joanna G. Bolton, MD. 授权）

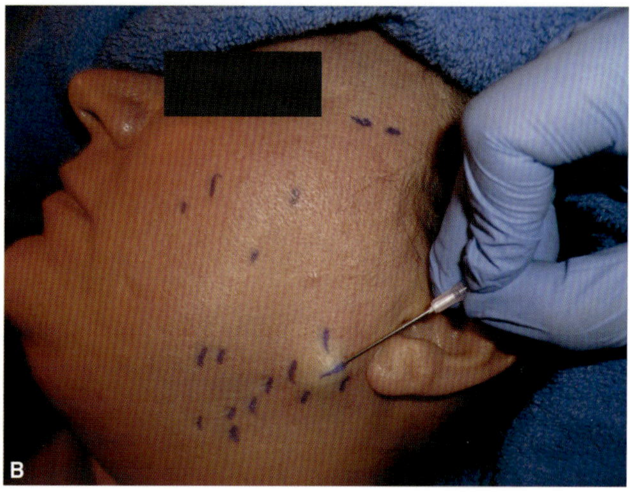

了瘢痕皮下分离术。与 100% TCA CROSS 相比，皮下分离术侧的瘢痕大小和深度的平均改善更加明显。另外，用 CROSS 方法观察到更多的色素交替（25%）形式的副作用。

钻孔切除技术

钻孔切除技术是微创手术，主要用于治疗冰锥或小厢车样瘢痕。根据瘢痕的直径、深度和形状，使用适当大小的活检钻孔器切除瘢痕，然后封闭、抬高或移植[40]。

随着钻孔切除和关合，瘢痕被切除并在平行于松弛的皮肤张力线的方向上缝合（6-0 或更细的缝线）。目标是将一个大而深的瘢痕替换成一个小的线性闭合，希望这个闭合不太明显。如果凹陷的瘢痕具有正常的表面质地，则对皮下组织钻孔切口，然后抬高基部并缝合至周围皮肤水平可以改善瘢痕外观。在愈合阶段期间组织发生收缩，从而使表面平整[22]。最后，在钻孔切除移植时，切除瘢痕并用自体中厚或全厚移植物或预包装的皮肤移植物材料代替。耳前或耳后部位或臀沟是自体移植物常用供体部位[40]。这对于尖锐的或深冰锥样瘢痕来说可能是最好的选择，但是由于经常需要 20 次或更多的替代移植物，所以很费力[23]。激光皮肤换肤与同时使用钻孔切除技术进一步改善面部痤疮瘢痕[22,72]。

激光治疗

激光治疗痤疮瘢痕取决于瘢痕的类型。冰锥样瘢痕通常对激光治疗反应不佳，并且作者认为 CROSS 技术、钻孔技术和射频治疗更好。除了皮下分离术、皮肤填充物、皮肤针刺、射频和（或）其他手术矫正如切除和缝合、除皱术及打孔移植技术之外，浅厢车样瘢痕已成功地用剥脱和非剥脱点阵激光治疗。深厢车样瘢痕可以用钻孔移植或切除技术和（或）射频设备。碾压性痤疮瘢痕除了皮肤填充剂、磨皮、皮下分离、皮下针刺和（或）射频装置之外，还可用剥脱和非剥脱点阵激光进行治疗。585~595 nm PDL，515~1 100 nm IPL 及伴有或不伴有病灶内类固醇皮质激素和（或）5% 5-氟尿嘧啶的剥脱点阵激光可更好地治疗增生性瘢痕和瘢痕疙瘩，因为其他方式可能会使这些病变恶化[73]。表 17-8 总结了各种激光治疗方式（参见第十三章）。

痤疮瘢痕的非剥脱和非点阵激光治疗

585~595 nm PDL 和 532 nm 调 Q 倍频钕 - 铝石榴石（Nd：YAG）是靶向血红蛋白的非剥脱点阵激光。这些激光器的功效基于选择性光热分解的原理，其中所发射的光能被氧合和脱氧的血红蛋白吸收，引起血管的热损伤并导致新胶原生成[74]。因此，585~595 nm PDL 或其他脉管系统靶向装置如 IPL 对于血管或红色成分的瘢痕是一种合适的治疗方法。有证据表明其可用于瘢痕疙瘩、增生性瘢痕、红斑瘢痕和萎缩纹[75,76]。

Cannarozzo 等人[77]发现，PDL 可改善瘢痕疙瘩和增生性瘢痕的血管成分。在 29 例患者中，优结果为 49.1%，良好结果为 25.4%，轻微好转为 20.4%，未见改善为 5.1%。由于副作用少，不需要停机后进一步处理，PDL 可以很好地治疗具有血管成分的瘢痕。此外，PDL 似乎不会引起增生性瘢痕和瘢痕疙瘩的进展。

表 17-8 激光治疗痤疮瘢痕

激光治疗	波长（nm）	发色团靶目标	剥脱（A）、非剥脱（NA）	点阵（F）、非点阵（NF）
PDL	585 或 595	血液	NA	NF
翠绿宝石皮秒	755	黑色素	NA	NF
Nd:YAG	1 064	水	NA	NF
铒：玻璃	1 500	水	NA	F
铒：玻璃	1 540	水	NA	F
铒：YAG	2 940	水	A	NF
铒：YAG	2 940	水	A	F
CO_2	10 600	水	A	F

在手术后瘢痕中，与 1550 nm 非剥脱点阵激光（Fraxel; Solta Medical Inc.，Hayward，CA）相比，595 nm PDL（Vbeam; Candela Laser Corporation; Wayland，MA）在瘢痕质地中改善皮肤外观效果更佳[78]。Vas 等人[79]使用 585 nm PDL 和 1 064 nm Nd：YAG（Cynergy; Cynosure Inc.; Westford，MA）对 25 位患有 39 处术后线性瘢痕的患者一侧进行了三个月瘢痕治疗，并与另一侧未进行治疗的瘢痕进行了对比。与未治疗区域相比，PDL / Nd：YAG 激光联合治疗效果更好。

1 064 nm Nd：YAG 激光是一种非剥脱、非点阵的激光，除了氧合血红蛋白和脱氧血红蛋白之外，靶目标还可用于组织水。Koike 等人[80]的研究显示，1 064 nm Nd：YAG 激光（Cutera, Brisbane, CA）对增生性瘢痕有益，但对瘢痕疙瘩不适用。在治疗结束后 6 个月，4% 的腹部瘢痕、25% 的肩胛瘢痕、35.7% 的上臂和 52.9% 的前胸瘢痕疙瘩出现复发。治疗后瘢痕疙瘩持续性红斑或硬结的出现对瘢痕疙瘩复发具有较高的预测价值。由于氧化血红蛋白和脱氧血红蛋白对 1 064 nm Nd：YAG 激光的吸收较差，所以需要较高的热能凝固血管，因此应避免过度的非特异性热破坏，以最大限度地减少瘢痕疙瘩和增生性瘢痕的发展。

随着面部老化，痤疮瘢痕可以变得更加突出，皮肤松弛度增加。改善皮肤松弛可反过来改善痤疮瘢痕外观。皮下注射 1 064 nm Nd：YAG 激光（Smartlipo，CynoSure，Westford，MA）已被用于治疗痤疮瘢痕，并增加了继发于新生胶原形成的紧肤效应[81]。对于轻度皮肤松弛的患者，这种手术是最好的，如果联合痤疮治疗，可能会产生更好的效果。

皮秒激光器可发射持续时间在 400~800 ps 之间的光脉冲。较短的能量脉冲使目标发色团的破坏得到改善，且周围的热损伤较少。755 nm 翠绿宝石皮秒激光是一种非剥脱性非点阵或点阵激光，黑色素和其他色素（文身）是其发色团目标。Brauer 等人[82]对 20 例面部痤疮瘢痕的患者进行了 755 nm 翠绿宝石皮秒激光（Cynosure，Westford，MA）治疗，发现治疗 3 个月后外观和质地的平均改善率为 24.3%。需要进一步的研究来比较皮秒激光器中相似波长的调 Q 激光器和长脉冲激光器治疗痤疮瘢痕的美容结果。

非剥脱性点阵激光治疗痤疮瘢痕

非剥脱性点阵激光通过对皮肤产生损伤增强新生胶原形成和皮肤重塑而不破坏表皮。Geronemus 用 1550 nm 非剥脱性点阵激光（NAFL，Fraxel Laser，Reliant Technology，Inc.; Mountain View，CA）治疗了 17 例患者，包括冰锥、碾压和厢车样瘢痕。以 1~3 周的间隔给予连续 5 次治疗，瘢痕平均改善 25% ~50%。没有治疗后色素减退、色素沉着过度或瘢痕，即使在深色皮肤类型中也观察到良好的结果[83]。

Sardana 等人[84]对非剥脱性点阵的 1540 nm 铒掺杂玻璃激光器（StarLux-300; Lux 1540 nm fractional hand piece; Palomar Medical Technologies; Burlington，MA）治疗冰锥、碾压和厢车样瘢痕的功效进行了评估。厢车样瘢痕反应最好，整体改善 52.9%，碾压样瘢痕改善 43.1%，冰锥样瘢痕改善 25.9%。采用 CROSS 技术、钻孔技术和射频治疗，对冰锥样瘢痕似乎更有效。与其他治疗方法联合使用，可以提高非剥脱性点阵激光治疗效果，包括厢车样和碾压样痤疮瘢痕的成功率[73]。

Mahmoud 利用 1550 nm Er：YAG 激光（Fraxel SR1500; Fraxel; Solta Medical Inc.，Hayward，CA，USA）治疗Ⅳ型和Ⅵ型皮肤的痤疮瘢痕。经过 5 个月的治疗后，观察到显著的改善，在 10 mJ 和 40 mJ 的能量密度之间没有发现差异。然而，在深色皮肤并伴随炎性色素沉着的患者中，疼痛程度显著增高[85]。

增生性瘢痕也已经用非剥脱点阵激光进行治疗。Verhaeghe 等人[86]发现，非剥脱点阵 1 540 nm 激光（StarLux-300；Lux 1540nm fractional hand piece；Palomar Medical Technologies; Burlington，MA）在治疗增生性瘢痕方面没有即刻改变，但是在 3 个月内可逐渐观察到小的改善。激光治疗后立即激光辅助递送 5% 5- 氟尿嘧啶或曲安奈德悬浮液可能有助于改善效果。尽管与剥脱激光相比，非剥脱激光不能产生如药物透皮递送那样高的剂量，但与单独的皮肤应用相比仍有改善。

对于痤疮瘢痕治疗，激光联合治疗（即多模式疗法）被证明是有效的。Leheta 等人[87]发现非剥脱点阵的 1540 nm 激光（StarLux-300; Lux 1540nm fractional hand piece; Palomar Medical Technologies; Burlington, MA）与 20 % 三氯乙酸（TCA）组合可改善 78.27%的萎缩性痤疮瘢痕，优于单独的 1540 nm 激光的 61.83%。需要进一步的研究来验证非剥脱点阵激光在痤疮瘢痕治疗中的长期疗效，并确定最佳组合方案。

Ong 等[88]完成了超过 26 项利用剥脱和非剥脱点阵激光治疗痤疮瘢痕的研究综述。发现剥脱点阵激光平均出现红斑 3~14 天，在 12 周内消失。约 92.3%的患者发生炎性色素沉着，持续 6 个月，术后疼痛评分为 5.90~8.10 / 10。非剥脱点阵激光治疗通常红斑 1~3 天，在 1 周内消失。在这些患者中，13%发展为持续 1 周的炎性色素沉着，术后疼痛评分为 3.90~5.66 / 10。与非剥脱激光相比，剥脱副作用更为严重，但用更积极的治疗方法，治疗结果通常更好。

本章的作者已经成功地使用 1565 nm 激光（ResurFX，Lumenis Ltd., Yokneam, Israel）治疗了水痘引起的面部瘢痕，类似于萎缩性痤疮瘢痕（图 17-9）。

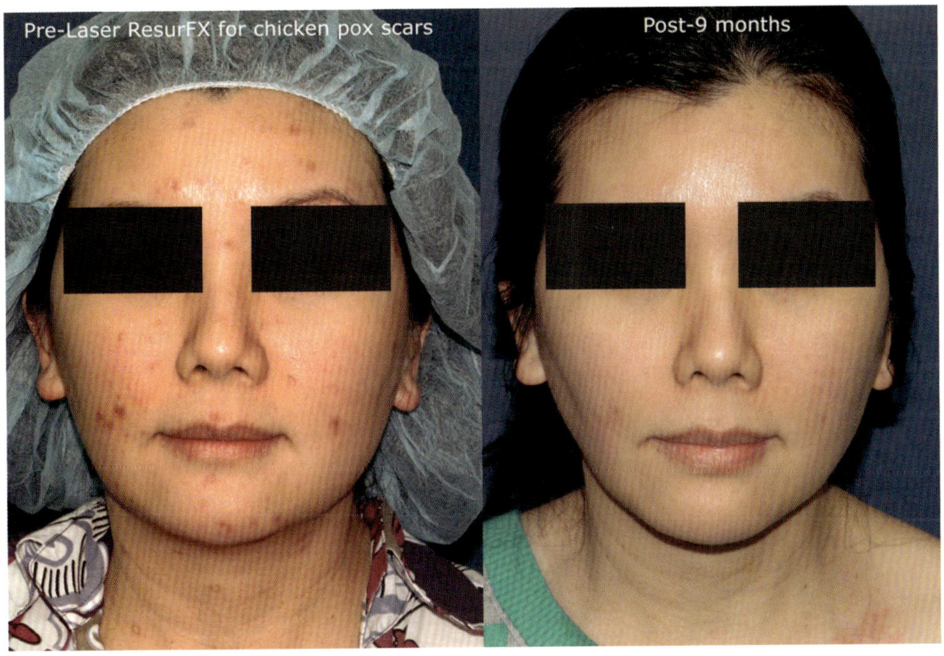

图 17-9　使用非剥脱点阵 1565 nm 激光治疗水痘瘢痕前后（照片由 Mitchel P. Goldman, MD. 授权使用）

非点阵性剥脱激光治疗痤疮瘢痕

2940 nm Er：YAG 激光器是用于皮肤重塑的剥脱激光器，有各种脉冲持续时间和能量水平应用，可对皮肤产生不同的效果。短脉冲 Er：YAG 使用 500 μs 的剥脱脉冲。可变脉冲 Er：YAG 使用短脉冲的剥脱和 1~10 ms 的更长脉冲，以诱发更大的非特异性热损伤。双模 Er：YAG 激光器使用高能量密度的短剥脱脉冲和低能量密度的凝固长脉冲。Woo 等人[89]对 158 名冰锥样、碾压样和厢车样瘢痕的患者治疗中，对短脉冲、可变脉冲和双模式 Er：YAG 激光器（Sciton Inc.; Palo Alto, CA）进行了对比。三种类型 Er：YAG 激光器成功治疗浅厢车和冰锥样瘢痕。碾压样和深厢车样瘢痕受益于较长脉冲持续时间增加的热效应，而获得良好的治疗结果。

同样，Jeong 等人[90]用长脉冲 Er：YAG 激光（Lumenis Ltd.; Yokneam，Israel）治疗了 35 例Ⅲ ~ Ⅴ型面部痤疮瘢痕，发现 28.57%（10/35）具有优异的效果，45.71%（16/35）取得了良好的效果，5.71%（2/35）取得了一般的效果，整体平均改善了 80%。根据剂量、通过次数和技术，非点阵剥脱激光可以诱发长时间的红斑和延迟发作的色素沉着和瘢痕。在这些副作用上，点阵激光具有较低的发生率，并且在治疗痤疮瘢痕中大部分取代了剥脱非点阵激光，但是总体疗效降低。

点阵性剥脱激光治疗痤疮瘢痕

鉴于萎缩性痤疮瘢痕的皮肤特点，对皮肤重塑起作用的治疗方法往往会带来更好的结果。点阵剥脱激光可以产生更深的皮肤效果，并且已经显示出对痤疮瘢痕治疗的最佳美容结果和最低副作用。点阵剥脱激光的副作用通常有红斑和色素沉着。然而，这些副作用的时间长度和严重程度低于非点阵剥脱激光[91]。

Cho 等人[92]评估了 20 名使用点阵性剥脱 10 600 nm CO_2 激光（UltraPulse Encore Deep FX; Lumenis Inc.; Santa Clara, CA）进行单次治疗的韩国萎缩性痤疮瘢痕患者。术后 3 个月，5%（1/20）的患者瘢痕改善 > 75%，45%（9/20）的患者瘢痕改善 51% ~75%，35%（7/20）的患者瘢痕改善 26% ~50%，15%（3/20）的患者瘢痕几乎没有改善。主要副作用有脱屑、结痂、红斑、水肿、渗出和持续约 6 天的色素沉着。尽管非剥脱激光的副作用较小，但需要更多的治疗时间才能获得与剥脱激光相当的效果。作者的结论是，点阵剥脱 CO_2 激光提供了一种治疗痤疮瘢痕的方法，可以在减少治疗时间的同时改善外观。

Walia 等[93]利用高能脉冲 CO_2 激光(Coherent; Santa Clara, CA)治疗 60 例萎缩性痤疮瘢痕患者，发现 1 个月时，平均外观改善 69%，治疗 18 个月后增加至 75%。由于治疗后长达 18 个月的瘢痕持续改善，为了从之前的治疗中获得全部益处，更长的接近 12~18 个月的术后间隔时间可能是合理的。

Yuan 等人[94]对 20 例亚洲面部痤疮瘢痕患者使用了点阵剥脱 CO_2 激光（UltraPulse Encore Deep FX; Lumenis Inc.,Santa Clara, CA）治疗，治疗设置不同。这些设置是变化的，包括 10~20 mJ 的脉冲能量和 10% ~20%的密度。所有激光设置都产生了良好的效果。然而，更高密度和脉冲能量的不良反应（长期红斑和炎性素色沉着）发生率较高。

Choi 等人[95]对 13 例痤疮瘢痕患者应用点阵剥脱 2490 nm Er：YAG（Sciton Inc., Palo Alto, CA）和 10 600 nm CO_2 激光（UltraPulse Encore, Lumenis Inc., Santa Clara, CA）进行对比研究。使用 Er：YAG 进行单次治疗的患者有 28.2%的改善，CO_2 激光的改善率为 49.8%。CO_2 点阵剥脱激光被认为是治疗痤疮瘢痕的一种安全有效的治疗方法，特别改善了瘢痕的柔韧性。萎缩性瘢痕似乎对点阵剥脱 CO_2 激光的反应更好。Lupton 和 Alster 告诫大家不要使用具有刺激瘢痕疙瘩和增生性瘢痕形成的完全剥脱激光，因为理论上这样可能促进进展或有复发的风险[75,76]。

射频装置

随着对产生较少副作用和较少间隔时间的治疗研究的进展，射频（RF）装置成为改善痤疮瘢痕的新兴选择。射频技术是全球美容医学都接受的技术，其不仅可用于治疗痤疮瘢痕，减少脂肪，治疗增生性瘢痕、瘢痕疙瘩、红斑痤疮、炎症性痤疮，还可用于最常见的组织收紧以改善皮肤松弛和减少皱纹[96]。射频是频率范围在 3~300 GHz 之间的非电离电磁辐射[23]。治疗是使电流在预先设定深度的真皮产生小金字塔形热损伤，热损伤反过来刺激皮肤重塑，产生新胶原和软化瘢痕[97]。由于该技术不是基于发色团的干预，理论上可以降低 PIH 和其他并发症的风险，可以治疗各种皮肤类型的患者，因此具有显著的潜在优势。

射频装置通常是单极或双极。单极设备需要使用远程放置接地垫，并使用单一接触位置来放置原始区域。当电流流向地垫时，电流被输送并减少。双极型设备具有两个电流流过的局部电极。因为没有电流通过人体，所以不需要接地垫[98]。一项使用非剥脱性射频治疗中度至重度痤疮（瘢痕预防性治疗）的研究指出，作为偶然的结果，潜在瘢痕有质的改善[99]，这将促使进一步研究。

最近，基于“sublative 嫩肤”的原则，点阵双极射频已被引入降低表皮损伤并提高真皮重塑，以提高疗效和减少通常与点阵剥脱激光治疗痤疮瘢痕相关的副作用[100-102]。不同于能够破坏高达 10% ~70%表皮的点阵剥脱激光治疗，sublative 嫩肤技术每次仅影响表皮的 5%，将大部分作用局限在真皮中。这可以将患者的停机时间降至最低，并使其成为深色皮肤的最佳选择。两项类似的研究报道，二极管激光器（915 nm）和点阵双极射频（DLRF handpiece Matrix IR）治疗以及随后的点阵 sublative 双极射频手持组件（Matrix RF, Matrix eLaser, Syneron,Irvine, CA）的组合为治疗Ⅱ ~ Ⅴ型皮肤中浅表和深度痤疮瘢痕安全且有统计学意义组合方式[103-104]（图 17-10）。在 Taub 和 Garretson[103]的研究中，3 次治疗后 1 个月，痤疮瘢痕明显改善，第五次治疗后持续至少 12 周的改善，并且改善不受皮肤类型的影响。不良反应仅限于暂时性结痂形成、红斑和水肿，所有这些都在 1~4 d 消退。Peterson 等人[104]的研究显示，每月 5 次的治疗在皮肤质地和色素沉着上，60%以上的痤疮瘢痕研究对象得到了改善。碾压样和厢车样瘢痕改善比冰锥样瘢痕更显著。

另一项新技术通过针刺将点阵双极射频进行配对。在韩国进行的一项研究中，微创点阵射频微针（FRM）设备（INTRAcel, Jeisys, Seoul, Korea）在超过 70%的患者中表现出痤疮瘢痕等级改善和大毛孔尺寸的改善[105]。皮肤表面粗糙度、皮肤密度、显微和复合图像也得到改善。使用 FRM 的效果，取决于所选的微针，在大约

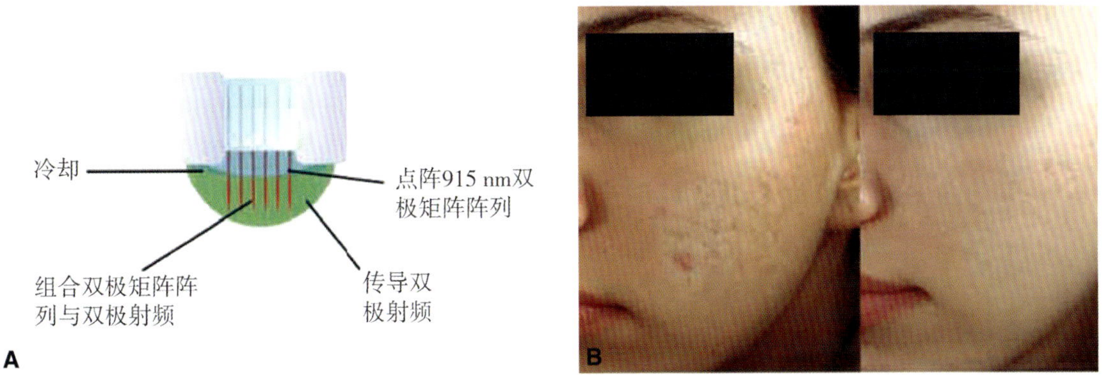

图 17-10 sublative 点阵双极射频。A. 组合双极矩阵阵列和双极射频示意。两种模式的交叉点在真皮层产生 1.5 mm 的热带，引起胶原收缩（图片由 Syneron Medical LTD. 提供）。B. 西班牙裔患者在点阵双极射频和 DLRF 二极管激光 / 双极射频治疗前和 3 次治疗 1 个月后（照片由 Amy Taub, MD. 提供）

0.5~3.5 mm 的特定水平上诱导足够高的凝固温度。微针对成纤维细胞的拉伸也有物理效应，导致新胶原纤维进一步形成。

在小型病例系列中评估了具有绝缘微针的相对较新的高强度聚焦射频装置（Infini，Lutronic Inc.，Fremont，CA）的功效[106]。这种新型系统通过 49 根绝缘微针阵列提供能量，总光斑尺寸为 10 mm × 10 mm。与韩国设备类似，穿透深度可以控制在 0.5~3.5 mm 之间，每次治疗需要 3 遍，在每一遍治疗之前需要调整热传递的深度。根据痤疮瘢痕的严重程度，每位患者需要接受 3~4 次治疗。在每次穿透期间，控制针穿透深度创建局部射频损伤的网格，从而针对痤疮瘢痕的深度定制治疗[106]。理论上，绝缘针（除了治疗头）确保目标部位的最大热损伤区域，同时几乎不会对表皮造成长期损伤。所有受试者均出现痤疮瘢痕明显改善，患者停机时间通常不超过 4~8 h。由于射频能量不能被黑色素专门吸收，并且这种新技术允许通过一系列绝热的微针以精确的深度输送，从而避免表皮损伤，所以能够以比剥脱和非剥脱点阵激光器更少的停机时间来治疗各种类型的皮肤。

最近的一项回顾性研究表明，在所有射频模式中，微针双极射频和点阵双极射频治疗痤疮瘢痕效果最佳[97]。如果每个疗程使用射频设备进行 1~2 次治疗，经过 3~4 个疗程后，预计可以改善 25% ~75%。最后一次治疗后约 3 个月效果最佳。理论上来说射频的皮肤收紧和嫩肤特性与其对痤疮瘢痕的有益效果之间存在重叠，因此射频对于皱纹和下垂皮肤也有改善[107]。尽管如此，还需要进一步的研究来评估痤疮瘢痕的射频治疗技术，并确定最适合特定瘢痕亚型的模式。

等离子体皮肤再生技术（PSR）是射频的另一种形式，已被证明可以通过皮肤重塑痤疮瘢痕，但该方法的文献很少，报道并发症发生率很高[108-113]。电子剥离和电离气体通过使惰性氮气通过超高射频能量产生等离子体脉冲而形成[31]。通过手持件将能量引导至患者的皮肤表面以刺激热效应。与其他射频技术相似，等离子体皮肤再生技术与激光或强脉冲光光源不同，不依赖发色团[68]。它不会气化组织，但会留下一层完整的变性表皮，这可能是一种有利于促进伤口愈合的自然敷料。大约 1 周后，破坏的表皮脱落，完成再上皮化。治疗后大约 10 天，可以看到成纤维细胞沉积新的胶原和弹性蛋白纤维[23]。接受等离子体皮肤再生技术患者的组织学表明，在治疗后 1 年以上，胶原蛋白持续产生，弹力纤维增生减少，皮肤逐渐年轻化[111]。然而，最近的综述显示，65 例等离子体皮肤再生技术病例中有 36 例（55%）并发感染，术后瘢痕形成是第二常见的并发症（15%）[113]。等离子体皮肤再生技术的感染率高于任何其他形式的美容激光和能量治疗形式。尽管有这些发现，但仍需对改善等离子体皮肤再生技术进行进一步研究。

为比较新型单极点阵微离子体射频设备与点阵 CO_2 激光治疗亚洲人皮肤萎缩性痤疮瘢痕的疗效和安全性，Zhang 等人[114]对 33 名患者进行了一项随机、半脸、评估者单盲的前瞻性研究，患者每 6~12 周接受 3 次治疗。由于这种射频技术可在敷贴器和皮肤表面之间的间隙中产生多个射频等离子体微放电，因此产生了组合的剥脱和热效应。当敷贴器距离皮肤一定距离时，电磁射频能量激发微网格，引起轻微的表皮剥脱和真皮表面打孔[114]。一旦手持件接触皮肤，它会产生单极射频效应。在这项研究中，两种模式都显示了痤疮瘢痕的改善。然而，与 CO_2 治疗侧相比，在射频治疗侧，结痂和红斑的消失时间减少了约一半（结痂：射频治疗 5.7 天，CO_2 治疗 10.2 天；红斑：射频治疗 6.8 天，CO_2 治疗 12.3 天）且未见炎性色素沉着（射频治疗 0，CO_2 治疗 36%），这可能使它成为深肤色患者的更好选择。值得注意的是，射频侧疼痛报告稍高（射频治疗 5.9 / 10，CO_2 治疗 4.3 / 10），但不是太严重，仅持续几分钟。

强脉冲光

强脉冲光（IPL）设备从其光源发射的波长范围很广，其可以使用滤波器精确缩小，因此被认为是“能量设备”，而不是真正的激光器。IPL 是治疗寻常痤疮的很好选择（单独使用 IPL 有 40% ~60% 的改善），如果与光动力疗法（PDT）结合效果会更好（IPL + PDT 改善 60% ~80%）[115]。考虑到这一点，加上研究显示，IPL 后组织增生，真皮乳头纤维化和真皮成纤维细胞数量增加[116]。IPL 已被试用于美容治疗黄斑和浅表性萎缩性痤疮瘢痕，同时观察到有益的效果（图 17-11）。同样，IPL 在一些针对减少增生性痤疮瘢痕的研究中显示了疗效，因为它能够靶向脉管系统。尽管 IPL 和 PDL 在半脸面部瘢痕研究中产生类似的结果，IPL 提供了 PDL 治疗增生性瘢痕这一金标准之外的治疗选择，因为它将治疗后紫癜的发生降至最低[117]。常见的 IPL 治疗并发症是烧伤[113]，因此要注意选择合适的波长（滤波器）、能量、脉冲持续时间和冷却。

组织填充剂

可注射皮肤填充物

注射皮肤填充物是一种重要的改善痤疮瘢痕并改善皮肤质地的非手术技术。它们通常与其他“提升”方法一起使用，如皮下分离术和钻孔抬高，可能还包括激光和能量装置的组合方案。提

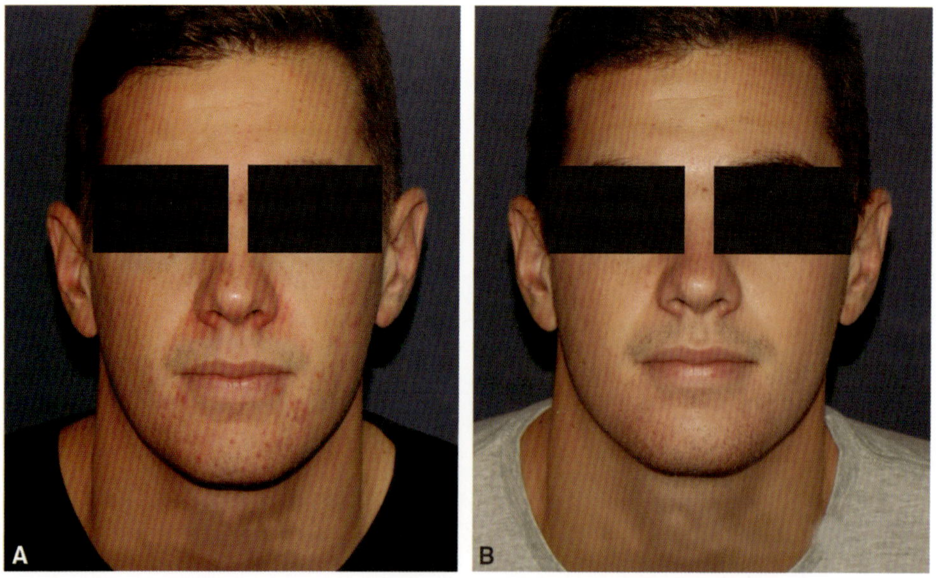

图 17-11 用 IPL 治疗黄斑和浅表痤疮瘢痕的患者。A. 治疗前；B. 治疗 3 个月后（图片由 Mitchel P. Goldman, MD 提供）

升方法试图将深层瘢痕的底部拉向表面并使皮肤光滑[4]。填充物可用于治疗任何凹陷性痤疮瘢痕，但特别有助于治疗深层瘢痕，这种瘢痕随着面部皮肤老化而变得更加明显。它们甚至可以用于具有边缘不连续的瘢痕，也可以说，注射皮肤填充物应该被认为是萎缩性痤疮瘢痕的一线治疗方法。当填充物与激光或剥脱剂等治疗结合使用时，临床医生必须牢记，填充物可能已经诱发局部炎症反应，这可能加剧皮肤或激光的不良反应[118]。

理想的填充物应该低敏、安全，患者耐受性良好、不良反应少，无痛且易于注射、价格低廉，有效并且效果持久。这有些理想化，因为没有一种可用的填充物完全符合所有标准。考虑到这一点，有许多新的和旧的自体、非自体、生物和非生物组织填充物已被用于矫正萎缩性瘢痕轮廓。由于不良反应发生率高，现在较不受青睐的药物有牛胶原蛋白、有机硅、自体成纤维细胞（Isolagen），捐献尸体人体皮肤（Alloderm），明胶基质植入物（Fibrel）和聚甲基丙烯酸甲酯（Artecoll）。目前，也许最常用的药物是基于安全性、易用性和可用性的透明质酸[26]。然而，聚-L-乳酸（PLLA）、羟基磷灰石（CHA）、与聚甲基丙烯酸甲酯（PMMA）混合的热变性牛胶原蛋白以及自体脂肪和成纤维细胞也都是目前的选择[31]。新填充物不断被创造或尝试用于改善瘢痕。下面重点讨论特定的药物。

HA 是一种亲水性线性多糖，在体内的结缔组织中天然存在，在不需要进行皮肤测试的情况下，降低免疫原性和超敏感性的风险。交联 HA 注射可刺激胶原合成并部分恢复真皮基质组分，由机械拉伸真皮导致真皮成纤维细胞活化[8]。例如，与胶原相反，HA 不需要最初的过度矫正，因为注射后失水较少。经过 1~3 次治疗后可以获得改善。虽然改善时间是暂时的，但痤疮瘢痕效果的持续时间大约为 1 年或更长[31]。不良反应有红斑、水肿、瘀血、炎症、延迟反应、感染、疼痛、粟丘疹或痤疮，以及坏死（罕见）[119]。

无针压力注射系统可在多次治疗中将 HA 注入痤疮瘢痕中，取得了最小化的停机时间、疼痛或不良反应的良好效果[120]。该机器（Enerjet，PerfAction，Inc.，Rehovot，Israel）能够气动加速含有高质量 HA 分子的载体流体射流。通过一个微小的入口点，加速的射流穿透表皮，一旦到达真皮，横向扩散 HA 至所有方向，填充 10 cm × 10 cm 的面积[68]对真皮产生可控的微损伤，从而启动创伤愈合过程和新胶原合成，这是有利的继发效应[121]。Patel 等人[120]认为，即使在深色皮肤患者中，气动射流容积重建（JVR）技术将 HA 输送到组织也是一种有效且安全的改善痤疮瘢痕的方法。作为一项新兴技术，JVR 有望在其他临床试验中进行研究。

容积填充物，如 PLLA（Sculptra，Galderma Laboratories，Bridgewater，NJ）和 CHA（Radiesse，Merz Aesthetics，Raleigh，NC）可用于出现皮肤松弛或深部组织萎缩加重痤疮瘢痕的区域[50]。注射用 PLLA 是一种生物相容性和可生物降解的合成聚合物，可对成纤维细胞和胶原蛋白产生持久内源性刺激[122]。PLLA 的效果持续时间为 2 年或更长，可与注射胶原蛋白持续 2~4 个月和注射 HAs 持续 3~12 个月相区别[123]。它不需要皮肤测试。最初被批准用于治疗 HIV 脂肪萎缩症，PLLA 于 2009 年获得美国食品药品监督管理局批准用于面部容积恢复的美容治疗。患者通常需要多次 PLLA 治疗以获得最大的改善，并且可以每隔 1 个月进行一次注射[8]。临床试验和一些病例报告已经证实，使用 PLLA 治疗可改善面部萎缩性痤疮瘢痕[122-125]。一项病例报告发现，尽管以前羟基磷灰石（CHA）和 HA 治疗失败，但在多次 PLLA 注射后，萎缩性痤疮瘢痕仍有显著改善[125]。在最近公布的利用 3 个摄像机系统的Ⅱ期研究中，Sapra 等人[123]确定了胶原蛋白再生剂 PLLA 能够矫正碾压样（或“丘陵和山谷样”）痤疮瘢痕的程度。研究人员每隔 4 周注射 PLLA 3~4 次。根据照相比较评估，瘢痕改善“非常好”的患者比例为 45.5% ~68.2%。研究期间，受试者治疗满意度分数稳步上升 44%，所有患者均完成治疗过程。一名患者出现了可触及的、不可见的结节。PLLA 的效果可能由于诸如过量注射、注射之间的间隔时间不足、稀释度低、稀释时间少于 24 h 及表面注射等因素而变差，但是可以使用适合的注射技术使 PLLA 的副作用最小化[126]。

CHA 是一种半永久性皮肤填充剂，由可塑性的水凝胶载体中直径 25~45 μm 的羟基磷灰石钙微球组成。水凝胶提供即刻的体积矫正，但会随着时间的推移而降解。类似 PLLA 的作用机制，CHA 微球体刺激成纤维细胞产生胶原蛋白，并生长在皮肤中沉积的 CHA 支架上[8]。单次注射后可改善外观，效果保持 12~16 个月。几乎没有炎症，不良反应很少，并且不需要过敏测试[31]。

2015 年，美国食品药品监督管理局（FDA）批准用不可吸收的 PMMA 微球（20%）和 0.3% 利多卡因（Bellafill，Suneva Medical，Inc.，San Diego，CA）的牛胶原蛋白溶液（80%）矫正 21 岁以上患者中度至重度萎缩、可扩张的面部痤疮瘢痕[127]（图 17-12）。最初在 2006 年被命名为 Artefill 引入矫正鼻唇沟褶皱，溶液中的胶原使瘢痕下面的体积即刻得到提升，而 PMMA 微球保持原位，并创建支持真皮中胶原产生的基质以持久改善。因此，它永久性地提供支撑支架并通过减少瘢痕底部的阴影来帮助皮肤表面的反射光学（反射/折射）正常化[4]。现在重新命名为 Bellafill，它是美国 FDA 批准的第一个专门用于治疗痤疮瘢痕的正常化的皮肤填充剂。每次治疗瘢痕只需很小的量，通常为 0.1~0.2 mL，建议矫正至最佳表面轮廓或略微矫正不足。如果某个部位填充物过多，应将过量的填充物挤压或“挤出”，或者如果需要的话，打孔切除，以防止出现可触及的结节。治疗部位应每天早晚轻轻按摩 2 min，持续 1~2 周，以保持微球的均匀分布。值得注意的是，产品说明建议皮内皮肤测试和观察 28 天，以确保对牛胶原或利多卡因不过敏。

FDA 批准的 Bellafill 涉及两项研究。在单中心、开放标签的试点研究中（$n = 14$ 例患者，57 处瘢痕），对萎缩性痤疮瘢痕进行了精确皮下分割，然后将 PMMA 填充物注射到瘢痕基底部。在 8 个月时，研究人员评估认为 96% 的萎缩性痤疮瘢痕有所改善[128]，未报道不良事件。在一项双盲、多中心研究中，147 名患者至少有 4 个中度至重度萎缩性面部痤疮瘢痕，患者随机接受 Bellafill 或生理盐水注射，如果需要的话，4 周后再次注射。积极治疗组大部分患者和对照组部分患者（分别为 64% 和 33%）达到了治疗目的，4 分制痤疮瘢痕评分量表中，在 6 个月内，≥ 50% 的瘢痕得到了 2 分的改善[129]。性别、皮肤类型或患者年龄对结果没有造成明显差异。对使用不可生物降解产品的恐惧一直是治疗医生的担忧，因为它代表了永久性治疗并具有永久并发症的风险。来自 5 年期研究的临床试验安全性数据及上述引用的关键性痤疮瘢痕研究证实了在 1 500 多名受试者中不良事件发生率较低[4]。

自体脂肪移植

自体脂肪移植可能适用于治疗严重凹陷的瘢痕或轮廓异常的瘢痕，这些瘢痕皮下脂肪缺失[130]。脂肪是比较理想的填充材料，因为它便宜、容易获得、不良反应的发生率低，而且它不被排斥或引起过敏反应。但是，必须预计畸形最初是过度矫正的，需要纯化（参见第十五章）[118]。该方法由两个步骤组成：采集移植物和放置移植

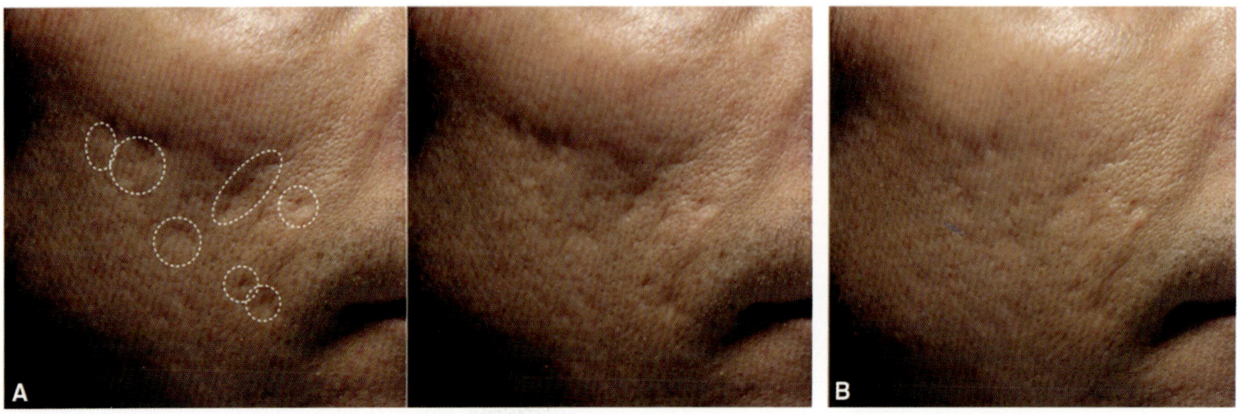

图 17-12 用不可吸收的聚甲基丙烯酸甲酯填充剂治疗的患者（Bellafill）。A. 仅治疗画线里的圆圈瘢痕；B. 治疗后 12 个月（照片由 Suneva Medical, Inc. 授权）

物[14]。这些移植物以小份放置在多个隧道中，以允许最大限度地获得血液供应。在脂肪移植之前，皮下分离术是重要的一步，以确保纤维带不妨碍脂肪注射使皮肤轮廓正常化。大多数痤疮瘢痕患者在手术后约3个月达到最佳效果[23]。

自体成纤维细胞移植

Azficel-T（LaViv，Fibrocell Technologies，Inc.，Exton，PA）是一种自体细胞产物，由产生胶原的成纤维细胞组成，该成纤维细胞从耳后皮肤活组织检查中收集。来自组织样品的成纤维细胞被培养并增殖，因此它们可被注射以治疗适当的皮肤靶点。在收到患者活检标本后需要11~22周的制作时间。尽管在2011年美国FDA批准它仅用于改善中度至重度鼻唇沟皱纹外观，但它通常在说明书之外用于治疗面部其他区域，包括萎缩性痤疮、创伤后或手术瘢痕（图17-13）。一项随机、双盲、安慰剂对照的涉及99名患者的临床试验，比较了使用自体成纤维细胞治疗凹陷、可扩张痤疮瘢痕的有效性和安全性。评估者（59%，42%）和独立摄影观察者对痤疮瘢痕最后一次治疗1~4个月后的痤疮瘢痕进行评估[131]，3次自体成纤维细胞注射治疗成功率显著高于对照组的治疗对象（43%，18%），治疗耐受良好，没有永久性不良反应。

单瓶Azficel-T在1.2 mL悬浮液中含有约1800万自体成纤维细胞，使用1 mL产品足矣[132]。推荐的治疗方案是3个疗程，疗程之间间隔3~6周，每个疗程最多给药2个小瓶（2 mL）。已证明治疗疗效至少可持续9~12个月，并有证据证明其疗效可持续2年以上。但是，这种方法费用昂贵，大多数患者不能接受。与脂肪移植类似，它为那些不能或不愿意考虑合成填充物的患者提供了一种自体疗法。

在当今越来越注重成本的医疗保健市场中，皮肤填充物的费用可能是治疗的重大障碍，尤其是在治疗痤疮瘢痕时，应用这些产品的方法通常会与其他方法结合使用。即使患者有自费支付的打算，也可能认为成本过高，而不愿接受[4]。应该强调这种治疗对提高自尊和生活质量的价值。长效或永久性皮肤填充物（PLLA，PMMA，脂肪，成纤维细胞）具有耐用性和长久性，可能是一种永久性解决方案，不需要长时间重复治疗，从而可降低总体成本。

使用任何填充物（特别是PLLA）都可能会出现可见的丘疹或结节，如果注射过浅或稀释体积过小可能会发生丘疹或结节[134]。误将填充物注入血管或填充物压迫血管腔是罕见的不良事件，但确实发生过，并可导致组织坏死[135]。如果在注射后观察到皮肤发白或皮肤出现斑点、色素沉着，则应考虑温热敷和填充物降解，如对于透明质酸填充物使用透明质酸溶解酶。在凹陷区域中通常不存在大于0.5 mm的血管，所以在此处注射填充物组织坏死的风险较低。

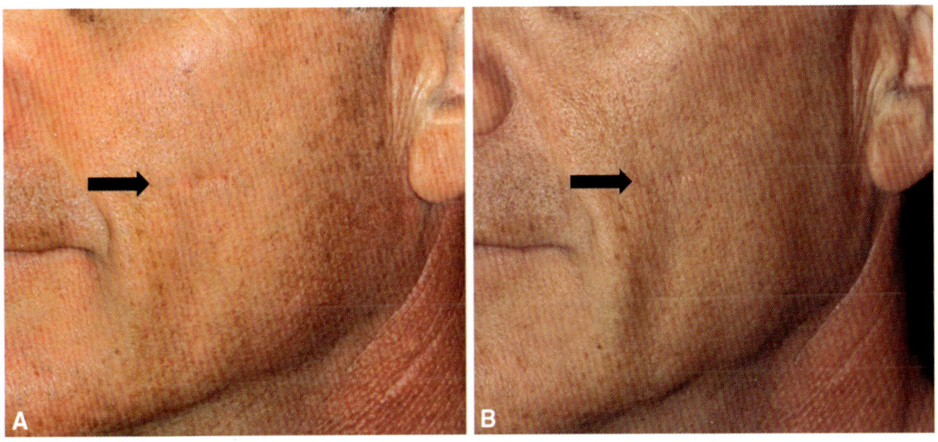

图17-13 一名60岁的男子在车祸后留下左面颊萎缩性瘢痕。治疗前（A）和用Azficel-T (LaViv) 治疗3次后2年（B）（照片由Mitchel P. Goldman, MD授权使用）

创新疗法：激光辅助递送、自体富血小板血浆疗法、毛发移植、表皮生长因子和干细胞疗法

正如本章到目前为止所强调的一样，在过去的20年里，可用于治疗痤疮瘢痕技术的数量发生了革命性的增长。激光辅助透皮给药、自体富血小板血浆疗法、毛发移植、表皮生长因子和干细胞治疗也是值得一提的创新疗法。

激光辅助透皮给药

激光辅助透皮给药是使用点阵激光作为增加局部药物透皮递送方法的新应用（参见第十四章）。Waibel 等人[136]利用点阵剥脱 CO_2 激光（UltraPulse，Lumenis，Inc.，Yokneam，Israel）治疗15名患者的增生性瘢痕，激光治疗局部后立即应用曲安奈德悬浮液。这15名患者的平均评分为0~3分，平均改善2.73分。瘢痕增生程度在0~3范围内的平均改善2.76，质地平均改善2.84，皮肤色差一次治疗的改善平均值为2.36。治疗后没有出现反弹增生。这种研究尚需要样本更大的分裂（分面）瘢痕研究来充分评估安全性和有效性。

Rkein 等人[137]使用剥脱点阵 CO_2 激光（UltraPulse，Lumenis Ltd.，Yokneam，Israel）治疗萎缩性瘢痕，术后立即使用PLLA进行处理。术后3个月，19例患者中95%的萎缩性瘢痕和基线比，至少改善了33%。需要半面瘢痕研究来确定PLLA的激光辅助递送与单独的剥脱点阵 CO_2 激光相比是否产生统计学意义上的显著改善。而且，PLLA的作用通常需要2~4次才能获得所需水平的新胶原生成。单次激光辅助透皮给药PLLA可能不足以充分评估此应用的潜力。

自体富血小板血浆疗法

自体富血小板血浆治疗瘢痕是一种相对较新的方式，可用于改善剥脱点阵重建所产生的伤口愈合[138-142]。与100%三氯乙酸（TCA）的CROSS和皮肤针刺相比[143,144]，自体富血小板血浆是通过离心患者自身血液制备的高度浓缩的血浆自体溶液，并已用于多种皮肤。血浆中血小板浓度是基线的4~27倍[145]。据报道，包含在自体富血小板血浆标本中的血小板可释放许多生长因子，包括表皮生长因子、血小板衍生生长因子、转化生长因子β和血管内皮生长因子。反过来，这些生长因子对加速伤口愈合和组织修复非常有用。Leo 等人[142]发表了自体富血小板血浆的全面综述，其中解释了自体富血小板血浆的制备、组分、亚型和皮肤应用范围。

在其他的研究中，接受Er：YAG点阵激光或 CO_2 点阵激光治疗后接受PRP治疗的患者与对照组相比，面部痤疮瘢痕的整体临床表现显著改善，并且治疗后水肿和红斑的持续时间更短[139,140]。另一项研究评估了皮内注射自体富血小板血浆（ID-PRP）和局部自体富血小板血浆制剂的有效性和安全性[141]。30名患者被随机分为2个独立面部研究组。第一组接受点阵 CO_2 激光（FCO_2）和ID-PRP或 FCO_2 与安慰剂（皮内注射生理盐水）。第二组接受 FCO_2 和ID-PRP或 FCO_2 与局部PRP。进行3次月度治疗6个月后进行随访评估，局部用药和ID-PRP治疗组的恢复时间较短，与接受 FCO_2 的对照组相比，痤疮瘢痕的临床表现显著改善。局部用药和ID-PRP治疗组之间没有明显差异，但局部使用PRP耐受性更好[141,142]。此外，Na 等人[138]的一项研究揭示了 FCO_2 后内侧臂的局部使用自体富血小板血浆导致治疗后红斑、黑色素指数和经表皮水分流失明显减少。此外，这项研究的独特之处在于它从自体富血小板血浆治疗区域获得的结果显示出比对照区域更厚的胶原蛋白束[138]。

Fabbrocini 等人[144]提出了皮肤针刺和局部自体富血小板血浆的联合使用。其在即将用微针装置治疗之前的皮肤上的应用表明，皮肤针刺和自体富血小板血浆的联合使用比单独皮肤针刺可更有效地改善痤疮瘢痕。在另一项研究中，45名萎缩性痤疮瘢痕患者随机分为3组，Nofal 等[143]评估了ID-PRP（每个治疗瘢痕注射0.1~0.3 mL）与100% TCA CROSS、皮肤针刺加局部自体富血小板血浆联合方案的功效和安全性。针刺采用由192针组成的滚动装置完成，

每针长度为 2 mm，随后在每个处理的瘢痕处局部应用 0.5~1.0 mL 的 PRP。每名患者每隔 2 周接受 3 次治疗。所有患者完成研究，并且所有 3 组均显示治疗后痤疮瘢痕程度在统计学上有明显改善。2 组在疗效或疼痛方面没有差异，没有观察到严重不良反应。这是第一项单独使用 ID-PRP 治疗痤疮瘢痕的研究。结果表明 ID-PRP 是用于治疗萎缩性痤疮瘢痕的新型且有希望的方法，其具有最小的色素沉着或瘢痕形成风险（图 17-14）。建议进一步的试验评估 ID-PRP 单独注射治疗痤疮瘢痕患者的疗效，并与其他技术如 TCA、点阵激光、针刺和皮下分离术结合。

总之，局部应用和注射自体富血小板血浆似乎可以促进痤疮瘢痕美容治疗后的恢复，并且有早期证据表明 ID-PRP 可能是一种新型独立干预措施。点阵激光与自体富血小板血浆结合的优势在几个方面都很明显，包括痤疮瘢痕改善的快速性和程度、不良反应少及停机时间短[23]。由于痤疮瘢痕仍然具有临床挑战性和心理上的破坏性，未来有必要扩大自体富血小板血浆这些有前途治疗方法的研究。

毛发移植

Sarangal 等人[146]描述第一次成功地将一名 24 岁男性毛发移植到胡须中多个大的萎缩性、脱发的碾压样和厢车样痤疮瘢痕上。他在毛发移植前进行了细致的皮下分离手术，但几乎没有改善。由于瘢痕上的毛发完全丧失，与周围的正常胡须相比，它们更加明显，所以考虑应用毛发移植的方法掩饰这些部位。毛囊单位是从下颌和颏下胡须中提取的，而不是头皮，这样移植的毛发质地、颜色和厚度就会一致。接近 80% 的移植物被吸收，使得大块痤疮瘢痕不易看见，在外观上更可接受。供体区域有微不足道的瘢痕。使用这种方法前确保患者不具有瘢痕疙瘩倾向是很重要的，特别是在这种相对高风险部位的深色皮肤类型中。作者的结论是，男性胡须区域的痤疮瘢痕的毛发移植可能是一种成功、有效且相对便宜的技术，可以在简单环境中进行，并且不良反应较小。

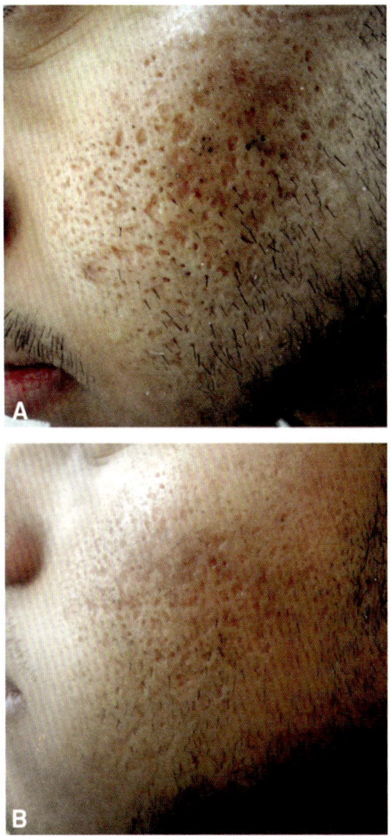

图 17-14 皮内富血小板血浆治疗。一名Ⅳ级痤疮瘢痕的男子。A. 治疗前；B. 最后一个疗程结束后 2 个月内效果满意（经 Ahmad Nofal, MD, Dermatology Department, Faculty of Medicine, Zagazig University 授权使用）

表皮生长因子疗法

在一项初步研究中，Seidel 和 Moy[9]报道了局部应用表皮生长因子（EGF）血清减少萎缩性痤疮瘢痕出现方面的功效。8 名 Goodman 和 Baron Ⅱ ~ Ⅳ级痤疮瘢痕患者接受了标准化方案，每日 2 次，在 12 周内将 EGF 血清施用于瘢痕区域。在最后的自我评估中，除了一名患者外，其他所有患者的瘢痕和基线比均有“好到优异”改善。首次发现改善的平均时间为 7.5 周。在过去几年接受替代治疗的患者中，75% 自我评估 EGF 血清更有效。在试验结束时，50% 的患者在研究者整体评估中表现出改善，25% 的患者表现出 Goodman 和 Baron 分级的改善。在试验期间没有关于不良反应或副作用的报道。EGF 对成纤维细胞的刺激作用可能是痤疮瘢痕改善的基础。尽管重建过程依靠表皮和皮肤损伤来触发其释放，但直接局部应用 EGF 血清可提高 EGF 的效果，而不会引起相关的不适和停机时间。据推测，由刺激的成纤维细胞产生的新胶原代替了由炎症性痤疮病变引起的残余碎片纤维，使真皮层变厚并消除组织萎缩[9]。进一步的研究将在大样本患者中比较 EGF 血清和单独设备的效果。

干细胞治疗

干细胞治疗似乎有希望用于治疗萎缩性痤疮瘢痕。多年来，表皮和脂肪干细胞在促进皮肤的自我平衡保持和伤口修复方面的作用已被公认[147,148]。事实上，干细胞治疗已经成为几乎每一个医疗领域都有前景的新方法[149]。干细胞表现出两个特征，即自我更新和多能性，这对更新、再生和修复是有帮助的[150]。换句话说，干细胞具有自我更新和分化为特定细胞类型的能力[151]。这使得它们在试图愈合或创建新的组织以填补缺损时特别有用，正如在萎缩性痤疮瘢痕中存在的那样。干细胞治疗的传统概念包括从患者中分离干细胞，体外增殖和分化，随后将自体细胞再注入患者体内[23]。另一种方法可能更容易，包括局部激活和内源性干细胞募集到新组织再生的缺陷部位，如激光换肤后局部应用。这可能是由某些尚处于研究中的可以促进干细胞增殖和分化的药物所致[149]。关于伤口愈合，Yun 等人[148]证明，脂肪源性干细胞能够降低增生细胞的活性，抑制转化生长因子 - β_3 介导的成纤维细胞抑制作用，此外还可以通过促进 MMP-1 高表达，更大程度地积极刺激瘢痕重塑 。这些作用导致瘢痕体积变小，颜色改善，皮肤弹性更好。正在进行的研究应该可以继续阐明干细胞疗法可以帮助改善现有瘢痕和加快伤口愈合过程的机制。

多模式治疗痤疮瘢痕

通常，患者需要采用多种方法来获得最佳的瘢痕治疗（参见第十六章），因为人们必须解决瘢痕类型、肤色、色调、质地、松紧度和体积，以改善痤疮瘢痕外观或由其他机制引起的瘢痕，如创伤、手术或感染。例如，使用血管激光治疗红色瘢痕；给予凹陷的、可扩张的瘢痕填充物；剔除冰锥样瘢痕；以及用于厢车样瘢痕的剥脱和非剥脱点阵激光器[4]。图 17-15 显示了使用激光、光源及局部和口服药物联合治疗活动性痤疮和痤疮瘢痕的Ⅳ型皮肤患者的成功案例。分期联合疗法必须个性化，以满足患者的个人需求，目前瘢痕的类型、皮肤类型、年龄、预算、时间表、风

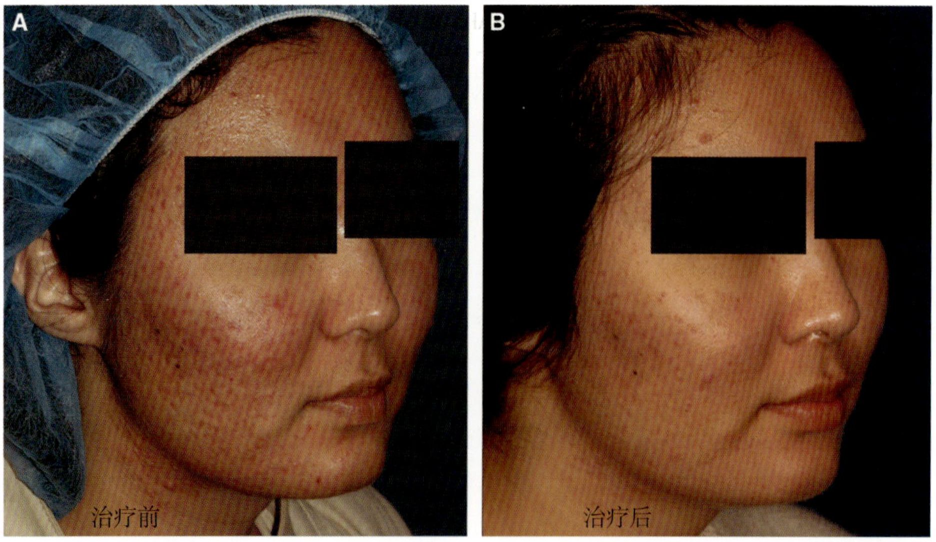

图 17-15　痤疮瘢痕的联合治疗。一位 22 岁的Ⅳ型皮肤患者，患有活动期的痤疮和大量红斑、萎缩性痤疮瘢痕。A. 治疗前；B. 使用红色和蓝色光源、PDL，以及使用螺内酯和局部过氧化苯甲酰 3 个月的状态，后期联合 PDT 治疗（照片由 Sabrina Guillen Fabi, MD 授权使用）

险承受能力、治疗预期及心理影响。例如，对于没有明显萎缩的患者，如果需要填充物，可以首先进行化学剥脱或基于激光/能量的疗法。如果有明显的萎缩和粘连，则可以采用外科手术，如皮下分离术结合填充物的手术，然后进行重建。看起来，三重组合治疗（即CROSS、皮下分离术和点阵激光）对于各种萎缩性痤疮瘢痕都是安全和非常有效的方法[14,152]。在大多数情况下，对于所有皮肤类型，皮肤填充物和表面重建联合都比单独使用一种方法效果更好。

萎缩纹

萎缩纹或妊娠纹是常见的毁容性“瘢痕”，表现为表皮和真皮萎缩。尽管条纹不会影响健康，但皮肤可能会有灼热、发痒，并可引起情绪压力及美容问题[153]。萎缩纹在女性中更常见，要比男性多2.5倍，多发生在脂肪含量多的部位，如大腿、臀部、腹部和乳房[154]。萎缩纹和很多因素有关，如妊娠、生长激增、肥胖、体重快速增加或消失、肌肉快速生长、长期全身或局部使用类固醇、长期促肾上腺皮质激素（ACTH）治疗、库欣综合征、马方综合征（Marfan syndrome）和糖尿病（表17–9）[155]。

萎缩纹是从粉色条纹演变而来的，粉色条纹是其早期阶段，表现为平坦呈现粉红色的条纹，随着时间的推移条纹变宽、变长和变深为紫色[154]。白色条纹是临床表现的最终阶段，呈现为萎缩性白色凹陷瘢痕。据报道，萎缩纹还包括黑斑皮纹和青斑皮纹，这些皮纹可在肤色较深的皮肤类型中见到，并伴有黑色素增加[156]。

萎缩纹在组织学上与萎缩性瘢痕相同——网状嵴变平、胶原和弹力纤维减少。真皮网状层中的胶原带被拉伸并平行于皮肤表面排列（图17–16）[157-159]。

萎缩纹的发病机制是多因素的（表17–10）。条纹往往出现在皮肤中，结合了刚性交联胶原和“弹性”非连接胶原，允许拉伸和轻微皮内破裂。胶原的交联对于皮肤的伸展很重要，未连接的胶原对于皮肤的弹性很重要，这些因素的综合与萎缩纹的发生有关[160]。机械拉伸皮肤会导致发生萎缩纹的可能性更高[161]。正常生长的青少年会发生萎缩纹主要是由于生长速度快及下丘脑-垂体-肾上腺轴的分泌刺激[163]。类固醇激素增多如库欣综合征或局部或全身性类固醇治

表17–9 引起萎缩纹的原因

怀孕
增长迅速
肥胖
快速或过度增加体重
快速或过度减少体重
肌肉肥大
遗传因素
糖尿病
长期全身或局部使用类固醇
长期促肾上腺皮质激素治疗

来源：CHANG A L, AGREDANO Y Z, KIMBALL A B. Risk factors associated with striae gravidarum. J Am Acad Dermatol, 2004, 51: 881–885.

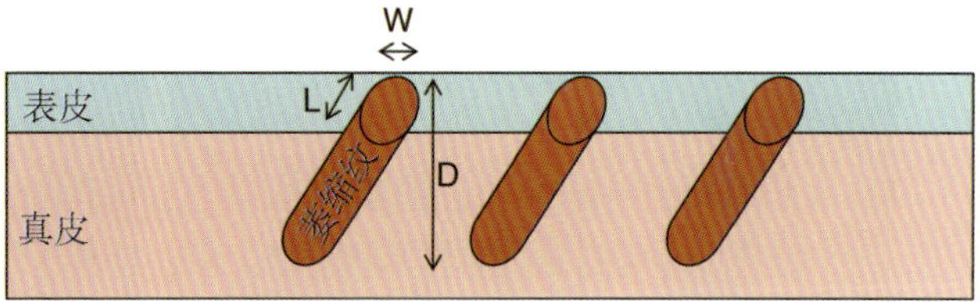

图17–16 萎缩纹的三维演示。治疗瘢痕应该涉及所有三个方面：长度（L）、宽度（W）和深度（D）

来源：SARDANA K. Lasers for treating striae: an emergent need for better evidence. Indian J Dermatol Venereol Leprol, 2014, 80: 392–394.

表17–10 萎缩纹的发病机制

机械拉伸皮肤
正常生长
类固醇激素增多（库欣综合征），类固醇治疗对成纤维细胞有分解代谢作用[164]
感染隆纹菌毒素[165]
免疫抑制状态（HIV、妊娠高血压、结核、伤寒）[161]
慢性肝脏疾病
遗传因素：先天性结缔组织发育不全综合征[166]、马方综合征[167]、弹性假性黄色瘤[168]

来源：Kogoj[165], Stevanovic[164], Elsaie et al.[161], Castrow and Ritche[166], Pinkus et al.[167], Neldner[168]。

疗可导致成纤维细胞的分解从而产生萎缩纹[164]。Kogoj 等人[161]指出，感染可以导致隆纹菌毒素的释放，破坏真皮组织，产生萎缩纹，但目前尚未确定哪种微生物可以产生[165]。各种免疫抑制状态如人类免疫缺陷病毒（艾滋病病毒）感染、结核病和伤寒也可能与萎缩纹发生有关。

萎缩纹可能与许多遗传因素有关。先天性结缔组织发育不全综合征[166]、马方综合征[167]和假性弹力纤维黄色瘤（PXE）[168]可影响胶原和弹性蛋白的性质，最终导致萎缩纹。马方综合征患者异常区域（臀部、大腿、乳房或髋部除外）中的条纹更突出，这也是本病的一个很好的诊断标准[169]。此外，已发现萎缩纹的存在是马方综合征主动脉夹层风险的外在预测指标[170]。

成纤维细胞功能异常也可导致萎缩纹的发生。Lee 等[159]发现萎缩纹患者的成纤维细胞代谢改变，胶原、弹性蛋白和纤连蛋白基因的表达降低。还有人提出，某些患者倾向于通过皮肤成纤维细胞的休眠表型发展为萎缩纹。与没有萎缩纹的患者相比，萎缩纹患者的损伤和非损伤性皮肤中的成纤维细胞生长、迁移和增殖较慢。此外，在萎缩纹患者中也可见较少的弹性蛋白、胶原蛋白 1、原纤蛋白 1 和纤连蛋白[171]。

萎缩纹也可能是内脏疾病的标志。Kurt 等人[172]对 488 名妇女进行了妇科手术并将其分为有症状的盆腔器官脱垂（POP）组和非症状性 POP 组。萎缩纹的存在和数量分别使 POP 的风险增加了 1.29 倍和 1.19 倍。

遗传易感患者隆胸后由于皮肤的快速扩张和伸展，可能会发生乳房萎缩纹。一项回顾性研究评估了 549 例隆胸患者，填充术后乳房萎缩纹发生率为 3.1%。隆胸术后发生皮肤萎缩纹的风险是未产妇的 14.38 倍，如果她们的末次月经距术前 >14 天，可能性是 9.24 倍，如果有隆胸后病史，可能性是 6.11 倍，如果年龄小于 25 岁，可能性要高出 3.3 倍[173]。因此，根据月经周期，设定隆胸时间，可以将发生乳房萎缩纹的风险降至最低。另外，对于具有多种萎缩纹发病风险因素的女性，应对其升高的风险提供咨询。

萎缩纹治疗

目前有多种治疗方法，但没有一种理想的治疗方法。早期阶段治疗效果最好，尤其是红斑纹[154]。萎缩纹有两个主要的治疗目标，一是血管增加，二是凹陷瘢痕本身改善[174]。这两方面都需要治疗才能获得美观的效果。

局部治疗

已经研究了多种局部治疗方法以预防萎缩纹，但没有显示出统一的疗效（表 17–11）。一项研究显示，可可脂不可以预防萎缩纹[176]，苦杏仁油加按摩有助于减少萎缩纹的发生[175]。与未经处理的病变相比，含积雪草和透明质酸的洋葱提取物乳膏已被证明可以改善萎缩纹整体外观、质地、颜色和柔软度[177]。

已显示局部治疗萎缩纹可以改善其临床表现，但不会导致完全消退。Ash 等人[178]评估了 10 例 I~V型皮肤的萎缩纹患者，将 12 周每日局部运用 20% 乙醇酸和 0.05% 维 A 酸同 20% 乙醇酸和 10% L– 抗坏血酸进行比较。两种治疗都是安全有效的，增加了表皮厚度并改善了萎缩纹的外观。发现 20% 乙醇酸和 0.05% 维 A 酸组合可增加萎缩纹内的弹性蛋白含量。

已证明局部维 A 酸可恢复胶原 –1 并拮抗紫外线辐射或皮肤拉伸引起的基质降解酶的诱导[179,180]。维 A 酸在超过 93 个基因中诱导转录变化，导

表 17–11　萎缩纹的局部治疗

维 A 酸
乙醇酸
抗坏血酸
5– 氨基乙酰丙酸（5–ALA）
甲基氨基乙酰丙酸盐（MAL）
苦杏仁油
可可脂
含积雪草和透明质酸的洋葱提取物乳膏

来源：Griffiths et al.,[179] Fisher et al.,[180] Kang,[184] Pribanich et al.,[183] Hexsel et al.,[185] Ash et al.,[1788] Mendoza–Garcia et al.,[191] Timur Tashan and Kafkasli,[175] Osman et al.,[176] Draelos et al.[177]。

致许多临床效应[181]。Kang 等人[182]在每日使用维 A 酸 0.1％乳膏 6 个月后发现皮纹显著改善。相反，Pribanich 等人[183]在日常使用低剂量 0.025％维 A 酸 8 个月后，未发现红纹或白纹的改善。较低剂量的维 A 酸局部刺激小，但疗效也低。维 A 酸可以改善皮肤纹理的外观，但并未显示可改善白斑皮纹[184]。

皮肤磨削术

皮肤磨削术是一个皮肤的表层被机械磨损的过程，允许新的皮肤替换旧的受损皮肤。对比每天应用 0.05％维 A 酸与局部皮肤表面磨削术，显示了类似的萎缩纹改善结果。然而皮肤磨削术副作用更少，患者依从性更好[185]。维 A 酸需要每晚使用，由于刺激症状和红斑症状，依从性可能会降低。作为单一方法的磨削术消除了依从性的可变性。需要进一步的研究来充分确定治疗的优越性。

针刺疗法

针刺疗法最初是为经皮药物递送而开发的，但后来发现通过诱导新生胶原形成改善了瘢痕的外观[186]。Park 等[187]进行了一项研究，评估 16 名韩国患者的红纹和白纹，他们每隔 4 周接受 3 次圆盘微针（DTS roller, DTS-MG, Inc., Seoul, Korea）治疗。总共有 43.8％（7/16）的患者表现出极好的改善，56.2％（9/16）的患者有轻度至中度改善。据报道，副作用包括红斑、轻微疼痛和斑点出血，但可以忍受。总体而言，微针操作简便，被认为在治疗萎缩纹方面是安全和有效的[188]。

强脉冲光

强脉冲光是一种非激光、非剥脱、非相干滤波闪光灯，可发射 515~1200 nm 之间的宽带可见光。可以放置各种截止滤光片以消除低于期望波长的光。Hernandez-Perez 等人[189]评估了使用 645 nm 截止滤光片（VascuLight Plus，Lumenis，Yoknaem，Israel）每隔 2 周对 15 名皮肤Ⅲ~IV 型女性进行 5 次强脉冲光治疗的反应。萎缩纹的总数量和大小及整体外观都有改善。Shokeir 等人[190]将 656 nm 截止滤光片强脉冲光 (Medical Bio Care, Gothenburg, Sweden) 转换为 585 nm PDL(Cynosure，Chelmsford，MA）治疗皮肤类型Ⅲ型和Ⅳ型的皮肤红斑和白斑。红斑反应优于白斑。与强脉冲光相比，PDL 对胶原 -1 的刺激增强更强。然而，PDL 和强脉冲光增强了胶原刺激。在Ⅴ型和Ⅵ型皮肤中使用强脉冲光时需要注意，临床效果不明显并有出现色素沉着的风险。

光动力疗法

光动力学疗法（PDT）最初是美国 FDA 批准用于治疗光化性角化病的，但它已被证明在增生性瘢痕和瘢痕疙瘩中诱导基质的重组。PDT 包括在红光或蓝光治疗前将 5- 氨基乙酰丙酸（ALA）或甲氨基乙酰丙酸（MAL）置于治疗区域 1~24 h。ALA 和 MAL 在皮肤中转化为卟啉并积聚在皮脂腺、表皮和肿瘤细胞中。Mendoza-Garcia 等人[191]联合使用 ALA 或 MAL 与 635 nm 的红光治疗白斑。在离体研究中，与正常皮肤相比，基质金属蛋白酶 3（MMP-3）和原弹性蛋白酶（ELN）在 PDT 后均增加。5-ALA 和 MAL 处理的皮肤之间没有统计学差异。需要进一步的研究来充分评估 PDT 治疗萎缩纹的有效性。

非剥脱激光

靶向的窄谱 UVB 激光已被证明可成功治疗各种白斑病，包括白癜风、色素减退性瘢痕和白纹。使用 308 nm 准分子激光（XeCl Excimer，Xtrac PhotoMedex，Radnor, PA）平均进行 8.4 次治疗后，与白斑相关的色素减退约有 80％的改善[192]。准分子激光和类似的窄谱 UVB311~313 nm 激光（ReLume，Lumenis，Santa Clara，CA）均显示增加了白斑条纹和黑素细胞数量中的黑色素含量。需要注意，在激光治疗后，胶原为暂时增加，不是永久性的[193]。

PDL 在低能量密度下治疗红纹最有效。然而，由于缺乏发色团，白纹尚未成功地用 PDL

治疗[194,195]。应谨慎用于Ⅴ型和Ⅵ型皮肤，因为炎症后色素沉着的风险很高，临床效果很小[196]。10 mm 斑点与 5 mm 和 7 mm 斑点相比，具有更大的改善，这可能是因为光斑穿透度随斑点尺寸较大而相对增加。

1064 nm Nd：YAG 是一种非剥脱性激光，靶向水，以及氧合和脱氧血红蛋白。Goldman 等人[197]对 22 例皮肤Ⅱ~Ⅵ型患者使用 1064 nm 长脉冲 Nd：YAG 激光（Smartepil, DERA, Firenze, Italy）进行皮肤红纹治疗，患者自我评估改善 55%，医生评估改善 40%。Gungor 等人[198]检查了 20 例Ⅱ~Ⅴ型皮肤伴有白纹的患者，发现了白纹的组织学有所改善，但没有相关的临床改善。1064 nm 激光似乎最适合治疗早期红纹。

1450 nm 二极管是一种非剥脱性激光器，以水为发色团靶目标。Tay 等人[199]用 1450 nm 二极管激光（Smoothbeam，Candela Corp, Wayland，MA）治疗了 11 例Ⅲ、Ⅴ和Ⅵ型皮肤的红纹和白纹亚洲患者。炎症性色素沉着是显著的，条纹没有明显的临床改善。在较深色的皮肤类型中不建议使用 1450 nm 二极管激光，并且需要进一步的研究来检查浅色皮肤类型的有效性。

1320 nm 激光器也是一种以水为发色团靶目标的非剥脱激光器。Goldman 等人[200]利用 1320 nm CoolTouch Ⅱ 激光（Cool Touch Inc.，Roseville，CA）治疗了Ⅰ~Ⅳ型皮肤的 15 例皮肤红纹和白纹患者。经过治疗后，2 例无改善，5 例改善 <25%，8 例改善 25% ~50%，平均改善 30%（图 17-17，图 17-18）。这种改善与皮损的时间无关，并且在治疗后的几个月中皮损继续改善。所有患者轻度红斑均在 1 h 内消退，4 例有红斑丘疹，在 4 天内消退，2 例有没有瘢痕的囊泡。需要进一步的研究来找到治疗萎缩纹的最佳波长激光。

剥脱激光

在全视野模式下的 10 600 nm CO_2 激光完全剥脱表皮和真皮浅层，以组织水作为其目标发色团。色素减退、炎性色素沉着，以及治疗和未治疗皮肤的可见分界线是潜在的主要副作用。Nouri

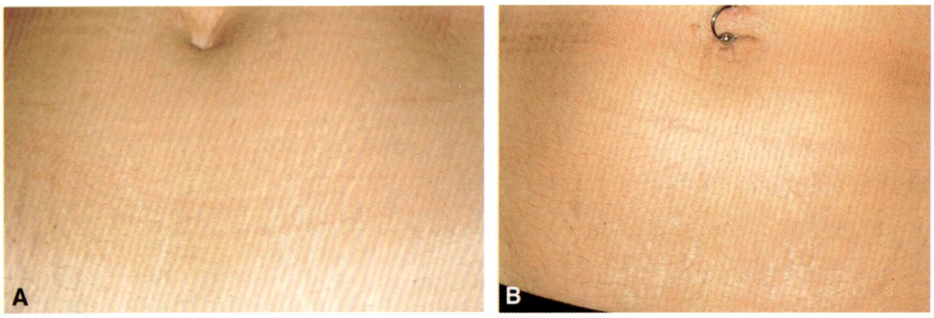

图 17-17　A. 治疗前腹部白纹；B. 使用 CoolTouch 1320 nm 激光器进行四次处理后，发现白纹改善了 50%
来源：GOLDMAN M P, ROSTAN E F. Treatment of striae distensae with a 1320 nm dynamic cooling laser. J Eur Acad Dermatol Venereol, 2000, 14(suppl 1): 52.

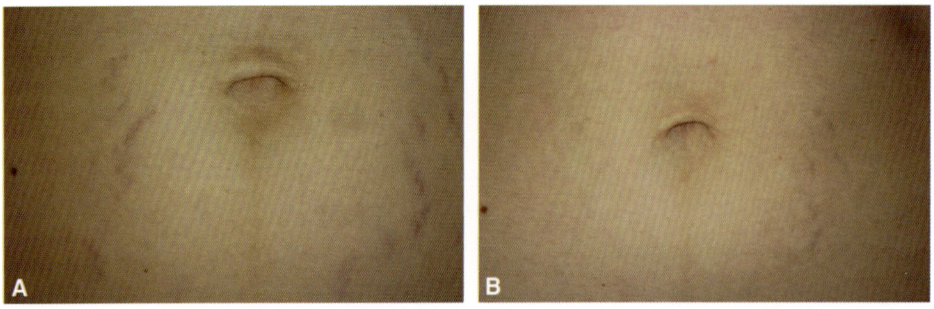

图 17-18　A. 治疗前腹部红纹；B. 使用 CoolTouch 1320 nm 激光器对红纹进行治疗后的 5 个月随访情况
来源：GOLDMAN M P, ROSTAN E F. Treatment of striae distensae with a 1320 nm dynamic cooling laser. J Eur Acad Dermatol Venereol, 2000, 14(suppl 1): 52.

等人[201]用非点阵 CO_2 激光（Coherent, Santa Clara, CA）和 PDL（Cynosure, Bedford, MA）治疗 4 例Ⅳ~Ⅵ型皮肤的白纹患者。短脉冲 CO_2 激光测试系统在Ⅳ型和Ⅴ型皮肤和炎症性色素沉着中表现出持久性红斑，并且具有较小的白纹改善。PDL 在Ⅵ型皮肤中没有表现出白纹的改善并可诱发炎症性色素沉着。

非剥脱点阵激光

点阵激光在皮肤中产生热损伤小柱以诱导新胶原生成，最常用水作为目标发色团。Angelis 等人[202]完成了一项研究，评估了用 1540 nm 铒玻璃点阵非剥脱激光（Lux1540, Palomar Medical Technologies, Inc.，Burlington, MA）治疗 51 例患有红纹和白纹的患者，发现在至少 3 个月的 2~4 次治疗后，有 50% ~75%的改善。Malekzad 等人[203]完成了一项研究，对 10 例白纹患者采用 1 540 nm 点阵非剥脱激光（Star Lux 500，Palomar Medical Technologies, Inc., Burlington, MA）治疗发现，第四次月度治疗后 3 个月，与基线比较，治疗效果明显改善。

Bak 等人[204]使用 1500 nm Fraxel SR 非剥脱点阵激光（Fraxel，Solta Medical Inc.，Hayward，CA）治疗了 22 例亚洲类型皮肤的红纹和白纹患者。总体而言，单次治疗后 1 个月 27%的患者（6 例）临床改善良好，63%的患者（16 例）有不同程度的改善。在 1 个月的随访中，完全重塑的新生胶原形成过程可能还没有完全完成，需要进一步研究以检查长期效应。

另外，Stotland 等人[205]对 1550 nm 掺铒光纤维非剥脱点阵激光（Fraxel Re：Store，Solta Medical Inc.，Hayward，CA）治疗的 20 例患有红纹和白纹的Ⅰ~Ⅳ型皮肤患者进行了观察。进行 6 次治疗，治疗之间间隔以 2~3 周，在第三次治疗后 3 个月，26% ~50%的患者有总体皮纹改善，其中质地改善程度最大。总体而言，1550 nm 和 1500 nm 激光似乎可以有效改善白纹患者的质地，且无明显副作用。

Clementoni 等人[206]利用 1565 nm Resur FX（Lumenis, Inc., Yokneam, Israel）激光治疗 12 例皮肤红纹和白纹患者，发现总体改善 51% ~75%，凹陷体积改善 91.7%，颜色改善 83.3%。非剥脱点阵 1500 nm，1540 nm，1550 nm 和 1565 nm 激光似乎可以改善白纹的外观，但需要进一步的比较研究。

点阵剥脱激光

点阵剥脱激光的修复效果已有详细报道。然而，它们对萎缩纹的作用仍有待检验。2940 nm Er：YAG 点阵剥脱激光器通常用于改善光损伤皮肤的外观。然而，目前缺乏对萎缩纹作用的研究。Gauglitz 等人[207]联合应用 PDL（Syneron Candela，Irvine，CA）和 2940 nm Er：YAG 点阵剥脱激光器（Sciton Inc.，Palo Alto，CA）治疗腋窝红纹，发现红纹有改善。需要进一步的研究来检查 Er：YAG 在白纹中的作用，因为仅 PDL 激光已被证明可改善红纹。

点阵 10 600 nm CO_2 激光器也被用于治疗萎缩纹。Lee 等人[208]用点阵 CO_2 激光器（UltraPulse DeepFX，Lumenis，Inc.Yokneam，Israel）治疗了 27 例白纹患者。在单次治疗后 3 个月，按Ⅰ~Ⅳ的等级对结果进行评分，Ⅳ级改善为 7.4%（2 例），Ⅲ级为 51.9%（14 例），Ⅱ级为 33.3%（9 例），Ⅰ级改善为 7.4%（2 例）。Naeini 等人[209]对 88 例白纹患者进行了分割研究，比较点阵剥脱 CO_2 激光和非剥脱性 PDL。联合使用 CO_2 激光和 PDL 比任何一种治疗都有更好的改善。联合治疗可以靶向萎缩纹的各个方面，提供最大的疗效。总体而言，点阵剥脱 CO_2 激光可以临床上改善萎缩纹，但它具有延长色素沉着时间的潜在不利影响。表 17-12 是关于激光和光治疗萎缩纹的方法。

表 17-12 萎缩纹的激光和光治疗

激光和光治疗	波长（nm）	发色团目标	剥脱（A），非剥脱（NA）	点阵（F），非点阵（NF）
准分子	308	蛋白	NA	NF
UVB 激光	311~313	蛋白	NA	NF
红光 PDT	635	血液	NA	NF
PDL	585	血液	NA	NF
强脉冲光（非激光）	515~1200	血液	NA	NF
Nd：YAG 长脉冲	1064	水	NA	NF
冷触激光	1320	水	NA	NF
二极管	1450	水	NA	NF
铒：玻璃	1540	水	NA	F
ResurFX	1565	水	NA	F
Er：YAG	2940	水	A	F
CO_2 短脉冲	10 600	水	A	NF
CO_2	10 600	水	A	F

来源：Goldberg et al.,[192,193] Hernandez-Perez et al.,[189] Shokeir et al.,[190] Nehal et al.,[194] Jimenez et al.,[196] McDaniel et al.,[195] Goldman et al.,[197] Gungor et al.,[198] Tay et al.,[199] Alves et al. 2015,[218] Malekzad et al.,[203] Angelis et al.,[202] Tretti Clementon et al.,[206] Gauglitz et al.,[207] Bak et al.,[204] Stotland et al.,[205] Lee et al.,[208] Naeini et al.,[209] Nouri et al.,[201] Mendoza-Garcia et al.,[191] Goldman et al.[200]。

射频设备

射频能量装置可提供高频交流电流，加热真皮组织，使新胶原形成，新弹性蛋白形成和皮肤紧致。射频设备可用于所有皮肤类型，并允许不同深度的靶向穿透各种组织。多项研究发现，使用单极和三极射频可以改善红纹和白纹（表 17-13）。

射频可以分为点阵、非点阵、剥脱和非剥脱四种。另外，已经开发出使用微针的最小剥脱射频装置，这些微针可以是非绝缘的（在针的整个长度上加热）或绝缘的（在针的顶端加热）[210]。Ryu 等人[211]发现，点阵 CO_2 激光（CICU2，ilooda，Suwon，South Korea）和非绝缘点阵微针 RF 设备（Secret，ilooda）的组合是安全有效的治疗皮肤红纹和白纹的方法。30 名患者分别接受点阵 CO_2 激光治疗，单独使用微针射频或联合治疗。以 1~4 分（1 分 = 0% ~30%，2 分 = 30% ~50%，3 分 = 51% ~80%，4 分 > 81%）的全球改善量表进行评价，在点阵 CO_2 激光组中改善 2.2 分，微针射频装置改善 1.8 分，组合组改善 3.4 分。需要更多的研究来充分证明哪种装置更有益，以及如果增加治疗次数，是否会提高疗效。

非剥脱性非点阵射频设备也已被研究用于治疗萎缩纹。Dover 等人[212]发现，16 例中有 14 例使用双极射频设备（Venus Freeze，Venus Concept，Toronto，Ontario，Canada）治疗过 6 次的患者的萎缩纹长度和宽度有所改善。Manusakiatti 等人[213]报道，射频（TriPollar，Pollogen Ltd., Tel Aviv, Israel）治疗 17 例患者的萎缩纹 6 周后，24% 患者（4 例）满意，65% 患者（11 例）非常满意。Suh 等人[214]联合使用绝缘单极

表 17-13 萎缩纹射频治疗

射频装置	极性	应用	剥脱（A），非剥脱（NA）	点阵（F），非点阵（NF）
TriPoll（Apollo, Pollogen Ltd., Tel Aviv, Israel）[213]	三极	局部无创	NA	NF
Venus 磁雕电波仪[212]	双极	局部无创	NA	NF
热玛吉[214]	单极	局部无创	NA	NF
微针射频（Secret; ilooda）[211]	单极	点阵网格针图案	A	F
像素滚筒；滑动技术[216]	单极	点阵网格针图案	A	F

热玛吉（Thermage，Therma-Cool TC，Thermage Inc.，Hayward，CA）和 PDL，发现 89.2% 的患者总体改善“良好”至“非常好”，59.4%患者具有“良好”和“非常好”的弹性改善。联合治疗可以增强萎缩纹的疗效。

ThermiTight（Thermi，Irving，TX）是一款单极射频设备，被用于对皮肤进行缓慢加热从而紧致皮肤。ThermiTight 尚不是萎缩纹治疗方式，但未来可能会成为减少这些瘢痕三维外观的一种治疗方式[215]。

射频和超声辅助药物输送

Issa 等人[216]证明了点阵剥脱射频（Pixel Roller，In-motion Tip）和声压超声（Legao System-Alma Lasers Ltd.）与 0.05%维 A 酸递送联合应用对白纹的改善。单独使用射频治疗并不能整体改善萎缩纹。激光辅助药物输送是联合治疗的另一种方法，可能比单独使用任何一种治疗更为有效。

萎缩纹治疗结论

由于瘢痕的三维结构、各种发病机制及对深色皮肤类型的光疗法的局限性，目前萎缩纹治疗尚有困难。目前，所谓良好的治疗结果只是临床外观的改善，不是完全的解决方案。PDL 激光对红纹具有良好的功效，但对白纹无效，且不建议在深色皮肤类型中使用。点阵激光治疗似乎改善白纹的效果最好，且在所有皮肤类型中都是安全的。联合疗法很可能是未来治疗的中流砥柱。

把自体成纤维细胞注射到萎缩性瘢痕中也是一种治疗方法。如先前在痤疮瘢痕部分所述，LAVIV（Fibrocell Science，Inc.，Exton，PA）是美国 FDA 批准的用于改善鼻唇沟体积损失的治疗。自体成纤维细胞植入也被发现可以改善萎缩性痤疮瘢痕的外观[217]。有建议提出使用经表皮生长因子和（或）非剥脱点阵或融合的激光刺激成纤维细胞后，应用自体组织植入萎缩纹可能获得最佳改善。

总结

目前没有一种治疗方法可以作为一线治疗来达到完全消除萎缩性痤疮瘢痕或萎缩纹，但是每年都会有新的医疗手段、注射剂、手术和基于设备的治疗方法被单独使用或联合使用。联合疗法（“超级组合疗法”）的疗效越来越受欢迎，并可能是治疗这些疾病、达到最佳美容效果的希望。无论是治疗痤疮瘢痕还是萎缩纹，患者耐受性都是治疗满意度的重要组成部分。治疗指南是必要的，并且正在不断发展，以量化其益处、确定疗效的持续时间、评估成本效益、评估使用各种治疗方式的患者的心理变化和生活质量。

扫码看参考文献

第十八章　瘢痕的肤色管理

CHI KEUNG YEUNG，HENRY HIN LEE CHAN　编
马富廉　译

核心观点

1. 和没有明显基础着色的患者相比，有色皮肤患者的瘢痕管理需要多重考虑。色素沉着和缺失在病理性瘢痕的病变早期更为突出，要更加关注经各种干预治疗后皮肤色素沉着的问题。
2. 瘢痕的外观可以通过周期性微创治疗来改善，如以血管为靶点的脉冲燃料激光和点阵激光技术来实现胶原重塑。
3. 瘢痕内注射皮质类固醇和 5– 氟尿嘧啶，仍然是治疗有色皮肤患者增生性瘢痕和瘢痕疙瘩的主要手段。
4. 应用点阵激光早期干预，似乎可以改善萎缩性和增生性瘢痕的外观和功能。对有色皮肤患者，选择局部小剂量低密度的点阵激光治疗，可降低炎症性色素沉着的风险。
5. 针对不同类型的瘢痕，需要采取不同的组合治疗方式，最好在瘢痕形成的早期阶段就开始治疗。考虑激光治疗的效果和安全性，肤色较深的患者需采用较低的治疗密度，并应该注意激光治疗后的冷敷。

瘢痕是临床工作中经常遇到的一个问题。由于损伤或炎症，皮肤真皮或更深层次的组织被结缔组织修复取代，这一正常的创伤修复过程形成了瘢痕。通常，引起瘢痕的原因包括手术、烧伤和其他创伤、痤疮、身体穿刺、文身和感染。瘢痕外观欠佳并伴随相应的临床症状，如局部瘙痒和挛缩影响肢体的功能。肤色是指一个种族（非洲人、亚洲人、西班牙人、印第安、中东人，以及太平洋岛屿周围的人）的皮肤颜色，其取决于个体的皮肤色素组成，按个体皮肤被晒黑的程度分为 Fitzpatrick Ⅲ ~ Ⅵ级（表 18–1）。由于深肤色人种的皮肤反应很少被报道，目前的研究可能有一些局限。有色皮肤形成瘢痕疙瘩和增生性瘢痕的风险比较高，萎缩性瘢痕的炎性色素沉着（PIH）更为常见，这些对外观有潜在的显著影响。

治疗瘢痕的方法很多，但是尚未形成标准化的治疗方案，因为缺乏严格设计的对比治疗研究，尤其是针对有色人种的瘢痕。紫外线防护（包括避免太阳的照射和在损伤早期使用防晒霜）预防瘢痕的色素沉着和激光治疗后的炎性色素沉着的作用不能过分强调。炎性色素沉着在有色皮肤中较为突出，在瘢痕和经过激光治疗后都可能出现。阳光照射或损伤引起的炎性色素沉着在深色皮肤

表 18–1　Fitzpatrick 的皮肤分型

类型	原肤色	对光照的反应
Ⅰ	苍白	容易晒伤；不会变黑
Ⅱ	白色	容易晒伤；很难变黑
Ⅲ	白色	最初可能晒伤，容易晒黑
Ⅳ	浅棕色 / 黄褐色	很难晒伤；但是容易变黑
Ⅴ	棕色	一般不会晒伤；特别容易变黑
Ⅵ	黑色	不会晒伤；会变得更黑

来源：FITZPATRICK T B. The validity and practicality of sun–reactive skin types I through VI. Arch Dermatol. 1988,124: 869–871.

中常伴有皮肤色素的改变。

黑色素沉积受黑色素细胞和角质层细胞之间相互作用的调控。越来越多的证据表明，间充质细胞和上皮细胞间相互作用，通过释放纤维源性细胞生长因子，在黑色素沉积调节中发挥关键作用。特别是角质细胞生长因子（KGF）和白介素（IL）-1α 结合，可诱导黑色素的体外沉积及体内色素沉着。此外，在日光损伤性病灶中，发现了角质细胞生长因子和对应受体中等程度增加，提示这种生长因子参与了色素沉着的发生[1]。炎性色素沉着的风险似乎与皮肤表面被激光破坏的程度有关，激光照射后表皮真皮交界处产生炎症，同时局部色素失去控制（类似于扁平苔藓的皮炎界面）。

目前可用的治疗方法包括局部用药和病灶内注射、应用硅酮制剂、压力疗法、冷冻疗法、放疗、手术修复和激光治疗（参见第十章）[2]。在肤色较深人群的瘢痕治疗上，可以根据不同的瘢痕类型选择不同的激光治疗，并使用适当的治疗参数和冷却方法（参见第十三章）[3]。大多数治疗方法具有较高的发生不良反应的风险，如由于表皮中黑色素含量较高，易产生病理性瘢痕和局部色素的改变。一般而言，较深的肤色需要用较低能量光束，在使用脉冲染料激光（PDL）时更需要注意表皮的冷却，而在使用点阵激光时，则需要降低治疗密度，以达到最佳的治疗效果和更高的安全性（表 18-2）。

表 18-2 激光治疗后色素沉着最小化要点

- 确保在治疗前和治疗后有充分的防晒措施
- 局部运用增白预处理是无效的
- 在使用点阵激光治疗时，减少治疗的密度和每次重复的次数，增加治疗的次数和间隔时间（至少 4~6 周）
- 确保足够的皮肤冷却；使用脉冲染料激光时，推荐设置为 40 ms 动态冷却喷淋和 20 ms 的延迟
- 在激光治疗后观察到明显并持续的红斑时，推荐局部应用皮质类固醇

瘢痕的分类

对瘢痕进行正确识别和分类是选择合适治疗方案的关键（参见第五章）。瘢痕的形态多种多样，一般分为增生性瘢痕和萎缩性瘢痕。瘢痕疙瘩和增生性瘢痕是纤维组织过度增生形成的，其发生的概率低于面部的萎缩性瘢痕。萎缩性痤疮瘢痕可进一步分为冰锥样、碾压样、浅和深厢车样，在炎症或损伤后的伤口自然愈合过程中，胶原蛋白的生成和降解都会导致表面的变化[4]（参见第十七章）（图 18-1）。

病理性瘢痕（增生性瘢痕和瘢痕疙瘩）是一种异常的伤口愈合，有色人种的发病率比白人高 3~18 倍。瘢痕疙瘩在有色人种（包括非洲人和西班牙人）的发病率为 4.5%~16%，特别容易发生在 20~30 岁的青年人中[3]。发病因素包括创伤部位（特别是下颌、上胸部、胸前区、肩、上背部、耳垂）、种族、家族史，以及是否为瘢痕体

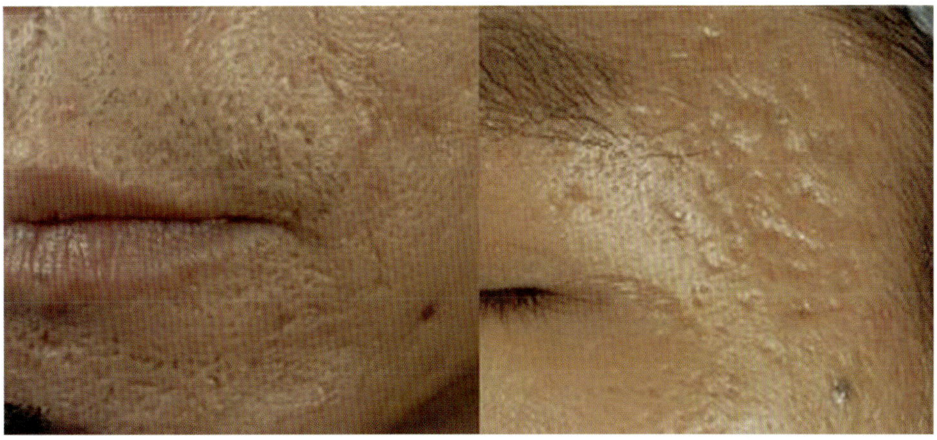

图 18-1 左图：冰锥样瘢痕，呈尖锐状 V 形、深达真皮深层；右图：碾压样瘢痕，粗糙的皮肤表面有凹陷

质。有色人种和白种人之间在患增生性瘢痕和瘢痕疙瘩，伴有炎性色素沉着的概率上存在差异。此外，深色皮肤类型的人更容易出现长时间的红斑、色素改变、增生性瘢痕和较长的恢复期（图 18-2）。

增生性瘢痕和瘢痕疙瘩在许多方面不同。增生性瘢痕是局限在原伤口内的粉红色瘢痕，随着时间的推移，它们的颜色会逐渐改善。瘢痕疙瘩通常会形成深红色的结节和斑块，并像蟹爪一样扩展超过原损伤的边缘，这些病变可能会在受伤后几个月甚至数年发生，而且治疗后它们有可能会随着时间的推移而扩大和复发。这些病变外观畸形，常伴有疼痛和瘙痒。从组织病理学上看，瘢痕疙瘩由肥厚、紊乱的胶原纤维构成，并含有大量的黏液基质；而增生性瘢痕由大量有序排列的平行胶原纤维构成，仅含少量的黏液基质[5]（参见第五章）。

萎缩性瘢痕是面部重度痤疮的常见并发症，因为形成瘢痕的概率很高，炎性痤疮患者应该尽早就医。应尽一切努力治疗炎性病变，以预防后期并发症的发生。痤疮瘢痕会导致严重的美容和心理问题，尤其是在青春期和青年时期。对炎性色素沉着和瘢痕的重视是患者寻求治疗的主要原因之一[6]。痤疮瘢痕的确切发病率目前仍不清楚，

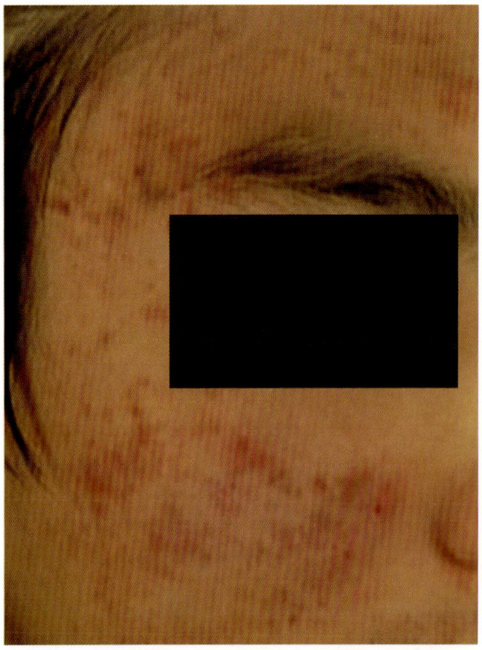

图 18-2　中国男性右颞部和颧部与活跃性痤疮相关的炎性色素沉着

一项以社区为基础的研究报告显示，25~58 岁人群中，14% 的女性、11% 的男性存在痤疮瘢痕[7]。大部分患者出现了斑状萎缩或冰锥样瘢痕。另一项研究显示，30%~95% 的痤疮患者出现了不同类型的瘢痕，而男性身上出现瘢痕的概率相对较高[8]。

瘢痕的病理生理学

瘢痕形成的确切机制尚未完全确定（参见第六章）。炎性痤疮病变常常导致萎缩性瘢痕的形成，各种类型痤疮瘢痕的形成主要取决于炎症的程度、深度、持续时间及组织损伤的严重程度[9]。伤口愈合过程包括增生期、伤口收缩期和组织重塑期，其中增生期可分为炎症期、肉芽纤维组织形成期和新生血管形成期。痤疮瘢痕是伤口不良愈合后的结果[10]。

伤口愈合是一个有序的生物学过程，其中炎症期、增殖期、重塑期有部分阶段重合。肿瘤坏死因子 β 和 IL-6 在瘢痕形成过程中发挥了作用[2]。正常情况下，新生的瘢痕进入成熟期，伴随着细胞外基质的降解和未成熟的Ⅲ型胶原转化为成熟的Ⅰ型胶原。不同胶原成分之间的合成和降解达到了微妙的平衡状态。这种平衡状态是受到大量因子调控的，尤其是表皮生长因子、TGF-β、基质金属蛋白酶（MMP）、碱性成纤维细胞生长因子。新生血管消退的延迟也导致了病理性瘢痕的持续性红斑[11]。当炎性过程累及皮下脂肪时，更容易产生严重的瘢痕，因为酶的活性和炎性介质会破坏更深层的组织。

目前还不清楚为什么有些伤口愈合后形成萎缩性瘢痕，而有些伤口愈合后则形成增生性瘢痕。持久的胶原产生、和Ⅲ型胶原相比不平衡地产生Ⅰ型胶原、各种生长因子的异常表达及细胞外基质的失调都与瘢痕疙瘩的形成有关。瘢痕疙瘩往往发生在有色人种家族中，有种族倾向。在胶原和细胞外基质的产生过程中，TGF-β 在瘢痕疙瘩中过度表达，失去了反馈抑制[12]。增生性瘢痕主要由组织有序的Ⅲ型胶原组成，而瘢痕疙瘩则含有紊乱的Ⅰ型和Ⅲ型胶原束。在瘢痕疙瘩中，成纤维细胞有更多的生长因子受体，因此对生长

因子刺激的敏感性更强，尤其是血小板衍生物生长因子和 TGF-β[13]。使用诸如维 A 酸治疗痤疮可以帮助调节伤口愈合过程，防止痤疮瘢痕的形成[14]。

预防和缓解病理性瘢痕

对于那些有损伤后发生病理性瘢痕家族史或既往史的患者，最好避免选择有创操作，在胸部、肩部、胡须区和耳垂等高风险区域尤其需要注意。目前的治疗往往强调手术后的早期干预，以抑制瘢痕的形成（参见第八章和第九章）（表 18-3）。利用早期干预措施优化伤口愈合，如血管特异性 595 nm 的 PDL 和使用创面封闭治疗可能有助于最大限度地减少增生性瘢痕或瘢痕疙瘩形成。已经证实，亚洲患者术后每日应用硅酮制剂，应用 3 个月，可以减少术后瘢痕的色素沉着和血管化[15]。在亚洲患者的胸骨切开术后早期，局部应用硅酮制剂也可以减少增生性瘢痕的形成[16]。在瘢痕修复后的最初几周进行激光治疗，会减少瘢痕组织的形成[17]。术后早期病灶内注射 2 mg/mL 曲安奈德联合 PDL 治疗，使用非紫癜剂量设置，也可减少亚洲患者甲状腺切除术后增生性瘢痕的形成[18]。据作者的经验，针对早期重塑过程中的瘢痕进行激光治疗，似乎比对更成熟的瘢痕进行治疗效果更好，治疗过程更短，这表明积极的激光干预可以更好地调节伤口愈合过程。为了防止瘢痕疙瘩或增生性瘢痕形成，在手术后 4~8 周应重新评估瘢痕是否需要采取进一步的治疗干预措施。当瘢痕增生时，说明病理性瘢痕正在生成，应考虑皮质类固醇联合 5- 氟尿嘧啶 (5-FU) 进行病变内注射。

表 18-3　有色皮肤人种瘢痕疙瘩和增生性瘢痕的预防

· 避免对高风险区域如上半身的有创操作
· 使用压力衣或局部使用硅酮制剂
· 考虑术后早期使用强效的局部皮质类固醇，如 0.05% 氯倍他索丙酸酯应用于四肢瘢痕，夫西地酸 / 倍他米松软膏应用于容易出现毛囊炎的区域
· 通常在术后 2 周或拆线后使用脉冲染料激光调节伤口愈合。剂量通常为非紫癜剂量：595 nm，脉冲宽度 450 μs，4.75~5.25 J/cm^2，斑点大小 12 mm，10% 重叠，2~3 次，DCD 40/20 ms
· 如果病理性瘢痕开始形成，早期病灶内皮质类固醇联合 5-FU 注射

具有明显炎症的结节囊性痤疮更容易发生瘢痕，尤其是在未及时采取有效治疗时。无论痤疮是否严重，瘢痕都可能在早期发生。因此，早期治疗痤疮对减少瘢痕形成至关重要。维 A 酸已被证明可以通过抑制皮肤中的白细胞迁移而减少痤疮炎症。口服异维 A 酸可降低痤疮患者皮脂中 MMP-9 和 MMP-13 的表达，可以通过调节 MMP 和组织抑制剂的平衡来预防痤疮瘢痕的形成[19]。在作者的实践中，在应用异维 A 酸治疗痤疮 6 个月后，可以考虑应用激光进行干预。

增生性瘢痕和瘢痕疙瘩的治疗

由于持续性和复发性，包括增生性瘢痕和瘢痕疙瘩在内的病理性瘢痕很难治疗。增生性瘢痕预后较好，且随时间的推移会有所改善[12]。在其他章节（第十章和第十三章），我们已经描述了包括病灶内注射 5-FU、冷冻疗法、压力疗法、硅凝胶或贴膜、激光治疗和放射治疗在内的治疗方法，治疗结果并不一致且常常令人失望。此外，与治疗相关的并发症，如萎缩和色素沉着在有色皮肤中尤其明显。最终，治疗方法的选择取决于多种因素，如患者的期望和需要、瘢痕类型、基本肤色、操作疼痛、治疗费用、治疗次数、潜在的停机时间和不利影响（特别是在有色皮肤上的炎性色素沉着的风险）（表 18-4），瘢痕位置、瘢痕挛缩造成的功能障碍，以及整体的心理社会影响是值得考虑的重要事项，最终目的是使治疗目标能符合患者的期望。

在 2~6 个月内，每天应用硅酮制剂 12 h 是治疗增生性瘢痕的良好选择，这种方法在临床上广泛用于病理性瘢痕的预防[20]。尽管手术治疗瘢痕疙瘩很诱人，但是对于看似普遍的耳垂瘢痕疙瘩，选择手术时要格外谨慎，而且要在手术后立即开始实施瘢痕管理措施。这是因为，耳垂瘢痕手术切除后的复发率至少高达 50%，且在治疗

表 18-4 选择治疗方式时应考虑的因素

- 患者对治疗结果的期望，如美容效果和症状缓解
- 心理社会影响和功能障碍
- 瘢痕类型、大小和位置
- 皮肤分型
- 对治疗不适的耐受性
- 对治疗的分期和持续时间的预计
- 成本和停机时间
- 副作用如炎性色素沉着，复发概率

过程中难以预测治疗效果。瘢痕疙瘩患者的其他治疗选择有压力治疗、病灶内注射皮质类固醇和5-FU及放射治疗。一般来说，无论是单独应用还是作为外科手术切除的辅助手段，都可能需要多个疗程，治疗数月甚至数年，才能显著改善病理性瘢痕的外观和症状。治疗的目的是改善外观、缓解疼痛和瘙痒等症状，减轻限制肢体运动的瘢痕挛缩。依据作者的经验，平均需要3年才能达到面部病理性瘢痕的治疗目标。

对于瘢痕早期的治疗，每4~6周病灶内注射皮质类固醇和5-FU仍然是主要的治疗手段。注射间隔可以因反应程度逐渐地延长到2~3个月。在后期的管理中，当瘢痕几乎平整的时候，启动PDL以改善毛细血管扩张和瘢痕性红斑更为有效。然后，采用点阵激光治疗进行胶原重塑，可以进一步改善瘢痕的外观和质地。

影响治疗效果的相关因素包括瘢痕形成的时长、颜色（色素沉着或色素减退）、位置和病灶稳定性（活动性生长）。总的来说，新鲜的瘢痕对治疗更敏感。较小的创伤，更安全、更简单的干预和最少的副作用通常是有色人种瘢痕患者的首选。可以采取姑息疗法提高瘢痕组织柔韧性，减小瘢痕体积，减少红斑和色素沉着，减轻疼痛和瘙痒等症状。在治疗过程、预期的反应和风险等方面，与患者进行充分沟通也十分必要。

在制订治疗计划时，瘢痕的发生原因不如瘢痕的病理分型重要。针对痤疮导致的增生性瘢痕与瘢痕疙瘩，与手术或外伤引起的病理性瘢痕一样，采取同样的标准化治疗。皮质类固醇可降低胶原合成，抑制成纤维细胞增殖[21]。PDL治疗已被证实可以下调TGF-β和上调MMP-13的表达，从而减少成纤维细胞增殖和Ⅲ型胶原沉积[22]。激光治疗可减少瘢痕红斑、改善瘢痕质地和减轻瘢痕隆起。顽固性瘢痕疙瘩则需要放射治疗，放射治疗能穿透真皮，有效抑制成纤维细胞的增殖，但是副作用较大，包括斑点状的色素沉着、放射性皮炎和低致癌风险[14]。为了达到最佳的美容效果，经常采用多种治疗方法相结合的方案（参见第十六章）。

病灶内注射

皮质类固醇（如10~40 mg/mL曲安奈德悬浮液）和抗肿瘤药物，如5-FU和博来霉素可单独或混合直接注射到病理性瘢痕中。一项研究显示，对71.4%的患者来说，给深色类型皮肤注射博来霉素，其主要的副作用是色素沉着[23]。皮质类固醇可抑制TGF-β分泌，降低成纤维细胞增殖，并具有血管收缩作用。灶内注射皮质类固醇常见的副作用包括注射部位疼痛、局部皮肤萎缩、毛细血管扩张和色素消退。据报道，反复使用皮质类固醇注射治疗瘢痕疙瘩会产生医源性库欣综合征[24]。5-FU作为TGF-β/SMAD信号传导的有效抑制剂，能够阻断TGF-β的诱导、上调SMAD驱动的α_2 Ⅰ型胶原（COL1A2）基因在依赖性c-Jun末端激酶（JNK）中的表达[25]。5-FU禁用于孕妇和儿童。注射方法是每4~8周

表 18-5 皮质类固醇及5-FU瘢痕内注射技术

- 倍他米松混悬剂（5 mg的倍他米松和2 mg倍他米松磷酸钠）与5-FU（浓度为50 mg/mL）以7：3，6：4，1：1，1：9的比例，病灶内注射，后期逐渐减少皮质类固醇剂量
- 使用1 mL注射器和30 G针头减少注射疼痛
- 用酒精棉片清洁注射部位
- 注射前用氯乙烷喷雾剂减轻疼痛
- 根据病变大小，每次注射不超过1 mL，避免表面注射
- 局部应用抗生素（夫西地酸乳膏），然后用绷带覆盖注射部位
- 开始每隔4~6周注射一次，然后根据症状的改善和瘢痕的外观，逐渐调整到每2~3个月一次

注射一次，可选用 30 G 针头，注射部位的疼痛可以用冷却剂或局部麻醉来缓解。虽然在随机对照研究中，无论是否联合 5-FU，灶内注射皮质类固醇比 PDL 能够更快、更大程度地改善瘢痕的硬化程度，但是皮质类固醇单用或联合 5-FU、单用 5-FU、PDL 治疗瘢痕疙瘩和开胸术后产生的增生性瘢痕的临床改善似乎疗效相似[26]。在作者的经验中，病灶内注射含 5-FU 的皮质类固醇，并联合激光治疗，可以减少治疗的周期，更快地达到治疗目标(表 18-5)。

激光疗法

脉冲染料激光器

自 20 世纪 80 年代以来激光的选择性热效应就被用来治疗瘢痕。PDL 治疗一直被证明对于增生性瘢痕是有效的。通过采用不同的脉冲宽度及治疗后皮肤冷却等保护措施，可以改善瘢痕的质地、红斑、厚度和韧性（图 18-3）[27,28]。虽然确切的治疗机制仍有待阐明，但 PDL 和其他靶向血红蛋白的激光设备可以作用于血管系统，使血管逐渐闭塞，并重塑胶原。经验证明，针对亚洲患者进行三次激光治疗后，增生性瘢痕症状能改善 50% 以上[29]。瘢痕疙瘩与增生性瘢痕相比，血管密度较低，因此其对激光治疗更有抵抗性。

此外，瘢痕疙瘩表皮黑色素沉积增加（导致对血管系统的有效靶向作用降低，以及更高的激光治疗后炎性色素沉着的风险）和过度活跃的成纤维细胞会增加治疗风险，使激光在治疗有色皮肤瘢痕上更加困难。因此，通常需要更有效的设置和额外的治疗疗程。治疗时联合使用 PDL 及皮质类固醇和 5-FU 注射，在减少红斑和改善瘢痕质地方面是最有效的方法[12,26]（表 18-6）。根据作者经验，在每次注射前都应该使用 PDL，以避免由于重复皮质类固醇注射引起的漂白作用而降低激光能量的吸收。目前，还没有足够充分的证据支持使用强脉冲光治疗瘢痕疙瘩和增生性瘢痕。

关于激光治疗瘢痕的参数设置，对红斑性瘢痕使用 PDL 的非紫癜剂量是一种趋势。在治疗深色皮肤患者的瘢痕时，使用较合适的能量密度

表 18-6 联合注射和激光治疗增生性瘢痕和瘢痕疙瘩

· 在早期每 4~6 周，注射皮质类固醇加 5-FU，并逐渐减少皮质类固醇与 5-FU 的比例
· 应用亚紫外光 PDL（595 nm，450 μs，光斑 12 mm，4.75~5.25 J/cm^2,1~3 通道）治疗弥散性瘢痕红斑，每次注射 2~3 mg，直到后期，瘢痕几乎平坦
· PDL 可有效去除与重复注射皮质类固醇相关的毛细血管扩张，使用参数：595 nm，10 ms，10 mm × 3 mm 光斑，13 J/cm^2，需要多通道

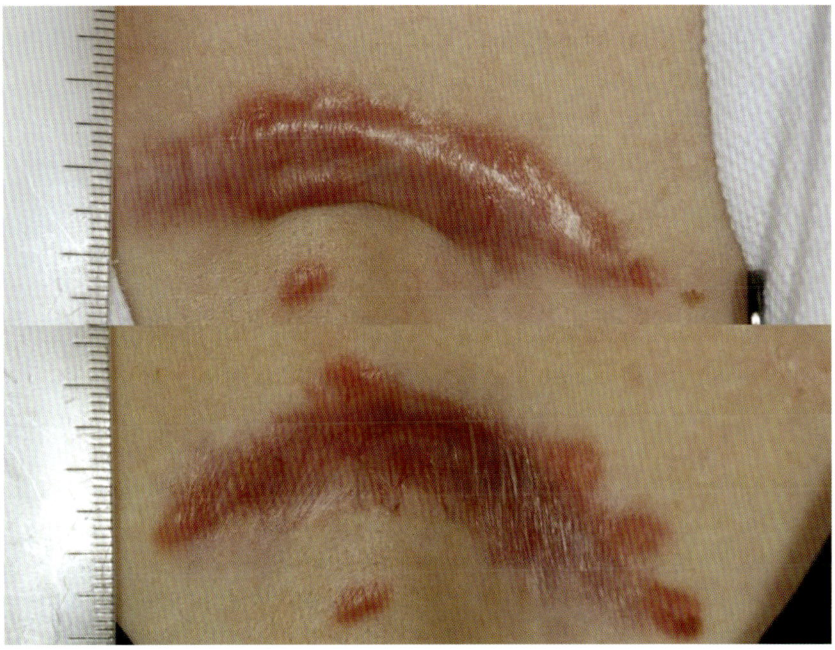

图 18-3 应用 PDL 及注射皮质类固醇和 5-FU 治疗，胸骨区瘢痕疙瘩改善；上图：治疗前；下图：治疗后

和较高的动态冷却设置，以最大限度减少炎性色素沉着和表皮损伤的风险。一项对照研究表明，对中国患者使用超紫外光剂量为 585 nm 的 PDL，脉冲持续时间为 1.5 ms，可温和改善瘙痒、红斑，但并不能改善瘢痕厚度和硬度[27]。作者认为，这种组合不能作为标准治疗增生性手术瘢痕，尤其是亚洲人的胸部瘢痕。应用 PDL 的 595 nm 波长（Vbeam，Perfecta，Syneron，Candela，Wayland，MA）治疗瘢痕，作者采用设置为 4.75~5.25 J/cm^2（光斑 12 mm，脉冲持续时间 450 μs，10% 重叠，1~3 遍）。

表皮冷却

深色皮肤的患者有更多的表皮黑色素，可以作为激光发射后的竞争性目标色团，因此当使用 PDL 及其他发射可见光的设备时，表皮黑色素会减少有效的激光能量到达真皮，增加不良反应的风险。与激光治疗相结合的表皮冷却可以通过减少手术相关的疼痛和肿胀来提高临床疗效和患者的耐受性，并通过更高的激光设置减少不良反应的发生率。虽然已经尝试了多种接触冷却方法，如应用冰袋、冰块或蓝宝石冷却窗，但没有一个完全令人满意的效果[30]，这主要是由于接触冷却方法是非定点选择性的，并且冷却的不仅是表皮，还包括靶向血管。因此，过度冷却可能会减弱激光治疗的效果。在另一种冷却方法中，冷冻剂喷雾冷却（CSC），距皮肤表面约 3 cm，通过电子控制的喷嘴将冷冻剂喷射到病灶上。冷源喷射持续时间（通常 30~40 ms）、低温传递与激光照射（约 20 ms）之间的延迟由可编程的数字延迟发生器控制，参数根据能量、皮肤类型和治疗位置进行调整。动态冷却装置（DCD）的高级设置，如 40 ms 的喷雾持续时间和 20 ms 的延迟，对于Ⅲ型和Ⅳ型皮肤的表皮保护是最理想的。然而，即使采用 PDL-CSC 治疗，在有色皮肤上也应谨慎使用较高的激光能量。由于黑色素可以作为一种竞争性的目标色团，在激光照射下，表皮的高黑色素含量会超越 CSC 的保护作用。对与皮质类固醇注射相关的显著毛细管扩张，可以每 4~6 周应用多次 PDL（脉冲持续时间 10 ms，能量 13 J/cm^2，光斑 3 mm × 10 mm，DCD40/20）治疗（表 18-7）。

告知患者，在激光治疗后，如果有任何结垢或结痂发生，应保护该区域不受创伤，并局部使用抗生素软膏（莫匹罗星）。对于术后疼痛，通常可以用冰袋、浸泡冷却，或优色林润肤膏等润肤剂涂抹来缓解疼痛。也可口服镇痛药（对乙酰氨基酚，塞来昔布）止痛。患者应避免过度暴露在阳光下。建议每天使用防晒系数 30 以上的防晒霜，建议在治疗后至少 3 个月内都进行防晒保护，以预防色素沉着的发生。

表 18-7 动态冷却脉冲染料激光治疗深色皮肤患者的病理性瘢痕

- PDL 波长 595 nm（Vbeam，Perfecta，Syneron，Candela，Wayland，MA）治疗瘢痕：能量范围 4.75~5.25 J/cm^2（光斑 12 mm，脉冲持续时间 450 μs，10% 重叠，能量 1~3 通道）。DCD 设置：40 ms，延时 20 ms，每 4~6 周一次
- 与皮质类固醇注射相关的毛细血管扩张：需要多个 PDL 疗程（脉冲持续时间 10 ms，能量 13 J/cm^2，光斑 3~10 mm，DCD 40/20，多通道，直到血管收缩），每 4~6 周一次
- 激光治疗后注射皮质类固醇和 5-FU，防止瘢痕组织增生

一项研究显示，和 595 nm PDL，40 ms 脉冲相比，595 nm PDL，0.45 ms 短脉冲宽度在减小瘢痕大小和改善瘢痕柔韧性方面更有效。临床治疗最终目标是瘢痕区域红斑颜色减轻或呈现模糊的紫色，应避免由于高能量影响而产生的暗紫斑，它在肤色较深的患者中有持久存在的风险。激光治疗后如果出现结痂、水疱或皮肤紫斑并持续发展，可增加炎性色素沉着的风险。对于肤色较深的患者，应使用较低的能量。为了减轻手术后的瘢痕，最好在拆线后尽快启用 PDL[32]。PDL 的副作用包括持续长达 10 天的紫斑、炎性色素沉着、水疱并有渗出。如有炎性色素沉着，可以使用防晒霜和漂白霜，如对苯二酚霜。

点阵激光

每隔一个月的非剥脱点阵激光热作用是治疗增生性和烧伤瘢痕的一种很有前景的方法，它可

以改善瘢痕质地、颜色和厚度[33-35]。患者肤色影响点阵激光治疗瘢痕的最终效果，副作用如持续红斑和色素改变在有色皮肤患者中更为常见。应选择较低的激光能量和治疗密度治疗深色皮肤患者。由于采取了更为保守的治疗，可能需要更多的疗程来达到预期的效果[3]。根据作者的经验，在亚洲人皮肤的炎性色素沉着风险防控上，低治疗密度比低能量更为重要[36]（表 18-8）。此外，在激光治疗后，为降低炎性色素沉着的风险，防晒至关重要。

增生性烧伤瘢痕有严重的并发症，包括毁容、疼痛和挛缩。多个疗程的点阵剥脱激光治疗为增生性烧伤瘢痕的治疗提供了保证（图 18-4）。对于深色皮肤患者，应该特别考虑点阵剥脱激光治疗后炎性色素沉着的风险。激光治疗后的炎性色素沉着发生率与炎症程度及 DEJ 破坏程度有关[37]。最近一项对亚洲人进行的剥脱点阵 CO_2 激光治疗的研究表明，1 个月和 3 个月随访时，炎性色素沉着的发生率分别为 55.5% 和 37.5%[38]。可能是为获得较好的临床疗效，而采用了积极的治疗参数，导致治疗后炎性色素沉着增加。一项前瞻性烧伤患者增生性瘢痕研究以客观和主观指标衡量结果均显示，部分剥脱 CO_2 激光治疗可以显著改善增生性烧伤瘢痕的体征和症状[39]。需要进一步研究，以确定剥脱和非剥脱点阵激光治疗改善瘢痕外观和功能的有效性，并确定合适的治疗剂量和时间，并比较治疗效果[40]。

表 18-8　点阵激光治疗深色皮肤患者的瘢痕

- 治疗密度比能量更重要，低治疗密度可以降低 PIH 的风险
- 使用 1550 nm 的掺铒光纤点阵激光，较低的治疗密度（如 10% 的累积覆盖）相比高治疗密度（如 20% 的累积覆盖），PIH 风险降低
- 与高密度（20%）相比，使用较低的密度（10%）减少痤疮复发的风险
- 注意皮肤单纯疱疹复发，特别是在口周区域。预防性抗病毒治疗
- 低密度激光治疗方法需要更多的疗程，才能达到同样的治疗效果

萎缩性瘢痕的治疗

萎缩性瘢痕是炎症破坏性过程（如痤疮、创伤和手术）后局部胶原和皮下脂肪减少，引起皮肤色素沉着或皮肤红斑并凹陷。萎缩性瘢痕的治疗对临床医生来说是一项挑战，因为皮肤损伤的预后多变，取决于损伤类型和程度（参见第十七

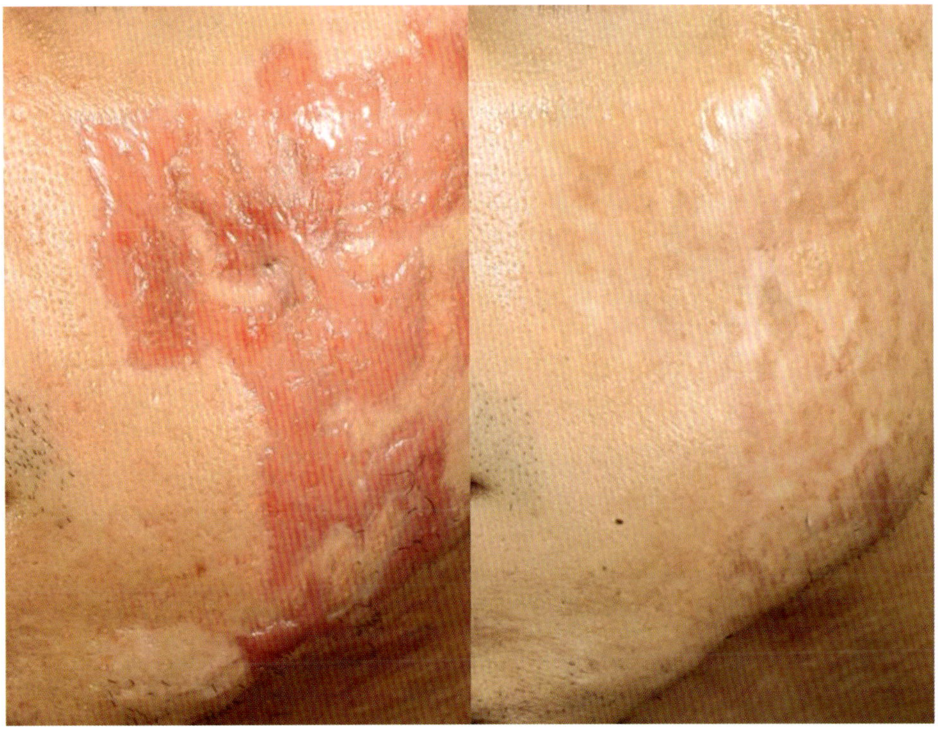

图 18-4　左图：左面颊烧伤治疗前；右图：在 PDL 治疗间隔期间，进行了一系列的皮质类固醇 + 5-FU 注射，最后采取重复非剥脱点阵 1550 nm 激光和点阵剥脱 CO_2 激光治疗

章）。化学剥脱，外科手术如皮下分离和钻孔切除、机械和激光磨削术，应用填充剂增加组织容量等方法已经被联合用于各种各样的萎缩瘢痕的治疗。目前缺乏能被普遍接受的随机对照的前瞻性研究方法来评价痤疮瘢痕的长期治疗效果。基于设备，治疗萎缩性瘢痕的方法主要有非剥脱激光治疗、剥脱和非剥脱部分激光重塑换肤、全剥脱激光换肤和射频治疗。以上治疗方法的目的是诱导胶原新生和重塑，但在深色皮肤患者中，结果可能难以预测，炎性色素沉着的风险可能会持续数月。无论采取哪种治疗方法，在开始治疗之前，都需要与患者讨论这些治疗方法的益处和风险。

不同的瘢痕类型（图 18–1）[17] 需要不同的联合治疗优化治疗效果 [17]。冰锥样瘢痕的顶点往往超出了大多数换肤设备的有效深度，所以在换肤之前可以进行一次钻孔切除。碾压样痤疮瘢痕通过纤维粘连附着于皮下组织时，可以应用皮下分离技术来改善。点阵激光技术在很大程度上取代了各种换肤技术，包括化学剥脱和整体激光剥脱技术，可用于改善浅厢车样瘢痕。最初用于面部轮廓和体积增加的软组织填充剂可用于改善萎缩的痤疮瘢痕。常见的临时填充物，包括透明质酸（如 Restylane，Juvederm），似乎可以对厢车样瘢痕提供暂时缓解。

对水的非选择性吸收和中红外激光的较深穿透导致了大量组织的加热效应，随后真皮组织重塑。这些非剥脱性激光器，如 1320 nm 钕 : 钇铝石榴石 (Nd：YAG) 激光器，具有公认的优点：恢复时间最短、相对较低的不良反应。尽管中红外激光的长波长有望在深色皮肤上具有优势，但在亚洲患者中，使用含动态冷却系统的 1450 nm 二极管激光治疗痤疮瘢痕后，发生炎性色素沉着的风险仍较明显（图 18–5）。采用持续时间为 40~60 ms 冷冻喷雾剂可能会对降低亚洲患者炎性色素沉着的高发生率（39%）[41] 有帮助。

点阵激光技术治疗瘢痕

虽然 10 600 nm CO_2 和 2940 nm 掺铒 YAG 激光系统可在传统的整体剥脱模式下有效治疗面部瘢痕，但其使用可能延长恢复时间，并且在有色皮肤上具有较高的色素沉着或色素脱失的风险 [42]。由于这个原因，使用点阵非剥脱或剥脱激光换肤，已成为这部分人群治疗萎缩性瘢痕的主要方法。点阵技术允许使用高能量以获得更深的穿透深度，并有望降低并发症的风险。点阵激光通过加热组织水分产生微损伤区［微治疗区（MTZ）］，这些区域内组织凝固（非剥脱）或气化（剥脱），直径由数十到数百微米并被周围的正常组织包绕。邻近的正常组织允许角质细胞的快速横向迁移，导致表皮细胞在 24 h 内完全重新上皮化。因此，可以以最小的并发症风险（如感染、色素沉着和新增瘢痕）和快速的疗效实现皮肤重塑。在每次治疗期间，根据设备设置的密度和通过的次数，可改变治疗的皮肤范围与比例。根据每一种设备的特性，每一次治疗的目标皮肤表面面积比例一般为 16%~32%。另外，与使用点阵重塑皮肤表面有关的胶原重塑深度可能比传统的有创激光表面修复深度要深（与数百微米相

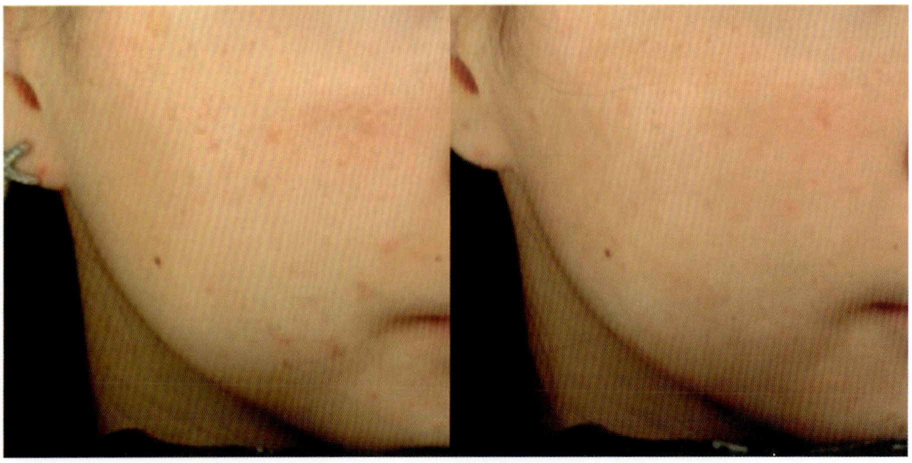

图 18–5 左图：右面颊治疗前。右图：用 1450 nm 二极管激光治疗面颊痤疮瘢痕。本图为第一次治疗 4 周后的炎性色素沉着

比，有数千微米）[43]。因此，点阵技术似乎更有效率，与非剥脱性和整体剥脱换肤术相比，恢复速度更快[44]。

1550 nm 掺铒光纤激光器是最常见的非剥脱点阵激光器之一。尽管如前所述，它并非对所有皮肤类型都安全有效，有色皮肤的患者可能有明显的炎性色素沉着风险。受点阵激光直接影响的皮肤比例与总 MTZ 密度有关，这是由单次通道的 MTZ 密度乘以通道的总次数决定的。能量级别的选择是基于所期望达到的穿透深度，此深度与痤疮瘢痕的深度一致。可根据痤疮瘢痕的程度、解剖位置和肤色，调整治疗的密度和能量。患者的不适感可能会限制能量的选择和 MTZ 的密度，而空气冷却系统的辅助使用可提高患者的耐受性[45]。

一项早期的研究评估了使用一种非剥脱点阵激光，采用三种治疗方法，每隔 1 个月一次，对 53 名患者的轻度至中度萎缩性痤疮瘢痕进行治疗[46]。90% 的受试者有 51%~75% 的临床改善。Fitzpatrick Ⅲ型和Ⅳ型皮肤[36]患者瘢痕外观改善了 51%~75%，发生炎性色素沉着的风险为 6%~18%，取决于使用的能量和密度（图 18-6）。其副作用是轻微的，包括暂时性红斑、水肿和极小的结痂。痤疮样疹是点阵激光治疗中最常见的情况。与高能量设置相比，较高的密度设置似乎与术后水肿、红斑和色素沉着更为相关[37]。

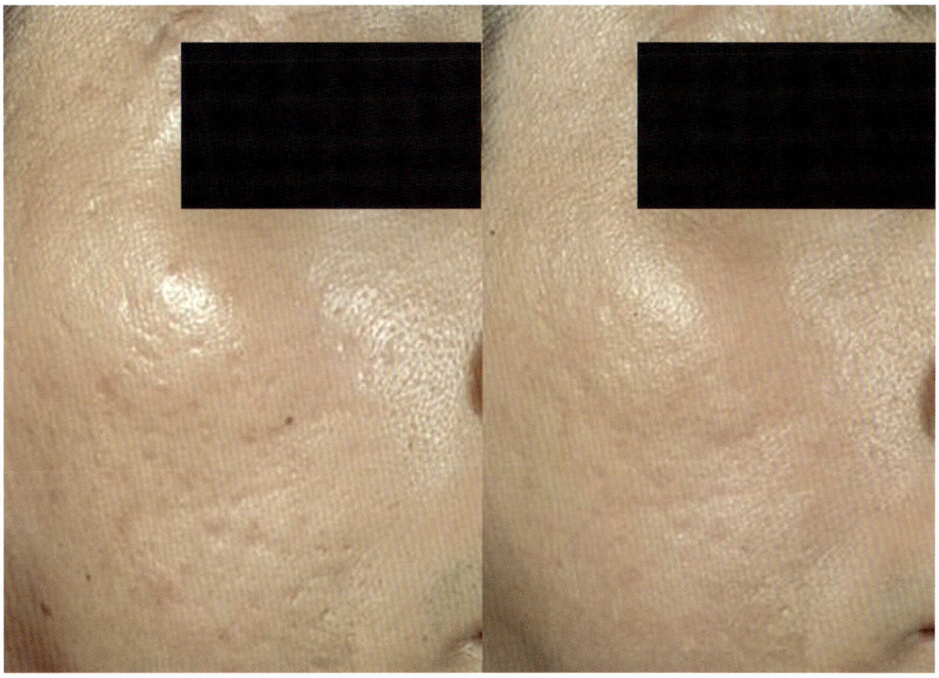

图 18-6　左图：右面部痤疮瘢痕；右图：非剥脱点阵表面重塑治疗 1 个月后

减少治疗通道数和总治疗密度可降低炎性色素沉着的风险（表 18-9），同时可以通过增加疗程来维持临床疗效，这样就可以在有色皮肤上安全地使用非剥脱点阵激光治疗进行瘢痕表面重塑。

点阵剥脱 Er：YAG 和 CO_2 激光器在亚洲人的萎缩性痤疮瘢痕重塑治疗上，效果相似。Er：YAG 激光[47]（图 18-7）疼痛较轻。对亚洲人群的痤疮瘢痕使用高密度或能量进行点阵剥脱 CO_2 激光治疗，不良反应（尤其是炎性色素沉着）较为明显[48]，应用点阵激光治疗增厚或萎缩的创伤

表 18-9　深色皮肤患者使用非剥脱点阵激光进行皮肤表面重塑将炎性色素沉着风险降至最低的方法

- 减少治疗区域的通道次数
- 将总治疗密度减少约 50%
- 增加治疗疗程，从每 1~3 个月 4 次增加到 8 次，保持治疗效果
- 能量与瘢痕的深度成比例，在有色皮肤上无须减少
- 防晒系数 50 或以上的防晒霜为有效防晒，激光治疗前后避免阳光照射
- 仅在发生炎性色素沉着时使用漂白剂，如 4% 氢醌；预防性治疗通常无效

瘢痕，采用较低的治疗密度是非常重要的。相比于冰锥样和深痤疮瘢痕，表浅瘢痕可能更适合点阵非剥脱设备治疗，诸如 CO_2 或 Er：YAG 激光器这样的点阵设备具有更深层的穿透能力。目前仍未完全阐明剥脱设备的穿透深度是否与疗效有关，但过深可能偶尔会导致持续数月的皮肤凹陷（图 18-8）。一项研究发现：剥脱点阵激光治疗在减少手术瘢痕硬度方面效果较好，而非剥脱点阵激光治疗对淡化瘢痕颜色效果更佳[49]。在点阵激光治疗后，可应用 PDL 对萎缩瘢痕的毛细血管扩张进行靶向治疗；对增生性瘢痕和瘢痕疙瘩，使用 PDL 加瘢痕内注射治疗后，辅助使用点阵激光治疗，有可能获得更好的治疗效果。

其他点阵设备

点阵激光剥脱治疗痤疮瘢痕的主要局限：在有色皮肤人群中，安全性相对较低，而且疗效相对较差，因为通常需要选择更保守的治疗参数。射频可以通过点阵传递能量，以实现选择性加热

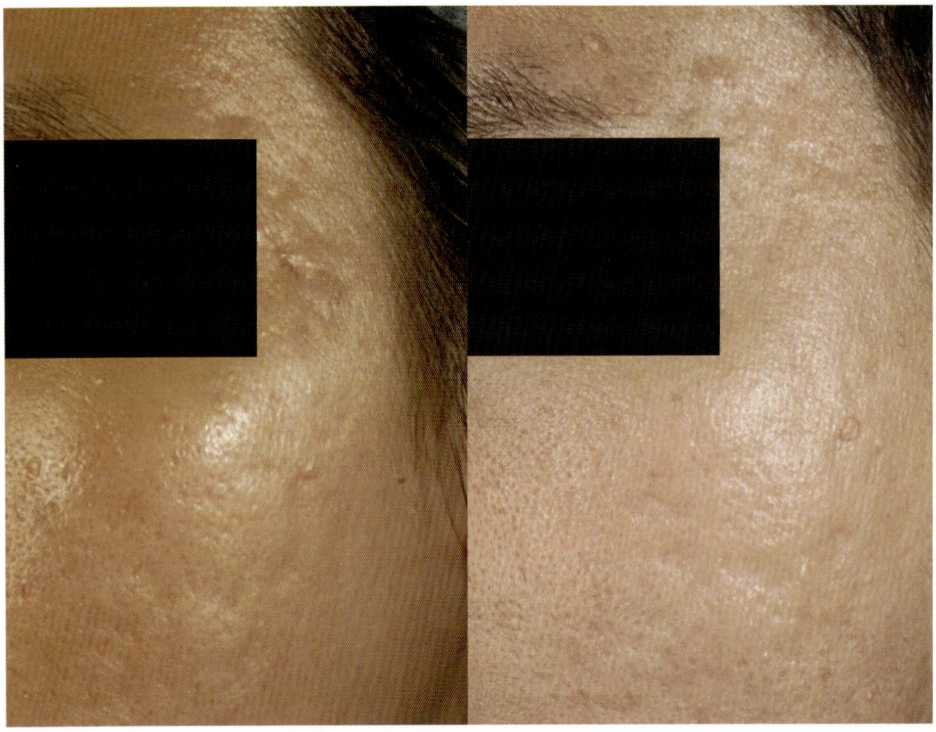

图 18-7　左颞叶和颧骨区的萎缩性痤疮瘢痕的改善，3 次非剥脱点阵 1550 nm 激光和 2 次剥脱点阵 CO_2 激光治疗。左图：治疗前；右图：治疗后

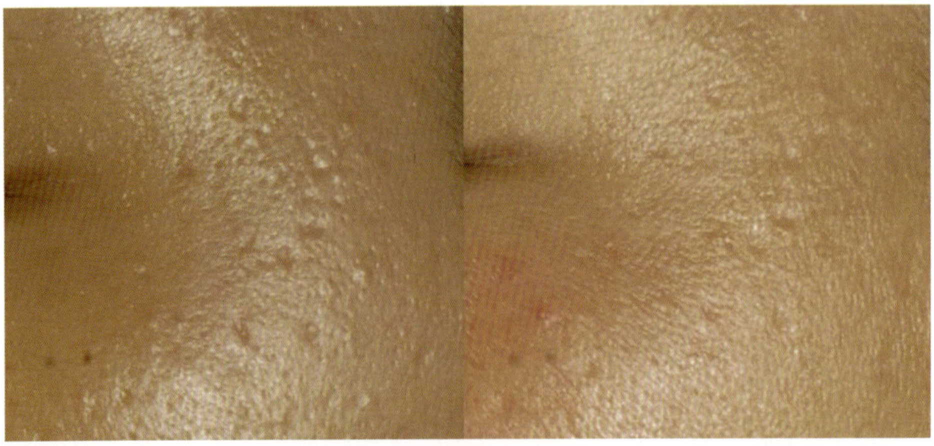

图 18-8　点阵 CO_2 激光治疗左侧颧骨痤疮瘢痕。左图：治疗前；右图：治疗后 1 个月，皮肤轻度凹陷

深层真皮，同时保护上层的覆盖表皮，以启动伤口的愈合过程。使用这些设备可以使表皮破坏最小化，可能会降低有色皮肤中发生炎性色素沉着的概率[50]。点阵射频也可采用一种相对保留表皮的方法来治疗痤疮瘢痕，这可进一步降低亚洲人炎性色素沉着的风险。点阵中红外二极管激光器和能量内置接触冷却器的组合装置已经成功用于治疗皱纹和痤疮瘢痕[51]。点阵双极射频联合点阵二极管激光和射频能量，可通过刺激瘢痕凹陷处的胶原生成增加，使瘢痕边缘剥脱和瘢痕表面重塑（图 18-9）[50]改善痤疮瘢痕。根据作者的经验，与点阵激光治疗相比，因为炎症反应和随后的愈合反应较轻，点阵射频对萎缩性痤疮瘢痕的治疗更为合适。因此，对那些需要低炎性色素沉着风险和较少发红和水肿时间的患者，可以考虑点阵射频治疗。另一种具有更低的潜在副作用的替代治疗方法是每 4~6 周皮秒脉冲宽度激光与点阵射频交替使用，可以提高效果。

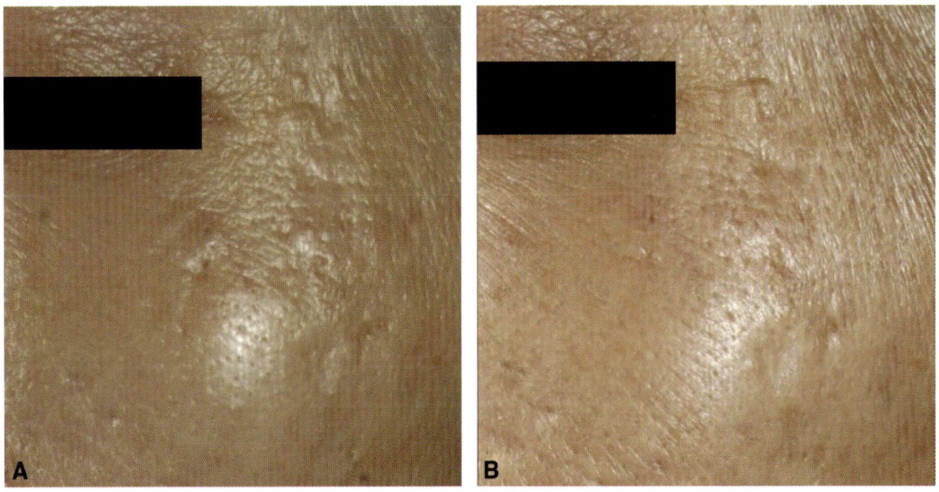

图 18-9　A. 治疗前左面颊萎缩的痤疮瘢痕；B. 痤疮瘢痕的改善，5 个疗程的点阵射频，点阵激光联合射频治疗 3 个月后

皮秒脉冲持续装置，如 755 nm 衍射微透镜阵列紫翠宝石激光，已成为治疗面部痤疮瘢痕的新选择。短脉冲诱导等离子体形成，其效果似乎与点阵激光治疗相似。最近的一项研究中，20 名 Fitzpatrick Ⅰ~Ⅴ型皮肤萎缩性面部痤疮瘢痕患者，采用 755 nm 皮秒激光治疗[52]。患者接受了 6 次治疗，光斑大小为 6 mm，能量为 0.71 J/cm^2，频率为 5 Hz，脉冲宽度为 750 皮秒，平均疼痛程度评分较低，患者满意度高，并获得相应组织学的改善。三维分析显示瘢痕体积平均减少 24.3%，治疗后 1 个月（24.0%）和 3 个月（27.2%）维持不变。同样，包括专有光源的 755 nm 皮秒激光可用来改善瘢痕和先前治疗所导致的炎性色素沉着（图 18-10），一般需治疗 3~4 次。除了常用的调 Q Nd：YAG 1064 nm 激光用于治疗瘢痕色素沉积或炎性色素沉着，1064 nm 皮秒激光器也用于改善炎性色素沉着的治疗。

应用点阵激光后炎性色素沉着最小化

炎性色素沉着是点阵激光治疗有色皮肤患者最显著的不良反应[53]。如前所述，点阵激光治疗后的炎性色素沉着概率与 DEJ 的炎症程度和 DEJ 的破坏程度有关[37]。尽管一些临床医生在激光换肤前用局部漂白剂、维 A 酸或乙醇酸化合物对患者进行预处理来预防炎性色素沉着的发生，但没有研究表明这种做法会降低炎性色素沉着的发生率[54]。此外，长期使用局部漂白剂可引起诸如接触性皮炎和外源性褐黄病等问题。避免阳光照射和持续使用防晒霜是防止激光治疗后发生炎性色素沉着的最关键的措施。

我们小组报告应用非剥脱点阵 1550 nm 掺铒

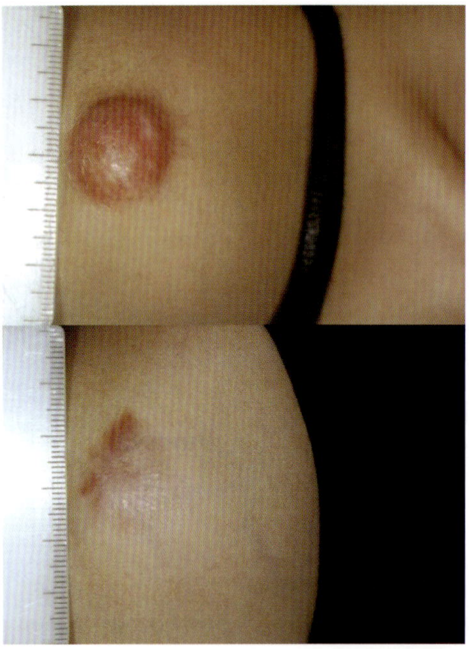

图 18–10　在一系列 PDL、使用微透镜阵列的皮秒激光（0.71 J/cm²、10 Hz、6 mm、4 通道）、病灶内皮质类固醇加 5–FU 治疗后，右肩部瘢痕疙瘩的体积、红斑和色素沉着均有改善。上图：治疗前；下图：治疗后

光纤激光器对亚洲患者进行瘢痕重塑，大概 4 个疗程，平均总治疗密度 442.5 MTZ/cm² [36]，治疗后炎性色素沉着发生率为 18.2%。通过将能量从 8 次减少到 4 次，总治疗密度减少至 210.5 MTZ/cm²，炎性色素沉着的风险降低到 6.0%。虽然点阵激光的能量和密度都影响了有色皮肤患者炎性色素沉着的发生，但治疗密度似乎特别重要 [55]。这意味着，通过降低激光治疗密度可以显著降低非剥脱点阵激光治疗的不良影响，同时可以通过增加疗程来维持临床疗效。

作者通过对亚洲患者点阵剥脱 CO_2 激光治疗的研究，在治疗后 1 个月和 3 个月随访时，炎性色素沉着发生率分别为 55.5% 和 37.5% [38]。本研究炎性色素沉着的发生率相对较高，可能是为了取得更好的临床疗效而采取了积极的治疗参数（Fraxel Re：pair，Solta Medical，Hayward，CA，能源 60~70 mJ，4 通道，治疗级别为 8~11 级，皮肤表面覆盖 35%~40%），从而导致过强的炎症和愈合反应。针对亚洲人痤疮瘢痕治疗的自身对比研究显示，非剥脱和点阵剥脱激光治疗痤疮瘢痕结果相似，炎性色素沉着率均约为 10%[56]，较低的炎性色素沉着发生率可能与该研究中使用较低的治疗能量和密度有关。

另一项针对亚洲患者的研究发现，应用 CO_2 点阵激光治疗痤疮瘢痕，3 个治疗周期后，有 92% 的受试者在 51% 的治疗周期内，发生了轻度炎性色素沉着。在最后一次激光治疗平均 5 周后，炎性色素沉着完全得到了缓解 [57]。与之相比，另一项研究发现，点阵 CO_2 激光治疗 Fitzpatrick Ⅰ~Ⅱ型皮肤患者后，炎性色素沉着的发生率为 1.2%[58]。另一项比较 CO_2 点阵激光和 Er：YAG 激光对亚洲患者痤疮瘢痕的研究显示，Er：YAG 和 CO_2 激光治疗后的炎性色素沉着发生率分别为 35% 和 50%。尽管与点阵 Er：YAG 激光治疗相比，点阵 CO_2 激光治疗后的炎性色素沉着发病率更高，但差异并无统计学意义。使用 4% 的对苯二酚乳膏，每日 1 次，在 6 周内炎性色素沉着可完全缓解。

除了潜在的结构性色素沉着之外，激光手术前后 2 周的日光照射也是炎性色素沉着的危险因素。如果在手术过程中使用表皮冷冻装置，如空气流通装置，可以降低术后皮肤色差的发生率。短期预防性全身使用类固醇激素（泼尼松龙，每次 10 mg，每日 3 次），可用来减少激光后的炎症反应和随后皮肤屏障损伤引起的炎性色素沉着 [59]。然而，短疗程全身应用皮质类固醇发生副作用的风险尚未在临床研究中充分评估。作为替代，对点阵激光后立即发生明显炎症反应的患者，中度有效的皮质类固醇（稀释的 1% 莫米松软膏）在面部治疗区域局部封闭湿敷，可降低炎性色素沉着的风险，随之局部应用 0.1% 莫米松软膏 3 天，每天 2 次（表 18–10）。

对于激光治疗后的炎性色素沉着，每日局部联合应用 4% 对苯二酚、0.1% 糠酸莫米松，以及 20% 壬二酸，应用 4~6 周。如果 4 周后复查没有产生明显皮肤刺激，则该配方中对苯二酚成分可以增加到 6%。如果患者能够接受这种联合治疗方法，4 周后，可以与 Triluma 霜（0.01% 氟轻松、4% 对苯二酚和 0.05% 维 A 酸）交替使用。如果患者出现红斑、脱屑或刺激症状，建议停止局部美白治疗，以避免皮肤炎症加重。应密切监测局部应用皮质类固醇引起的皮肤萎缩，并通过系列影像评估。经常使用防晒霜等

表 18-10 点阵激光治疗后减少炎性色素沉着的方法

· 用更长的治疗疗程弥补较低的治疗密度
· 在手术过程中，使用强制空气冷却装置
· 在激光治疗前 2 周及后 3 个月，采取使用防晒霜等措施防晒
· 治疗后，如皮肤过度红斑和肿胀，用稀释的皮质类固醇药膏局部封闭湿敷
· 如果炎性色素沉着进展，每日局部联合应用 4% 对苯二酚、0.1% 糠酸莫米松，以及 20% 壬二酸，应用 4~6 周

措施防晒也很重要。可以考虑使用调 Q（纳秒脉冲范围）Nd：YAG 1064 nm 激光来治疗有色皮肤患者在其他激光治疗后出现的炎性色素沉着，通常光斑大小 8 mm、3.1 J/cm^2、10 Hz、3~5 通道。皮秒 1064 nm Nd：YAG 激光（Picoway，Syneron Candela，MA）也可以用于治疗激光治疗后出现的炎性色素沉着。参数设置：0.9 J/cm^2，大光斑，3 遍。使用这些激光治疗炎性色素沉着时，应避免引起皮肤红斑（表 18-11）。

表 18-11 激光治疗后炎性色素沉着的治疗

· 在激光治疗后，如果有明显的红斑发生，每天 2 次 0.1% 莫米松，应用 3 天减轻炎症
· 如果出现早期炎性色素沉着，可以考虑用 4% 对苯二酚、0.1% 糠酸莫米松和 20% 壬二酸混合液局部外敷
· 如果在 4 周的随访中无皮肤刺激，提高对苯二酚浓度到 6%，混合 0.1% 糠酸莫米松，以及 20% 壬二酸的乳膏，用来治疗炎性色素沉着
· 如果在 4 周的随访中没有任何刺激，0.01% 氟轻松、4% 对苯二酚和 0.05% 维 A 酸（Triluma 霜）持续交替使用，治疗炎性色素沉着
· 严格的防晒措施，使用防晒霜和避免日光照射
· 治疗进展中的炎性色素沉着可考虑激光疗法，用调 Q（纳秒级）1064 nm Nd：YAG，光斑 8 mm，3.1 J/cm^2，3~5 通道，10 Hz；或皮秒 1 064 nm，0.9 J/cm^2，3 次，大光斑

多样化治疗

在亚洲和其他肤色较深的患者中，对瘢痕疙瘩进行冷冻治疗有较高的风险，尤其是长期色素沉着的风险。众所周知，与其他皮肤细胞成分（如角质形成细胞、成纤维细胞和内皮细胞）相比，黑素细胞对冷冻治疗更为敏感。冷冻疗法诱导细胞内冰形成和黑素细胞的不可逆损伤，因此，如果选择这种治疗来减少色素沉着，就需要采用相对保留表皮黑素细胞的灶内冷冻疗法（图 18-11）[60]。外科手术切除的有效性受高复发率的限制，除非术后进行辅助治疗，如放射治疗。其他辅助治疗，如干扰素和 5% 咪喹莫特乳膏，缺乏长期疗效的研究，而且它们本身与色素变化有关。仅局部应用视黄素对改善有色皮肤瘢痕通常无效，尽管它可能为治疗炎性色素沉着提供一些帮助。

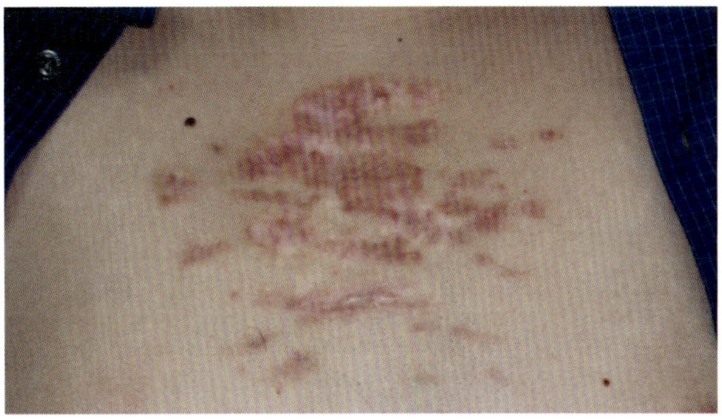

图 18-11 对前胸部瘢痕疙瘩的冷冻治疗，因色素沉着而变得复杂

结论

增生性瘢痕和瘢痕疙瘩在有色皮肤上更易发生（表 18-12）。在瘢痕形成早期使用 PDL 有助于降低严重增生性瘢痕和瘢痕疙瘩的发生率。对于增生性瘢痕和瘢痕疙瘩，PDL 结合病灶内皮质类固醇和 5-FU 注射似乎是最有效的治疗方法。由于黑色素含量较高，在深色皮肤患者的瘢痕治疗中，需要考虑治疗后炎性色素沉着的风险。应用激光治疗瘢痕时，具有较高效率表皮冷却装置的低密度激光参数通常更安全。对于多种瘢痕类型（包括萎缩性痤疮瘢痕和增生性烧伤瘢痕）的治疗，非剥脱点阵和剥脱点阵激光将发挥越来越重要的作用。皮秒激光和射频治疗是瘢痕治疗中有前景的新兴模式。

表 18-12 有色皮肤瘢痕管理概要

- 对有色皮肤伴炎性色素沉着的病理性瘢痕，治疗通常会变得复杂
- 早期使用 PDL 有助于预防病理性瘢痕
- 联合应用 PDL 和灶内药物注射仍然是主要的治疗手段
- 在更低的能量和足够的冷却下，可以安全使用 PDL 和其他激光器
- 减少治疗密度和促进点阵重塑皮肤后的再上皮化，是减少炎性色素沉着的关键

扫码看参考文献

第十九章　烧伤瘢痕的康复治疗

MICHAEL A. SERGHIOU，JONATHAN NISZCZAK　编
马富廉　译

核心观点

1. 全面的康复计划对烧伤患者的康复至关重要。
2. 增生性瘢痕是烧伤最突出的后遗症之一，可能限制烧伤患者的功能并导致灾难性的美容后果，本章重点讨论增生性瘢痕的康复治疗。
3. 本章重点介绍增生性瘢痕的形成、瘢痕的评估、瘢痕管理（包括压力疗法、衬垫、按摩和热疗法）、矫正器和运动。

瘢痕形成

伤口通常通过形成瘢痕代替损伤部位受损或破坏的组织来愈合。与正常皮肤组织相比，这种替代的瘢痕组织弹性下降，经常导致运动功能和美观方面的并发症。Stedman[1] 将瘢痕定义为“替代因损伤或疾病而被破坏的正常组织的纤维组织”。Linares 于 1790 年最早提及瘢痕，他将首次完整的瘢痕医学描述归功于 Petz（参见第一章）[2]。

当烧伤创面开始愈合或皮肤移植手术完成后，瘢痕开始形成。一般来说，伤口保持开放的时间越长，增生性瘢痕的发生概率就越高（参见第六章）[3,4]。从形态学角度来看，两种病理性瘢痕类型（增生性瘢痕和瘢痕疙瘩）的不同之处在于瘢痕疙瘩主要由伴有环氧合酶 2（COX-2）过度表达形成的增生的Ⅲ型胶原纤维组成，而增生性瘢痕主要由 COX-1 过度表达形成的较薄的Ⅰ型胶原纤维组成（参见第五章）[5]。这两种瘢痕类型的形成时间不同，瘢痕疙瘩往往在愈合过程的后期形成。此外，增生性瘢痕局限在伤口边缘内，而瘢痕疙瘩超越伤口边缘侵及正常组织。

瘢痕增生

烧伤后瘢痕增生的发生率超过 65%[6]。可导致增生性瘢痕发生的因素有伤口感染、遗传因素、反复采集的供皮区、年龄、慢性炎症、损伤部位和皮肤张力（参见第七章）[7]。瘢痕组织过度生长形成增生性瘢痕或瘢痕疙瘩，这两者均可被认为是皮肤增生性疾病[8]。增生性瘢痕的典型特征是隆起、红色、僵硬、疼痛、瘙痒，可能限制烧伤范围内的关节运动或皮肤活动性[9]。相反，瘢痕疙瘩往往延伸超过损伤范围，侵入周围组织，收缩性较差（图 19-1）[9]。增生性瘢痕外观欠佳，对患者的自尊和身体形象产生负面影响[10]。通常，烧伤越深、伤口炎性过程越长或者伤口不愈合的时间越长，增生性瘢痕形成的可能性越大（参见第六章、第八章和第九章）[3,4,11]。烧伤瘢痕挛缩可能是由于瘢痕中肌成纤维细胞和游离肌动蛋白的作用而发生的[12]。挛缩的内在表现为受损区域的组织丢失，随后相关解剖部分变形，外在表现为组织丢失与受影响区域相距一定距离，但变形的结构本身并未受伤[13]。当伤口愈合时，胶原纤维聚集以桥接伤口，形成未成熟（活性）的瘢痕[14-16]。通过严格设计的随机对照试验进行的广泛研究仍缺乏对增生性瘢痕进展的理解，部分原因是缺乏公认的异常瘢痕的动物模型[8]。尽管如此，在理解瘢痕的发展进程方面仍然有所进展，包括对信号介导转化生长因子 β、细胞外基质过量产生和角质细胞信号表达研究[17-19]。

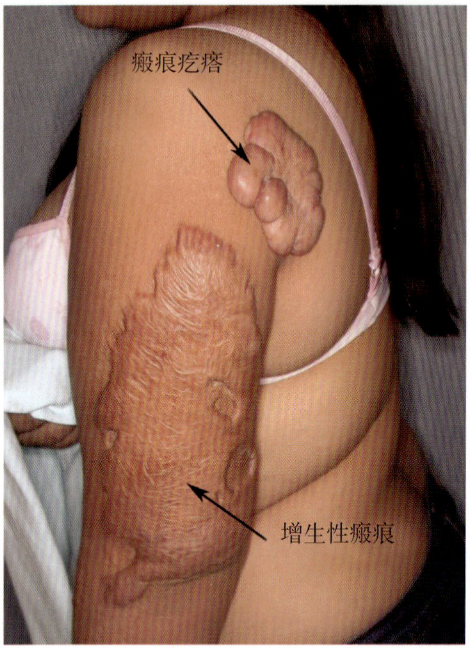

图 19-1 增生性瘢痕和瘢痕疙瘩

瘢痕评估

烧伤康复专家在开始治疗前仔细评估烧伤瘢痕至关重要（参见第二十八章）。虽然评估烧伤瘢痕会耗费很多时间，但在康复过程中至关重要，因为它直接影响烧伤部位的功能和美容治疗效果。已有几种瘢痕评估工具和量表可以用来评估烧伤瘢痕，并可用来确定瘢痕管理方案的有效性和追踪康复的结果。这些瘢痕评估指标有些是客观的（提供瘢痕参数 / 特征的定量测量），有些是相对较为主观的（提供瘢痕的定性测量并且结果取决于观察者）。不同的烧伤瘢痕评估工具适用于评估不同的瘢痕性质，如柔韧性（气压计[20,21]、皮肤弹性测定仪[22,23]、眼压计[24,25]和伸长仪[26]），硬度（硬度计[27]），颜色（色度计，皮肤分光计，黑色素和血红素测试仪和色度计[28]）、厚度（超声扫描仪[23,29-31]），组织灌注 [激光多普勒成像（LDI）][32-35]和三维重建。尽管人们对这些工具在评估所有类型烧伤瘢痕时的有效性和可靠性上仍有疑虑，但还是认为评估是较客观的。

已开发了几种瘢痕评估量表，为烧伤瘢痕的评估提供了一种更全面的方法。由 Sullivan 等人[38]在 20 世纪 90 年代开发的温哥华烧伤瘢痕评估量表（VBSA）虽然只有 25 年的历史，但是是目前最常用的烧伤瘢痕评估量表。VBSA 主观地评估与瘢痕愈合和成熟相关的物理瘢痕参数，包括瘢痕色素沉着、血管分布、柔韧性和高度[39]。多年来，其他学者一直试图改进原始的 VBSA，其中 Baryza 和 Nedelec 的著作可圈可点[40-42]。他们认为，VBSA 是主观的，可以用它来追踪个体的小线性瘢痕的成熟过程，而不是比较个体之间的差异。除 VBSA 之外，还有患者和观察者瘢痕评估量表（POSAS）和曼彻斯特瘢痕评估量表（MSS）等重要的评估量表。Fearmonti 等人[43]描述并比较了各种瘢痕量表和数个瘢痕评估工具，强调了它们的局限性。迄今为止，对于烧伤康复有关的所有瘢痕参数进行全面、可靠和有效的评估仍然难以实现[44]。而评估单个瘢痕参数的单个瘢痕评估工具在某些情况下可能显示出一定的有效性和可靠性。然而，它们一般都很昂贵，在烧伤康复中使用往往不切实际[43,45]。

瘢痕的康复治疗

尽管近年来医学有了很大的进步，但增生性瘢痕仍然是一个很棘手的问题。医疗救治流程的改进提高了全身大面积（TBSA）烧伤患者的生存率，因此康复技术也需要相应的改进，以获得最理想的功能和美学效果，在这种情况下，瘢痕管理应该是一个持续的过程，贯穿于创面愈合及瘢痕成熟的整个过程。瘢痕的最好治疗方法是防止瘢痕的形成，所以对瘢痕保持警惕是关键。尽管瘢痕成熟的机制尚未完全阐明，临床上大多数康复专家通过以下方式系统治疗增生性瘢痕：压力疗法、运动 / 关节活动范围（ROM）、衬垫、夹板、按摩、热疗和硅酮。

压力衣疗法

长期以来，压力治疗一直用于广泛存在的发红、增厚、隆起的瘢痕。压力疗法是目前应用最广泛和公认有效的治疗方法，应在烧伤瘢痕成熟早期实施。压力治疗的方法包括使用压力衣、衬垫和符合标准的矫形器。Johnson 在 1678 年撰写了第一篇描述使用压力治疗未成熟瘢痕的医学文献，参考了 16 世纪 Ambroise Par é 的著作[2]。其后，

Linares 描述了一系列历来关于压力治疗的重要事件，包括 1860 年使用弹性绷带、1881 年使用石膏铸件来提供压力，以及 1902 年使用牵引治疗瘢痕。Linares 的历史回顾还包括对 Nason 1942 年工作的描述，其中他观察到由内衣弹性施加到受伤皮肤上的压力产生局部组织缺血，这反过来又阻止了瘢痕组织的过度生成[2,46]。

Silverstein 和 Larson 在 20 世纪 70 年代详细记录了使用压力疗法有效抑制瘢痕的情况；他们的观察和研究促进了今日压力衣疗法的发展，其研究成果成为治疗活动期瘢痕的“黄金标准”。当活跃性瘢痕被压缩时，它会变白，这表明该区域血流量减少[47]。尽管压力衣疗法的作用机制尚未完全阐明，但据推测，较少的血液会导致组织中氧合降低，从而导致胶原产生减少，在胶原合成和胶原分解（溶解）之间建立动态平衡。当胶原的产生和分解达到平衡时，生成的瘢痕外观更平坦[48]。对压力衣疗法也有不同的观点，Kealey 等人[49]进行了一项前瞻性随机研究，以研究压力衣疗法在烧伤患者中的治疗效果。在此次研究中，患者被随机分配为压力衣治疗组和非治疗组，使用 VBSA 进行瘢痕成熟度评估。结果表明，在年龄、体表面积、住院时间、创面愈合时间相似的患者，两组之间瘢痕的成熟度无显著差异。其他研究也报告了压力衣因使用时间长可缺乏黏附，引起不适，皮肤起疱、溃疡或瘢痕破裂、肢体肿胀，以及由于压力过高可引起骨骼和牙齿畸形等问题，这些问题可能降低患者依从性，导致严重的不良反应，甚至永久畸形[46,47,49–54]。

与之相反，有些研究报道了关于压力衣疗法的积极效果[55–57]。近年来，关于加压包扎治疗增生性烧伤瘢痕的出色治疗效果或缺乏疗效的研究均有文献报道。压力衣疗法缺乏强有力的、无可争议的证据的一个原因是，压力衣必须每天连续穿着至少 23 小时，黏附性难以评估[2,52,59]。此外，抑制增生性瘢痕所需的最佳治疗压力尚不清楚[52,60–62]。关于压力衣疗法的效果，争论仍在持续，在收集到更确切的证据支持使用压力衣或证明它们在处理瘢痕方面无效之前，以压力衣为形式的压力疗法将继续是瘢痕处理的标准组成部分。应注意，迄今为止进行的所有压力衣疗法的研究不包括跨越关节的烧伤，也不包括手部、颈部和面部烧伤。仅仅为了确认压力疗法是否有效而在患者面部或上述其他身体表面进行压力治疗是缺乏职业道德的。

压力疗法可以对活跃的瘢痕产生影响，但并非所有烧伤瘢痕都需要采取压力疗法。7~14 天内愈合的烧伤患者通常不需要压力治疗。对于伤口在 14~21 天愈合的患者，应密切监测其压力治疗需求，并建议其预防性使用压力衣。21 天后愈合的伤口通常需要使用压力衣[48]。抑制增生性瘢痕形成所需的压力数值尚未确定。随着时间的推移，低至 10 mmHg 的压力可有效重塑瘢痕组织，然而超过 40 mmHg 的压力可能会破坏组织并引起感觉异常[47]。传统的压力疗法包括弹性绷带直接使用在新愈合的皮肤上或覆盖在烧伤敷料的上面[63]（图 19–2），一旦伤口几乎或完全闭合，就可以使用管状弹性绷带，如 Tubigrip（Mölnlycke Health，goteborg，Sweden）。这些管状弹性绷带有不同的尺寸，以适应不同的解剖

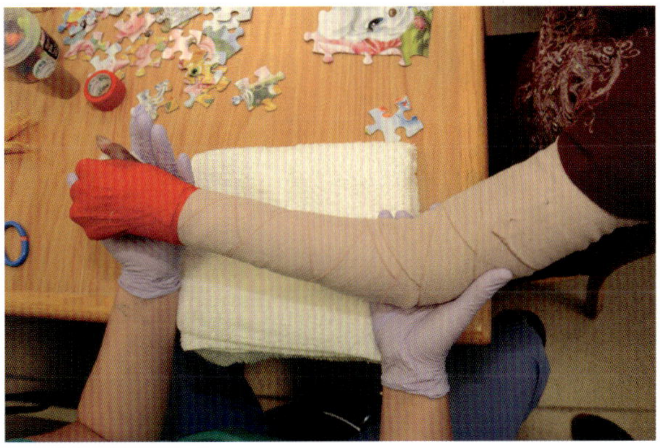

图 19–2 弹性绷带提供 10~12 mmHg 压力

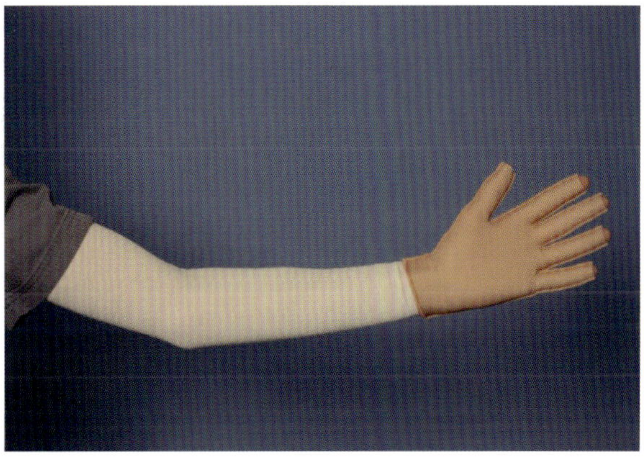

图 19–3 管状弹性绷带（Tubigrip）提供 15~17 mmHg 压力

围度（图 19-3），在应用这些管状绷带时应小心，以避免使脆弱的皮肤或新移植的皮肤移植物受损，或下面的覆盖敷料移位。烧伤治疗师应注意，这些管状绷带是由单根弹性线螺旋形穿过编织物制成的材料，即使切开一个小孔也会影响整体的弹性，改变这些材料的压力强度。管状弹性绷带应在拟治疗的皮肤表面双层折叠以提供足够的压力[46,64]。

通过使用薄而有弹性的自粘弹力包扎物，如 Coban（3M，St.Paul，Minnesota）（图 19-4），可以早期在手和手指上施加压力。这种形式的压力对于不能耐受手套剪切力的成人和小儿患者来说，是极好的选择，其可以有效地帮助控制手部水肿和进行早期瘢痕管理。对于年龄较小的儿童，相对于成品弹力手套的并发症问题、难以准确使用和精准施压的问题等，Coban 手套是极好的选择。Coban 可以覆盖在敷料上或直接涂在愈合的手指创面上。烧伤治疗师需要注意的是，如果 Coban 缠绕得太紧，它可能会导致愈合后手部的骨间关节变形。但是，如果 Coban 包裹得过松，与手臂压力衣一起使用时可能会引起手部肿胀。

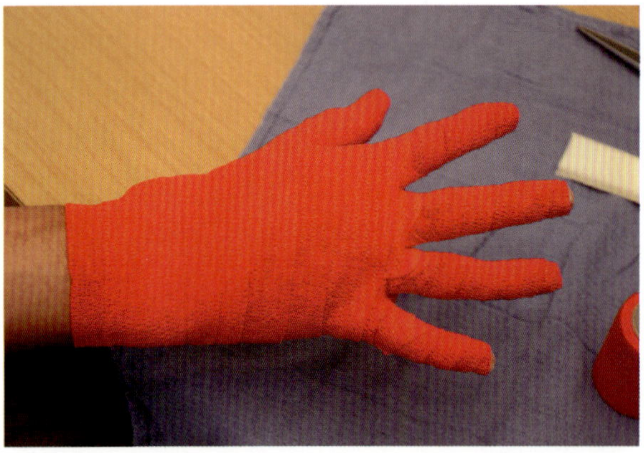

图 19-4 自粘弹性绷带不拉伸时（Coban）提供约 10 mmHg 的压力

为了方便应用，Coban 绷带被预裁剪成大约手指长度的 2 倍，每条绷带都采用环形包扎，从每个手指的甲床开始，与 Coban 绷带依次重叠 1/2 并结束于相邻的指根间隙。需要暴露每个指尖，以便观察末梢血液循环。Coban 绷带可以拉伸 0~25%，所有的指底间隙都被覆盖后，用 Coban 绷带缠绕手部的其余部分并延伸到腕关节上约 2.5 cm 处。Coban 绷带包扎完成后，就不应再看到手部皮肤。如果手仍有小部分区域未被覆盖，可用一小条 Coban 绷带包扎该区域并把它粘在 Coban 绷带的其余部分。包扎完成后，治疗师在手套表面用乳液润滑整个手套，减弱 Coban 的粘连效应以利于手的功能活动。每天应该由治疗师或护理人员去除 Coban 绷带。去除 Coban 绷带时，应小心单独剪断或解开每个手指上的绷带，以避免干扰任何残余创面的愈合。

使用成品临时压力衣被广泛接受并应用于烧伤康复（图 19-5），多个公司商品化生产这种压力衣（包括身体不同部分的压力衣）。临时压力衣由柔软的材料制成，既对烧伤患者瘢痕产生适当的压力，又能保护其刚愈合的皮肤。在订购定制压力衣之前使用这些商品化的压力衣的另一个原因是为了等患者体重稳定（延迟住院），并消退剩余水肿。在不能定制压力衣（通常需要大约 12 周）之前，临时压力衣是压力治疗的替代选择。一旦患者的体重稳定下来，水肿消退，并且皮肤能够承受一定的压力时（通常是 3~4 周伤口愈合后），就应该测量并定制压力衣（图 19-6）。目前，有数家公司专门从事压力衣的制作。临床上，用于预防、控制和矫正瘢痕增生的压力疗法所采用的平均压力为 24~28 mmHg，大约与毛细管压力（25 mmHg）相等或稍大。许多研究人员认为，瘢痕可能会在这个压力水平上发生改变[46,65]。为了使压力疗法有效，无论白天还是夜晚，压力衣需要随时随地穿着，只有在洗澡和偶尔运动时为避免妨碍运动才可以脱下。目前，成

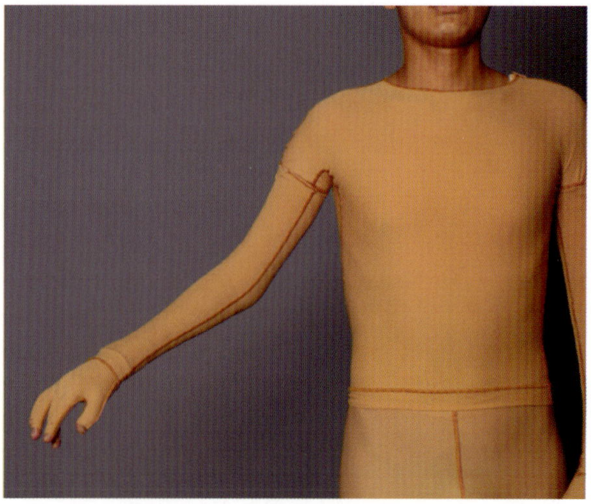

图 19-5 成品临时压力衣提供 15~20 mmHg 压力

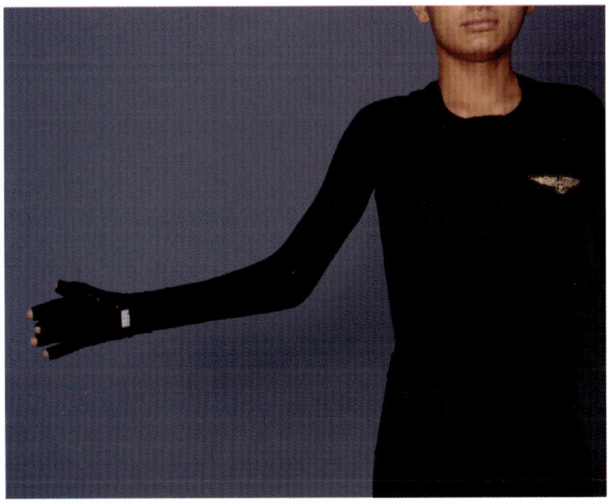

图 19–6 定制压力衣提供 24~28 mmHg 压力

品临时压力衣有多种颜色和图案。对于儿童人群，可以在压力衣上缝制卡通图案，以使其美观，从而提高患者的依从性。先前有人已经对儿童面部压力衣的使用提出质疑，认为它可能会干扰生长发育。作者建议由家庭医生（包括牙科专家）密切监测这些患儿的面部和牙齿正常发育情况。

衬垫

衬垫是烧伤康复中压力衣的内衬，在某些解剖位置（包括凹陷的身体部位，如面部、颈部、肘窝、胸骨、手掌、指底间隙、上背部和足弓）上辅助压力衣保持适当压力，因为在这些位置很难仅靠压力衣获得足够的压力。临床医生应根据拉普拉斯定律（Laplace' s law）压力分布指导应用这些衬垫，其中压力 = 张力 / 曲率半径（这个方程的简单形式表示为 $P = T/r$）。凹面区域具有较高的曲率半径，凸面具有较低的曲率半径。这些材料是商品化的，或者可以由烧伤治疗师定制。衬垫有不同的材质，如硅胶膜、弹力垫、与硅氧烷催化剂混合的腻子、弹性皮肤护理垫、泡沫，甚至硬化热塑性材料，以适应不同的解剖学位置。Quan 等人首次描述了用于手部指底间隙内的衬垫[69]。经验丰富的烧伤治疗师可根据瘢痕成熟程度和皮肤的敏感性选择最适合患者的衬垫材料。通常，最初使用的衬垫柔软、薄且有弹性，以后的衬垫可能更具刚性，以抑制不易受压变平的烧伤瘢痕。此外，衬垫材料需要足够柔软且有弹性，不影响关节活动，又要足够坚硬以抑制瘢痕对皮肤表面的影响。

衬垫需要穿在压力衣下方，开始使用时间是数小时，最终过渡到可以应用 24 小时。应经常取出衬垫清洁（用温水和肥皂），干燥，并应用玉米淀粉以避免浸渍和表面开裂。患者可能对某些衬垫材质过敏，因此烧伤治疗师可能需要尝试使用不同的材料，直到发现患者最佳耐受的一种。在瘢痕浸渍、水疱、皮肤破裂、皮疹或接触性皮炎的情况下，应去除衬垫直至创面愈合。硅胶膜，一种基于硅元素的聚合物，是治疗增生性瘢痕最常用的衬垫材料（图 19–7）。迄今为止，硅酮影响烧伤瘢痕的作用机制尚不清楚，最近的研究描述了一种表皮信号传导机制的级联效应，其中硅酮形成的密闭环境可以导致经皮水分流失减少，这有利于角质细胞的正常水合[6,70]，并下调成纤维细胞合成细胞外基质的作用。临床上，已观察到硅酮使烧伤瘢痕水合增加，抑制增生性瘢痕的厚度，防止新近移植的皮肤萎缩，增加瘢痕的柔软性，从而增加受影响关节活动度，影响皮肤皱褶产生[46,71,72]。对于由伤口超过 21 天才愈合所导致的未成熟瘢痕，推荐应用硅凝胶制剂或硅酮贴膜。硅酮可以软化瘢痕并在不加压的情况下改善瘢痕的弹性。然而，最佳的选择还是硅酮制剂与压力疗法联合使用，尤其是在广泛烧伤瘢痕的情况下。患者经常反馈使用硅酮可使瘢痕变平并且有助于缓解疼痛。硅酮形成的密闭环境可能会导致水分过多并导致皮肤软化，所以硅酮至少要每天清洁干燥。

其他衬垫材料包括液体硅胶弹力垫——一种与催化剂混合时变为固体但有弹性的衬垫（图

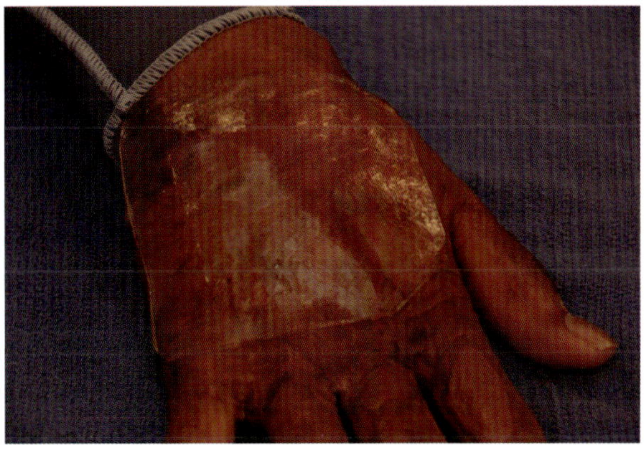

图 19–7 透明硅胶贴膜

19-8），以及各种凝胶材料，如 Medigel Z（Medical Z，Houston，Texas）。经验丰富的治疗师可以使用此技术为复杂解剖部位（如面部和指底间隙）定制衬垫。假体泡沫以液体硅胶为基础材料，液体硅胶与催化剂混合时，变为固体形态，形成非常柔韧的泡沫塑料衬垫。对于在施加压力治疗时需要保存功能的手掌最为有效，这些泡沫衬垫也适用于对面部（眼睛、口和鼻周围）表面施加压力，同时保护这些敏感区域免受过度和坚硬的压力。弹力腻子，如 Otoform K/C（AliMed，Dedham，Massachusetts）或 Rolyan Ezemix（Patterson Medical，Warrenville，Illinois）等具有中等硬度并富有弹性，在身体可抗压的瘢痕区域使用（图 19-9），可用于身体的不同部位以增加对压力的

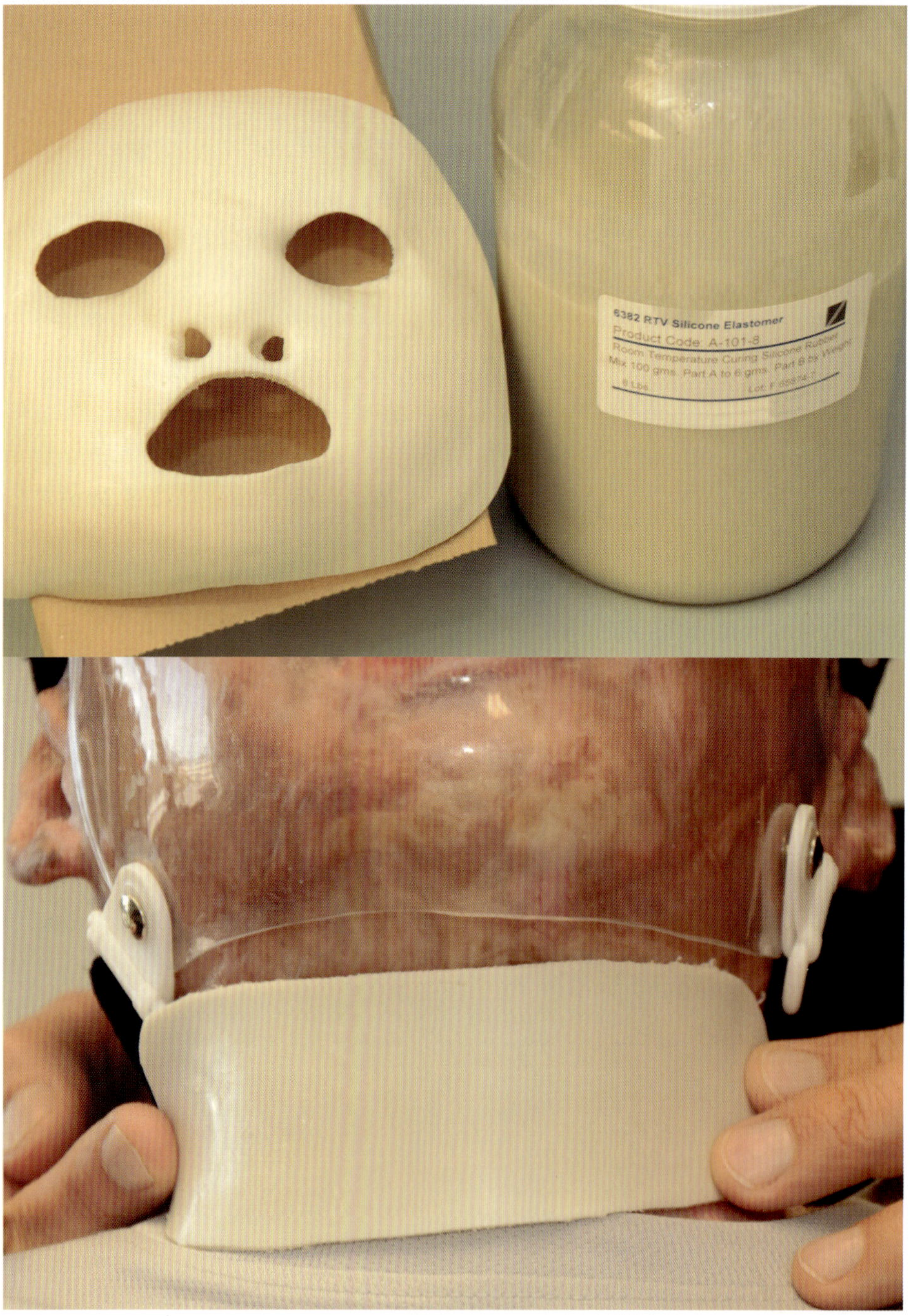

图 19-8　液体硅胶弹力垫。与硅基催化剂混合后，液体硅胶可以变成中等硬度的衬垫

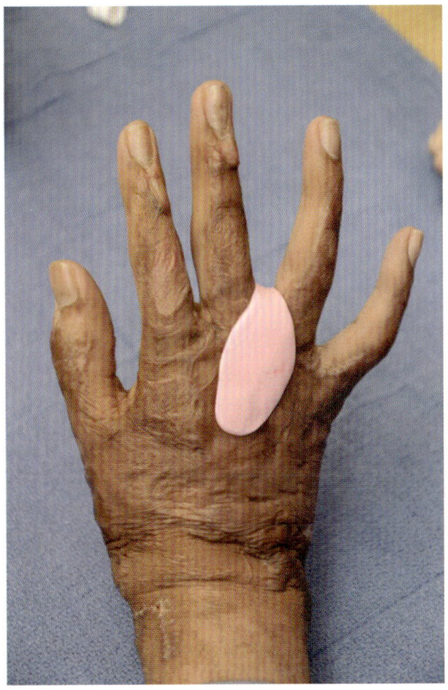

图 19–9　硅酮为基础的弹力腻子（Otoform K）。与硅基浆料混合的腻子变成半刚性硅酮衬垫

耐受性，如应用在指间隙中以防止并指[74]。在瘢痕处理早期，可以使用软泡沫对非常脆弱和敏感的瘢痕组织施加轻微的压力（图 19–10）[46,74]。

烧伤瘢痕按摩

皮肤真皮深层部分或全层烧伤伤口一旦闭合，可能开始形成红色、坚硬、疼痛的瘢痕。这些瘢痕开始挛缩，跨越关节的瘢痕会造成关节活动受限。按摩是烧伤康复中被认同的治疗方式，尽管在瘢痕治疗中它的益处还没有得到充分验证。来自过去烧伤康复专家的报告表明，按摩有助于软化烧伤瘢痕，改善组织弹性和延展性。1999 年，Serghiou 等人[75]报道，96％的烧伤康复专家在日常实践中使用按摩疗法。2011 年，Holavanahalli 等[76]报道，按摩是标准的烧伤康复治疗方案的一部分，由康复治疗师按摩烧伤瘢痕，可以缓解瘢痕挛缩，加速瘢痕成熟过程，改善关

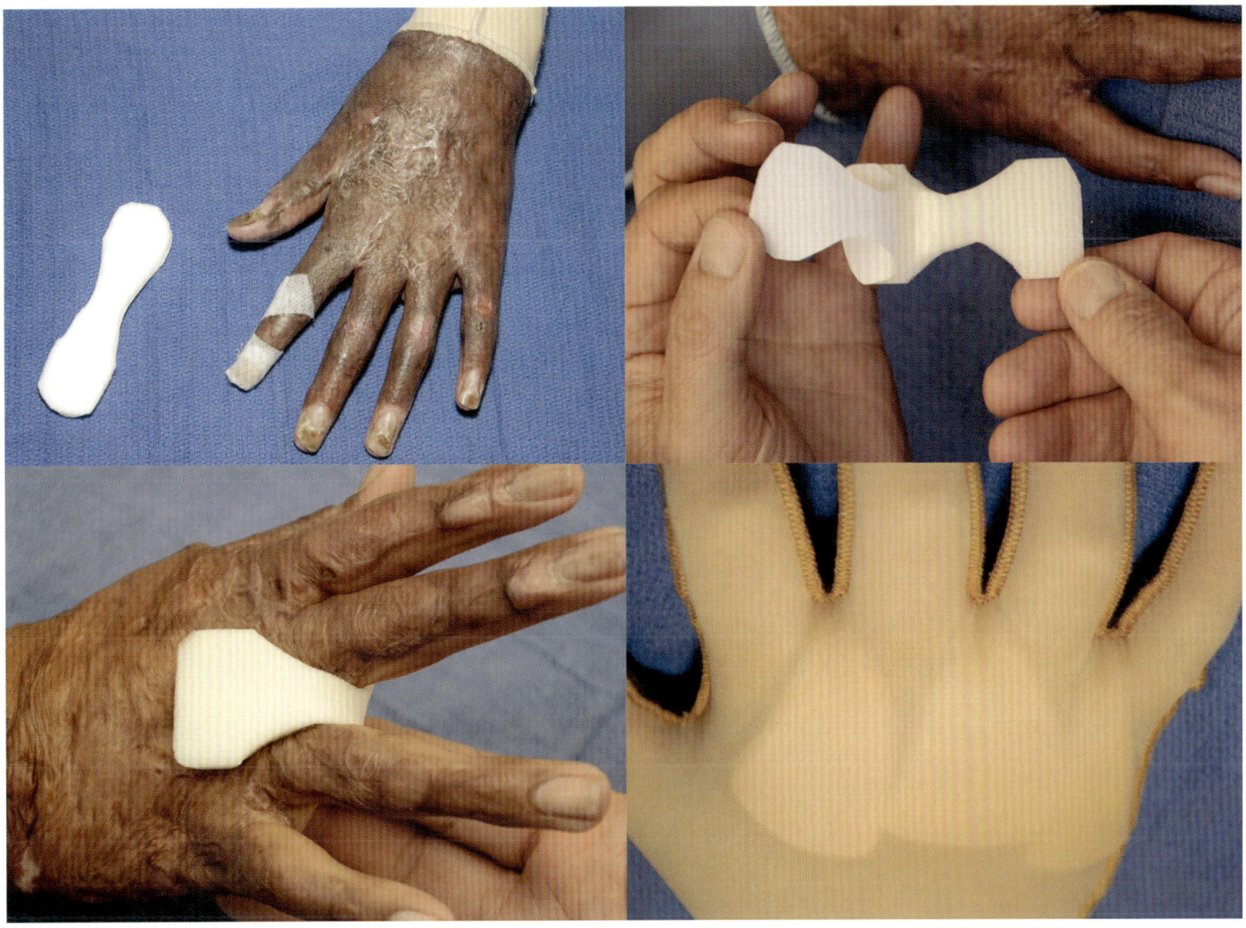

图 19–10　硅酮衬里泡沫（Oleeva 泡沫）

节活动度。瘢痕按摩可以缓解纤维粘连，帮助瘢痕组织软化和重塑，从而帮助瘢痕组织变得更为柔软并增加其延展性。烧伤瘢痕按摩应由非常清楚瘢痕成熟过程中的各个阶段康复专家实施[77]。

最初，针对新鲜的、疼痛和脆弱的瘢痕进行的按摩应该是温和的、固定的和“非摩擦性”的。对皮肤施加压力直至它变白，并且在压力施加在瘢痕上时，无摩擦地按摩。此时不使用润滑剂，因为其可能导致新生成的脆弱的瘢痕糜烂。当瘢痕成熟并能够承受一些摩擦力时，可以用旋转、水平和垂直等方向运动来按摩组织，使用润滑剂并将压力施加到瘢痕上直到它颜色变白。随着瘢痕逐渐走向成熟，治疗师可逐渐施加更大的力量和进行更大幅度的操作[46]。临床上，已发现按摩可减轻疼痛和瘙痒。据报道，按摩也有助于缓解焦虑和抑郁。患者和护理人员应就如何进行按摩接受培训，并由康复专家指导如何安全地进行按摩。尽管烧伤瘢痕按摩治疗的频率和持续时间尚未科学确定，但许多治疗师建议针对每个治疗区域，应每日按摩 3~5 次，每次 5~10 min。康复专家应经常评估瘢痕，以确保瘢痕足够成熟，可以承受施加于其上的压力和摩擦。如果适合在受影响的部位施加更大按摩力度，应由专业人员对患者和护理人员进行指导[46,80]。

热治疗仪

热疗是烧伤瘢痕治疗中最常用的方法[81]，应用热疗可以通过增加瘢痕组织的延展性来促进康复。热疗使组织松弛并使它们在准备活动时更柔韧[82]，此外还向瘢痕表面提供暂时的水分补充。热疗包括热敷、石蜡疗法、射流疗法和超声疗法。尽管作为康复的辅助手段，热疗已有充分的文献记载，但热疗模式很少用于烧伤康复[83-84]。

在对烧伤患者应用热疗时应谨慎，患者可能无法忍受愈合的创面或皮肤移植区域的高温，因为这些区域高度敏感。与常规使用相比，石蜡的温度总体上较常规降低到 46~50 ℃。相反，感觉减退的患者可能无法确定温度是否合适，并有进一步发生热损伤的风险。尽管需要谨慎使用，但对烧伤患者使用热疗是增加瘢痕延展性的有效方法。研究表明，与简单拉伸相比，在低负荷延长拉伸期间使用热疗是实现活动度快速和持久增加的有效方法[85]。Warren 等人发现[86]，长时间低负荷的伸展运动，尤其是在较高的温度下，可使鼠尾肌腱显著延长。

热敷可以对烧伤瘢痕表面加热，有助于使挛缩拉伸。烧伤康复中常用的治疗方法包括在治疗前单独使用热敷袋，或结合功能锻炼使用，如主

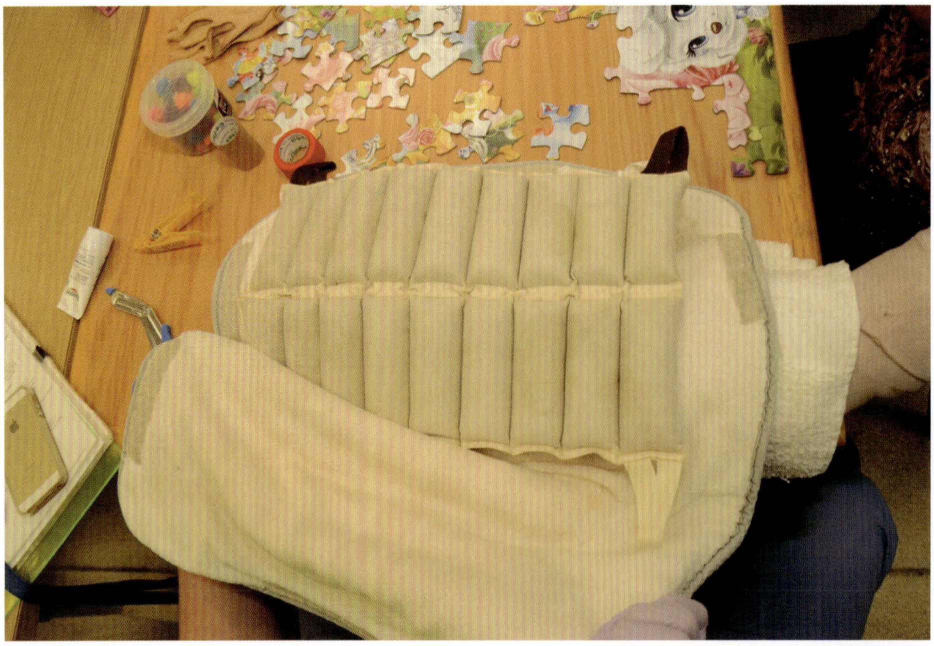

图 19-11 在拉伸和操作之前热敷帮助预热组织

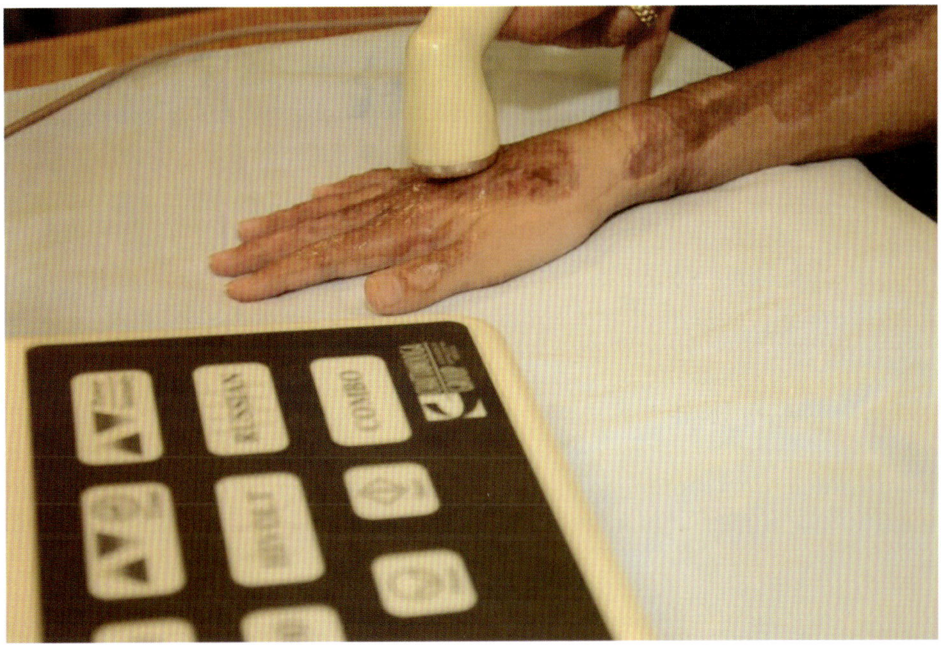

图 19-12　超声是瘢痕治疗的一种辅助形式

动的关节功能锻炼或被动拉伸。由于热穿透的深度较浅，热敷可能对深部瘢痕组织几乎没有影响（图 19-11）[82]。康复治疗师已经使用超声波来提高较深组织的温度。据报道，超声在治疗烧伤瘢痕中的益处包括胶原延展性增加、血流量增加和疼痛阈值升高[82,87]（图 19-12）。超声和被动拉伸相结合可进一步增加组织的延展性[82]。

石蜡疗法是最常用于手或足的有效热疗方式（图 19-13）。石蜡疗法通过相关的热量来增强胶原的延展性，同时，石蜡中的矿物油对软化瘢痕也可能是有益的[82]。已发现被动拉伸联合石蜡疗法可以增加关节活动度，且患者的皮肤明显更柔软和更柔韧[88]。与其他热疗相似，石蜡疗法联合拉伸锻炼相比于单独拉伸锻炼，可以更好地增加关节活动度[89]。

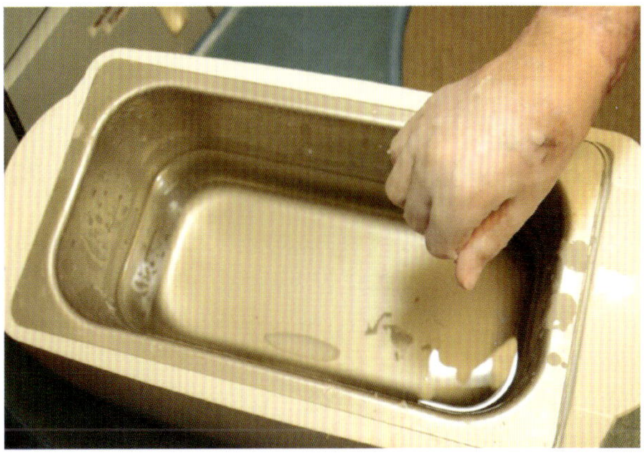

图 19-13　在拉伸和操作之前用石蜡帮助组织预热

矫形器 / 夹板

为烧伤患者制作夹板和矫形器的目的是预防瘢痕挛缩畸形；保留在治疗中或通过手术解除挛缩而获得的活动度；保护脆弱的关节和其他精细结构，如肌腱、血管、神经、皮肤移植物和皮瓣[90]。为瘢痕挛缩患者制作矫形器取决于患者的年龄、配合程度和烧伤本身三个方面。其中包括患者损伤的严重程度，患者关于伤口愈合阶段的恢复目标，与矫形应用的康复策略相关的不同生物力学原理[39,90]。随着烧伤存活率的提高，烧伤治疗师需要有精确识别正确矫形计划的能力，特别是对于涉及手和上肢的损伤，烧伤治疗师的能力是支持最佳功能恢复和提高生活质量的关键康复因素[39,91,92]。

需要关注烧伤的位置，特别是当其覆盖邻近关节区域的皮肤褶皱时[39]。特别是皮肤更新，以皮肤功能单位（CFU）为代表，是容易形成烧伤瘢痕挛缩而限制特定关节运动的主要因素。CFU包括的皮肤区域的延伸性远远超过关节本身的活动程度，它利用平均高达 80% 的可用皮肤来产生特定关节活动。来自 Richard 等人[93,94]最近的研究表明，临床上，CFU 是客观评价指标，用于患者敏锐度和康复人员配置水平检测及制定康复治疗计划。此外，研究还表明，以 CFU 为基础的康复相对于以 TBSA 为基础的治疗，不论是对于小面积烧伤≤ 10 % (P = 0.002) 还是大面积烧伤 > 10 % (P < 0.0001) 患者，都可以获得更好的治疗结果（图 19–14）。与烧伤瘢痕位置有关的另一个考虑是当损伤涉及多个连续关节的皮肤褶皱时，既往研究表明，相邻关节的位置对其下一个关节处的皮肤活动度有影响，治疗师需要考虑包括所有涉及区域的矫形设计[95,96]，特别是手部烧伤，必须特别注意第一和第五根手指。不断演变的瘢痕组织对每一根手指的多个运动平面产生动态牵拉，如果不通过精确的矫正管理和仔细引导的康复治疗，则可能产生显著的远期并发症。

对于使用矫形器的共同担忧是它们是否能用于新鲜移植的皮肤。一般来说，接受皮肤移植的部位会被大量的敷料覆盖包扎，以吸收伤口渗液，

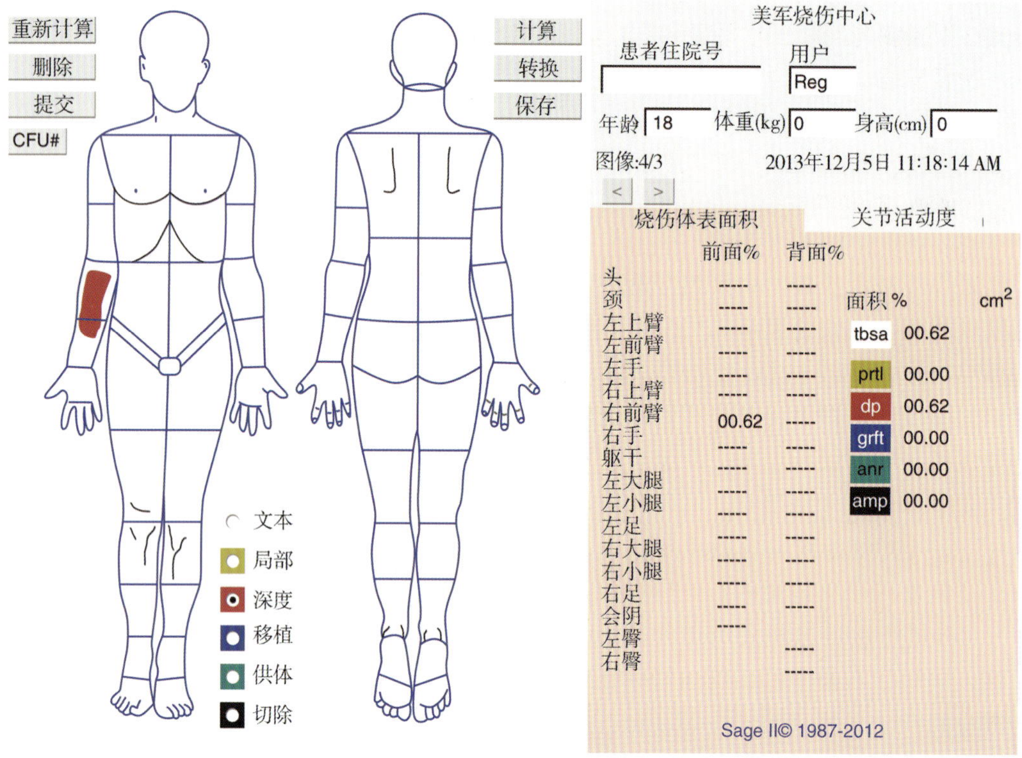

烧伤体表面积百分比

体表烧伤面积(%)	局部(%)	深度(%)	移植(%)	供体(%)	切除(%)
0.62	0.00	0.62	0.00	0.00	0.00

受影响皮肤功能单位百分比

皮肤功能单位(CFU)	体表烧伤面积(%)	局部 (%)	深度(%)	移植(%)	供体(%)	切除(%)
042000	22.32%	0.00%	22.32%	0.00%	0.00%	0.00%
042100	40.82%	0.00%	40.82%	0.00%	0.00%	0.00%
042110	24.09%	0.00%	24.09%	0.00%	0.00%	0.00%
042120	52.43%	0.00%	52.43%	0.00%	0.00%	0.00%

SAGE烧伤体表面积数据

042000 = 右上肢全部前表面
042100 = 右前臂前表面
042110 = 右前臂远端皮肤功能单位前表面
042120 = 右前臂近端皮肤功能单位前表面

图 19–14　表面积图形评估 / 皮肤功能单位（SAGE/CFU）烧伤 TBSA 计算。这是一种计算机化的模型，基于 CFU 确定烧伤面积的百分率。

来源：RICHARD R, JONES J A, Parshley P. Hierarchical decomposition of burn body diagram based on cutaneous functional units and its utility. J Burn Care Res, 2015, 36: 33–43.

并提供保护。矫形器可以安全地应用于皮肤移植物，特别是如果其目的是固定受伤部位时。使用到移植物完全黏附生长在受区上即可[98,99]。应注意避免受区的移动或受压。通常不会使用矫形器，因为大部分的术后敷料可以起到阻止关节过度运动的作用。使用矫形器的最佳时间还没有确定[39]，每位患者都有其独特的临床表现，因此应该个体化应用。最初，成人和儿童应该在晚上，儿童还要在午睡时使用。根据损伤所涉及的身体部位和损伤程度，不合作的患者可能需要持续使用矫形器直到他们能够积极参与治疗。这些患者有很高的风险发展为瘢痕挛缩，治疗师要关注正确的体位、使用方法和锻炼。

烧伤治疗师公认，挛缩的状态是最舒适的状态。持续、谨慎地监测烧伤治疗有助于长期的功能恢复，产生积极的治疗结果。矫形器和夹板有多种类型和形式，根据烧伤面积、挛缩类型和深度选择使用。大多数情况下，对于影响颈部以下身体任何部位的瘢痕，可基于患者特定身体部位的模型，利用低温热塑性塑料制造矫形器 / 夹板。对于面部和颈部的瘢痕，使用高温透明热塑性塑料来制作在美观和功能上最适合面部的精致复刻版。Padewski 于 1968 年研制出高热塑性透明面具，可直接应用于面部，以预防、控制和逆转瘢痕增生。首先，需要根据患者创建一个面部负模——这是一种印模材料技术，应用牙科藻酸盐或石膏获得患者面部或颈部的模型（图 19-15A）。然后，把液体石膏注入负模，并待其硬化制作出阳模（图 19-15B）。接着，将高热塑性材料（如 Uvex 或 W-Clear）拉到阳模上，以形成硬塑料掩模。最后，将眼睛、鼻子和口的孔切开。面具在压力衣下或

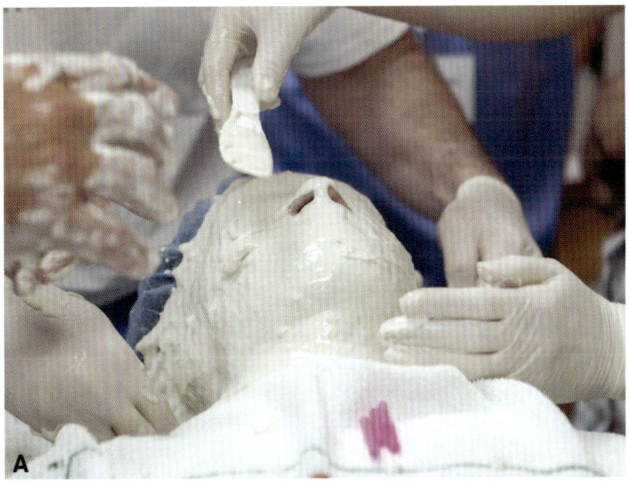

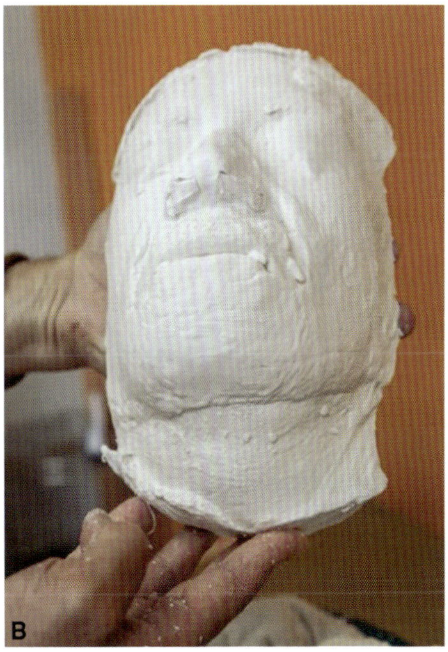

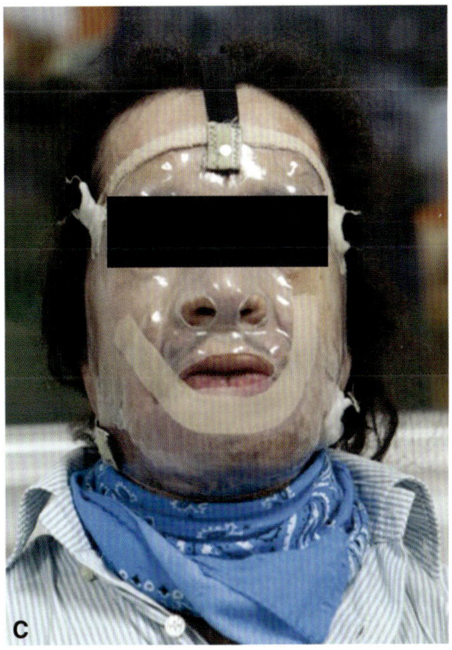

图 19-15　A. 利用牙科藻酸盐或石膏条制造的负模；B. 用巴黎的石膏制作的阳模；C. 完成的面具

带有必要张力的弹性压力下佩戴，以帮助减少瘢痕增生(图 19-15C)。

三维扫描仪可以用来代替传统的面具制作方法。使用扫描仪在极短的时间内实现与烧伤前相同的精度，且无须物理接触患者的面部，从而大大降低了患者的焦虑（图 19-16）。在计算机上扫描轮廓，在现场外由泡沫制成阳模，然后将阳模发送到面具制造设备。过去，扫描仪太大，必须有一个专门的房间用于存放。现在，它们很小，可以装入便携式机箱里，并由笔记本电脑操控。这些新的便携式扫描仪使治疗师能够自由地在任何场所、任何时间，甚至是手术期间扫描患者。在面部瘢痕明显增生的情况下，可在一段时间内连续制作阳模，以避免面部瘢痕压力过大而使皮

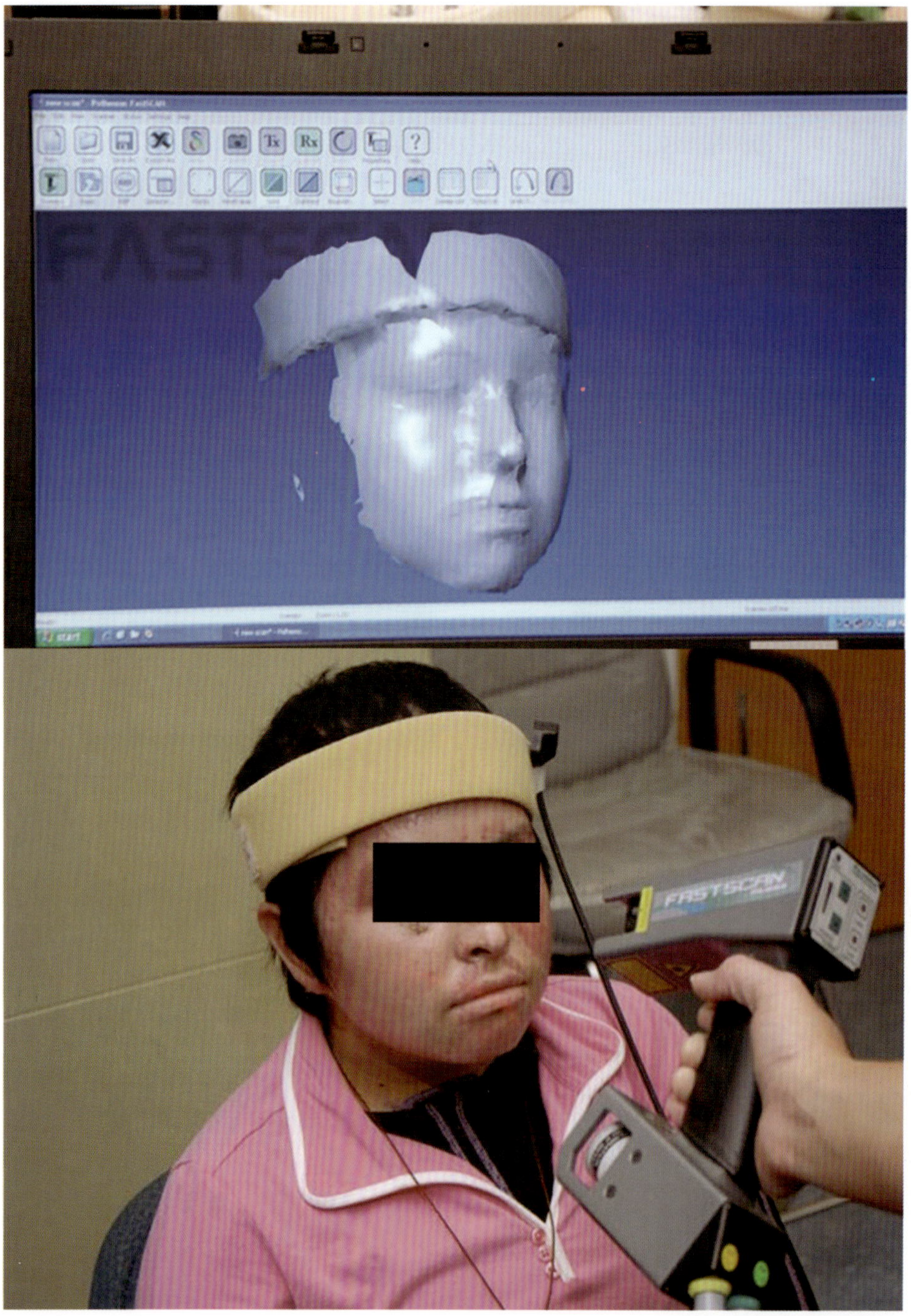

图 19-16　扫描仪

来源：PARRY I, HANLEY C, NISZCZAK J, et al. Harnessing the transparent face orthosis for facial scar management: A comparison of methods. Burns, 2013, 39: 950–956.

肤裂开。硅胶弹力面具可以利用现有的面部阳模，由大块硅氧烷或其他凝胶材料制作。这些软面具在压力面套下佩戴（图 19–17）。

与单独使用面具相比，使用透明和硅胶面具更为可取，因为它们在面部开口（眼睛、鼻子和口）周围提供贴合的压力。通常，烧伤治疗师会制作一个白天佩戴的透明面具和一个晚上佩戴的硅胶面具（连同压力面罩）[2,100–102]。最近的研究表明，将硅酮与高温热塑性塑料结合起来会产生最有效的结果。Alley 等人[103]研究了高温硅胶衬里的热塑性面具的效果，该面具利用激光多普勒成像测量面部表面的活性血液流动。它们不仅改善了与皮肤的接触，而且减少了血流量。该研究进一步扩展到移除这些装置后检查磨损时间血流的影响。已经发现，与使用无衬里的面具相比，在去除硅胶衬里的热塑性面具之后，表面血流需要大约 30 分钟回到基线值。

实施瘢痕康复计划

烧伤瘢痕增生的治疗包括许多非手术康复治疗手段，适用于整个康复期。早期积极的治疗可能对最终瘢痕结果有显著改善[105,106]。根据临床医生可用资源，应使用联合治疗方案。瘢痕缓解方案包括日常积极、连续的治疗干预，如定位、夹板固定、关节活动度锻炼、瘢痕带拉伸、功能活动和参与日常生活活动。必须尽快让烧伤康复专家参与烧伤患者的治疗，以确保在不损害患者的情况下使用这些技术，其最佳意图是通过减轻瘢痕挛缩并发症使患者恢复到烧伤前的功能水平。石膏或夹板的使用应与患者的能力相平衡，实现积极参与或维持关节运动的能力。关节活动度锻炼、功能性活动能力和日常生活活动是预防挛缩的方法，可以让患者积极参与自己的康复。如果患者能够保持完整的关节活动度，应优先考虑这些活动，而不是静态的干预，如夹板或石膏固定。固定使患者处于瘢痕挛缩的高风险中，并可能导致对其下面组织的限制[107]。主动关节活动度锻炼应在入院当天开始，并在烧伤恢复的整个阶段持续进行。

疼痛通常是进行关节活动度锻炼的限制因素，应使用药物或非药物方法，如教育、分散注意力、放松和深呼吸（参见第十一章）控制疼痛。关节活动度锻炼可以是灵活的，可以使患者独立地控制运动，包括主动运动和被动运动结合，其

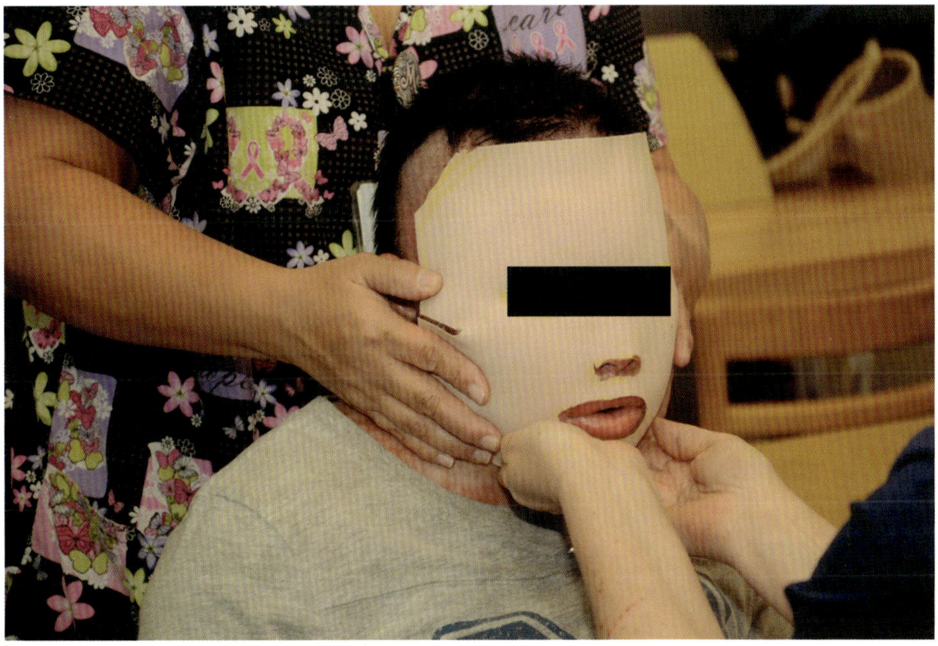

图 19–17　凝胶 / 硅胶面具戴于压力面罩下

中临床医生辅助患者运动时通常应达到患者最大活动范围；也可以是完全被动运动，即患者完全依赖临床医生进行运动。一旦患者能够完全参与他们的关节活动度锻炼，可以使用器械来加强实现肌肉恢复。

烧伤后的固定和卧床使患者面临严重的并发症风险[108,109]。当患者在医学上稳定且没有外科预防措施时，应开始功能性活动，如床上活动、上床和下床活动、移动到座椅上或由轮椅上移动到别处。危重患者中早期活动与改善预后相关[110,111]。鼓励患者在烧伤恢复期自我护理可以帮助其恢复自我价值感和自信心，可实现加强关节活动度的锻炼，减轻瘢痕挛缩的影响[81]。可以进行以下日常生活活动：进食、穿衣、洗澡、洗漱和在帮助下自主部分换药。最初这些活动可能需要临床医生或辅助设备的帮助，临床医生或辅助设备的帮助为患者提供了参与功能性关节活动度锻炼、耐力锻炼和日常生活活动的机会。

烧伤早期康复对控制瘢痕增生和瘢痕挛缩，以及改善美观和功能至关重要。特别是在烧伤的较紧急阶段，需要在完全闭合伤口之前应用康复方案，以确保在之后伤口和瘢痕成熟过程中仍然能够实现最佳的运动和功能[81]。尽管有专业的治疗和积极的努力，瘢痕增生和挛缩仍然可能发生，外科重建也许最终成为必要的手段（参见第十二章）。在外科重建后仍然需要进行康复治疗，以尽量减少瘢痕增生和挛缩的再发展。

烧伤瘢痕的处理是一个复杂而漫长的过程。要取得成功，患者和护理人员应遵循康复护理计划。应对相关人员进行培训，使他们了解压力衣、衬垫、夹板、硅酮、润滑剂的使用和护理，了解由患者及其护理人员执行的其他治疗性瘢痕管理程序。应选择不含香料和其他皮肤刺激成分的润滑剂，每天至少应用 2~3 次以帮助愈合皮肤。建议使用防晒系数至少为 15 的防晒霜和润滑剂[112]。出院后，关于瘢痕管理的书面说明和图片及视频应让患者带回家。需要到烧伤或康复诊所进行随访，以评估患者整体康复情况，随访内容包括压力衣、衬垫和其他家庭治疗干预措施。治疗师的知识水平、创造力和持续改善目前现有的瘢痕管理技术和在功能恢复方面的研究，是取得积极效果的关键。由于临床护理的进步，已经使得烧伤存活率显著提高，因此用于评估烧伤康复长期效果的指标也必须改变。治疗计划和干预措施必须强调恢复患者的烧伤前功能状态，同时最大限度地改善患者的情绪，提高患者的美观效果。

扫码看参考文献

第二十章　瘢痕遮瑕

ELIZABETH ALLEN　编
马富廉　译

核心观点

1. 瘢痕遮瑕可以把问题由繁入简。
2. 局部应用的产品应经久耐用，防水性能好。
3. 瘢痕遮瑕不会影响皮肤及其结构，只是暂时减少视觉上的颜色改变。
4. 市面上有各种品牌，有大约超过 300 种皮肤颜色可供选择来匹配正常皮肤。

瘢痕遮瑕的溯源

有证据表明，通过化妆品和修复术遮盖瘢痕自古就有[1]。皮肤遮瑕在第二次世界大战期间，由善于创新的整形外科医生 Archibald McIndoe 爵士发起。当时他在英格兰的西萨塞克斯郡[2]东格林斯特德的维多利亚女王医院工作，他的患者均是被烧伤的英国皇家空军（RAF）机组人员。1941 年，他们建立了豚鼠俱乐部（28 名创始人，战争结束后有 649 名成员），这个组织被公认为是第一个由患者组建，用来治疗患者的组织。McIndoe[3] 自豪地说“它是世界上独一无二的俱乐部，但是大多数人不愿意支付门票，会员的条件是非常苛刻的”（图 20–1A）。

McIndoe 认识到，他可以重建一张脸，但瘢痕和移植物常常与周围的皮肤颜色不同，从而经常导致皮肤看上去像是“拼凑而成”。他想知道，局部的处理是否能成为解决问题的办法。他想到了好莱坞，在那里，Max Factor 公司为美国海军陆战队提供了军事遮瑕——在彩色电影拍摄中使用防水的剧院用粉饼；他把这些粉饼带到同事 Thomas Blake 那里，并问药剂师能否制作出接近自然肤色的防水修饰霜。遮瑕霜问世了，它最初有三种颜色（亮、中、暗，暗比其他两种颜色深），而且都适合于 Fitzpatrick Ⅰ型和Ⅱ型皮肤（图 20–1B）。

英国皮肤修饰协会（BASC）创始人 Joyce Allsworth 是一名空军女性辅助队（WAAF）的绘图员。二战中她在北威尔空军基地服役，在东格林斯特德医院工作，机组人员的烧伤引起了她的关注。她觉得需要做一些东西来改善他们的健康。战后，Joyce 接受了化妆师培训，加入了 McIndoe 和他的豚鼠俱乐部。他们和 Thomas Blake 之间的初期互动没有任何原始记录，尽管我们知道她的建议是增加遮瑕霜的颜色范围，包括粉红色、棕色和黄色等混合色（这些颜色至今仍然存在）。多年来，遮瑕霜一直在不断改进、增加色彩范围，而 BASC 也为自己成为咨询过程的一部分而自豪，同时也作为其他公司的顾问提供咨询服务，这些公司现在在他们的品牌中加入了皮肤遮瑕。

Allsworth 创立了一个综合培训项目，旨在通过培训医务人员（医生、护士、药剂师、作业治疗师和颌面部技师）、化妆师和美容治疗师，从而增加这一专业的毕业生人数。她的先驱性工作自此扩大了；BASC 是公认的主要信息来源和教育机构，他们培训服务于医院、诊所和沙龙的皮肤修饰专业人员。BASC 由自愿提供专业知识的专业人士组织。虽然受过专业训练的专业人员独立于组织工作，但我们为他们在帮助他人自信面对世界所发挥的作用感到自豪。

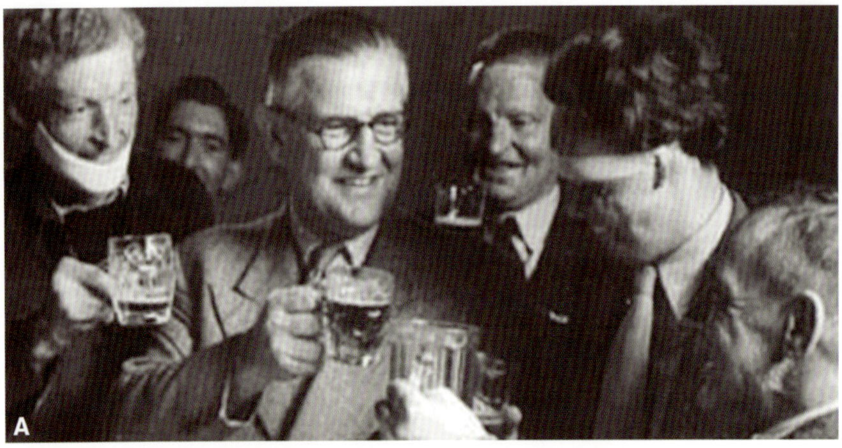

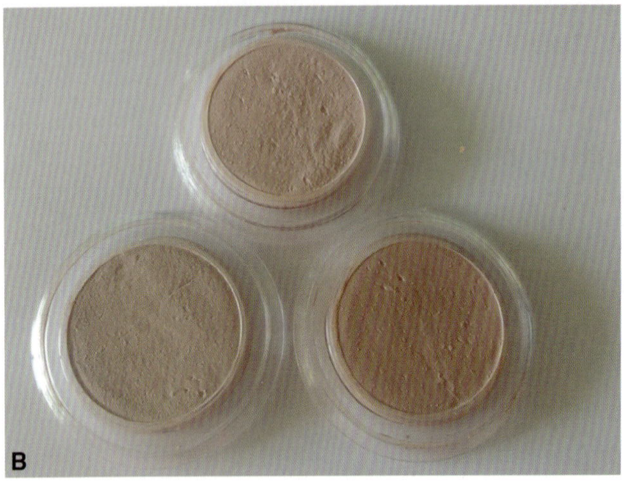

图 20-1 A.McIndoe 和他的一些“豚鼠”（© The Guinea Pig Club，照片由 the Bond-McIndoe Museum, East Grinstead 提供）；B. 遮瑕霜的三种原色（由 Thomas Blake Camouflage Creams, Ltd., England 授权）

被接受的愿望

我们都渴望得到社会的认可。在过去的几个世纪里，大多数人对皮肤漠不关心。对瘢痕和凹痕司空见惯，旁人也不会发表贬低的言论。我们甚至可以假设人们会很乐意和一个有瘢痕的人来往，因为这表明，在存在无菌术之前的日子里，他或她是幸存者。可悲的是，现代社会已经改变了这种包罗万象的态度，因为我们现在生活在一个基于外观而即时做出判断的时代。

21 世纪我们需要完美无瑕（甚至是不老的皮肤），尤其是在我们的脸上。这样的理想主义不断受表演艺术的影响，反面人物常常被描述为面部有瘢痕，这可能是基于歹徒如 Al Capone（他称左脸瘢痕为“战争伤口”，而不是打斗的结果[4]），以及卡通人物如《蝙蝠侠》中的小丑。不幸的是，这种消极形象的原型只会让那些有瘢痕的人更加焦虑，或者认为他们的形象在社会上是不被接受的。

在增生性瘢痕及瘢痕疙瘩的研究中，瘢痕组织长度为 5 cm 时尤为令人关注。而对于很容易被掩盖或可被衣服遮盖的瘢痕，则不会产生心理的压抑[5]（图 20-2）。

没有数据显示瘢痕患病人数，通过使用皮肤修饰遮盖瘢痕而受益的人数也没有任何官方记录。造成瘢痕的原因很多，包括意外、暴力和疾病。我们可以假设大多数人都认为他们的手术会造成瘢痕，但他们可能没有意识到其他问题，如当患者在心理上适应了瘢痕，但却为血管紊乱而感到担忧（她要求修饰静脉而不是瘢痕）（图 20-3）。

人们早已认识到身心是相互影响的。当人们因为外表的某些方面而感到苦恼时，他们的整体健康和生活质量可能会受到不利的影响。尽管对健康相关生活质量（HRQoL）并没有一个公认的

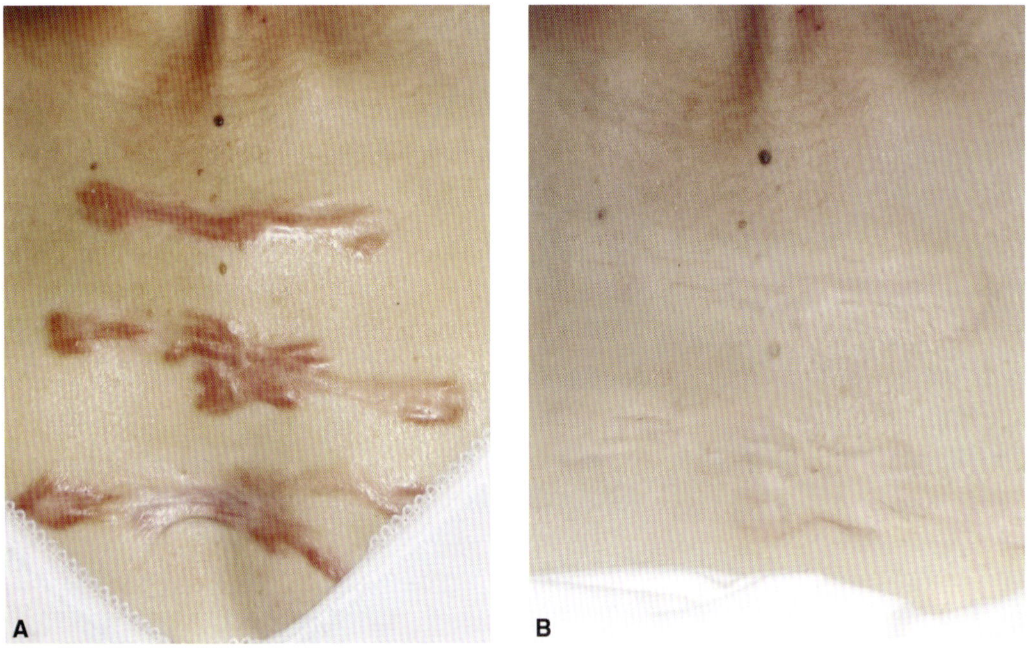

图 20-2 胸部瘢痕疙瘩（原因不明）用遮瑕霜掩盖（© BASC member 1022）

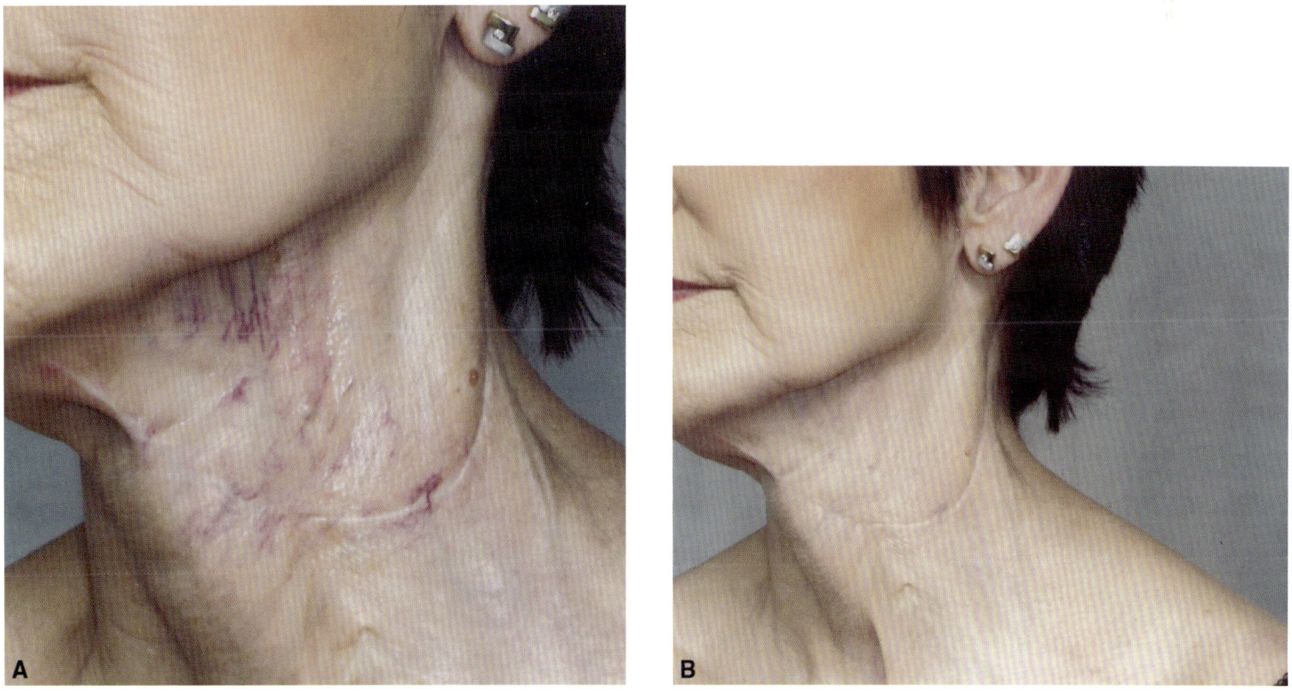

图 20-3 遮瑕用于减少肿瘤切除后残余血管畸形的视觉效果（© BASC member 1022）

定义，但是有一些调查问卷可供专业人员根据患者皮肤状况评估其对患者健康的影响。例如，患者自己完成的皮肤病学生活质量指数（DLQI）[6]和医院焦虑抑郁量表（HADS）。所有的证据都支持这样一种观点：有瘢痕的人比皮肤正常的人经历更高程度的焦虑、抑郁、社交孤立、上学困难和失业问题[7,8]。许多有瘢痕的人说，在某种程度上，他们遇到了拒绝、辱骂、无理的指责、挑衅性的质疑或口头谩骂。如果没有帮助，他们退出就业、家庭和社会体育活动，这也可能影响他们家庭的生活质量。对社会心理行为的研究记录表明，无论宗教、国籍和人种，所有的结论都提示低自尊对男人、女人和孩子同样具有毁灭性的影响[9-11]。

健康是身体、精神和社会全面健康的状态，而不仅是没有疾病或虚弱。

——世界卫生组织，Mental Health Fact Sheet No. 220，2019 年 9 月

少数心理学家认为，使用皮肤遮瑕是为了逃避现实，并使人们依赖于此作为单一的应对策略。而 BASC 挑战了这一观点[12]。我们认为，如果使用皮肤遮瑕能帮助有瘢痕的人对自己感觉良好，帮助他们提高自信，帮助他们回归社会、社交生活，那么不应该鼓励吗？无论是偶尔地还是频繁地使用遮瑕，也无论瘢痕的面积小或大，对瘢痕进行修饰都是可以的（图 20-4）。

应注意，专业人士使用的一些语言可能会让人感到消极，并疏远那些伤痕累累的人。例如，“毁容”是一个医学描述（特别是当面部重要特征如鼻子、耳朵或眼睛消失的时候），也是对伤痕累累的人的用词；但是，它也可能引起进一步的焦虑，也许是一个可能导致饮食失调或自残的临界点（图 20-5）。

这种因素是否会导致有人不遵守医疗程序或

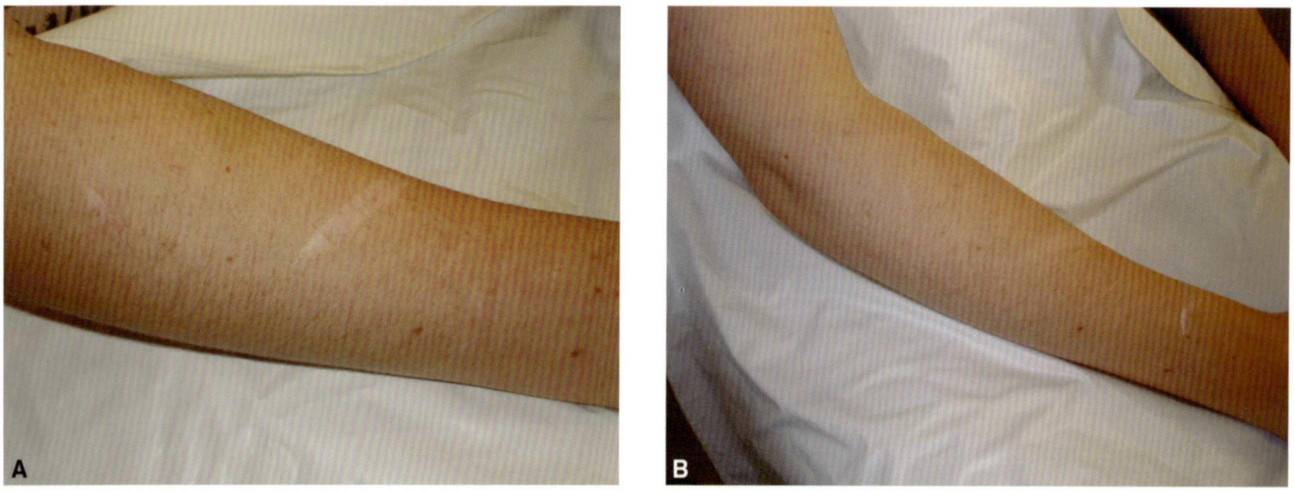

图 20-4　小瘢痕皮肤遮瑕前后（© BASC member 2303）

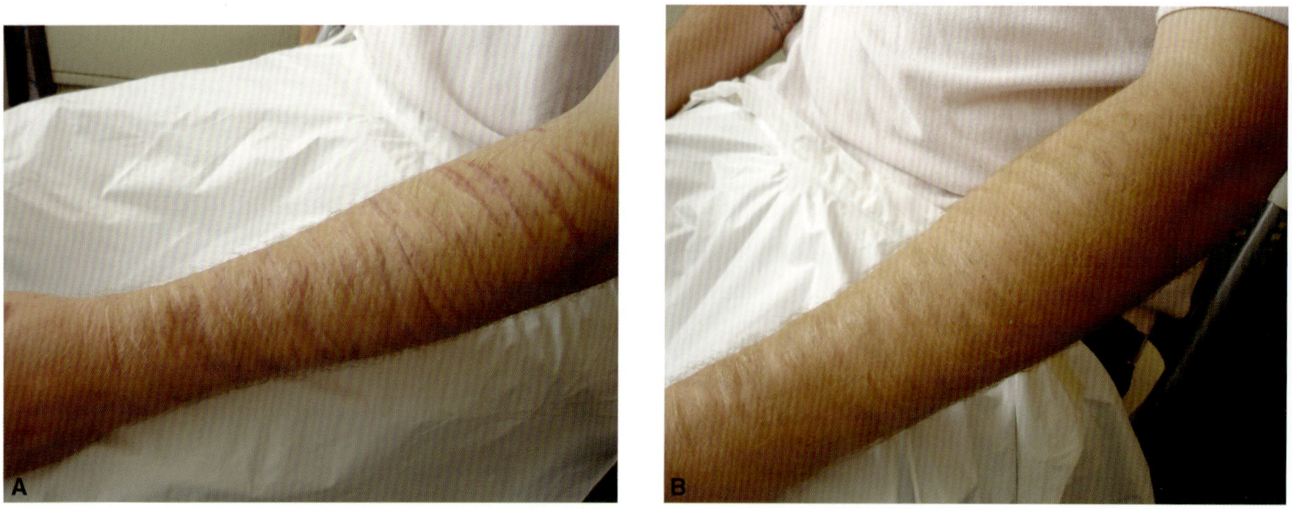

图 20-5　对多处瘢痕皮肤遮瑕前后（自残）（© BASC member 2303）

治疗呢？为了避免这些因素，我们强烈要求所有的设计内容和语言都是包容的，并对患者有同情心。BASC 完全赞同布里斯托尔外貌研究中心管理人 Nichola Rumsey 教授的声明(《每日电讯报》，2014 年 12 月 15 日），谈论毁容的时候，需要斟酌如何使用合适的字眼。在中心，我们应用“可见的差异”，这是一个我希望大家都能使用的中性术语。

皮肤遮瑕为复杂的医疗和心理问题提供了一个简单的解决方案。在患者康复和适应自己形象改变的早期阶段，它是重要的工具，但有些人可能会觉得涂抹遮瑕霜的过程过长。

如果患者没有使用遮瑕霜修饰脸部皮肤（如酒渣鼻），偶尔是手部皮肤（银屑病），他们经常会问医生自己的病情……我认为一个完全陌生的人在超市询问病史是不合理的，但人们觉得这样做是完全可以的。——关于皮肤问题议会小组的报告（2013 年伦敦）

用于描述皮肤遮瑕的术语也很重要。使用“皮肤遮瑕”这个词不会产生心理障碍。它是非排他性的，而使用“化妆品”和“化妆”则会给那些平时不化妆的男人、孩子和女人带来各种各样的苦恼。例如，“你想预约遮瑕诊所吗？”相比于“你可以在美丽沙龙中得到一些特殊的化妆品”更能吸引年轻患者的好奇心，我们会建议遮瑕顾问采取第一种方式。将皮肤遮瑕比作“化妆”，削弱了其本质目的，并与呵护和虚荣相关（图 20-6）。

对于那些已经成功应用皮肤遮瑕和管理自己皮肤遮瑕的患者来说，精神上的获益再怎么强调也不为过。人们可以接受受过专业训练的专业人员提供的皮肤匹配服务，以及日益增多的遮瑕产品和颜色的范围，这意味着没有任何皮肤组被排除在外。皮肤遮瑕不能改变皮肤的质地，但是直接的视觉效果确实能帮助人们恢复自信。这可以极大地提升他们的幸福感，并有助于恢复正常的社会体育活动和就业（图 20-7）。

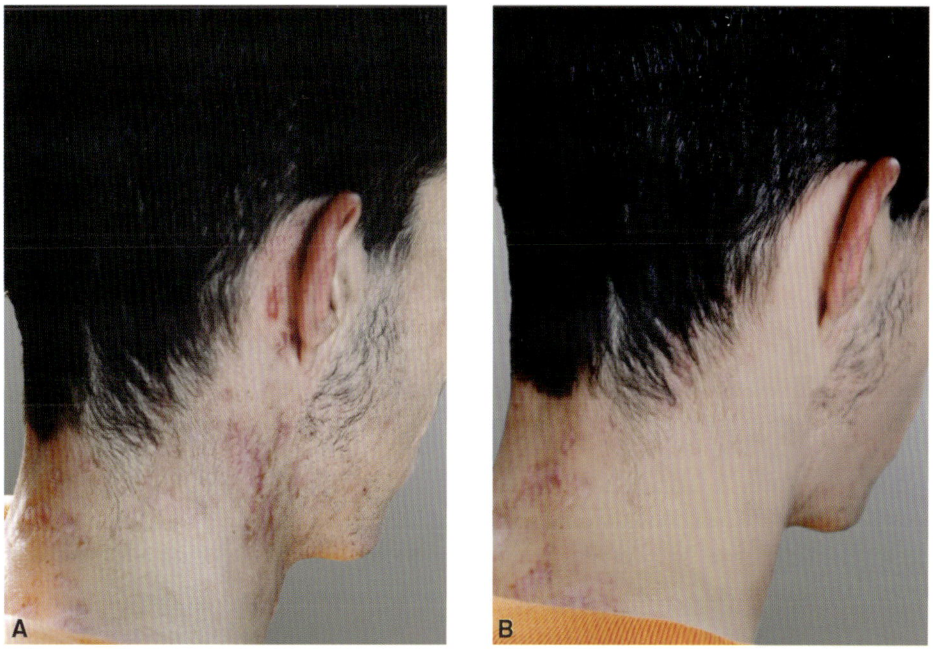

图 20-6　激光治疗后遮瑕。A. 痤疮瘢痕激光治疗后即刻；B. 使用遮瑕之后（© BASC）

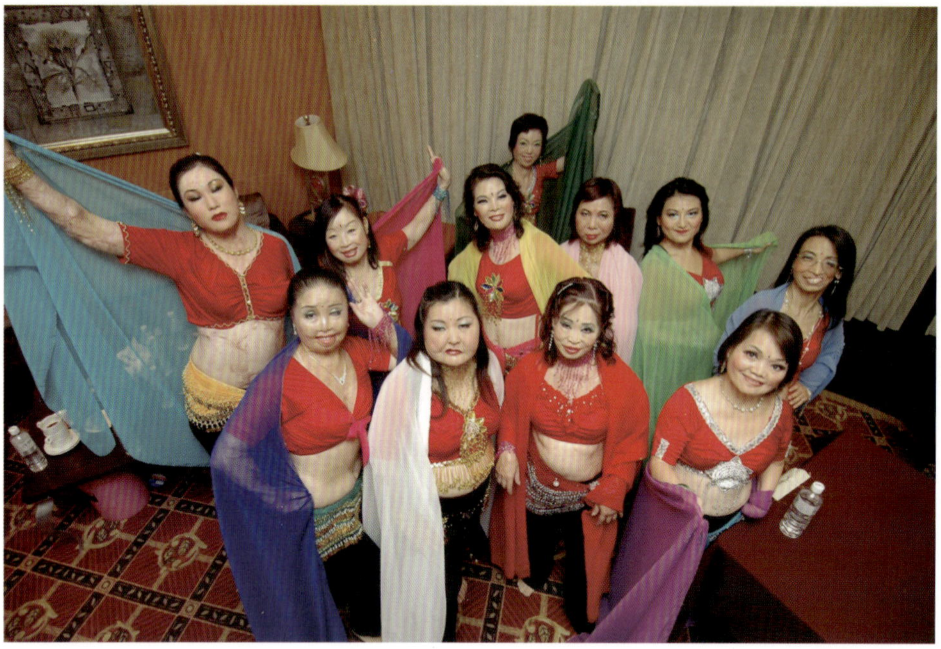

图 20-7　作为心理社会康复工作的一部分，阳光基金会成立了一个肚皮舞团（2006 年），由有烧伤瘢痕的女士组成。她们在公开演出中使用皮肤遮瑕，这凸显了舞者的自信和活力。她们对自己的身体感到舒适，对自己的舞蹈充满激情（© Sunshine Foundation, Taiwan; BASC honorary member）

皮肤遮瑕

最初，确实有许多人从装饰性的化妆品中寻求帮助。从根本上讲，“美容化妆品”和“皮肤遮瑕”之间没有什么区别，因为它们都是为了同样的效果，即覆盖红斑、色素沉着和色素减退。虽然美容化妆品可以很有效地掩盖轻微变色，但它并不如传统的皮肤遮瑕产品耐用及稳定。遮瑕产品是为了复制自然的肤色，与美容化妆品的不同之处是：①遮瑕霜只需要应用薄薄的一层就可以提供必要的覆盖效果。②它们通常会持续 8~16 h，直到需要“润色”或重新应用。③遮瑕霜是防水的，应用者可以参加运动或游泳。④可以在皮肤遮瑕上化妆。

在撰写本文时，BASC 尚未收到我们的产品有任何过敏反应的反馈。但仍不能排除人们可能会对某一种成分产生意外的过敏反应。如果出现这种情况，到医院测试皮肤过敏原因前，我们建议患者停止使用该产品。不同的遮瑕品牌有不同的成分。目前还没有提供给 BASC 的报告或证据表明，遮瑕霜及定型剂会刺激皮肤或者对瘢痕有害，但是在使用任何被酒精活化和去除皮肤的产品时都应该保持警惕，因为这些可能对脆弱的瘢痕有脱水作用，尤其是面部瘢痕。

按照惯例，瘢痕完全愈合或闭合之后方可使用遮瑕产品，并且遮瑕产品决不能用于感染或可疑病变。始终建议每天清除皮肤遮瑕产品以检查皮肤是否有变化，并使用药物、润滑剂和 / 或防晒霜，皮肤遮瑕产品可用于这些制剂表面，也可用于治疗瘢痕的硅凝胶表面（图 20-8），遮瑕无法完全黏附或难以令人信服地覆盖在硅胶片上。

开始之前

遮瑕诊所应该在一个私密房间里，最好有一扇窗户，这样可以在不影响保密性和隐私的情况下有自然采光。如果现有条件不能满足，可用模拟自然光的灯泡或便携式灯作为房间的照明。在自然光下可以接受的遮瑕色，在不同的光照条件

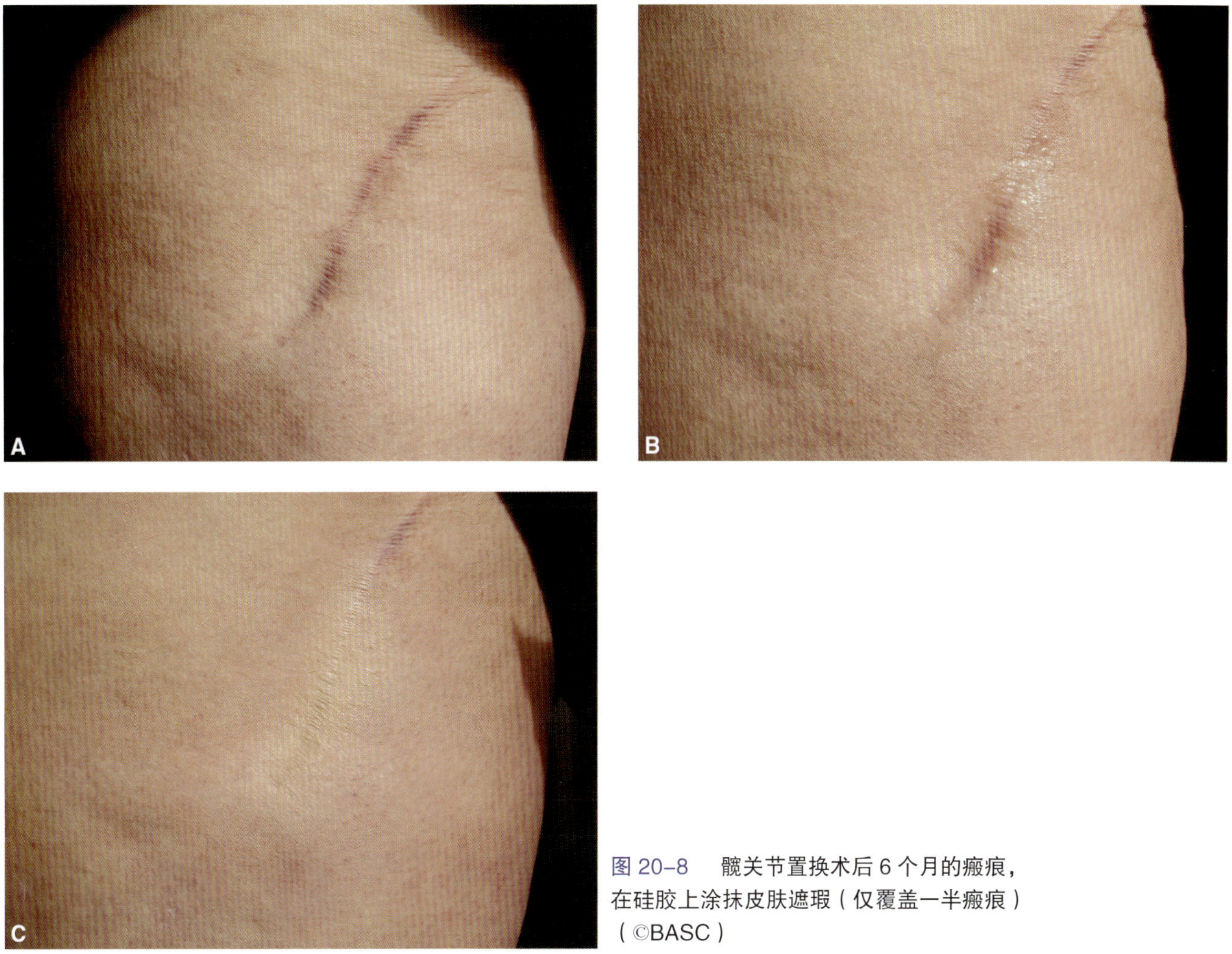

图 20-8　髋关节置换术后 6 个月的瘢痕，在硅胶上涂抹皮肤遮瑕（仅覆盖一半瘢痕）（©BASC）

下（如蜡烛、荧光灯等）也是可接受的，但是在其他人造光源下设置的遮瑕颜色只能在那种特定的光照条件下才能被接受。

需要准备一次性保护衣物，以防止弄脏衣服。还要准备一些清洁产品，如用肥皂替代品（如润肤剂）和化妆垫可以很容易清除皮肤上的遮瑕产品。必须注意，不能使用含月桂醇醚硫酸钠的产品，这是已知的潜在刺激物；化妆品湿巾不能含有甲基氯异噻唑啉酮或甲基异噻唑啉酮，因为这些可能会引起过敏反应。没有必要在皮肤遮瑕之前涂爽肤水。如果人们使用防晒产品，建议使用广谱（UVA 和 UVB）防晒霜，并在皮肤遮瑕前 10 min 左右使用，此后，残留物应该用化妆纸巾抹去。

达到一个可接受的皮肤匹配

成功的皮肤遮瑕是遮瑕顾问找到一种可接受的颜色，以匹配周围未受影响的皮肤。我们都知道皮肤颜色随年龄增长会有轻微变化，这是因为色素受体细胞没有被重新定位；年轻的成人比老人有更好的颜色视觉。因此，遮瑕顾问必须始终接受患者选择的遮瑕霜颜色。如果遮瑕顾问个人意见凌驾于患者意见之上，患者很可能不能接受这样的皮肤遮瑕匹配，并不会使用遮瑕顾问推荐的产品（图 20-9）。

最经济的方法是用一次性调酒棒把遮瑕霜从容器中取出。用调酒棒取一份相当于火柴头大小的量，把遮瑕霜放在干净的手掌里。现在，如图 20-10 所示，把调酒棒干净的一端插入调色板上

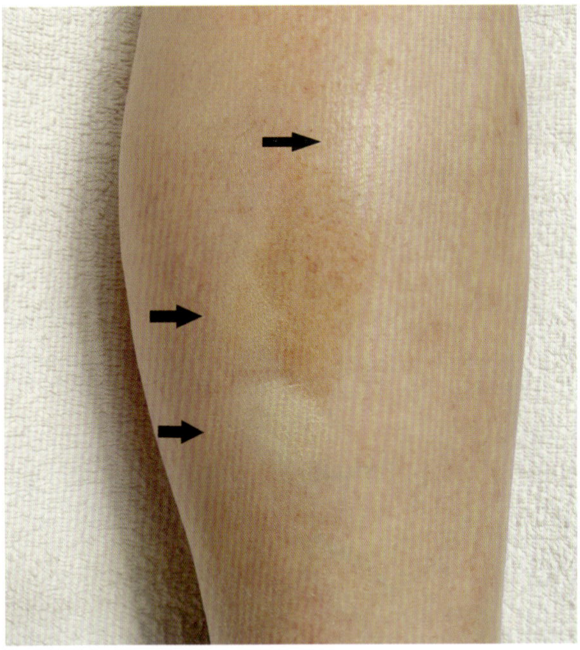

图 20-9 在患者皮肤上试用三种遮瑕颜色，让患者做最终选择（© BASC）

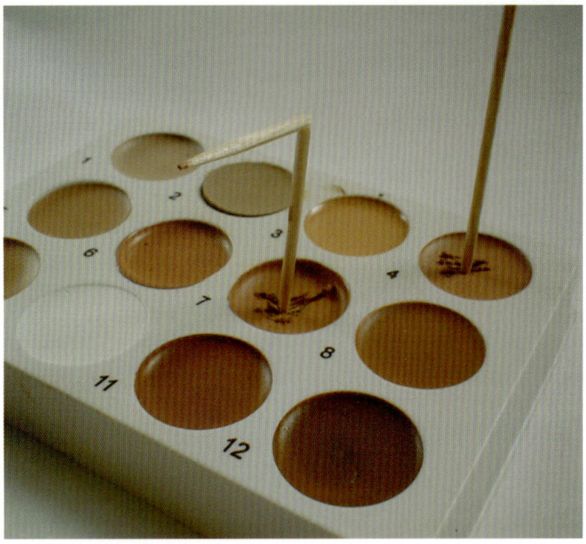

图 20-10 将调酒棒放回调色板，使用干净的末端来指示测试的颜色（© BASC）

相应的遮瑕霜内。

如果颜色不被患者接受，折断调酒棒并换一种颜色。用这种方式也可以防止重复使用被拒绝的颜色；更重要的是，你不需要一直紧握调酒棒，可以避免不小心刺伤患者或自己（图 20-11）。当使用试管产品时，从管中挤出少量放入手掌，并对颜色测试进行记录。

在手掌上涂遮瑕霜也有心理上的好处。如果把遮瑕霜涂在手背上，需要握拳，这可能会让人感到恐慌，因为它暗示着你要揍他们！相反，张开手掌是“我没有恶意”的国际信号。用干净的手指取出与正常皮肤匹配的遮瑕霜，并在瘢痕上进行颜色测试（图 20-12）。

测试范围为直径不超过 10 mm。立即擦掉患

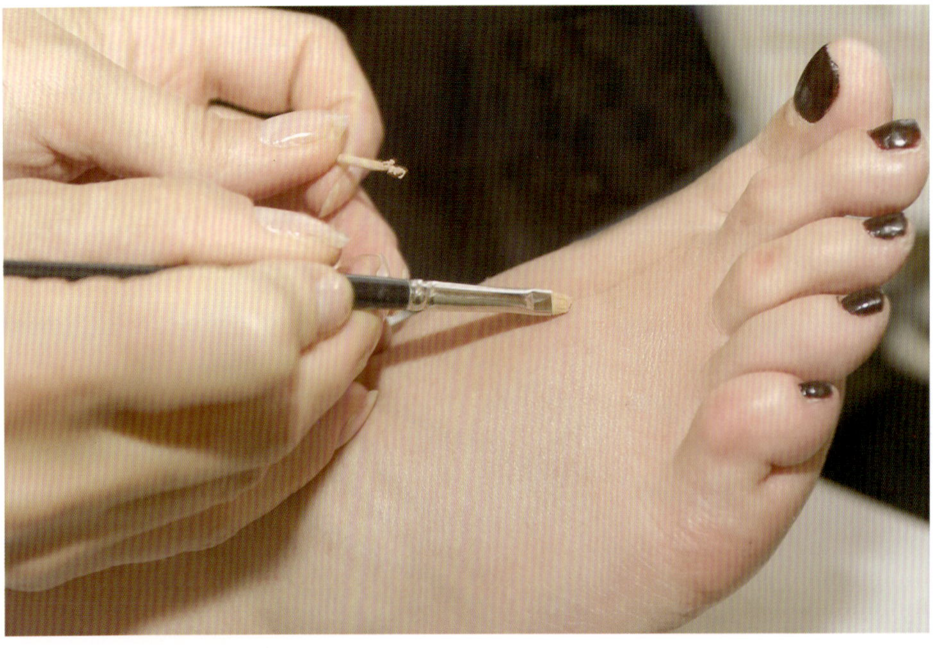

图 20-11 残留的调酒棒刺伤患者（© BASC）

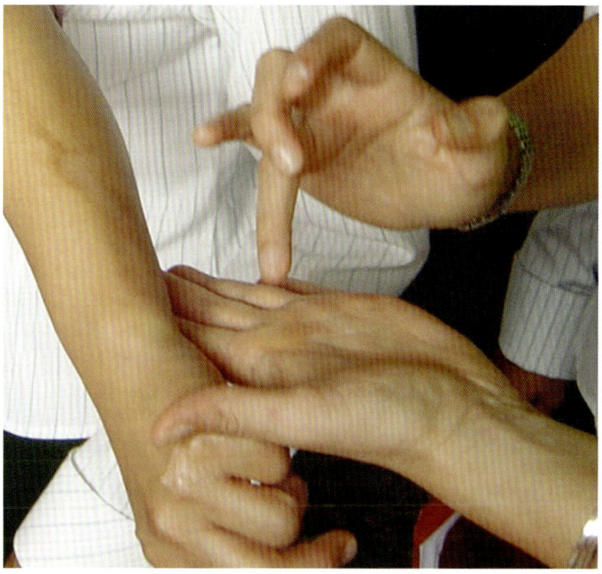

图 20-12　把手掌上的遮瑕霜涂抹在患者瘢痕处（© BASC）

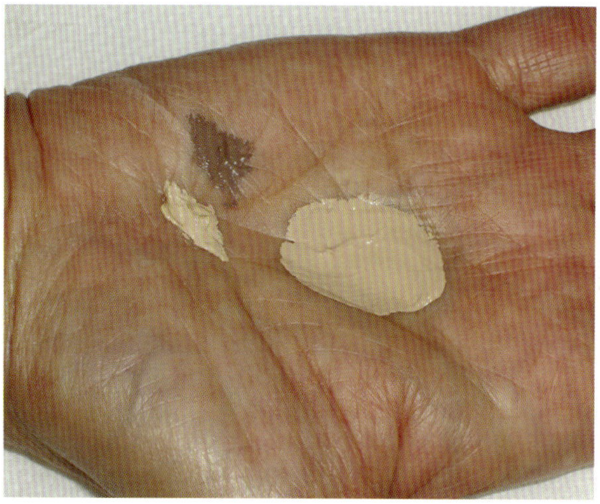

图 20-13　需要记录混合比例。此图是 50：50（© BASC）

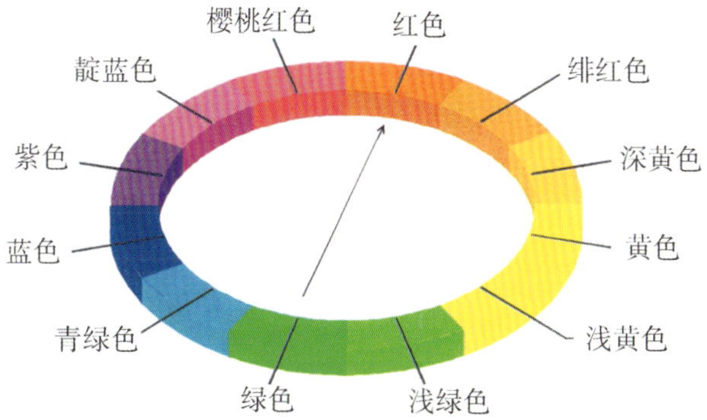

图 20-14　互补色理论轮，绿色的互补色是红色（© BASC）

者没有选中的遮瑕霜。如果瘢痕出现红斑，在邻近的皮肤上测试颜色。

如果不能在可选范围中找到与皮肤匹配的颜色，可以将两种自然色混合在一起，或者在肤色遮瑕霜中加一点黄色或红色。手掌现在变成了一个方便的调色盘（图 20-13）。

应用遮瑕霜掩盖瘢痕颜色时，有时需要一种互补色作为底涂层。互补色理论表明，使用互补色可以更好地掩盖瘢痕颜色（图 20-14）。

然而，根据我们的经验，绿色的应用可以消除红色的效果，产生皮肤遮瑕效果（图 20-15）。

红斑很少需要互补色（图 20-16），但当瘢痕呈现深棕色时，可能需要在正常的皮肤匹配遮瑕霜下使用互补色。然而，我们建议先尝试使用两层与正常皮肤匹配的遮瑕霜，因为这对患者和他们的钱包来说是最容易的选择（图 20-15C）。

棕色由红色和绿色组成（我们知道它们作为互补色是不成功的），或者是橙色和蓝色的混合。由于视觉错觉（红色），血液在皮肤上呈现蓝色；因此，我们需要考虑橙色作为互补色（图 20-17）。

使用技术

在与患者达成了可接受的皮肤匹配遮瑕霜后，您需要了解合适的应用技术。使用快速简单的技术来遮瑕。程序越简单，患者越容易接受。

窄线性的瘢痕

推荐使用干净的化妆刷，用锯齿状的线条沿瘢痕处涂抹。然后，戴上干净的指套，轻轻将遮瑕霜涂抹均匀，融入周围的皮肤。如果你只把遮瑕霜涂抹在线性瘢痕上，它看起来是不自然的（图 20-18）。

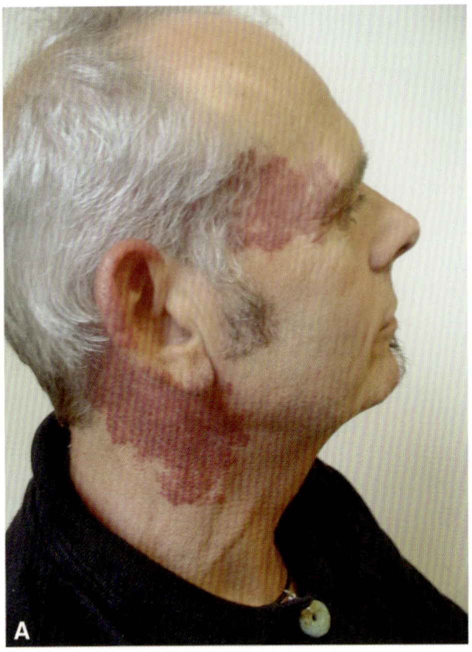

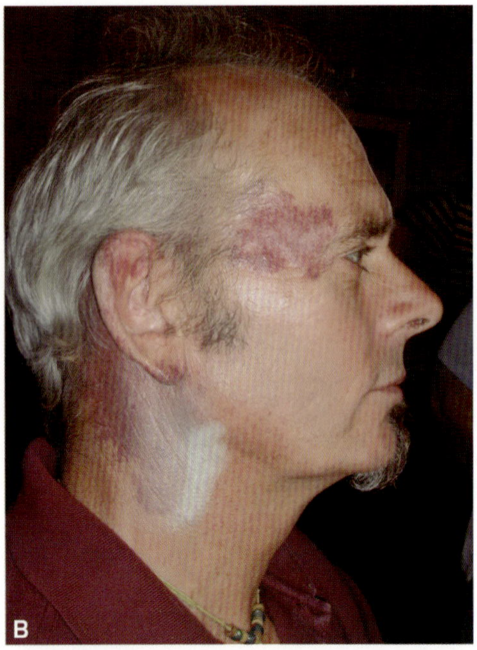

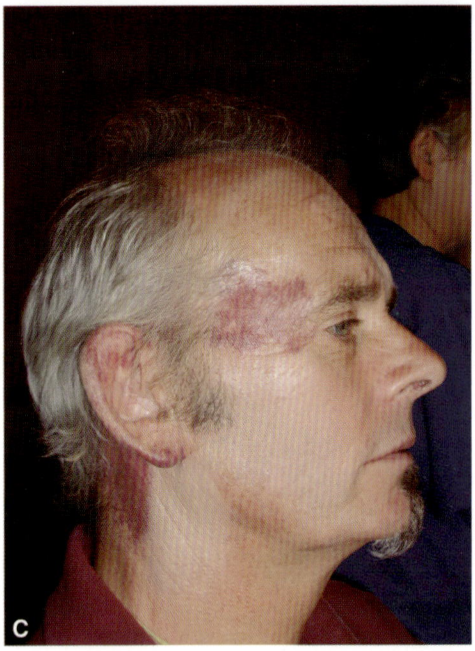

图 20-15　在葡萄酒斑上涂抹遮瑕霜。A. 葡萄酒色斑；B. 应用绿色互补；C. 两层与皮肤匹配的遮瑕霜直接应用于葡萄酒色斑（下方无互补色）（© BASC）

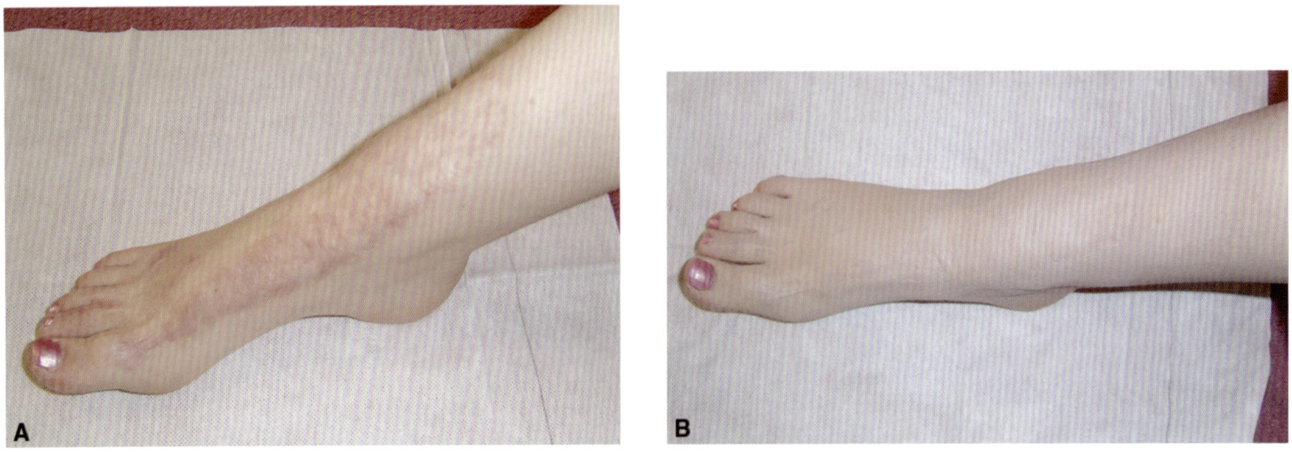

图 20-16　只需要一层与周围皮肤匹配的遮瑕霜（烧伤造成的红斑瘢痕）（© BASC member 2163, the Camouflage Club at the Burned Children' s Club, Essex）

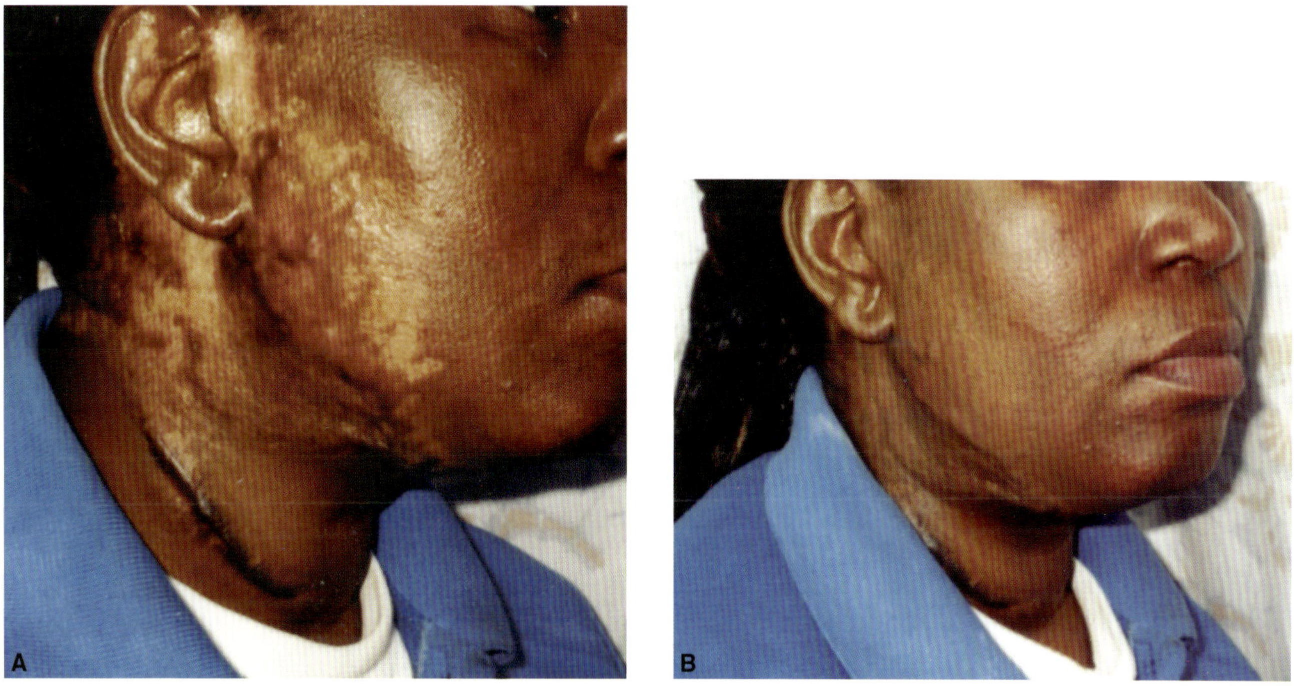

图 20–17　这位女士没有选择使用互补色，她选择在瘢痕疙瘩色素沉着处使用与皮肤匹配的遮瑕霜（© BASC member 1022）

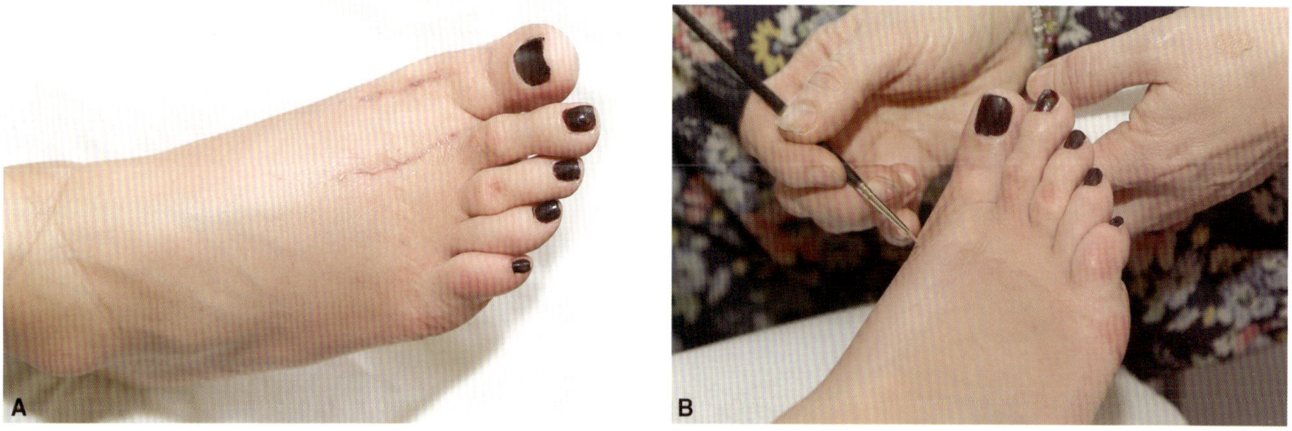

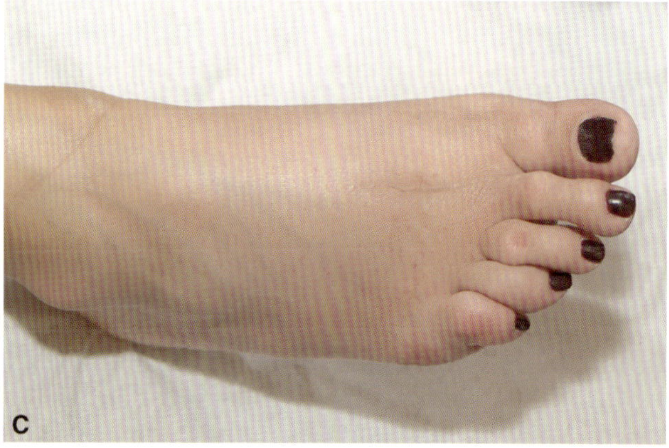

图 20–18　应用于线性瘢痕（© BASC）

多线性瘢痕

对个人来说，将上述方法运用到多线性瘢痕上很费劲。最简单的方法是让患者在整个瘢痕区域反复擦拭遮瑕霜（图 20–19）。

挛缩和烧伤瘢痕

在整个区域轻柔摩擦，确保遮瑕霜粘在不同质地的皮肤上（图 20–20，图 20–21）。

遮瑕霜需要用散粉定型。半透明的散粉不会影响遮瑕颜色，但着色粉会。使用传统的散粉扑反复挤压和滚动，散粉会有哑光的效果，如果看起来不自然，可在散粉上喷定型剂增加轻微光泽。

医生需要告诉患者在哪里可以买到这些遮瑕霜和定型产品（以及其他美容工具），并确保他们知道如何应用、维护和有效地清除遮瑕霜，尤其是手部可用肥皂和清水洗掉的遮瑕霜。也就是说，手洗干净后，需要重新在手部应用遮瑕霜。如果因出汗过多或游泳、天气潮湿使遮瑕霜变得潮湿，只要轻轻使遮瑕区干燥，或者让空气自然干燥潮湿的皮肤，遮瑕就会稳定。遮瑕霜不是百分百耐摩擦，如果粘到衣服或亚麻织品上可以用普通洗衣剂清理。

皮肤遮瑕咨询可能需要 1 个小时。一次咨询通常足以教会患者如何使用遮瑕霜，如何确保遮瑕霜不脱落，以及如何正确地清除。如果瘢痕或其周围未受影响的皮肤（或两者）有颜色改变，可能需要进行第二次就诊。

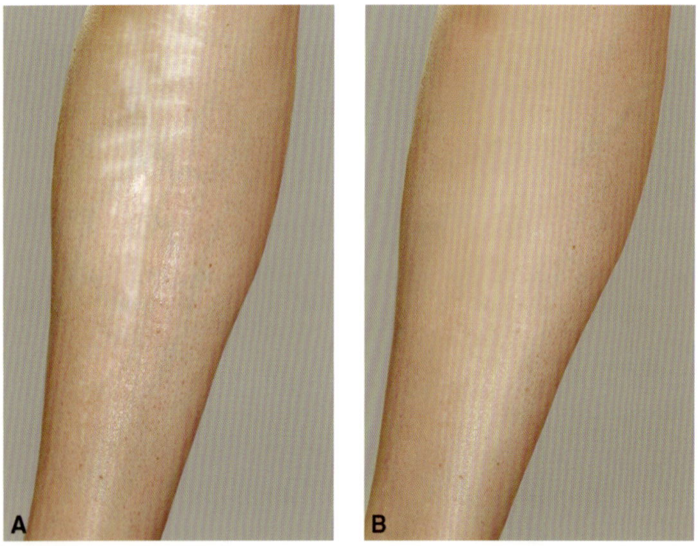

图 20–19　应用于多个瘢痕——当瘢痕不是萎缩性瘢痕或瘢痕疙瘩时，效果更好（道路交通事故）（© BASC）

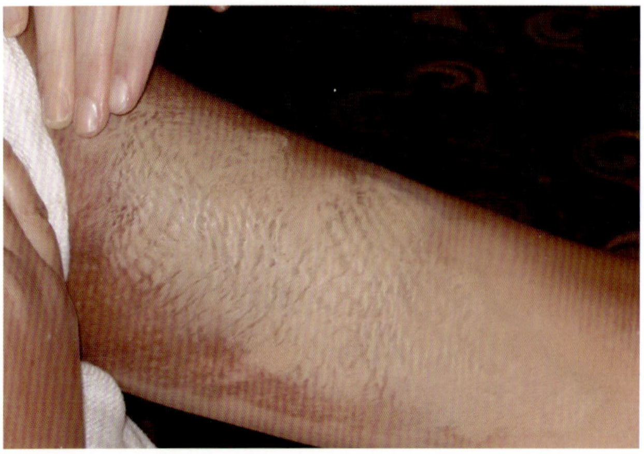

图 20–20　网状植皮处应用遮瑕霜（© BASC member 1022）

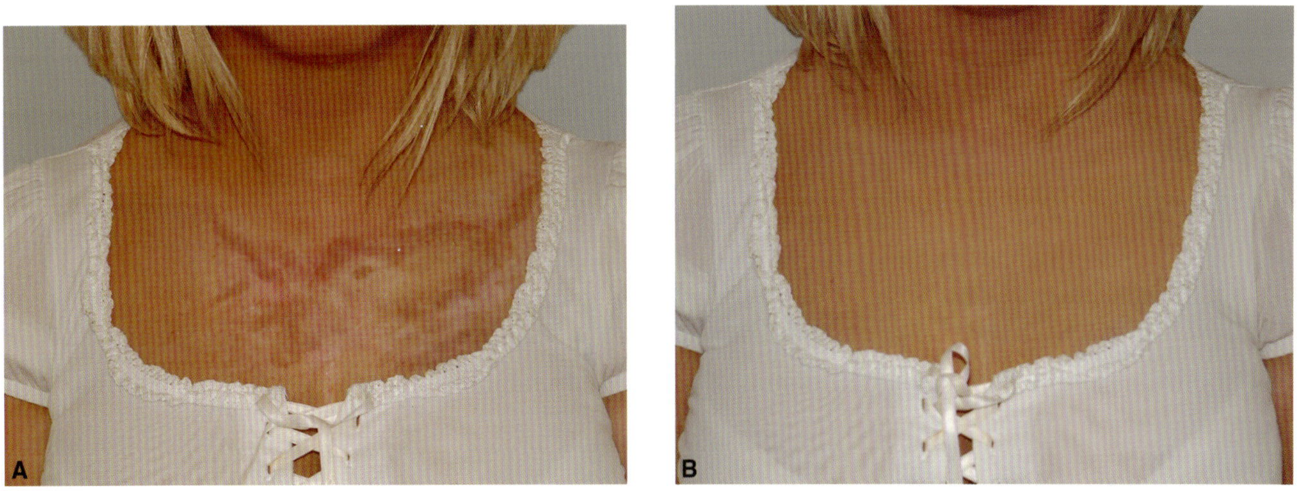

图 20-21 烫伤瘢痕应用遮瑕霜（© BASC）

培训机会

BASC 是一个独立的协会，由自愿提供专业知识并有奉献精神的专业人员组成。BASC 被认为是对皮肤遮瑕感兴趣的人的主要信息来源和教育机构。该专业是国际公认的专业人士（医生、护士、药剂师、治疗师、美容师）的首要培训机构。他们的教育项目每年都要监测，持续专业发展（CPD）由皇家护理学院（RCN）、作业治疗师学院（COT）、临床医师协会（IoT）、颌面修复专家和技术专家机构（IMPT）、毛发美容行业管理局（HABIA）和解剖病理技术协会（AAPT）认证。BASC 成员是国际美容及化妆品学协会（CIBTAC）的专家顾问，在这个协会，治疗师遵循超高标准进行训练。

自 2001 年以来，BASC 与 HABIA 密切合作，制定行业标准（NVQ Ⅱ和Ⅲ），然后进一步由教育学院在其授予的“美容治疗 / 化妆艺术课程”中教授。

有关 BASC 活动的更多信息，请访问 www.skin-camouflage.net.。

扫码看参考文献

第二十一章　医学文身

DAWN CRAGG　编
马富廉　译

核心观点

1. 顾客的期望能得到满足吗？
2. 文身可以节省日常使用遮瑕产品的时间。
3. 皮肤色调，即便颜色不规则，均可以匹配。
4. 文身能帮助患者恢复自尊和自信。

文身的历史

至少从新石器时代开始，文身就已在全球范围内流行，木乃伊保存的皮肤、古代艺术品和考古记录都证明了这一点[1]。英国探险家 James Cook 船长（1796 年），在描述波利尼西亚人在皮肤下嵌入黑颜料的做法时，第一次使用了“文身”这个词[2]。文身传统意义上与水手和罪犯联系在一起，艺术纹饰则在当今社会很普遍。

永久化妆的历史

古埃及艳后，以及印度和非洲其他国家的人，多年来一直在寻求各种物质对眼部进行永久性增大，他们用植物和坚果颜料或磨碎的煤（炭）作为眼线笔或眼影，并在他们的眼睛周围进行精美的、准确的填充。这就是我们今天所知的永久化妆的起源。

永久化妆品

永久化妆品（文色法）是使用一种非常精细的针或一组针，通过手持的手工装置或电动工具将黑色颜料植入皮肤表面之下。这是一种自我选择的整容手术，可以增强面部特征，如正常皮肤上的眉毛、眼睛和嘴唇。

医学文身

医学文身被用来重建面部特征，如眉毛（因脱发而缺失）和嘴唇（由于唇裂或口腔癌缺失），并在乳房切除术后取代乳晕。它还有助于减少瘢痕的色素减退和色素沉着。

医学文身可以改善因为整容手术、放疗和内镜手术等干预措施所致瘢痕。尽管医学文身使用的是与文色法相同的产品和技术，但技术人员需要进行专业训练，因为在瘢痕组织上工作的本质，不同于正常的皮肤。

患者的瘢痕时间、类型、颜色、状况和患者的健康状况会影响色素的取色及使用的技术，患者对术后护理的依从性，所有这些都会影响结果。瘢痕皮肤的构成、不同类型的瘢痕，以及瘢痕本身对医学文身的反应是医生需要进一步考虑的问题。例如，因烧伤而造成的瘢痕组织会吸收更多的色素，可能需要进行多次医学文身，才能达到可接受的效果。

在最初的治疗后，色素会随着时间的推移而逐渐消失。浅色皮肤（Fitzpatrick Ⅰ型和Ⅱ型皮肤）在色素消退后，如果用二氧化钛（白色）混合颜色，残留的颜色会趋于均匀。因此，经常的重新修饰是必要的，可能需要一年一次。

由雀斑和毛细血管扩张引起的皮肤颜色变化，应该是最后一次就诊时需要考虑的。两次预约期间，皮肤必须完全愈合。年轻和健康的皮肤大约需要1个月的时间恢复，成熟的皮肤应该大约接近2个月。因为有一层皮肤生长并覆盖在文身区域上，愈合会影响最终的颜色，随着时间的推移，文身的颜色会变浅。

应用技术

用甘油和水基色的颜料在瘢痕的几个部位进行皮肤过敏试验，以观察皮肤的反应。瘢痕难以预测，同一瘢痕的不同部位会对色素产生不同的反应。在初次的咨询时，给予患者颜料局部外敷，外加敷料密闭固定，保留24小时，如果该区域皮肤疼痛，立即移除该颜料。如果发生这种情况，文身不应该继续进行。

颜料采用环形、前后或涂抹等方式涂色，涂色方式取决于文身区域。阴影是用一根扁平的针通过一层薄薄的凡士林涂抹的。点画是应用细圆针的小点来涂抹点缀。在自然光下工作很重要，如果无法做到，可以使用日光灯管。勿在人造光下工作。颜色应用最初应该是保守的，并且可以在随后的治疗中进行调整，这是因为开始时不能确定颜料如何在皮肤内着色，以及方便在第二个疗程中添加其他颜色。

谁能做医学文身？在哪儿可以进行？

在接受客户或患者之前，技术人员必须具备医学文身的高超技术和资格。由于缺乏对文身技术的理解，缺乏经验和训练不足的从业者会对瘢痕造成损害，包括永久性色素减退。此外，当对Fitzpatrick Ⅳ型、Ⅴ型和Ⅵ皮肤类型文身时，会出现治疗后的色素过度沉着。在大多数国家，化妆品文身行业是不受监管的，而且技术人员没有经过严格的标准培训（即来自一个公认的培训机构）。因此，专业知识可能参差不齐，效果很难获得保证。在任何国家寻求治疗的患者都可以通过spcp.org网站联系永久化妆品专业人员协会（SPCP）。他们有一批世界范围内训练有素的技术人员，他们在化妆和医学文身方面达到了很高的标准。

除了生殖器，医学文身可以应用到身体的各个部位。如果患者声称某个部位失去了知觉或者某个区域出现了感染，几乎不可能证明这不是由医学文身引起的。因此，它不太可能被技术人员的保险所覆盖。技术人员通常在医院和诊所工作，但他们可以在其他已经接受了当地政府的检查并获得许可的场所工作。

产品使用

必须始终使用高质量的颜料，并从经销商处获得安全数据表。作者保存了用于医学文身的Mei-Cha微色、图像和永久唇色的安全数据表。

用于为Ⅰ~Ⅳ型瘢痕遮瑕至Fitzpatrick皮肤颜色的颜料，主要是基于二氧化钛的高质量的医疗级产品。这与在化妆品色素中所使用的颜料形成了鲜明的对比，后者颜色较深更有可能含有氧化铁。洗色是医疗遮瑕的重要组成部分，也可以用来混合瘢痕或乳晕的边缘。

数字机器比其他选择更可取，因为电源是稳定的。不建议使用电池驱动的机器，因为电池的功率受温度和湿度的影响。机器必须符合有关国家的规定。例如，在英国，所有的机器都应该符合欧盟的规定，有欧洲一体化（CE）标志的商品是符合欧盟规定的。

针头必须是无菌的、一次性使用的、预先包装的，有易识别尺寸的颜色编码、针头外套有安全帽，以及符合卫生当局的要求。

- 单针——因为它们既细又锋利，使用时应该非常小心。对于没有经验的技术人员来说，很容易被单针穿透皮肤，这可能会导致色素弥散，这种弥散可能不会立即表现出来，但可在几个月后表现出来。
- 双针——两根针合在一起，因此，就像单针一样，不推荐常规使用。
- 三针——是一组三针。是最有用的勾勒口唇和雀斑轮廓针。
- 平针——是一排针，为四个针或更多。如果可以正确地与皮肤成直角使用，是文眉的完美选择。因为可以用这种方法在皮肤上进行横扫，所以是修饰较大皮肤范围的理想选择。在处理大面积皮肤（瘢痕面积≥ 2 cm^2）时，最好使用五个或五个以上圆形针头。

- Magnums——用于大面积的上色、混合和着色，因此非常适合医学文身。由于流注的颜料总量限制，需要较少的操作次数，以减少皮肤的损伤。

永久化妆和医学文身麻醉剂

大多数国家都有在文身中使用局部麻醉剂的规定。技术人员应该只使用当地药店合法提供的产品，并在使用前阅读每个产品的完整说明。

什么时候医学文身被认为是合适的?

医学文身作为长期的替代方法，可以替代日常的遮瑕产品。需要皮肤科医生、咨询师或医疗从业者对患者进行专业判断，需要评估使用激光、酸或对苯二酚能否减轻色素沉着，或者是否有必要进行医学文身等。不适用常规方法治疗的情况可以进行医学文身，如外科手术无法完成的乳头重建，或者瘢痕恢复较好，没有红斑，额外的激光治疗对恢复没有帮助等。由于潜在的不均匀颜色分布，所以在手术修正中不能恢复的瘢痕通常应用文身会更好。色素减退的瘢痕通常更适合增加颜色，即便颜料不能很好匹配患者皮肤。医学文身可以掩盖由头发移植手术供区造成的瘢痕，以及意外或手术造成的小瘢痕。

所选颜色必须在进行操作之前征得患者同意。将色素放置在需要文身的区域附近对比。必须说明的是，最初文身的区域颜色会较深，但在约 4 周后便可表现为与初选颜色一致。文身的图案和形状也必须在文身之前与患者达成一致。这对于眉毛和口唇的文身来说是最重要的，因为时尚经常改变（如 20 世纪 40 年代流行单一线状眉形，但后来流行厚而丰满的眉形），文身可能很快就会“过时”。

禁忌证

- 在计划文身之前的 24 小时内，在一小片皮肤上进行过敏贴敷（在皮肤上）或划痕试验（在皮肤下）。有机颜料可能需要在文身前 28 天进行皮肤过敏试验，否则可能导致保险失效（译者注：此为美国情况，我国请依据各保险公司规定）。
- 容易形成增生性瘢痕或瘢痕疙瘩的人群。
- 在医学文身之前，烧伤瘢痕需要完全愈合并稳定。必须得到医生的书面同意才能进行文身。
- 任何有可疑损伤的皮肤区域，特别是潜在皮肤癌的情况。
- Fitzpatrick Ⅳ型、Ⅴ型和Ⅵ型皮肤类会出现色素沉着。
- 短于 6~12 个月的瘢痕。
- 怀孕或哺乳期。
- 在未经医生书面同意的皮肤移植患者。
- 经医生书面同意的胰岛素依赖型糖尿病患者。
- 未经医生书面同意的心脏状况异常患者。
- 没有身体畸形的患者（很可能具有不现实的期望值）。
- 晒黑（假的或自然的）。
- 一些药物可能会改变皮肤的颜色，建议等到患者药物治疗结束后，再进行医学文身。

癌症

癌症并不是禁忌证，即使是在接受化疗的情况下，只要有医生的书面同意，就可以进行医学文身。

白癜风

白癜风患者在获得医生或皮肤科医生的书面同意后可以进行医学文身。

风险

不管是哪一种医学文身，在患者同意操作之前必须向其充分说明以下风险。潜在风险包括：

- 如果文身者属于 Fitzpatrick Ⅳ~Ⅵ型皮肤，会出现色素沉着。由于针头有刺入不正确的可能，因此也有造成色素减退的可能。
- 无法保证一定成功。
- 颜料过敏。一项涉及 300 人的研究表明，不良反应率为 10.3%。红色和黑色颜料，以及大范围的颜料接触是主要的罪魁祸首。这项研究认为，美国文献报道的文身反应发生率低，是因为在美国颜料过敏很常见[3]。
- 对局部麻醉药如利多卡因、丙胺卡因和丁卡因过敏反应。
- 发生感染、肿胀、结痂、出血和乳头扁平化。
- 皮肤可受许多外在和内在因素（如阳光和药物）影响而改变颜色；现在可接受的皮肤搭配在将来可能不会被接受。
- 文身颜料会无限期地留在皮肤里，但会随着时间的推移而分解并逐渐消失。经常暴露在紫外线下的文身比隐藏在衣服里的文身褪色得更快。
- 对任何类型的文身的反应都可能在术后多年才出现。
- 插入的针太深会导致出血、色素转移及损害毛囊。
- 过度操作可能会造成瘢痕。
- 结果不会立即显现。
- 瘢痕的皮肤是不可预测的，并与未受损的皮肤反应不同。在瘢痕区域可能出现不同的效果。
- 不要有不切实际的期望，瘢痕只能被掩饰，而不是被去除。
- 身体畸形的患者可能有不切实际的期望。
- 不能通过在区域内应用浅色文身来解决色素沉着，因为针头可能会导致更进一步的色素沉着。
- 皮肤上有许多颜色不规则的现象，它们对文身反应不同。自然的黑色素过度分布，如雀斑和小雀斑，在文身时会有不同的反应。
- 麻醉剂会使皮肤变白；使用麻醉剂后选择的颜色效果可能会受影响。
- 在英国提出的新标准中，所有进行整形手术的医生都必须向患者充分告知治疗的风险，并在他们进行任何手术前给他们一个“冷静期”。这样可最大限度地避免患者对结果的无理要求，并避免使用鼓励人们做出不合理决定的促销策略。

应用医学文身前后的照片

图 21-1~ 图 21-7 所有的文身和化妆及摄影均由 Dawn Cragg MBE 制作。

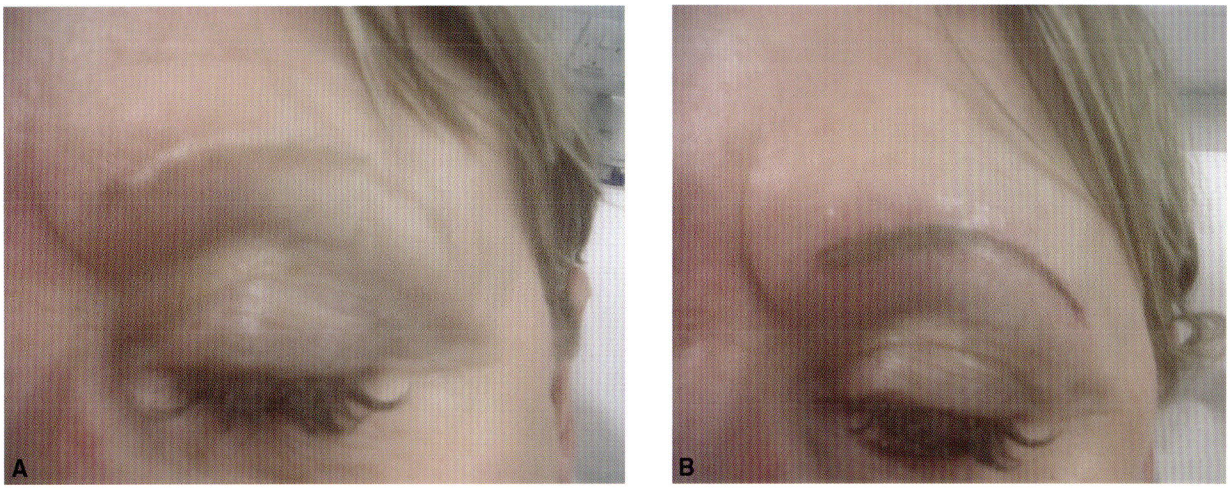

图 21-1 这位女士的眉毛高挑，眉毛上有一道瘢痕。使用医学文身“扬起”眉毛可以掩盖瘢痕

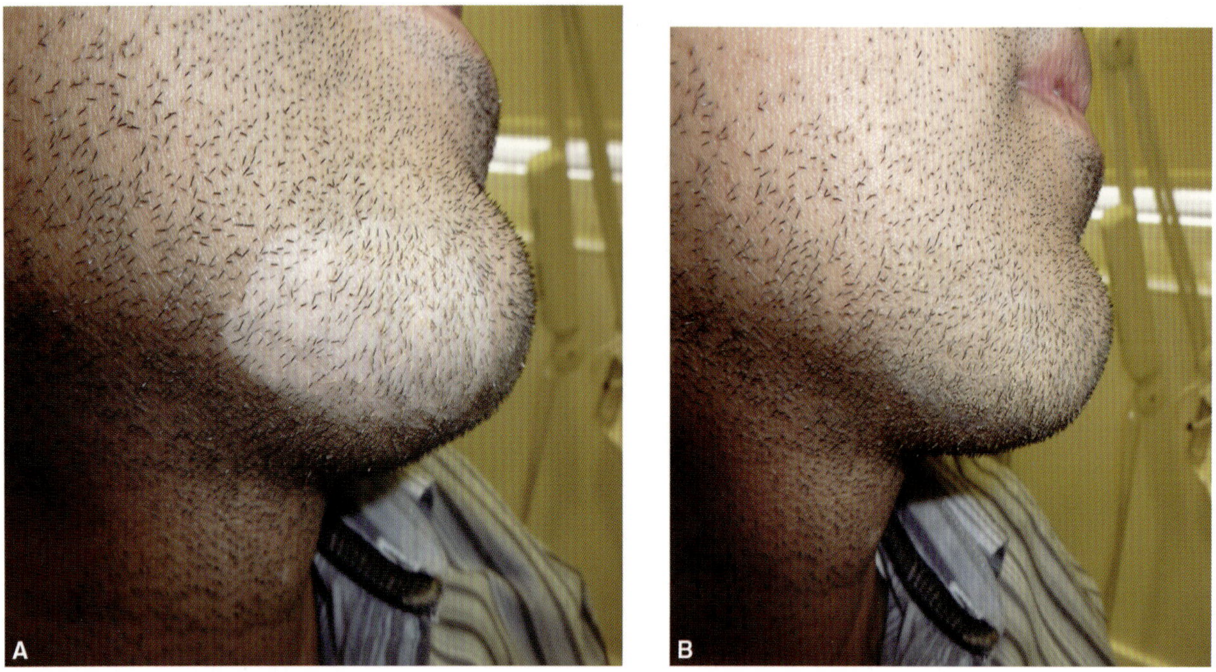

图 21-2 用点画手法模拟下巴和脸颊部位的胡茬。他后来打电话说，这使他的生活发生了很大的改变

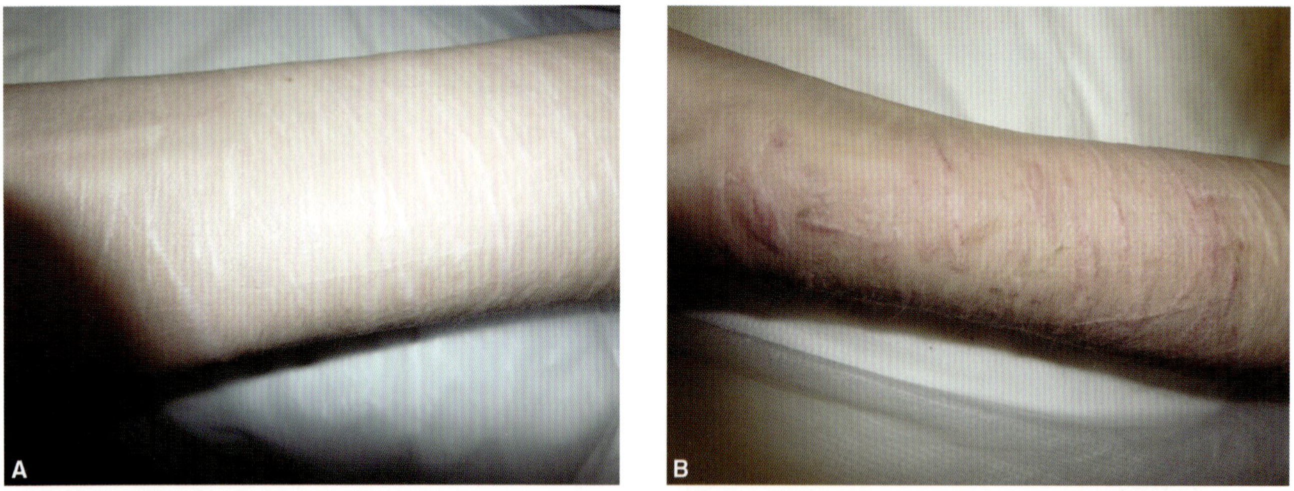

图 21-3 A. 这名患者的手臂上布满了数百个瘢痕。在治疗自残患者之前，需要进行心理咨询；对文身的进一步自残可能会导致不良的并发症，包括愈合不良、感染和文身色素迁移。B. 文身过程导致发红，在短期内会让瘢痕看起来更糟。自残患者在尝试任何治疗之前一定要经过心理咨询。回忆起第一次受伤，他们可能会经历长期的心理影响。在日常生活中每日应用和移除遮瑕膏更适合这种情况

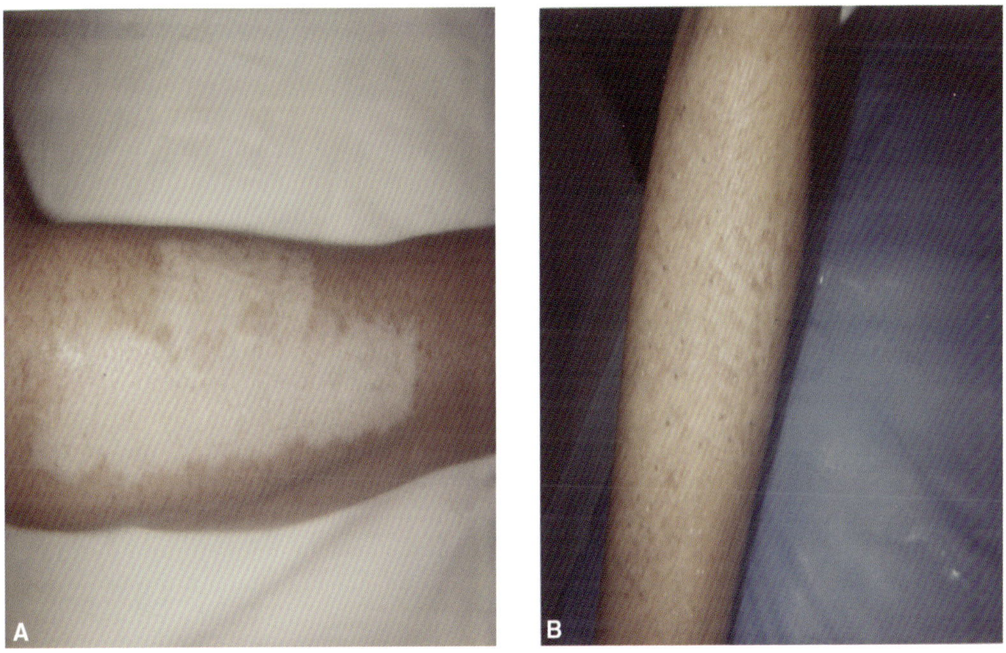

图 21-4　A. 前臂瘢痕因为皮肤磨削重新出现，留下残留的色素沉着。B. 模仿自然颜色进行医学文身，包括重现雀斑和痣

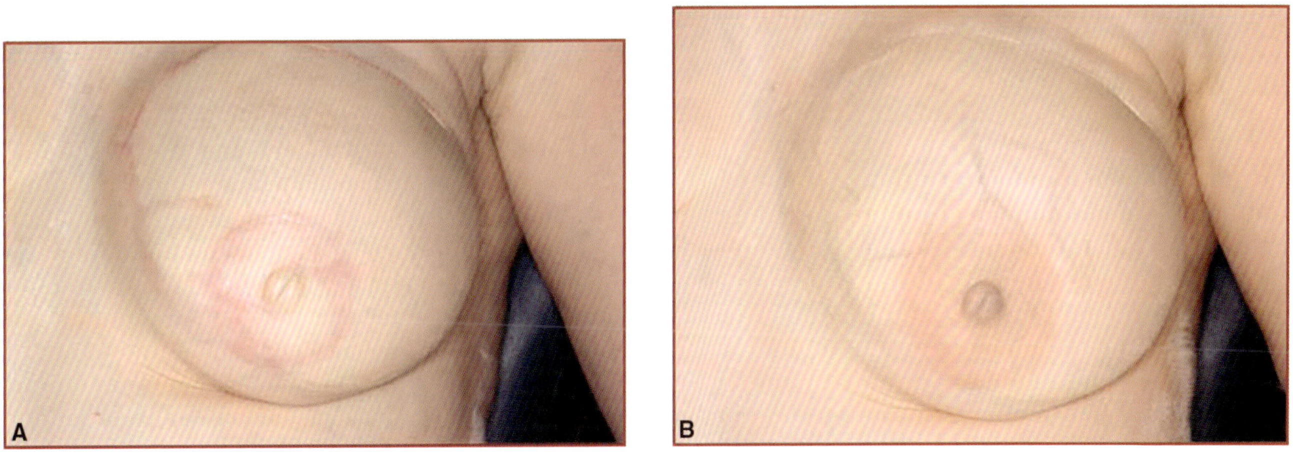

图 21-5　A. 重建整形手术中人工乳头。B. 模仿其健侧乳房的颜色和纹理进行医学文身

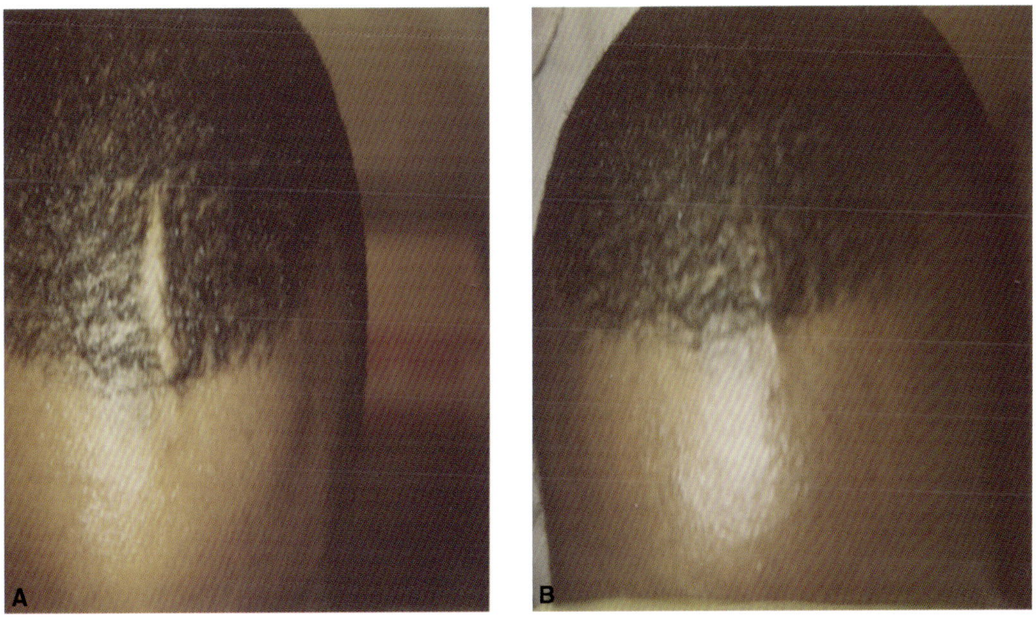

图 21-6　头顶瘢痕。医学文身通过一系列与其头发相匹配的深褐色小圆点掩饰瘢痕

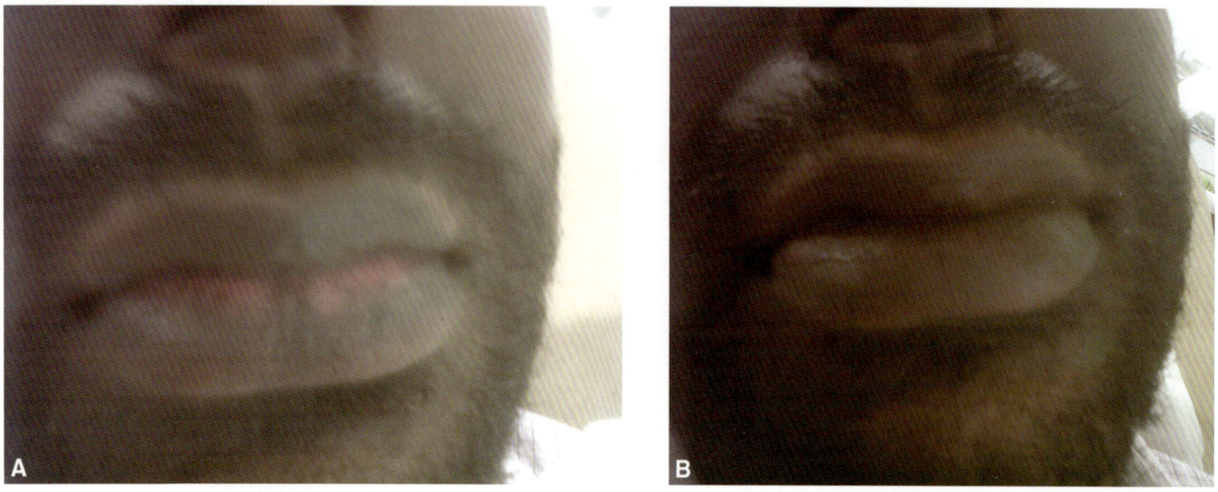

图 21-7　这位先生有咬口唇皮肤的习惯，导致了色素损失。对受影响的皮肤进行医学文身使其与周围未受影响的皮肤看起来一样

扫码看参考文献

第二十二章　儿童瘢痕的治疗

ANDREW C. KRAKOWSKI， TUYET A. NGUYEN　编
赵高峰　译

核心观点

1. 尽管儿童不是“小大人”，儿童瘢痕的治疗规范却是从成人瘢痕治疗经验推理而来的。
2. “用进废退”这个词表明，在瘢痕造成身体、心理或社会危害之前进行早期干预至关重要。
3. 新兴技术如剥脱和非剥脱点阵激光在治疗和缓解儿童瘢痕方面具有革命性的作用，这也是保险公司理赔的客观依据（译者注：此为美国情况，我国请依据各保险公司规定）。
4. 多学科多模式是治疗儿童瘢痕最成功的方法。
5. 在儿童人群中，缺乏关于瘢痕治疗安全性和有效性的良好对照、随机、前瞻性研究，这也为基础研究、转化和临床治疗提供了巨大的机会。
6. 即使是治疗单纯的儿童瘢痕也不可想当然地认为患者和治疗者的观点一致，所以不要害怕询问你的儿童患者，瘢痕对他们意味着什么。

儿童皮肤与成人皮肤的区别

皮肤的基本功能包括对外界的屏障作用（减少液体损耗、调节体温、保护机体免受感染和环境中有害物质的影响），以及感知疼痛、震动和压力等[1,2]。虽然皮肤的作用在一生中始终保持不变，但儿童的皮肤在某些方面和成人皮肤有显著区别。

结构

婴儿和儿童的皮肤在结构上与成人有许多区别。研究表明，婴儿和儿童的皮肤至少比成人皮肤薄 60%[3]。体内试验表明，婴儿皮肤的角质层和乳头层比他们的生物学母亲分别薄 30% 和 20%[2]。此外，婴儿皮肤颗粒层内角质细胞和角质形成细胞明显小于成人，这可能表明婴儿有较快的新陈代谢。

儿童真皮层上部真皮网状层中胶原纤维并不明显，其组织学表现呈现出从乳头层到网状层的渐变过程[4]。婴儿及较小儿童皮下脂肪层也与成人不同，新生儿皮下脂肪层中饱和脂肪酸和不饱和脂肪酸的比例明显高于成人[5]。新生儿皮下脂肪层中较高比例的饱和脂肪酸使得婴儿更容易发生低体温和筋膜炎，这是由于饱和脂肪酸的熔点较高所致。婴儿皮肤结构会不断进化，在 1 岁左右接近成人皮肤[6]。

体表面积

体表面积（BSA）是人体各部位表面积之和。在婴儿和儿童，体表面积和体积的比值是成人的 5 倍[7]。这个比例的差异使得婴儿和儿童局部用药经皮吸收率高、经皮水分丢失（TEWL）增大，皮肤损伤导致中毒和脱水的风险也增加。

屏障功能弱

皮肤的屏障功能依赖角质层的形成。据报道，

婴儿皮肤屏障功能相比成人明显下降。由于出生后第一年角质层不断进化，皮肤的屏障功能在这一阶段也不断变化[6]。经皮水分丢失经常被作为皮肤屏障功能的标志。婴儿角质层中水分较高，但与成人相比更容易发生经皮水分丢失[2,6]。早产儿比足月儿和成人的经皮水分丢失率更高[8]，这使得婴儿与成人相比发生脱水及电解质平衡紊乱的风险更高[9]。

此外，皮肤可以提供机械屏障作用以防止异物进入体内。然而，早产儿真皮与表皮的附着很有限。早产儿和新生儿皮肤的脆弱性使得他们更容易受到经皮中毒和经皮感染的伤害（表 22–1）[9]。

表 22–1 部分儿童经皮物质中毒风险

药物	毒性
醇类（外用防腐剂）	出血性坏死
六氯酚（外用防腐剂）	神经毒性
聚维酮碘（外用防腐剂）	低甲状腺素血症，甲状腺肿
利多卡因 – 丙胺卡因乳膏（EMLA）（局部麻醉剂）	高铁血红蛋白血症

来源：MANCINI J A. Skin. Pediatrics, 2004, 113(suppl 3). [2016–11–17]. http://pediatrics.aappublications.org/content/113/Supplement_3/1114.figures–only.

儿童瘢痕的病因

儿童瘢痕的病因与成人类似，可以分为三类——外伤、烧伤和医源性损伤。由于医学发展提高了严重损伤儿童的存活率，患者面临身体、心理和经济问题（即所谓的“幸存者悖论”），导致了儿童、监护人和治疗者的严重痛苦。

外伤

意外伤害和创伤是导致儿童患者外伤病的主要原因，也是儿童瘢痕形成的重要原因[10]。平均每年有 920 万儿童遭遇意外伤害，如汽车或自行车事故[11]。机械伤害如跑步机引起的碾压或摩擦损伤可以导致儿童严重的瘢痕挛缩[12,13]。动物咬伤，如犬咬伤，也是儿童外伤、身体残疾和瘢痕形成的常见原因（图 22–1）[14–16]。

烧伤

烧伤是儿童瘢痕形成的另外一个常见病因（图 22–2）。儿童烧伤有多种原因，如篝火、热灰或煤烧伤[17,18]。电烧伤在幼童中很常见，尤其常见于口唇，这是因为婴幼儿更容易用口尝试。由于疏忽或非意外伤害引起的烧伤也较多[19]。然

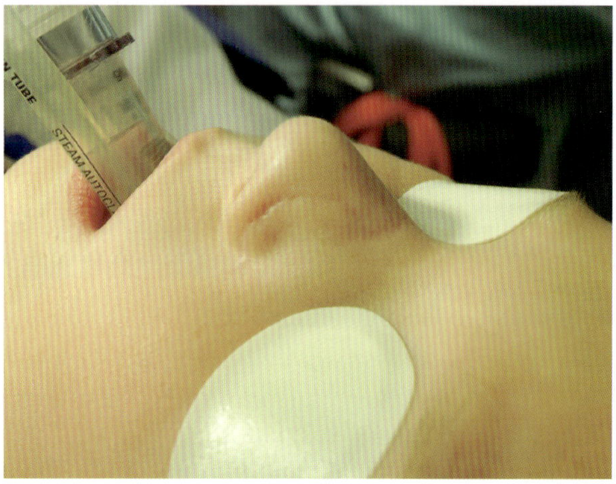

图 22–1 皮瓣修复后萎缩性瘢痕。该患者在电动摩托车车祸后发生了组织损伤及缺损。皮瓣修复成功地填补了组织缺损，但是发生了皮瓣远端萎缩及轮廓不规则（照片由 Andrew C. Krakowski，MD 提供）

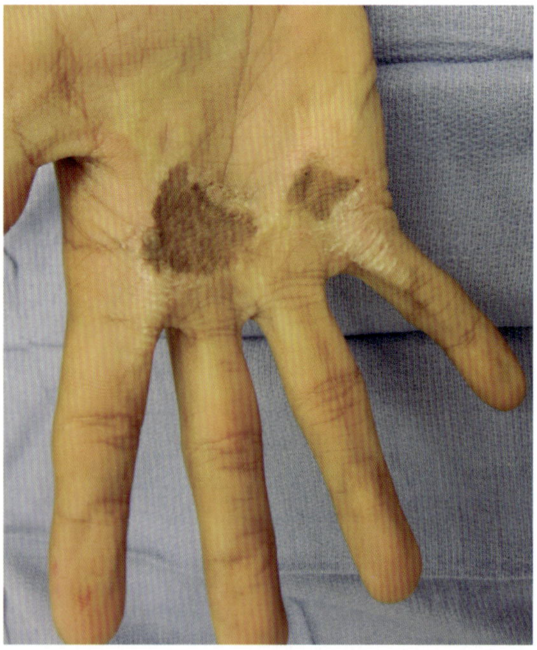

图 22–2 烙铁烧伤。这个青年男性在 1 岁半时手部严重烫伤。手掌处进行了中厚皮片移植。果不出所料，重建后皮片一定程度的挛缩限制了他手的整体功能。患者主要诉求是，想在母亲不知情的情况下“打开一罐花生酱”（照片由 Andrew C. Krakowski，MD 提供）

而，儿童最常见和可预防的烧伤是热液烫伤（图 22-3）[20]。

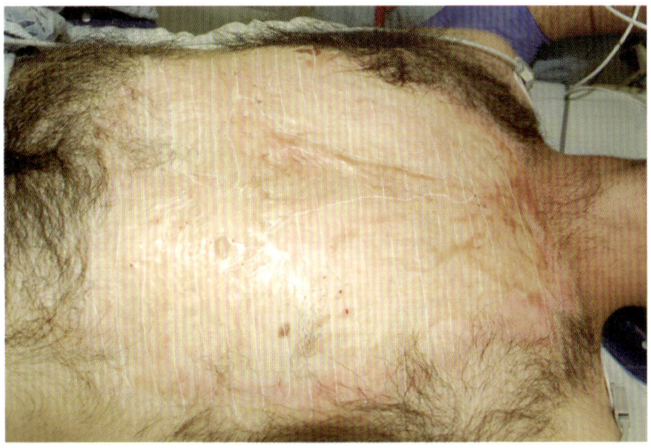

图 22-3 大面积烫伤。这名 20 多岁的男子因烫伤出现大面积的烧伤瘢痕。请注意脱发的广泛区域。用高分辨率超声对瘢痕区域进行客观评估，显示大部分瘢痕厚度约为 1.5 mm，焦点区域达 8 mm。然后用白色的外科标记板在整个瘢痕上创建一个“网格”图案，来帮助描绘剥脱 CO_2 点阵激光进行换肤的治疗计划（照片由 Andrew C. Krakowski，MD 提供）

医源性损伤

众多的医源性因素或感染都与瘢痕形成有关（参见第三章和第十七章）[21-24]。例如，痤疮是青少年萎缩性瘢痕的常见原因，需要与大量的面颊部萎缩性瘢痕进行鉴别诊断（表 22-2，图 22-4）[21,22]。再如，放疗治疗儿童癌症可能导致瘢痕性秃发，放置胸管、导管线及医学造口也会形成瘢痕[25]。基本医疗条件下治疗引起的医源性

表 22-2 需要鉴别诊断的形成萎缩性瘢痕的原因

寻常型痤疮
萎缩纹
盘状红斑
水痘
传染性软疣
恶性萎缩性丘疹病（Degos 病）
感染（尤其是葡萄球菌）
手术
创伤

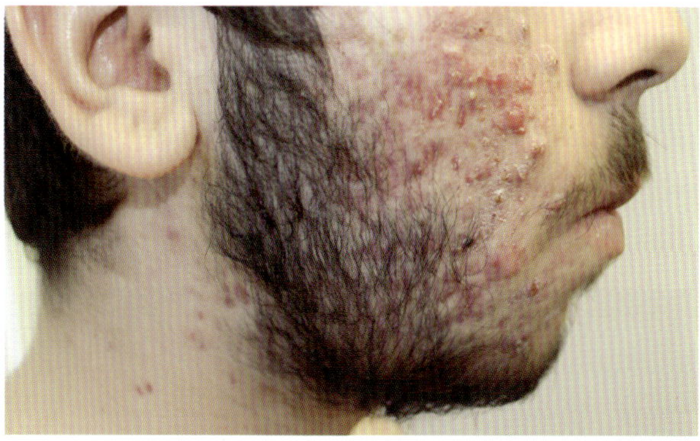

图 22-4 严重的炎性痤疮常常导致萎缩性瘢痕。炎性皮肤病有可能造成永久性的身体缺陷和心理创伤，如普通痤疮，说它只影响外观的说法是“过时的”和“无知的”。痤疮治疗的主要临床目标应该是预防瘢痕，大多数青少年永久性错过了治疗机会。我们必须在瘢痕形成之前采取预防措施。这是目前我们可以做的最有效和最划算的瘢痕预防措施。保险报销应体现这一现实情况（照片由 Andrew C. Krakowski，MD 提供）

手术瘢痕也是儿童瘢痕形成的一个重要因素（图 22-5）。

多学科多模式治疗

瘢痕的评估和管理跟很多其他医学领域一样，也在不断发展。经典的单一治疗模式已经不

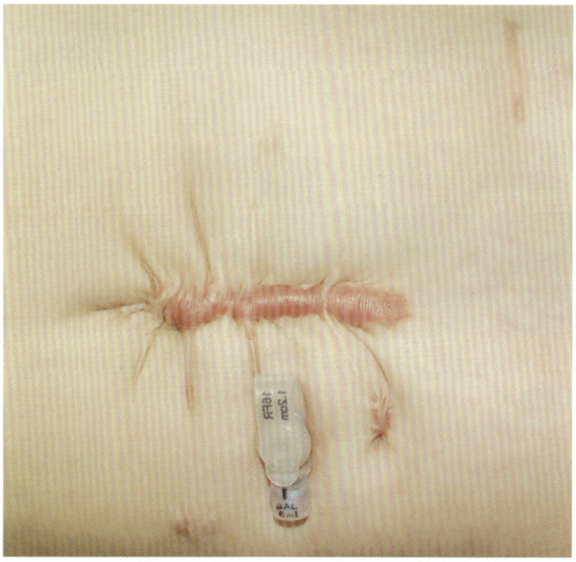

图 22-5 医源性增生性瘢痕和瘢痕挛缩。一个鲁宾斯坦－泰比综合征婴儿腹部手术后形成的增生性瘢痕。瘢痕本身瘙痒、红斑。伤口周围的张力导致多个“辐射状”瘢痕挛缩（照片由 Andrew C. Krakowski，MD 提供）

能成功地全方位处理复杂的患者。在儿科医学领域，多学科模式显示出巨大的优势，如在治疗唇裂、腭裂和血管畸形方面。现在是时候采取类似的模式来治疗复杂的瘢痕患者了，这使得我们能够全力协调不同学科，如初级保健（四分卫）、皮肤科、整形/重建外科、麻醉科、放射科、传染科、骨科、物理/作业治疗、心理学、营养和一系列辅助支持治疗学科（图 22-6，图 22-7）。关键是，患者和他们的护理人员必须从一

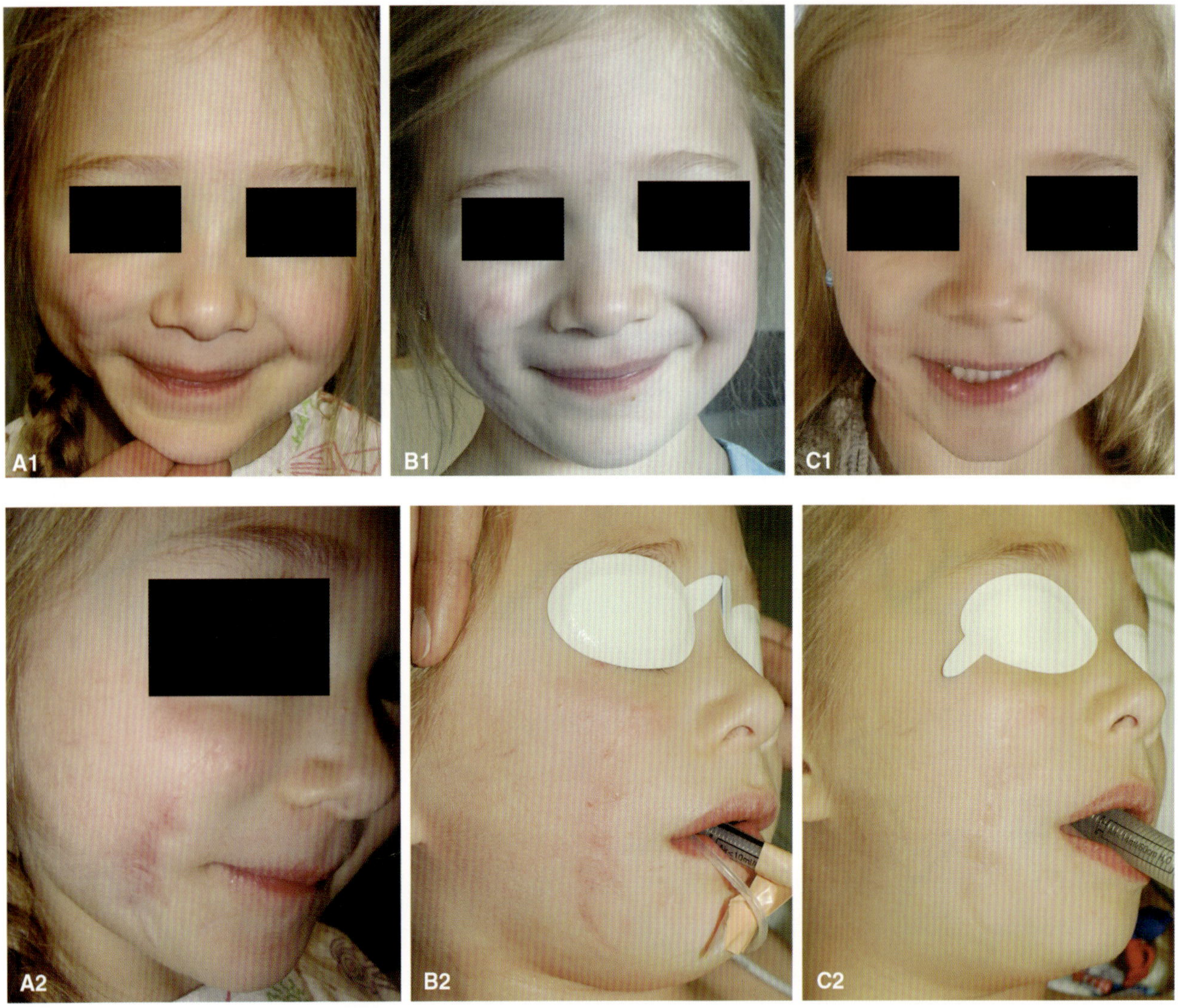

图 22-6　面部犬咬伤瘢痕的多学科多模式综合治疗。A1 和 A2：这个 3 岁女孩 21 个月前被犬咬伤右面颊后形成了一个混合（即萎缩性和增生性）瘢痕。可以看到明显的红斑、不规则质地、组织缺损和瘢痕挛缩。一共进行了九种模式治疗（因为她的年龄和受伤的范围和位置，选择了全身麻醉）。首先用 595 nm 脉冲染料激光（Vbeam Perfecta，Candela Corporation，Wayland，MA，USA）治疗瘢痕的红色部分，使用 7 mm 大小的光斑，8 J/cm^2 的能量密度，和 1.5 ms 脉冲宽度（微小型紫癜的临床终点）。然后使用 10 600 nm 剥脱 CO_2 点阵激光治疗整个瘢痕表面（UltraPulse，Deep FX，Lumenis Ltd.，Yokneam，Israel），脉冲能量为 15 mJ，单程密度为 15%。在第一次激光治疗瘢痕的时候，患者的整形手术团队在她面部凹陷瘢痕下进行了自体脂肪移植（5 mL）填充凹陷。连续重复脉冲染料激光治疗以达到微小型紫癜的临床治愈，能量密度设置范围为 8~11 J/cm^2。用剥脱点阵激光进行额外的激光换肤，脉冲能量范围为 15~25 mJ，相应的治疗密度分别为 10%~5%。在早期的四个治疗疗程，点阵激光治疗后在明显增生的瘢痕处立刻进行曲安奈德混悬液（40 mg/mL）治疗。B1 和 B2：初步治疗 10 个月后的中期效果。C1 和 C2：该患者在初步治疗 19 个月后的情况。瘢痕的质地、颜色和面部对称性显著改善。重复使用剥脱和非剥脱点阵激光及脂肪移植可以增强疗效

来源：ADMANI S, GERTNER J W, GOSMAN A，et al. Multidisciplinary, multimodal approach for a child with a traumatic facial scar. Semin Cutan Med Surg, 2015, 34: 24–27.

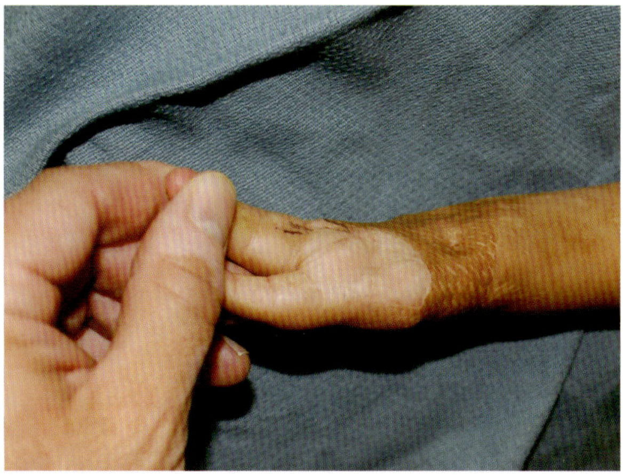

图 22-7 中厚皮片移植后挛缩和截肢。这个 3 岁男孩为脑膜炎球菌血症幸存者，但他的身体由于坏死而受损。他失去了几根手指，重建时需要进行多处中厚皮片移植。不幸的是，大部分植皮挛缩引起了功能障碍。这种复杂的情况急需一个专业的多学科瘢痕治疗团队，包括患者的儿科医生（四分卫），以及感染科、骨科、整形外科、皮肤科、营养科、行为治疗、心理专家和患者代言人（照片由 Andrew C. Krakowski，MD 提供）

开始就参与治疗计划，以便获得预期效果。付款方也必须从一开始就参与，了解正确的人进行正确的治疗将产生最好的、最具成本效益的结果。

预防和减少瘢痕形成是瘢痕治疗中极为重要的第一步。位于肩、颈、胸骨柄、踝关节的瘢痕由于局部张力较大更容易形成增生性瘢痕。某些患者容易形成病理性瘢痕或炎症后色素改变[26]。因此，医务人员必须确定可能容易形成病理性瘢痕的伤口并进行预防。选择性避免为高危人群进行择期手术，减少张力的伤口闭合、使用适当的伤口敷料和伤口护理、优化营养、预防术后感染，有助于促进伤口愈合和减少瘢痕形成（参见第八章和第九章）[27]。

瘢痕的治疗有许多合理选择，包括但不限于局部应用糖皮质激素、硅胶片，按摩、压力治疗、冷冻治疗、手术切除和激光治疗（参见第十章和第十三章）。然而，瘢痕的治疗方法需要根据特定瘢痕在特定时间点的特征来决定。具有一系列的症状（如焦虑、瘙痒、疼痛、感觉异常等）和体征（如色素减退、红斑、功能缺陷等）的复杂的瘢痕，有必要使用多模式的治疗方法以达到最佳的疗效[16]。

为什么治疗

相关合并症

大多数瘢痕对患者的影响不大。然而，红斑、色素沉着、瘙痒、疼痛、多汗症或少汗症、多毛症或少毛症、感觉异常等症状也不少见（表 22-3）。

表 22-3 要考虑的体表瘢痕症状和体征

- 明显或不明显
- 局部美容单元的破坏
- 红斑或血管增生
- 皮肤挛缩
- 运动功能障碍的范围
- 色素沉着异常（色素沉着、色素减退、色斑）
- 瘙痒
- 疼痛 / 压痛
- 感觉迟钝
- 多毛症、少毛症或脱发
- 多汗、少汗或无汗
- 瘢痕感染或既往感染史（毛囊炎、蜂窝织炎、脓肿、筋膜炎等）
- 瘢痕现存或既往慢性创面、慢性溃疡
- 现存或既往局部或区域性淋巴水肿（提示流出梗阻）
- 瘢痕区现存或既往皮肤癌（如马乔林溃疡）

来源：KRAKOWSKI A C, TOTRI C R, DONELAN M B, et al. State of the art: scar management in the pediatric and adolescent populations. Pediatrics, 2016, 137(2): 2014–2065.

颜色改变

瘢痕的颜色变化可能与色素改变或皮下血管形成有关（图 22-8）。最初的创伤、伤口愈合和瘢痕形成可以导致黑色素细胞的数目及黑色素密度与正常皮肤不同[28]，可能表现为色素减退、色素沉着或兼而有之。红斑也是常见的表现，尤其常见于早期的瘢痕。虽然它通常会随着时间而褪色，但是红斑有时可能会持续数年。红斑也可能是病理性瘢痕形成的标志[28]。

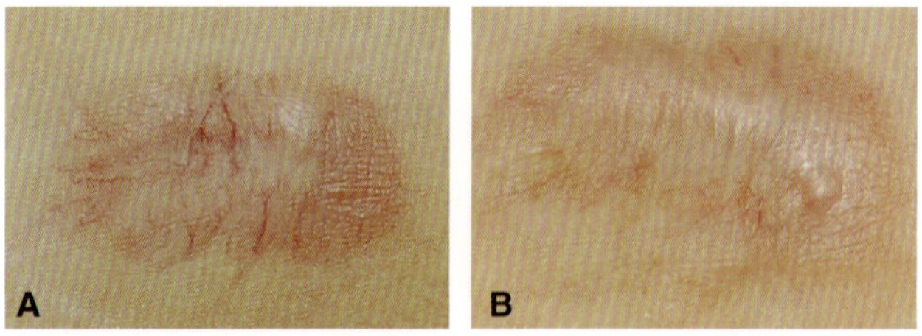

图 22-8 气管切开术瘢痕伴毛细血管明显扩张。A. 这个青少年女性的气管切开瘢痕在继发于毛细血管扩张后尤为明显。B. 使用血管特异性激光单一治疗可以成功地减少红斑和改善外观效果，具有降低患者的焦虑水平和提高社交能力的整体效果（照片由 Andrew C. Krakowski，MD 提供）

皮肤瘙痒

皮肤瘙痒是一种极为常见的症状（尤其常见于增生性瘢痕和瘢痕疙瘩），高达 87% 的患者有这一症状[29,30]。在一项研究中，超过 86% 的烧伤患者认为瘢痕瘙痒难以忍受，多达 100% 的患者对此感到困扰[30]。瘢痕瘙痒的原因尚不清楚，一般认为，局部炎症、瘢痕周围小神经纤维刺激，以及 β－内啡肽水平升高与此有关（参见第十一章）[29,31]。

疼痛

疼痛可能也是瘢痕的一个主要症状。文献报道了一些严重的慢性疼痛，特别是烧伤瘢痕[32,33]。即便是陈旧性的成熟瘢痕也可能导致疼痛。本书的一个编辑（ACK）7 岁时从一扇玻璃门上摔了下来，幸免于难。大约 36 年后，他手臂上增生性瘢痕的深处有一种 “被冰夹卡住”的感觉使他将近一个月都无法入睡。

感觉异常

感觉改变如麻木、感觉迟钝、烧灼或潮湿感及触觉改变是瘢痕组织常见表现。局部组织损伤和瘢痕形成可能损伤外周神经纤维或造成异常胶原沉积导致神经卡压[29]。

多汗或少汗

多汗、少汗是瘢痕相当常见的表现，这是因为伤口愈合的过程会导致瘢痕内组织成分异常。瘢痕组织中汗腺分泌部形成异常和腺体组织异常，会导致体温调节功能下降、多汗或少汗。这在有症状的患者中问题严重[34-36]。多汗症可直接影响假肢的正确佩戴、瘢痕遮瑕的使用及硅凝胶薄片的应用。

多毛症、少毛症、脱发

瘢痕组织的解剖结构与正常皮肤不同（参见第五章）。瘢痕的形成过程经常导致局部毛囊缺失或破坏，导致毛发稀少、脱发（图 22-3）。有趣的是，多毛症也有报道。据推测，头发的生长增加是由于瘢痕愈合过程中生长因子的分泌增加和新生血管的形成[37]。

功能受损

在特殊解剖部位即便是“正常”的瘢痕也会导致显著的功能障碍。例如，瘢痕形成和成熟过程中会发生限制性挛缩和粘连问题（图 22-9）。由于关节上方受累皮肤收紧或与皮下组织粘连形成的挛缩会限制局部运动功能[38]。瘢痕挛缩引起的日常活动能力下降会对患者整体生活质量造成明显和长期的消极影响（参见第十九章）。

限制功能的瘢痕在小儿患者中尤其容易使人脆弱，因为“用进废退”的现象是一个现实的问题。瘢痕挛缩的形成会对患者的正常生长发育造成影响。功能损害的瘢痕可能成为直接影响发育的里程碑，如右利手或左利手的形成以及自我和自我价值观念的形成。因此，评估瘢痕造成的潜在功能受损在儿童患者尤为重要。忽视这些并发

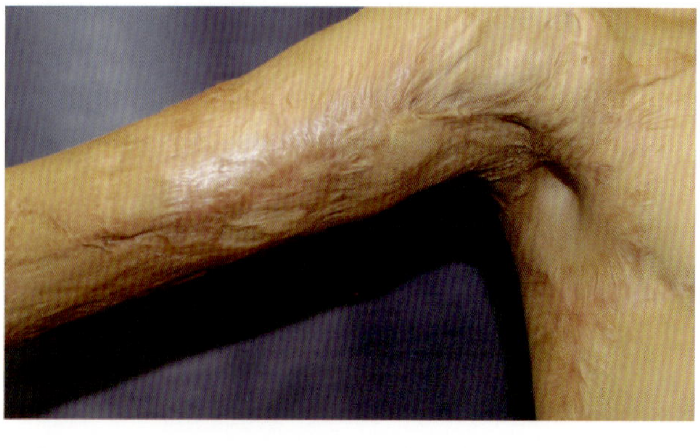

图 22-9 瘢痕挛缩和功能障碍。这个男性青少年被汽油烧伤后形成了巨大的增生性瘢痕并挛缩，导致右上肢外展功能完全丧失（照片由 Andrew C. Krakowski，MD 提供）

症会导致正常功能发育受损[39]。恢复功能是治疗的指导原则。

心理影响

瘢痕不仅可能导致患者的功能问题，也可能给患者的心理造成严重的影响，尤其是儿童患者（参见第二十四章）。瘢痕形成的美学并发症可导致抑郁、创伤后应激障碍、焦虑、社交障碍和孤独[32,40,41]。这些心理问题可能比身体后遗症更难处理，在小儿患者，可能会对自信、社交能力及未来的成功产生负面影响[42]。除此之外，瘢痕的心理影响经常被遗忘、忽略和低估（表 22–4）。

瘢痕对患者的心理影响与瘢痕的严重程度有关。然而，瘢痕对患者造成的伤害程度并不一定与瘢痕的部位或大小直接相关[43]。当然，可以通过瘢痕的位置和明显程度、患者本人对瘢痕的主观感受、别人对该瘢痕的反应，以及患者的个性特征来预测其心理创伤程度[42,44,45]。有明显瘢痕的患者经常被其他人侮辱和歧视，导致身体形象欠佳、社交焦虑和抑郁[32]。在儿童和青少年中，这样的偏见会产生长期影响，如交友困难、难以形成亲密关系[32]。因此，评估瘢痕患者时也应评估其有无相关心理合并症；若有，应当早期干预。

经济方面的考虑

除了瘢痕的身体和心理后遗症外，治疗也会给患者和家庭带来沉重的经济负担。成功的瘢痕治疗，特别是广泛损伤后复杂的瘢痕，从专业的伤口护理开始，康复期间往往需要多次多模式治疗。病情初步稳定和伤口护理、局部和病灶内用药、压力衣、常规手术和其他辅助治疗的累积成本是巨大的[46–48]。美国的一项研究估计，烧伤瘢痕的慢性创面治疗费用每年接近 120 亿美元[49]。过高的成本可能对患者和他们的家属造成重大的经济负担。因此，在决定患者的治疗方案时，考虑经济成本很重要。此外，保险公司必须认识到瘢痕治疗以及在治疗过程中患者配合的重要性，客观证据表明，这些治疗方法可以改善甚至完全重建瘢痕挛缩引起的功能障碍（图 22–10）。作为一个医疗团体，我们应该把这些患者介绍到可以优化临床结果、减少不必要开支的熟练的专家

表 22–4 要考虑的心理并发症

- 焦虑 / 压力
- 抑郁
- 创伤后应激障碍
- 学校、工作或社会表现受到影响
- 其他人对瘢痕的总体反应

来源：KRAKOWSKI A C, TOTRI C R, DONELAN M D, et al. State of the art: scar management in the pediatric and adolescent populations. Pediatrics, 2016, 137(2): 2014–2065.

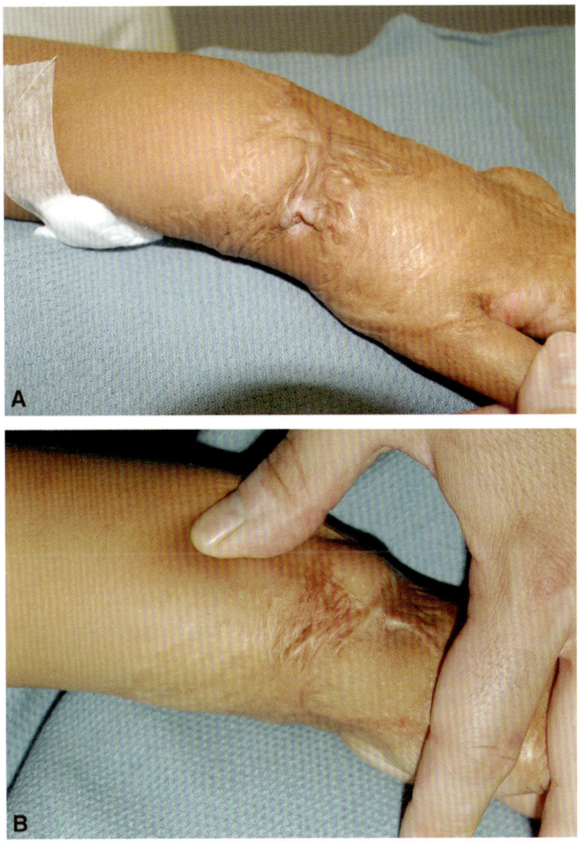

图 22–10 烧伤瘢痕慢性创面。A.8 岁女孩在婴儿时期爬进一个装满热水和液体漂白剂的浴缸里，四肢烧伤导致瘢痕挛缩。尽管进行了传统的创面治疗，其中一处烧伤还是形成了持续 8 个月之久的慢性溃疡创面。B. 使用 10 600 nm 剥脱 CO_2 点阵激光（UltraPulse Deep FX，Lumenis, Ltd., Yokneam, Israel），脉冲能量 50 mJ，密度 5%，治疗创伤和相关的挛缩带，有助于重塑和减轻伤口附近皮肤的张力，促进伤口愈合

来源：KRAKOWSKI A C, DIAZ L, ADMANI S, et al. Healing of chronic wounds with adjunctive ablative fractional laser resurfacing in two pediatric patients. Lasers Surg Med, 2016, 48:166–169.

那里。

治疗时机

几十年（甚至几百年）来，普遍的观念是，瘢痕形成1年以内不进行手术治疗（即瘢痕需要时间成熟）。由于科技和微创技术的进步如点阵激光换肤，这一观念已不再适用。新的观念是，在瘢痕形成时进行早期干预以尽量减少瘢痕的影响。按摩疗法和压力疗法成为抑制烧伤瘢痕形成的常规早期治疗方法[50-55]，并且这些新的技术可以治疗（可能更有效）类似的静脉血管疾病。此外，最近的一些研究表明，早期干预可能比延迟治疗效果更好。例如，在瘢痕疙瘩的治疗中，术中应用糖皮质激素可以预防复发[56]。新疗法如点阵剥脱激光换肤（AFR）也是术后抑制瘢痕形成的早期治疗措施[50,57]。

瘢痕早期治疗和预防的显著例外可能是传统的手术修复。手术修复，如皮瓣手术、移植手术及Z成形术，经常需要延迟1年或更多的时间来让组织成熟以达到该治疗方法的效果[51,52]。然而，一些治疗方式如剥脱点阵激光可以减轻瘢痕形成，并可缓解等待期间的症状。

更深入的研究将有助于阐明治疗时机是否对瘢痕的最终效果有显著影响。当然，不能因为瘢痕“太陈旧”或“太成熟”公然否认增生性瘢痕或瘢痕疙瘩的治疗。根据作者的经验，对陈旧性瘢痕应持续治疗。更值得注意的是，“用进废退”在成长中的孩子身上表现得尤其真实；在身体、心理或社会发展方面的任何损害都应尽早解决，并采取适当的干预措施来恢复基本功能。

操作管理

房间准备

在治疗儿童患者时，创造一个舒适和安静的手术室环境很重要。手术器械应尽可能远离儿童，以最大限度地减轻其焦虑。可以使用一些分散注意力的工具，如平板电脑、音乐、泡泡或互动游戏，父母应该坐在远离手术区的地方。

捆绑技术

对儿童患者进行手术时可以使用捆绑技术进行约束。捆绑技术通常利用床单或毯子将孩子裹成“卷饼”状[53]。捆绑技术的优势是它提供了一个方便、舒适、安全的约束，并且没有显著增加医院工作人员的劳动或镇静剂的使用[54]。捆绑技术通常用于年龄较小的儿童患者，对于年长或较大的孩子效果不佳。然而，对于时间较短的手术，这是一个安全和有效的选择。

眼睛安全

对于患者及其监护人/父母来说，对于涉及邻近和远离眼睛结构的手术而言，适当的眼睛保护是必要的，特别是使用激光时。儿科手术有几种眼部保护方法——粘贴一次性护目镜、塑料和金属角膜保护器，以及使用激光护目镜，这些都是皮肤科的常用方法[55]。由于粘贴一次性护目镜方便、事先可模拟贴合及对190~11 000 nm波长的激光的防护作用而被经常使用，但手术过程中有移位的风险。内置金属角膜保护器是防止进行邻近眼睛手术时产生副作用的最有效的方法，尽管使用时有导致角膜剥脱的风险[58]。最后，激光护目镜可以保护眼睛免受特定波长激光的损害，但值得关注的是，这种护目镜没有形成完整的密闭。

皮肤消毒

在手术之前消毒皮肤的目的是减少通过皮肤表面感染的风险。因此，所需要的皮肤清洁程度取决于将要进行的操作类型。对于简单的操作，如皮质类固醇注射或穿刺活检，使用70%的酒精消毒就足够了[59]。对于复杂的操作，如手术或切除，需要进行更广泛的皮肤清洁包括剃头。用聚维酮碘和氯己定消毒是最常用的，这两种消毒剂都被证明是有效的抗菌剂[59,60]。

允许家庭成员观看的优缺点

对于孩子来说，即使是简单的操作也会是非常可怕的经历，家庭成员如父母或兄弟姐妹的陪同往往是令人欣慰的。一些研究表明，父母的陪同可以减轻小儿患者手术相关的焦虑[61,62]。有明显的证据表明，在麻醉诱导时如果有家长陪同可以减少相关的焦虑，可以减少术前镇静药的使用，提高患者的依从性[62-65]。可以待在手术房间里往往也可以减轻家属的焦虑[63]。然而，研究也发现，患者父母的焦虑和患者焦虑水平之间的相关性，如果手术室有一个高度紧张的家庭成员可能会对患者造成不利影响[65]。因此，是否允许家庭成员在场需要视具体情况而定。

疼痛治疗

儿童患者瘢痕治疗中的一个重点是疼痛治疗。与成人相比，儿童可能无法忍受疼痛或某些手术。因此，诸如物理约束或麻醉镇静等技术对复杂手术通常是必需的。然而，对于较小的手术，可以使用其他技术帮助减少儿童的恐惧或焦虑。疼痛治疗的不同选择概述如下。

分散注意力的技术

分散注意力是儿童疼痛管理的一种常见、简单、有效的技术。分散注意力的技术旨在引导孩子的注意力远离痛苦的手术过程，并已被一些研究证明可以减少疼痛和焦虑[66-68]。有多种多样的可用于分散注意力的技术，可以分为主动和被动；两者都可以非常有效地减少儿童手术过程中的疼痛和焦虑[68]。

主动分散注意力

主动分散注意力的技术涉及孩子在手术时主动参与活动。常用的主动分散注意力方法包括玩玩具、视频游戏，看平板电脑、交互式书籍或视觉图像。一种简单的主动分散注意力的方法是控制呼吸技术，这种技术教孩子们吹空气，好像他们是“吹泡泡”或“吹熄蜡烛”[69,70]。然而这种方法不适合特别小的孩子。当其他方法无效时可以使用互动的玩具，这种技术涉及多个感官，可能会更有用[71]。视频游戏和虚拟现实设备已被发现能非常有效地分散注意力[72-74]。研究证明，玩手持式视频游戏与应用咪达唑仑和基本治疗相比可以显著减轻儿童患者术前焦虑[72]。最近几项研究表明，看平板电脑和智能手机有助于减轻疼痛、焦虑，减少约束措施或镇静剂的使用[75,76]。最后，看互动书籍、视觉图像或与患者交谈是很有效的分散注意力的方法，特别是对年龄较大的孩子[67,77]。

被动分散注意力

另一方面，被动分散注意力的技术并不涉及孩子在活动中的主动参与。被动分散注意力技术通常用于儿童需要在手术时保持安静的情况。听音乐、看电影和电视是被动分散注意力的常见例子。音乐是一种被动分散注意力的技术，已被证明会显著降低患者的手术疼痛和焦虑，尤其是青少年患者[78,79]。类似的，电影，尤其是幽默电影，可以提高手术时对疼痛的耐受性[80]。

嗡嗡声

嗡嗡声（MMJ Labs，Atlanta，GA）是一种结合冷和振动的外部应用以减少疼痛感觉的方法[81]。这种疼痛控制方法采用“门控制”理论。这一理论表明，传递振动和温度感觉更快的A-β纤维可以阻断或减少A-δ纤维向中枢神经系统的疼痛传递，从而可导致疼痛阈值升高[82]。研究表明，在静脉穿刺、免疫和静脉插管时使用嗡嗡声进行疼痛处理均可以显著降低疼痛和焦虑水平，对手术成功无干扰[81,83-85]。事实上，一项研究报告显示，该装置使81%的手术过程更容易[84]。

很少有关于使用嗡嗡声产生并发症的报道。Lima Oliveira等人[86]的一项研究表明，它可能会干扰红细胞计数，白细胞计数、分类，血红蛋白和红细胞比容（俗称红细胞压积），可能会导致试验结果的变化。然而，一项随访研究显示，使用该装置的静脉穿刺血液学检查结果与经透照收集的静脉穿刺相比没有显著差异[83]。目前尚不清楚嗡嗡声对血液学结果的真正影响，但它是儿童患者治疗瘢痕时控制疼痛的一种潜在且安全有效的方法。

表面麻醉剂

局部麻醉剂的共晶混合物（EMLA）

EMLA（AstraZeneca LP，Wilmington，DE）是5%的利多卡因和丙胺卡因的共晶混合物乳剂，通常用作局部麻醉剂。研究表明，EMLA 乳膏特别适用于需要进行诸如免疫抑制和冷冻治疗等小手术的儿童[87-89]。它也可能比分散注意力技术能更有效地减轻儿童患者的疼痛[88]。

使用 EMLA 令人担心的是有发生高铁血红蛋白血症的潜在风险，特别是在儿童患者中。自从 EMLA 被用于治疗局部疼痛以来，已经报道了几例儿童高铁血红蛋白血症的病例[90-93]。高铁血红蛋白血症的风险似乎是剂量依赖性的，并且与大面积的应用、较长时间的应用、皮肤屏障功能减退和低龄有关[91]。这些患者的高铁血红蛋白血症的发病机制是丙胺卡因代谢物甲苯胺蓄积，导致高铁血红蛋白的产生[91]。此外，局部应用利多卡因有发生过敏性接触性皮炎的风险[94]。因此，使用 EMLA 治疗儿童患者的疼痛时，需要考虑其潜在的副作用，尤其是需要大面积治疗时。

利多卡因表面麻醉剂（LMX-4）

LMX-4（Ferndale Laboratories, Inc.，Ferndale，MI）是一种局部麻醉药膏，含有4%的利多卡因，是皮肤科简单手术的常用局部麻醉剂[95]。研究表明，LMX-4 和 EMLA 乳膏的麻醉效果无差别[96]。然而，LMX-4 有几个优点。例如，它是非处方药品，因此患者及其家属更容易获得，并且可以在去手术之前在家里使用。此外，LMX-4 不含丙胺卡因，而丙胺卡因是 EMLA 乳膏导致儿童患者高铁血红蛋白血症风险增加的成分。

LMX-4 和 EMLA 一样，也有其固有的风险。利多卡因的全身吸收可导致明显的不良反应，如心动过缓、低血压、耳鸣、视力模糊、恶心甚至死亡[97]。儿童患者由于有相对较大的体表面积－体积比以及屏障功能弱（尤其是婴儿），可能会增加全身吸收的风险。一项关于局部麻醉药的研究表明，一些个体由于未知的原因有更高的吸收风险[97]。另外，存在发生过敏性接触性皮炎的风险[94]。LMX-4 每天最多可使用四次，仅在必要的时候使用并且控制用量是减轻其不良反应的重要方法。

局部麻醉药

局部麻醉药，如注射用利多卡因或布比卡因溶液，是简单皮肤手术控制疼痛的主要方法[98]。局部麻醉药对这些简单的手术特别有用，因为它们易于使用且起效快速。此外，与分散注意力的技术和单独使用表面麻醉剂相比，局部麻醉药在产生持续麻醉和疼痛控制方面更有效。在常用的局部麻醉药中，布比卡因的作用时间最长，利多卡因使用时疼痛最小[98]。

局部麻醉药通常是非常安全的。然而，与表面麻醉剂相比全身毒性是其一个很大的问题。如前所述，利多卡因的全身吸收可导致明显的不良反应，如心动过缓、低血压、耳鸣、视力模糊、恶心和潜在死亡[97]。此外，注射麻醉药如利多卡因和布比卡因时会产生疼痛，儿童可能不能耐受。最后，使用局部麻醉药，尤其是利多卡因，接触性皮炎的风险很小[100]。在为儿童进行手术时要权衡局部麻醉的风险和益处。

全身麻醉

全身麻醉的应用使医学和外科领域发生了革命性的变化。虽然最常用于长时间的复杂手术，但全身麻醉也越来越常用于儿童患者的简单手术，全身麻醉在短时间手术的应用变得越来越普遍。仅在美国，每年有超过一百万名5岁以下儿童因各种原因接受全身麻醉[101]。全身麻醉是相对安全的方式，在儿童手术患者中具有特殊的优势，因为在清醒状态下手术会导致手术相关的焦虑并且经常需要进行约束。

尽管经常使用，儿童患者使用全身麻醉仍然是一个让人关注的问题，特别是需要重复全身麻醉时。一个重要的关注点是动物研究中神经毒性的潜在风险。有证据表明，全身麻醉可能会干扰脑发育，导致细胞凋亡和突触异常[102]。因为这个问题，人们进行了几项全身麻醉对人脑发育影响的研究。大多数研究表明，与对照组相比，接受全身麻醉的儿童患者没有明显的神经毒性[102,103]。其中一项研究甚至使用功能磁共振成像来证明全身麻醉儿童与对照组在特定任务时准确性、反应时间或激活方式没有明显区别[103]。然而，其他研究表明，多次全身麻醉的儿童产生后续功能、行为和情感障碍方面的风险增加[104]。目前尚不清楚小儿全身麻醉的真正风险是什么，还需要进一步研究全身麻醉和神经发育之间的关系才能给出明确的建议。

口服镇静剂

口服药物，如咪达唑仑或地西泮，可用于儿童患者的镇静和解除焦虑。虽然不像其他类型的疼痛治疗方法那样频繁使用，但口服镇静剂可用于儿童患者的简单手术。在儿童牙科文献中有证据表明，口服咪达唑仑和地西泮的有效性。与对照组相比，可以改善焦虑、恐惧、运动和总体行为，几乎没有不良反应的报道[105-107]。口服镇静剂相关的不良反应通常是轻微的，包括头痛、恶心和嗜睡。还有一些不常见但可能较严重的并发症，包括心悸、心律失常和神经功能缺损[108]。需要适当考虑使用口服镇静剂产生严重不良反应的可能性，在术前及术后进行适当监测。儿童牙科文献建立了监测和管理口服镇静剂儿童患者的指南[109]。口服咪达唑仑或地西泮可作为需要手术的儿童患者缓解疼痛和焦虑的辅助治疗。

瘢痕治疗方法

按摩疗法

瘢痕最简单实用的治疗方法之一就是按摩疗法。按摩疗法具有确定的疗效，可以通过改善血液和淋巴循环使瘢痕基质重塑，软化瘢痕和改善其整体柔韧性，并可通过周围神经来缓解疼痛[110-112]。虽然对按摩疗法效果的研究有限，但有证据表明，它有助于改善反映瘢痕严重程度的主观和客观指标[110-113]。此外，按摩疗法是一种非常安全、经济易行的瘢痕治疗技术。

压力疗法

压力疗法是一种非常普遍的治疗方法，它使用专门的衣服、绷带或敷料给瘢痕施加外部压力来预防瘢痕形成或改善现有瘢痕的外观和柔韧性（参见第十九章）[114]。一些研究表明，压力疗法可能有助于减少瘢痕厚度、挛缩和发红[114-116]。一项研究甚至表明，压力疗法可能会导致瘢痕重塑[117]。然而，也有研究认为，在压力治疗组和未治疗的对照组之间没有显著统计学差异[118]。尽管缺乏对其实用性的标准化研究，压力疗法仍然是预防和治疗增生性瘢痕的一线疗法。虽然压力治疗相对安全并有潜在的治疗前途，但由于穿着压力衣引起的不适、疼痛或皮肤变化等问题会影响患者的依从性[114]。

病灶内注射类固醇皮质激素

病灶内注射类固醇皮质激素是瘢痕治疗最常用的选择之一，并且有大量证据支持其在瘢痕治疗中的应用（参见第十章）。研究表明，病灶内应用糖皮质激素治疗瘢痕的反应率高达100%[119]。类固醇皮质激素有助于软化和重塑瘢痕组织，因为它们有抑制胶原生成、促进胶原重塑和抑制局部炎症的能力[120]。虽然病灶内注射糖皮质激素是一种有效、方便、价廉的治疗方案，但其不良反应如局部皮肤萎缩、毛细血管扩张及色素沉着限制了其长期使用[121]。在儿童患者中使用病灶内注射糖皮质激素导致的显著障碍包括注射相关的疼痛、全身吸收和下丘脑－垂体轴抑制，以及注射用类固醇皮质激素悬浮液中的一种成分——苯甲醇对新生儿潜在的毒性风险[122,123]。

手术

手术治疗仍然是瘢痕的基本治疗选择，尤其是严重功能受限的患者或其他治疗无效的患者

（参见第十二章）。对于较大创伤瘢痕的治疗，手术是多模式治疗方案的一个重要部分，结合其他无创治疗，如应用药物、压力衣、激光瘢痕治疗等。当联合附加的病灶内用药时，手术治疗可能有助于缩小瘢痕体积，减少复发风险 [124-125]。外科手术，如Z成形术，特别适用于治疗瘢痕挛缩，可以达到减少张力和恢复功能的目的 [38,126]。然而，手术并发症如疼痛、新生瘢痕、相对较高的复发率以及麻醉要求、损伤后瘢痕成熟导致的治疗延迟及手术后愈合时间长，在儿童中更为明显。

脉冲染料激光器

595 nm 脉冲染料激光（PDL）通常用于治疗皮肤血管病变，如鲜红斑痣、毛细血管扩张症和浅表血管瘤。它的原理是选择性光热分解，把血红蛋白作为目标发色团（参见第十三章）。它也经常用于治疗成人瘢痕，在减少瘢痕红斑、瘙痒和疼痛，以及改善瘢痕的整体外观方面特别有效 [127-129]。

尚未对专门使用 PDL 治疗儿童瘢痕进行广泛研究。然而，它已频繁用于治疗儿童血管病变，并发症少，通常认为是安全有效的治疗方式 [130-132]。最常见的不良反应包括疼痛、紫癜、水肿、起疱、瘢痕和色素沉着异常 [133]。严重的不良反应有溃疡和皮肤坏死，罕有报道 [134]。但因为瘢痕治疗通常使用更温和的能量，相关的风险也较预期少 [135]。

剥脱点阵激光换肤

使用 10 600 nm CO_2 和 2940 nm 掺铒钇铝石榴石（Er：YAG）激光器的装置进行剥脱点阵激光换肤正成为治疗各种类型瘢痕越来越普遍的选择。剥脱点阵激光换肤通过在未经处理的皮肤储集层之间以像素化的模式创建组织剥脱和凝固的窄柱来控制深度。剥脱点阵激光换肤与以前的技术相比，在治疗瘢痕方面有独特的优势，因为它提供了增加和可调的穿透深度，同时控制了过度的热损伤 [136-137]。这种特殊的受控热损伤导致转化生长因子 β 的减少，Ⅰ型和Ⅲ型胶原沉积，基质金属蛋白酶的表达增加，真皮组织重塑 [138-141]。

有大量证据表明，剥脱点阵激光换肤在治疗痤疮、手术和外伤性瘢痕方面有效 [135,142-145]。使用剥脱点阵激光换肤治疗可软化瘢痕、减少增生，甚至改善功能 [16,142,143,146]。此外，剥脱点阵激光换肤是一种相对安全有效的方法，最常见的不良反应是疼痛、水疱、瘢痕形成和色素沉着异常 [147,148]。虽然剥脱点阵激光换肤在儿童应用中未被广泛研究，但有证据表明，这种治疗方式可能对治疗儿童瘢痕有效 [16,143,149]。

激光辅助递送

皮肤病常用局部药物治疗。然而，这种治疗方式在使用时效果有限，因为表皮屏障会影响药物的吸收，并且大的或亲水的药物局部递送也是一个问题。瘢痕因为结构异常及真皮增厚难度更大 [150]。激光辅助递送（LAD）是一种占优势的治疗策略，特别是治疗瘢痕时（参见第十四章）。LAD 通过使用各种剥脱和非剥脱点阵激光技术破坏皮肤屏障，以改善局部应用药物的递送和吸收。这项技术在治疗包括瘢痕在内的多种皮肤病方面取得了相当大的成功（图 22-11）[151-156]。

虽然很少有研究涉及LAD在儿童中的应用，但该技术似乎很有希望 [16,135,146]。LAD 在增生性瘢痕或瘢痕疙瘩中尤其有用，局部应用时通过纤维组织的渗透可能有限。虽然文献中很少报道与 LAD 有关的不良反应，但必须考虑增加全身吸收和随后的非预期不良反应的可能性，特别是儿童病例 [156]。由于潜在的治疗药物很多，还需要进一步的研究，很少有人在这种递送方式的背景下进行研究。

调 Q 激光器治疗外伤性文身

外伤性文身是指因外伤，如火器伤、炸弹伤、汽车和自行车意外事故或摔伤而在皮肤上意外沉积的细小异物 [157]。这些外伤性文身的特征是在真皮浅层不规则沉积深色颗粒 [157]。治疗创伤性文身和去除这些颗粒是很有挑战性的。近年来，调 Q（短脉冲纳秒和皮秒范围）激光器，包括

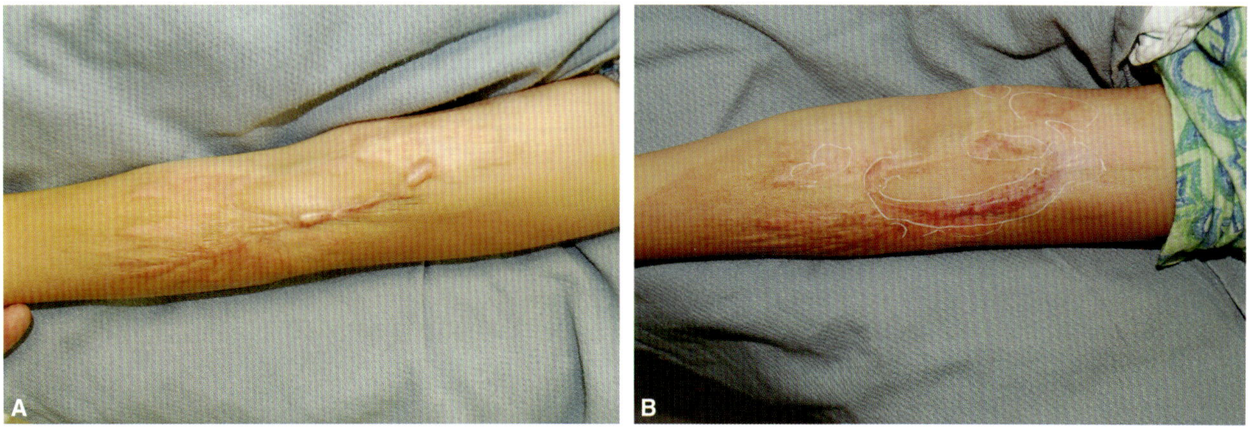

图 22-11　战争相关瘢痕的多模式治疗。A. 这名 8 岁的女孩在 5 年前伊拉克冲突时的一次爆炸中受伤。她的瘢痕色红，轮廓不规则，有明显的瘢痕挛缩，但没有临床相关的功能障碍。为了解决瘢痕的红斑，部分瘢痕用 595 nm 脉冲染料激光（Vbeam Perfecta，Candela Corporation，Wayland, MA，USA）以 7 mm 大小的光斑，8~11 J/cm^2 的能量，以及 1.5 ms 的脉宽，来达到微小紫癜的临床终点。作者基于经验选择先用脉冲染料激光治疗，以使后续治疗方法（即剥脱点阵激光换肤）产生的任何"风团"不会成为脉冲染料激光器的混杂生色团。接下来，使用 10 600 nm 的剥脱 CO_2 点阵激光器（UltraPulse Deep FX，Lumenis，Ltd.，Yokneam，Israel），以 80 mJ 的脉冲能量和 3%~5% 的密度，单遍冲压患者瘢痕的最肥厚部分。然后以 20 mJ 脉冲能量和 10% 密度治疗整个剩余的瘢痕，以帮助改善纹理不规则和色素沉着。在点阵激光治疗增生的区域后，立刻局部应用曲安奈德混悬液（40 mg/mL），以便于激光辅助给药。此外，重点对瘢痕的最肥厚部位进行病灶内注射。B.6 次治疗后的同一患者，距第一次治疗共 14 个月。可见几个厚的胶原结节残留，并且需要进一步治疗；然而，整体红斑和不规则纹理得到了很大改善（照片由 Andrew C. Krakowski，MD 提供）

694 nm 红宝石、755 nm 翠绿宝石和 1 064 nm 钕：钇铝石榴石，在治疗这些不良文身方面取得了很大的进步。这种技术之所以有用是因为它可以破坏目标生色团（色素），而不需要使用选择性光热分解原理对周围结构进行显著加热 [158-161]。

实践差距

迄今为止，儿童患者的瘢痕治疗大多依赖临床经验和从成人文献推理的既往经验，而不是精心设计的前瞻性随机对照试验。一些评估症状性瘢痕各种治疗方法的研究已经取得了一些有希望的结果，但它们也有一些局限性。许多研究在临床评估时没有区分瘢痕疙瘩和增生性瘢痕，这可能极大地混淆从这些研究得出的结果和结论。增生性瘢痕可以随时间自发消退，很难确定瘢痕改善是直接治疗的结果还是时间推移所致。此外，这些研究大多是小样本研究，缺乏足够的随访，并没有足够的对照组。另一个困难是对瘢痕患者主观症状如瘙痒、感觉障碍和疼痛的评估，患者可能无法充分地定性描述它们。

结论

症状性瘢痕有多种治疗方法，并在过去的几年中取得了很大进展，联合治疗和多学科多模式治疗的临床结果给人以希望。然而，在儿童患者中，关于什么是最安全和最有效的治疗方式还没有达成普遍共识。由于瘢痕的高患病率和相关的身体、心理、社会和经济因素并存，医务人员之间仍然非常需要加强了解儿童瘢痕治疗。在这个独特的脆弱群体中，任何瘢痕的治疗目标都应该结合患者情况，并遵循"无害"原则。理想情况下，治疗应着眼于缓解症状、改善外观、减少并发症、减小瘢痕体积并最大限度地保存功能。"用进废退"在推动未来发展上是至关重要的。

扫码看参考文献

第二十三章　军事医学方面

PETER R. SHUMAKER，THOMAS BEACHKOFSKY，ANDREW BASNETT，CARRICK BURNS，NATHAN UEBELHOER，CHAD HIVNOR　编
赵高峰　译

核心观点

1. 战争和空前的战场生存率导致大量军事人员需要功能和美容康复。
2. 为了适应受伤人数和严重程度及这些年轻患者对康复的高期望值所带来的挑战，在多个军队康复中心出现了多学科协作治疗的新方法。
3. 多学科协作治疗的好处是瘢痕管理方法的创新。该治疗常规包括皮肤科医生，他们的操作技术增进了患者的康复，并有助于改变军事体系内外的治疗方法。
4. 使用激光治疗如剥脱点阵激光换肤治疗外伤瘢痕和激光脱毛等操作不局限于战争创伤的修复，世界上数以百万计因各种原因受伤的患者现在或者将来都可能受益于此。

瘢痕治疗在军事环境中呈现出许多独特的挑战和机遇。长时间的冲突和战场生存的增加，使得成千上万健康的年轻人需要在包括烧伤、截肢和创伤性脑损伤等严重创伤后进行长期的康复。有效和高效地解决多个复杂的医学和心理社会问题的需求，为美国三个军事高级康复中心带来了前所未有的多学科合作。这三个中心分别是位于马里兰州贝塞斯达的沃尔特里德国家军事医学中心的军事高级训练中心（MATC），位于得克萨斯州圣安东尼奥市的布鲁克陆军医学中心的无畏中心（CFI），以及在圣地亚哥海军医学中心的综合复杂伤员护理中心（C5）。相对于民间缺乏财政激励措施等，军事医学的特点有助于团队合作和创新技术的尽早应用，包括专注于任务的完成，和平时期和战争中多学科工作经验。这种治疗使皮肤科医生成为创伤康复的日常合作伙伴。本章从军事皮肤科医生的角度着重介绍两个不同的军事中心，包括一种治疗方法和各种微创皮肤操作技术。像历史上多数医学进步一样，绝大多数最终受益于这些技术的患者不是穿军装的军人。

军事实践的特点

受伤战士的内在特征推动了严重创伤后康复，从字面上和形象上都达到了新的高度[1]。他们往往年轻、有动力、目标明确、受伤前健康且有活力。对于需要服役的人员来说，仅仅步行或完成日常生活活动是不够的。患者希望功能尽可能回到接近受伤前（甚至更高）水平，可以参加一定范围的活动如滑雪、冲浪、徒步旅行、骑自行车、游泳和跑步。其他战士，如截肢者，需要重返原岗位，甚至部署作战区域[2]。微创操作技术，如激光瘢痕修复、激光脱毛和手术减少排汗是传统康复方法（如物理和文娱治疗、使用义肢、心理健康治疗、药物和手术治疗等）非常有效的辅助。

由于瘢痕的大小、位置、症状及其他各种因素的不同，不同瘢痕引起的心理问题有很大差别。然而，依据作者的经验，军人对瘢痕的态度常常不像非军人那样消极。对他们来说，瘢痕可能是荣誉的象征，或是对已逝去朋友的纪念，是奉献和牺牲的外在象征。虽然单纯的瘢痕外观并不是

问题，但改善功能和减少症状，如疼痛和瘙痒的愿望是普遍的。当多发伤患者进入治疗中心时，他们可能已经忍受了许多需要全身麻醉的外科手术。许多患者都很感激治疗中心有效的微创操作技术。令人惊讶的是，他们可以忍受一系列皮肤操作引起的暂时性轻度至中度疼痛。创伤后的压力和焦虑是比较常见的，然而在治疗过程中可以明确预计和减轻一些触发因素，如烟雾、噪声和灼痛。

治疗中心

简易爆炸装置是一种普遍的武器，因战场急救及转运的进步使爆炸造成的严重多发伤幸存者数量空前增加，相关后遗症如烧伤、截肢、毁容、创伤性脑损伤、创伤后应激障碍，以及听力和视力丧失相应增多[3,4]。同时，美国公众对退伍军人需要更高水平护理的意识也不断增强。因此，出现了高度协调的多学科康复中心，包括MATC、CFI和C5。此外，诸如肢体截肢治疗中心（EACE）、心理健康和创伤性脑损伤防御治疗中心等其他团体开始通过全国网络进行合作，以促进正在进行的临床护理和研究。对持续护理的要求，对保持技能和能力来应对未来冲突的需求，以及协调护理有益于各种创伤患者的事实，有助于确保这些中心发挥持久的作用。

许多诸如C5这样的中心在适当的情况下沿着类似的多学科照护模式运作。由专职的中心人员提供积极的治疗，患者需要接受多个学科医学专家的协调治疗，这些专业包括但不限于骨科、神经科、皮肤科、物理医学与康复科、疼痛科、假肢与步态评估、心理健康评估，以及物理治疗、作业治疗、文娱治疗（图23-1）。此外，他们还接受其他心理和社会支持治疗，包括家庭成员支持，提供职业转型资源。无论他们的伤害是否与战争有关，这些项目都适用于所有现役患者。然而，需要接受多学科护理的严重受伤的现役患者可以原岗位安排相应的康复项目。通常将他们根据军事医疗设施进行分配，以整合医疗资源和致力于恢复。患者必要时可以通过广泛的物流网络进行全国转运，可利用资源把患者家属临时安置在中心附近。一些患者最终会回到原岗位或转岗工作，而有些患者则会退出现役服务，由退伍军人管理局（VA）分为不同的级别后，根据受伤的部位、范围和其他因素决定采取相应的治疗，使用相应的军事治疗设施。这些中心已经开发了

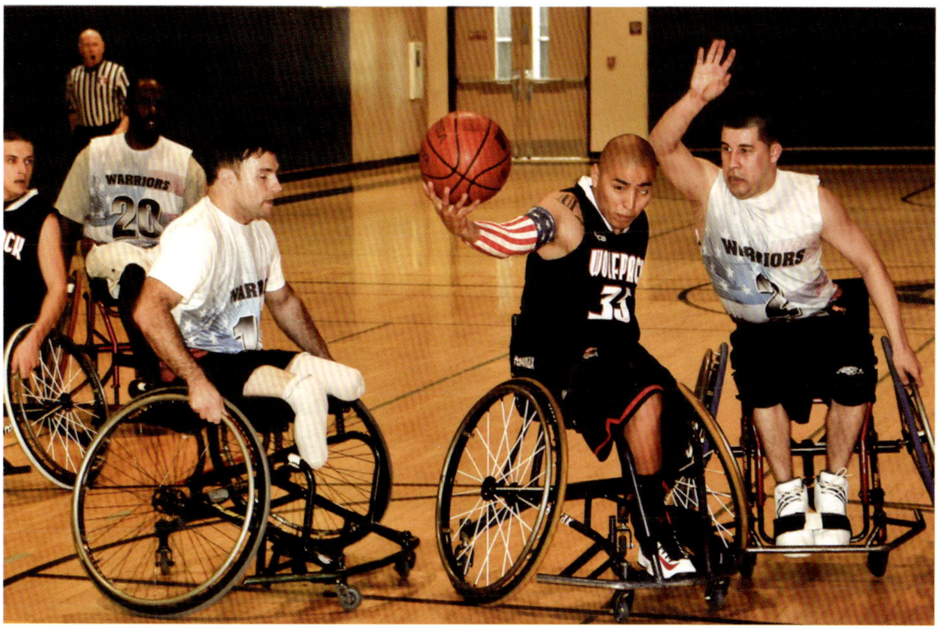

图23-1　海军陆战队的退役军人Josue Barron（35号）是圣地亚哥海军医学中心（NMCSD）沃尔夫背包轮椅篮球队的成员，他正在从山姆堡勇士手上抢球。沃尔夫背包轮椅篮球队由十三名军民组成，是美国轮椅篮球协会西海岸委员会的十支球队之一（照片由U.S. Navy提供，由Mass Communication Specialist Seaman Pyoung K. Yi发布）

一些资源来帮助他们过渡到平民生活。

国际交流与人道主义行动

美国海军仁慈号医疗船和它位于美国东海岸的姊妹船安慰号是万能的流动医院，配备有手术室、ICU、影像设备、实验室、药房和众多的医学专家及支持人员[5]。

由皮肤科、整形外科、骨科、物理治疗和其他专业组成的多学科小组参与了对烧伤及其他外伤引起的严重瘢痕和瘢痕挛缩治疗的高层交流。这为团队提供了一个持续的机会，利用在战时对受伤的服役人员进行的十多年的治疗经验，来促进合作，帮助缓解患者苦难。许多患者接受了剥脱激光换肤与外科手术和其他非手术方式相结合的尖端治疗，以恢复功能和外观（图 23-2）。医疗船通过各种设备提供了一个独特的和成功的平台。通过对先前任务中数百名患者进行长达 4 年的随访，证实单独使用剥脱激光换肤或与手术同时进行，即使经过一次治疗（未发表的经验），也显示出良好的安全性和有效性（图 23-3）。

创伤康复中的皮肤手术

无论是否在战场上，军队皮肤科医生在整合剥脱点阵激光换肤和各种其他微创皮肤手术进行创伤康复方面都起重要作用。关于激光和其他瘢痕治疗方法更全面的讨论参见第十章、第十二章、第十三章和第十四章。这些设备和技术广泛应用于世界各地的皮肤科和整形外科机构，这些技术根据美学需要进行的小调整可以帮助改变全球范围内的数百万患者的生活方式。本部分着重介绍作者在两个军事中心（圣地亚哥海军医学中心和圣安东尼奥军事医学中心）的经验。

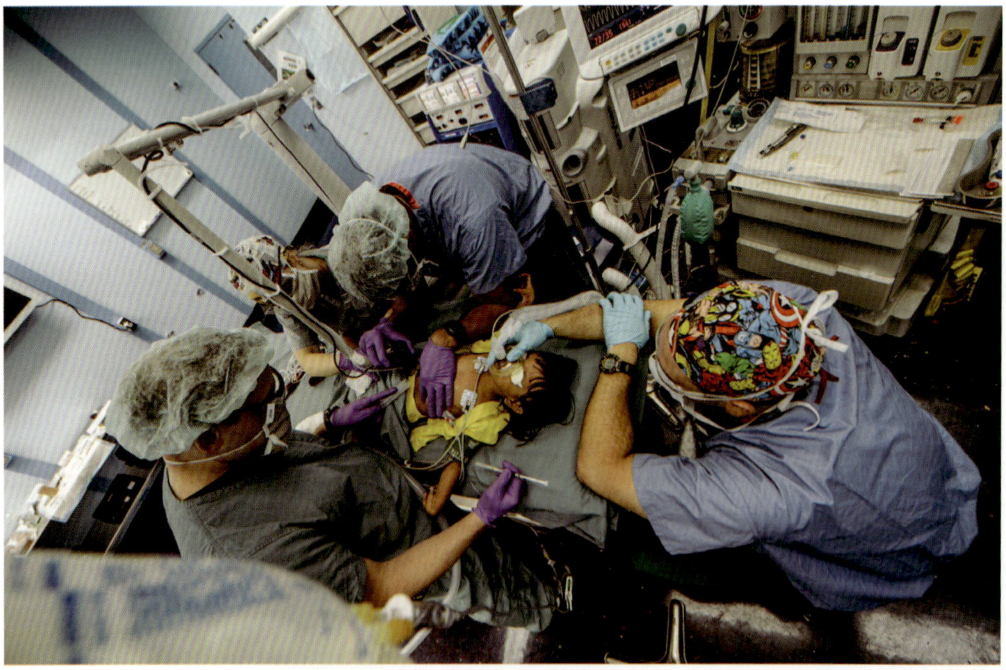

图 23-2　美国仁慈号医疗船上的工作人员（T-AH 19），在 2015 年太平洋合作伙伴任务期间对一个孩子进行剥脱 CO_2 点阵激光手术（照片由 U.S. Navy 提供，由 Petty Officer 2nd Class Mark El-Rayes 发布）

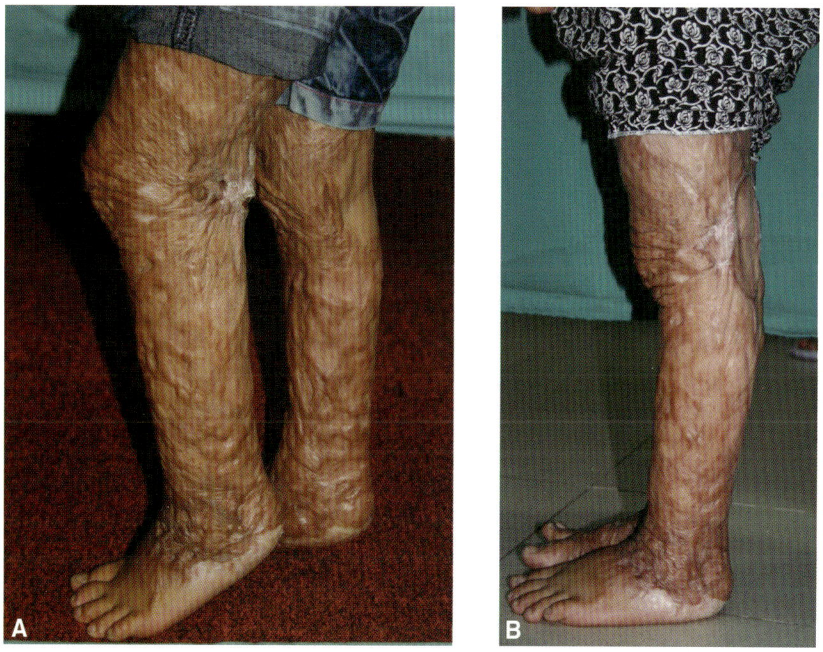

图 23-3　A. 一个 4 岁女孩，60% 体表面积烧伤后约 16 个月（距其第一次和第二次剥脱点阵激光治疗分别为 12 个月和 4 个月）。虽然在瘢痕的柔韧性和运动范围上有显著的间歇增强，但膝关节屈曲挛缩和踝关节周围组织柔韧性的丧失妨碍了正常的行走。B. 挛缩切除后大约 10 个月，放置一个牛胶原和糖胺聚糖网状双层敷料（INTEGRA Meshed Bilayer Wound Matrix，Integra LifeSciences Corporation，Plainsboro，NJ），并在中厚皮片移植后进行伤口负压治疗约 1 个月。第三步在切除整个瘢痕区域挛缩的同时行剥脱点阵激光换肤（Lumenis UltraPulse，Deep FX，Yokneam，Israel）。她的运动范围明显改善，步行基本正常。这个病例证明了多学科治疗和长期合作的好处

激光瘢痕修复

治疗方法

前文已经概述了在军事背景下使用激光和发光设备治疗瘢痕的方法[6, 7]。虽然剥脱点阵激光换肤是门诊治疗脆弱瘢痕的核心，但它绝不是唯一有用的方法。作者常规使用一系列的激光和发光设备，针对 3 个主要皮肤发色团（水、血红蛋白、黑色素）。这些频率降序排列分别为剥脱点阵激光换肤、血管激光和发光设备 [如 595 nm 脉冲染料激光器（PDL）] 治疗、用于脱毛的长脉冲颜料特异性非剥脱性点阵激光换肤，以及用于去除外伤性文身的短脉冲（调 Q）颜料特异性激光器。在很多情况下，所有这些治疗方法可以同时或交替用于特定患者的治疗。

初步评估包括评估瘢痕红斑、愈合程度、柔韧性、质地、色素沉着、厚度、挛缩程度，以及与关节和游离缘的邻近程度。此外，在制订治疗计划时，应考虑先前的治疗、未来的手术干预、假体使用、敏感性和疼痛综合征，以及创伤后应激等因素。激光治疗并不是替代传统治疗，激光治疗是包括物理和作业治疗以及手术和非手术医学会诊在内的现有治疗的辅助手段，使治疗更为有效。由于激光治疗具有微创性质，可以在损伤后相对较早地使用。事实上，这似乎是它最有希望的属性之一。据作者的经验，在严重创伤的 4~12 周使用剥脱点阵激光换肤和血管激光治疗通常是安全的，如果使用合理可以帮助减轻挛缩和病理性瘢痕的形成。这是一个活跃的研究领域，需要未来的大型前瞻性对照试验来确认这些观点，并且要尽可能细化适当的参数设置、治疗时长和联合治疗方法。

点阵激光

近年来，瘢痕治疗最显著的进展是剥脱点阵激光换肤的出现。Manstein 等人[8]在 2004 年首先描述了局灶光热分解的概念，其中中红外（如 1540 nm 和 1550 nm）和远红外（如 2940 nm 和 10 600 nm）之间的发射光分别通过像素化模式对组织液进行加热以诱导组织凝固或剥脱[9]。该技

术的关键进步包括分散组织损伤以减少不良反应并促进随后的愈合，操作者需要具有高超的控制水平以确定治疗的深度和密度。回想起来，这种技术似乎是为瘢痕治疗量身定做的，提供适应性微创治疗，以应用于各种各样的瘢痕组织。

因为有大量严重创伤患者，可以进行学科协作治疗，以及相对无计费问题（参见第二十五章），军队皮肤科医生首先阐述了剥脱点阵激光换肤的潜力，并用以加强美学修复后功能康复[6,7,10–12]。从2008年开始，虽然该技术作为一种新兴的标准在烧伤中心和世界各地的其他场所迅速发展，剥脱点阵激光换肤仍然只在少数中心被纳入创伤患者的常规治疗模式，包括军队治疗中心[6,13–15]。

据作者的经验，一个疗程的剥脱点阵激光换肤治疗可以使伤口愈合，瘢痕柔韧性、质地和色素沉着获得一致且显著的改善。此外，合理使用剥脱点阵激光换肤时，感染和瘢痕恶化等并发症极其罕见[16]。实际上，尽管不同的临床情景下患者的效果差异很大，但所有病例在数周和数月后至少有一定程度的改善。对于新手来说，在使用多种治疗时，通过使用低治疗密度和交替处理，最大限度地提高了安全性。据作者的经验，剥脱点阵激光换肤是手术治疗瘢痕挛缩的非常有效的辅助方法，可以在术前、术中或术后使用[6,7,16,17]。

剥脱点阵激光换肤治疗之间一般至少间隔6~8周，以便提供足够的愈合和重塑时间。大多数功能恢复通常在最初的3~5次治疗中实现，而质地和色素沉着可能需要使用剥脱和非剥脱点阵激光治疗继续改善。挛缩通常用低密度（甚至最低密度）和高脉冲能量设备治疗（根据瘢痕厚度），而单独改善质地和色素沉着的治疗可能需要稍高的密度和更温和的脉冲能量设备。实际的治疗设置将取决于特定的设备及其相关的特性，如微柱直径、脉冲持续时间和可用的治疗深度。对于剥脱点阵激光治疗，作者倾向于窄柱宽（≤ 400 μm）和较短的脉冲持续时间（< 1 ms），以避免过大的热损伤。剥脱点阵激光治疗密度设置很少超过10%，当使用较高的脉冲能量设置时往往较低。

血管激光器

红斑是瘢痕形成过程中的早期改变，也可能是持续性炎症和早期病理性瘢痕的一个指标，伴有疼痛和瘙痒等相关症状。血管特异性激光和发光设备靶向血红蛋白以诱导中度血管损伤和随后的重塑。585 nm和595 nm的脉冲染料激光是研究最多的，用于各种类型的瘢痕已超过20年[18,19]。其他设备靶向血红蛋白吸收峰，如532 nm的磷酸钛钾激光和强脉冲光也有其优点[20]。据作者的经验，脉冲染料激光及其他血管激光装置对减少烧伤所致的大面积红斑、创伤瘢痕疼痛和瘙痒有很大帮助。可在同一患者中同时或交替使用剥脱点阵激光和血管激光装置，并在瘢痕成熟和重塑过程中调整治疗方法。

一般而言，作者使用中度治疗量和相对较短的脉冲持续时间，更多地关注渐进的组织重塑而不是组织破坏[16]。595 nm脉冲染料激光（Vbeam Perfecta，Syneron & Candela，Wayland，MA）经常使用7~9 J/cm^2内的中等能量，光斑大小为7 mm，脉冲持续时间为1.5 ms，以产生最小的紫癜。因为对其耐受性高，通常可以最低限度麻醉或不麻醉。把血管特异性装置整合到瘢痕治疗方案中往往是非常必要的，以便在一个疗程中快速治疗较大区域，同时减少红斑等伴随症状。通常，血管激光治疗可以单独使用或与其他方式联合使用，如联合点阵激光和类固醇皮质激素，间隔1~2个月。治疗过程差别很大，平均为4~6次治疗，或直到达到红斑治疗的目标。

瘢痕和附属器结构（毛囊皮脂腺单位，小汗腺/导管）

除了上述创伤后纤维化影响肢体运动范围外，瘢痕也影响周围附属器结构，如毛囊皮脂腺单位、小汗腺/导管及其他皮下组织。例如，在烧伤瘢痕或中厚皮片供皮区，功能性毛囊可能会导致刺激、毛囊炎、脓肿，甚至慢性创面，部分原因是毛发无法穿透纤维化瘢痕组织（图23–5）。一般而言，这种情况采取的治疗是激光脱

典型病例：简易爆炸装置损伤后多模式的美学与功能修复

一个20多岁的男子因简易爆炸装置导致下面部皮肤全层撕裂伤（图23-4A）。通过一系列涉及整形和面部整形外科、口腔颌面外科和牙科的多学科重建手术，病情初步稳定。在皮肤损伤后大约6个月时，患者出现了右下唇及颏部增厚、红斑和带状全层瘢痕（图23-4B）。右下唇明显肿胀、微笑和张口时明显不对称，以及与饮食有关的轻度问题，瘢痕增生和挛缩影响口腔功能，并有可能导致流出道阻塞及口唇水肿。

随着时间的变化，可以使用一系列技术和装置来治疗创伤瘢痕（同时和相继使用）。基于临床表现及患者偏爱，在每个治疗环节需要个体化使用每种治疗方法。剥脱点阵激光换肤可诱导大量的胶原重塑，是改善瘢痕柔韧性和减少张力的很好选择，通常用于早期康复。红斑对靶向血管的装置反应良好，如595 nm脉冲染料激光。非剥脱点阵激光损伤小，并且也可以改善质地异常和色素沉着。此外，它们可以用于没有显著红斑的成熟瘢痕。类固醇皮质激素递送和（或）通过激光辅助递送仍然是治疗增生性瘢痕的主要方法。生发区的瘢痕形成可能导致毛囊炎、毛发成束、美学问题和剃须困难。在这些情况下，激光脱毛可能是非常有用的辅助手段。另外，毛囊单位移植有助于掩盖毛发区的瘢痕。爆炸装置和交通事故通常与创伤性文身有关；用于色素的短脉冲（纳秒和皮秒）激光，特别是755 nm和1064 nm波长的激光，对于改善这些瘢痕外观非常有效。

在这种情况下，用10 600 nm CO_2激光（Lumenis UltraPulse，Deep FX，Yokneam，Israel）的剥脱点阵激光换肤在30~50 mJ下启动（取决于瘢痕厚度，该病例在瘢痕的周边使用较低的设置）和以5%的密度治疗皮肤和红唇的瘢痕部分，间隔期2~3个月。使用595 nm脉冲染料激光（Vbeam Perfecta，Syneron & Candela，Wayland，MA）进行剥脱点阵激光治疗的间隔期为1~2个月，使用7 mm大小光斑、7~9 J/cm^2的能量和1.5 ms的脉冲宽度治疗瘢痕的红斑部分。在每一个激光疗程的早期阶段，在瘢痕最厚部分病灶内使用20~40 mg/mL曲安奈德混悬液是明智的选择。由于长入的头发难以剃掉，可以用长脉冲（ms）755 nm翠绿宝石激光器（GentleMax，Syneron & Candela，Wayland，MA）在适当的设置下从瘢痕边缘进行聚焦激光脱毛。在治疗过程开始后，瘢痕柔韧性迅速改善，并且在最初治疗大约1年后，外观和功能得到显著改善（图23-4C）。

755 nm和1064 nm波长的激光，对于改善这些情况下的外观是非常有效的。

毛，结合前述的剥脱点阵激光减轻瘢痕（图23-6）。此外，在修复过程中，可用激光去除不想要毛发的区域（如手掌）的毛发，并提高截肢后假肢装置的舒适性，使其更合适。

治疗方案包括使用具有特定性黑色素吸收波长的毫秒波段激光（最常见的是用于浅肤色的755 nm和810 nm激光及用于深肤色的1064 nm激光）。此外，使用强脉冲光/宽带发光器可以有效去除毛发。然而，这些装置需要密切注意，关闭滤光片的选择可能不是最佳的选择，尤其是在较深的皮肤类型中。我们发现，每次治疗间隔3~6周（取决于治疗部位），经过至少6次治疗可获得可接受的和可重复的结果。每隔6~12个月就需要进行一次补充治疗，以减少再发。

真皮的瘢痕和纤维化可破坏汗腺和导管，可能会引起疼痛、瘙痒和无汗症（也可以说是功能不全导致不能出汗）。已经证明，瘢痕下的功能性小汗腺用点阵激光治疗可以恢复出汗的能力[21]。过度出汗（如下肢截肢后的假体衬垫下）和不能出汗（与广泛性外伤后瘢痕形成相关）对许多患者来说是潜在的重要问题，而减少过度出汗和帮助出汗正常化的手术治疗可能会影响日常生活质量。出汗对于体温调节至关重要，烧伤患者容易发生中暑，特别是在高温和相对湿度较大的地区。

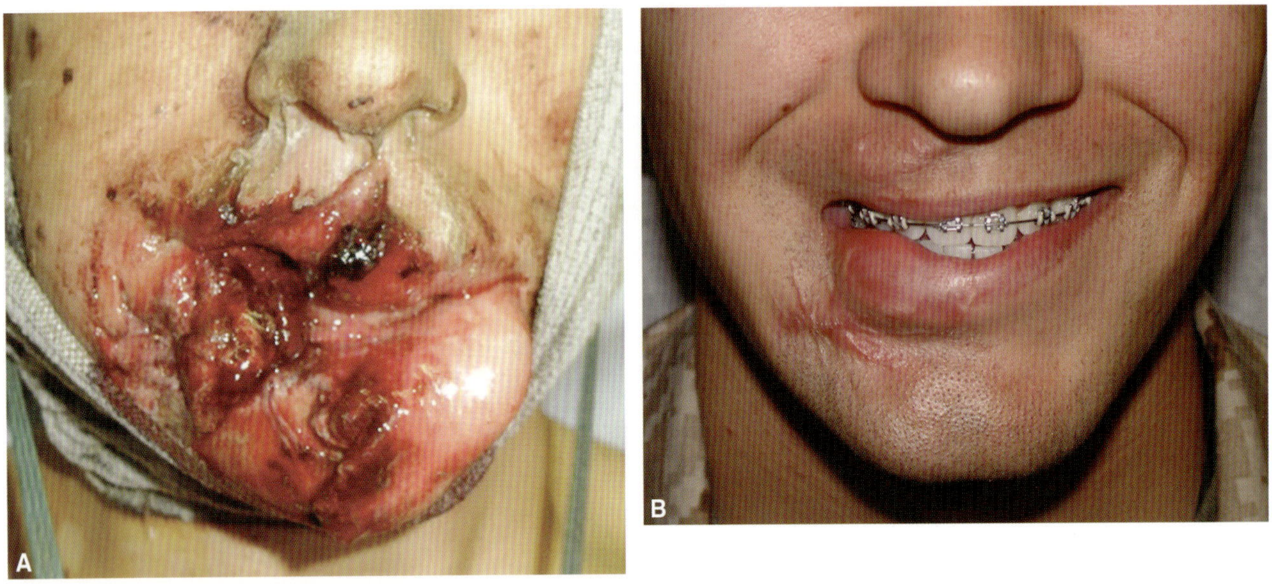

图 23-4　A. 一名 20 多岁的男子因为简易爆炸装置导致下面部皮肤全层撕裂伤后不久（见病例介绍）。B. 在包括整形和面部整形外科、口腔颌面外科和牙科在内的一系列多学科修复手术 6 个月后的皮肤表现——瘢痕增生、红斑、挛缩带形成以及水肿。C. 交替使用包括剥脱点阵激光换肤（使用 10 600 nm CO_2 激光、595 nm 脉冲染料激光器或 755 nm 翠绿宝石激光器）进行聚焦激光脱毛，病灶内使用类固醇皮质激素治疗，1 年后外观和功能得到明显改善

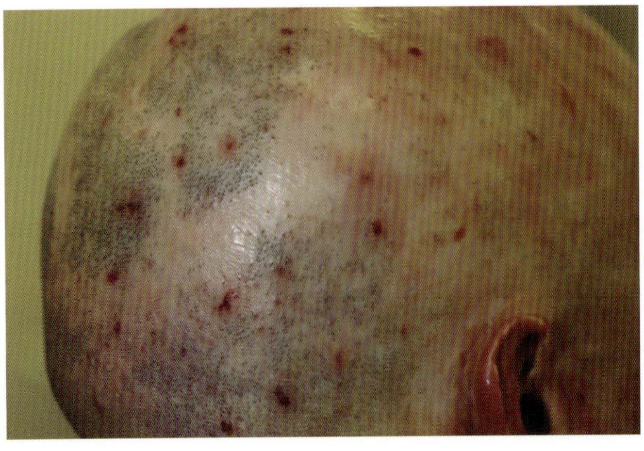

图 23-5　一个简易爆炸装置爆炸伤后头皮瘢痕性脱发的患者。可见大量的糜烂和溃疡，中部有末端毛发被挤压。激光脱毛一疗程后，所有的溃疡消退

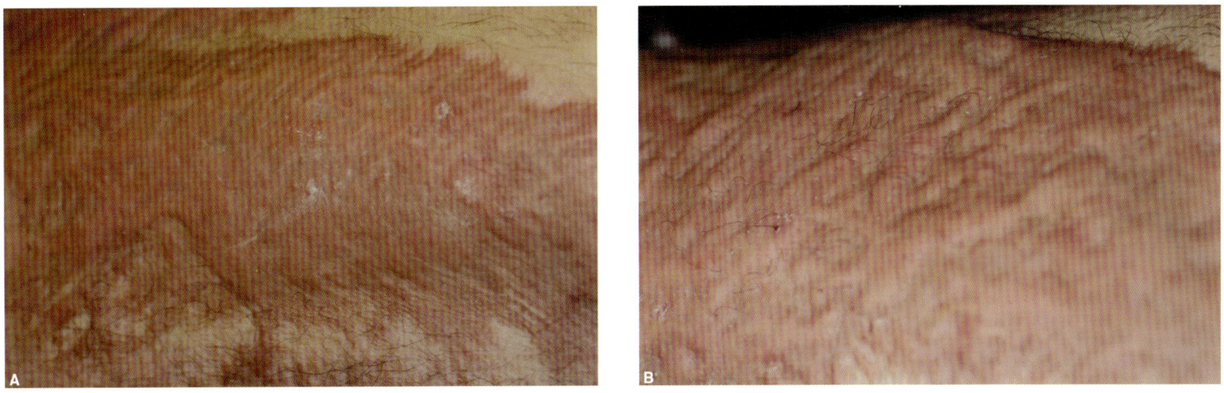

图 23-6 A. 中厚皮片移植供区。随后形成了增生性瘢痕，并伴有明显瘙痒。注意划伤的线性条纹。B. 图 A 相同部位使用微点阵 CO_2 激光换肤 3 个月后，之前的瘢痕部位出现明显的末梢毛发生长。注意增生性瘢痕峰和谷之间的区间改善，其中谷的部位现在接近正常皮肤的厚度

据作者的经验，如果体温调节能力增强可以提高日常锻炼和工作能力。目前，作者利用低密度剥脱微点阵激光进行治疗，设置为 5%~10%，其穿透深度等于或接近瘢痕的深度，保留毛囊或小汗腺结构。虽然最近的研究表明，与小汗腺相关的间充质干细胞可能对伤口愈合和汗腺 / 管道再生很重要，但对其确切的作用机制却知之甚少 [22]。

创伤康复的辅助手术

截肢在创伤患者中比较常见，残肢局部皮肤会有明显的瘢痕。如果残肢皮肤没有适应负重或与假体使用相关的侵入力和摩擦力设计，患者可能发生一系列潜在的皮肤后遗症。照顾这些患者的多学科小组成员应该注意这些问题，要么直接治疗，要么对患者进行专业评估。

幻肢痛

对 2694 名退伍截肢军人的调查显示，78% 的患者出现了幻肢痛（PLP）[23]。由于对 PLP 病理生理学了解甚少，许多治疗作用有限。治疗幻肢痛的文献中已有超过 50 种治疗方法 [24]，包括药物治疗（三环抑郁药、钠通道阻滞剂、*N*- 甲基 -D- 天冬氨酸受体拮抗剂、抗癫痫药物、降钙素、阿片类药物、利多卡因、β - 受体阻滞剂、辣椒素）、经皮神经电刺激、振动疗法、生物反馈、电惊厥治疗、催眠、残肢翻修术和神经切除术 [25]。在过去的 10 年中，文献报道了新的令人鼓舞的治疗方法。许多报告描述了 A 型和 B 型肉毒毒素注射后疼痛得以改善，根据截肢的情况决定用量，通过肌电图引导或触发点直接用于肌肉增生的区域 [25-28]。此外，还需要大规模研究来进一步评估这种有前景的治疗方式的潜力。

多汗症

假肢装置在改善截肢者的功能和总体生活质量方面是非常有效的。然而，研究表明 25%~50% 的患者会出现慢性皮肤问题，37%~43% 的患者会受假体气味的困扰，多达 70% 的人会因过度出汗而烦恼 [29,30]。特殊的皮肤问题包括但不限于远端水肿和疣状增生、皮肤破溃、毛囊炎、细菌和真菌感染、刺激性和过敏性接触性皮炎 [31-33]，假体周围过度出汗及堵塞会加剧这些问题。

在多个研究中成功地报道了使用微量淀粉碘试验以确定多汗症的区域 [31,34,35]。但是，需要注意的是，并非所有被过度出汗困扰的患者都可以使用该测试模型显示多汗区域 [27]。不管是哪种情况，槽内残端多汗症和（或）从近端残肢下降积聚到槽内的汗液都可导致远端残肢的浸渍。此外，据报道，汗液的过度积累易导致假体密封性破坏，使患者在中等步幅和反复跌倒期间出现假肢脱臼 [35]。

最近，Lezanski 等人 [36] 的综述总结了过去 12 年中 7 个病例，评价 A 型或 B 型肉毒毒素治

疗假肢相关多汗症的效果。剂量多达 500 u 的 A 型肉毒毒素弥散注射可以明显减少出汗，且不良反应很少。同样，注射剂量达 1750 u 的 B 型肉毒毒素可以有效地减少残肢出汗。Gratrix 等人[35]提到的军事治疗方案通常将每 100 u A 型肉毒毒素（Botox，Allergan Plc，Parsipanny-Troy Hills，NJ）稀释到 4 mL 生理盐水。可以以治疗出汗最严重的区域为目标，更常见的是治疗患者假肢衬垫覆盖残端的整个区域。虽然现在很少进行，十分不切实际，但可以利用淀粉碘试验进行更客观的评价。当患者坐在（通常较冷）的检查室中，不穿戴或主动使用假肢时很难观察到主动出汗，使其效用受限。

初步治疗数周后，如果患者报告残端出汗增加，可考虑在这些区域再次注射肉毒毒素。据作者的经验，这些区域通常包括假肢衬垫的最近端和残肢的最远端。治疗后，作者（TB，CH）按惯例建议患者在注射后 1 周内不使用假肢，以降低肉毒毒素扩散的理论风险，尽管还没有证实其存在风险。

毛囊炎 / 皮炎

假肢相关刺激的另一来源包括人工假肢衬垫分布区的毛囊炎。对于截肢者首先必须将橡胶套置于皮肤上才能将假肢装置放在残肢上。这种橡胶套的闭塞性加上不断积累的汗液的持续影响可导致摩擦性毛囊炎，使患者易患感染（细菌性毛囊炎和疖 / 痈形成）、疼痛，最终为了愈合，患者不得不暂停使用假体。已证实，在套筒覆盖区域的激光脱毛不仅可降低与假肢使用相关的刺激，而且可减少出汗和患者的沮丧，同时可提高舒适度；使患者有能力锻炼和工作，进而显著改善患者的生活质量[37,38]。许多截肢者说，他们脱毛后能更好地实现假体密封，并且据作者的经验，该手术的满意度一般很高。

近年来有报道称激光脱毛治疗后汗液减少[37,39,40]，其作用机制仍有待阐明，因为毛囊和小汗腺在体壁内是不同的结构。美国已批准腋下多汗症的治疗方法（如 microwave technology，miraDry，Miramar Labs，Santa Clara，CA）也可以用于治疗截肢者的过度出汗，在这一领域仍有更多的研究空间[41]。

外伤性文身

外伤性文身可能发生在战场上和战场之外的许多伤害中。例如，机动车伤害中的沥青和尘土（道路皮疹，图 23-7）、灰尘、火药，以及简易爆炸装置的弹片在皮肤中沉积。这些容易用“短脉冲”（调 Q）激光器来处理，这些激光器在纳秒范围内（接近皮秒范围内）产生脉冲。最常见的波长是 755 nm 和 1064 nm，有时候交替使用治疗不同深度的色素。创伤性文身与专业文身相比通常需要较少的治疗次数，可能是由于色素的量较少、颗粒相对较大。

正如瘢痕是负面事件的一个可见且永久性的标志，与正常肤色的对比，创伤性文身甚至更明显。因此，这些文身对心理的影响必须加以考虑。例如，一名患者因自杀式炸弹袭击而形成了外伤性文身，他感觉炸弹的一部分似乎仍然嵌在他的皮肤里。因此，治疗文身是患者总体治疗计划的重要组成部分。

尽管过去有报道，治疗时产生火花、经表皮凹陷处渗血[42]；但作者的经验是乐观的，并发症发生率相当于标准的美容文身治疗。剥脱点阵激光[43]和调 Q 激光[44]都可用于外伤性文身，它们也可联合用于各种文身。当存在可见的粗大颗粒

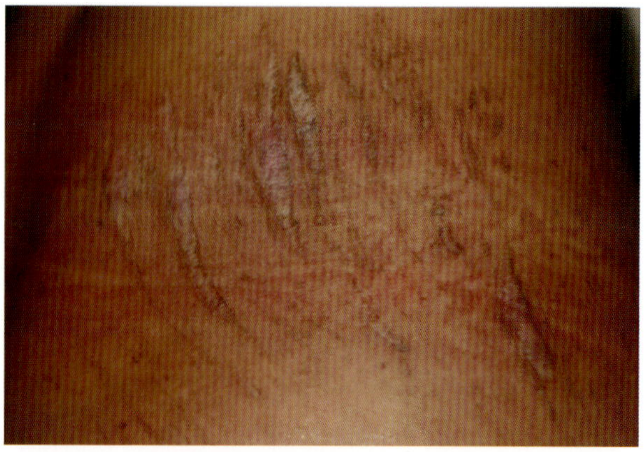

图 23-7　机动车事故后纹理异常、色素沉着异常及外伤性文身。短脉冲激光（如 755 nm 和 1064 nm）对色素治疗有特异性，可以用以治疗外伤性文身。剥脱微点阵激光有助于改善纹理和颜色，也可以消除色素

时，文身可能需要手术切除。

体积恢复

瘢痕是动态变化的实体，必须考虑其三维空间。创伤常常因皮肤和皮下组织的缺失及愈合过程中萎缩性瘢痕形成导致体积缺失，因此，可能需要多种治疗方法以在不同水平进行最佳的体积恢复。可以皮下注射持久性合成填料，如聚L-乳酸（Sculptra，Galderma Laboratories LLP, Forth Worth，TX），以进行渐进但相对持久的矫正。除了皮下组织填充，点阵激光辅助局部递送聚L-乳酸也可用于治疗皮肤萎缩（参见第十四章）[45]。

自体脂肪移植是另一种行之有效的组织填充技术，它可以通过结合脂肪干细胞促使组织重塑，以直接修复轮廓（参见第十五章），因而特别适合瘢痕治疗[46,47]。最近两篇综述强调了自体脂肪移植用于瘢痕治疗的潜力，现有的报告指出其在改善轮廓和外观的同时，还可减轻疼痛和瘙痒等症状[48,49]。然而，这些综述也指出需要更大和更高质量的研究来帮助确认其作用机制、安全性和功效。在注射前和（或）同时使用纤维粘连松解术和剥脱点阵激光换肤改善瘢痕的柔韧性，有助于组织填充物恢复轮廓（图 23-8）。

展望

从作者的经验可以清楚地看出，在较广泛的整体康复努力的背景下，创伤瘢痕的治疗需要多专业、多模式共同治疗。短期和中期目标应该包括提高我们对已经普遍使用的治疗方式的理解。例如，尽管有非常有希望的早期经验，仍然需要更多的随机对照研究来确认剥脱点阵激光换肤对创伤瘢痕的疗效和作用机制，并更好地定义最有效的激光治疗参数、组合、时间、成像和未来应用。如前面所讨论的，治疗不仅是美容，如点阵激光换肤、激光脱毛和肉毒毒素注射，还可帮助患者从创伤中恢复。为了确保军事系统内外的患者都能获得上述新的治疗方法，必须扩展证据和赔偿体系以适应我们不断增长的知识（参见第二十五章）。

在各种文献（如本书）中，有很多专业可以协作，以增进我们对创伤愈合和最终瘢痕形成、减轻和治疗的细胞和分子过程的理解。这方面的一些知识可能来源于对早期胎儿特殊伤口愈合环境的更好的理解（参见第二十七章）。重要的是，增加伤后的愈合率和再上皮化率有助于减轻病理性瘢痕的形成。新技术（更多新技术即将出现），如微粒皮片切取、微粒皮移植（CELLUTOME，Acelity，San Antonio，TX）及喷洒非培养的自体细胞悬液（ReCell，Avita Medical，Northridge，CA）可以提高组织缺损后的创伤愈合，且供区并发症很少[50-53]。很多快速、可靠、廉价的人类基因组测序技术的出现激发了人们对基因组学的兴趣，包括表观基因组学、转录组学和蛋白质组学，并将其结合到个性化医学的研究中。这一新的研究领域不仅有助于我们在遗传水平更好地了解创伤及后续愈合发生的生物过程，并有助于我们进行干预以避免病理性瘢痕形成和确定最佳辅助治疗措施[54]。目前，研究人员正在积极寻找与伤口愈合相关的表皮干细胞调控的重要生物标志物[55]。

阐明成纤维细胞的部位和功能特征为新的治疗方法提供了前景基础，如毛囊的诱导和截肢者残肢皮肤为适合假肢安装发生的表型改变[56]。此外，干细胞可以促进伤口愈合并减少瘢痕形成的多个机制正在被证实[57]。这些和未来相关的方法都通往最终目标——无瘢痕愈合，让患者获得更好的功能和美学效果。

免责声明

本章所表达的是作者的观点，并不一定反映美国国防部或美国政府的官方政策或立场。Shumaker，Beachkofsky，Basnett 和 Burns 博士都是现役军人，Hivnor 博士是美国空军预备队的成员。这项工作是他们官方职责的一部分。《美国法典》第 17 卷第 105 条规定，在美国政府的任何工作都不能获得版权保护。《美国法典》第 17 卷第 101 条将美国政府的工作定义为，由美国政府的军人或雇员从事的工作，是该人员官方职责的一部分。

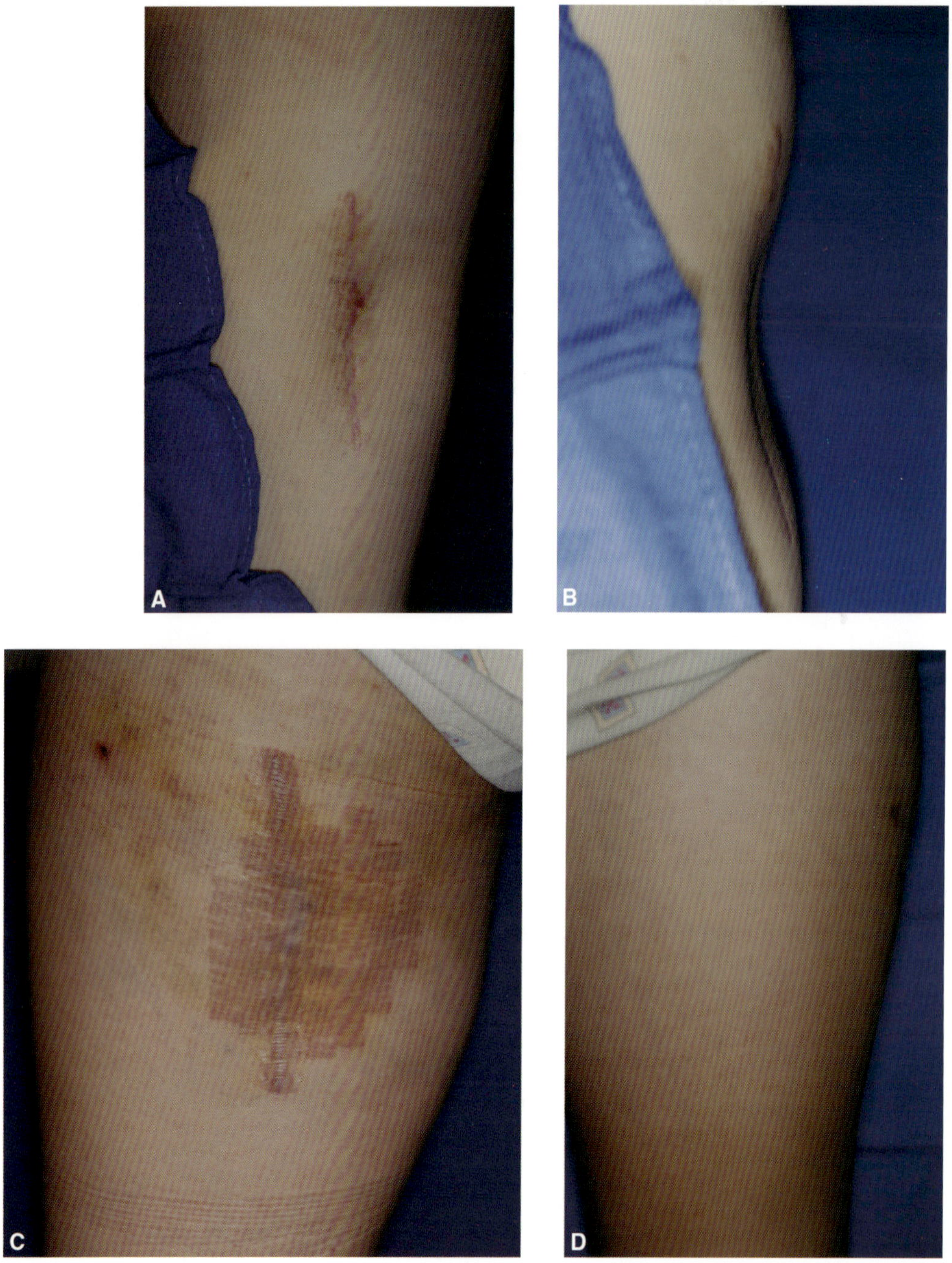

图 23-8　A. 一名 20 多岁女子大腿外侧的枪伤出口侧面观。B. 同一部位的正面观。组织丢失导致明显的轮廓不规则。虽然随着时间的推移与各种激光的应用，瘢痕均匀化和软化，单独使用激光治疗后遗留严重的轮廓缺陷。在这些情况下，自体脂肪移植是很好的选择，可以恢复体积，并诱导一定程度的瘢痕重塑。在作者的经验中，在术前、术后或术中对瘢痕和周围区域进行微点阵激光换肤，可以通过减少张力和提高瘢痕柔韧性来提高脂肪移植的效果，从而潜在提高瘢痕的质量、移植修复后的整体轮廓，并减少移植物在中央瘢痕周围形成“甜甜圈”改变的倾向。体现了多学科协作诊疗的优势。C. 剥脱点阵激光换肤和自体脂肪移植联合治疗几天后，与图 A 同一视角。D. 激光联合脂肪移植治疗几天后，与图 B 同一视角。用剥脱点阵激光换肤对瘢痕预处理联合自体脂肪移植同时行激光治疗后，早期轮廓恢复良好。需要高质量的前瞻性研究来证实联合治疗的安全性和有效性（照片由 Trent Douglas, MD 提供）

扫码看参考文献

第二十四章　烧伤后的恢复与重返社会

MARTA ROSENBERG，LAURA ROSENBERG，WALTER MEYER Ⅲ　编
赵高峰　译

核心观点

1. 烧伤和瘢痕会产生终生的心理影响。
2. 对烧伤后身体形象和瘢痕的认识可能受个人信仰、价值观、家庭、社会及个人经历的影响。
3. 大多数烧伤患者适应良好，可以恢复到最佳生活质量。然而，有一些人却会持续遭受身心折磨。
4. 需要监测大面积烧伤患者适应困难、创伤和应激相关问题，如创伤后应激障碍以及焦虑和情绪障碍。
5. 本章提供了关于烧伤的恢复、干预和相关研究的信息。提供了一个资源清单，以帮助烧伤患者终生的恢复并提供社会支持，使其能够重返社区、学校和工作。

烧伤患者需适应各种物理、健康和心理社会变化，包括接受可见和隐蔽的烧伤瘢痕。一些因素可能会影响这种适应，如个人信仰和对身体形象的认识、家庭和朋友的支持、不同的社会环境、健康状态、恢复能力、烧伤前后的情感史。本章提供了有关烧伤（特别是烧伤瘢痕）的相关文献——身体形象和污名化，烧伤患者的精神心理变化，对瘙痒、神经性疼痛和创伤后应激障碍的评估和治疗，以及烧伤后重返社会。

可见的和隐蔽的瘢痕

烧伤常见的后果是瘢痕形成和挛缩，可以用手术和非手术方法治疗[1]。修复手术包括但不限于皮肤移植和皮瓣的应用、挛缩松解、瘢痕切除、组织扩张器使用[2]（参见第十二章），以及最近的激光治疗（参见第十三章）。非手术方法包括通过使用压力衣和皮肤按摩对瘢痕施加压力，并参加日常康复和锻炼计划[2,3]（参见第十九章）。

烧伤瘢痕造成的外观改变会导致身体功能和心理障碍。由于功能丧失、疼痛和瘙痒可导致身体障碍，并会影响家庭、工作、学习及各种社会功能。外表的改变、难以接受这些变化及对身体形象和自我认知方面相关的心理障碍可导致社交焦虑、抑郁和适应问题[4-8]。可见的和隐蔽的瘢痕（可被衣服覆盖的瘢痕）会影响不同社会情境下的感受和舒适度。因为烧伤瘢痕，患者经常经历不必要的关注和询问，这可能会使社交活动变得不舒服；他们可能会遇到其他人不知道如何与他们交往的社交场合；一些患者可能会试图掩盖他们的瘢痕以避免不舒服的社交遭遇（参见第二十章和第二十一章）。基于这些问题的社会技能、认知行为疗法（CBT）和支持系统可以帮助患者调整、接受烧伤瘢痕、获得自信，并在不同的社会环境中感到舒适。需要进行研究以确定哪些干预对于有明显差异的个体是最有效的[8]。

身体形象与污名化

身体形象是个体对体貌的感知[9]，受个人价值观、信仰[7]、社会文化经验[7,10,11]及外观规范的影响[7]。在许多国家，人们经常从各种媒体（杂

志、电视、电影以及最近的社会媒体和个人自拍）接触到有关身体吸引力的信息[9,11]。幼儿对自己身体形象的感知受到父母和家庭成员信息的影响[10,11]。学龄儿童会观察自己和同伴之间的异同，同伴接纳对向青春期过渡的儿童变得越来越重要[10,11]，身体形象问题可能会持续到成年[7]。

通常认为，烧伤患者可能会因瘢痕导致体形改变而对身体形象感到不满[12-14]。研究发现，烧伤瘢痕严重程度与身体形象之间存在一定的关系[15,16]。Thombs 及其同事[17]分别评估了成人烧伤患者出院时和伤后 6 个月、12 个月的身体形象。他们发现，大面积烧伤的女性更关注身体形象，且外观的重要性与身体形象的关系随时间不断增强。Lawrence 及其同事[18]研究了成人烧伤后瘢痕严重程度与身体自尊的关系。他们发现，对于那些非常重视自己外表的人来说，瘢痕严重度与自尊之间有着密切的关系；对于那些认为外表不重要的人来说，情况恰恰相反。在这项研究中，女性的外表自尊低于男性，男性评价自己不如其他人有吸引力。Fauerbach 及其同事[15]研究了大面积烧伤对成人生活质量的影响，他们对烧伤大小、面部损伤及烧伤前身心素质相同的患者进行研究，结果发现对自己外表不满意的烧伤患者，在伤后 2 个月内身心素质有下降。

对儿童烧伤患者身体形象的研究很有限。Lawrence 及其同事[16]对比了儿童烧伤患者的自尊与同龄对照组儿童的差别。男性烧伤患者和对照组的自尊评分之间没有差异；女性烧伤患者自尊明显高于对照组。作者推测，样本的唯一性、对烧伤瘢痕的接受程度及社会支持可以解释这些发现[16]。Russell 等人[19]研究了儿童期严重烧伤的年轻人的自我评价。与正常对照组相比，烧伤患者更难通过自我评价测量的几个量表。出现问题的领域包括身体机能、外表、性欲、道德行为、个人价值、学术、工作及身份。他们报告说，自我评价的下降与情感和焦虑障碍有关。Pope 及其同事[20]将年轻烧伤患者的心理社会结果与同龄人对照组从学生时代进行了长期比较。烧伤患者，尤其是男性，比对照组表现出更好的身体意象和体重满意度。然而，随着烧伤面积的增加，对外观不满明显并伴有生活质量的下降。健康应对策略的发展和对烧伤瘢痕的接受可以解释这些发现[20]。

预后

心理和精神问题

大面积烧伤患者的反应有一定的年龄依赖性。等孩子长大后，知道身体有瘢痕，可能不会感到失落。他们不过是不觉得看起来有什么不同，因为自幼即是如此。他们可能会，也可能不会被嘲笑或欺负。但无论如何，他们将被数百次问及他们的瘢痕和外观，他们面临如他们如何受伤、是否疼痛等问题。一些研究已经探讨了相关的心理和精神后遗症的性质。一些研究着眼于可能与瘢痕相关的任何长期存在的心理和精神问题，在对 100 名儿童时（平均 14 岁或更早）烧伤的年轻人的一项研究中，使用 Achenbach 量表对这些年轻人进行了整体心理问题的评估[21]。这种自我报告的行为问题，如焦虑 / 抑郁、躯体抱怨、思维问题、注意力问题以及攻击性和违法性行为，进一步被归类为内化或外化行为[22]。本研究除了与瘙痒和疼痛有关的躯体抱怨，男性与参考人群没有什么不同。这些症状可以被假定为与皮肤瘢痕有关。然而，与对照组相比，女性实验组的问题较多。她们有更多的退缩行为、思想问题、攻击行为和犯罪行为[21]。这种不寻常的行为可能是因为女性比男性更关注自己的缺陷[23]。

更令人意外和关注的是实验组中儿童期大面积烧伤的年轻人精神疾病的患病率大约为 50%，达到了主要精神障碍的标准[24]。女性临床诊断的精神障碍（Axis 1，DSM IV）人数几乎是男性的 2 倍[24]。不论是当前的还是终生的精神障碍患病率都是如此。焦虑症最常见，其次是情感障碍。最常见的焦虑症是创伤后应激障碍和社交恐惧症，这些年轻人中 30%~37% 有焦虑症[24]。其他研究也报告说，有烧伤瘢痕的女性通常有创伤后应激障碍，这与她们的毁损性损伤相关[25,26]。创伤后应激障碍症状与瘢痕之间存在相互作用。瘢痕是许多青少年和成人烧伤患者的主要关注点，也许是因为瘢痕是显而易见的，也许是因为瘢痕让人感到奇怪或痛苦。烧伤瘢痕可能是创伤的触发因素，并可使创伤后应激障碍症状复杂化。这也可能是潜在抑郁症症状的躯体化。当把疼痛作为抑郁症和焦虑的一部分进行治疗时，疗效往往更好[27]。用于创伤后应激障碍的药物通常是5-羟色胺再摄取抑制剂，如氟西汀或舍曲林，也可以是三环类抗抑郁药，如阿米替林。阿米替林或丙咪嗪可用于治疗神经性疼痛[28]和急性应激障碍（ASD）/创伤后应激障碍[29]。

儿童烧伤长期患者中，人格障碍更为普遍，49%的患者达到诊断标准。相比青少年烧伤者，儿童时期烧伤的人成年后更容易发生人格障碍。看来，大面积烧伤的经历和伴随大面积瘢痕长大更影响人格形成，男性和女性相同。女性最常见的人格障碍是偏执，男性最常见的人格障碍是反社会[30]。

Thomas及其同事[31]发现，青少年烧伤患者存在明显的焦虑症。在该人群中，最常见的焦虑症不是创伤后应激障碍，而是广场恐惧症、分离焦虑症和社交恐惧症。有Meta分析显示，影响结果的因素是烧伤部位和严重程度[32]。

面部及其他可见部位烧伤可导致长期的心理问题和精神障碍，尤其是焦虑症。对于所有年龄组，无论是对父母还是儿童的调查，面部烧伤儿童和青少年的心理测量得分低于没有面部烧伤的[33,34]。烧伤后，父母和儿童的感知存在差异性。Meyer及其同事[35]发现，青少年烧伤患者和父母在身心健康方面有相似的评分。然而，本研究中的青少年比他们的父母更能评价他们的外表，这可能是因为青少年对自己的外表有信心，并且有良好的家庭支持。Robert及其同事[36]发现，与同龄人相比，大面积烧伤的青少年患者表现出相似或更高的自我价值感，然而，他们的外表和运动能力则表现为降低。手烧伤的结果相似，可能是因为手比身体其他部位更容易被注意到[37]。

不能高估诊断相关精神疾病的重要性。最近，Wiechman及其同事[38]推荐了一些常用的工具来测量烧伤患者的抑郁和焦虑，尽管这些工具中的大多数不是针对烧伤设计的。最有效的是贝克忧郁量表Ⅱ[39]、医院焦虑抑郁量表[40]、简明症状量表[41]和阿肯巴克儿童行为量表[42]。阿肯巴克儿童行为量表耗时较长，在门诊更有用[38,42]。这些检查有相关的费用，需要心理健康专业人员管理。Wiechman的小组提供了一组免费的成人和儿童简单量表来筛查精神并发症。Spitzer等人[43]的患者健康问卷（PHQ-2或9）既免费又能反映抑郁；对于儿童抑郁症，推荐儿童抑郁量表（CDI），虽然它不是免费的[44]。成人创伤后应激障碍的评估，可以使用创伤后应激障碍症状量表（民用版）（PCL-C）[45]；评估儿童创伤后应激障碍时，加州大学洛杉矶分校创伤后应激障碍反应指数[46]是一个合理的选择[38]（表24-1）。

生活质量

对生活质量研究的重点是成人和儿童烧伤患者对烧伤所致身体缺陷的适应性和心理变化。由于方法和观察指标的差异，结果有很大差别。早期的研究主要通过心理测量和临床访谈来推断心理社会功能和烧伤后适应性，发现许多烧伤患者适应良好[47-50]。后来的研究使用健康相关生活质量的测量来调查烧伤患者心理影响。一些研究使用短表36（SF 36）进行一般的健康调查，以评估儿童烧伤患者的身心功能。这些研究发现，大多数大面积烧伤患者认为其功能类似一般人群[51,52]。然而，许多成年患者仍然有身体上的缺陷，需要康复服务[51]，并继续遭受心理折磨[52]。需要使用检查具体行为的措施。Rosenberg及其同事[53]使用生活质量问卷评估与年轻烧伤患者生活质量相关的具体行为，发现该组总体生活质量评分略低于参考组。最近，Murphy及其同事[54]用世界卫生组织残疾评定量表Ⅱ（WHODA）和烧伤特异性健康量表（BSSH-B）检查了儿童时期烧伤的年轻人的长期心理困扰和生活质量，发现随着瘢痕面积的增加，其生活质量下降，并且可靠地鉴定出生活质量较低的个体。

一些研究者专门研究了儿童健康相关生活质量。Landolt等人[55]发现，儿童烧伤患者的生活质量评分一般是正常的。但是，生活质量降低与创伤后应激障碍的诊断相关。这些作者还发现，社会功能的减少是一个主要的问题[55]，这与Blakeney及其同事以前的研究一致[56]。Pope及其

表 24-1 量表概述

测量方法	参考文献	目的	适用人群
阿肯巴克儿童行为量表（CBCL）	Achenbach 和 Rescorla[42]	1. 行为问题的自我报告 2. 心理健康专业人员评估	儿童 青少年
患者健康问卷（PHQ-2 或 9）	Spitzer 等人[43]	1. 筛查 2. 抑郁症状	成人
儿童抑郁量表（CDI）	Kovacs[44]	1. 抑郁自我报告量表 2. 心理健康专业人员评估	儿童 青少年
贝克忧郁量表Ⅱ（BDI- Ⅱ）	Beck 等人[39]	1. 抑郁自我报告量表 2. 心理健康专业人员评估	成人
医院焦虑抑郁量表	Zigmond 和 Snaith[40]	1. 焦虑抑郁情绪自我报告量表 2. 心理健康专业人员评估	成人
简明症状量表	Derogatis[41]	1. 筛查 2. 抑郁症	成人
创伤后应激障碍症状量表（民用版）（PCL-C）	Weathers 等人[45]	1. 自我报告量表 2. 创伤后应激障碍筛查	成人
加州大学洛杉矶分校创伤后应激障碍反应指数	Pynoos 等人[46]	1. 创伤后应激障碍自我报告量表 2. 临床医生评估	儿童 青少年
5D 瘙痒量表	Elman 等人[71]	1. 自我报告量表 2. 瘙痒	成人
瘙痒量表	Morris 等人[73]	1. 自我报告量表 2. 瘙痒	儿童 青少年

同事[20]发现，儿童烧伤患者的生活质量高于同龄对照组，他们对自己的外表乐观，并能很好地适应生活的变化。然而，女性的生活质量较差。Murphy 及其同事[54]研究长期的心理困扰和生活质量时也发现了类似的结果。他们报告说，在入学前被烧伤的儿童和未成年青少年生活质量更好，较少残疾。但是，与 Pope 的研究结果相反，他们发现女性的生活质量更好[54]。Stubbs 及其同事[34]研究了儿童面部烧伤的社会心理影响，发现需要植皮修复的严重面部烧伤显著影响了青少年及其父母的生活质量。

其他研究集中于确定生活质量的预测因素。Anzarut 及其同事[57]发现，对于大面积烧伤的成年患者，身体功能的最强预测因素包括全层皮肤损伤和手部功能；情绪功能的最强预测因素包括受伤时年龄较小及受到的社会支持水平。同样，Patterson 等人[58]发现，心理社会变量（烧伤前心理状态和社会支持）和医学变量（手烧伤、截肢和 ICU 治疗天数）预示了成人烧伤患者的预后。Cromes 及其同事[59]指出，较少的情绪困扰、较少的痛苦及较多参与家庭和社会活动的成年烧伤患者预后较好。Leblebici 及其同事[60]发现，关节挛缩显著影响烧伤患者的生活质量，特别是他们的身体功能；烧伤面积大小影响心理预后。Pavoni 及其同事[61]指出，成年人生活质量受到伤后长达 1 年的身心缺陷的影响。

研究还关注改善烧伤后身心功能的全面健康和锻炼计划的好处。Suman 及其同事[62-64]揭示了一个大面积烧伤儿童患者的全面健康和锻炼计划。实施 6 个月，显著改善了心肺容量、肌肉质量和力量、肺功能。De Lateur 及其同事[65]报道了参加结构化锻炼项目的成人烧伤患者身体功能的改善。此外，Rosenberg 及其同事[66]发现，父母反映遵循健康和锻炼计划使他们孩子的身体和心理社会功能得到显著改善。

随着孩子进入青春期、青年期和成年期，他

们开始怀疑自己是否能与重要的人建立有意义的关系，许多人对亲密和性活动有疑问。由于烧伤瘢痕和挛缩的限制，女性可能会怀疑她们是否能生育。烧伤患者需要能够与他们的支持系统公开讨论这些问题，包括他们的心理学医生、精神科医生、整形外科医生、家人和朋友。瘢痕对性和关系的影响是男性和女性成人烧伤患者的主要关注点，很少有研究对此进行过调查。尽管有报道称，一组儿童时期烧伤的年轻人有正常的性行为[67]，瘢痕在脸上还是脖子上区别不大。然而，也有例外。一般来说，女性比男性更容易找到伴侣[67]，可能是因为男性太害羞而不敢开口。在一组研究中，男人们说他们太害羞以至于无法接近一个女人，而女人们说她们不在乎男人长什么样，只要他们很好，且有一份好工作即可。男性烧伤后更有可能没有性行为[67]。Bianchi 发现，具有较高性自尊的男性抑郁发生率较低。烧伤的严重程度与性自尊、抑郁和偏见无关。

总之，烧伤患者可以很好地适应伤害。影响这种适应的因素有强力的社会支持和重返社会的积极性、烧伤时年龄较小、很好地治疗疼痛和瘙痒、没有全层烧伤、烧伤不累及手和脸，以及通过不断获得康复和精神卫生服务来改善身体和心理社会功能。

烧伤瘢痕的评估与治疗

医疗干预

烧伤瘢痕和移植供区为治疗这些患者的医生带来独特的长期挑战。在成人中，93% 的有瘢痕的烧伤患者在出院时就有瘙痒，73% 在烧伤后 2 年持续有瘙痒[69]（参见第十一章），儿童的统计数据与此类似[70]。对于有烧伤瘢痕的成年人，可以使用 5D 瘙痒量表量化瘙痒的程度[71]。这个量表在儿童身上经常难以使用，所以 Blakeney 和 Marvin 开发了儿童瘙痒量表，通过图画来评估不适[72]（表 24–1）。瘙痒量表后来被 Morris 等人验证[73]。许多小儿烧伤患者有严重瘙痒。作者认为，用苯海拉明或羟嗪可有效地治疗瘙痒。剂量通常必须相当高：苯海拉明 1.25 mg/kg，每 4~6 小时服用一次，服用 2 小时后交替使用羟嗪 0.5 mg/kg。如果瘢痕干燥，水合作用对其可能有效；如果瘢痕厚，可采取润滑和按摩措施。作者还尝试了不同的乳膏，如 2% 苯海拉明、H 制剂（主要成分是去氧肾上腺素）、EMLA（2.5% 丙胺卡因 / 2.5% 利多卡因）或 5% 多塞平都有一定的作用。5% 多塞平霜如果用量大可引起镇静。如果这些方案不成功，可以使用加巴喷丁，起始剂量为每 8 小时 5~10 mg/kg，可以用到 35 mg/kg·d。如果仍然没有效果且瘢痕看起来充血发炎，可以使用一个疗程的抗生素以减轻瘙痒。抗生素疗程被认为可以减少瘢痕组织中的细菌总数。常用的治疗方案是磺胺甲噁唑 / 甲氧苄啶和利福平。在难治性病例中，赛庚啶（每 6 小时 0.1 mg/kg）可有效控制瘙痒。

烧伤瘢痕次常见的身体症状是疼痛，特别是神经性疼痛。可以使用标准量表，如视觉模拟评分法[74]来确定疼痛级别，它更适合成人，儿童可使用面部表情量表[75]。有些患者，神经性疼痛可能持续数年，使人非常虚弱[76]。一个典型患者将这种疼痛描述为灼热、刺痛或针刺的感觉。有的患者把它描述为一种迟钝和持续的疼痛。当患者站立时，烧伤的皮肤由于肢体静脉充血而被拉伸，疼痛更为严重。一名烧伤患者描述这种神经性疼痛像数百只火蚁在腿上叮咬。一个孩子把它描述为像昆虫撕裂并穿过皮肤。有时这种疼痛与瘢痕内感染有关。初步治疗方案通常包括使用阿片类药物[27]。

瘢痕形成过程中的神经再生及包裹可导致神经性疼痛，瘢痕相关神经性疼痛的治疗可以是局部的，也可以是全身的。按摩是一种常见的局部治疗方法。如果瘢痕面积不太大，可每 12 小时使用 5% 利多卡因贴剂一次[77]。全身用药包括阿片类药物（效果不如阿米替林）、加巴喷丁或普瑞巴林[28,76]。也可以使用类固醇注射剂[76]。Schneider 及其同事发现，休息、按摩、压力衣及抬高患肢可以缓解不适。

在治疗烧伤瘢痕时，两种类型的精神障碍相当普遍：重度抑郁症和焦虑症。这些疾病必须得到解决，以帮助患者有效地应对瘢痕引起的身体和社会方面问题。根据 DSM–5［《精神障碍诊断与统计手册》(第5版)],重度抑郁症的特征是以下症状的至少5种:每天大部分时间情绪低落、兴趣或乐趣减少、显著的体重减轻、失眠、疲劳、精神错乱或迟钝、感到无价值或内疚、集中注意力的能力下降、反复思考死亡[78]。另外,在社会、职业或其他功能领域有临床上明显的痛苦或损害。这些症状不是由应用药物或其他医疗条件所致[78]。最有效的治疗方法是5-羟色胺再摄取抑制剂,如氟西汀或舍曲林[27]。如果无效,应咨询精神科医生。

在DSM-5中,创伤事件后的精神症状被分为两种情况:急性应激障碍(事件发生后持续时间不超过30天)和创伤后应激障碍(可在创伤事件30天后出现)[78]。刺激性创伤事件的特征通常包括以往经历,目睹、了解发生于家庭成员的死亡或死亡威胁、严重伤害或性暴力[78]。其他诊断标准包括与事件相关的侵入性症状、持续性回避症状、认知和情绪的消极改变、觉醒和反应性的显著改变。最后,必须在社会、职业或其他重要功能领域表现为严重的痛苦或损害[78]。大部分治疗急性应激障碍和创伤后应激障碍的经验与对军事人员的治疗有关。通常,对两种情况有效的药物是三环类抗抑郁药和5-羟色胺再摄取抑制剂[29],最安全的药物可能是氟西汀或舍曲林。已经有一些普萘洛尔的临床试验,但它不能控制全部临床症状[79]。心理治疗,特别是认知行为疗法,也是治疗急性应激障碍和创伤后应激障碍非常有效的方法。一些人对药物和认知行为疗法的联合使用反应良好。

心理干预

持续烧伤是一种创伤性事件。人们经常处于震惊和不相信的状态,对治疗过程害怕、不确定、在意他们的爱人、开始注意外表的变化、经历痛苦和焦虑。对烧伤部位的不熟悉和疼痛会引起严重的痛苦。不可控制的疼痛可能是烧伤患者的继发创伤。心理社会需求的评估应该在入院后开始,以便可以制定相应的干预措施。需要不断评估背景和手术疼痛、焦虑、创伤症状、睡眠障碍、情绪、瘙痒和适应能力。心理干预,如青少年和成人的心理治疗和儿童游戏治疗是治疗计划的重要组成部分,可以帮助烧伤患者恢复情绪。它提供了一个安全的环境来处理与创伤相关的思想和感情,解决问题和悲伤。在恢复过程中,烧伤患者的外观和功能问题变得尤其突出。

悲伤是应对伤害的过程[80]。烧伤患者可能会对意外毁容和体能丧失感到悲伤。成人和儿童都会经历这样的情感,但他们的情绪反应和悲伤的方式可能不同。成人更容易表达他们的悲伤,通常会谈论他们的想法和感受。儿童往往表现出情感上的负担、退缩、“表演”,并且可能通过玩耍来表达他们的悲痛[81-83]。

关于外观变化的讨论是一个持续而微妙的过程,取决于当事人对这个话题的准备程度。心理健康专业人员和家人/看护人需要计划告知真相的过程和时间。当告知患者他们的身体变化时,重要的是讨论愈合过程、不变的和改变的区域及其在整个恢复过程中可以获得的持续帮助。制订让患者看镜子中变化的计划,患者准备好时让其看镜子。社会支持系统对患者是至关重要的,这个系统包括家人、朋友、医院工作人员、其他烧伤患者及精神顾问等。Bronson和Price[83]指出,在这一过程,要富有同情心地告知真相。患者整个住院治疗期间及出院回家时都会感到悲痛。

以社会技能为基础的项目、认知行为疗法、自助材料和支持团体有助于烧伤后适应。心理治疗有助于识别消极思想和先入之见、加强积极思维并有助于学习适应性应对技能。在不同的烧伤中心,可用的心理健康服务各不相同。心理医生、社会工作者和(或)儿童生活专家可以制订治疗计划以促进压力治疗,提高患者对康复和锻炼计划的依从性并提供手术支持。当治疗有行为问题并拒绝手术的儿童时,讨论手术的预期效果和原因,提供选择和通过游戏的形式讲解治疗可能是有益的,如在伤口护理和洗澡时使用分散注意力和放松技术有助于缓解疼痛(参见第二十二章)。

化妆品的使用

有时烧伤患者询问使用化妆品来掩盖面部和身体可见的烧伤瘢痕(参见第二十章和第二十一

章）。在许多机构，心理医生、整形外科医生和儿童生活专家会给出使用化妆品的建议。需要培训如何正确使用化妆品。许多烧伤患者认为使用化妆品来掩盖烧伤瘢痕可以改善自信和提高在不同的社会环境中的信心。也有人不使用化妆品也感到满意。有些烧伤患者可能会用衣服来掩盖烧伤瘢痕以免被人看到而不舒服。在烧伤瘢痕的美容隐匿方面已经进行了一些研究。Martin 及其同事们[84]研究了对儿童烧伤患者使用微粒皮（Microskin，New York，NY）喷雾进行皮肤伪装的好处。被研究的患者和等候的患者在两个不同的时间点接受了 5 周的微粒皮试验，并回答了一些心理测量量表里的问题。两组儿童使用微粒皮后的心理状态都得到了改善，6 个月后的随访仍然如此，他们在社会环境中感到更快乐、更自信[84,85]。Maskell 及其同事[86]对使用多部位微粒皮治疗儿童烧伤患者的心理和社会效益进行了后续研究，并发现了相似的结果；也有关于减少情感症状和改善社会化的报道。Holme 及其同事[87]发现有瘢痕和其他皮肤问题的成人在进行化妆治疗 1 个月后生活质量显著提高。可以推测，与皮肤科医生讨论瘢痕缓解也可能有益于烧伤患者。

重返社会

重返社区

重返社区是参与各种活动，如回到学校、工作、社会和休闲事件的过程[88]。Esselman 及其同事[88]发现，烧伤患者出院后在社会交往和工作效率上会遇到困难。他们可能会感到忧虑和焦虑[5]、害怕社会排斥和污名、担心社会支持有限[5]并关心别人是否接受及其他人如何对待他们（邻居、教会、社会组织）。让烧伤患者回家和进入社区是一个长期的过程。研究表明，社会支持[6]、家庭接受[89]和有凝聚力的家庭[90–94]可以帮助患者过渡。Thompson 和 Kent 建议的干预疗法解决了关于毁容和行为反应的刻板印象[7]。在对烧伤患者进行心理治疗时可以讨论他们的关注和恐惧，并探索适应性的应对策略，以促进和提高积极的家庭和社区整合。有帮助的干预措施包括社交技能训练、认知行为策略和支持团体的帮助[7,8]。

社交技巧

Thompson 和 Kent 指出，不同的缺陷使用不同的应对策略，如解决人们的行为和评论、回避社交场合及掩盖明显的差异[7]。在关于烧伤儿童和他们社会舒适感及不同社会环境的信心方面的文献中存在相互矛盾的报道。据估计，20%~30% 的烧伤儿童可能有社会能力下降[56]。Blakeney 及其同事[95]发现，烧伤儿童在社会交往和学校会遭遇比对照组更大的困难。Meyer 及其同事[96]研究了烧伤儿童的适应行为。尽管家长报告显示儿童烧伤患者在适应行为的测量上有较多的困难，但他们的社交技能（玩耍，休闲活动）的评分是正常的。其他研究也表明，烧伤儿童在社交方面表现良好[90,97]。

社交技能训练是适应社会状况的适应性应对策略[7]。有专门针对烧伤患者开发的社交技能计划，旨在促进社会的积极整合，提高社会舒适度和在社会情境中的信心。Barbara Kammerer Quayle 通过菲尼克斯市烧伤患者协会责任有限公司组织了一个“做最好的自己”的项目。这个项目有一个认知行为部分，是帮助个人使用积极的思维和学习适应问题的方式，以提高舒适性和在不同的社会环境的自信。作者建议每个人排练对烧伤的预期问题的各种反应[98]。英国的 James Partridge 设计了一个叫作“换脸”的项目（http://www.changingfaces.org.uk/Home），帮助面部毁容的人应对他人的反应，使他们在社交场合感觉更舒服。这个项目还强调使用积极应对技能[99,100]。这些项目帮助个人处理耻辱和瘢痕、处理负面言论，并提供关于烧伤的教育。在医院进行角色扮演练习这些技能可使患者受益。在回家之前，患者可以在各种社交活动中练习这些技能，以发现问题并探索其他技巧。Robinson 及其同事[101]报道了“换脸”计划促进英国毁容的成人的社会化。Blakeney 及其同事[56]调查了“换脸”课程是否改善了美国青少年烧伤患者的社会技能。接受社交技能训练的青少年的父母认为他们的孩子行为问题较少，并且内化和外化行为得到了改善。

菲尼克斯市烧伤患者协会责任有限公司（http:// www.phoenix-society.org）[102]组织支持团队，每年举办一次世界烧伤大会，让烧伤患者和家属、第一责任者及烧伤治疗专业人员会面以解决患者重返社会问题。

重返学校

烧伤儿童可能由于身体的外观改变，挛缩和截肢导致的活动能力下降及需要特殊的器具，如面具、夹板、压力衣和假肢等而难以返回学校[103]。他们需要外界帮助以返回学校，在学术上和社会上取得成功[103]。Blakeney 报道，儿童的身体缺陷和外表的改变可导致情绪和社会化困难[104]。使用特殊设备可能会增加孩子被嘲笑、被欺侮、被同龄人排斥并排除在活动之外的忧虑。重返学校的过程可能会特别困难，在后来的学生时代，外观和同龄人的认可是非常重要的[105]。成功重返学校也是实现独立成人角色的一个重要步骤。

在传统的学校制度中，许多教师和学生不熟悉烧伤，不知道如何能促使烧伤儿童在返回教室时社会化。耐力下降、因频繁治疗和住院等也会影响学习成绩。家庭、学校人员和卫生保健专业人员之间的协作对于成功重返学校很重要[106]，需要为返回学校的儿童创造一个积极的学习和社会环境[104]。Blakeney 提出了以下帮助儿童重返学校的建议：①尽快规划；②运用多元化方法，告知学校工作人员和学生这个孩子的需要；③制订个性化的计划；④规范学校活动；⑤帮助烧伤儿童和家长顺利过渡；⑥系统随访。

有的烧伤中心有重返学校计划，以帮助学校工作人员和学生了解该儿童的需要、治疗和恢复过程。在许多儿童烧伤中心，干预措施，如教育视频和学校重返小组访问有助于患儿重返学校。在孩子从医院回家之前，学校重返小组和家人要制订干预计划。项目的选择取决于家庭和儿童的需要、学校资源及偏好。学校的重返访问包括烧伤治疗专业人员访问儿童的教室、提供有关儿童烧伤和康复的信息、促进对烧伤患者同情和支持，并回答问题。Clark 及其同事们提出的一个叫作“回程”的新项目[107]——由菲尼克斯市烧伤患者协会责任有限公司开发并完善的项目。该项目提供材料帮助烧伤儿童、他们的家庭及学校；提供了如何应对公共场合，如凝视、侵入性询问，并探讨如何通过使用社会技能处理不舒服的情况。

只有一项研究调查了学校重返计划对儿童烧伤患者的疗效。Blakeney[103]检查了两种干预措施的有效性，即教育视频和学校访问，以帮助烧伤儿童返回学校。儿童和家属指出最大的问题是别人对他们的反应。这两种干预措施的适应性和问题行为的教师评价没有显著差异。其他研究调查了儿童烧伤患者返回学校所需的时间。Staley 及其同事[108]发现，小面积烧伤的孩子平均在受伤后 1 周半返回学校，并可在学业上取得成功。Christiansen 及其同事[109]发现，小面积烧伤的孩子平均需要 2 周才能回到学校；然而，生活在农村地区的孩子则要花将近 1 个月的时间才能返回学校。对于大面积烧伤的儿童，返回学校可能需要在伤后几个月，一旦能够学习，他们往往在医院接受教育。Pidcock 及其同事[110]指出，对医院治疗方案的依从性差会对重返学校过程产生不利的影响。需要进一步的研究来确定烧伤后返回学校的障碍及学校重返计划的作用和益处。

重返工作

对于成人烧伤患者，返回工作也是重返社区的重要组成部分。由于受伤的性质和严重性，患者可能会难以胜任以前的工作，并可能需要做出改变才能参与他们以前的工作。Brych 及其同事[111]回顾了在两个烧伤中心进行的返回工作的研究。他们指出，在烧伤后返回工作的平均时间是 2.5 个月，且返回工作的时间与烧伤范围有关。Quinn 及其同事[112]对返回工作的研究进行了回顾，发现所需时间从烧伤后 1 个月到 2 年不等。他们指出，66% 的成人在受伤后的 2 年内可恢复工作。Meyer 及其同事[21]邀请儿童时期烧伤的年轻人参加了一个长期的心理社会预后研究。65% 的参与者是兼职或全职工作。

Fauerbach 及其同事[113]明确了在烧伤时被雇用和失业的成年人之间的差异。他们指出，不工作的个体更容易发生酗酒和吸毒、精神障碍、烧伤前身体损害及医疗问题。几项研究证实，烧伤严重程度[112,114]、损伤部位[114]、住院时间[112,114,115]、身体受限[113,115]、疼痛[116,117]、精神疾病[112,113,115-118]、训练机会受限[119]和先前工作史[112,114]是影响烧伤患者重返工作的因素，社会支持和职业培训有益于患者重返工作。

烧伤患者营地

社会支持对促进烧伤后的社会心理健康适应具有重要意义[120]。营地为儿童提供了社会化的机会，并帮助他们形成健康的同伴关系。营地的课程取决于营地的目标和类型。一些营地可能集中在休闲和娱乐活动上，还有一些致力于解决心理社会问题和康复需求[121]。括号内是国际慈善基金会提供的美国和加拿大烧伤患者营地链接（http://www.iafffoundation.org/causes/burn-fund/find-burn-centers-camps-0.html）[122]。

对烧伤营地的研究表明，它们有助于提高自尊，但结果有所不同[120,123]。Cox 及其同事[120]评估了青少年烧伤患者参加营地后的自尊。他们的结论是营地经验帮助参与者感觉他们属于一个群体。一项研究发现，女性认为她们的自尊提高比男性明显[124]；另一项研究显示，参加营地的儿童自尊得分有所提高。然而，这两项研究的结论没有统计学差异。与前述研究相反，Arnoldo 及其同事[125]发现，对于参加烧伤营的儿童来说，自尊水平没有改善；在最近的一项研究中，Rimmer 及其同事[126]调查了欺凌对参加烧伤营儿童的影响。儿童上了关于欺凌的课，回答了关于欺凌行为的问卷。一些孩子认为欺凌是个问题，尤其是对有可见瘢痕的儿童。

结论

总之，许多烧伤患者对伤害和烧伤瘢痕适应良好，并继续有创造性和充实的生活。对于那些继续与身体缺陷和心理社会困难斗争的人来说，持续的康复、心理健康和医疗服务是至关重要的。社会技能计划、认知行为疗法以及支持团体可能是有帮助的，可促进烧伤患者适应和应对向其他生命阶段的过渡。

扫码看参考文献

第二十五章　瘢痕临床治疗的相关问题

MURAD ALAM　编
赵高峰　译

核心观点

1. 在美国，医疗操作由现行操作术语（CPT）代码识别，CPT 可能包括适合瘢痕治疗的操作。如果有合适的代码可用，如注射、激光、切除或修复，则应使用此代码。
2. 通常，具体的瘢痕手术没有特定的代码。在这种情况下，可选择相对合适的代码，并以相应的医疗文书说明此项治疗的必要性，无论是在手术之前（预核准）还是在之后。代码更新表明瘢痕治疗技术的进步，如采用剥脱点阵激光治疗有功能障碍和外观不佳的外伤性瘢痕挛缩。
3. 一些瘢痕的治疗可能不是医学上必需的。例如，在美国，萎缩性痤疮瘢痕可能被保险公司推定为美容治疗，并要求患者自费治疗。
4. 除了提高技术技能、积极学习治疗瘢痕所需的临床决策外，对瘢痕治疗感兴趣的医生必须认识瘢痕治疗的可行性和经济性。需要考虑的重要问题包括：①如何处理瘢痕治疗的费用。②如何提高瘢痕治疗服务的实用性。③如何在减少工作人员、空间、设备和时间的基础上确保瘢痕患者的有效治疗。

费用支付：美国的保险报销或自费

虽然支付不是一个舒适的话题，特别是在瘢痕带来的情感和身体创伤的背景下，但频繁的治疗必须得到资金支持。令人遗憾的是，“瘢痕治疗是医学必需的”这一观点并没有取得第三方付款人的广泛共识，也没有具体的治疗瘢痕的 CPT 代码可以计入医疗保险、医疗补助或私人保险公司。尽管瘢痕治疗服务仍可能获得保险补偿，但应在开始治疗时向患者讲明，保险公司可能会拒付治疗费用，患者可能需要负担部分或全部的治疗费用。

政府与第三方支付

CPT 编码过程

CPT 代码每年更新一次，是描述美国医疗程序的五位数字代码[1,2]。代码描述解释治疗过程，所谓的代码简介描述典型的操作过程，代码定义由美国医学协会管理（由医学专业团体和付款人团体的成员组成）的 CPT 小组给出，每年更新和更改三次。CPT 小组是决定批准或拒绝所谓的代码变更提案（CCPs）的表决机构。在每次 CPT 小组会议上，主要医学专业团体的代表（CPT 顾问）可以为特定的代码变更提案提供证据，并在小组投票之前回答与他们专业有关的临床实践的问题。代码变更提案可以由任何感兴趣的团体提交，包括行业成员或公众。大部分成功的代码变更提案（即那些通过小组投票批准的）由相关专业协会的顾问提出和修订。

医生执行的医疗程序 CPT 代码通常是Ⅰ类或Ⅲ类代码。Ⅰ类代码代表常规的、非调查性的程序，一旦批准，即被发送到相对价值规模更新委员会（RUC），由他们决定完成所涉及的程序需要多少医生的工作努力和实践费用。此后，医疗保险和医疗补助服务中心（CMS）通常接受 RUC 建议，并根据这些建议为代码分配金额。代码价值的组成部分包括医生的工作报酬（即服务前、服务过程中和服务后所需总时间，以及相应的工作强度）、实践费用（即一次性用品的成本、非医生的工作时间、耐用器械成本的一小部分，以及其他空间和设施费用）、医疗事故费用（即反映每个手术的医疗事故风险的少量金额），以及 CMS 认为适当的任何其他调整，最后的代码值由 CMS 每年在医生费用表中公布。私人保险公司通常使用 CMS 指定的相对价值，根据他们认为合适的方式进行调整。例如，第三方保险公司可能会以 80% 的医疗保险价值或 120% 的医疗保险价值对大多数程序进行定价。

Ⅲ类代码是新的程序代码，表示实验性的医疗操作或尚未被广泛采用的医疗操作。这些代码不被 RUC 评估或 CMS 定价。相反，它们是“承运人定价”，即个体保险公司可以选择承保它们，在这种情况下，他们可以选择支付金额。通常，与Ⅲ类代码相关的医疗操作在几年后会被指定为Ⅰ类代码。随着代码利用率的增加和医疗操作变为常规应用，可以给 CPT 小组提交代码变更提案，请求升级到Ⅰ类代码。即使这样，Ⅲ类代码也可能被拒付。重要的是医疗操作者提交他们讨论，以便 CMS 可以跟踪此项操作的使用，医疗操作使用的增加往往是其最终成为Ⅰ类代码的主要因素。

瘢痕治疗的现行 CPT 代码

选择 CPT 代码的经验法则是：如果不存在正确的代码，医生应该选择最适合的代码。如果没有一个代码是相当合适的，那么可以使用以 -99 结尾的表示未指定的或杂项服务的代码，应该一起提交该程序及其医疗必要性的详细文件。

目前没有激光治疗瘢痕的 CPT 代码。瘢痕重塑无论是非剥脱激光还是剥脱激光，都没有特定的代码。激光治疗与瘢痕相关的发红或红斑也没有代码，17106–17108（表 25–1）的激光代码家族用于治疗先天性血管疾病，如鲜红斑痣和血管瘤。除非瘢痕是先天畸形或血管增生性病变

表 25–1　目前适用于或不适用于瘢痕治疗的 CPT 和 HCPCS 代码

CPT 代码数	适用范围	适用的瘢痕	不适用的瘢痕
17106–17108	治疗血管增生性疾病（如激光）	1. 与葡萄酒色斑相关的瘢痕及其治疗 2. 可能是增生性瘢痕和瘢痕疙瘩，但必须记录	1. 非增生性瘢痕（如萎缩性痤疮瘢痕）
17110–17111	除皮肤标记以外的良性病变的破坏	1. 可能是适当的，必须在文档中解释	1. 普遍不合适
15780–15782	皮肤磨削术	1. 可能是适当的，必须在文档中解释 2. 不清楚这些是否可以用于热能磨皮的能量装置	1. 普遍不合适
15788–15793	化学剥离	1. 可能是适当的，必须在文档中解释	1. 普遍不合适
11400–11446	手术切除	1. 如果有医学指征	1. 如果没有医学指征
12031–13153	（切除术后）中度或复杂的修复	1. 如果有医学指征	1. 如果没有医学指征
14000–14302	（切除术后）邻近组织转移	1. 如果有医学指征 2. 如果同时切除，不要分别进行编码	1. 如果没有医学指征
11900	皮肤注射多达 7 次	1. 如果有医学指征 2. 为注射编码使用单独的 J 编码	1. 如果没有医学指征
J3301	曲安奈德，最高 10 mg	1. 如果有医学指征 2. 使用相关 CPT 代码	1. 如果没有医学指征
-99	未列出的程序代码	1. 如果没有相关代码存在	1. 如果已经存在适当的代码

的一部分，否则，这些代码并不适用。由于描述“血管增生性病变”的 CPT 代码并没有特别地限制用于先天或终生的病变，因此可能存在一些变通余地，可以认为增生性瘢痕和瘢痕疙瘩都是由于下方血管网生长介导的增生性病变，在特定区域进行部分医疗保险报销时，可以使用代码组 17106–17108 中的某个 ICD–10 诊断代码。一般来说，萎缩性瘢痕如痤疮瘢痕，不符合增生标准，其治疗不能用这些代码分类。治疗与先前手术或先前激光治疗先天畸形相关瘢痕发红的治疗费用可以报销，因为之前的疾病是可以报销的。

17110–17111 代码集中用于除皮肤标记物或皮肤血管增生以外的良性病变造成的组织损伤，不适用于激光治疗瘢痕。在某些情况下，用于血管损伤或良性病变的代码可用于瘢痕治疗，但仅适用于与保险人沟通并获得授权使用的情况。或者，可以使用 -99 未指定类别的 CPT 代码，并提交激光治疗瘢痕的详细解释、过程说明及使用的是何种激光治疗。一些保险公司可能会选择赔付他们认为合适的费用。在临床实践中，这样的杂项代码提交经常被拒绝，并且可能需要上诉，这样的上诉费力且结果不确定。

任何方法，无论是无菌砂纸、金刚石铣刀还是钢丝刷（包括痤疮瘢痕治疗），都可以根据治疗的部位是全面部、部分面部或面部以外的区域，使用 15780–15782 代码。一些权威人士认为，这些代码可能最适合用加热方法进行皮肤剥脱（即“热磨皮”）的其他方式，如全面剥脱激光器和能量设备，与常规皮肤磨削术功能相似，并且没有非机械磨削的特定 CPT 代码。需要详细的文件来阐明治疗是为了机体损伤修复和功能重建，即便如此，仍可能得不到支付。化学剥离根据剥离深度（表皮或真皮）和解剖部位（面部或其他部位）可使用 15788–15793 代码。保险公司可能会再次否认这些代码，并认为它们属于美容治疗，即使医生提交的证据表明治疗是用于改善瘢痕导致的功能障碍。

瘢痕疙瘩和增生性瘢痕（ICD–10:L73.0 痤疮瘢痕疙瘩、L90.5 瘢痕状态和皮肤纤维化、L91.0 增生性瘢痕 / 瘢痕疙瘩）的外科切除（CPT：11400–11446，切除良性病变）和重建（CPT：12031–13153，中度和复杂修复；14000–14302：邻近组织转移）可能被许多保险公司承保。对于所有报销的瘢痕治疗，适当的医疗文书是必不可少的。当证明瘢痕造成严重的功能损害，并且治疗可以改善身体功能损害时，瘢痕修复可能被认为是医学上必需的，可以报销。瘢痕导致的功能障碍可能与意外损伤、疾病、创伤、疾病治疗或先天性缺陷有关。瘢痕对身体和功能损害的详细描述、瘢痕病因、瘢痕对工作和家庭功能的影响及对先前治疗的抵抗性可包括在预核准文件中（如果未获得预核准，可以包括在手术后文件中），此外需要提供照片资料。一旦提交文件，保险公司可能会拒绝支付或要求其他信息，应尽快通过书面或电话方式提供信息。

瘢痕疙瘩和增生性瘢痕的病灶内注射常能报销。对于这样的注射，可以使用的 CPT 包括注射的材料的 J– 代码（如 J3301，曲安奈德，每次 10 mg）及注射次数代码（CPT：11900，注射到皮肤中多达 7 次）。

药物递送的另一种方法（所谓的激光辅助递送）需要用剥脱或非剥脱点阵激光治疗瘢痕，然后在创面滴注或表面涂敷药物，这可能加速药物在瘢痕组织中的吸收，即使多次注射也难以达到相应效果。用微针或安装在滚轮上的稍大的针头进行冷针刺，以及其他点阵治疗，如点阵射频，也有助于清除瘢痕或加速药物吸收。在应用或注射 5– 氟尿嘧啶前与曲安奈德混合可提高疗效，并减少单独应用激素引起毛细血管扩张的风险。最后，围手术期肉毒毒素注射可能有助于瘢痕预防或重塑，以及减少与瘢痕相关的瘙痒。一般说来，激光或能量装置介导的瘢痕药物递送没有具体的 CPT 代码，可以将 J 代码与注解结合使用，或者与预核准的应用相关联。在有支持性文件的情况下，对激光或能量装置程序的支付是可能的，不同支付者之间有所不同，并且取决于特定的患者情况。

当寻求赔付的合理努力被耗尽，接受赔付的可能性微乎其微时，治疗医生需做出决定是否有必要上诉。如果涉及大量的瘢痕修复手术，并需要向一个特定的保险公司索赔时，治疗医生向保险公司提供医学资料，以使其了解医生专业实践的重要性及成效。每个州都有两个皮肤科医生咨询委员会（DermCAC）的成员，他们作为皮肤科医生，每年自愿与保险公司会面几次。皮肤科医师咨询委员会代表可以参与讨论关于特定手术赔付（如瘢痕治疗）的问题，处理上诉过程中的问题，并建议是否赔付。

事先授权和上诉可以减少拒付的可能性，但也可能消耗大量的时间，并且不划算。在某些情况下，最好是放弃事先授权，以最合适的诊断和程序代码提交有充分证据的索赔，并希望得到最好的结果。治疗模式和保险公司赔付的做法各不相同，因此，医生应该按照自己的专业常规去做。

将来会有适合激光瘢痕修复和常规瘢痕修复的 CPT 代码，目前正在努力创建这样的代码，但这一过程可能需要几年。如果一个代码或代码集被批准用于瘢痕治疗，符合 CPT 定义的代码将能够更准确地编码。假设新代码是 I 类代码，政府和私人保险公司将按相关代码进行赔付。在按这个代码进行计费之前，从业者需要确保他们执行的医疗操作符合该代码的限定。并非所有的瘢痕治疗操作都可以报销，批准相关的代码集并不意味着保险公司会对指定治疗操作进行充分或公平的赔付。报销取决于 RUC 的代码评估和 CMS 对 RUC 评估的批准和调整。

替代偿付方法和自费

进行瘢痕治疗的医生并非为利益驱动。瘢痕修复可能是困难的、耗时的并且令患者和医生感到沮丧的过程。然而，医患双方都是抱着成功的希望，对症状缓解、功能改善和减少患者毁容的希望推动着这一进程。

对瘢痕手术的资金需求只存在于支付这笔费用所必需的程度上，以使医生可以继续他们的工作。因此，如果没有保险赔付，患者和医生可能需要坦诚地讨论医疗费用支付的问题。分期付款可能是合适的选择。如果使患者了解瘢痕改善过程是循序渐进的，需要许多治疗和随访过程，而且瘢痕最终并不能完全消除，患者可能会更有耐心接受治疗。一般来说，即使医生能够负担得起，完全免费治疗也是不可取的，因为这可能会降低患者对治疗的依从性。学术医疗中心和大型医疗机构往往有财务援助办公室，可以评估患者的支付能力，根据情况提供从适度到很大程度的折扣。将患者介绍到这样的办公室可以保留患者的尊严，并允许医患只关注瘢痕治疗的医学挑战。

如果瘢痕是由意外伤害造成的，可能需要人身伤害索赔。在这种情况下，一种可能的操作是治疗医生可以向支付患者医疗费用的组织提交账单。通常情况下，患者会知道理赔程序，并且能够告知医生提交账单的方式。虽然患者可能相信账单会被赔付，还是应该告知他们，在赔付之前没有办法确定这一点，他们可能要支付未赔付费用。对于医保患者，甚至对于私人保险的患者来说，强烈建议完成和保存表明患者意识到并接受他们将承担不是医疗必需费用这一事实的医疗文书。

如果治疗的瘢痕没有功能限制、没有症状、不是先天性的，并且足够小，没有严重毁容，那么治疗这些瘢痕很可能被保险公司视为“美容”而不是医学上必要的。根据许多保险公司的说法，痤疮瘢痕往往属于这一类。在这种情况下，瘢痕治疗是自费的，不能报销。一些医生可能会选择对寻求瘢痕治疗患者的美容激光费用打折。如果是由必需的医学手术（如皮肤癌的莫氏手术治疗，或非典型痣切除）产生的瘢痕治疗费用，一些医生选择提供力度很大的折扣或免费激光治疗，尽管没有人强制医生这样做。

为严重伤痕累累的患者，包括受伤的战士和烧伤患者提供治疗设施，可以考虑设立慈善机构，如专门提供此类服务的 501（c）（3）免税组织，这些组织可以接受捐赠资金，以支付设备购置费用、耗材和治疗许多无法支付或未投保的患者所需的人员费用。

推广和宣传瘢痕治疗专家

瘢痕修复获得进展后，对这种手术感兴趣的医生可能会选择宣传他们的这种能力。有用的策略有与区域内的家庭医生沟通、在本地和区域专业会议上展示、将关于瘢痕修复的信息纳入内部和外部广告，通过网站和社交媒体进行推广。在患者候诊时可以看到的内部广告（即候诊室中的打印小册子、电视上的视频信息，或接待他们的登记人员或护士的口头信息）可以有效地宣传医学专长的新领域，如瘢痕治疗中心。

与其他团体合作也是有用的，医生自己可以决定是否提供瘢痕治疗服务。例如，皮肤科专家使用激光进行表皮剥脱及经皮递送干细胞和抗代谢药物时，可与一组擅长治疗急性烧伤、皮肤移植和复杂手术修复的整形外科专家合作。多学科瘢痕协作治疗是没有广泛普及的优质服务。

很多广告最终都是口碑。没有人想有瘢痕，满意的患者可能是最好的推荐者。瘢痕治疗的专业知识并不普及，可能是由于治疗复杂、耗费时间、经济收益一般。因此，在大多数地区，对患者的竞争可能并不激烈。低成本的广告方式可能就足够了。可以在当地医院、学校和教堂的布告栏或内部出版物上刊登广告，在市区和郊区、在上下班的公共汽车和火车上发布广告。

瘢痕患者的有效治疗

对特定瘢痕的改进可能需要不同的治疗方式，一种方法可能需要重复实施。初次咨询就诊的时间可能会较长，因为他们需要讨论复杂的治疗计划、患者的期望，以及保险和报销问题。在每次治疗之前，成人患者可能需要局部或区域麻醉，儿科患者可能受益于镇静或全身麻醉。这可能需要预先计划，咨询麻醉科并在手术室做手术。如果使用激光器，可能需要一个以上的设备，通常需要将患者从一个房间移动到另一个房间。治疗后可能需要应用敷料和术后护理，一旦患者回家还需提供额外的伤口护理用品。由于所有这些都发生在对提供的服务进行适度和不确定的支付情况下，必须小心控制资源的使用，包括员工的时间、治疗地点、设备和一次性物品。

为了加快术前咨询进程，详细描述治疗过程的书面材料可能是有用的。患者可以在诊室，甚至在预约之前在家仔细阅读，可以准备短视频让患者在平板电脑上查看，视频内容可以是治疗类型、一般的预期结果、治疗后伤口护理和不良事件[3]。

也可以邀请患者参加“共享医疗预约”计划[4]以便在治疗前进行咨询。在这一方法中，治疗医生在课堂上针对许多患者集体宣教什么是瘢痕、瘢痕的病理生理、瘢痕分类、主要治疗方法、治疗方法的选择、预期结果、术后伤口护理及可能的不良事件。在完成教育课程的公共部分之后，每个患者可以与医生进行简短的私人咨询，讨论患者的特定疾病并根据自己的需要量身定做治疗计划。以这种方式，医生可以把关于瘢痕的非常详细的信息直接地传递给患者，不需要过度耗时；患者也可以理解他们得到的信息，有进一步咨询的机会，并有机会遇到有类似问题的患者。

一旦患者在治疗室接受治疗，就必须谨慎地制订治疗方案。目标是有效利用时间、人员和空间。如果患者来自远方，并且喜欢在咨询后立即开始治疗，那么需要预约下次治疗时间以避免延误。在大量的临床治疗中，最好用半天的时间协商其他时期的特定类型的治疗，如 CO_2 激光。这可以最大限度减少患者的堆积，因为不同治疗类型的患者可能需要同时使用共享资源。另外，通过分类治疗患者，减少工作人员设置不同类型手术室和医疗记录的需求，当对多个患者进行快速连续的相同类型治疗时，治疗流程加快，治疗效率提高。

有时患者会出现需要迅速修复或评估的急性损伤或近期形成的瘢痕。对于此类患者，应立即就诊。由于瘢痕可能需要数月或几年的反复治疗，清晨、傍晚或周末的预约可能会帮助患者得到他们所需要的治疗，而不会占用他们过多的工作时间。

术后护理是瘢痕治疗的重要组成部分。如果患者希望在家中进行治疗后的伤口护理，将敷料贴在瘢痕上，给患者清晰的书面和口头指导，告诉他们如何应用或服用药物、进行任何特定的运动治疗、保护愈合的伤口免受紫外线照射。临床医生进行随访电话或短信提醒可提高患者的依从性[5]。如果存在语言障碍，网站上提供的视频可以确保患者适当地进行伤口护理[6]。

对瘢痕治疗方法的有效性比较研究尚缺乏[7,8]。在前瞻性队列研究或随机对照试验研究中，对瘢痕治疗的安全性、有效性、耐受性、效果持久性，以及不同方法的直接和间接成本缺少整体的研究。如果通过这种研究能发现理想的瘢痕治疗方法，患者显然会受益。为了发现最理想的瘢痕治疗方法，可能需要考虑即使不能对全部患者适用，也要尽量对绝大多数患者适用。绘制规范化图表，进行一系列回顾性的临床病例研究，或者更好的是，邀请患者参加前瞻性的研究。方案由当地机构审查委员会批准，由公司提供激光治疗用品和设备等资源，患者参与临床试验，直接受益于所接受的治疗，这有助于发展和改进未来的治疗方法。临床试验并不排除向患者收费，收费应是适当的，患者接受的应是标准的治疗。除了考虑科学发展和患者福利，最前沿的临床试验可能鼓励患者选择适当的治疗方法，发表的调查结果也可以帮助提高医学同行的实践水平。

总结

尽管保险赔付有限制，瘢痕的治疗在经济上是可行的。瘢痕治疗专家的相对缺乏为那些对瘢痕治疗感兴趣的人创造了机会。护理服务的质量，在保持医生的临床治疗可行性基础上使患者受益。在临床试验中招收患者可以改进治疗方法，获得更好的治疗范例，并确定理想的瘢痕治疗方案。

扫码看参考文献

瘢痕的预防　第五部分

第二十六章　即将出现的瘢痕治疗、修复和预防措施

KACHIU C. LEE，R. ROX ANDERSON　编
赵高峰　译

核心观点：

1. 自然界主要通过三种途径形成新的组织：组织再生、重塑和瘢痕形成。
2. 创伤后的瘢痕减轻和预防依赖于找到引导伤口朝向重塑和再生途径的愈合过程的细胞和分子机制。伤口愈合和瘢痕形成过程中的最新进展为将来更好的治疗带来了希望，有数种方法可以改善瘢痕的质量。
3. "组织复制"的新概念证实了这些原理，通过创造数以千计的微创伤无瘢痕重塑，促进了大规模创伤的愈合。

本书揭示了瘢痕给人类带来的痛苦，概括了我们目前对瘢痕的理解，点明我们对瘢痕仍充满了未知。本章试图综合许多观点预测未来。瘢痕的抑制是可能的吗？如果是的话，有没有通过组织再生或组织重塑愈合的潜在能力？我们距离实现目标还有多远？内科、细胞和外科治疗最有前途的方法是什么？新技术即将出现了吗？瘢痕的"治愈"有多远？本章提出问题并给出可能性，而不仅仅是答案。

瘢痕是脊椎动物长期进化的对严重伤害的协调反应，地球上所有生物的历史都是如此。瘢痕形成赋予了人类生存优势，至少在医疗保健出现之前，它是一种生存优势。所有生物（包括我们自己）都可以愈合微伤口而不留瘢痕。令人惊讶的是，瘢痕组织也至少保留了一些能力。微创伤后（如皮肤针刺或点阵激光治疗），瘢痕在一定程度上正常化（参见第五章和第十三章）。瘢痕的出现似乎与适应性免疫的出现有关，即在进化过程中，以及在胚胎发育的第一、第二和第三个月（参见第二十七章）。即使在成年哺乳动物中，也有许多组织再生不留瘢痕的例子，所有这些都是全身或局部组织机制的典型免疫应答。瘢痕是组织持续炎症的例子。它们由含肥大细胞的异常结缔组织、炎性介质、新生血管和终身过度活跃的细胞外基质组成。得益于分子生物学的工具，我们对瘢痕形成的基本认识在最近有了显著的改善。这些知识最终将成为特定的新的分子和细胞机制预防、治疗甚至完全逆转瘢痕形成的基础。

创面新疗法

一个大伤口缺失、死亡或失活的组织并不一定都会被瘢痕取代。预防瘢痕可能像利用合适的正常皮肤组织修复大伤口缺损一样简单，这是全厚植皮的本质。它可以立即关闭伤口，通常效果很好。不幸的是，全厚植皮在供区造成了另一个全厚皮肤伤口，这限制了这种方法只能用于治疗小伤口；此外，移植的全厚皮片可能成活也可能不成活，也就是说，移植组织可能会也可能不会与创面床的底层血液供应连接。成功的全厚皮肤移植是个奇迹。首先，神奇的是，全厚皮肤可以在接近体温且没有任何血液供应的情况下存活数天（我们能做些什么来延长这段时间？）。其次，神奇的是，移植物血管和下层创面床血管之间新的连接形成得如此迅速（我们如何加强这一过程？）。

对于较大的创面，中厚皮片移植是首选，因为它们可以很容易扩展以覆盖更大的面积，供区最终通过毛囊里残留的干细胞形成新的表皮而愈合。不幸的是，供区一般会遗留一个毁损和经常疼痛的瘢痕，因此，中厚皮片移植供区是测试新瘢痕预防方法的好地方。中厚皮片只含有表皮和真皮薄而浅的一层，毛囊、汗腺、网状真皮、皮下脂肪等深部结构缺失，没有完全的皮肤功能。由于只有不到几百微米厚，中厚皮片移植在没有血供时比全厚皮片移植存活时间更长。实质上，薄片组织可以通过氧气和营养物质的扩散维持活力，直到出现血液供应。

如果启动和维持瘢痕形成的信号被阻断，还会再生吗？再生需要一套特定的信号吗？这些问题在一定程度上得到了解答。例如，转化生长因子 -β（TGF-β）家族成员在瘢痕形成中起着重要的作用。TGF-β_3 能促进某些哺乳动物的无瘢痕愈合，而 TGF-β_1 和 TGF-β_2 则是促进瘢痕形成的早期信号。类固醇皮质激素已经用于控制增生性瘢痕生长几十年，通常其可在增加 TGF-β_3 的同时降低 TGF-β_1 和 TGF-β_2[1-4]。伤后即刻发生的一系列细胞和分子事件是创口愈合发生的机制（参见第六章）。在真皮中，有与胶原结合的预先形成的转化生长因子储备，在损伤后迅速释放并激活，如果立刻进行医学治疗，可以“清除”前兆信号，同时添加抗瘢痕信号，可能会减少或避免瘢痕形成。其他强有力的信号来源于血小板活化，创伤后几乎都会出现血小板活化。在瘢痕组织形成的过程中，血小板的其他生长因子似乎会改善瘢痕。我们可以期待影响瘢痕形成的特定分子途径的新药出现。

组织工程领域的一个基本目标是在体外构建可以用来移植的全功能的皮肤或其他器官。这个伟大目标是在离体状态下模仿器官的发育。几十年前，从可以在培养的成纤维细胞饲养层上的角质形成细胞中生长出完全分化的表皮开始，新的皮肤组织工程就已经有了稳定的进展。最初使用自体角质形成细胞，随后使用同种异体细胞，并有几种商业产品问世[5]。即使最终移植物被宿主取代，将这种合成的（ersatz）同种异体中厚皮片移植到干净的创面床上可以加快创面愈合，并在一定程度上减轻瘢痕形成。在组织工程师未发现如何通过培养创造出全厚、自体、全功能皮肤以前，这个减少瘢痕形成的创面愈合基本目标仍然存在变数。

另一种组织工程方法是将细胞植入各种多孔基质材料，或者将材料用作伤口中的“支架”，细胞可以迁移到其中，最终重塑成近似正常的皮肤。Ⅰ型胶原、脱细胞结缔组织、羊膜或其他基质材料现在都有被使用[6,7]。将其放置到干净的伤口，这些基质可以支持新生血管和成纤维细胞向内生长，在供应表皮的血管形成后，可以改用中厚皮片移植修复。目前，还有其他的方法，如从传统的供体移植物中剪切或分散细胞，然后将其分散或喷涂到干净的伤口上，使不使用培养细胞皆可（参见第八章）[8,9]。这些方法比传统的植皮术有改进，因为它们可以扩展覆盖创面。除了皮肤之外，也可以使用加工过的新鲜组织。通过最少的处理，皮下脂肪组织的基质 - 血管部分可以从抽吸脂肪组织获得，当应用于新鲜伤口时，往往会出现更高质量的创面愈合。将来，细胞与适当的基质材料结合时，可以得到接近全厚的皮肤或其他功能组织。

怎样才能迅速用功能性全厚皮片修复伤口，而不会造成明显的供区创面？在美国国防部的支持下，作者的实验室小组最近一直在研究一种被称为“组织复制”的方法——实质上是把通过瘢痕愈合治愈大创伤的问题变成了通过重塑愈合治疗数以千计的微创伤的问题。

自然界通过三种途径形成新的组织，每一种都具有明显不同的条件和刺激（图 26–1）。首先，组织再生是胚胎发育和分化的有序过程，一些两栖动物和其他所谓的低等动物通过这种方式再生组织，如成年鹿每年会生长出一套全新的鹿角。其次，重塑是组织生长和完全形成的器官内的有序过程。没有重塑，我们就不会生长、去除受损或衰老的细胞，或无瘢痕修复微伤口。再次，瘢痕形成是一个非常无序的过程，尽管缺少功能，但是严重缺失或坏死的组织可以很快被活的瘢痕组织取代。组织复制是我们尝试使用重塑途径，而不是瘢痕途径治愈大伤口。

多大的皮肤伤口可以无瘢痕愈合？对于人

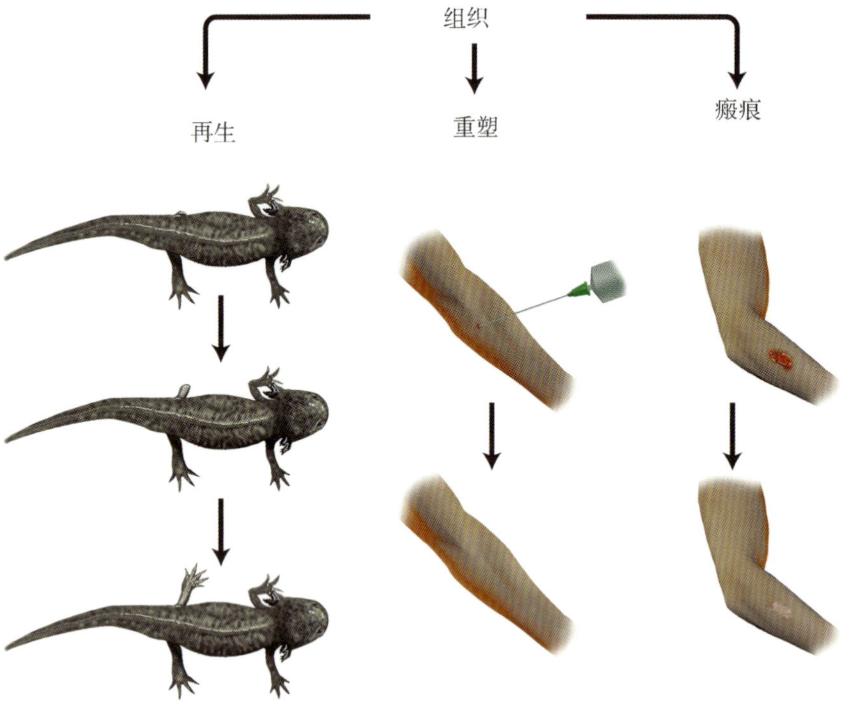

图 26–1　自然界通过三种途径形成新的组织。一些生物，如蝾螈，可以再生断肢。如果损伤足够小（如静脉穿刺或点阵激光治疗），成年人类可以无瘢痕愈合（重塑）。成人创伤超过一定范围会出现瘢痕愈合

类皮肤而言，大约 0.5 mm 厚度的创面是可以无瘢痕愈合的。然而，关于这个问题及其他可能会影响特定伤口重塑与瘢痕形成的条件还没有详细的研究。全厚外科手术切口通常瘢痕愈合，口径 25 G 或更小的全厚皮下注射针穿刺一般不会有瘢痕。这两种伤口都是通过钢质材料一路穿过皮肤引起的。我们可以使用激光选择性地加热来破坏大部分皮肤微血管，选择性地破坏毛囊或者选择性地破坏文身色素细胞，穿过整个皮肤，而不留下瘢痕。10 年前，作者的实验室引进了激光治疗（这会改善瘢痕），应用的就是上述原理[10,11]。点阵激光导致成千上万窄而深的皮肤灼伤，可以迅速愈合而不留瘢痕，即使大部分组织已经受伤。

皮肤复制的基本方法是切取成千上万的可用于移植的非常细的全厚皮肤柱（图 26–2）。使用改良的皮下注射针切取一个全厚皮肤薄芯，其大小和形状与剥脱点阵激光器所形成的通道相似。与点阵激光一样，这些全厚皮肤伤口愈合迅速，无瘢痕形成。接下来，作者研究了如何将这些全厚皮肤柱用作移植体。将它们以约 10% 的面积密度随机地放置在猪的全厚皮肤伤口上，用这种方法治疗的伤口，愈合速度比不移植的伤口快得多，并且可以与中厚皮片移植修复的创面相媲美。皮肤供区可以快速愈合，没有大体上或组织学上的瘢痕[12]。在随后的工作中，作者设计了更自动化的多针采收设备，并确认人类皮肤可以以这种方式在免疫抑制小鼠上“复制”。不同于中厚皮片移植，深部皮肤结构如毛囊和小汗腺也被移植，并没有供区瘢痕形成。当植入基质材料时，全厚人体皮肤柱可以长时间保持存活。我们推测，这是因为每一个小柱，像一个薄的中厚皮片移植，可以通过扩散存活，直到重建血液供应。在一些基质材料中，细胞从每个皮肤柱的表皮和真皮迁移出来，最终重塑相邻皮肤柱之间的基质（未发表）。

在不久的将来，作者的目标是整合以下步骤：快速从供体部位收获数千全厚皮肤柱，随后供区将愈合而不留瘢痕；将皮肤柱以最佳密度植入合适的基质材料，给予保湿或敷料；把该皮肤柱作为全厚皮肤移植。潜在的可能是，在基质材料中存在足够的自体全厚皮肤，可以通过重塑而不是瘢痕形成来刺激伤口愈合。理想情况下，这种方法或类似的方法，可以用功能性全厚皮片修复伤口，在伤口或移植供区很少或没有瘢痕形成。还可以设想添加药物、细胞或其他组织，并且组织复制的方法也有适用于其他器官的潜在可能。

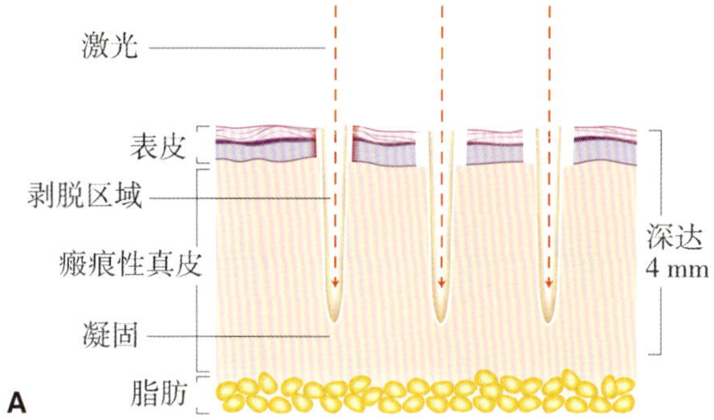

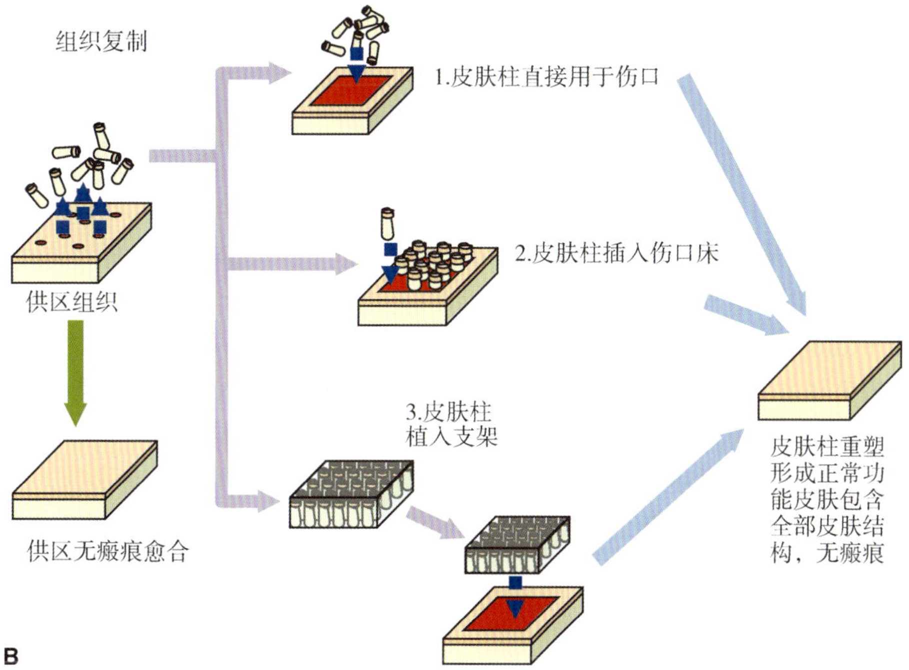

图26-2　A. 局灶性光热分解概念示意。少量皮肤被热穿透的微柱烧蚀，周围未经处理的皮肤用作加速伤口愈合的储存器。B. 组织复制示意

来　源：KWAN J M, WYATT M, UEBELHOER N S, et al. Functional improvement after ablative fractional laser treatment of a scar contracture. PMR, 2011. 3(10): 86–987.

瘢痕治疗

把瘢痕变成完全正常的组织是多么美好啊！这种能力会改变很多医学操作，因为瘢痕几乎影响身体的每一个系统（参见第三章）。瘢痕影响皮肤、脂肪、肌肉、筋膜、神经、骨骼和内脏器官。心肌梗死后，心肌中的瘢痕损害节律、瓣膜和泵功能。脊髓或神经被瘢痕组织压迫可能导致残疾。手术后的瘢痕有时会导致疼痛。纤维化并形成瘢痕也发生在肝脏、肺和其他组织的疾病或中毒性损伤。把瘢痕变成完全正常的组织是多么有益！

我们谨慎地送别了一个善意的重建手术的时代，其中增生性皮肤瘢痕被视为“不需要的肿瘤”。如果随后替代瘢痕的重塑和（或）皮肤移植定位良好，并具有相同的皮肤结构与颜色，去除瘢痕并不是一个坏主意。不幸的是，大瘢痕并非如此，我们还没有一种可以将瘢痕转化成完全正常组织的治疗方法。但是，也许这是可能的，一些治疗方法采用了真正的转化医学和外科治疗方法，使瘢痕正常化，并取得了良好的进展。本书是很好的参考。展望未来，在预期和意外的治疗方法的

协同作用下，可能有全新的方法。正如 Matthias Donelan 教授（哈佛大学）指出的："所有瘢痕都有生存的权利。"（参见第十二章）

剥脱点阵激光器或其他能量装置结合局部应用或注射药物（参见第十四章）就是简单的瘢痕治疗例子。激光为药物输送和扩散创造了通道，局部用药比在完整皮肤上可得到更多的吸收[13]。药物装置联合治疗可能有意想不到的时间和剂量依赖性相互作用。药物通过与参与代谢和信号通路的靶分子相互作用而起作用；微损伤实质上改变了基因表达，小分子如类固醇皮质激素、抗代谢物、前列腺素调节剂等可以这种方式递送，大分子、细胞甚至其他非皮肤组织碎片也可以递送。许多实验室正在探索激光递送大分子，包括蛋白质、抗血管生成剂、肿瘤坏死因子（TNF）抑制剂、所谓的生物药物、药物洗脱颗粒或聚合物、小的抑制性 RNA/ 刺激或抑制特定路径的寡核苷酸。对于一些分子，如干扰小 RNA（siRNA），细胞膜是细胞内递送的重要屏障。电穿孔和激光引发的冲击波可以使细胞通透而不坏死。在未来，基于证据的设备和药物的使用可能是改善瘢痕的方法。

简单地在伤口上加入干细胞或类干细胞也会很有帮助。最初的希望是干细胞会奇迹般地分化成健康的新组织以治疗创面，目前还没有实现。相反，干细胞似乎发挥调节作用，调节免疫反应和重塑过程。在伤口中，组织内的干细胞确实缺失了。在皮肤中，毛囊富含上皮干细胞，这是真实存在的，即使在"无毛"皮肤区域也有无数的毛绒滤泡。干细胞通过招募调节性 T 细胞，有效地抑制局部细胞介导的免疫，从而产生了免疫特权的"生态位"。因此，毛囊有免疫豁免，甚至可以在主要组织相容性失配的情况下移植存活。瘢痕通常没有毛囊，毛囊再生能单独解决瘢痕的慢性炎症吗？有趣的是，点阵激光治疗烧伤瘢痕后往往有自发的毛发再生[14]，毛发再生可以促进瘢痕改善？反之亦然？或两者兼而有之？这些问题是可以回答的。

未来不是过去的样子！

—Paul Valery（保尔・瓦雷里）

我们多么大胆，假装对未来一无所知！一个默默无闻的人，一个来之不易或偶然的发现，可以永远改变治疗创伤和瘢痕的方式！我们希望如此！

扫码看参考文献

第二十七章　胎儿创面愈合

MICHAEL SUNG-MIN HU，TRIPP LEAVITT，MICHAEL T. LONGAKER，H. PETER LORENZ　编
赵高峰　译

核心观点：

1. 哺乳类动物孕早期，胎儿皮肤创面再生愈合，无瘢痕形成。
2. 胎儿无瘢痕愈合和成人创面瘢痕愈合无论外在还是内在机制都存在差别。
3. 虽然胎儿无瘢痕愈合的确切机制尚不清楚，但近年来创面愈合研究的进展有望更好地理解和概括这一现象。

如其他章节所述，创面愈合是一个复杂过程，由多种细胞类型参与并相互协调，涉及多种生物学途径。它是人类为有效防止伤害和感染而高度进化的结果。然而，成年哺乳动物创面修复可导致纤维化瘢痕的形成。瘢痕组织可以迅速恢复上皮屏障，但与正常皮肤组织不同。由于纤维组织增生代替原始组织，并且胶原组织紊乱无序地排列，这种不完全再生所产生的瘢痕的抗拉强度低于其原始状态的 80%（参见第六章）[1]。瘢痕组织的特点是表皮扁平化和皮肤附属器（如毛囊和皮脂腺）丧失（参见第五章）[2]。病理性瘢痕（包括瘢痕疙瘩和增生性瘢痕）会给患者带来独有的负担。这些病理性瘢痕的特征是胶原过度沉积，有时延伸到原来的创面之外，形成明显的瘢痕，常伴有疼痛、瘙痒和（或）破坏性的社会心理后果（参见第九章、第十一章、第十九章和第二十四章）[3]。

创面愈合的最终结果取决于受损生物的发育阶段及组织受损的类型。1979 年的一个里程碑式成果是描述了早期妊娠胎儿的宫内创面愈合并不会导致瘢痕形成[4]。此后，多项研究表明，在人类和其他哺乳动物中，胎儿早期至中期皮肤创面组织可以再生[5–7]。从无瘢痕创面再生到产后瘢痕形成的转变取决于胎龄和创面大小，较大的创伤在早期胎龄才能进行再生[3]，这发生在人类妊娠 24 周左右和小鼠胚胎第 18.5 天（E19）左右（术语 = 第 21.5 天或 E22）[8]。有趣的是，从再生到修复的改变因组织类型而异。例如，心肌再生可发生在直到出生后第 7 天的新生小鼠[9]。此外，口腔黏膜创面愈合速度快，几乎没有瘢痕形成，即使在成人也一样[10–12]。

胎儿创面无瘢痕愈合最初被认为是环境条件所致。然而，后来的研究表明，宫内环境不是再生的必要或充分条件[13]，相反，再生能力是组织本身固有的。虽然胎儿创面无瘢痕愈合的确切机制尚不清楚，研究这种创伤修复特例仍然是一个让人感兴趣的领域，希望在成人创面愈合时重复这一现象。在这里，我们讨论的是哺乳动物胎儿皮肤创面无瘢痕愈合与成人创面瘢痕愈合的主要差异（图 27–1）。

胎儿创面愈合的外在因素

为了更好地理解胎儿和成人组织中创面愈合能力的差异，我们根据其与愈合创面的关系将影响因素分为外在因素和内在因素（表 27–1）。在胎儿和成人创面愈合的差异方面，外在因素主要与炎症反应有关。在胎儿创面愈合组织中观察到的炎症反应减弱被认为有助于创面无瘢痕愈合。在这一节中，我们讨论的是参与这种炎症反应的细胞，以及该过程中涉及的信号传导分子。

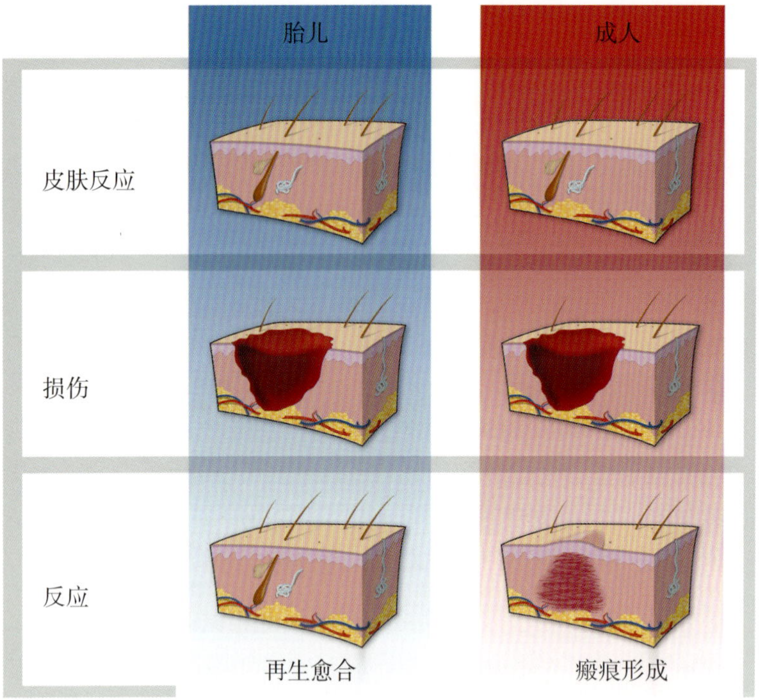

图 27-1　哺乳动物胎儿皮肤创面无瘢痕愈合与成人创面瘢痕愈合

表 27-1　胎儿及成人创面愈合

	胎儿愈合	成人愈合		胎儿愈合	成人愈合
外在因素			胶原		
			沉积速率	快	慢
炎性细胞	低	高	组织学类型	细、网状、大纤维	密、平行、小纤维
TGF-β			胶原蛋白Ⅲ：Ⅰ比率	高	低
$TGF-\beta_{1/2}$	低	高	交联	低	高
$TGF-\beta_3$	高	低	透明质酸		
白介素			表达	高	低
IL-6，IL-8	低	高	受体	高	低
IL-10	高	低	透明质酸刺激活性	高	低
VEGF（血管内皮生长因子）	低	高	细胞外基质调节器		
内在因素			纤维调节素	增加	减少
细胞外基质（ECM）比例	高	低	核心蛋白多糖	减少	增加
肌成纤维细胞	表达	不表达	黏附蛋白	快速增加	缓慢增加
			MMP ：TIMP 比率	高	低

MMP：基质金属蛋白酶；TIMP：基质金属蛋白酶抑制剂

来源：HU M S, MAAN Z N, WU J C, et al. Tissue engineering and regenerative repair in wound healing. Ann Biomed Eng, 2014, 42(7): 1497-1507.

炎性细胞

成人创面愈合时，循环细胞被募集到创面启动炎症反应。这一过程，从中性粒细胞开始，接着是巨噬细胞和肥大细胞，胎儿创面愈合也是如此。正是炎症反应的程度和强度，避免了胎儿创面愈合出现成人皮肤创面修复那样的瘢痕形成。

中性粒细胞

中性粒细胞募集通常是在创伤后的初始止血期间在创面床上由血小板脱颗粒开始的。因此，胎儿创面愈合中减少的炎症反应部分归因于血小板活性的差异。血小板形态在胎儿和成人组织中是一致的，但胎儿血小板产生较低水平的转化生长因子 β_1（TGF-β_1）和血小板衍生生长因子[14]。胶原在胎儿从无瘢痕愈合到瘢痕形成之前表现出欠佳的聚合反应[15]。血小板脱颗粒化过程中释放出肿瘤坏死因子 α（TNF-α）和白细胞介素 -1（IL-1）。这些分子一起作为趋化因子，引导中性粒细胞到受伤的真皮组织。TNF-α 和 IL-1 在上调中性粒细胞黏附分子中起着重要作用，在胎儿中性粒细胞中发现中性粒细胞黏附分子少得多[16]。由于黏附分子表达较少，中性粒细胞向胎儿创面床的迁移受中性粒细胞 - 内皮细胞相互作用的限制降低[17,18]。促炎性和抗炎性中性粒细胞亚群的缺失进一步区分了胎儿创伤愈合反应的早期阶段与成人的差别[19]。

巨噬细胞

巨噬细胞在创面床中的定位与中性粒细胞浸润有关[18]。持续性巨噬细胞活动会导致过度瘢痕形成[20]。胚胎和胎儿鼠模型的研究表明，除了严重的组织损伤，巨噬细胞在妊娠第 14 天之前不会被招募到创面（E14.5）[21]。有趣的是，在 E19（术语＝E22）附近发生胎儿向瘢痕形成的转变[8]。尽管在 E14.5 和 E19 之间的窗口期内巨噬细胞有募集的可能性，但由于 TGF-β_1 水平明显降低导致它们的激活减弱[22]。这种生长因子对循环单核细胞向活化巨噬细胞的转变有部分影响。相反，TGF-β_3 作为终末分化的终止信号，在胎儿创面无瘢痕愈合期间处于峰值浓度[23,24]。这种 TGF-β_1 ：TGF-β_3 的有利比例有助于创面无瘢痕愈合。

肥大细胞

肥大细胞是第三个，也是最后一个定植到创面环境的。肥大细胞的反应在胎儿组织愈合中大约减半，被招募到创面床的细胞是不成熟的，且不能进行脱颗粒。胎儿肥大细胞释放较低水平的炎症介质，包括组胺、TGF-β、TNF-α 和血管内皮生长因子（VEGF），减少中性粒细胞趋化和外渗[25]。肥大细胞曾被认为有助于胎儿创面愈合过程中瘢痕的形成[25]。后来的研究表明，肥大细胞不是成年小鼠全厚皮肤切除创面愈合所必需的[26]。

炎症调节剂

通过细胞因子的作用，炎症过程的调节贯穿于创面愈合的所有阶段。如同几乎所有体内过程一样，平衡是通过相向的作用来维持的。不同的细胞因子作为炎症反应的激动剂或拮抗剂，对于创面愈合也是如此。如前所述，区分胎儿创面无瘢痕愈合与一般创面愈合的一般原则是向利于平衡抗炎反应转化。创伤愈合中关键的炎症调节剂包括 TGF-β 家族、白介素和血管内皮生长因子家族成员。

TGF-β

TGF-β 有三种亚型[1,2,27]，其在成人和胎儿创面中的表达模式不同。成人创伤 TGF-β_1 和 TGF-β_2 的数量较多，而 TGF-β_3 主要存在于胎儿创面[28]。研究发现，胎儿创面较成人创面相对低氧，提示低氧诱导因子 1α 在特异性 TGF-β_3 调节中具有潜在作用[29]。局部血氧浓度增高已经证明胎儿成纤维细胞受阻[30]。TGF-β_1 在成人创面炎症中起重要作用，刺激中性粒细胞、单核细胞和成纤维细胞趋化。在胎儿创面中，由这些浸润细胞进一步释放的 TGF-β_1 所产生的正反馈环路因此被抑制，其中该促炎性细胞因子相对缺乏。如前所述，TGF-β_3 作为终止组织分化的信号主导胎儿创伤反应。在创面床上的胚胎细胞相比 TGF-β_3 可能处于更不成熟的状态，没有发育完全的炎症反应系统与胎儿创面无瘢痕愈合有关。

白介素

与TGF-β细胞因子家族相似，白介素亚型在急性损伤的炎症反应中起拮抗作用。然而，在成年创面愈合过程中高表达的促炎症反应信号分子IL-6和IL-8水平在胎儿创面中表达减少[18,31]。IL-10作为抗炎细胞因子起作用。胎儿创面过度表达IL-10[32]，IL-10敲除小鼠胎儿易发生瘢痕形成，否则不会发生[33]。IL-10抑制IL-1、IL-6、IL-8和TNF-α[34]的促炎性表达，同时也通过正常胶原沉积和真皮结构抑制炎症细胞迁移[32]。

血管内皮生长因子

血管内皮生长因子（VEGF）是成人创面愈合血管生成的基础，在瘢痕疙瘩和增生性瘢痕的发生中表现为表达上调[35-39]。某些研究认为，VEGF在胎儿创面愈合中的表达相对缓和，导致胎儿创面内血管成分比纤维成分少[40]。我们对血管内皮生长因子在胎儿创面愈合中的确切作用的了解是不完全的，因为现有的研究结果并不都是一致的。Colwell等人[41]观察到E16胎鼠的瘢痕修复与E18胎鼠相比VEGF明显上调，然而，这一发现在基于组织学发现的新生血管方面几乎没有差异。除了刺激血管生成外，VEGF通过增加血管通透性和促进创面炎细胞浸润起促炎症反应作用。抗体介导的VEGF导致瘢痕宽度减少了75%[40]。结果表明，VEGF在调节创面愈合中起着多方面的作用，无论是上调还是下调瘢痕形成过程。

胎儿创面愈合的内在因素

成功的创面愈合和组织再生是在创面床和周围环境的细胞、细胞外基质（ECM）之间复杂的相互作用的结果。ECM不再被认为是不变的，其是纤维粘连蛋白、蛋白聚糖和糖胺聚糖（GAG）的动态网络，对创伤后的创伤修复至关重要。细胞如成纤维细胞的作用是合成它们周围的ECM，并对其进行重塑。虽然这些细胞的产物ECM反过来通过其分子信号和机械转导对其创造者施加调节作用（参见第七章）。

细胞外基质

虽然在胎儿创面愈合中看到的减弱的炎症反应极大地促进了无瘢痕的表型，但这只是更大范围的一部分。在创面床本身，细胞和组织必须被替换或再生，以此区分成人和胎儿创面愈合，二者分别采取不同的方式。除了细胞募集外，ECM也必须重新建立。胎儿创面不同于成年人创面的方面是子集细胞招募、随后的分化，以及其组成、结构，甚至ECM的形成和重塑的速率。

沉积速率

一般，可以观察到胎儿组织在失去无瘢痕创面愈合表型之前，ECM（和整体创面愈合）的形成速度更快。产生这种结果的一个原因是胎儿成纤维细胞分泌胶原时独特的增殖能力。这与成人成纤维细胞形成对照，成人成纤维细胞在单独的增殖过程中胶原合成延迟[42]。

ECM形成加速也可以部分归因于组成分子，特别是透明质酸（HA）。这种GAG水平的增加与快速细胞增殖、运动和去分化有关，在成人和胎儿创面愈合中均如此。然而，胎儿反应更快，HA沉积更持久。虽然成人创面愈合也涉及早期HA沉积在ECM内，但最初的增长不快，随后快速下降[43]。

黏附分子表达强度是区分胎儿创面愈合与成人创面愈合过程的另一个因素。如前所述，胎儿中性粒细胞表达出相对较少的黏附分子，导致炎症反应更弱。相反，在胎儿创面ECM（如纤维粘连蛋白和生腱蛋白）中的黏附分子，其表达较早，并比成人创面内表达程度更大[44]。在妊娠早期纤维粘连蛋白合成发生在伤后4 h内，而在成人创面中进行合成则需要12 h[45, 46]。快速纤维粘连蛋白和生腱蛋白沉积分别刺激早期细胞附着和迁移。这反过来促进组织创面基质的形成以减少瘢痕。

纤维粘连蛋白、生腱蛋白，以及胶原、层粘连蛋白和胎儿创面基质的其他蛋白，结合表皮整合素受体。Cass等[47]指出，在胎儿愈合过程中，在创面边缘激活胎儿角质形成细胞的这些受体的表达迅速增加，表达整联蛋白受体细胞的频率和每个细胞的受体数目相对于成人创面愈合上调；本研究还观察到 β_6 整合素受体的早期升高在限制胎儿创面炎症反应中发挥重要作用；随后的研究表明，$\alpha V\beta_6$ 整合素与 TGF-β_3 的延长表达是导致这种效应的原因。在无瘢痕愈合早期 TGF-β_1 的表达也受 β_6 整合素相互作用的促进[48]。成人创面胶原的延迟迁移和沉积很可能是瘢痕形成的煽动者。

组成

胶原是创面愈合时期 ECM 的核心结构。胶原虽然有许多种，Ⅰ型已知在成人皮肤中占主导地位。胎儿皮肤不同于成人皮肤，它包含更多的Ⅲ型胶原。除了不同的交联模式（参见第五章），Ⅲ型胶原与Ⅰ型胶原的比值反映了无瘢痕愈合的转变，Ⅰ型胶原随着孕周的增加含量越来越高[49–51]，这一发现通过对前胶原水平的分析得到了证实。妊娠中期（E15）小鼠前胶原 1α1 合成减少，妊娠晚期成纤维细胞（E18）增多，妊娠晚期前胶原 3 减少[52]。

如前所述，HA 在胎儿创面基质中占主导地位[53]。HA 的产生取决于 HA 合酶活性，通过炎症因子对胎儿和成人成纤维细胞进行差异调节[54]，这一发现对了解 HA 在胶原合成中的作用很重要。HA 已被证明可上调成纤维细胞的Ⅲ型胶原（和其他非胶原）沉积，与胎儿真皮中Ⅲ型：Ⅰ型胶原纤维比例一致[49,55]。与Ⅲ型胶原一样，晚期胎儿 ECM 中的 HA 含量出现短暂下降[5]。

胎儿和成人 ECM 之间另一方面的差别是富含亮氨酸的小蛋白聚糖（SLRPs）较少。这种异构的聚阴离子大分子，包括核心蛋白聚糖、二聚糖、纤维调节蛋白和光蛋白聚糖，共价结合线性硫酸化 GAG 链（参见第六章）。胎儿 ECM 富含结缔组织，这些分子与Ⅰ型胶原相互作用，可以调节纤维生成和胶原转化。研究观察到胎儿和成人不同的表达模式，在胎儿结缔组织中有一些富含亮氨酸的小蛋白聚糖上调和其他下调。在胚胎无瘢痕愈合转变到瘢痕形成过程中，核心蛋白聚糖的生成增加了 70% 以上[56]。在胎儿和成人创面中分别表达和不表达硫酸软骨素[45]。硫酸软骨素可能与创面无瘢痕愈合有关，核心蛋白聚糖和其他硫酸化 GAG 与瘢痕形成有关。纤维调节蛋白是另一种与无瘢痕愈合相关的蛋白多糖，其作用是抑制胶原纤维生成。它在个体发育到瘢痕形成之前被显著诱导，但创面转化后则不表达；纤维调节蛋白与 TGF-β 的结合和失活有关，可以解释其与创面无瘢痕愈合的联系[22]。

结构

成人和胎儿创面基质在其形成速率和生化 / 生物组成方面的差异导致结构上不相似的 ECM 结构差异。Ⅲ型胶原在胎儿创面中占主导地位，并迅速沉积，由细纤维排列成网状组织，类似于未受伤的皮肤[49]，而成人瘢痕组织中的Ⅰ型胶原纤维以平行纤维束于皮肤表面密集排列。胎儿创面也表现出较少的胶原交联，提供了一个不太严格的 ECM，减少瘢痕形成[57]。

重塑

创面愈合涉及 ECM 在其组成和结构方面的显著重塑。这类过程主要由基质金属蛋白酶（MMP）进行，MMP 又由组织来源的金属蛋白酶抑制物（TIMP）调节[58,59]。与瘢痕形成相比，无瘢痕愈合的胎儿创面倾向于表达 MMP，而不是 TIMP。因此，胎儿创面的环境是胶原积累的重塑之一，这是决定愈合创面基质组成的关键[60]。

机械微环境

在 ECM 内，细胞受到微机械力，微机械力调节细胞活动，调节创面愈合过程[61]（参见第七章）。已证明，创面张力的机械减少可以显著减少瘢痕形成[62]；相反，创面处的张力增加往往会导致瘢痕形成，通过 ECM 构象改变的机械应力导致成纤维细胞分化为肌成纤维细胞并促进 TGF-β_1 活化[63]。胎儿创面基质可能经历外部张力降低的程度尚不完全清楚，然而，成人皮肤创面闭合是由于肌成纤维细胞和创面收缩，而胎儿创面闭合是通过肌动蛋白束牵拉[64–66]。胎儿成纤维细胞，即使在如前列腺素 E_2 等刺激下，与成人相比，收缩仍较小[67]。

基于对早期胎儿皮肤抗拉强度下降的观察，由Wong等人进行的研究阐明黏着斑激酶（FAK）是机械传导与纤维化的途径。通过细胞外相关激酶（ERK），FAK激活单核细胞趋化蛋白-1（MCP-1）。炎症性FAK-ERK-MCP-1通路与许多人类纤维化障碍相关[68]，通过敲除或抑制该通路的各种成分，瘢痕形成可减弱[69]。减少瘢痕形成的随机对照临床试验证明，这项工作最近已转化为应力屏蔽临床装置[70,71]。

成纤维细胞

成纤维细胞活性是胎儿和成人创面愈合的另一个重要区别。与成人成纤维细胞相比，胎儿成纤维细胞增殖迅速[72]并产生更多的总胶原，Ⅲ型和Ⅳ型胶原比例更高。成纤维细胞的胶原合成限速酶、脯氨酰羟化酶的表达，在妊娠早期明显高于妊娠晚期及以后[73]。

如前所述，胎儿创面愈合中的胶原合成超过成人，这与盘状结构域受体（DDR）的表达调节相关。酪氨酸激酶家族结合胶原纤维调节细胞增殖、分化和创面愈合。在妊娠早期胎儿成纤维细胞中，DDR-1细胞表面表达增加。DDR-1的表达随后随着胎龄增长而降低，而DDR-2稳定表达至胎儿成熟期[74]。DDR-1细胞表面受体的变化是另一种可以调节胶原生成，从而导致组织再生而不是瘢痕形成的方式[73]。

胎儿成纤维细胞表面HA受体更多，其数量是成人细胞的4倍[75]。高密度的HA受体促进了胎儿组织中成纤维细胞的快速迁移，而不妨碍HA的产生，从而导致细胞密度增加，加速创面修复。TGF-β_1通过抑制HA合成也减轻了成纤维细胞迁移，表明其在瘢痕形成中的作用不只是促进炎症反应[76]。

无瘢痕创面中肌成纤维细胞的相对缺乏进一步区分了胎儿和成人创面愈合过程。虽然已经证实TGF-β_1可以促使胎儿成纤维细胞分化成肌成纤维细胞，但这种反应比出生后的细胞更为突出[77]。肌成纤维细胞活性、收缩和瘢痕形成程度的一致性，与早期妊娠创面愈合没有关系[78]。此外，胶原纤维沿着肌成纤维细胞收缩的方向定向到创面平面内[79,80]，它们的收缩可能扭曲胶原纤维结构而导致瘢痕形成。

发育生物学的最新进展，通过谱系追踪和移植使研究人员能够识别有助于瘢痕形成的细胞。Dulauroy等人[81]确定了血管周围细胞的促炎性子集，通过去整合素金属蛋白酶12（ADAM12）在肌肉和真皮的瞬时表达急性损伤中被激活。通过消融这些细胞或敲除ADAM12，瘢痕形成和纤维化减少。在这些技术的基础上，Rinkevich等人[82]鉴定出来自En-1基因表达的母细胞的真皮成纤维细胞亚群，与胚胎发育晚期和皮肤创面愈合期间结缔组织沉积有关。使用流式细胞术，二肽基肽酶-4（DPP4）被鉴定为该谱系的表面标记。通过抑二肽素A抑制DPP4酶活性导致瘢痕形成减少。此外，作者还发现，成纤维细胞的亚群是辐射性纤维化和黑色素瘤间质形成的原因，提示其在急性和慢性纤维化中的作用（参见第三章）。鉴定、分离和消耗代表瘢痕形成的细胞“罪犯”成纤维细胞，有望减少皮肤和其他器官的纤维化。

口腔创面愈合

如前所述，成人口腔黏膜创面愈合几乎不形成瘢痕，类似胎儿创面愈合。与胎儿修复一样，口腔黏膜愈合很快[10,12,83-85]。纤维增生性瘢痕，如瘢痕疙瘩和增生性瘢痕，很少出现在口腔[86]。与相当多的关于胎儿无瘢痕创面愈合的文献相比，关于口腔黏膜创伤的特殊修复及修复机制的研究相对较少。近年来，口腔黏膜创伤愈合的多种动物模型为快速闭合创面和减少瘢痕形成之间的关系提供了强有力的支持[12,37,86,87]。与胎儿无瘢痕修复相似，口腔黏膜创伤反应的外在和内在因素有助于无瘢痕修复。这些包括口腔环境中的唾液、不太强烈的炎症反应、差异生长因子表达、静默的血管生成、特殊成纤维细胞亚群，以及ECM重组和重塑能力增强[12,36,83,87-89]。对口腔黏膜创面修复的进一步研究有助于对哺乳动物胎儿创面愈合的新见解的形成。

结论

过去20年在创面愈合方面取得了重大进展，包括新技术如负压创面引流、皮肤替代品等。最近，在干细胞生物学和理解纤维化形成机制（包括创面修复）方面取得了突破。基于这样的进展，我们对哺乳类胎儿创面愈合和皮肤无瘢痕再生的认识有所提高。

扫码看参考文献

第二十八章　瘢痕临床研究：烧伤后增生性瘢痕的定性和定量评估

PAUL DIEGIDIO，C. SCOTT HULTMAN　编
刘中阳　译

核心观点：

1. 让研究人员熟悉一些最常见的临床瘢痕评估方法。
2. 介绍三种最常用的测量和追踪瘢痕质地变化的仪器：色度计、超声波和分光计。
3. 讨论临床试验设计的各个方面。
4. 讨论目前瘢痕治疗认识上的差异。
5. 讨论需要纳入哪些理想的瘢痕评估方法，以达成共识。

当开始一项新的烧伤瘢痕的临床试验时，研究人员首先决定如何评估瘢痕，如何整合主观数据（患者对瘢痕的处理前和处理后的感觉），以何种方式客观测量瘢痕，以及如何将收集到的数据整合入有意义的研究中。如果没有一系列提前确定的对干预前后进行评估的方法，不可能界定干预措施对瘢痕产生了何种影响——有益的影响或其他影响。本章将介绍当前临床瘢痕研究中最常用的一些方法。在完成本章学习后，读者应该能够了解瘢痕研究的各个方面及文献中介绍的工具和方法。本章主要针对初学者和瘢痕处理专家，他们可能更有兴趣进行充分的文献阅读或开始他们自己的研究。目前正在进行的瘢痕研究在不断推进我们的治疗方式，然而，我们对治疗开始时间、治疗方式、疗程及治疗持续时间（基于瘢痕特征、皮肤类型、初始损伤类型、瘢痕生长时间等）的认识仍存在差异。此外，大多数已发表的瘢痕量表通常无法涵盖对瘢痕所有方面的评估，目前还没有综合的瘢痕评估量表。对瘢痕进行全面评估是一项艰巨的任务，在本章我们将尝试让读者在思索这些问题时享有捷径，以避免在研究计划和执行过程中花费巨大的代价（如耗时的协议修订）。从长远来看学习本章可节省时间、精力和金钱；Lewis[1] 进行了很好的表述：绕道似最远，归程是捷径（The longest way round is the shortest way home）。

要点 28–1　当我们在设计临床试验时，起初通常会不知所措。当我们逐步改善，不断付出辛劳与实践，必将会有回报。本章末尾有一个部分值得我们深思，它详细介绍了临床治疗的最新进展，一些尚待探索的研究空白，以及如何建立“理想”研究。首先，我们需要找到关键的合作伙伴，并思考如何在自己的机构里进行这样的试验。

临床瘢痕评估

目前，已有十几种高质量、已验证和已发表的瘢痕量表。这些量表的修改和修订不断为研究人员提供了更多更新的评估版本。在 Nguyen 等人[2] 的一篇综述文章中，研究者评估了温哥华瘢痕量表（Vancouver Scar Scale，VSS）、修正温哥华瘢痕量表、西雅图量表、曼彻斯特瘢痕量表（MSS）、汉密尔顿量表、患者和观察者瘢痕评估量表（POSAS）、修改后的患者和观察者瘢痕评估量表、瘢痕和照片匹配评估表（MAPS）、

Stony Brook 瘢痕评估量表（SBES）、北卡罗来纳大学4P瘢痕量表（UNC-4P）、视觉模拟量表（VAS）和皮肤病生活质量指数（DLQI）（图 28-1）。在本综述中，我们从瘢痕质地、功能影响和生活质量方面，对这些量表进行了有效的比较。最终，总结了一个完善的瘢痕量表所应当涵盖的要素。

	温哥华瘢痕量表	修正温哥华瘢痕量表	西雅图量表	曼彻斯特瘢痕量表	汉密尔顿量表	患者和观察者瘢痕评估量表	修改后的患者和观察者瘢痕评估量表	瘢痕和照片匹配评估表	Stony Brook 瘢痕评估量表	北卡罗来纳大学4P瘢痕量表	视觉模拟量表	皮肤病生活质量指数
瘢痕描述												
类型												
年龄												
表面积			●			●	●		●			
高 / 厚 / 等高线	●	●	●	●	●	●	●	●	●			
解剖位置								●				
红斑	●	●				●	●					
色素沉着	●	●	●	●	●	●	●	●	●			
解剖美容单位的破坏												
瘢痕并发症												
社会心理												●
其他人的反应												●
毛发增多												
多汗 / 少汗												
疼痛		●				●	●			●	●	●
瘙痒		●				●	●			●		●
感觉迟钝										●		
感染												
淋巴水肿												
慢性伤口和溃疡												
皮肤癌												
功能障碍							●			●		●
患者整体外观						●	●					
观察者整体外观						●	●		●			
治疗依从性												
有效性	●	●		●		●	●		●		●	●

图 28-1 目前存在的瘢痕量表比较

来 源：NGUYEN T A, FELDSTEIN S I, SHUMAKER P R, et al. A review of scar assessment scales. Semin Cutan Med Surg, 2015, 34: 28-36.

但是，迄今为止，没有一个烧伤瘢痕量表能够有效囊括所有的这些要素。我们选择了几种最常用的瘢痕量表，这些量表可以结合使用，它们能够准确描述烧伤后的瘢痕增生，以便研究人员在与同行交流时达到报告数据的一致性、准确性和可靠性。

在开始讨论每个量表和它们测量的内容之前，值得注意的是，目前使用的大多数量表都结合了不同程度的主观和客观数据。后者通常由临床医生进行测量，并包括先前验证的量表中的参数，如瘢痕高度、深度、色泽等。尽管绝大多数主观数据都是从患者那里收集的，但也有一小部分临床医生测量得到的主观数据（如观察者瘢痕评估量表的“整体外观”）。大部分发表的文献都依赖于客观参数变量在统计学上的变化，初始研究设计可能集中于找出那些在研究结束时能收集到最佳客观数据的瘢痕测量参数。忽视研究结果的主观部分是严重的错误。患者的治疗是本研究的核心，对于创伤后 / 手术后有瘢痕症状的患者来说，改善生活质量至关重要。要特别注意接下来瘢痕测量讨论中收集的主观数据，以便真正理解测量的内容，更重要的是为什么这样做。

温哥华量表

该评分系统最初被 Sullivan 等人作为烧伤瘢痕指数于 1990 年开发[3]，已成为瘢痕基本评估方法之一。VSS 从四个方面测量瘢痕，每个分项有不同的数值，分值 0~13：

- 色素
  - 正常 = 0
  - 低色素 = 1
  - 高色沉 = 2
- 血管
  - 正常 = 0
  - 粉红色 = 1
  - 红色 = 2
  - 紫色 = 3
- 柔韧性
  - 正常 = 0
  - 柔软 = 1
  - 微曲 / 压力下可变 = 2
  - 僵硬 / 不灵活 = 3
  - 条索状，随瘢痕牵拉而变白 = 4
  - 永久性瘢痕挛缩导致畸形和变形 = 5
- 高度
  - 正常 = 0
  - <2 mm= 1
  - 2~5 mm= 2
  - > 5 mm= 3

每个类别的正常值基于周围未受影响的皮肤或对侧皮肤（当可用时），如评估左前臂烧伤时，未烧伤的右前臂为正常值。

由于观察者偏倚相关的一些限制，VSS 也被修改为专门研究个体人群[4]。例如，当评估儿童烧伤时，Forbes-Duchart 及其同事[5]将血管性指数修正为 6 分制（正常 = 0，粉红色 = 1，粉红色到红色 = 2，红色 = 3，红色到紫色 = 4，紫色 = 5），然后在清晰的 Plexiglas 工具（最初由 Baryza 和 Baryza 开发[6]）上打印此刻度，用于评估小儿烧伤后瘢痕增生人群。VSS 分值为 0~15，分数越高瘢痕越严重。这种新的评分系统通过对当前评分系统的修改以及当前文献的验证，使评估方法可靠，确保了可操作性和可重复性。

患者和观察者瘢痕评估量表

2004 年 Draaijers 等人[7]推荐 POSAS 作为评估瘢痕的新型可靠量表。这个量表由观察员瘢痕评估量表（OSAS）和患者瘢痕评估量表（PSAS）组成，分别由临床医生和患者完成。对于每个变量，这两种量表都使用 1~10 分的评分系统，其中 1 = 正常皮肤，10 = 可想象的最严重瘢痕（PSAS 或 OSAS 中有 6 个变量，总分为 6~60 分）。在任何一个量表末尾，观察者和患者都要求对瘢痕进行整体评价。临床医生对 6 个类别进行评估，每个类别为 1~10 分，其中加入了许多描述词汇，临床医生可以描绘每个类别中的特定畸形，以与正常皮肤相比较。

- 血管
  - 苍白
  - 粉红色

    - 红色
    - 紫色
    - 混合
- 色泽
    - 低色素
    - 色素沉着
    - 混合
- 厚度
    - 较厚
    - 较薄
- 突出感 / 不规则
    - 明显突出 / 不规则
    - 不明显突出 / 不规则
    - 混合
- 柔韧性
    - 柔软
    - 僵硬
    - 混合
- 表面积
    - 扩大
    - 收缩
    - 混合
- 总体意见
- 临床医生打 1~10 分对瘢痕进行主观评估

我们要求患者 / 受试者填写 PSAS，其与 OSAS 的不同之处在于会询问患者对瘢痕感觉如何的主观性问题，分值 1~10，1 = 否 / 正常，10 = 是 / 不同于正常：

- “过去几周瘢痕是否疼痛？”
- “过去几周瘢痕是否瘙痒？”
- “目前瘢痕的颜色与正常皮肤的颜色不同吗？”
- “目前瘢痕的硬度与正常皮肤不同吗？”
- “目前瘢痕的厚度与正常皮肤不同吗？”
- “目前瘢痕比正常皮肤不规则吗？”
- 最后，“与正常皮肤相比，你对瘢痕的总体评价是什么？”[8]

患者报告结果信息管理系统

由美国国立卫生研究院开发的患者报告结果信息管理系统（PROMIS）是“一种高度可靠，精确测量患者身体、心理和社会健康状况的报告系统”[9]，有大量医师和科学家可用的可靠调查、问卷、量表和评分系统。PROMIS 作为一个中心枢纽，通过使用综合管理系统来评估患者，并可跨学科验证。例如，PROMIS 已被用于评估患者自诉的疼痛或疼痛程度对个人的身体、心理和社会适应的影响。2010 年，Amtmann 等[10]发布了为评估疼痛干预（PROMIS-PI）开发的 PROMIS 量表。作者开发了一个有 41 项问题的数据库，根据患者提供的对疼痛干预的关键信息进行验证，这是一个很好的心理测试。这些问题评估多种类别的疼痛干预，如集中注意力、参与休闲活动、日常活动和家庭生活等。

PROMIS-PI 不同于以前的疼痛量表，因为它允许研究人员从患者角度评估不同级别干预的疼痛。传统的 10 分疼痛量表在评估因疼痛而遭受的生活方式改变方面存在一定的局限性，或者忽略了为缓解疼痛或恢复术前功能而需要特别解决的问题。解决患者对疼痛干预反馈的问题似乎是朝着正确方向迈出的一步，因为以前的研究表明，仅仅对疼痛进行 1~10 分的评分并不能改善疼痛管理的效果[11]。尽管已将疼痛作为“第五生命体征”，并将这个重要的数据带到医疗记录中，但是像这种临床无关的简单的疼痛量化评分并不会增加有价值的信息辅助临床决策。此外，从研究的角度来看，一个经过验证的 41 个问题量表可以用来评估所讨论的干预是否可以减轻患者的疼痛，是否可以成为一种有效的研究工具。

简式 -36/12

简式（Short Form，SF）-36 是最初于 1992 年发布的生活质量调查表，4 年后发展为 SF-12。这个调查表测试了两个领域的 8 个方面的 12 个问题——身体功能、生理功能、疼痛、健康情况、活力、社交功能、情感角色和心理健康。从生理功能和情感角色评估疾病对个体造成的身体和情绪方面的影响。调查表存在两种形式的版本，可以采用加急（1 周召回）或标准（4 周召回）版本。该调查由医疗保健专业人员填写或由患者自行填写。获得数据后，研究人员将这些数据分为两大部分，即生理部分汇总（PCS）和心理部分汇总（MCS）[12]。然后将原始分数转换为0~100分的量表以便应用和理解。SF-12 PCS和MCS评分与SF-36评分有很好的相关性。自从SF-12创建以来，SF-12在多个领域得到了广泛应用。

由于SF-12与烧伤后增生性瘢痕有良好的相关性，SF已用于多项研究来评估瘢痕和毁容对生活质量的影响。必要时，可以通过修改SF-12用于儿科患者。值得注意的是，Kinahan等人[13]在2012年进行的一项研究评估了幼儿时期癌症后的瘢痕/毁容对长期生存者生活质量造成的影响。通过将数据纳入SF，作者能够更好地定义这一人群，并能够发现瘢痕对该群体情绪的困扰和生活质量的影响。在心理测试中，可用数据的群体越大，这些测试就越可靠。也就是说，研究人员可以更确定他或她正想要测试的内容。

尽管已有大量使用SF-36/12的研究，但用来评估瘢痕对生活质量影响的文献却依然很少。由于其内容全面、易用，很难找到更好的替代量表来评估瘢痕人群的生活质量。除了研究烧伤瘢痕（见下文）外，目前SF-12在作者的机构中用于几项正在进行的临床瘢痕评估研究。在目前和未来的试验中，我们预计SF-36，特别是SF-12有望成为一种评估烧伤增生性瘢痕的标准研究方法。

烧伤专项健康量表

烧伤专项健康量表（BSHS）最早见于1979年由Blades等人[14]发表的一篇题为“大面积烧伤后生活质量”的文章，包括114项调查，用于评估烧伤患者的总体健康状况。BSHS已经过几次修订，目前有三种形式需要讨论。简略版烧伤专项评估量表（BSHS-Abbreviated，BSHS-A）由四个主要领域组成：

- 身体项目1~20，细分为：
  - 活动性/自我保健，手部功能和角色活动。
- 心理学项目21~50，细分为：
  - 身体形象和情感。
- 社会项目51~65，细分为：
  - 家人/朋友和性。
- 一般项目66~80，细分为：
  - 疼痛、社交敏感度和健康。

修订版烧伤专项评估量表（BSHS-R）解决了Blalock等人[15]发现的问题，例如他发现原来的BSHS在以下领域有所缺失：皮肤、工作、治疗方案、疼痛和瘙痒。由此修订的BSHS-R有41个项目，涵盖七个烧伤后生活质量领域。

精简版烧伤专项评估量表（BSHS-Brief，BSHS-B），涉及9个领域，共40项，以5分制评分，结合了修订版烧伤专项评估量表（BSHS-R）和BSHS-A的关键要素。这9个领域是热敏感、情感、手功能、治疗方案、工作、性倾向、人际关系、简单能力和身体意象[16]。1年后一项研究评估了三个BSHS（BSHS-A，BSHS-R和BSHS-B）之间的相关性，并评估了这些量表最好地涵盖了哪些子集。BSHS-R和BSHS-B之间的相关性最强（$r = 0.98$），其次是BSHS-A和BSHS-B（$r = 0.86$），BSHS-A和BSHS-R的相关性最小（$r = 0.81$）。作者还发现，BSHS-B或BSHS-R内容较短，填表者最容易填写。另外，BSHS-R和BSHS -B对热敏感评估较好，BSHS-B和BSHS-A对手和性功能评估优于BSHS-R。因为BSHS-B的综合性和简短，作者认为，BSHS-B在三个量表中最有价值[17,18]。

BSHS-B自开发和推出以来取得了令人瞩目的成果，可应用于不同人群，具有良好的一致性和有效性。例如，用于儿科患者，以及用于曾经患有和未患有吸入性损伤的患者，比较他们烧伤后的生活质量。尽管Rosenberg等[19]没有发现吸入性损伤影响烧伤后的生活质量，但本章内容充分说明这个精简而全面的BSHS是一个评估烧伤瘢痕对研究人群影响的有效工具。

北卡罗来纳大学4P瘢痕量表（UNC-4P）

UNC-4P自2012年以来作为VSS和POSAS的辅助手段一直为作者机构使用，用于衡量激光治疗对烧伤瘢痕的影响[20]。UNC-4P涵盖了患者对瘢痕的主观感受，包括瘙痒、疼痛、感觉和柔韧性，其受试者的评分为 0（最好）~3（最差），组合值最多为 12 分。在之前的一次研究中，患者在激光治疗开始之前报告的平均值为 6.0，结束后平均值为 2.2。虽然这个量表没有经过独立验证，但它在整个治疗阶段追踪了患者的症状。表 28-1 总结了几种量表及其测量数据。

表 28-1　测量及分级汇总

	主观	客观	生活质量	儿科适用
VSS		×		
POSAS	×	×	×	
PROMIS-PI	×		×	
SF-36/12	×		×	×[a]
BSHS-B	×		×	×
UNC-4P	×		×	

a：儿科生活质量评定问卷[21]。

测量工具

2010 年，Perry 等人[22]发表的一篇综述文章中显示，四个无创且客观的项目（颜色、表面积、高度 / 深度和柔韧性）能够对皮肤瘢痕进行全面评估。以下部分讨论了用于研究目的测量瘢痕的最常用方法。

颜色

无论是用于临床还是研究，当评估所有类型的瘢痕（萎缩性瘢痕、增生性瘢痕、瘢痕疙瘩）时，必须考虑颜色。瘢痕中的持续炎症和新血管形成与瘢痕外观和功能密切有关，如增生性瘢痕可能引起疼痛、瘙痒或对患者的全身性刺激。在研究各种瘢痕情况时，临床医生和研究人员必须能够做出准确的判定基线，来评估并确定干预措施的效果。色度计（Minolta, Osaka, Japan）（图 28-2，图 28-3）用于此目的，并且已经在涉及瘢痕研究的若干临床试验中得到验证[23]。色度计

要点 28-2　应该注意的是，大多数量表都是由最初的量表修改而来的。有些只有略微的修改，而有些已经完全改变。如果读者对特定的量表感兴趣，可以参阅相关参考文献。随着越来越多的现代化 / 发展化的量表公布，使用新的量表很可能需要相关的费用。节俭的研究者可能会修改原来的免费量表，以适应他们的研究，而不是找一个需要修改的付费量表。

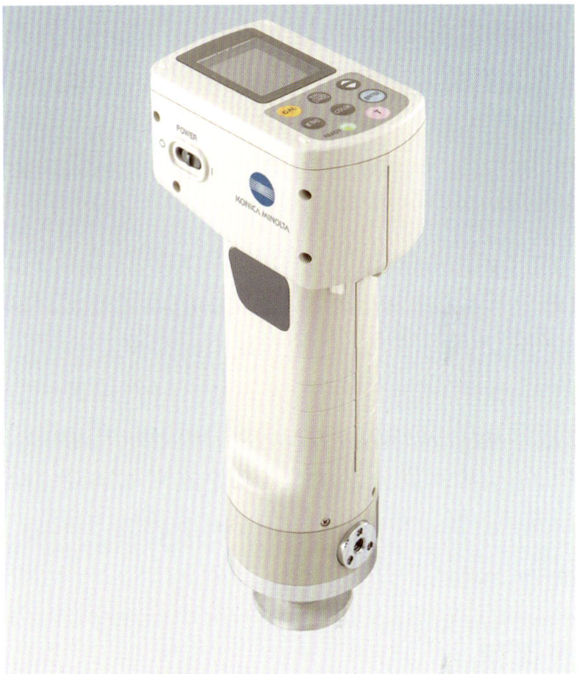

图 28-2　色度计（照片由 Konica Minolta, Inc., Osaka, Japan 提供，已授权）

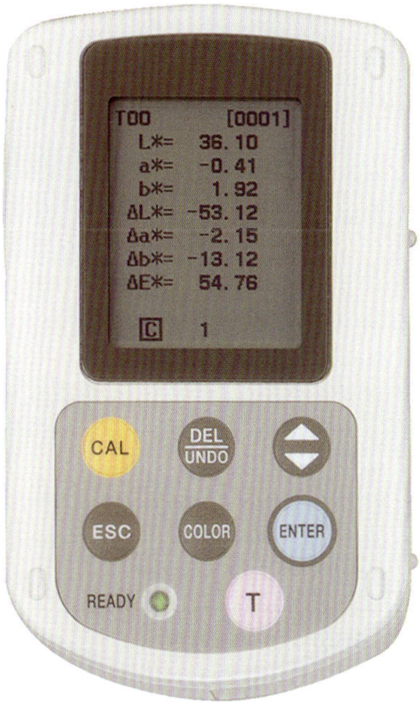

图 28-3　色度计用户界面（顶视图）（照片由 Konica Minolta, Inc., Osaka, Japan 提供，已授权）

功能来自氙灯发出的白光束，由 459 nm，560 nm 和 600 nm 的预设滤色器的光电探测系统收集。然后色度计给出三种不同类别的数据输出：L *（白色 / 黑色光谱）、a *（红色 – 绿色光谱）和 b *（蓝色 – 黄色光谱）。随着红斑（即发红）变得更加明显，与具有更高 b * 值的深色皮肤相比，a * 值变得更大。皮肤苍白并有大量红斑的人会有更高的 L * 和 a *，皮肤色黑而没有红斑的人会有非常高的 b *，但会降低 a * 和 L *。这些结果是即时的，我们可以在研究过程中进行比较，以寻找统计学差异或整体趋势。应该指出的是，这个工具需要进行日常校准以确保读数落在预定的标准差内。

色度计也被发现与 VSS 血管分数的相关性很好，但与皮肤分光光度计相比，它不能显示正常和红色、低色素和色素沉着瘢痕的显著差异 [22,25]。除了色度计之外，临床医生还可以使用血红素测量仪（MX18，Courage & Khazaka Electronic GmbH）和皮肤分光光度计等工具来辅助确定瘢痕颜色。基于所评估的变量和正在测量的数据，仪器的选择因研究内容而不同。

表面积

通过简单的宽度和长度测量，可完成传统的瘢痕表面积计算。但是，由于瘢痕（尤其是烧伤瘢痕）的不规则性，这种确定表面积的简化方式可能不准确。平面测量的二维方法（测量表面积）涉及透明度追踪。将双层乙酸酯膜放置在伤口上并且衡量边界，然后使用手动计数或计算机分析测量带有印记的边界 [22,26–28]。其他二维方法包括在标准条件下拍摄照片，并进行垂直和水平测量。为了掌握更多的技术，图像工具（CD Wilcox）可以通过电子扫描有问题的区域并计算面积 [25,29]。必须注意新生瘢痕，因为边界定义不当会导致软件计算不准确 [22,30]。

三维（3D）成像的应用也越来越广泛，有多家公司可以提供 3D 扫描和体积处理，生成“治疗前和治疗后”的图像，如 Vectra（Canfield Scientific，Fairfield，NJ）和 Crisalix（Lausanne, Switzerland）。Vivid 900 3-D 数字化仪（Konica Minolta，UK）是另一种用于瘢痕疙瘩研究的瘢痕体积量化仪器 [31]。软件通过捕获目标区域为研究人员提供瘢痕的体积数据。

高度 / 深度

超声波技术，特别是 C 型皮肤扫描仪（Cortex Technology, Hadsund, Denmark）目前广泛用于确定瘢痕高度 / 深度（图 28–4）[22]。许多公司有皮肤专用探测工具。探针在 10~15 MHz 范围内有较高的频率（选择分辨率与穿透力），并且穿透程度

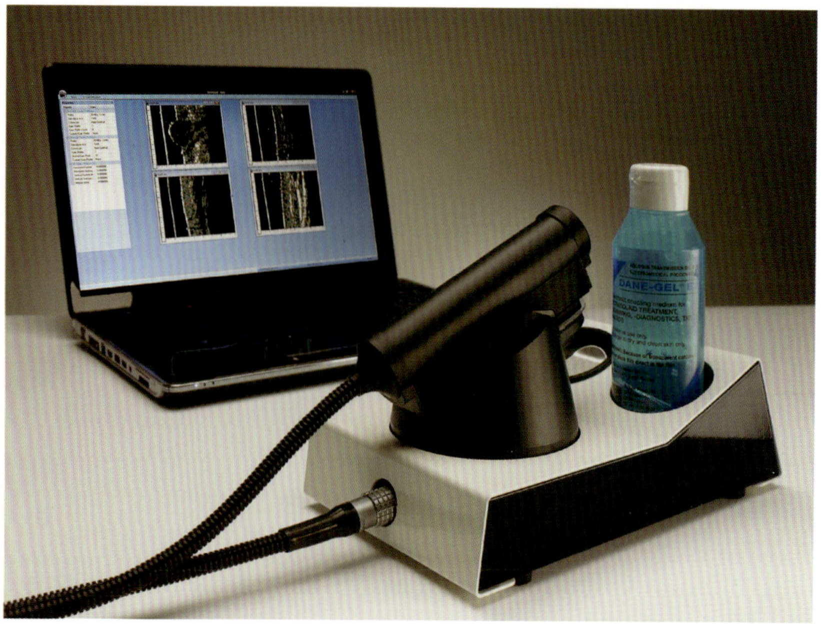

图 28–4　C 型皮肤扫描仪（照片由 Cortex Technology, Hadsund, Denmark 提供）

浅，对浅表结构的可视化较好。通过对瘢痕总厚度的测量，20 MHz 的超声探头（如 C 型皮肤扫描仪）能够检测增生性瘢痕和普通瘢痕之间的细微差异，以及增生性瘢痕和正常皮肤之间的差异[32-34]。当处理明显高于皮肤水平的瘢痕时，超声检查医生应尽力捕捉不干扰瘢痕的图像（即探头与皮肤接触时不要过度用力）。使用超声波凝胶介质，以及使用静脉输液袋和硅胶薄片作为缓冲液，可以帮助研究人员获得良好再现的无损伤图像(图 28–5）。请注意，对于不均匀的瘢痕使用搭桥来消除不平整的表面，仍可拍摄出清晰的图像。

柔韧性

在我们的机构中，研究人员使用皮肤弹性分析仪（MPA580; Courage + Khazaka electronic GmbH，Koeln，German）测量瘢痕柔韧性（图 28–6 至图 28–8）。该装置在文献中经常被引用作为测量瘢痕柔韧性的可靠设备，并已有数据显示它对于增生性瘢痕内部的测量具有良好的可靠性和有效性[33,35]。皮肤弹性分析仪用不同直径的抽吸探针（在测量皮肤的黏弹性方面，6 mm 直径的探针显示出最好的效果）[35,36] 放置在患者的皮肤上。然后，皮肤弹性分析仪快速施加三次 500 毫巴的负压，这样舒展了目标区域，该仪器测量皮肤可以以很快的速度回缩到正常位置。这里是来自 Cutometer 的两组数据：绝对参数（U_a，U_e，U_f，U_r 和 U_v）和相关参数（R_0，R_1，$R_2\cdots$，R_9）。在瘢痕文献中，R_0，R_2，R_5，R_6 和 R_7 的报道更为一致[37]。这些数值很重要，因为它们代表以下内容：

- $R_0 = U_f$ = 皮肤的最大变形 / 延伸

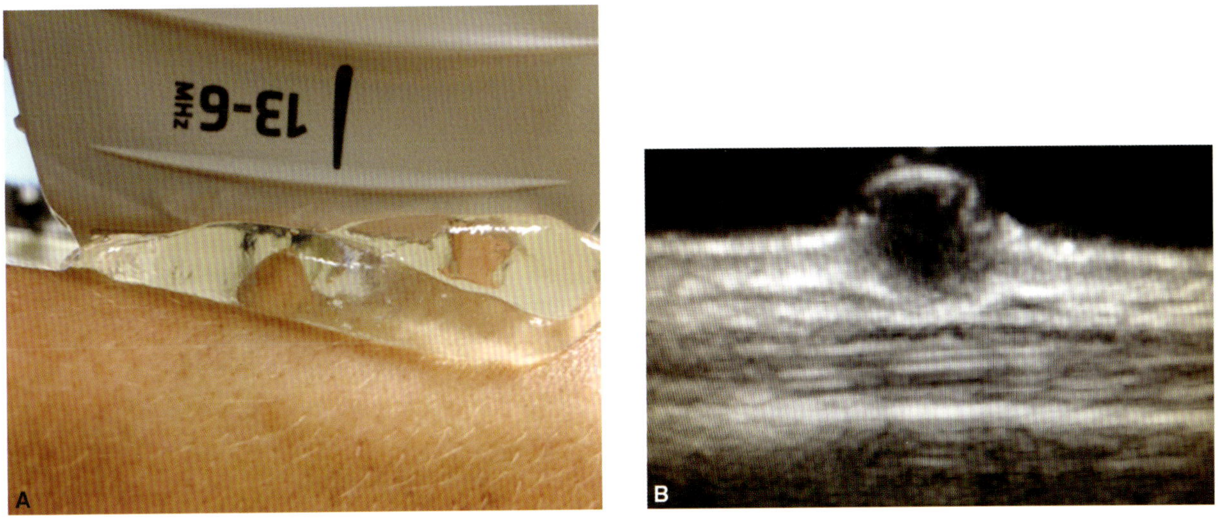

图 28–5　A. 超声凝胶介质；B. 相应临床影像

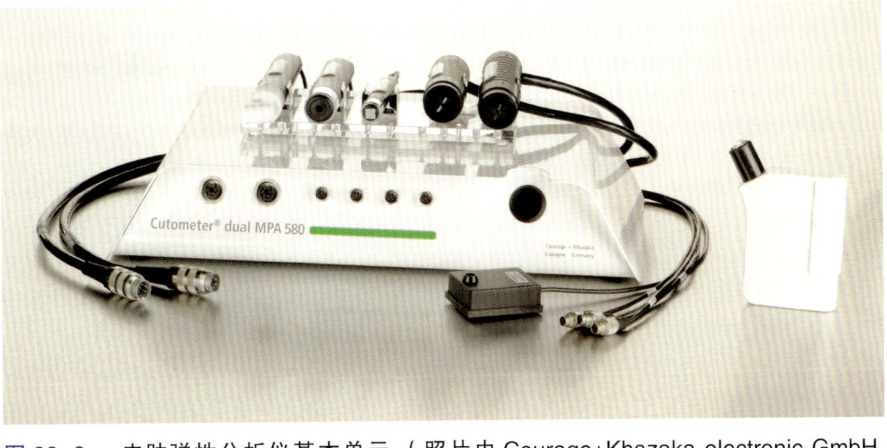

图 28–6　皮肤弹性分析仪基本单元（照片由 Courage+Khazaka electronic GmbH, Koeln, German 提供）

- $R_2 = U_a/U_f$ = 最终收缩到最大变形比
- $R_5 = U_r / U_e$ = 立即缩回至立即变形比
- $R_6 = U_v / U_e$ = 黏弹性与弹性比
- $R_7 = U_r / U_f$ = 立即缩回到最大变形比

有关技术和测量内容，请参见表 28-2。

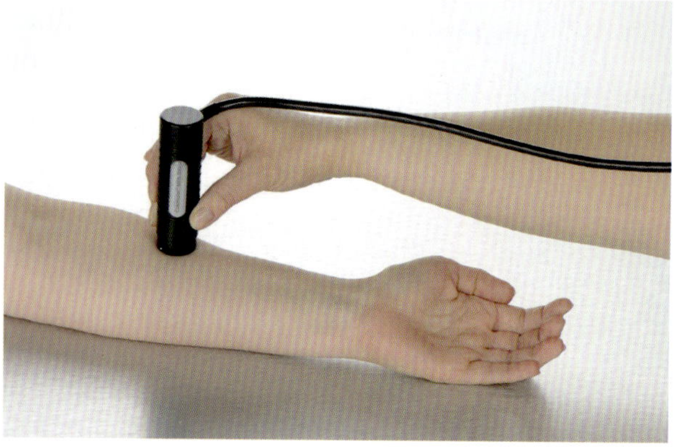

图 28-7 皮肤弹性分析仪临床应用（照片由 Courage+ Khazaka electronic GmbH，Koeln， German 提供）

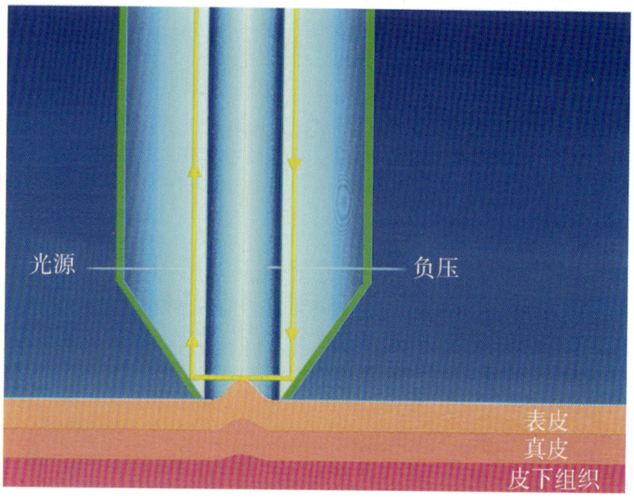

图 28-8 皮肤弹性分析仪探针（照片由 Courage+ Khazaka electronic GmbH，Koeln，German 提供）

表 28-2 超声波技术及测量汇总

仪器	测量内容	评分者间信度	验证
色度计	颜色 / 红斑	高	是
平面测量 / 醋酸纤维薄膜和 3D 法	表面积 / 体积	不适用	否
超声	瘢痕深度	高	是
皮肤弹性分析仪	瘢痕质地	高	是

未来的研究及试验选择

研究结构

当启动一个新的研究项目时，应遵循基本的法则。这样做看起来很简单，但可以帮助团队中的所有成员保持正确的方向和维持研究重点。作为医疗研究中心的繁忙的临床医生，我们经常向学员传授研究方法。不仅指导新的研究人员，还要为他们提供知识和帮助，以帮助他们进行和完成他们的项目。我们的流程：研究设计、寻求合作伙伴、获取资助、获得美国机构审查委员会（IRB）批准、开发数据库、收集数据、分析数据、发布数据。对于干预性试验，在 IRB 审查批准之前或 IRB 审查批准过程中，通常需要数据安全监控委员会（DSMB）或其他机构审核。“研究设计”和“寻求合作伙伴”部分都值得关注，如果做得恰当，可构成一个成功项目的支柱。

要点 28-3 设计表通常在收集个体数据时填写。例如，在提交给 IRB 的过程中，随着多个项目的推进，应用表 28-3（通常是电子表格）这种格式，我们更容易追踪既定试验处于何阶段及下一步进行何种操作。

研究设计

表 28-3 设计表样板

研究设计	寻求合作伙伴	获取资助	获得 IRB 批准	开发数据库	收集数据	分析数据	发布数据	出版
×	×		获批 / 未获批					

回顾性研究往往需要实现设计的内容较少，通常涉及的工作也较少，提供的数据也较前瞻性研究少。因此，这里主要讨论前瞻性临床试验的设计。在瘢痕研究领域，研究者必须对试验设计有足够的了解，以避免在数据收集期间出现严重的缺陷并修改研究设计。例如，在使用上述仪器测量瘢痕时，在向 IRB 或 DSMB 提交之前考虑三条原则至关重要：

- 什么是关键点（即最初和后续测量所采取的体位）？这是由患者所报告的最痛苦、挛缩最多、色变最大或更模糊的“最差点”来决定的吗？临床医生可以自己选择这个点，以避免出现难以测量的区域（如跨关节的区域、重度毛发区域和网状区域）。关键点对瘢痕患者来说可能是最痛苦 / 痒的，但临床上跟其他地方的瘢痕比较，看起来更接近正常皮肤；也可能是一个难以找到对照的区域（如鼻尖、嘴唇等）。通常，在第一次门诊就诊期间，当患者讨论最让他们困扰的问题时，锚点的位置就确定下来了。临床医生可以使用相同的问题区域或附近的问题区域，只要患者认为它们症状相同。
- 我们通常会在问题区域（锚点、附近 1 和附近 2）进行三次测量。这使我们不仅能衡量绝对最差部位的反应，还能衡量瘢痕周围，尤其是瘢痕或接近正常皮肤处对治疗的反应。
- 应该获得正常皮肤的测量结果，以便观察治疗对不是瘢痕组织皮肤的弹性是否具有总体影响。更重要的是，用作瘢痕参数进展方向的直线比较。我们发现一点特别困难，因为许多手术瘢痕往往位于中线，而烧伤瘢痕通常涉及双侧。对于没有对侧区域进行比较的解剖部位，如躯干，我们可取附近没有发生瘢痕的具有相似皮肤特性的区域作为对照区域。无论何时，我们都会使用对侧未受影响的肢体来提供该正常区域的基线参数，该基线应类似未被影响的锚点。如果一个人完全没有对照区域或对大面积瘢痕的人群进行研究，如烧伤瘢痕占整个人体表面积的 50% 以上，人们往往使用人群均值，或者健康对照人群的基线测量值。这并不是一个很常见的问题，但是研究人员工具箱中能够使用的工具越多，就越有可能完成这项工作。

瘢痕研究通常集中在增生性瘢痕、烧伤瘢痕、瘢痕疙瘩和患有多处损伤的人群。观察特定区域手术后瘢痕的简单研究比烧伤后增生性瘢痕研究更容易建立，因为烧伤后增生性瘢痕的区域可能跨越整个身体并处于不同的皮肤类型中，如具有不同生长时间的瘢痕及同时存在轮廓不规则、感染和淋巴水肿。这些挑战虽然不是无法克服，但肯定需要在研究设计时尽早考虑，因为有缺陷的设计可能导致模棱两可的数据及结果。这些数据虽然有点难以用前瞻性方式进行研究，但在回顾性研究中几乎是不可能的。在处理跨多种皮肤类型、毛发区域、关节等瘢痕的数据时，图表审查可能是不准确的。我们的做法是尽可能支持预期数据，避免数据不一致。

寻求合作伙伴

开始临床试验时，研究设计部分不容忽视。早期面对众多设计选项、文书工作和临床试验，与统计人员、临床医生、研究协调员及部门同事讨论是非常重要的。强烈建议核心研究人员定期开会讨论试验设计的各个方面。对于研究人员来说，与软件工程师在设计数据库时讨论，而不与试验结束时评估来自软件数据的统计人员合作交流是错误的。同样，在特定研究领域有经验的部门同事可以帮助解决机构监管委员会和证明文件方面的问题。重要的是要认识到，通过发现您的机构或您的研究领域以前没有使用过的研究方法使您正在进行的研究受益。

要点 28-4 多学科研究方法有时被忽视。统计人员和研究人员共同参与研究，临床医生研究起初会遇到很大困难，但这是一个良好的开端。应该从患者的角度来真正地完成这一多学科交叉研究。研究团队应该包括烧伤 / 创伤临床医生、心理健康专家、物理和作业治疗师、皮肤科医生和病例管理者 / 社会工作者，因为研究涉及患者从住院到门诊，团队成员可能有一些有价值的认识，可以发现研究设计和数据获取时更精细的问题。

多重随机试验

多重随机试验是一种在精神病学和肿瘤学等领域越来越受欢迎，但尚未在外科手术中广泛使用的试验设计方法。它已成为序贯多重随机试验（SMART）的模型。随机对照试验（RCTs）的局限性为通常将试验干预与标准治疗和 / 或安慰剂进行比较。SMART 试验基于适应性的治疗策略，即患者进入一个可在预定时间或反应点变化的治疗组[38]。例如，研究人员希望进行一项试验，烧伤后增生性瘢痕患者随着时间的推移接受三种不同的治疗：常规处理（药膏、按摩、压力衣和硅胶），PDL 和 CO_2 激光治疗。如果主要定制变量是时间的话，在一个组治疗 4 个月后，患者随后转换到另一组。如果主要定制变量是反应（或缺乏反应），则将患者放在组中直到获得某个结果，或者确定该特定治疗没有实现响应。这项研究设计也不同于 RCT，因为它不回答假设，而是产生假设。根据患者的特征和瘢痕情况，可以使用大量的前瞻性数据来完善个体化治疗计划。

在不久的将来，该试验设计将可能应用于临床研究的多个领域，包括瘢痕治疗。虽然病例报告和回顾性研究仍将发挥作用，但需要进行前瞻性研究，以确定烧伤后增生性瘢痕治疗中的最佳治疗方法。除了成本效益研究之外，SMART 设计允许在多种干预的临床处理方式中对治疗计划进行个体化，这些干预的结果在患者之间可能并不一致。事实上，试验设计的改进可能比开发用于评估烧伤后增生性瘢痕的技术更重要[39]。

瘢痕治疗最新进展

目前存在大量的瘢痕治疗方法，主要包括局部用药膏、压力衣，注射剂（如化学治疗剂，类固醇、肉毒杆菌毒素）、放射线（瘢痕疙瘩）、激光疗法、微针和外科切除术（使用或不使用组织扩张术）[40]。随着技术的不断发展，其他的治疗方式肯定会出现。作者机构的一些最佳方法以激光为中心，重点针对瘢痕组织中未成熟的血管，进而软化瘢痕组织。迄今为止，使用 PDL 和 CO_2 激光已经取得了良好的效果。对于严重的瘢痕，一种模式通常是不够的，需要使用多模式治疗（即激光治疗和类固醇注射）以软化瘢痕，然后进行邻近组织的重塑。无论一种模式在治疗中如何成功，它还是可能会被更新的模式所取代，而医生和科研人员必须愿意适应并尝试新的干预措施，以便在全球范围实现最佳的治疗效果。

理想的瘢痕量表

目前尚无理想的瘢痕量表，因为从瘢痕炎症介质的基础研究到患者社会心理幸福感，会使理想的瘢痕量表成为一份令人难以接受的冗长量表，并不适用于大多数研究。为了制定一个普遍适用于大多数研究人员的量表，这种量表首先必须具有可塑性。Nguyen[2] 等人讨论了适用的量表，其中包括以下内容：

- 瘢痕类型
  - 手术、烧伤、痤疮等。
- 瘢痕时间
  - 受伤后的时间、伤口闭合后的时间、上次痤疮发作后的时间。
- 范围
  - 表面积（cm^2）。
- 最大轮廓
  - 皮下 - 真皮边界与表皮表面之间的最大距离。
- 解剖位置
  - 明显的瘢痕具有较高的创伤后应激障碍风险和较差的社会心理影响。

- 红斑
  - 通常来自 VSS：无、粉红色、红色、紫色。
- 色素沉着
  - 作为一个单独的项目进行测量，不包括在红斑（上一条目）中，分为高、低和混合。
- 解剖学美容单位
  - 如果瘢痕局限于一个美容单位，与跨多个美容单位相比，对不同的美容单位即鼻子、嘴唇和下巴影响可能不太明显。
- 社会心理影响
  - 通常未被诊断和报告不足，但这是整体健康的关键因素。
- 他人对瘢痕的反应
  - 测量与瘢痕形成及其后遗症有关的影响而导致的残疾程度。
- 多毛症 / 毛发稀少症
  - 烧伤多导致脱发 / 毛发稀少症，多毛症较罕见。
- 多汗 / 少汗症
  - 由于损害皮肤或皮下神经而致。
- 疼痛
  - 简单的 10 分量表不太可能充分说明这一点，并可能需要更深入的调查问卷，如 PROMIS。
- 瘙痒症
  - 既可能是需要治疗的症状，也可能是瘢痕疙瘩形成的预兆。
- 感觉迟钝
  - 量化非疼痛感，如麻痹、烧灼感、潮湿、电击感、针刺感。
- 感染
  - 近期或慢性毛囊炎、蜂窝织炎、脓肿和筋膜炎。
- 淋巴水肿
  - 一般不会见于新鲜烧伤瘢痕，但要注意需要治疗的潜在并发症。
- 慢性伤口
  - 由皮肤张力、皮肤屏障薄弱或细菌感染所致。如果长时间不治疗，可能会导致马乔林溃疡。
- 皮肤癌
  - 一般为慢性伤口引起的鳞状细胞癌，但基底细胞癌和黑色素瘤也有报道。
- 功能障碍
  - 除 PROMIS，一般未包含在当前量表中；然而，还是需要针对个人情况制定。

以上内容应该已经让读者了解了如何完善理想的瘢痕量表。也可以添加以下内容：

- 活检和炎症介质的基础研究部分。
- 进一步深入探讨 BSHS 和 PROMIS 中看到的心理健康和功能限制。
- 柔软度，用 Cutometer / Elastometer 测量。
- 使用色度计设备对红斑进行客观测量。
- 超声波。

理想的瘢痕量表似乎具有所有这些变量，并且每个感兴趣的类别都包括有大量的细节，因此我们的瘢痕研究人员可以开发出类似于乳腺癌研究人员使用的BREAST-Q这种新的研究工具[41]。每个版本的不同取决于正在评估的内容（增强、重建、减少等），每个版本都有多个与生活质量、期望及治疗满意度相关的内容。SCAR-Q 需要进行类似的设计，包括基于正在评估的不同瘢痕类型，以及基于研究问题的多份调查问卷。如果设计得当，就像 BREAST-Q 一样，研究人员可以选择一个和 SCAR-Q 相应的题目，将其输入可搜索的、可分析的数据库中，并以标准格式在专业间传输内容。在不久的将来，研究人员很可能开发、实施和验证这样的瘢痕量表。

研究设计范例

以下重点介绍一个研究项目的某些方面。我们将讨论一些关键点和目标，以帮助读者在宏观层面上了解大学附属医院研究流程中涉及的内容。每个机构的研究流程都会有一些差异，但是他们的基本原则应该是一致的。

作为州立王牌医院的新任副教授，你的任务是开发一个研究课题。最近几例胰腺切除术后增生性瘢痕形成的病例使你对术后增生性瘢痕产生兴趣。文献综述使你意识到发病率的多样化，你想在自己的患者群体中定义这个变量，这样你就可以为未来的研究工作设定一个标准。

研究设计：理想的研究前景。首先，按顺序全面阅读文献。如果没有首先进行文献综述整理，你可能会重复最近的研究，并浪费时间和精力用在已发表的研究上。接下来决定患者人群。这些患者从哪里来？有没有好的方法从临床招募？你的研究会包括所有的胰腺切除术患者，以便可以看到增生性瘢痕的总体发病率吗？你应该设置早期排除标准来控制混淆因素，如已知的瘢痕疙瘩患者，这是否可以通过临床调查来进行，这些调查可能会以较低的成本完成；或者是否有持续资助的基础研究部门。您是否正在进行干预，如果有的话，与目前的治疗方式相比，此干预措施的有效性和安全性如何？如果你使用较新的仪器测量瘢痕，它们记录了哪些数据，以及需要多少患者才能看到干预组中有意义的差异？

寻求合作者：胰腺切除术后瘢痕患者通常来自整形外科，如果这不是你的主要领域，则需要早期进行合作。机构或大学雇用的统计人员能够判断需要收集哪些数据并确定入组评估，并尽早决定在研究完成时将对数据进行什么分析。随时可以建立随机化方案，并且知道每次遇到的患者需要收集多少数据，这也有助于确定研究过程中是否需要科研助理。临床护理人员、社会工作者和手术工作人员的参与也将使患者情况更为全面，并能发现研究设计中潜在的问题。

获得资金：到目前为止，你应该已经知道大概的人群录入情况，要进行的干预措施（如果有的话），如何收集和存储数据及统计相关费用。粗略估计总体成本，并寻求资金赞助。与同事进行讨论，结合简要的搜索，应该可以发现几种特定专业的资金来源，即整形外科基金会的资助和奖学金项目网站[42]。

获得 IRB 批准：这个过程在不同机构会有所不同，但从根本上来讲它涉及将你提出的研究项目提交给另一个不同的群体讨论项目的优点和安全性，以确保其符合政府政策和道德准则。如果要进行瘢痕干预，建议此时上报给 DSMB。这将确保数据得到审查，并监测所有干预结果（并发症）。

开发数据库：通常应该通过统计和研究人员的输入来确保数据库的易用性和可访问性。在美国，所有数据库都应根据《健康保险责任法案》（*Health Insurance Portability and Accountability Act*）的指导方针进行开发、存储和共享。

收集数据：这个过程是最可变的，如果使用回顾性调查，可以在几天内完成；如果是需要收集长期数据的前瞻性试验，可能需要几年。

分析数据：根据所需的统计方法，这可能需要几天到几周的时间。当到达这一步时，它通常是研究中最令人兴奋的时候，因为你的劳动成果已经得以实现。

现在的数据：这应该在开始研究之前与同事进行讨论，目标会议和目标日志应及早开始，以便让团队明确截止日期。应该及早确定谁是主要作者，谁是团队首席成员。这样做有利于部门之间及同一部门的团队成员之间进行长期的合作。

发布数据：作为前一点的延伸，应该在研究开始时选择目标日志。还应注意的是，偶尔需要备份日志和截止日期，如果最初的日志不希望发布这项工作，应该记住这些日志和时间。

这项工作得到了北卡罗来纳大学 UNC 卫生创新中心的支持。作者获得了 2014 年创新试点奖，获奖项目为《用于烧伤后增生性瘢痕治疗的新疗法：创建医疗保健的创新模型，使用 SMART 设计个性化治疗策略》。

扫码看参考文献